JN245231

言語聴覚士
テキスト

第4版

| 編集 |

大森孝一
永井知代子
深浦順一
渡邉　修

医歯薬出版株式会社

This book is originally published in Japanese
under the title of :

GENGOCHŌKAKUSHI TEKISUTO

(Textbook for Speech-Language-Hearing Therapist)

Editors :

OMORI, Koichi et al.

OMORI, Koichi
Professor and Chair
Department of Otolaryngology-Head and Neck Surgery
Graduate School of Medicine, Kyoto University

© 2005 1st ed.
© 2025 4th ed.

ISHIYAKU PUBLISHERS, INC.
7-10, Honkomagome 1 chome, Bunkyo-ku,
Tokyo 113-8612, Japan

執筆者一覧

編者

大森 孝一　京都大学大学院医学研究科耳鼻咽喉科・頭頸部外科学
永井知代子　帝京平成大学健康メディカル学部言語聴覚学科
深浦 順一　国際医療福祉大学大学院医療福祉学研究科言語聴覚分野
渡邉 修　東京慈恵会医科大学附属第三病院リハビリテーション科

執筆者（執筆順）

岡島 康友　多摩丘陵リハビリテーション病院
小林 靖　防衛医科大学校
小杉伊三夫　浜松医科大学医学部再生・感染病理学講座
上月 正博　山形県立保健医療大学
今高 城治　獨協医科大学医学部小児科学
加納 優治　獨協医科大学医学部小児科学
三村 將　慶應義塾大学予防医療センター
芳賀 信彦　国立障害者リハビリテーションセンター
折舘 伸彦　横浜市立大学医学部耳鼻咽喉科・頭頸部外科
永井知代子　編者欄に同じ
上田 晃一　大阪医科薬科大学形成外科学講座
中原 貴　日本歯科大学生命歯学部発生・再生医科学講座
松野 智宣　日本歯科大学附属病院口腔外科
板口 典弘　慶應義塾大学文学部
今井 正司　梅花女子大学心理こども学部心理学科
常田 秀子　和光大学現代人間学部心理教育学科
柴田 寛　東北文化学園大学医療福祉学部リハビリテーション学科言語聴覚学専攻
松井 理直　大阪保健医療大学大学院保健医療学研究科
小松 雅彦　神奈川大学外国語学部英語英文学科
荒井 隆行　上智大学理工学部情報理工学科
世木 秀明　千葉工業大学情報科学部情報工学科
瀬戸 淳子　帝京平成大学健康メディカル学部言語聴覚学科
岡部 卓　新潟医療福祉大学心理・福祉学部社会福祉学科
深浦 順一　編者欄に同じ
中川 良尚　江戸川病院リハビリテーション科
阿部 晶子　国際医療福祉大学大学院医療福祉学研究科保健医療学専攻言語聴覚分野
藤野 博　東京学芸大学教職大学院
遠藤 俊介　群馬パース大学リハビリテーション学部言語聴覚学科
石川浩太郎　国立障害者リハビリテーションセンター病院
大島 猛史　日本大学医学部耳鼻咽喉・頭頸部外科学分野
鈴木 大介　済生会宇都宮病院耳鼻咽喉科
新田 清一　済生会宇都宮病院耳鼻咽喉科
山本 典生　神戸市立医療センター中央市民病院耳鼻咽喉科
原田 浩美　東京工科大学医療保健学部リハビリテーション学科言語聴覚学専攻
小渕 千絵　筑波大学人間系
城本 修　広島県公立大学法人
佐藤亜紀子　帝京平成大学健康メディカル学部言語聴覚学科
椎名 英貴　森之宮病院リハビリテーション部
原 由紀　北里大学医療衛生学部リハビリテーション学科言語聴覚療法学専攻
倉智 雅子　国際医療福祉大学成田保健医療学部言語聴覚学科
黒羽 真美　日本言語聴覚士協会
種村 純　びわこリハビリテーション専門職大学リハビリテーション学部

第 4 版の序

コミュニケーション医学は，音声機能，言語機能，聴覚機能に支障をきたし生活の質が低下した患者さんを治療することを目標としています．これらの機能の維持・向上を図るために，検査や助言，指導，訓練を行う者として，わが国では 1999 年に国家資格をもつ言語聴覚士が誕生しました．今年で 26 年目となり，有資格者数は 41,000 人を上回っています．これまで言語，聴覚，発声発語，摂食嚥下，高次脳機能などにかかわる医療に貢献してきましたが，2018 年からは平衡機能検査が新たに業務に加わり，眼振電図検査と重心動揺計検査を実施できるようになりました．

病院やリハビリテーション施設などの医療機関での言語・嚥下訓練，特別支援学校や療育センターなどの教育機関での小児支援，デイサービスや老人保健施設などの介護施設でのリハビリテーション，訪問リハビリテーションや地域包括ケアシステムでの地域活動など，言語聴覚士はチーム医療の一員として幅広く活躍しています．2022 年の診療報酬改定で，言語聴覚士の人数に関する条件が柔軟になったこともあり，補聴器や小児難聴，音声障害，摂食嚥下障害などに対応する専門的なリハビリテーションを提供する診療所も増えてきています．高齢者に多い誤嚥性肺炎や誤飲など嚥下機能に関するニーズが高いことに加え，2017 年，2020 年，2024 年の Lancet の報告で難聴が認知症の大きなリスク因子であることが明らかになり，社会的に言語や聴覚への関心が高まっています．

本書は 2005 年に第 1 版，2011 年に第 2 版，2018 年に第 3 版を刊行し，言語聴覚士の教育や育成に大きな役割を果たしてきました．医療機器や医薬品は急速に進化しており，リハビリテーション手技も進歩し，診療ガイドラインも更新されています．今回新しい執筆者にも加わっていただき，『言語聴覚士国家試験出題基準　令和 5 年 4 月版』をもとに言語聴覚士を目指す学生に必要な項目を記載し，2024 年 4 月の言語聴覚士学校養成所指定規則の改正に伴い「地域言語聴覚療法学」「言語聴覚療法管理学」の章を新設するなど，全面的に見直しました．

執筆者には最新の医療に対応し，言語聴覚士の卒後の生涯教育や臨床現場で役立つ内容を意識して執筆していただき，第 4 版が上梓される運びとなりました．改めて感謝申し上げます．

本書がコミュニケーションを中心とした言語聴覚学の基本的な学習に役立ち，最新の情報にも対応し，リハビリテーション医療の質の向上に貢献することを願っています．

2024 年 12 月

編者を代表して
大森孝一

第3版の序

人類の歴史の中で言語と聴覚を考えてみますと，はじめに音声と聴覚があり伝達手段となって，脳機能の発達とともに言語が生まれ，言語により文明や文化は発展し，人類の存在が意義あるものとなっています．言語と聴覚で人と人がコミュニケーションをとることでコミュニティが生まれ，人間らしい生活の営みや社会的な活動を円滑にする役割を果たしてきました．

音声機能，言語機能，聴覚に障害が生じるとコミュニケーションに支障をきたし生活の質が低下します．これらの機能の維持向上を図るために，検査や助言，指導，訓練などを行う者として，1999年に国家資格をもつ言語聴覚士が誕生し，今年で20年目になります．有資格者の数は現在29,000人を上回り，言語，聴覚，発声発語，摂食嚥下，高次脳機能などにかかわる医療に貢献してきました．現在，わが国では超高齢社会を迎えて，コミュニケーションを含めて生活の質を保ったままでの健康長寿が求められており，一方で乳幼児のコミュニケーション障害には早期の介入が有用であることが明らかとなっております．言語聴覚士への社会的ニーズが高まってきており，さらには医療だけでなく介護においても活躍するフィールドの幅は広まっています．

本書は2005年に「言語聴覚士テキスト」として第1版，2011年に第2版を刊行し，言語聴覚士の教育や臨床に大きな役割を果たしてきました．この度，国内外の言語聴覚学の発展や実地臨床の進歩に対応するため，編者，著者に新しいメンバーの参加を得て，第3版が上梓される運びとなりました．まず言語聴覚士を目指す学生に必要な項目について「言語聴覚士国家試験出題基準」をもとに網羅し，さらに言語聴覚士の卒後の生涯教育や臨床現場での対応に役立つような内容を目指しました．今回は，病理学の項目を追加して基本的な疾患の病態の理解を深め，人工中耳の項目を加えるなど言語聴覚に関わる最新の医療を内容に含めました．コラムは一新して先進的な取り組みについても取り上げました．それぞれの項目については，経験豊富な一流の執筆陣にお願いして，わかりやすく簡潔にまとめていただきました．ここに改めて御礼を申し上げます．

本書が言語聴覚学の学習に役立ち，リハビリテーション医療の質の向上に貢献することを願っています．

2018年3月

編者を代表して
大森孝一

第２版の序

わが国において，はじめて国家資格をもつ言語聴覚士が誕生して以来，有資格者の数はすでに17,000人を上回り，言語聴覚士の社会的意義が高まりつつある現状である．言語聴覚士の養成プログラムの充実と有資格者の研鑽に役立つための情報を整理し，広く深い知識を提供することを目的として，我々はすでに去る2005年に「言語聴覚士テキスト」（第１版）を刊行した．この第１版は幸いにも多くの読者を得て，十分にその目的を達したと考えられる．しかしコミュニケーション障害学とその周辺の学問領域においては，第１版の刊行後も日進月歩の新しい知識が積み重ねられており，また「言語聴覚士国家試験出題基準」も，平成20年４月版が発行された．これらをさらに統合して版をあらためることがきわめて有意義であると考えるに至った．

そこで「言語聴覚士テキスト」の第２版として，編集者，著者に新しいメンバーの参加を得て，本書が刊行される運びとなった．本書は第１版と同様，言語聴覚士を目指す学生の卒前教育のみならず，言語聴覚士資格保有者の卒後のいわゆる生涯教育をも視野に入れ，関連する多くの領域のなかでとくに重要と考えた科目を選んで構成した．本書が言語聴覚士の資質のさらなる向上に役立つことを切望するものである．

今回，第１版にもご協力いただいた岩田 誠名誉教授に加え，小川 郁教授，立石雅子教授に編集者としてご参加いただいたことは監修者として喜びに耐えず，この機会にあらためて御礼申し上げるものである．また第１版に引き続きご協力いただいた医歯薬出版株式会社編集担当者に深謝する．

2011年１月

廣瀬　肇

第1版の序

今回，多数の著者の協力を得て「言語聴覚士テキスト」を刊行することとなった．言語聴覚障害学という概念は，本来ことばの生成と聴取における障害を中心とし，コミュニケーション障害学とほぼ同義とされていたと考えられる．しかしわが国において平成10年に言語聴覚士法が施行され，翌年に国家資格を有する言語聴覚士が誕生するに至り，その受験資格を得るための養成校のカリキュラムとして，かなり広い領域にわたる課目が要求されるようになった．かくて現在の言語聴覚障害学の範囲はコミュニケーション機能とその障害に関連する科学のみならず，その周辺あるいは背景にある人文科学，社会科学なども含め，多くの分野を総合したものとなりつつある．

このような時期にあたり，本書ではこうした総合的な見地に立って，言語聴覚士を目指す学生の卒前教育のみならず，言語聴覚士資格保持者の生涯教育をも視野に入れ，関連する多彩な学問領域のなかでとくに重要と思われる科目を選ぶこととした．したがって，本書は国家試験受験のための参考書とは一線を画するものを目指していることを強調しておきたい．

言語聴覚士の社会的意義が認められつつある現況から，今後は言語聴覚士にとってさらに広く，しかも深い知識が要求される時代となっていくと思われる．本書がこれらの要求に応えるための一助となることを切望するものである．

本書の刊行に当たっては，小松崎篤名誉教授，岩田誠教授，藤田郁代教授に編集者として参加していただき，さらに鹿取廣人名誉教授には企画段階から貴重なご意見を賜ることができた．この機会に監修者として心から御礼申し上げたい．また終始ご協力いただいた医歯薬出版株式会社編集担当者に深謝する．

2005年1月

廣瀬　肇

Contents

11. 臨床歯科医学

II 心の働き 153

1. 認知・学習心理学（板口典弘）

2. 臨床心理学（今井正司）

I

人体のしくみ・疾病と治療

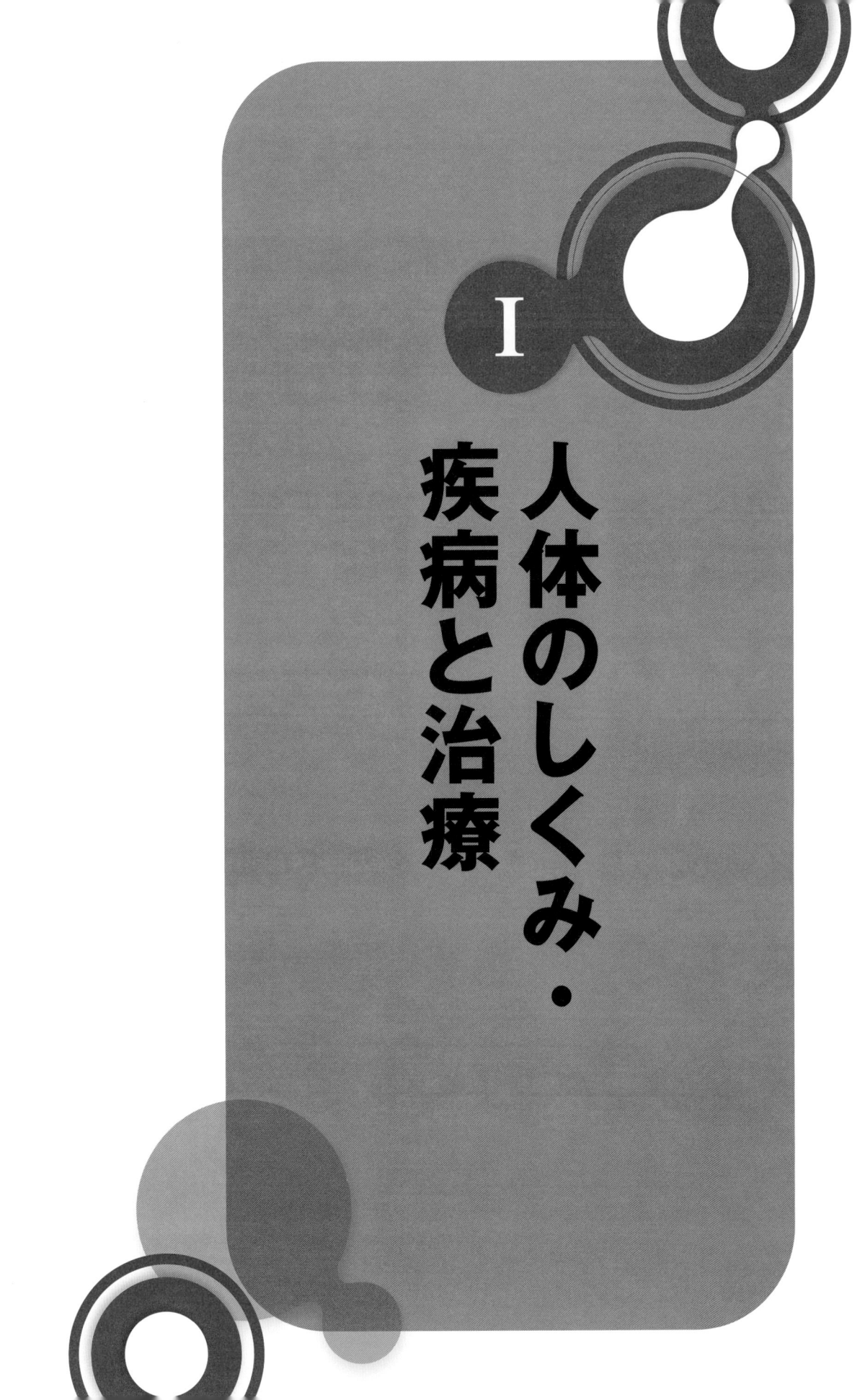

1 医学総論

1 健康・疾病・障害と社会環境

1. 健康の概念

世界保健機関（WHO）は，1947年のWHO憲章の前文で「健康とは，肉体的（physical）に，精神的（mental）に，そして社会的（social）にも満たされた状態（well-being）」と定義している．その後，生活の質（quality of life：QOL）の視点から霊的（spiritual）の要素を加えること，またこれら4要素は時間的に変化しうる動的な状態（dynamic state）とすることが提起されている．わが国でも末期のがん患者のリハビリテーション（以下，リハ）に際して，死生観などspiritualな側面が同様に議論されている．

2. 生活機能と障害

傷病の実態や死因などを調査するのに用いられるのがWHOの**国際疾病分類**（International Statistical Classification of Diseases and Related Health Problems：ICD）である．

一方，障害については，1980年の**国際障害分類**（International Classification of Impairments, Disabilities and Handicaps：ICIDH）がある．障害を生物学的機能レベルの機能障害（impairment），個人の生活レベルにおける行為の問題である能力低下（disability），社会生活レベルの問題としての社会的不利（handicap）の3層に区分する分類である．この分類では障害の負の側面が強調されすぎていて医療以外の分野へ適用しにくかったこともあり，これを改定して障害の有無にかかわらず，すべての人に適用できるようにしたのが，2001年の**国際生活機能分類**（International Classification of Functioning, Disability and Health：ICF）である．

ICFでは障害の3層を**機能障害**（impairment），**活動制限**（activity limitations），**参加制約**（participation restrictions）と名称を改めるとともに，**背景因子**の存在に焦点をあてた（図1）．すなわち，**個人因子**（年齢や性別など）と**環境因子**（物的環境のみならず介護者の存在や人を支援する法律な

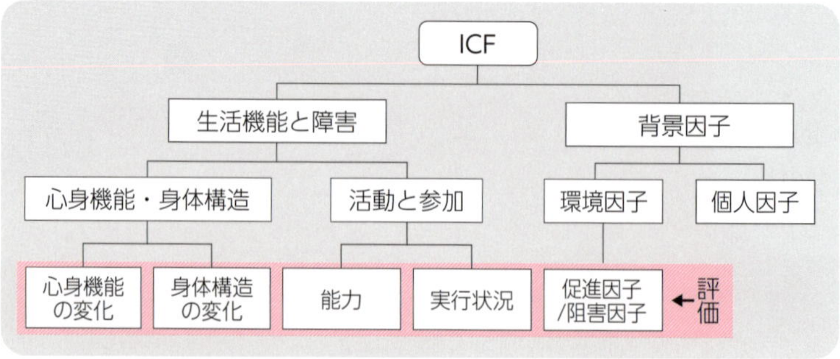

図1 国際生活機能分類ICFの基本体系[1)]

ICFは，従来の障害に対する否定的イメージを改め，機能・構造（function/structure），活動（activity），参加（participation）という肯定的な表現を用いて，すべての人の生活機能を分類しようとする考えから作られている．そして，背景因子としての個人因子と環境因子の存在を明示して，障害はそれらに関係して変化することを強調した．

ども含む）によって障害が変化することを強調した．なお，ICFはICDと同様にコード化されていて，機能と構造は別項目のコードに位置付ける一方，活動と参加は同一項目とし，障害の程度や活動・参加の実行状況や能力の評価もコードに入れ込み，数値解析を可能にしている．

3. リハビリテーションとQOL

リハビリテーション（rehabilitation）は，ラテン語の「再び（re-）」「適した状態（habilitare）」に由来する．医学・医療が「傷病を治す」という命題に取り組むのに対して，リハでは「活動を育む」ことを標語にしている．例えば，脳梗塞片麻痺であれば，①機能障害の改善：麻痺を改善する，②活動制限の改善：装具などで麻痺肢を代償することで歩行できるようにする，③参加制約の改善：障害者雇用促進法を活用して復職する，といったように3層で考えるが，そのうちの②③を重視し，その究極の指標はQOLにあり，単に医療における位置付けではなく，家族や社会の問題を含めて考える必要を強調している．

4. ノーマライゼーションとインクルージョン

リハの背景として**ノーマライゼーション**（normalization），すなわち障害をもつ者ももたない者も地域で共生社会をつくることが掲げられる．そのためには生活自立を支援するリハの手法が役立つ一方，ノーマライゼーションがリハを発展させた側面もある．ノーマライゼーションは福祉領域から生まれた考え方であるが，類似の語に**インクルージョン**（social inclusion）がある．これは障害をもった子どもの教育の領域から生まれた考え方で，障害をもつ子どもを含めて教育全体を考える必要を唱えている．

2 | 医療倫理

1. 医の倫理と臨床倫理

医療に限らず，複数の人が存在する時，各人の価値判断に基づく社会ルールが必要となる．1つは明確な外的基準をもって強制力を行使する法律であるが，もう1つは内的基準で曖昧さを許容する倫理である．両者は重なる部分もあり，また時代とともに変化する部分もある．倫理規範には医療者，特に医師においては，社会との相互信頼のもとに交わされる暗黙の約束，つまり無書面契約が存在し，その内容として医療者は利他的で誠実さを保証し，医療行為に関する説明責任を負う特別な職業であり，その代わりに医療者には独占性と自律性が与えられるとするプロフェッショナリズムの考え方である．看護師をはじめ，言語聴覚士（ST）など，多くの医療関連専門職には医師の診療の補助行為を行う国家資格が与えられており，臨床倫理として医の倫理や医師の**プロフェッショナリズム**が同様に求められる．

2. 生命倫理と研究倫理

原点とされる基本的な倫理規範が**生命倫理**である．①自律尊厳原則（autonomy）：人の自己決定権の尊重，②無危害原則（non-maleficence）：人に不利益を与えてはいけない，③善行原則（beneficence）：善行の促進義務，④正義（justice）：社会的公平さの促進，の4つの原則で構成される．なお，苦痛除去のための安楽死の是非の問題では，本原則に相反する要素があるために，明確な答えがないまま現在に至っている．また，善行は時代や社会によって変わりうる点も付け加えられる．

研究倫理を考える上で重要なのがナチス・ドイツの犯罪的な人体実験の教訓である．この反省から1947年に研究目的の医療行為（臨床試験・臨床研究）を行うにあたって厳守すべき10項目のニュルンベルク綱領が作られた．これをもとに1964年ヘルシンキで行われた世界医師会で，**ヘルシンキ宣言**として「人間を対象とする医学研究の倫理的原則」が示された．患者・被験者の権利の尊重，自発的・自由意思による参加，インフォームド・コンセントの取得，倫理審査委員会の設置，常識的な研究であることなどが明示され，その後も適時，世界医師会総会で修正が加えられている．

3. インフォームド・コンセント

強い立場の者（例えば，医師）が弱い立場にある者（例えば，患者）の意志に反して，弱い立場の者の利益になるといって，その行動に干渉（例えば治療法を決定）するのをパターナリズム（paternalism）と称する．医療現場においてはありがちで，これを戒めたのが患者に対して行う医療行為の説明と同意の義務，すなわち**インフォームド・コンセント**（informed consent：IC）を最重視する考え方である．

既述のように，ヘルシンキ宣言では臨床研究のICを規定しているが，それには，①実験研究の目的・方法・起こりうる偶発事故などの説明，②研究途中で同意を自由に取り消せる権利の説明，③研究に参加しなくても不利益がないことの説明などが必須であり，同意を得て，はじめて臨床研究を開始できるとしている．なお，重大な治療の選択に際しては，患者は主治医以外に他の医療機関の医師に意見を聞くセカンド・オピニオン制度を利用して最終の決断をするようになってきた．

4. 専門職倫理と守秘義務

医療の基本原則の1つに**守秘義務**がある．医療従事者だけでなく，弁護士や公務員，企業の研究者などの専門職にも課せられ，職種によっては守秘義務違反には罰則がある．医療における守秘義務の歴史は古く，ヒポクラテスの誓いにすでに表され，1948年のジュネーブ宣言では「医療専門職の一員としての任を得るにあたり，私はたとえ患者が亡くなった後であろうと信頼され打ち明けられた秘密を尊重する」と謳われている．これは絶対的で例外を認めないものであり，その趣旨は世界医師会にも引き継がれ，医の国際倫理綱要にも反映されている．

しかし，最近では守秘義務遵守について例外を認めるケースが出てきた．情報を開示しないと患者あるいは他の人々に危害が及ぶ可能性が高い場合や，犯罪などに関連して法律で開示が求められる場合には，最低限の情報開示は可能とされる．

5. 個人情報保護

インターネットを中心とした情報化社会では，個人情報の流出によって個人の権利・利益が侵害される危険性が高い．これに対して2005年，個人情報保護法が施行された．**個人情報**とは特定の個人を識別することができる情報とされるが，単独では特定できなくても他の情報と照合することで識別できるのであれば，それも対象に含まれる．具体的には氏名，性別，生年月日，住所，患者IDのみならず，顔写真，DNAや指紋なども含まれる．また，個人の信条，人種，社会的身分，病歴，犯罪歴などは要配慮個人情報と定義され，不当な差別や偏見など不利益が生じやすい内容として慎重な取り扱いが求められる．

3｜医療行為

1. 診療補助行為

医療関連の行為はヒトへの危害につながるリスクがあり，法律で制約されている．医師や歯科医師が実施する医療行為に際して，看護師などがそれを補助する行為が診療補助行為であり，1948年に施行された保健師助産師看護師法に業務として規定されている．一方，1997年の言語聴覚士法では保健師助産師看護師法の規定にかかわらず，診療補助として医師や歯科医師の指示のもとで行う嚥下訓練や人工内耳の調整などを言語聴覚士の業務と定めている．

2. チーム医療・多職種連携

医療が高度化・複雑化する中，多くの医療行為が多職種のチームのもとでなされるようになった．リハ領域では古くからリハ科医を中心に多くの診療科の医師，また理学療法士（PT），作業療法士（OT），言語聴覚士，看護師，医療ソーシャルワーカーなど，多くの職種が関与してきた．また，在宅医療の浸透により介護保険領域では介護支援専門員（ケアマネジャー），社会福祉士，介護福祉士，ホームヘルパーなどもチームの構成員に加わった．その対象にはICFで謳われているように患者だけでなく，家族や家屋，就労先の問題など，環境因子へのアプローチも含められる．

かつて，チームの各職種は自身の専門に取り組み，その専門領域で効果を最大化することを目標とするmultidisciplinary approachが行われていた．しかし，患者の価値観は多様で個別の専門職の中だけで効果を論じることは誤りである．患者のニードを聴取し，それを中心に据えて優先度を考えながら多職種で連携して医療を提供するinterdisciplinary approach，さらに急性期病院などでは自身の専門とは別の領域もチームでカバーするtransdisciplinary approachが実践されている．

3. 地域医療・介護連携と地域包括ケア

少子化・高齢化そして人口減少の波は地域によって異なるため，医療・介護の提供体制はその地域の人口構成を念頭に構築する必要がある．**団塊の世代**，すなわち終戦後の1947～1949年の第一次ベビーブーマーは地方から都会に移り住んだ人が多く，この世代全員が75歳以上，つまり後期高齢者になるのが2025年であることから，2025年以降には首都圏を中心に医療・介護関連の施設と人材が不足し，社会問題化するといわれている．これに対応するために厚生労働省は，**地域包括ケアシステム**の構築を推進している．具体的には行政の縦割り構造を改め，住まい・医療・介護・予防・生活支援に関わるサービスを一体的に地域包括支援センターのもとで調整して提供していくという考えである．従来の医療・介護保険による資源だけでなく，地域のボランティア組織やNPOによる介入も視野に入れたシステムを目指している．

4. 医療安全

医療安全を考える上では，**医療事故**（accident）と**医療過誤**（malpractice），そして事故につながる**インシデント**（incident）を区別する．医療事故とは，疾病や外傷の診断や治療などを行っている過程で，それが原因となって生じた不可抗力の健康被害を指す．ただし，医療を提供する過程で明らかに誤った行為が存在すれば，事故ではなく医療過誤と認識され，患者への補償問題にもつながる．一方，医療行為で健康被害は生じなかったものの，その可能性があった出来事をインシデントという．当然のことながら，インシデントの数は膨大で，インシデントを省みることなく放置することから一定の割合で医療事故や医療過誤が生まれると考えられる．したがって，インシデントを分析し，問題点を浮かび上がらせ，この問題を解決することが重要となる．

5. 根拠に基づく医療

医療界では常に新しい診断や治療法が提案されているが，その有用性・有効性は様々である．個々の診断や治療法について十分な臨床研究がなされ，それをもとに医療を実践するのが科学的な根拠に基づく医療（evidence-based medicine：EBM）である．多くの学会・研究会が，各専門分野に関係して世界中で行われた臨床研究の結果を調べ，それをもとに最新の診断・治療のガイドラインを作成している．

4 | 人口・保健統計

1. 人口統計

わが国は世界に冠たる長寿国であるが，出生率低下による少子化のため，2010年頃からは総人口は減少に転じている（図2）．65歳以上の人口割合，すなわち高齢化率は2015年度には26.7％となり，医療・介護費用の急増を招いている．1990年代までは日本の医療費はGDP比でみると欧米先進国の中では低い方といわれてきたが急速に上昇し，かつ公的資金の投入も多くなった．一方，介護費用も介護保険サービスの始まった2000年に比べて著しく増加し，医療費同様に国の財政を圧迫している．

2. 疾病，死亡，介護の統計

疾病ごとの実数を捉えることは，医療政策を考える上で必須となる．有病率（prevalence）はあ

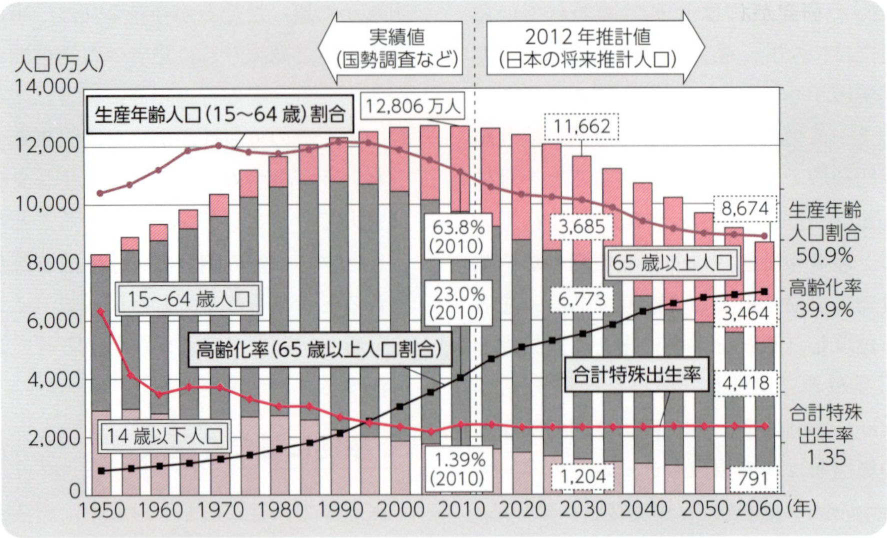

図2 日本の人口動態と高齢化[2)]

合計特殊出生率（一生の間に女性が子どもを産む数）が2.07を下回った状態が少子化の始まりであり，その持続は人口の減少を招く．実際，2010年頃から人口減少は顕在化している．少子化には女性の社会進出，未婚化・晩婚化，核家族化が影響する．一方，65歳以上の高齢者の割合が14〜21%を高齢社会，21%以上を超高齢社会と呼ぶが，日本は2007年以降まさに超高齢社会を迎えている．高齢化には寿命の延伸が影響しているが，2022年の日本人の平均寿命は女性87.09歳，男性81.05歳で，女性は世界1位，男性は4位である．

る一時点において，ある特定の疾病を有している人の割合である一方，罹患率（incidence rate）はある一定期間に対象とする疾病がどれだけ発生したかを示す発生率の指標である．したがって，概ね「有病率＝罹患率×平均有病期間」となる．

ある一定期間に死亡した人口割合が死亡率であるが，厚生労働省は疾病別に死亡率を公表している．わが国における疾病別死因の順位は，1位 悪性新生物（がんなど），2位 心疾患，3位 脳血管障害であったが，2011年以降は人口の高齢化に伴って急増した肺炎死を反映して，3位 肺炎，4位 脳血管障害と順位が入れ替わった[3)]．なお，2021年の悪性新生物死亡数の統計によると，男性では肺癌，大腸癌，胃癌，膵臓癌の順に多く，女性では大腸癌，肺癌，膵臓癌，乳癌の順に多いという結果であった[3)]．

介護の観点でみると脳血管障害が問題となるが，2013年の調査では**要介護の原因**は，1位 脳血管障害，2位 認知症，3位 老衰，4位 骨折，5位 関節疾患となっている[4)]．最近の傾向としては，要介護理由として脳血管障害が減る一方，認知症が増えている．

5 | 疫学

1. 疫学と臨床研究

疫学とは，健康に関連する多種の事象の頻度と分布，それらに影響を与える要因を科学的に明らかにして，健康に役立てる学問である．人を対象にした疫学研究（臨床研究）では，臨床研究として薬を投与するなどの特別な治療や処置を行う介入研究と，何も特別なことは行わないで調査だけを行う観察研究がある．**介入研究**では，特定の治療・処置を行う対象群と行わない対象群を比較して効果の有無を統計的に検証する．対象者を恣意なく無作為に選ぶ場合を**ランダム化比較試験**（randomized controlled trial：RCT），無作為でない場合を**非ランダム化比較試験**と呼ぶ．一方，**観察研究**では，対象者を選んで未来に向けて経時的に調査していく**前向き**（prospective）**研究**と，すでにあるデータを一時点で分析する**後ろ向き**

(retrospective) **研究**がある．なお，最も確かで有用なのはRCTであり，先に触れた診断・治療のガイドラインはRCTの結果を基軸に作られる．

2. 臨床検査と感度・特異度

臨床検査には，血液や尿の検体検査，心電図や脳波などの生理検査など多くの検査があるが，主な目的は検査によって患者の疾病を診断し治療することにある．したがって，その検査によって疾病が正しく診断できるか否かが問題になる．新型コロナウイルスを例に挙げると，唾液の抗原検査で陽性と診断されても実際には罹患者ではない，つまり偽陽性のこともあれば，逆に陰性と診断されても実際には罹患者，つまり偽陰性のこともありうる．陽性者を陽性と判定できるかがその検査の**感度**，陰性者を陰性と判定できるかが**特異度**と定義される．一般に感度を上げすぎると特異度は低下して偽陽性が増え，逆に感度を下げると偽陰性が増えることになる．

6 | 健康管理と予防医学

1. 疾病の予防と早期発見

予防医学では，疾病罹患前の健康な時期に疾病の発症を防止する**一次予防**，発生した疾病を早期に見定めて対策をとることによって疾病を進展させないようにする**二次予防**が柱であり，健診による早期発見が重視される．一方，疾病発症後において障害，特に活動制限や参加制約が発生し，QOL低下を招かないようにするのが**三次予防**で，リハが中心的な役割を担う．

2. 生活習慣病

疾病のうち食事，運動，喫煙，飲酒などの生活習慣が発症や進行に関与するものを生活習慣病という．主なものとして，高血圧，糖尿病，脂質異常症，大腸癌・肺癌，さらにそれらが関与する脳血管障害（脳梗塞や脳出血）や心疾患（狭心症や心筋梗塞など）がある．一次予防とともに早期発見・治療に重要なのが，特定健診（いわゆるメタボ健診）やがん検診である．

生活習慣病の中で最も重要な要素が動脈硬化であり，それが原因で脳血管障害や心疾患が起こる．一方，動脈硬化には肥満，特に内臓脂肪蓄積型肥満が関与するとされる．疾病はドミノ倒しのように連鎖すると考えられており，これをメタボリックドミノと呼ぶ．肥満を最上層に，高血圧・糖尿病・脂質異常症を次の層，脳卒中・心疾患・腎不全を下層に置いたもので，肥満改善が重視されている．

7 | 母子保健

1965年に制定された母子健康法による保健指導，健康診査，医療などにおける施策は，日本の妊産婦死亡率，新生児・乳児死亡率を低下させ，北欧に比肩するレベルに至った．近年では少子化対策にも焦点があてられ（いわゆる「エンゼルプラン」），そして2001年には「健やか親子21」として，①思春期の保健強化と健康教育，②妊娠出産の安全と不妊支援，③子どものための環境整備，④育児不安解消と子どもの安らかな心の成長促進，の4つの方向性が示された．

8 | 成人・老人保健

日本は長寿国家となって久しいが，近年は平均寿命より健康寿命，すなわち健康上の問題で日常生活が制限されることなく生活できる期間（日本では平均寿命より10年前後短い）に焦点が移り，その延伸が課題になっている．そのためには壮年期からの健康づくりが大切で，生活習慣病の予防や健康増進に加えて，高齢者の介護予防にも力点が置かれ，それを念頭に策定された「健康日本21」では，2013年から10年間の第2次計画の評価報告がなされた．

9 | 精神保健

戦後の精神衛生法は，精神障害者の人権への配慮の徹底と社会復帰の促進の観点で改正を繰り返し，1987年には精神保健法として改められた．その後，精神障害者の自立と社会経済活動への参加も目的に加えられ，精神保健福祉法へと展開した．2004年には広汎性発達障害（自閉症，アスペルガー症候群など），学習障害，注意欠如・多動性障害などに対して発達障害者支援法が成立した．2011年の精神疾患調査（厚生労働省患者調査）では，うつ病，統合失調症，不安障害，認知症の順で患者数が多く，近年ではうつ病や認知症の増加が問題視されている．

10 | 感染症対策

1. 院内感染

院内感染とは病院内で患者や病院職員が仲介する微生物によって引き起こされる感染症である．患者から患者，あるいは職員を介して病棟に蔓延する院内感染が問題となるが，特に問題視されるのが薬剤耐性菌による院内感染である．細菌感染症には抗生剤が用いられる一方，抗生剤の安易な使用はその抗生剤に抵抗力をもつ耐性菌を生むことにつながる．創薬は進歩する一方，あらゆる抗生剤が効かない耐性菌を生むことになる．病院には高齢者や低栄養で全身状態が不良の入院患者も多く，耐性菌による感染の蔓延は社会問題となっている．

なお，病原体がヒトの身体に入っても感染症を発症するとは限らない．ヒトの腸管内や気道には常在する微生物が存在し通常は病原とならないが，ステロイド剤や抗がん剤あるいは後天性免疫不全症候群（AIDS）などで免疫機能が低下すると微生物（ウィルスを含め）による感染症は発症しやすくなる．これを**日和見感染**という．

2. 感染症予防，標準予防策

院内感染発生を防ぐには，患者のみならず医療従事者の感染対策，特に感染伝播防止策が必要となる．病原微生物の感染経路は，飛沫感染，空気感染，接触感染の3つに分けられる．

①**飛沫感染**：感染者の咳やくしゃみで生じた飛沫粒子が健常者に吸い込まれて起こる感染で，インフルエンザ，風疹，流行性耳下腺炎などがある．飛沫の飛散は1m位までであることから，患者に接する際にはサージカルマスク（通常のマスク）着用，場合によっては眼への浸入予防にゴーグル装着が必要となる．

②**空気感染**：生物を含む微粒子（飛沫核）が病原性を保つ感染症で，病原体は空中を長時間浮遊する．これには結核，麻疹，水痘などがある．この感染を防ぐためには，微粒子遮断のフィルターをもつマスク（N95マスクなど）が必要になる．さらに個室管理，病原体を外に出さないための陰圧室など換気システムも求められる．

③**接触感染**：感染者の病原体を含む体液や皮膚・粘膜への接触，また体液の付着した物品（聴診器など）を介して伝播する．接触感染で問題になるのは，MRSA（メチシリン耐性黄色ブドウ球菌）やMDRP（多剤耐性緑膿菌）などの耐性菌である．その他には感染性胃腸炎（ノロウィルス），腸管出血性大腸炎（O-157），B型肝炎などがあり，その対応にはサージカルマスク，手袋，ガウン，場合によってはゴーグル装着が求められる．

以上のように感染症の種類が判明している場合の予防策は明らかであるが，臨床の現場では伝播しやすい感染症を患者がもっていても症状がなく気づかれないことが多い．そのような場合を想定するのが**標準予防策**（standard precautions）で，患者の体液・排泄物などはすべて感染源と考えて対応する．具体的には手洗い，マスク，状況に応じてガウンやゴーグル装着も行う．なお，手洗いは患者や周囲の物に触れる前と後に行う必要があり，石鹸と流水を使うより速乾性アルコール製剤を用いる方が効果的である．もちろん，目で見てわかる汚れには石鹸・流水による手洗いを行う．

11 | 環境保健

主に厚生労働省と環境省にまたがる領域が環境保健である．世界的問題としては，二酸化炭素などの温室効果ガス排出による地球温暖化が取り上げられ，国連気候変動枠組条約が1994年に発効，締約国会議で温室効果ガス排出削減目標値が示されている．一方，日本固有の問題では，東日本大震災により発生した原子力発電所からの放射性物質汚染で，その処理，健康対策に今後も巨費が投じられることになっている．かつての日本では，水銀汚染による水俣病，カドミウムによるイタイイタイ病などの公害問題があり，その影響は今なお続いている．近年，問題視されているダイオキシン類は，ごみ焼却，農薬やプラスチックの製造，紙漂白過程などで発生するが，大気，土壌，食物を介して体内に蓄積される危険があり，催奇形性，発がん，免疫低下などの健康被害を及ぼす環境ホルモンの1つとして知られる．また，中国由来の微小粒子状物質（PM2.5）による大気汚染は喘息や肺癌リスクとして懸念されている．

●文 献

1） 障害者福祉研究会（編）：ICF 国際生活機能分類―国際障害分類改定版．中央法規出版，2002，p207．
2） 総務省：情報通信白書　2012年版．http://www.soumu.go.jp/johotsusintokei/whitepaper/ja/h24/html/nc112120.html（2024年1月現在）
3） 厚生労働省：人口動態統計．https://www.mhlw.go.jp/toukei/list/81-1a.html（2024年1月現在）
4） 内閣府：平成27年版高齢社会白書．https://www8.cao.go.jp/kourei/whitepaper/w-2015/zenbun/27pdf_index.html（2024年1月現在）

（岡島康友）

2 解剖学・生理学

1 | 人体の構成

1. 人体の階層性

人体には，原子や分子のレベルから個体（ひとりの身体全体）のレベルまでの間に，**細胞小器官**，**細胞**，組織，器官，器官系といった大きさの次元が全く異なる様々な階層がある．各階層の一つひとつの構造は，下の階層の構成要素の多くが有機的に組み合わさって特定の機能をもつようにできており，同じ階層の他の構成要素と関わり合っている（図1）．

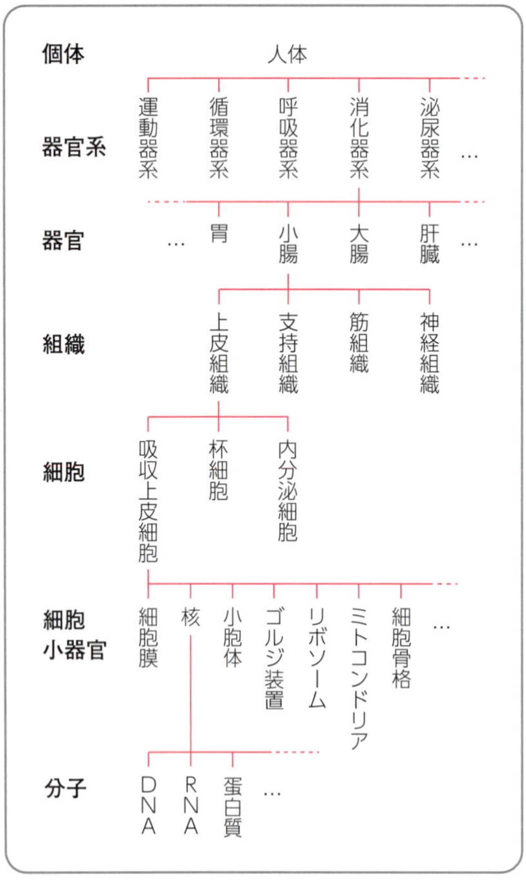

図1 人体の階層性

例えば，消化器系は，咽頭・食道・胃・小腸・大腸・肝臓・膵臓といった器官からできている．小腸の壁は，粘膜・筋層・漿膜という3つの要素からなるが，粘膜は上皮組織・支持組織・筋組織・神経組織からできている．上皮組織は上皮細胞が互いに密着して薄いシートを形成し，体外と体内などの異なる環境の間を隔てる．腸の筋組織は平滑筋細胞が集まって形成され，収縮できる．各組織を構成する細胞は，それぞれがミトコンドリア，リボソーム，核といった細胞小器官をもち，それら小器官はさらに様々な分子で構成されている．

2. 細胞

細胞は生物の身体の基本単位である．脂質分子の二重層である細胞膜で内外が仕切られている．細胞内は液状の細胞質で満たされており，その中に細胞小器官が浮かんでいる．細胞小器官には，膜で包まれた核，ミトコンドリア，小胞体，ゴルジ装置などと，膜をもたないリボソーム，細胞骨格などがある（図2）．

核には遺伝情報を保存するDNA（デオキシリボ核酸）があり，遺伝情報はそこからRNA（リボ核酸）に写しとられて（転写）核の外に出る．RNAの遺伝情報をもとにリボソームが蛋白質を合成する．蛋白質には細胞の構造を作るもの，酵素として化学反応を触媒するもの，細胞外に分泌されるものなどがある．

小胞体のうち，表面にリボソームが結合していない滑面小胞体は，カルシウムイオンを蓄えたり，脂質代謝に関与したりする．表面にリボソームが結合している粗面小胞体は，リボソームが合成した蛋白質を小胞体内に蓄える．

ゴルジ装置は粗面小胞体から受けとった蛋白質に糖や脂質を付加して修飾する．

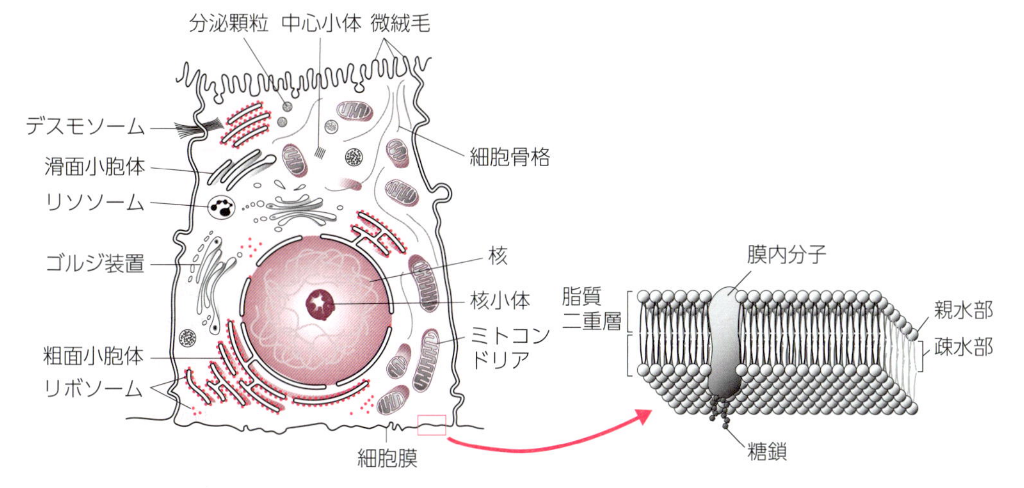

図 2　細胞の構造[1)]

一つのタイプの細胞（粘膜上皮細胞）を例に，細胞の構造を示す．どの細胞も基本構造は共通しているが，種類によって異なる機能を営むために，形や大きさ，細胞小器官の割合や配置が異なる．

ミトコンドリアはATP（アデノシン三リン酸）を合成する．ATPはエネルギーを蓄えた分子で，細胞の様々な部位でこのエネルギーを取り出して活動が営まれる．そのためATPはエネルギーの通貨と呼ばれている．

細胞質にはカリウムイオンや蛋白質が多く，細胞外にはナトリウムイオンや塩化物イオンが多い．これらのバランスによって細胞内は細胞外よりマイナスの電位を示すことが多い．神経細胞や筋細胞は一過性にこの電位が変化することにより，情報を伝えたり収縮したりする．

3. 組織

組織は，上皮組織，支持組織，筋組織，神経組織の4種類に区別される（図3）．

①**上皮組織**：体外と体内，消化管内と体内，血管内と血管外などを隔て，物質の移動を制御する役割を担う．そのため上皮組織の細胞は通常互いに密着して隙間がない．細胞と細胞の間の物質（基質（きしつ））も乏しい．上皮組織の例は，皮膚の最表層である表皮，消化管や呼吸器系の内面を覆う粘膜上皮，血管内腔（くう）を覆う血管内皮，内臓表面と胸腹壁の内面を覆う漿膜などである．また場所により，上皮細胞が特殊化して腺を形成する．

②**支持組織**：基質が豊富で，その基質の性質によって組織の特性が決まる．支持組織の例は，**骨組織**，**軟骨組織**，**結合組織**などである．結合組織は全身の様々な部分で，上皮の下に分布して補強したり（真皮・粘膜固有層など），異なる器官の間を埋めたりしている．血液も細胞間の物質（血漿（けっしょう））が多いので，支持組織に分類される．

③**筋組織**：収縮能をもつ筋細胞の集まった組織である．筋細胞の性質によって骨格筋組織，心筋（しんきん）組織，平滑筋組織がある．それぞれ，骨格筋，心臓，他の内臓などに分布する．骨格筋はわれわれの意志でも動かすことができるが（随意筋），心筋と平滑筋は自動的に制御されている（不随意筋）．

④**神経組織**：電気的興奮を伝えるために特殊化した組織である．神経細胞は，感覚細胞や他の神経細胞から興奮を受けとり，他の神経細胞や筋細胞などに興奮を伝える．神経組織には，神経細胞の働きを支える神経膠（こう）細胞なども多く存在する．

4. 器官と器官系

様々な組織が集まって，特定の機能をもった一つの器官を作る．心臓，胃，肝臓，腎臓，眼球，皮膚などはすべて器官である．共通の目的を果たすために複数の器官が空間的または機能的に連携したものを器官系という．運動系，循環器系，呼吸器系，消化器系などは器官系の例である．次項

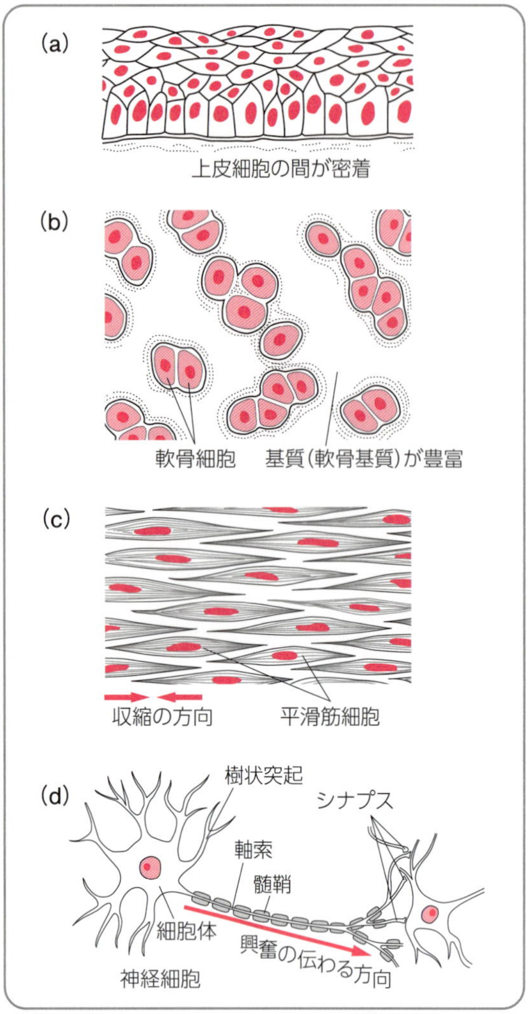

図 3　組織の種類とその例

(a) 上皮組織（重層扁平上皮），(b) 支持組織（軟骨組織），(c) 筋組織（平滑筋組織），(d) 神経組織．

以降において，各器官系の構造と機能を扱う．

5. 身体の部位や方向を表す用語

人体の構造を記すにあたって，部位や方向を表す用語をまとめておく．人体の部分を表す医学用語は音読みすることが多く，同じ漢字を使っても一般のことばと読み方の異なる場合が多いので注意が必要である．

人体は体幹・頭部・上肢・下肢に分かれる．体幹は，頸部・胸部・腹部に分かれる．上肢のうち，肩から肘までを上腕，肘から手首までを前腕，手首から先を手と呼ぶ．下肢のうち，股から膝までを大腿，膝から足首までを下腿，足首から先を足

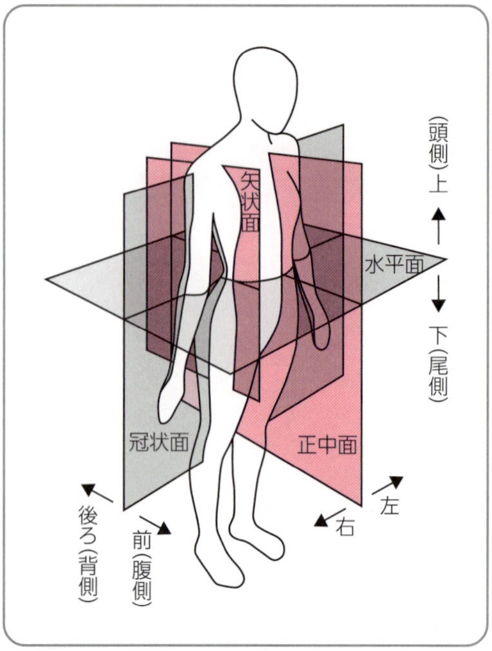

図 4　身体の基準となる面

正中面は一つしか存在しないが，冠状面・水平面・矢状面は，それぞれ図示した面に平行な任意の面を含む．

と呼ぶ．

人体を左右半分に分ける平面を正中面，これに平行な他の面を矢状面と呼ぶ（図 4）．ヒトが立っている時に地面と平行な面を水平面，矢状面にも水平面にも垂直な面を冠状面（前頭面，前額面）と呼ぶ．

ヒトが立っている時に，地面に近い側を下（尾側），地面に遠い側を上（頭側）と呼ぶ．また，腹の向いている側を前（腹側），背中の向いている側を後ろ（背側）と呼ぶ．身体のある部位からみて，正中面に近い側を内側，遠い側を外側という．上肢や下肢においては，ある部位からみて，体幹に近い側を近位，遠い側を遠位という．

2 | 運動器系

動物らしさとは，自ら動いて身体を移動することにある．人体でその働きを担うのが運動器系である．運動器系は骨格と骨格筋からなる．骨は組み合わさって骨格を作る．骨と骨の連結には，骨が硬く固定されて互いに動かないものと，骨同士

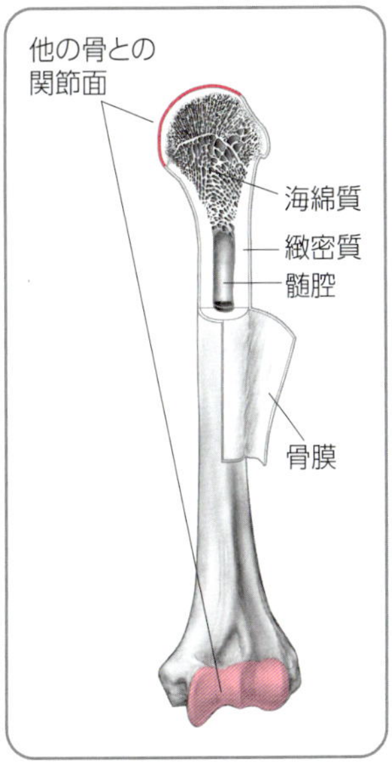

図 5　骨の構造
生体の骨は骨組織を主体として，髄腔内に骨髄が入り，表面は骨膜で覆われてできている．また，他の骨と関節を作る面（赤色の部分）は軟骨で覆われる．

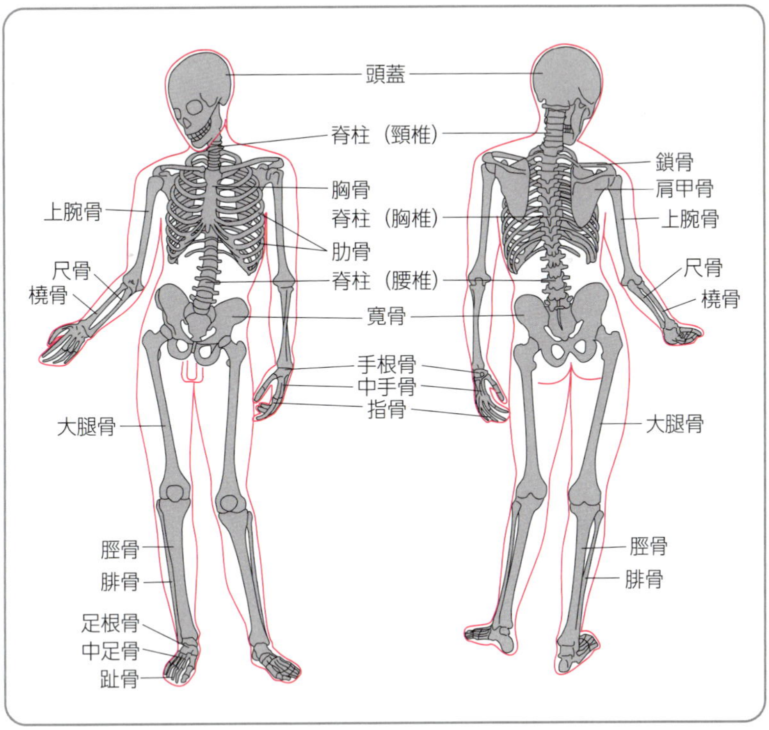

図 6　全身の骨格

が互いに動くことのできるもの（関節）とがある．後者で骨を動かす力を生むのが骨格筋である．

1. 骨格

骨は骨細胞と，それが作り出す骨基質でできている．骨基質にはリン酸カルシウムを主体とした無機質と，膠原線維を主体とした有機質がある．圧迫に対する強度に優れた無機質に，有機質の線維が加わることによって，引っ張りや曲げに対する強度に優れた骨ができる．骨を鉄筋コンクリートに例えれば，無機質はコンクリートに，有機質は鉄筋にあたる．

骨格系には下記のような機能がある．

①身体の形を維持する．

②筋の生み出す力を伝えて運動を支える．

③脳や内臓を取り囲んで保護する．

④カルシウムの貯蔵庫として働く．

1 つの骨の中は一様な構造ではなく，普通は密な部分（緻密質）とスポンジ状の部分（海綿質）からなる（図 5）．緻密質は骨の表層を作り，海綿質が内部を占める．これによって骨は最小限の重量で，十分な強度を実現している．上下肢の大きく長い骨の中央部は海綿質が乏しく，表層の緻密質と内部の大きな空洞（髄腔）とでパイプ状の構造をとる．髄腔には**骨髄**が入っており，血液細胞を産生する．骨の表面は大部分骨膜で覆われるが，他の骨と関節を作る面には軟骨がみられる．

全身の骨格を作る骨は，頭の骨（**頭蓋**）・体幹の骨・上下肢の骨に大きく分けられ，それぞれ数多くの骨によって組み上げられている（図 6）．頭蓋の上半部は内部に大きな腔所があって，その中に脳が収まっている（脳頭蓋）．頭蓋の下半部は眼球を入れて保護し，また顔面・鼻腔・口腔などを形成する（顔面頭蓋）．頭蓋には多数の孔や管が開いていて，これを通して脳と脊髄がつながったり，脳と頭蓋の外を結ぶ神経や頭蓋に出入りする血管の通り道になったりしている．

体幹の骨は**椎骨**・**肋骨**・**胸骨**からなる．椎骨は 26 個あって，互いにある程度似た形の骨や，それらが融合したものでできている．椎骨が縦に連なって体幹の支柱をなしたものを脊柱と呼ぶ．脊柱の上端は頭蓋に連なっている．椎骨は部位に

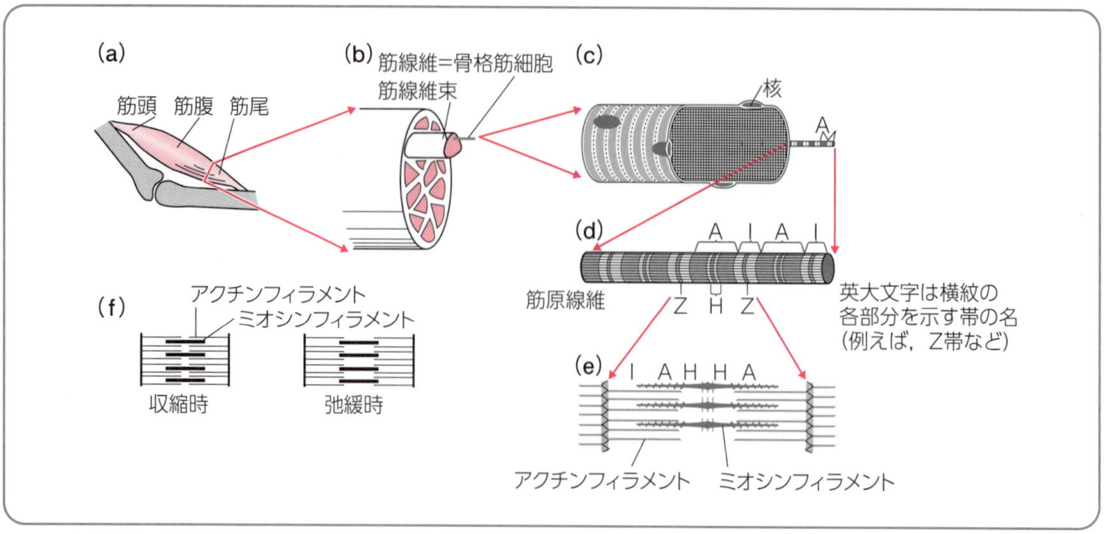

図 7 骨格筋の構造
(a)～(e) の順に次第に拡大した筋の構造．アクチンとミオシンのフィラメント（細糸）が滑り合って収縮と弛緩が起こる（f）．

よって少しずつ形が異なり，上から順に頸椎（7個），胸椎（12 個），腰椎（5 個），仙骨（1 個），尾骨（1 個）に区別される．椎骨は，前半部（椎体）が体重を支え，後半部のアーチ（椎弓）が縦に連なって長い管を形成し（脊柱管），その中に脊髄が入る．

胸椎・肋骨・胸骨が組み合わさって**胸郭**を作る．胸郭の内部を**胸腔**という．胸腔には，肺や心臓をはじめいくつかの重要な器官が入っている．仙骨は寛骨，尾骨と連結して**骨盤**を作る．

上肢と下肢の骨はいわゆる腕や手，脚や足の骨格（自由上肢，自由下肢）の骨と，それらを体幹につなぐ上肢帯・下肢帯の骨からなり，基本構成は共通している．上肢のうち最も近位にある上肢帯は鎖骨と肩甲骨からなり，胸骨と自由上肢をつなぐ．自由上肢のうち，上腕には上腕骨，前腕には尺骨と橈骨，手には手根骨・中手骨・指骨がある．下肢帯は寛骨のことを指し，仙骨と自由下肢を連絡する．自由下肢のうち大腿には大腿骨と膝蓋骨，下腿には脛骨と腓骨，足には足根骨・中足骨・趾骨（趾は足の指を意味する）がある．

2. 骨格筋

骨格筋の細胞内では**アクチン**と**ミオシン**という分子が規則正しく配列しており（図 7），ATP を消費しながら両者が滑り合って収縮する．アクチン，ミオシン，その他の分子が非常に長く集合したものを筋原線維，筋原線維が小胞体などとともに集まって細胞膜で包まれたものを筋線維（骨格筋細胞）と呼ぶ．骨格筋細胞は多数の細胞が融合したものなので，1 つの細胞の中に多くの細胞核がみられる．筋線維が集まって骨格筋となる．筋が骨に付着する部分は膠原線維の丈夫な束に置き換わっていて，腱と呼ばれる．

骨格筋線維には遅筋線維と速筋線維があり，骨格筋の役割によって両者の割合が異なる．

遅筋線維：酸素の運搬に関わるミオグロビンや酸素の十分ある環境で ATP を効率的に産生するミトコンドリアに富み，収縮はゆっくりだが持久力がある．

速筋線維：ミオグロビンとミトコンドリアが少なく，ATP 産生効率が低いので持久力はないが，収縮が速く大きな力を発揮する．

骨格筋は，関節で連なった 2 つの骨の間を結ぶ（図 8）．2 つ以上の関節をまたいで骨に付着する筋も多い．筋は収縮できるが，自ら力を発揮して伸びることができない．そのため，ある関節を曲げる筋があれば反対側に伸ばす筋が存在していて，関節を自由に動かすことができる．骨格筋の中には骨と骨を結ぶものの他に，骨に起始して皮

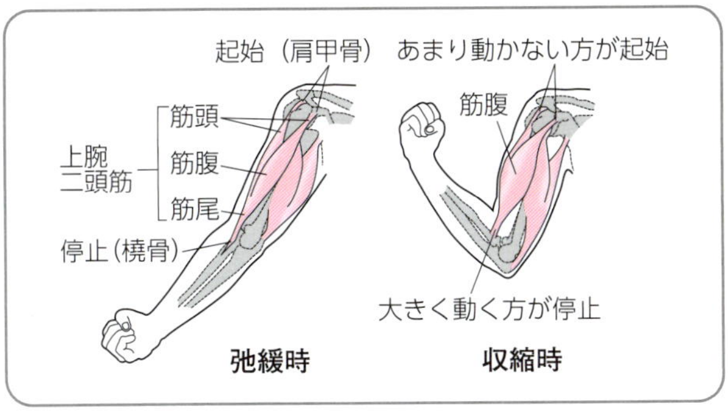

図 8　骨格筋の作用
上腕二頭筋（腕の力こぶを作る筋）は肩甲骨と橈骨（一部は前腕の結合組織）の間を結ぶので，肩関節と肘関節の 2 つの関節をまたぐ．この筋が収縮すると主に肘関節が屈曲する．

膚に停止するものや（顔面筋など），2 つの異なる軟骨を結んでいるもの（喉頭（こうとう）の筋など）がある．

3｜循環器系

循環器系は血液の通り道である心血管系と，リンパの通り道であるリンパ系からなる．心血管系は心臓と血管でできていて，心臓の収縮を動力として血液が全身をめぐり，再び心臓に戻る（図 9）．心血管系を循環する血液によって全身に酸素や栄養が行き渡り，二酸化炭素や老廃物が回収される．血管や心臓の内腔は内皮細胞という特殊な上皮細胞で覆われていて，血液の凝固を防いでいる．リンパ系は血管で回収されなかった細胞間液を静脈まで導く．

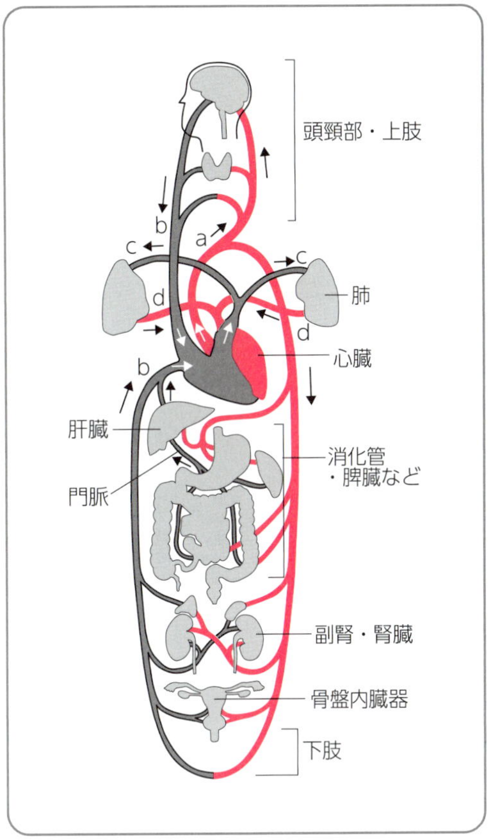

図 9　循環器系の概要
赤色の血管は酸素を多く含む動脈血の流れる血管，灰色の血管は酸素の少ない静脈血の流れる血管を示す．全身に血液を送る大動脈（a）には動脈血，全身からの血液を心臓に戻す大静脈（b）には静脈血が流れる．反対に，肺へ血液を送る肺動脈（c）には静脈血，肺からの血液を心臓に戻す肺静脈（d）には動脈血が流れる．

1. 心臓

心臓から出て行く血液は**動脈**を通り，各器官の**毛細血管**を経由して，**静脈**を通って心臓に戻る．毛細血管と組織との間で物質の交換が行われる．心臓に出入りする血管は大きく 2 系統ある．肺循環（小循環）は心臓から血液を肺に導き，肺で酸素を取り込み二酸化炭素を排出した血液を心臓に戻す．体循環（大循環）は心臓から肺以外の全身の器官に血液を導き，再び心臓に戻す．

心臓は胸腔中央部の前寄りに位置する，こぶし大の器官である．心臓は左右それぞれに心房（しんぼう）と心室（しんしつ）があり，4 つの部屋（右心房・右心室・左心房・左心室）に分かれている（図 10）．右心房には全身からの血液を戻す上大静脈（じょうだいじょうみゃく）と下大静脈（かだいじょうみゃく）が，右心室には肺に向かう肺動脈が接続している．左心房には肺からの肺静脈が，左心室には全身に向かう大動脈が接続している．心房と心室，心室と動脈の間には，それぞれ房室弁（ぼうしつべん），動脈弁という弁があって血液の逆流を防いでいる．右心房と右心室の間は三尖弁（さんせんべん），左心房と左心室の間は僧帽弁（そうぼうべん）と呼ばれ，右心室と肺動脈の間は肺動脈弁，左心室と大動脈の間は大動脈弁と呼ばれる．心室は動脈に向かって高い圧力で血液を送り出すために，筋（心筋）が発達している．左右の心室では，全身に血液を送り出す左心室の方が，壁が厚く収縮力

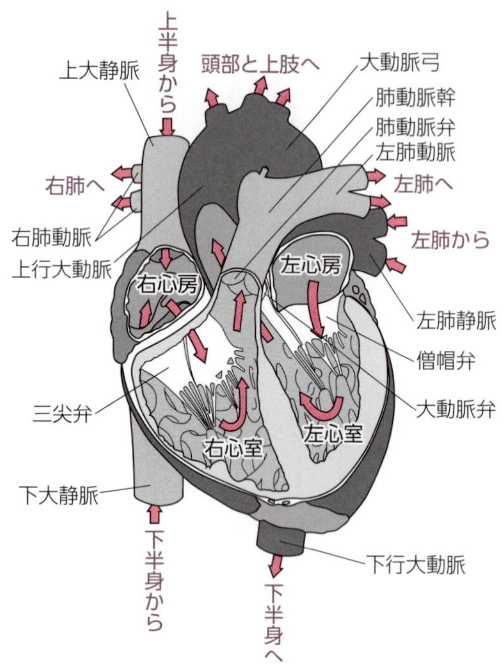

図 10　心臓の構造

心臓の構造と血液の流れ（色矢印）を示す．大動脈に高い圧で血液を送り出す左心室と，肺動脈に比較的低い圧で血液を送り出す右心室を比べると，左心室の壁の方がはるかに厚い．

が強い．心房も収縮するが，心室に比べるとはるかに壁が薄い．

心臓が収縮を開始してから拡張を終えるまでの周期を**心周期**と呼ぶ．心室の筋が収縮する期間を収縮期，弛緩して心室が拡張する期間を拡張期と呼ぶ．収縮期には，最初に房室弁が閉鎖し，少し遅れて動脈弁が開き，血液は動脈に送り出される．また，拡張期には，最初に動脈弁が閉鎖し，少し遅れて心房が収縮し房室弁が開き，血液は心房から心室に流入する．左心室と大動脈の内圧は収縮期の後半に最大となる．左心室の内圧は拡張期に入ると急激に低下してほぼ 0 となる．それに対して大動脈の内圧は拡張期の初期に急激に低下するが，大動脈弁が閉鎖した後は拡張期を通して徐々に下がるので，左心室内圧よりもかなり高い圧を保つ．大動脈から分岐する動脈の内圧も同様である．

通常上腕で測定する**血圧**は，収縮期の圧を最高血圧，拡張期の圧を最低血圧と呼ぶ．それぞれ 100～140 mmHg，60～90 mmHg が正常範囲である．血圧は，自律神経系やホルモンの作用で心臓の収縮力を増減させたり，細い動脈の収縮や弛緩で血管抵抗を増減させたりして調節される．

心臓は線維性の袋（心嚢（しんのう））に入っている．心臓の表面と心嚢の内面は，心膜と呼ばれる薄いなめらかな漿膜（しょうまく）で覆われている．それによって心臓が収縮したり拡張したりする時に，周囲との摩擦が極めて少なくなっている．

心筋も酸素と栄養を必要とする．そこで心筋組織を養うために**冠（かん）動脈**という特別な血管が備わっている．冠動脈は大動脈弁のすぐ上で大動脈から分岐して，心室や心房の壁に向かう．心筋の圧が低い拡張期に冠動脈を通して血液が流入する．

2. 血管系

大動脈は左心室から上方に出て行くが，まもなく大きなアーチを描いて下方に向かう．左心室から立ち上がる部分を上行大動脈，アーチを描く部分を大動脈弓，下方に向かう部分を下行大動脈と呼ぶ．

大動脈弓からは上肢と頭頸部に向かう動脈が分岐する．下行大動脈は胸壁や腹壁を養う枝を順次出すと同時に，食道や腹部内臓を養う枝を出し，最後に 2 本の総腸骨動脈に分かれる．総腸骨動脈は主に下肢を養う外腸骨動脈と，骨盤の壁や骨盤内臓器，殿部を養う内腸骨動脈に分かれる．

全身に向かう動脈は分岐を繰り返してやがて毛細血管となり，次に合流を繰り返して静脈となる．上半身からの血液は上大静脈に，下半身からの血液は下大静脈に集まり，右心房に返る．消化管からの血液の大部分は門脈（もんみゃく）という特別な血管にまとまって，肝臓に入る．

上肢や下肢の太い静脈は動脈に沿って走行し，線維性の膜で一緒に包まれている．線維が伸びにくいので，心臓の収縮期に動脈がふくらむと，隣にある静脈が圧迫される．静脈には弁があり，血液が心臓に戻る方向にしか流れないようになっているので，心臓より低い位置にある静脈でも，血液は動脈の拍動を動力として心臓に向かって戻っ

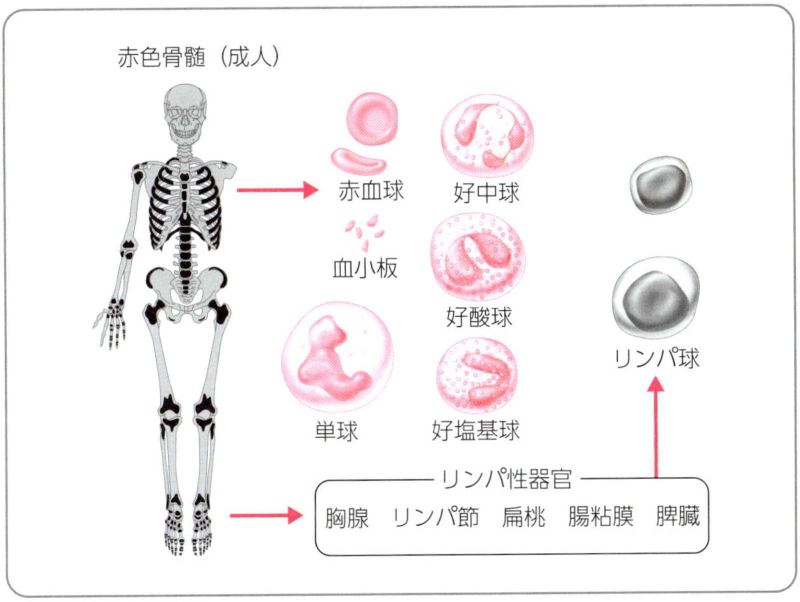

図 11　血液中の細胞とその由来
血液細胞の多くは骨髄由来である．リンパ球は骨髄で作られた後，胸腺で成熟したり，その他のリンパ性器官で増殖したりして全身に分布する．

ていくことができる．静脈は周囲の筋が収縮した時にも圧迫され，これも血液が戻る動力となる．

3. リンパ系

毛細血管の動脈に近い部分からは，血液の液体成分が組織に滲出する．リンパ球など一部の血球も血管外に出る．組織の細胞間液は，毛細血管の静脈に近い部分や，毛細リンパ管に回収される．毛細リンパ管は合流を繰り返して次第に太いリンパ管となり，内部の液体（リンパ）を身体の中心へと導く．リンパには，体内に侵入した異物（病原体を含む）も混入しているので，それらを除去するためにリンパ管の途中にリンパ節が介在している（「4｜免疫系と血液」参照）．

両下肢と腹部内臓からのリンパ管は集まって**胸管**（きょうかん）を作る．胸管は胸椎の前面を上行し，さらに左の頭頸部や左上肢からのリンパ管を合流させた後，左の静脈角*に注ぐ．右の頭頸部と右上肢からのリンパは右の静脈角に流入する．胸管には小腸で吸収された脂肪滴が流れるため，食後はリンパが白く濁る．この白濁した液体を乳糜（にゅうび），胸管起始部のややふくらんだ部分を乳糜槽（そう）と呼ぶ．

*__静脈角__：左右それぞれの側の頸の根もとで，頭部からの静脈血を主に導く内頸静脈と，上肢からの静脈血を主に導く鎖骨下静脈とが合流する．この合流部を静脈角と呼ぶ．

4｜免疫系と血液

免疫系は，外来の病原体や，体内から生じた癌細胞などに対抗し，身体を防御するための器官系である．免疫を担う細胞は，血液やリンパの流れに乗って全身の組織やリンパ性器官（胸腺（きょうせん），脾臓（ひぞう），リンパ節など）に行き渡り活動している．血液には免疫細胞と，酸素を運搬する赤血球，血液の凝固に関与する血小板がある（図 11）．

1. 免疫細胞

免疫を担う細胞には，**白血球**，**マクロファージ**などがある．白血球は血液にみられる細胞のうち，赤血球，血小板を除いたものをいう．白血球は 1 μl 中に 4,000～8,000 個存在し，顆粒球，リンパ球，単球に分類される．

顆粒球の大部分を占める好中球は，細菌感染を起こした場所に集まって細菌を取り込み（貪食（どんしょく）），細胞内の酵素で処理して殺菌する．細菌を貪食した好中球の死滅したものが膿（うみ）である．

リンパ球はB細胞とT細胞に大きく分けられる．B細胞は身体に侵入してきた異物や病原体に対する抗体を産生し，それらを中和，凝集し，他の細胞が処理しやすくする．T細胞には病原体を直接攻撃する細胞や，B細胞の活動を支える細胞がある．これらの細胞は骨髄で作られ，全身に分布して必要に応じて増殖する．T細胞だけは骨髄でできた後，胸腺で成熟する必要があり，胸腺がないと形成されない．

単球はマクロファージに分化可能な細胞とされている．マクロファージは組織中にあって，異物や病原体を貪食し，その抗原をリンパ球に提示する．この働きが抗体産生に必須である．

2. リンパ節

リンパ節にはリンパ球やマクロファージといった免疫系の細胞が集まっており，異物を捉えて処理したり，それに対する抗体を産生するリンパ球を増殖させたりする．リンパ節は上下肢や頸の付け根，消化管や気道の近傍に多い．

3. 胸腺

胸腺は胸骨のすぐ裏側にあり，T細胞の成熟に不可欠の器官である．その重量は思春期で最大になり（30～40 g），その後は退縮する．

4. 脾臓

脾臓は胃の左後方に位置する約160 gの器官で，内部は赤血球に富む赤脾髄と，リンパ球に富む白脾髄に分かれる．赤脾髄は古くなった赤血球を除去する働きがあり，白脾髄はリンパ球の増殖に関与している．

5. 血液

血液は体重の約1/13の重量を占める．血液は液体成分（**血漿**）と細胞（血球）成分に分けられる．血漿は，水とその中に溶解・浮遊する蛋白質，糖，脂質，電解質などからなる．血漿から後述する凝固因子を除いたものを**血清**と呼ぶ．

赤血球は中央部がややくぼんだ円板状で，直径約8 μm である．細胞質はヘモグロビンで満たされていて，核は消失している．血液中に450～500万個/μlある．赤血球は骨髄で作られ，約120日の寿命がくると脾臓で処理される．

血小板は骨髄の巨核球という細胞が多数に分裂した小さな構造で，細胞核をもたない．血液中に15～40万個/μlある．血液が血管外に出たり，血管の内腔を覆う内皮細胞が障害されたりして，血液が本来触れていない組織に触れると，血小板がそこに集まって破壊され，トロンボプラスチンができる．トロンボプラスチンはカルシウムイオンの存在下で，血中のプロトロンビンをトロンビンに変える．トロンビンは血中のフィブリノゲンを**フィブリン**に変える．フィブリンは線維状の分子で，血球を絡めとって出血部位に沈着するため，血液が凝固する．凝固にはその他にも様々な因子が関与する．

5 | 呼吸器系

全身の組織は，酸素を使って糖を分解することによって，効率的にエネルギーを獲得している．全身の組織に酸素を行き渡らせて不要な二酸化炭素を除去するために，全身に張り巡らされた血管を通して，血液が循環している．

呼吸器系は，血液と空気の間でガス交換を行うことによって，二酸化炭素が多く酸素の少ない静脈血を，酸素が多く二酸化炭素の少ない動脈血に変換するための器官系である（図12）．このガス交換の場である肺は，非常に多数の微小な部屋（**肺胞**）に分かれていて，血液と空気の接する面積を広げている．

外界から肺胞までの間の空気の通り道を気道と呼ぶ．**気道**は鼻腔，咽頭，喉頭，気管，気管支からなる．気道は単に空気を通すだけでなく，繊細な肺胞組織を保護するために空気を加温・加湿し，異物の侵入を阻止する働きをもつ．

吸気の組成は外気と同じで酸素が約20%，二酸化炭素が0.03%であるが，呼気では酸素が16.4%に低下し，二酸化炭素が3.8%にまで上昇する．肺に向かう静脈血は100 ml中に酸素を15.5 ml，二酸化炭素を53 ml含むが，肺でガス交換された

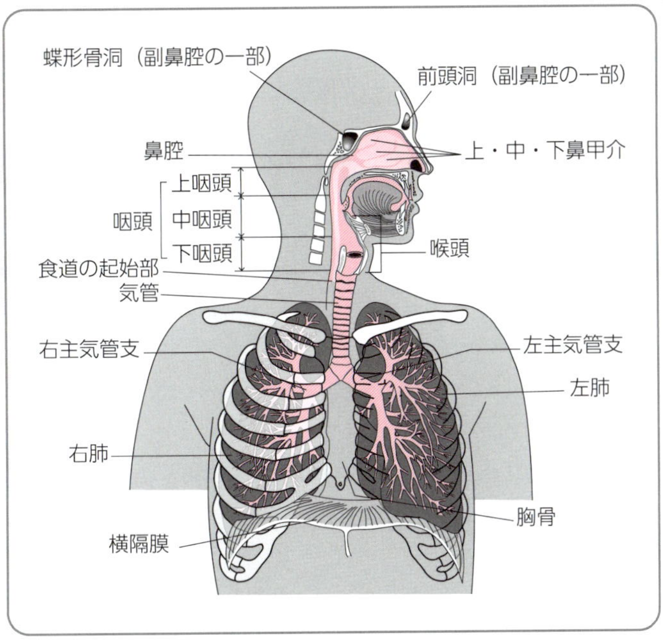

図 12　呼吸器系の概要
呼吸器系はガス交換の場である肺胞と，外界から肺胞まで空気を送る気道からなる．

後の動脈血では 100 ml 中に酸素が 20.3 ml まで上昇し，二酸化炭素が 49 ml に低下する．

1. 鼻腔・副鼻腔

鼻腔の内面は粘膜で覆われる（**鼻粘膜**）．中央は鼻中隔で仕切られており比較的平坦であるが，外側壁には鼻甲介という突起があって粘膜の表面積を広げ，外気の加温・加湿に役立つ．頭蓋内には鼻腔とつながった腔所がいくつかある（副鼻腔）．副鼻腔の内面は鼻粘膜から連続する粘膜で覆われている．そのため鼻粘膜の炎症は副鼻腔に波及しやすく（副鼻腔炎），鼻腔との連絡路が狭いために膿がたまることがある（蓄膿症）．鼻腔の最上部には特殊な粘膜があって，嗅覚を受容している（嗅粘膜）．

鼻腔とその下にある**口腔**とは，**口蓋**と呼ばれる壁で仕切られている．口蓋の後ろ 1/3 は粘膜と筋からできていて軟口蓋，前 2/3 は内部に骨があって硬口蓋と呼ばれる．

2. 咽頭

咽頭は空気と食物，両方の通り道である．咽頭の上部は前方で鼻腔と，中間部は前方で口腔と，下部は前方で喉頭とつながっている．咽頭の下端はそのまま食道に移行する．咽頭も内面は粘膜で覆われているが，その内部にはリンパ球の集まり（リンパ小節）が多数存在する．これらのリンパ小節の集まり（扁桃）は，鼻腔や口腔との境界部でよく発達しており，咽頭の入口を取り囲むように存在することから**ワルダイエルの咽頭輪**と呼ばれる．特に口腔と咽頭の移行部の側壁にある口蓋扁桃は大きく，一般に扁桃腺として知られている．扁桃は，外界から侵入する異物や病原体を捕捉して，それらを処理したり，対応する抗体を産生したりして，外敵の侵入を防いでいる．

3. 喉頭

喉頭は気道であると同時に発声器官でもあり，特にヒトでは他者とのコミュニケーションにおいて大切な役割を担う．喉頭の枠組みはいくつかの軟骨によって形成されている（図 13）．最も大きいものは甲状軟骨と呼ばれ，男性では喉仏として突出する．その下方と後方を輪状軟骨が囲み，さらに披裂軟骨，喉頭蓋軟骨などが加わる．これ

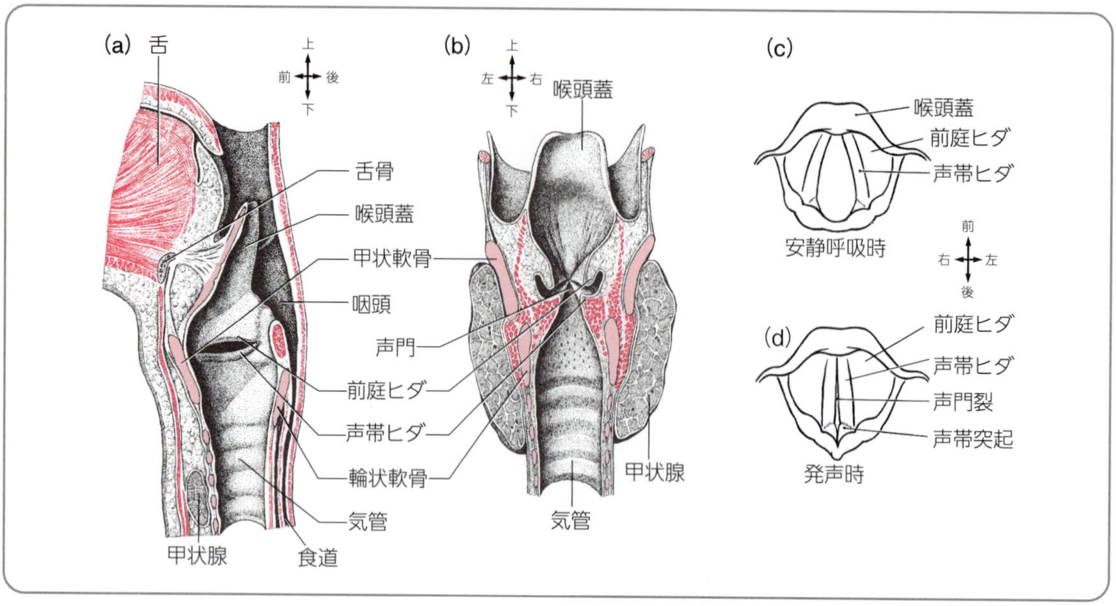

図 13　喉頭の内景

喉頭を正中断（a）と冠状断（b）して内部をみたところ．中心部に前庭ヒダと声帯ヒダという 2 対のヒダがある．（c），（d）は喉頭鏡によって上からこのヒダをみたところ．声帯ヒダが呼息時に正中部で接すると振動して声が出る．薄い赤色は軟骨，濃い赤色は筋を表す．

らの軟骨間には筋が存在し，筋の作用で軟骨の位置関係が変化する．このことは**発声**にとりわけ重要である．

喉頭の内面は咽頭と同様に粘膜に覆われている．そこには左右から正中に向かって突出したヒダが 2 対あり，上の 1 対を前庭ヒダ，下の 1 対を声帯ヒダと呼ぶ．発声の際には**声帯ヒダ**が正中でほぼ接して，その間を空気が通り抜ける時に振動が生じる．喉頭の筋の運動は迷走神経によって制御されているので，この神経が損傷されると発声が障害されることがある．

4. 気管

喉頭の下端は気管に接続している．気管にも軟骨の枠組みがある．これによって吸息時に生じる陰圧で管腔がつぶれることを防いでいる．気管の内面も粘膜に覆われるが，この粘膜上皮には線毛があって，その運動によって粘液や異物を口の方に向かって運び出す．気管は第 4－5 胸椎間の高さで左右の**気管支**に分かれる（気管分岐部）．右の方がやや太くて下方を向いているため，誤って喉頭から気管に吸い込まれた異物は右の気管支に入りやすい．気管支は肺の中に入るとさらに分岐を繰り返して次第に細くなり，最後は肺胞に接続している（図 14）．

5. 肺

肺は左右 1 対あって，胸郭で囲まれた胸腔の中に収まっている．左右の肺の間に挟まれた領域を縦隔（じゅうかく）と呼び，そこには心臓とそれに接続する大血管，気管，食道，胸腺などが位置する．肺は右では上・中・下の 3 葉に，左では上・下の 2 葉に分かれる．心臓が左側に大きく張り出しているため，左肺の容積は右肺よりも小さい．**肺胞**は直径 0.2～0.3 mm の小さな袋で，その中に空気を満たし，その壁には血管が張り巡らされている．肺胞は左右の肺を合わせて 6 億個程度あり，その表面積（呼吸面積）は 120 m^2 にも達するとされる．

6. 呼吸運動

肺に空気を出入りさせるためには，肺の収まっている胸腔の容積を変化させる必要がある．それには 2 つの方法が併用されている．

1 つは胸腔の底を作る**横隔膜**（おうかくまく）の収縮である．横

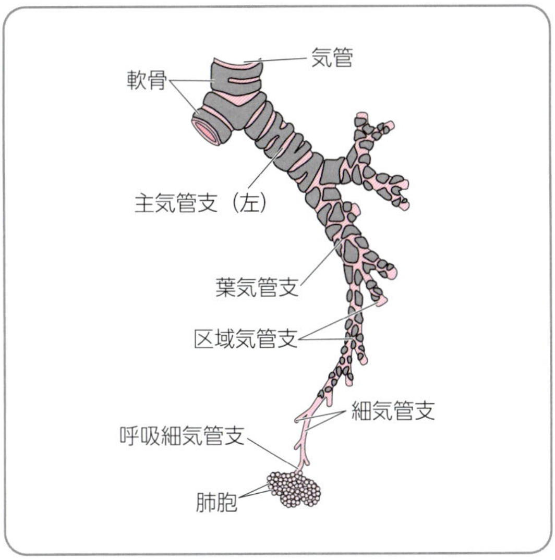

図 14　気管から肺胞まで
気管と気管支の壁には軟骨（灰色の部分）が存在して，陰圧で管腔がつぶれるのを防いでいる．気管支は分岐するにつれて異なる名称で呼ばれる．気管支が細くなるにしたがって軟骨は不定形の小片となり，細気管支と呼ばれる段階で消失する．

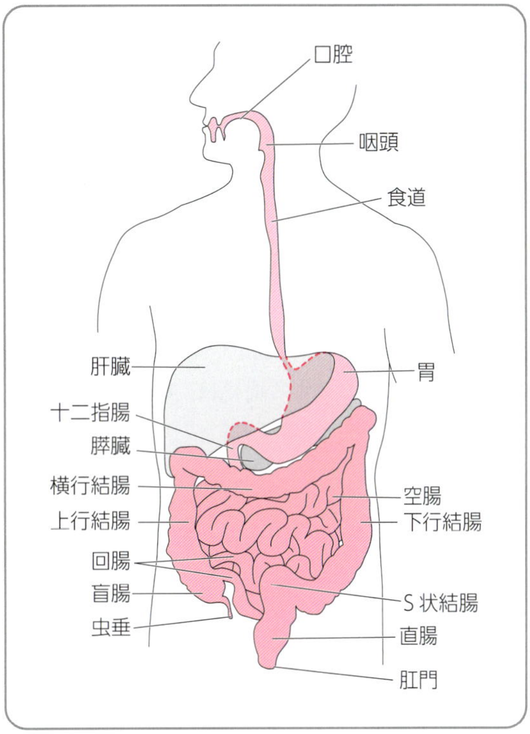

図 15　消化器系の概要
消化器系は消化管と付属する腺からなる．口腔，咽頭，食道，胃，小腸（十二指腸・空腸・回腸），大腸（盲腸・結腸・直腸），肛門が消化管を構成し，唾液腺，肝臓，胆嚢，膵臓が代表的な腺である．

隔膜は腰椎や肋骨，胸骨から起こって上に凸なドーム状の壁を形成する筋である．これが収縮すると，ドームがやや平坦になって胸腔の底が下がり，肺が拡張して空気が入る（吸息）．逆に横隔膜が弛緩すると肺から空気が出る（呼息）．横隔膜は頸髄から起こる横隔神経に支配される．

もう 1 つは胸郭を作る肋骨や胸骨の運動である．肋骨と胸骨が前上方に持ち上がると，胸腔容積が増加して肺が拡張し（吸息），逆の動きで肺が収縮する（呼息）．肺の表面および胸郭の内面は，胸膜と呼ばれる薄い滑らかな漿膜で覆われているため，肺と胸郭の内面との摩擦は非常に小さく，呼吸運動の際に滑らかに動くことができる．

6 | 消化器系

消化器系は，口から肛門までをつなぐ 1 本の管が，消化・吸収という目的のために部位ごとに特殊化したものである．口から順に，口腔，咽頭，食道，胃，小腸，大腸とつながり，肛門に至る（図 15）．これを消化管と呼ぶ．消化管の内面は粘膜で覆われている．肝臓，膵臓なども消化管から分化して，胆汁や膵液を分泌するために特殊化した器官であり，消化器系に含まれる．

1. 口腔

鼻の下方にある横長の孔を口ないし口裂，その奥に広がる空間を口腔と呼ぶ．口腔の前方と側方には上顎と下顎から歯が突出して並んでいる（歯列）．歯列の内では底面に舌があり，上面に口蓋がある．歯の表面は人体で最も硬い組織のエナメル質で覆われていて，食物を物理的に細切する．これには上顎と下顎が噛み合ったり擂り合ったりするように動くことが必要で，その運動を**咀嚼運動**という．顎を閉じたり前後左右に擂り合わせたりするための咀嚼筋は下顎骨と側頭骨などとの間に張っていて，非常に強力である．

口腔では物理的な消化の他に唾液による化学的消化も行われる．唾液を分泌する腺には，大きなものが 3 対ある（舌下腺，顎下腺，耳下腺）．唾液にはデンプンを分解するアミラーゼやバクテリアの増殖を防ぐリゾチームなどが含まれる．

口腔の底面にある舌は，食物の物理的消化に寄与する他に，味覚を感じる**味蕾**が多く分布しており，味覚器官として，また発語のための器官として重要である．

2. 咽頭・食道

咽頭は鼻腔・口腔・喉頭・食道の間をつなぐ．咽頭の入り口に発達する扁桃は，呼吸器だけでなく消化管の内部を守る防御器官としても働く．咽頭の下端は食道に移行する．ものを飲み込む（**嚥下**）際には，舌や咽頭壁の筋が協調して，喉頭の入り口にある喉頭蓋という蓋状の突起を閉鎖し，ものが喉頭に入らずに食道に向けて送り出されるように働く．

食道は胸腔の中で縦隔の後部にあり，咽頭と胃をつなぐ．咽頭からの移行部，気管分岐部に接する部分，横隔膜を貫く部分の3か所は比較的拡張しにくく，生理的狭窄部位と呼ばれる．

3. 胃

胃は横隔膜の下にあり，左下に向かって大きく弯曲した形をとる．上部は食道に接続し（**噴門**），下部右端で十二指腸に接続する（**幽門**）．噴門に近い上部を**胃底**，幽門に近い部分を幽門部，残りの大部分を**胃体**と呼ぶ．

胃の内面には小さな腺が多数開口している．胃底と胃体にある腺は胃底腺と呼ばれ，中に主細胞，壁細胞，副細胞，内分泌細胞があり，各々がペプシノゲン，塩酸，粘液（胃粘膜を消化酵素と酸から保護する），消化管ホルモン（消化管の働きを調節する）を分泌する．ペプシノゲンは，酸性環境で**ペプシン**に変わり，蛋白質分解作用を発揮する．幽門部にある幽門腺は性質が異なり，主細胞と壁細胞がほとんどみられない．ビタミンB_{12}（赤血球の産生に必要）の吸収に不可欠な内因子も胃壁から分泌される．

胃の壁は平滑筋がよく発達していて，食物と胃液の**攪拌**を可能としている．幽門の壁には内腔をしめつけるように輪状に走る平滑筋層が特に発達しており，**幽門括約筋**と呼ばれる．幽門括約筋は胃の内容物が十二指腸に移動するのを制御して，胃液と食物が十分混ざって消化されるのを助ける．

胃をはじめ，腹部の消化器系の多くの部分は**腹膜**という滑らかな漿膜に包まれている．この膜は腹壁の内側も覆っているので，心臓や肺と同様に，消化管も周囲の器官と大きな摩擦なく形を変えることができる．

4. 小腸

小腸は**十二指腸**，**空腸**，**回腸**に分かれる．十二指腸は，胃と異なるアルカリ性の環境で食物を胆汁や膵液と混ぜて，消化をさらに進める．空腸と回腸は，消化を続けるとともに，消化された栄養分を吸収するのが主な役割である．

小腸の内腔には，その表面積を増やすために，大きさの次元の異なる3段階の突起が存在する（図16）．1つ目は粘膜面のヒダ（輪状ヒダ，ケルクリングヒダ）である．2つ目は粘膜面に棒状に突出した**絨毛**であり，その表面を粘膜上皮細胞が覆っている．絨毛のために腸粘膜はビロード状の外観を呈する．3つ目は粘膜上皮細胞の表面にある細胞膜の微細な棒状の突起で，**微絨毛**と呼ばれる．これら3種類の突起を合わせると，小腸の表面積は約600倍に拡張される．

十二指腸は長さが25 cmほどで，それが母指の横幅（1横指＝約2 cm）の12倍あることから名付けられた．胃の幽門に続いて始まり空腸に接続する．内面に大十二指腸乳頭という隆起があり，胆汁を導く総胆管と膵液を導く主膵管の合流した管が開いている．

十二指腸の末端から約2.5 mの空腸が始まり，そのあと約3.5 mの回腸が続く．空腸では輪状ヒダの数が多くて丈が高いが，回腸では数が少なくて丈が低くなる．ただしこれらの性質は徐々に移行するので，空腸と回腸の間に明瞭な境界が定められるわけではない．回腸の下部には粘膜下のリンパ小節が集まって発達した領域があり，集合リンパ小節（パイエル板）と呼ばれる．

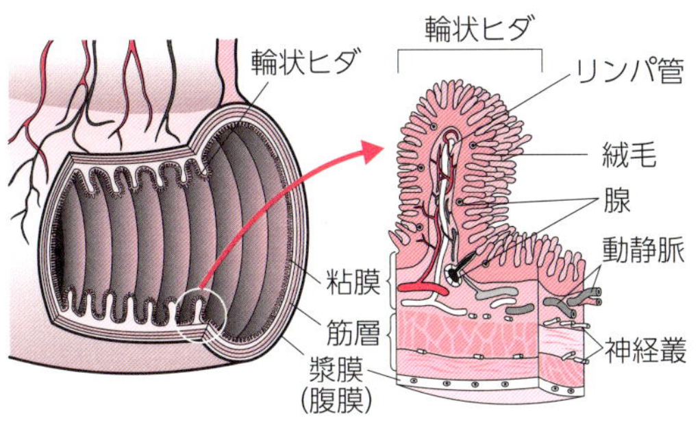

図 16　小腸の構造
小腸において，粘膜面にある輪状ヒダ・絨毛・微絨毛（図示されていない）は，吸収面積を著しく拡大する．吸収された糖質や蛋白質は粘膜内の血管によって，脂質はリンパ管によって輸送される．

5. 大腸

大腸は**盲腸**(もうちょう)，**結腸**(けっちょう)，**直腸**(ちょくちょう)に分けられる．大腸では主に水分の吸収が行われ，内容物が次第に固形となり，直腸に一時的に貯留した後に排泄される（排便）．

大腸の粘膜上皮は小腸に比べて粘液分泌細胞が多い．大腸の粘膜面には輪状ヒダや絨毛はなくなるが，比較的大きなヒダが存在する（結腸ヒダ）．小腸では輪状筋も縦走筋も管壁をすき間なく覆っているが，結腸では縦走筋が 3 本にまとまって結腸ヒモと呼ばれる束を作り，それが腸管に沿って走っている．

回腸は大腸の起始部に横から接続する．そのため，この接続部より下は行き止まりになっていて盲腸と呼ばれる．盲腸の先端には細長い行き止まりの突起がさらに付属しており，**虫垂**(ちゅうすい)と呼ばれる．回腸の接続部より上が結腸である．結腸は，上行結腸，横行結腸，下行結腸，S 状結腸の各部を経た後，直腸に接続する．直腸は骨盤内の後部を下行し，末端が肛門として体外に開く．

6. 蠕動運動(ぜんどううんどう)

消化管の壁の平滑筋は，粘膜側は輪状に，漿膜側は長軸方向に走行する．消化管のある部位に食物塊がある時，その部位の口側では輪状筋が収縮し，肛門側では輪状筋が弛緩し縦走筋が収縮する．これによって食物塊は少しずつ肛門に向かって送り出されていく．この能動的な食物輸送を蠕動運動と呼ぶ．蠕動運動は消化管の壁の中にある神経細胞のネットワークで制御されているので，消化管だけで半ば自動的に遂行できる．自律神経系〔「10｜神経系」(30 頁) 参照〕はこのネットワークをさらに支配して，蠕動運動を抑制したり亢進させたりする．

7. 肝臓・胆嚢(たんのう)

肝臓は消化管から分化した，胆汁を分泌する腺である．胆嚢は肝臓が分泌した胆汁を一時的に蓄えて濃縮し，必要に応じて十二指腸に送り出す．肝臓は，循環器系の項で述べたように，消化管からの静脈血を集めた**門脈**(もんみゃく)が接続している (図 17)．したがって消化管で毛細血管を流れた血液は，いったん門脈にまとまった後，再び肝臓内で毛細血管を流れて，それから肝静脈に至る．門脈の血液は消化管からの栄養も有毒物も含むため，肝臓は栄養を全身で使いやすい形に変換したり貯蔵したりし，また有毒物を処理して解毒する働きをもつ．門脈の血液は酸素に乏しい静脈血なので，肝臓に必要な酸素は，大動脈からの枝である固有肝動脈によって供給される．門脈からの血液と固有肝動脈からの血液は最終的には混ざって肝細胞の集まりである**肝小葉**を流れ，肝細胞に届くことになる．門脈は肝臓に入る血液の約 7～8 割を供給する．

肝臓は糖質，蛋白質，脂質の合成と分解を行う．食後血中に糖が多くなるとグリコーゲンに変換して蓄え，血糖が少なくなるとグリコーゲンを分解して血中にブドウ糖を放出する．血漿の重要な成分であるアルブミン，グロブリンなども多くが肝臓で合成される．体内ですぐに使用しない栄養は，肝臓で脂肪として蓄えられる．

肝細胞から分泌された胆汁は，肝細胞の間の狭いすき間である毛細胆管(たんかん)を通って，小葉の間を走る小葉間胆管に導かれ，合流を繰り返して肝管(かんかん)を形成して肝臓を出る．胆嚢は出入り口が 1 つしかない袋状の構造で，その口から出た胆嚢管が肝管に合流し，総胆管を通って主膵管とともに十二指

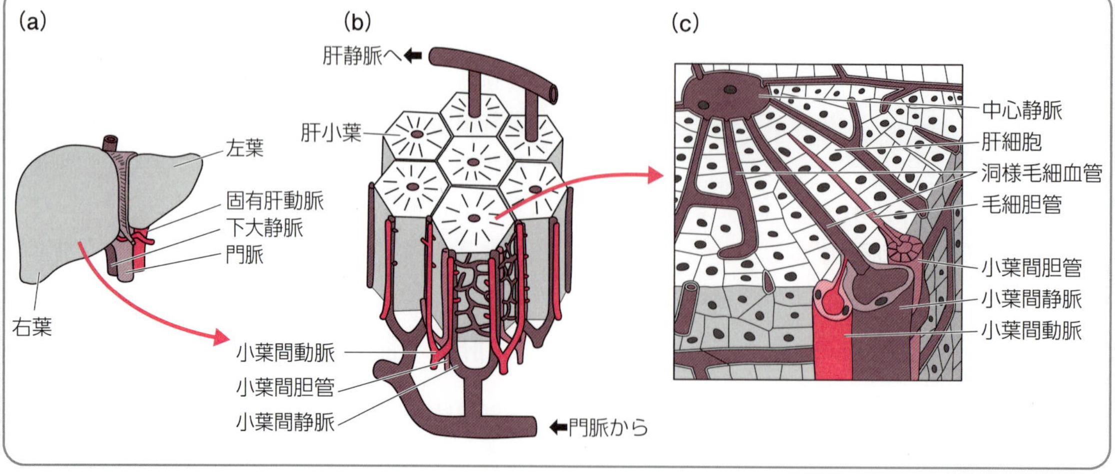

図 17　肝臓の構造

肝臓の構造を（a），（b），（c）の順に拡大して示した．（a）肝臓は大きく右葉と左葉に分けられる．（b）内部の構造を顕微鏡で観察すると，肝小葉という六角柱状の構造から成り立っている．（c）それぞれの肝小葉には外側から内側に向かって血液が流れ込み，分泌された胆汁が内側から外側に向かって運ばれる．

腸に開口する（大十二指腸乳頭）．胆汁は肝臓から出ると胆嚢管を通って胆嚢に蓄えられ，濃縮される．食物が消化管に入ると消化管ホルモンの作用によって胆嚢が収縮し，十二指腸に分泌される．

胆汁にはビリルビンと胆汁酸が含まれる．**ビリルビン**は老廃赤血球のへモグロビンから回収されたヘムから作られ，抗酸化作用がある．胆汁酸は脂質の消化吸収に関与する．

8. 膵臓

膵臓は胃の後方に位置する．膵臓の大部分は膵液を分泌する外分泌腺である．膵液はアルカリ性（pH 8.0〜8.5）で消化酵素と電解質を含み，炭水化物，脂質，蛋白質を消化する．膵臓の中にはランゲルハンス島（とう）（膵島）と呼ばれる内分泌細胞の集まりが点在している．これについては「9｜内分泌系」（28 頁）で触れる．

7｜泌尿器系

泌尿器系は尿を産生してそれを体外に排泄するための器官系である（図 18）．尿の産生は，身体の内部環境を維持調節するのに重要である．体内に入った水分や無機イオン，栄養分などは，いくつかの経路で排泄される．第一に呼吸であり，水

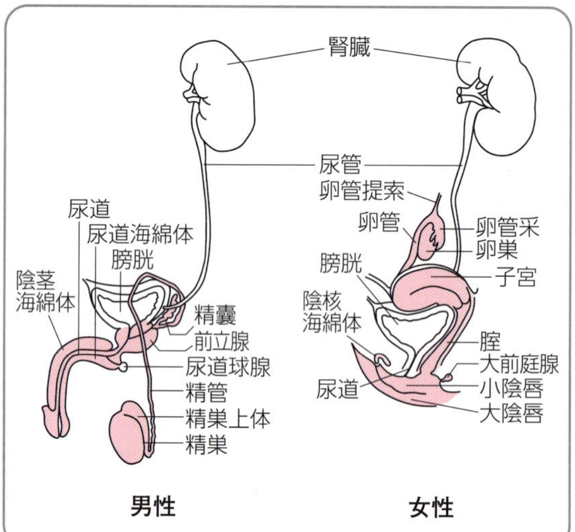

図 18　泌尿器系・生殖器系の概要

泌尿器系は腎臓，尿管，膀胱，尿道からなる．生殖器系は薄い赤色で示した器官からなり，男女差が大きい．男性の尿道は泌尿器系と生殖器系を兼ねている．

蒸気と二酸化炭素を排出する．第二に発汗であり，水分と塩分を排出する．第三が尿である．はじめの 2 つの経路では，蛋白質の摂取によって生じた窒素化合物は排出できない．また，その他の物質も排出量が限られているので，体液の浸透圧や pH を調節するために過剰な水，無機イオンの排出経路が必要となる．そのため尿の産生は生存に不可欠である．泌尿器系において尿を産生する

のが腎臓，尿を膀胱に導くのが尿管である．尿は膀胱で一時的に貯留され，適当な時に尿道を通して体外へ排泄される．

1. 腎臓

腎臓は左右1対のソラマメ型の器官で，左右それぞれが約100gである（図19）．腹腔の後壁に固定されており，右側は上に肝臓があるため左側よりやや低い位置にある．腎臓の内側面はくぼんでいて（腎門）そこから血管や尿管が出入りする．

腎臓において尿を生成する単位は**ネフロン**と呼ばれる．ネフロンは**腎小体**と**尿細管**からなる．腎小体は，血管から尿を濾過する**糸球体**と，糸球体で濾過された初期段階の尿（**原尿**）を受け止めるボウマン嚢でできている．ボウマン嚢から原尿を導いて尿の成分を調節するのが尿細管である．尿細管は近位尿細管，中間尿細管，遠位尿細管に区分される．近位尿細管の最後の部分と中間尿細管と遠位尿細管のはじめの部分は，腎臓の中心部に向かって下行した後，ヘアピン状に曲がって再び上行するため，ヘンレのループ（ヘンレの係蹄）と呼ばれる．遠位尿細管とそれに続く集合管で尿の成分がさらに整えられた後，集合管は腎杯と呼ばれる受け皿状の部分で**腎盂**に注ぐ．尿は腎盂からさらに尿管に流れる．

糸球体で濾過される原尿は1日に160～200*l*にも及ぶ．この中から水分や身体に必要な物質を再吸収し，不要な物質を血中からさらに排出して，最終的に1～2*l*の尿を作るのが尿細管と集合管の役割である．近位尿細管では原尿の水分の約75%をはじめ，ブドウ糖，蛋白質，アミノ酸，ナトリウム，尿素などが再吸収される．アンモニアなどはここで尿中に分泌される．中間尿細管では原尿の水分の約5%が再吸収され，尿素などが分泌される．遠位尿細管では原尿の水分の約15%やナトリウムが再吸収され，水素イオン，アンモニアなどが分泌される．最後に集合管で原尿の水分の約4%とナトリウムが再吸収されて尿が作られる．

2. 尿管

尿管は腎盂と膀胱をつなぐ直径5mm程度，長さ25～30cmの管である．内面は伸縮性に富む**移行上皮**に覆われる．尿管の経路の途中には拡張

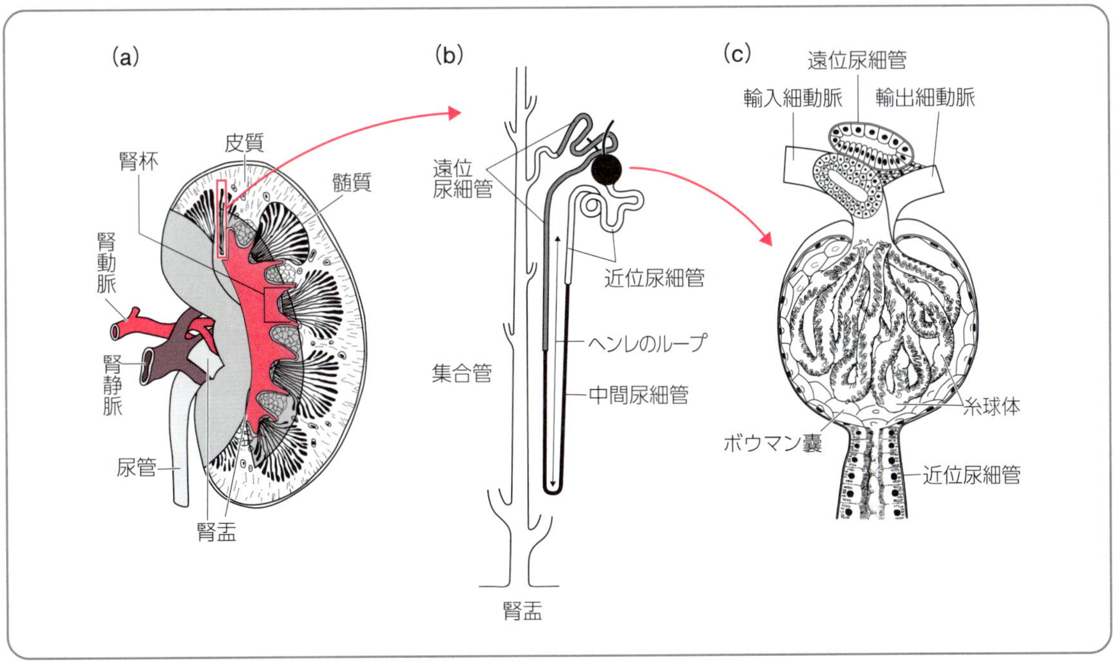

図19　腎臓の構造
(a) 腎臓の断面は，大きく皮質・髄質・腎盂に分けられる．(b) ネフロンと集合管，(c) 腎小体の構造．

しにくい部分が，尿管起始部，総腸骨動脈交叉部，膀胱壁貫通部の3か所あり，尿管の生理的狭窄部位と呼ばれる．腎盂にできた結石などが尿管に入った時に，そこにとどまりやすい．

3. 膀胱

膀胱は厚い平滑筋の壁でできた袋状の器官で，骨盤腔の前部，恥骨の後方に位置する．内面は尿管と同じく移行上皮に覆われる．膀胱の底部には，左右の尿管の開口部（尿管口）と尿道の開口部（内尿道口）との間に三角形の領域があり（**膀胱三角**），この部分はほとんど拡張しない．

膀胱は拡張すると約500 mlの尿を蓄えることができる．尿が充満して拡張すると，感覚神経が情報を脊髄に伝え，反射によって膀胱壁の平滑筋が収縮しようとする．この時，脳は尿道を取り囲むように走る骨格筋（尿道括約筋）を収縮させて，排尿を抑制することができる．排尿が可能な状況になり，脳が尿道括約筋を弛緩させると，膀胱の平滑筋の自動的な収縮によって，また腹壁の筋の収縮による腹圧の上昇によって，排尿が起こる．

4. 尿道

尿道は膀胱と体外とを結ぶ管である（図20）．膀胱側の入り口を内尿道口，体外への出口を外尿道口という．尿道の長さは女性では3～4 cmであるが，男性では尿道が陰茎を通るために約17 cmに及ぶ．

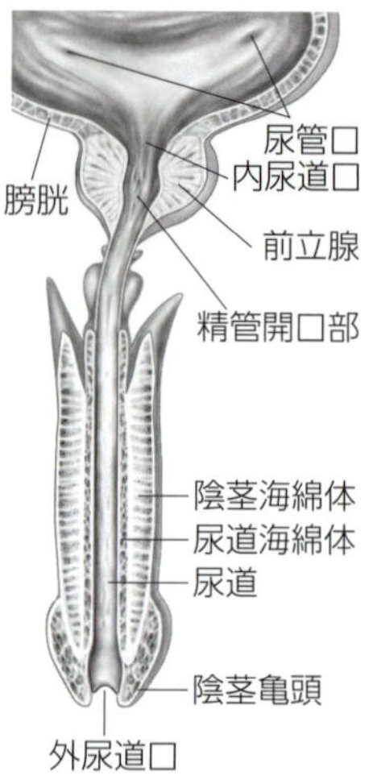

図20　男性の尿道
男性の尿道は膀胱を出ると前立腺を貫き，さらに陰茎を通って外尿道口に通じる．精管（射精管）が前立腺内の尿道に合流するので，男性の尿道は尿路（尿の通り道）と精路（精子の通り道）を兼ねている．

8 | 生殖器系

生殖器系とは，男性では精子を産生して射出するための器官系，女性では卵子を産生し，卵子と精子に受精の場を与え，受精卵を育てて誕生させるための器官系である．精子の産生から射出までの経路，卵子の産生から分娩までの経路の順に，男性と女性の生殖器を解説する．

1. 男性生殖器

（1）精巣

精巣は精子産生の場である．精巣は左右の陰嚢内にある楕円形の器官で，重さ10 g余りである（図21）．精巣の内部には直径0.2 mmほどの管が折りたたまれて多数詰まっている．その内腔には精子の元となる精祖細胞があり，分裂を繰り返して精子へと分化していく．精細管の間には，間細胞（ライディッヒ細胞）と呼ばれる内分泌細胞があり，男性ホルモン（アンドロゲン）を分泌する．精子は遺伝情報の輸送のためだけに特殊化した細胞で，遺伝子を入れた頭部，ミトコンドリアを入れた中間部，鞭毛からなる尾部でできている．

（2）精管・精嚢・前立腺

精細管で作られた精子は，精巣の上部の精巣上体を経て精管に入る．精管は全長40～50 cmほどの管で，腹腔内に入った後，膀胱の下にある前立腺に入り込み，前立腺内を下る尿道につながっている（図20）．精子が尿道に向かう際に，前立腺の後ろにある精嚢および前立腺からの分泌物が加わって精液となる．精嚢と前立腺の分泌液には蛋白質や糖が含まれていて精子のエネルギー源となる．またこれらの液はアルカリ性で，精子はアルカリ性の環境下で活発に運動するので，精子は射精直前に活発な運動を開始することができる．

(3) 陰茎

陰茎は左右1対の陰茎**海綿体**，1つの尿道海綿体ならびにそれらを包む皮膚からなる（図 20）．海綿体とはスポンジ状の組織を膠原線維に富んだ被膜が覆ったものであり，内部に血液が充満することによって大きさと硬さを増す（**勃起**）．尿道は尿道海綿体の中を貫いて陰茎の先端で外部に開口する（外尿道口）．

(4) 射精のメカニズム

視覚刺激や陰茎への触覚刺激などの性的刺激によって，副交感神経系が作動し，海綿体に血液が滞留して勃起が起こる．性的刺激がある程度持続すると，交感神経系優位に切り替わって**射精**が起こる．射精時には精管や精囊の壁と前立腺の内部に存在する平滑筋が収縮して精子と精囊液，前立腺液を尿道に向かって押し出す．尿道においても，海綿体を取り囲む骨格筋が律動的に収縮して，尿道に入った精液を外尿道口に向かって絞り出す．

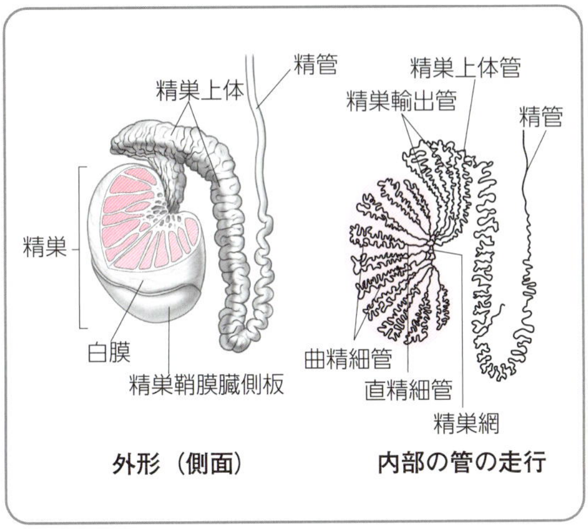

図 21　精巣の構造
精巣の表面は白膜という厚い膜で覆われる．内部には精細管が密に詰まっており，その中で精子が形成される．

2. 女性生殖器

(1) 卵巣

卵巣の役割は，**卵子**の産生とホルモンの分泌である（図 22）．卵子は，卵祖細胞から分裂を繰り返して，一次卵母細胞→二次卵母細胞→卵子の順に分化する．出生時には，卵母細胞とそれを包む細胞群でできた原始卵胞が約 80 万個存在している．それらの多くは自然に退縮し，思春期には1万個ほどに減少する．その中から順次成熟卵胞となって卵巣から排出される（**排卵**）．排卵された細胞はまだ二次卵母細胞の段階であるが，そのあとで最終分裂を行い卵子が形成される．卵子は直径約 0.12 mm で精子よりはるかに大きく，栄養を豊富に蓄えているので，受精後しばらくの間，外部からの栄養やエネルギーの供給なしに細胞分裂と分化を続けることができる．

卵胞を包む細胞群は，**卵胞ホルモン**（**エストロゲン**）を分泌する．卵胞ホルモンは女性生殖器の発育を促したり，子宮内膜を増殖期と呼ばれる状態にして肥厚させたりする（図 23）．排卵後の卵胞は黄体と呼ばれる組織に変化する．黄体は**黄体**

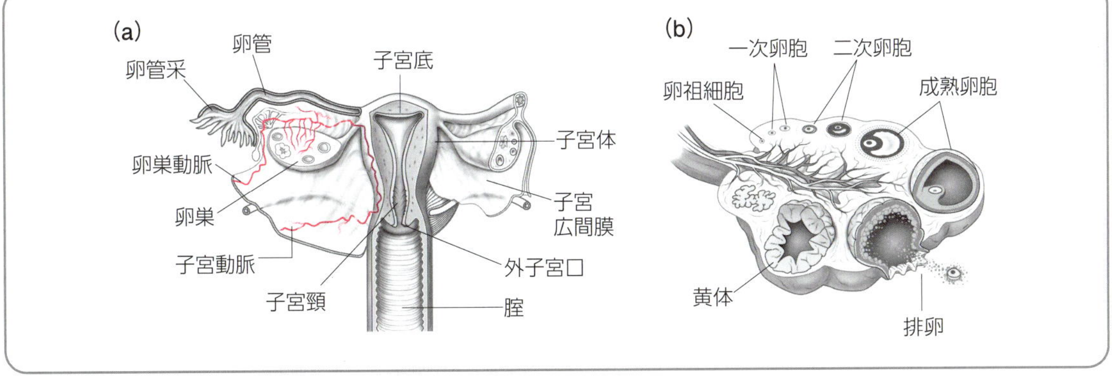

図 22　卵巣・卵管・子宮・腟
(a) 卵巣・卵管・子宮・腟の位置関係．後面から各器官の一部を切りとって内腔がみえるように表した図．左の卵巣はほぼ冠状断，右の卵巣はほぼ矢状断．(b) 卵胞が卵巣内部で成熟して，やがて排卵され，黄体を形成するまでを表した模式図．

ホルモン（プロゲステロン）を分泌する．黄体ホルモンは子宮内膜を分泌期と呼ばれる状態に変化させて，受精卵を迎える準備をする．また妊娠後も子宮内膜の状態を保ち，子宮筋の収縮を抑制して，妊娠状態を維持する．

(2) 卵管

排卵された卵子は卵管に入る．卵管は卵子を子宮に送るための管で，卵巣に近い側は腹腔内で開いており，そこから卵子を吸い込む．卵管の内面は線毛上皮で覆われていて，線毛によって卵子が子宮に向かって輸送される．通常，卵子と精子は卵管内で出会って**受精**が起こる．受精卵は分裂（卵割）しながら子宮に向かう．

(3) 子宮

子宮の役割は，受精卵を育てて最後に胎児を分娩することである．子宮は厚い平滑筋の層でできた袋状の器官で，内腔は**子宮内膜**と呼ばれる粘膜で覆われる．子宮上部を子宮底（てい），中央部を子宮体，下部を子宮頸と呼ぶ（図 22）．

受精卵は子宮に達して内膜に定着する（**着床**）と，分裂を続けながら胎盤を形成して，子宮壁から胎児に必要な物質を取り込めるようにする．**胎盤**は胎児由来の組織と母体由来の組織が合わさってでき，そこでは胎児からの血液が薄い細胞層を隔てるのみで母体の血液と接する．母体から胎児には酸素や栄養が渡され，胎児から母体には二酸化炭素や老廃物が送られる．子宮は妊娠期間中，胎児の成長とともに拡張を続け，妊娠末期には子宮底が上腹部にまで達する．胎児を体外に出す**分娩**（ぶんべん）は妊娠 37～43 週に起こる．様々なホルモンの変化によって，子宮頸は弛緩し，子宮体の平滑筋が収縮を始める．胎児はふつう頭を先頭に子宮を出て，腟（ちつ）を通って体外に出される．

(4) 腟と外陰部

腟は子宮と体外をつなぐ管状の器官で，性交のための器官であると同時に分娩時の胎児の通り道となる．腟の内腔は粘膜に覆われ，外陰部で体外に開いている．腟の出口（腟口）の周辺は腟前庭と呼ばれ，腟口の前方に外尿道口がある．腟前庭の左右は小陰唇と呼ばれる皮膚のヒダで囲まれている．小陰唇の前端付近には陰核，小陰唇より外側には皮膚はなだらかに盛り上がった大陰唇がある．

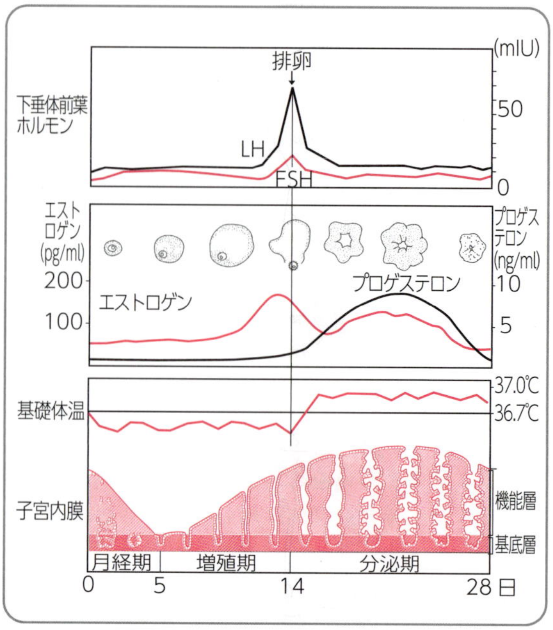

図 23 卵巣周期と月経周期
下垂体前葉から分泌される卵胞刺激ホルモン（FSH）と黄体化ホルモン（LH），ならびに卵巣から分泌されるエストロゲンとプロゲステロンの作用によって，卵巣と子宮内膜が周期的に変化する．

9 | 内分泌系

内分泌系は神経系とともに全身の統合器官の一つである（図 24）．内分泌系は**ホルモン**を血中に分泌することによって，様々な器官における細胞の活動を制御している．内分泌器官の主役は内分泌細胞であり，そこに豊富な血管が分布しているのが特徴である．内分泌細胞から分泌されたホルモンは近くにある血管に入って，血流によって全身に運ばれる．各内分泌器官とそのホルモンを表 1 に示す．

1. 視床下部・下垂体

視床下部（ししょうかぶ）と下垂体（かすいたい）は内分泌系全体を統御する（図 25）．特に視床下部は脳の一部で，下垂体の分泌を制御する細胞があるだけでなく，下垂体に突起を伸ばしてその先から**下垂体ホルモン**を分泌する細胞もあり，内分泌系の最高中枢といってよ

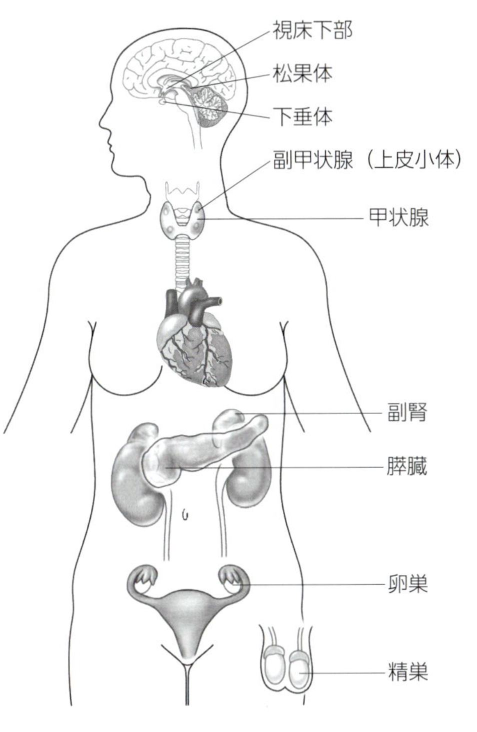

図 24　全身の内分泌器官
図に示した器官の他に，腎臓や心房，消化管粘膜からもホルモンが分泌される．

い．視床下部は同時に自律神経機能の最高中枢でもある〔「10｜神経系」(30 頁) 参照〕．

下垂体は大きく前葉と後葉に分けられる．前葉は咽頭上皮由来の細胞からなり，腺性下垂体とも呼ばれる．後葉は前述のように視床下部の細胞が軸索（神経細胞の突起の一種）を伸ばし，その先端が後葉にあってホルモンを分泌するので神経性下垂体とも呼ばれる．

視床下部と下垂体には特殊な血管系がある．視床下部のホルモン分泌細胞の間を通った毛細血管は，下垂体門脈と呼ばれる静脈にまとまった後，下垂体前葉で再び毛細血管となってホルモン分泌細胞の間に分布する．これによって，視床下部で分泌されたホルモンが下垂体前葉に効率的に到達し，前葉ホルモンの分泌調節を行うことができる．

2. 松果体

脳深部にある小さな松の実状の器官で，**メラトニン**を分泌して概日（がいじつ）リズムを制御する．

3. 甲状腺

甲状腺は前頸部で甲状軟骨と胸骨の間に位置する．甲状腺はもともと舌根部に位置する上皮細胞が，頸部に落ちこんでいき内分泌器官を形成したものである．甲状腺には濾胞（ろほう）と呼ばれる球状の構造が多数存在する．その外周を作る濾胞細胞が，下垂体の甲状腺刺激ホルモンの制御下で**甲状腺ホルモン**を作る．甲状腺の濾胞外には傍濾胞細胞という細胞があり，**カルシトニン**を分泌する．

4. 副甲状腺（上皮小体）

副甲状腺は甲状腺の後面に 2 対存在する小さな器官である．その細胞は副甲状腺ホルモン（**パラトルモン**）を分泌する．

5. 副腎

副腎は腎臓の上部に接する 1 対の器官で，内部構造から皮質と髄質に区分される（図 26）．皮質は 3 層構造をとり（表面から球状帯，束状帯，網状帯），各層が異なるホルモンを分泌する．髄質は交感神経系と協調して働く．

6. 性腺・胎盤

精巣内ではライディッヒ細胞が男性ホルモンを分泌する．卵巣内では卵胞膜細胞が**エストロゲン**を分泌し，黄体細胞が**プロゲステロン**を分泌する．下垂体前葉からの卵胞刺激ホルモンと黄体化ホルモンならびにエストロゲンやプロゲステロンの制御のもとに，子宮粘膜は増殖期，分泌期，月経期を繰り返し，卵巣からは定期的に排卵が起こる（図 23）．妊娠中には，胎盤からもホルモンが分泌される．

7. 膵島（ランゲルハンス島）

膵臓内には膵島（ランゲルハンス島）と呼ばれる内分泌細胞群が点在する．ランゲルハンス島には A（α，アルファ）細胞，B（β，ベータ）細胞，D（δ，デルタ）細胞があり，それぞれ**グルカゴン**，**インスリン**，ソマトスタチンを分泌する．

表1 内分泌器官と主なホルモン

分類		名称	機能
視床下部ホルモン		甲状腺刺激ホルモン放出ホルモン TRH	下垂体前葉の甲状腺刺激ホルモン分泌促進
		副腎皮質刺激ホルモン放出因子 CRH	下垂体前葉の副腎皮質刺激ホルモン分泌促進
		黄体化ホルモン放出ホルモン GnRH	下垂体前葉の黄体化ホルモンと卵胞刺激ホルモンの分泌促進
		成長ホルモン放出因子 GHRH	下垂体前葉の成長ホルモン分泌促進
		ソマトスタチン	下垂体前葉の成長ホルモン分泌抑制
下垂体後葉ホルモン		抗利尿ホルモン（バソプレシン）ADH	血管収縮による血圧上昇，尿細管からの水・ナトリウム再吸収
		オキシトシン OT	子宮平滑筋収縮，乳汁射出
下垂体前葉ホルモン		甲状腺刺激ホルモン TSH	甲状腺ホルモン分泌促進
		卵胞刺激ホルモン FSH	生殖器の発育促進，卵胞の成熟促進，エストロゲン分泌促進
		黄体化ホルモン LH	アンドロゲン合成分泌促進，排卵誘発，黄体形成
		副腎皮質刺激ホルモン ACHT	副腎皮質ホルモンの合成・分泌促進
		成長ホルモン GH	蛋白質合成促進による身体成長促進
		プロラクチン PRL	乳腺の発達促進，乳汁分泌促進
松果体ホルモン		メラトニン	体内時計の調節
甲状腺ホルモン		甲状腺ホルモン T4, T3	基礎代謝亢進，発育促進，代謝の調節
		カルシトニン CT	血中カルシウム濃度低下
副甲状腺ホルモン		副甲状腺ホルモン（パラトルモン）	血中カルシウム濃度上昇
副腎皮質ホルモン		糖質コルチコイド	糖新生の促進，抗炎症作用など
		電解質コルチコイド	腎におけるナトリウム再吸収，カリウム排泄の促進
副腎髄質ホルモン		アドレナリン	心拍数の上昇，血圧の増加，代謝促進
性腺ホルモン		アンドロゲン	男性二次性徴の発現，蛋白質同化作用，精子形成促進
		エストロゲン	女性生殖器の発育促進，女性二次性徴の発現
		プロゲステロン	子宮内膜を分泌期に転換，子宮筋の収縮抑制によって妊娠維持
胎盤ホルモン		絨毛性性腺刺激ホルモン	黄体形成ホルモン様作用
膵臓ホルモン		インスリン	血糖値降下，グリコーゲン合成促進，蛋白質・脂肪酸合成促進
		グルカゴン	血糖値上昇，グリコーゲン分解促進，脂肪分解促進
消化管ホルモン	胃	ガストリン	胃液・膵液の分泌促進，胆嚢収縮
	十二指腸	セクレチン	膵臓の水と重炭酸分泌促進，胃酸分泌と消化管運動の抑制など
		コレシストキニン	胆嚢収縮，膵酵素分泌促進，腸管運動促進
その他	腎臓	レニン	肝臓が産生するアンギオテンシノーゲンをアンギオテンシンⅠに転換，それがさらに変化して体液量増加と血圧上昇に働く
	心房	心房性ナトリウム利尿ペプチド ANP	腎臓からの水・無機塩類の排出促進，平滑筋弛緩による血圧低下
	心室	脳性ナトリウム利尿ペプチド BNP	

8. 消化管ホルモン

消化管の粘膜上皮の中には内分泌細胞が存在し，ガストリン，コレシストキニンなどの消化管ホルモンを分泌する．消化管の運動や，消化液の分泌を制御する．

9. その他のホルモン

腎臓，心房などから，血液の電解質バランスや血圧を制御するためのホルモンが分泌される．

10 | 神経系

神経系は内分泌系と並ぶ統合器官である．神経

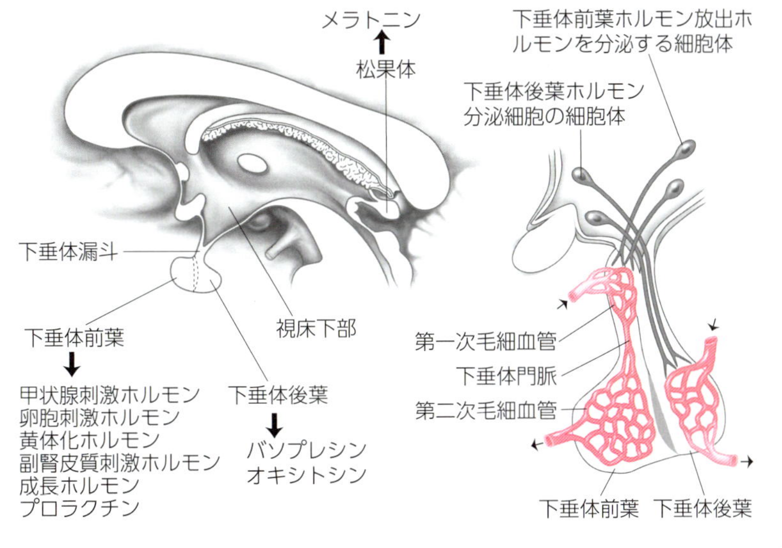

図 25　視床下部・下垂体・松果体

視床下部と松果体は間脳に属する．下垂体は咽頭上皮由来の前葉と，視床下部からの突起である後葉で構成される．

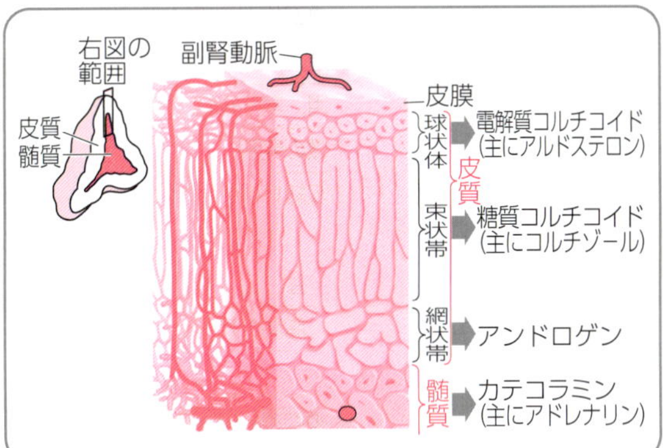

図 26　副腎の構造とホルモン

髄質と皮質で，また皮質の中でも構造の異なる３つの層で，分泌されるホルモンが異なる．

系は神経細胞の電気的興奮によって情報を伝える．内分泌系が全身の器官に広く比較的ゆっくりと作用を及ぼすのに比べて，神経系においては，神経細胞が直接接触する細胞（他の神経細胞や筋細胞，腺細胞）に限局して，迅速に作用を及ぼすのが特徴である．

神経系は感覚器から情報を受けとり，それを分析・統合して，運動器に指令を送る（図 27）．それによってわれわれは外界の変化に適切に対応した行動をとり，また内部環境を適切に維持調節することができる．情報が伝わって処理される経路のことを伝導路と呼ぶ．神経系は**伝導路**の集まりである．

1. 神経系の区分

脊椎動物の神経系は，頭蓋と脊柱に囲まれた大きな塊状の部分（中枢神経系）と，中枢神経系と全身の感覚器や運動器を結ぶ細長い連絡路（末梢神経系）でできている（図 28）．中枢神経系のうち，頭蓋に収まっている部分を**脳**，脊柱に収まっている部分を**脊髄**と呼ぶ．脳で最も発達しているのが大脳で，大脳と脊髄の間は木の幹のようにみえる脳幹（のうかん）（脊髄の側から順に延髄（えんずい）・橋（きょう）・中脳（ちゅうのう）に区分される）がある．脳幹の後方には小脳が張り出している．

2. 神経系の細胞とその機能

神経系において情報を伝えるのは神経細胞である．神経細胞の細胞体からは**樹状突起**（じゅじょう）と**軸索**（じくさく）という突起が出ており，樹状突起や細胞体の表面で他の神経細胞から興奮を受けとり，軸索を経由して他の神経細胞や筋細胞，腺細胞などに興奮を伝える．

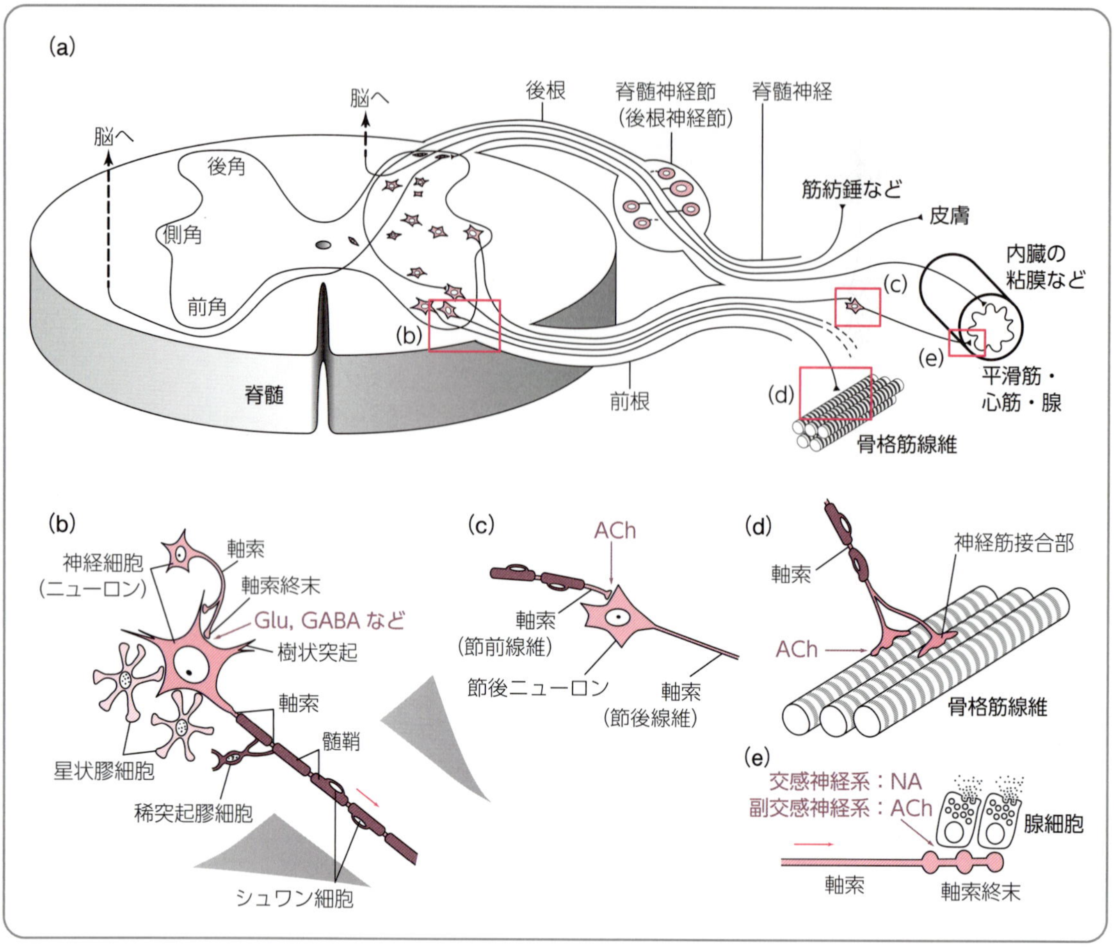

図 27　神経系を構成する細胞

神経細胞が情報を処理・伝達し，神経膠細胞は神経細胞の活動を支える．(a) でアルファベットを付けた四角の領域それぞれを拡大した図が (b)～(e) である．(a) 脊髄とそこから出る前根と後根，それらが合流してできる脊髄神経．脊髄神経を通る神経線維は末梢の感覚器と運動器につながっている．(b) 脊髄前角の神経細胞の例．他のニューロンの軸索がグルタミン酸 (Glu) によって興奮を伝えたり，γ-アミノ酪酸 (GABA) によって興奮を抑制したりする．(c) 自律神経系の神経節．節前線維 (中枢から出た軸索) の終末が節後ニューロンにアセチルコリン (ACh) で興奮を伝える．(d) 神経が骨格筋に興奮を伝える神経筋接合部．中枢から出た軸索の終末が筋線維にアセチルコリン (ACh) で興奮を伝える．(e) 神経による腺の分泌の制御．節後線維が副交感神経系の場合はアセチルコリン (Ach) によって分泌を促進し，交感神経系の場合はノルアドレナリン (NA) によって分泌を抑制する．

神経細胞はふつう細胞膜の内部が外部に比べて電気的に陰性である (図 29)．これを静止膜電位という．細胞が興奮する時には，細胞膜のイオンチャネルが開いて特定のイオンの透過性が増し，ごく短時間膜電位が逆転する．これを**活動電位**という．活動電位が軸索を伝わることを**興奮の伝導**と呼ぶ．軸索の途中や末端にはふくらんだ部分があり，他の細胞に近接している．この近接部分をシナプスと呼び，ここに活動電位が到達すると細胞外に特定の化学物質（**神経伝達物質**）が放出される (図 30)．近接している相手の細胞の表面には，その伝達物質に対応する受容体があり，これに伝達物質が結合すると，細胞膜のチャネルが開いて特定のイオンが細胞膜を通って流れ，細胞の膜電位が変化する．シナプスを越えて興奮が次の細胞に伝わることを**興奮の伝達**と呼ぶ．伝達物質にはアセチルコリン，グルタミン酸，ノルアドレナリンなど，様々な種類があり，受容体との組み合わせによって次の細胞に及ぼす作用が異なっている．γ-アミノ酪酸（らくさん）（GABA）やグリシンを伝

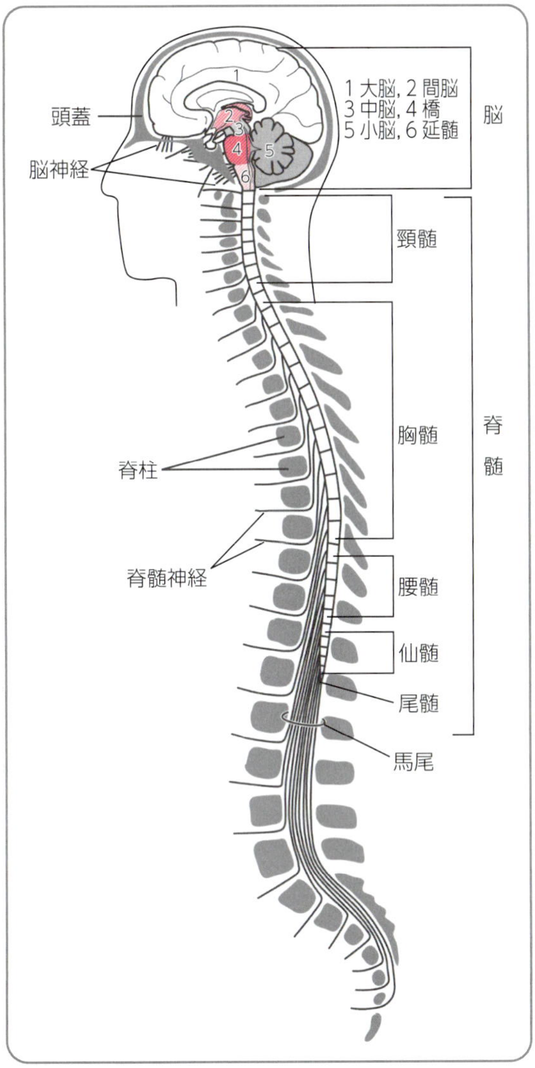

図 28　神経系の区分
神経系は中枢神経系と末梢神経系に区分されるが，情報を伝える伝導路は両者を通して張りめぐらされている．

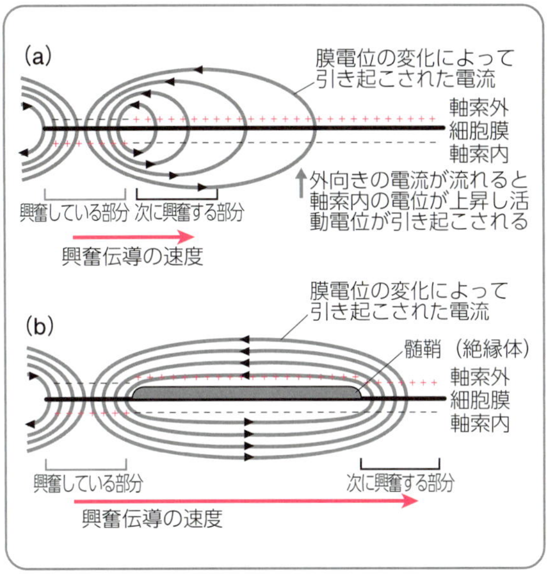

図 29　神経細胞の興奮
(a) 活動電位によって軸索に生じる電流と，それによって興奮が伝わる機序を模式的に示した．(b) 髄鞘の存在によって跳躍伝導が起こり，伝導速度が速くなる．

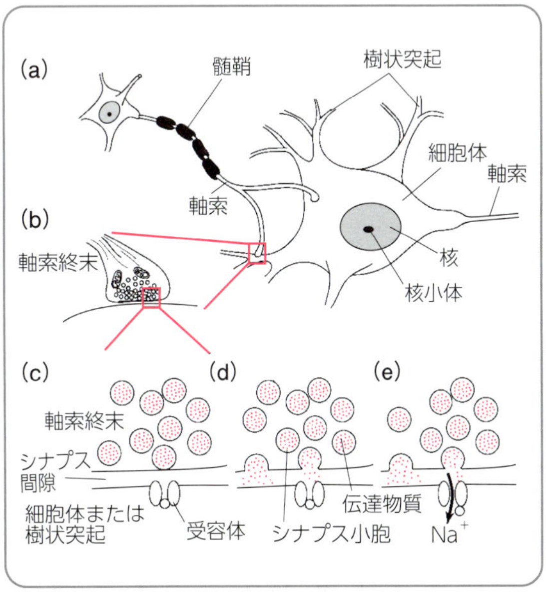

図 30　シナプスにおける興奮の伝達
(a) 神経細胞の軸索終末は，他の神経細胞の樹状突起や細胞体と接触してシナプスを作り，そこで興奮の伝達を行う．(b) 軸索終末の拡大図．(c)～(e) は伝達物質による興奮伝達の一例．(c) 伝達物質はシナプス小胞の中に蓄えられている．(d) 活動電位が軸索終末に達すると伝達物質が放出されて受容体に結合する．(e) イオンチャネルが開いて Na^{+} などのイオンが流れ膜電位が変化する．

達物質とするシナプスは，次の細胞の興奮を抑制する作用がある．

神経細胞の活動を支える細胞として，中枢神経系では**神経膠細胞**，末梢神経系では**シュワン細胞**などがある (図 27)．神経膠細胞のうち，星状膠細胞は神経細胞に栄養を供給したり，神経細胞の周囲の環境を整えたりする．神経細胞の軸索には裸のものと，絶縁体の被覆を備えたものがある．この絶縁体の被覆は**髄鞘**と呼ばれ，神経膠細胞に属する稀突起膠細胞やシュワン細胞の細胞膜が，軸索に幾重にも巻き付いたものである．髄鞘は太い軸索にみられ，活動電位の伝導速度を大幅に向上させる．軸索と，それを取り巻く髄鞘などの被覆を合わせて神経線維と呼ぶ．被覆に髄鞘を備えた軸索を有髄線維，髄鞘をもたないものを無髄線維という．中枢神経系には，神経細胞の細胞体が多い部分と，有髄線維が多い部分があり，前者を灰白質（かいはくしつ），後者を白質（はくしつ）と呼ぶ．

3. 中枢神経系

われわれの意識や思考の座は大脳の表面に広がる灰白質の大脳皮質である．大脳皮質は様々な高次の精神機能を担っており，その一部が意識にのぼる．それに対して，大脳皮質以外の部分で行われている神経活動はほぼ自動的に遂行されていて，われわれはそれを意識することができない．例えば，感覚情報は大脳皮質まで伝えられてはじめて意識されるが，われわれの神経系ではそれ以外にも，脊髄，脳幹，小脳などで多くの感覚情報が処理されている．また，意識的に運動を行う時に，例えばわれわれは手を上げるとか歩くとかいう内容を意識するだけであるが，そのために必要な各骨格筋の精密な調節は大脳皮質以外の多くの部分が関与して自動的に処理されている．

大脳には皮質の他に基底核と呼ばれる灰白質があり，尾状核（びじょうかく），被殻（ひかく），淡蒼球（たんそうきゅう）などが区別される．基底核は大脳皮質や視床と密接に連絡して運動の選択や調節に重要な役割を果たす．中脳の黒質（こくしつ）のニューロンが尾状核と被殻でドパミンを放出してその調節を担っている．

大脳の中心部にある間脳（かんのう）には視床と視床下部がある．視床は大脳皮質へ向かう情報がいったん中継される場所であり，感覚機能・運動機能ともに重要な働きを営む．視床下部はすでに述べたように内分泌系の最高中枢であると同時に，自律神経系の最高中枢でもある．また，体温調節，摂食行動，睡眠・覚醒のリズム，性行動など生きていく上で重要な機能を営んでいる．松果体も間脳の一部である．

小脳は様々な運動を円滑かつ迅速に行うために不可欠な中枢である．運動学習にも重要な役割をもつ．脳幹と脊髄には多くの末梢神経が出入りする．そのため末梢神経から入ってきた感覚情報を処理・中継する灰白質があり，脳幹では脳神経感覚核，脊髄では後角（こうかく）と呼ばれる．また，最終的な運動指令を末梢に伝えるために，末梢神経に軸索を伸ばす細胞の集まる灰白質があり，脳幹では脳神経運動核，脊髄では前角（ぜんかく）や側角（そくかく）と呼ばれる．脳幹と脊髄にはまた，われわれの行動に必要な多くの反射を営む中枢や，呼吸・循環といった生命維持のための中枢が存在する．

4. 末梢神経系

中枢神経系は頭蓋と脊柱の中に保護されているので，中枢神経系と全身の各器官を連絡するためには，頭蓋や脊柱を通り抜ける伝導路が必要である．これを末梢神経系と呼び，特に頭蓋の孔を貫くものを**脳神経**，脊柱のすきまを通り抜けるものを**脊髄神経**という．脳神経はほとんどが脳から，脊髄神経はすべて脊髄から起こる．脊髄神経は前後2種類の束（前根と後根）となって脊髄から起こる．

感覚情報は後根を通って脊髄に入り，後角などに終わったり脳に向かったりする．運動指令は前根を通って末梢に向かう．前根と後根は合流して脊髄神経となり，頸部から下のほぼ全域に向かう．脊髄前角には骨格筋を支配する運動ニューロンが集まっており，そこから出た軸索が直接骨格筋の筋線維（細胞）にシナプス（神経筋接合部）を作り，伝達物質としてアセチルコリンを分泌して筋を収縮させる．1個の運動ニューロンとそれが支配する筋線維を合わせて運動単位と呼ぶ．眼球を動かす筋のように精密な運動が必要な筋は1つの運動単位に筋線維が数本しかないが，重力に抗するような強力な筋では数百本に達する．

脳神経は12対あり，純粋に感覚性のもの，純粋に運動性のもの，感覚と運動を両方担うものがある．脳神経は主に頭頸部の感覚や運動をつかさどるが，中には迷走神経のように胸腹部の内臓にまで枝を送って支配するものもある．

5. 自律神経系

末梢神経系・中枢神経系を通して，心筋・平滑筋の運動や腺の分泌を制御する内臓運動性の伝導路群を自律神経系と呼ぶ．自律神経系は**交感神経系**と**副交感神経系**に分かれ，多くの場合，拮抗（きっこう）的な働きをする．

交感神経系は，外敵と戦ったり逃げたりする際に適切なように全身の状態を変化させる．例えば，心臓の収縮力と心拍数を上げて血流を増やし，皮膚や消化管への血液の分配を減らして骨格筋に多くの血液が届くようにする．消化管の運動や分泌は抑制される．交感神経系はまた副腎髄質に作用して，副腎髄質からのアドレナリン分泌を促進する．副腎髄質からのアドレナリンも交感神経系と同様の働きをする．

それに対して副交感神経系は，安全な環境において次の活動に備えて栄養を吸収し身体を休ませる．例えば，心拍数や血圧を下げて，消化管への血液の分配を増やし，消化管の運動や消化液の分泌を促進する．

自律神経系は骨格筋を支配する体性神経系と異なり，中枢にある神経細胞が直接末梢器官を支配するのではなく，末梢神経の途中の神経節にある細胞が中継して，末梢器官に興奮を伝える．中枢にある細胞は神経節までを担当するので節前ニューロン，その軸索を節前線維と呼び，神経節にある細胞は神経節から先を担当するので節後ニューロン，その軸索を節後線維と呼ぶ．節前ニューロンはアセチルコリンを伝達物質とし，節後ニューロンは，交感神経系がノルアドレナリン，副交感神経系がアセチルコリンを伝達物質とする．

11 | 感覚系

感覚系は身体の外部や内部からの情報を受けとり，それを神経系に伝える役割をもつ（図31）．感覚情報を受けとって，それを電気的興奮の形に変換して神経細胞に伝えるのが感覚細胞である．通常は神経細胞の突起が感覚細胞に接していて情報を受けとるが，皮膚の痛覚受容器のように神経細胞から出た軸索自身が感覚刺激を受けとる場合や，嗅覚を受けとる嗅細胞のように自ら軸索を伸ばすものもある．

神経細胞が興奮すると，その興奮はいくつかの神経細胞によって中継されて，大脳に届く．ここで初めてわれわれはその感覚を意識する．どの神経細胞が興奮するかによって，われわれの感じる感覚の種類が決まる．そのため，網膜（もうまく）の細胞やそこから出た神経が刺激されると，それが本来の光刺激でなくても，われわれは光を感じる．これを**特殊神経エネルギー**の法則という．額を打ちつけた時に目の前に火花が出たように感じるのはこのためである．

ある神経細胞が興奮するためには，その細胞ごとに異なる末梢の領域（例えば，皮膚のある領域や網膜のある領域）が刺激されなければならない．この領域のことをその神経細胞の**感覚受容野**という．同じ皮膚感覚でも受容野の大きさは感覚の種類や身体の部位で大きく異なる．また，ある神経細胞が興奮すると，その原因にかかわらず，われわれはその神経細胞が本来伝える感覚受容野に刺激が加わったと感じる．そのため，肘の内側を打撲してそこを通る神経（尺骨神経）に物理的刺激が加わると，あたかもその神経の支配領域である手の小指側に痛みやしびれがあるように感じる（**感覚の投射**）．

1. 皮膚感覚

皮膚は身体の表面を覆って内部を保護すると同時に，外界からの情報を受けとる感覚器の役割をもつ．皮膚には多くの神経線維が分布しており，その先端は他の細胞と組み合わさって，様々な種類の特徴的な構造をとる．それらは触覚，圧覚，振動覚，温度感覚，痛覚などの受容に特殊化しており，それぞれ伝える感覚の種が決まっている．

2. 視覚

眼球はカメラに似た構造をもち，集まった光は網膜上に像を結ぶ．レンズにあたるのは前面中央にある角膜とその奥にある水晶体で，両者とも透明で光を屈折する．焦点は，水晶体の厚みを変化させることで調節する．角膜と水晶体の間には中央に孔のあいた虹彩（こうさい）があり，孔の大きさを変化させることで絞りの役割を果たす．

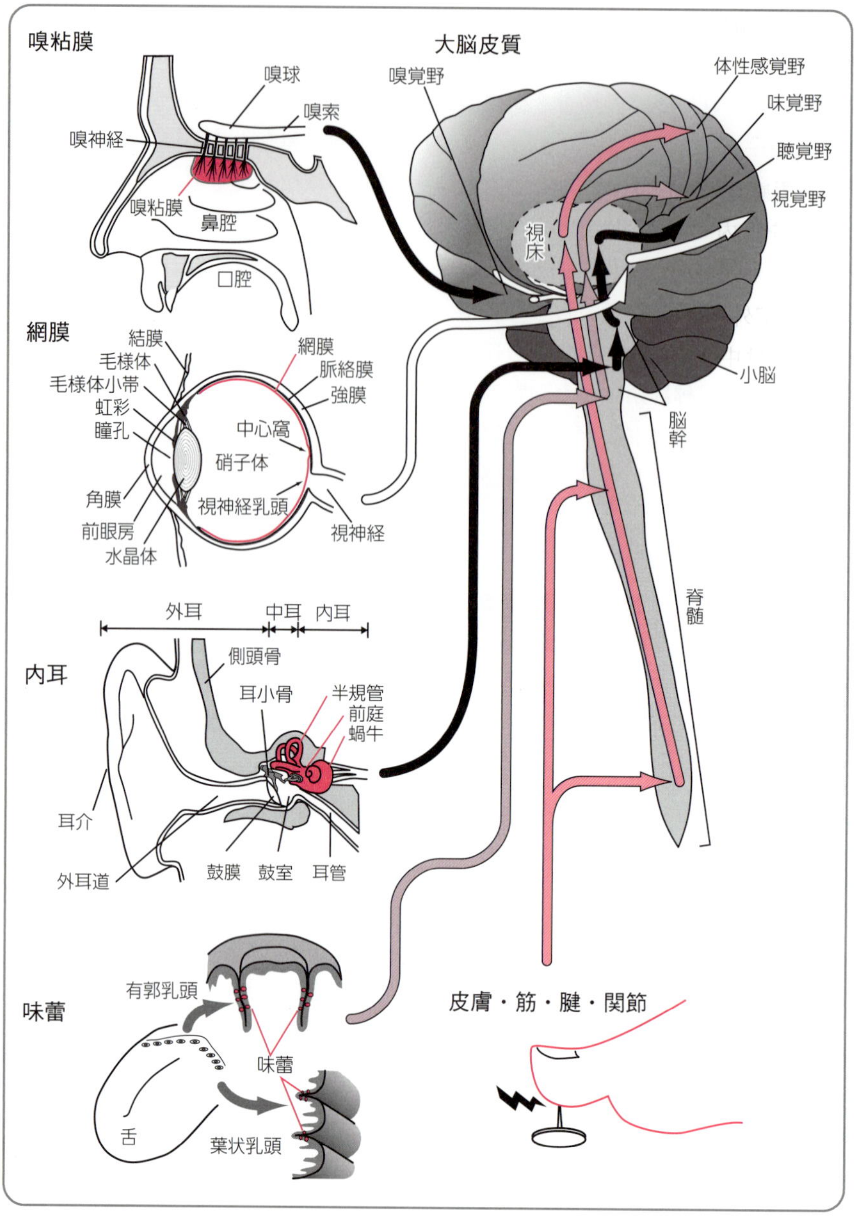

図 31　感覚器から神経系へ

各種の感覚器（赤で表示した部分）から末梢神経を通して情報が中枢に伝えられる．感覚情報は大脳皮質の特定の部位に伝えられて，はじめて意識に上る．

水晶体より後方の眼球壁は 3 層構造（内層から順に網膜，脈絡膜（みゃくらくまく），強膜（きょうまく））をとる．網膜の脈絡膜側に光を受容する 2 種類の視細胞がある．杆体（かんたい）細胞は感度が高く，暗所でも光を検出できるが，色を識別できない．錐体（すいたい）細胞は感度が低いが，色によって感度の異なる 3 種類の細胞があり，色を識別できる．網膜のうち視野の中央部を担当する部位（中心窩）には錐体細胞が密集しており，対象の色と形を細かく識別できる．視野の周辺部を担当する網膜の辺縁には杆体細胞が多く，感度が高い．どちらの視細胞も光の強さに順応し，明るいところでは感度が低く，暗いところでは感度が高くなる．暗いところに順応（暗順応）した杆体細胞は最も微弱な光を受容することができる．光は視細胞で神経興奮に変換されると，網膜内部でリレーされた後に網膜の最内層にある神経節細胞に伝えられる．神経節細胞の軸索が視神経を形成し，情報を脳に伝える．

3. 聴覚・平衡感覚

内耳は聴覚と平衡感覚のための感覚器である．内耳の**蝸牛**（かぎゅう）が聴覚を，内耳の前庭（ぜんてい）と半規管（はんきかん）が平衡感覚をつかさどる．

音は外耳道を通って外耳と中耳の境にある鼓膜を振動させる．振動は中耳内の耳小骨に伝えられ，そこから蝸牛内のリンパ（内耳の中の腔所を満たす液体）を振動させる．振動が蝸牛内を伝わる際に周波数によって特定の場所で共鳴し，その部位の感覚細胞（**有毛細胞**）の突起を動かす．有毛細胞はその頂上にある突起が特定の方向に傾くと興奮する．有毛細胞の興奮は内耳神経によって脳幹に伝えられる．

前庭と半規管にも有毛細胞がある．前庭の有毛細胞は頭部の傾きによって興奮する．半規管の有毛細胞は，頭部が回転して半規管内のリンパが動くと興奮し，頭部の回転を検出する．どちらの有毛細胞も内耳神経を通して脳幹に興奮を伝える．

4. 嗅覚・味覚

嗅覚と味覚は，体外からやってきた化学物質を検知する感覚である．嗅覚は空気中に存在する化学物質を，味覚は液体に溶けている化学物質を検出する．

嗅覚の受容器は鼻腔の最上部の粘膜上皮（嗅上皮）に存在する嗅細胞である．**嗅細胞**の鼻腔面は粘液に覆われており，空気中の化学物質はその粘液に溶けて嗅細胞の表面にある受容体に結合する．嗅細胞によって受容体の種類は多様であり，化学物質によって特定の嗅細胞が興奮する．嗅細胞が伸ばす突起はまとまって嗅神経を形成し，鼻腔の上方にある骨の孔を通って脳の一部である嗅球に達し，嗅覚を脳に伝える．

舌には**味蕾**（みらい）と呼ばれる特殊な細胞の集団が点在していて，その中の味細胞にある受容体が口腔内に入ってきた様々な化学物質と反応して神経に興奮を伝える．味覚は5種類の基本味（甘味，酸味，塩味，苦味，うま味）の組み合わせで生じる．味覚は顔面神経，舌咽神経，迷走神経によって脳幹に伝えられる．

12 | 言語に関する器官の発生

ヒトの身体は受精卵が細胞分裂を繰り返して様々な組織と器官を作り上げてできる．ここでは特に言語に関する器官に着目してその過程をみる．

受精卵は4回分裂して16細胞の桑実胚（そうじつはい）となり，さらに分裂を繰り返すと内部に空洞ができて胚盤胞（はいばんほう）と呼ばれる段階になり，内部に細胞の塊（内細胞塊（ないさいぼうかい））が形成される（図32a～d）．胚盤胞は子宮内膜に着床（ちゃくしょう）し，母体側から栄養を供給されて成長を続ける．やがて内細胞塊は2層（上・下胚盤葉（はいばんよう））に分かれる（図32e）．さらに発生が進むと外胚葉と内胚葉の2層が形成され，さらに間に中胚葉が生じて3層性胚盤となる（図32f）．外胚葉（がいはいよう）は表皮や神経系，内胚葉（ないはいよう）は消化管などの内面の粘膜上皮，中胚葉（ちゅうはいよう）は骨，筋，血管，結合組織などを作る．

外胚葉の正中部分は深い溝を作り，やがてその溝が深部に落ち込んでチューブ状になる．そこから中枢神経系が形成され，チューブの近くにできた細胞塊（**神経堤**（しんけいてい））から末梢神経系が形成される（図32g～h）．内胚葉は体内でチューブ状の空間を作り，それが将来の消化管（咽頭から直腸）や気道の内腔となる（図32i）．体表の側に残った外胚葉全体は，神経管や消化管を包むように腹側に伸びて，やがて消化管は体内に取り込まれる．消化管ははじめは頭側と尾側の端が閉じているが，口腔と咽頭を隔てる膜と肛門の部分にある膜が消失して，口腔から肛門まで食物の通り道が開通する．

こうして形成された消化管のうち，口から咽頭には**鰓溝**（さいこう）と**鰓弓**（さいきゅう）という繰り返し構造が現れる（図32j～k）．これはサメなど原始的な構造を保つ魚類では，咽頭と外界をつなぐエラの孔（鰓孔（さいこう））とその間の仕切り（鰓弓）として終生みられ，エラを動かすための骨格，筋，神経，血管が備わっている．動物が進化して陸上で生活するようになるとエラはなくなるが，その代わりに鰓弓は頭頸部

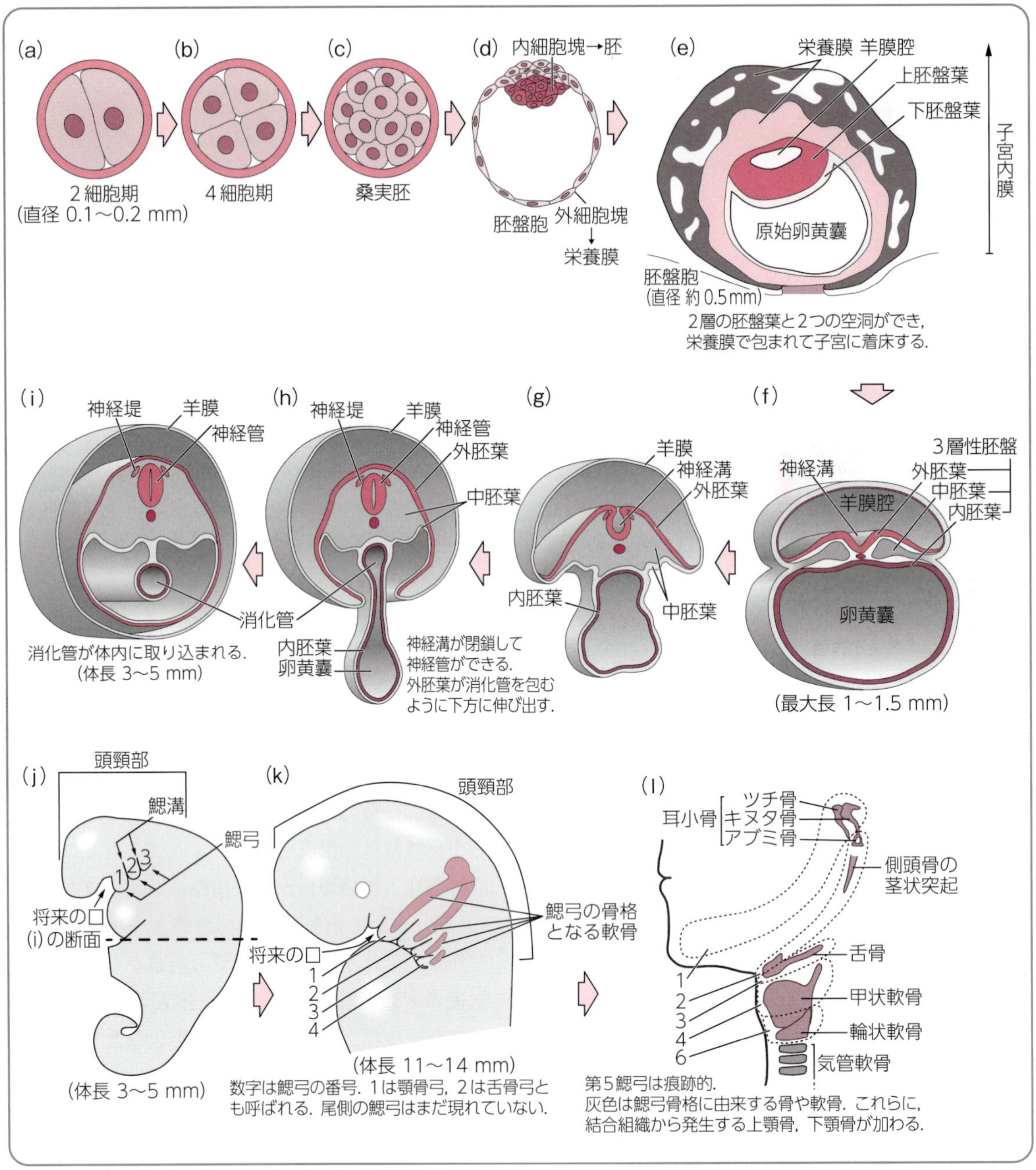

図 32　胚の発生と鰓弓[2]（文献 2 を参考に作成）

(a)〜(e) は受精卵から胚盤胞の中心を通る割面，(f)〜(i) は胚の体幹になる領域の横断面，(j) と (k) は胚の側面，(l) は成体において鰓弓骨格に由来する骨を示す．(i) と (j) はほぼ同じ段階．(e) 以降は個々の細胞を，(f) 以降は栄養膜を表示していない．

の様々な構造に姿を変える（図 32l）．鰓弓は頭側から第 1 鰓弓，第 2 鰓弓…と呼ばれ，それぞれ表 2 に示すような器官を作る．鰓孔は咽頭から外界へ貫通せず，外からは鰓溝，咽頭側からは**咽頭嚢**となり，その一部は後述する外耳道，中耳，耳管などを形成する．

発声の際に重要な顎を動かす筋，口の開閉を行う筋，咽頭の筋や声帯を動かす喉頭の筋などは鰓弓由来の筋である．それらの筋を支配する神経も本来鰓弓を支配していた鰓弓神経である（脳神経のうち，三叉神経［V］，顔面神経［Ⅶ］，舌咽神経［Ⅸ］，迷走神経［X］が該当）．ただし，舌の

表２ 鰓弓とそれに由来する器官

鰓弓	由来する器官		
	骨	筋	神経
第１鰓弓（顎骨弓）	上顎骨，下顎骨，ツチ骨，キヌタ骨	咀嚼筋（側頭筋，咬筋，翼突筋），口蓋帆張筋，鼓膜張筋など	三叉神経（Ⅴ）
第２鰓弓（舌骨弓）	舌骨の一部，アブミ骨，側頭骨の茎状突起	顔面筋（前頭筋，眼輪筋，口輪筋など），アブミ骨筋など	顔面神経（Ⅶ）
第３鰓弓	舌骨の一部	咽頭の筋，茎突咽頭筋など	舌咽神経（Ⅸ）
第４〜６鰓弓	喉頭の軟骨	咽頭・喉頭の筋など	迷走神経（Ⅹ）

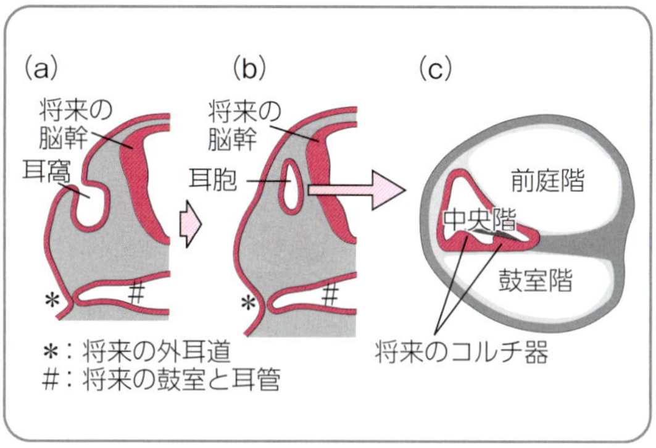

図 33　耳の発生[2]（文献２を参考に作成）
(a) と (b) は将来耳を作る領域の横断面．(c) は蝸牛の一部を拡大した図．

内部にある筋は鰓弓とは関係なく生じ，支配神経も異なる（舌下神経［Ⅻ］）．

聴覚器官である耳の発生にも鰓弓が関与する（図 33）．外耳道は鰓溝の一部から形成され，中耳は咽頭嚢が変化したものである．両者を隔てる膜が鼓膜となる．中耳と咽頭のつながりは耳管として残る．中耳の耳小骨は，鼓膜側から２つの骨（ツチ骨，キヌタ骨）が顎骨弓由来で，内耳側の骨（アブミ骨）が舌骨弓由来である．鰓弓より背側の領域で外胚葉が落ち込んでできる耳窩は，表面から離れて**耳胞**となり，そこから聴覚を受容するコルチ器と中央階（蝸牛管）が形成されて内耳の一部となる．そのためコルチ器にある有毛細胞などの上皮は外胚葉由来である．

●文 献

1）小林　靖：言語聴覚士のための解剖・生理学．医歯薬出版，2014．
2）TW Sadler（著），安田峯生，山田重人（訳）：ラングマン人体発生学第 11 版．メディカル・サイエンス・インターナショナル，2016．

（小林　靖）

3 病理学

病理学とは，病気の原因や発生の仕組みを解明し，病気の最終診断に関わる医学の一分野である．具体的には，病気に侵された臓器，組織，細胞の標本を肉眼や顕微鏡などを用いて検査し，それらが正常と比較してどのように変化しているのかを研究する学問である．病理学は総論と各論に分けられ，総論では炎症，腫瘍などすべての臓器に共通して生じる病変について臓器横断的に学び，各論では臓器ごとに固有の病変について学ぶ．総論は病理学の横糸，各論は縦糸であり，両者を学ぶことで強靱な布を織るように病理学の理解も深まる．本稿では総論を主体に学習し，各論的事項は他の臨床編の項目を参考してほしい．

1 疾病の原因

すべての疾患は何らかの原因（病因）を元に発生する．病因には，化学物質や病原体など身体の外部から病気を引き起こす外因と，病気に対する感受性や抵抗力に関連する年齢，性別，遺伝的要因などの内因がある．病気は外因と内因の**相互作用**で引き起こされる．

1. 外因

外因には物理的，化学的，生物学的の3つの要因がある．

(1) 物理的要因

機械的な外力は創傷（外傷，挫滅など）および骨折を生じる．熱は高温で熱傷や熱中症を，低温では凍傷を引き起こす．紫外線や放射線などの電磁波・高エネルギー粒子は，活性酸素などの反応性の高い有害分子を発生し細胞の機能を障害し，短時間で多量に照射されると細胞破壊が生じる．紫外線は皮膚炎（日焼け），放射線は骨髄造血障害（貧血，白血球減少）などを引き起こす．低量でも長期間の紫外線照射によってDNA損傷を生じ，皮膚癌などの悪性腫瘍が発生する可能性がある．逆にがんの放射線療法はこの急性作用を治療に応用している．

(2) 化学的要因

すべての化学物質が人体に影響を及ぼすといっても過言ではない．それらの過剰ないし長期の摂取が疾病と関連する．代表的なものを列挙すると，エタノール（一気飲みによる急性中毒，依存症，肝障害，膵炎，ウェルニッケ脳症），アスベスト（中皮腫，肺癌），一酸化炭素（中毒），喫煙（肺気腫，肺癌，喉頭癌），重金属（鉛，水銀，カドミウム，クロム，ヒ素などの中毒），有機溶媒（エーテル，ベンゼン，トルエン，シンナーなどの中毒），農薬（パラコートなどの中毒），食品添加物（トランス脂肪酸による肝障害）などである．

(3) 生物学的要因

人に感染し病気（感染症）を引き起こす微生物には，ウイルス，細菌，リケッチア，真菌，原虫，寄生虫などがある．ウイルスはDNAウイルスとRNAウイルスに大別される．

DNAウイルス：代表的なものには，ヘルペスウイルスで，単純ヘルペスウイルス（HSV），水痘帯状疱疹ウイルス（VZV），エプスタイン・バーウイルス（EBV），サイトメガロウイルス（CMV）などがある．これらは幼小児期に初感染した後，終生にわたって寄生（潜伏感染）するが，健常者では病原性はほとんどない．時にストレスや免疫の低下により再活性化し，HSVは口唇水疱，VZVは帯状疱疹などを起こす．免疫不全患者ではCMVが重篤な臓器障害を引き起こすことがある．また，CMVは子宮内胎児感染（胎内感染）により難聴を引き起こすことがあり，先天性感音性難聴の20～30%がCMV感染によると考えられている．その他のDNAウイルスには，B型肝炎ウイルス（HBV），アデノウイルス，ヒト・パピローマウイルス（HPV）などがある．ウイルスによる病気は炎症などの非腫瘍性疾患が主体であるが，EBVは悪性リンパ腫，HPVは子宮頸癌などの悪性腫瘍を生じる．

RNAウイルス：代表的なものには，インフルエンザウイルス，コロナウイルス，ノロウイルス，麻疹（はしか）ウイルス，風疹ウイルスなどがある．新型コロナウイルス感染症（COVID-19）はコロナウイルスの一種であるSARS-CoV-2ウイルスによって引き起こされる．

病原性細菌：皮膚に常在し化膿性炎症をきたす黄色ブドウ球菌やレンサ球菌がある．呼吸器感染症は肺炎球菌やインフルエンザ桿菌が関係する．消化器では，胃粘膜表層粘液内に常在し胃炎を起こすヘリコバクター・ピロリ菌，大腸炎を起こす病原性大腸菌，赤痢菌，コレラ菌などがある．また，病原性細菌の中には抗菌薬が効かない多剤耐性菌が問題となっており，メチシリン耐性ブドウ球菌（MRSA），多剤耐性緑膿菌，多剤耐性結核菌などがある．病原性をもつ原虫として赤痢アメーバ，真菌としてカンジダやアスペルギルスなどがある．いずれも免疫力の低下した人で問題となる．

2. 内因

内因には素因，染色体・遺伝子異常，栄養障害などがある．

（1）素因

特定の病気にかかりやすい素質であり，性別，年齢，人種などがある．自己免疫疾患や髄膜腫などは女性に多く，その発症にはエストロゲンなどの女性ホルモンによる特有な内分泌環境が背景にある．一方，胃癌・肺癌など悪性腫瘍や，糖尿病・高血圧など生活習慣病の罹患率は男性の方が高い．悪性腫瘍の中で大腸癌・肺癌・乳癌などの癌腫は高齢者に多く，癌腫以外の特殊な腫瘍（白血病，骨肉腫，神経芽細胞腫など）は小児に多い．

（2）染色体・遺伝子異常

染色体や遺伝子の異常は様々な先天性疾患の原因となる．また，特定の病気にかかりやすいことや薬の作用・副作用には個人差があり，これらは個々人の遺伝子の差異に起因する．**ヒトゲノム計画**の進展によって遺伝子解析技術が飛躍的に進歩し，ある個人が特定の病気に罹患しやすいか否かについて予測することが可能になりつつある．

（3）栄養障害

様々なビタミンやミネラルの摂取不足が病気の原因となる．古くから知られているのが，ビタミンB_1欠乏による脚気（末梢神経障害と心不全）である．また，高齢女性に多い骨粗鬆症はカルシウム欠乏で生じやすい．

2｜病変

病理学の基本は，健常な**生体**（臓器，組織，細胞）が病気になるとどのように変化するのかを観察し理解することである．様々な病因によって生体が変化した状態を病変と総称し，病変は，退行性病変，進行性病変，循環障害，炎症，腫瘍，先天異常と奇形に大別される．

1. 退行性病変

細胞の機能や増殖が退行（低下，減退）すると，細胞は最終的に死に至る．これらの過程で生じる病変には，変性，萎縮，壊死がある．

（1）変性

障害を受けると細胞・組織に**物質の異常蓄積**を生じることがあり，死に至らない程度の変化を変性という．障害を受けた細胞では細胞変性が，細胞外では細胞間質変性が生じる．

細胞変性：空胞変性（酸素欠乏によるミトコンドリアの変化），粘液変性（粘液癌などにおける細胞内粘液貯留），硝子滴変性（急性腎不全における尿細管細胞内の滴状物），脂肪変性（脂肪肝における肝細胞内の脂肪滴）などがある．

細胞間質変性：硝子変性（動脈硬化による小動脈壁の変化），類線維素変性（血管炎における動脈壁の変化），**アミロイド変性**（分解されないアミロイド物質の沈着）などがある．

（2）萎縮

正常大まで成長した組織や臓器が，何らかの原因で縮小することである．萎縮は細胞容積の縮小と細胞数の減少によって生じる．列挙すると，生理的萎縮（老化による臓器の縮小），飢餓萎縮（栄養不足，がんや結核などの慢性消耗性疾患による骨格筋・脂肪組織の縮小），圧迫萎縮（水腎症など物理的圧迫による臓器実質の菲薄化），廃用萎縮（運動不足や寝たきり状態による骨格筋縮小），神経性萎縮（脊髄損傷などの神経障害による神経支配域の骨格筋や臓器の縮小），ホルモン性萎縮（ホルモン分泌障害による標的臓器の縮小）などがある．

（3）壊死

死は全体的な個体死と局所的な死に分けられ，後者に相当する組織の死が壊死である．肉眼的な変化から，壊死は凝固壊死と融解壊死に大別される．

凝固壊死：組織・細胞の物質が凝固して残存する壊死で，心や腎における血流遮断による壊死でみられる．

融解壊死：壊死部が残存せず，酵素で分解され消失し空洞化する．脳梗塞では融解壊死を生じやすい．

顕微鏡観察でみられる細胞の死には，狭義の壊死とアポトーシスがある．

狭義の壊死：細胞外から及ぶ種々の要因（血流遮断による低酸素状態など）によって細胞が受動的に死に至り，死んだ細胞由来の物質によって周囲に炎症などが生じる．

アポトーシス：受動的な他殺ではなく，細胞自らが遺伝子でプログラムされた過程を経て自殺する現象で，周囲に変化を及ぼすことなく死んだ細胞はマクロファージによって速やかに処理される．一定の寿命を終えた上皮細胞やウイルス感染細胞などは，アポトーシスで排除される．

2. 進行性病変

様々な刺激や負荷の下では，これに適応するために生体反応として細胞の機能や増殖が亢進し，病変を生じることがある．この病変が進行性病変で，肥大・過形成，化生，異形成，創傷治癒がある．

（1）肥大・過形成

肥大：細胞増殖を伴わない細胞容積の増大で生じる臓器容量の増大，生理的肥大（スポーツ選手の心肥大），病的肥大（高血圧による心肥大），代償性肥大（片腎性の腎肥大），仮性肥大（筋ジストロフィーで骨格筋細胞消失部の脂肪組織による置換）などがある．

過形成：細胞増殖によって生じる臓器容量の増大で，内分泌機能亢進による過剰なホルモン刺激による過形成（甲状腺機能亢進症による甲状腺過形成），慢性的な機械刺激・炎症・感染などによる過形成（表皮の胼胝，コンジローマ）などがある．

（2）化生

成熟・分化した組織が外部からの慢性的な刺激や障害を受けると，適応反応として別の組織に変化することがあり，これを化生という．代表的な例が**扁平上皮化生**で，比較的刺激に弱い腺上皮が慢性刺激（喫煙，ウイルス感染など）によって刺激に強い重層扁平上皮に変化することがある．扁平上皮化生は気管支上皮や子宮頸部で生じやすく，扁平上皮癌の発生母地になる．ヘリコバクター・ピロリ菌による慢性胃炎では，胃粘膜が十二指腸に近い幽門部からピロリ菌の生息できない腸上皮に変化し（**腸上皮化生**），高分化腺癌が発生することがある．

（3）異形成

顕微鏡観察でみられる異常細胞の増殖である．その程度は，原因が除去されれば消失するもの（軽度異形成）から，悪性腫瘍に進展するもの（高度異形成）まで含まれる．子宮頸部では，ヒト・パピローマウイルスに感染した粘膜上皮が異形成を経て子宮頸癌に至ることがよく知られている．

（4）創傷治癒

外傷などで損傷した組織が炎症により清掃除去され，新しい細胞の再生や増殖を経て修復していく過程を創傷治癒という．再生には近年注目されている**幹細胞・前駆細胞**が関与する．手術創の縫合部皮膚には炎症に伴って**肉芽組織（肉芽）**が出現する．肉芽組織は毛細血管，膠原線維（コラーゲン）を作る線維芽細胞，好中球・リンパ球・マクロファージなどの炎症細胞からなり，創傷治癒で最も重要な役割を果たす．創傷治癒の初期において肉芽組織は損傷による組織欠損部を保護するとともに新しい細胞の再生を誘導し，後期では膠原線維産生を伴って**瘢痕**に変化し，創部を癒合し離開を防ぐ．術後の抜糸は，初期では創部が離開しやすく，後期以降では瘢痕内の糸が抜けづらくなることから，瘢痕内に肉芽組織が残存する1週間後ぐらいに行われる．

3. 循環障害

生体内の細胞外体液は血管内液と間質液に分けられる．さらに，血管内液は血液とリンパ液に分けられ，血液は動脈・末梢毛細血管・静脈からなる血液循環系，リンパ液はリンパ管からなるリンパ循環系で構成される．これらの異常による病変が循環障害であり，全身循環障害と局所循環障害に大別される．

(1) 全身循環障害

高血圧症：一般に全身動脈圧の上昇で，本態性（原因不明）と症候性（腎性，内分泌性など）に分けられる．心肥大や動脈硬化症の病因となる．肺高血圧症は肺動脈圧が上昇した病態で，急性肺高血圧症は**肺塞栓**，慢性肺高血圧症は肺線維症などの肺疾患が原因となる．門脈圧亢進症は肝内の門脈・静脈の閉塞や**肝硬変**による肝血管抵抗増大によって門脈圧上昇をきたす病態である．その結果，門脈を迂回する静脈系の血圧が上昇し，食道静脈瘤や破裂などを生じる．

低血圧症：高血圧症と同様に本態性と症候性に分けられる．いわゆる**ショック**は，急性症候性低血圧症であり，大量出血，重度の外傷・熱傷・感染症，アレルギー反応，精神・神経刺激などで生じる．起立性低血圧症は血圧反射の異常や迷走神経緊張で生じる．

(2) 局所循環障害

臓器の一部や全体で生じる病変で，充血，うっ血，浮腫，虚血，出血，血栓症，塞栓症，梗塞がある．

充血，うっ血，浮腫：動脈血の流入過多，静脈血のうっ滞，リンパ液の組織間質における貯留をきたした病変である．

虚血：動脈からの血液流入の減少で生じる場合と，静脈血の流出増加で生じる場合がある．前者は直接虚血で血管収縮（寒冷，ショック時など）や血管内腔の狭窄（狭心症など）で生じ，一過性の機能低下や細胞の変性・壊死を生じる．後者は間接虚血で起立性低血圧時の脳虚血で生じる．

出血：赤血球を含む血液成分が血管外に流出する病変で，血管壁が外傷や壊死により破れる場合（破綻性出血）と，破れることなく毛細血管から漏れ出す場合（漏出性出血）がある．破綻性出血には，吐血，喀血，くも膜下出血，脳出血などがある．漏出性出血の代表例は，播種性血管内凝固症候群（DIC）に伴う血液凝固能の障害であり，それによって漿膜下や真皮内に点状出血が生じる．

血栓症：液状の血液が病的条件下で凝固して血栓となり，血管内に血栓が形成された状態である．原因としては血管内皮細胞の傷害（動脈硬化症，血管炎）や血流異常（静脈瘤，心房細動によるうっ滞）がある．

塞栓症：遊離した血栓やその他の異物が血管・リンパ管を閉塞した状態である．閉塞する物質（栓子）により，血栓塞栓症（心房細動時の心房内血栓による脳梗塞や腎梗塞など），空気塞栓症（潜函病），脂肪塞栓症（損傷部脂肪組織の血管内流入），腫瘍塞栓症（がんの血管内侵入）などがある．

梗塞：吻合のない終動脈が閉塞され，その末梢の組織が壊死に陥る現象である．原因としては血管壁の病変（動脈硬化症，血管炎など）や種々の栓子による血管閉塞（塞栓症）がある．梗塞には肉眼所見から，組織の貧血・虚血による白色梗塞（心筋梗塞，脳梗塞，腎梗塞）と，貧血・虚血による病変に出血が加わった赤色梗塞（肺梗塞，肝梗塞）がある．

4. 炎症

炎症とは，様々な傷害性因子（外因：損傷組織，微生物，異物など）を排除することによって生じる**生体防御反応**である．“炎”が組織の炎上を連想させるように，古くからその臨床症状は発赤，腫脹，発熱，疼痛，（これらに加えて機能障害）として認識されてきた（**炎症の四主徴**もしくは**五主徴**）．これらの症状は，血管反応，白血球の移動・活性化，全身性反応からなる**複合的な生体反**

応によって引き起こされる．炎症が生じることで免疫反応や創傷治癒が円滑に進行する．一方で，過剰ないし長引いた炎症・創傷治癒は，疾病（関節リウマチ，動脈硬化，肺線維症，ケロイドなど）を生じることがある．

(1) 炎症に関わる細胞と液性因子

炎症で主役となる細胞は**白血球**である．列挙すると，好中球（急性期の病変，蛋白分解酵素で壊死組織や微生物を融解），好酸球・好塩基球（アレルギー性病変：好酸球は寄生虫病変にも関与），単球・マクロファージ（好中球の後に出現し残骸を貪食処理），リンパ球（慢性期の病変，サイトカイン産生，免疫反応に関与）である．白血球以外で重要なのは，**血管内皮細胞**と**線維芽細胞**（いずれも**肉芽組織**の構成細胞）である．炎症には血液中の蛋白質や炎症細胞から分泌される化学伝達物質も関与し，代表的なものは，免疫グロブリン（微生物を不活化するIgGなどの抗体分子），補体（微生物の排除に関わる血液中の蛋白），フィブリノーゲン（フィブリンとして析出し創部を保護），化学伝達物質（血管拡張，白血球遊走，細胞間情報伝達に関与するヒスタミン，セロトニン，種々のサイトカイン）などである．

(2) 血管反応

血管外に存在する傷害性因子がマクロファージなどに認識されると前述の化学伝達物質が放出され，炎症巣の血管内皮細胞や血管周囲細胞（もしくは平滑筋細胞）を変化させる．これらの細胞の変化が血管拡張・血管透過性亢進（血漿成分の血管外への漏出）・白血球の血管外への遊走を引き起こす．これらの結果として炎症巣に血流うっ滞や白血球浸潤が生じ，“炎症の四主徴もしくは五主徴”が形成される．

(3) 全身性反応

炎症のほとんどは臓器・組織の限られた部位で生じる局所反応であるが，炎症巣で発生した化学伝達物質が血流を介して発熱などの全身性反応を生じることがある．稀ではあるが，炎症巣から細菌やその有害成分（エンドトキシンなど）が血流を介して全身に広がり，生命を脅かすことがある（**敗血症**，**敗血症性ショック**）．

(4) 炎症の経過と種類

発症からの時期によって急性炎症と慢性炎症に大別される．

急性炎症：傷害発生から数分から数日までの状態で，血管反応や好中球を主体とする白血球浸潤がみられる．傷害性因子の破壊と排除が速やかに行われ，**創傷治癒**の肉芽組織形成初期に相当する．

慢性炎症：傷害発生から数日ないし1週間以降の状態で，肉芽組織形成とその退縮による線維化やリンパ球・マクロファージを主体とする白血球浸潤がみられ，炎症巣の治癒過程でもある．細菌や異物などの傷害因子の排除が不完全な場合，炎症は長引く．急性炎症時の好中球浸潤が消退せず組織内に好中球を主体とする滲出物（膿）が溜まる状態を膿瘍という．排除しづらい特殊な細菌（結核菌などの細胞内寄生菌）や異物は，マクロファージが変化した類上皮細胞や巨細胞に囲まれて隔離される．これらの細胞で覆われたカプセル様の組織を**肉芽腫**と呼び，肉芽腫を伴った慢性炎症を肉芽腫性炎症という．肉芽組織と肉芽腫は名称が類似しているが，病理学的には異なる組織である．

5. 腫瘍

腫瘍とは，異常細胞（腫瘍細胞）の**過剰な増殖**によって生じた組織の塊（腫瘤）である（例外として，血液の腫瘍である白血病は腫瘤形成を生じない）．臓器の細胞数が減少すると増殖因子の刺激によって正常細胞は増殖を開始するが，細胞数が正常範囲になるとその刺激は消失し，細胞増殖が停止する．しかし，腫瘍細胞は増殖因子の刺激がなくても自律的に増殖し，最終的に腫瘤を形成する．腫瘍は良性腫瘍と悪性腫瘍（がん）に分けられる．

良性腫瘍：発生した部位に留まり，ゆっくりと発育し，通常宿主を死に至らしめることはない．

悪性腫瘍：増殖が速く，周囲の正常組織に浸潤し，さらに血管やリンパ管に侵入し，遠く離れた臓器に**転移**する．基本的に悪性腫瘍は増殖が停止しないことから宿主を死に至らしめる．

(1) 悪性腫瘍細胞（がん細胞）の発生

1つの細胞の核には少なくとも約2万個の遺伝

子が存在し，がんの発生に関係する遺伝子（**がん関連遺伝子**）は200～300個と考えられている．発がん物質や紫外線などにより，これらの遺伝子が傷ついて変異を生じると，遺伝子の機能が異常に亢進もしくは消失する．その結果，正常細胞はがんを形成する能力を有するがん細胞へと変化する．これが細胞の**“がん化”**である．がん関連遺伝子には，がん遺伝子とがん抑制遺伝子がある．がん遺伝子の働きが過剰もしくは異常になると，細胞はがん化する．一方，がん抑制遺伝子は細胞のがん化を抑制する遺伝子で，その働きが消失すると細胞はがん化する．多くの場合，正常細胞は1つのがん関連遺伝子の異常で直ちにがん化するのではなく，複数の遺伝子の異常が何年もかけて蓄積し細胞はがん化していく．

(2) 腫瘍細胞の生物学的特徴

良性腫瘍細胞は過剰増殖を示すが正常細胞と類似している．一方，悪性腫瘍細胞には正常細胞にはない生物学的特徴がみられる．代表的な特徴として**自律的増殖**と**脱分化**が挙げられる．自律的増殖とは，がん化や過剰増殖の原因がなくなってもがん細胞が増殖し続けることをいう．この現象には，がん細胞自らが増殖因子を産生し，それに対する受容体を発現することが関わっている．正常細胞はそれぞれの細胞が担うべき機能を発揮し成熟した細胞形態を示すが，がん細胞ではこの過程が障害されている．正常細胞の状態を分化と呼び，がん細胞の状態を脱分化という．

(3) 腫瘍の分類

人体組織は，皮膚や粘膜などの表面を覆う組織（上皮組織）と，血管・神経を含む結合組織や筋・骨組織（非上皮組織）に大別される．腫瘍を観察すると，腫瘍の由来が上皮性か非上皮性かで，その性質や組織構造が大きく異なる．**“がん”**（ひらがな表記）は悪性腫瘍の総称であるが，上皮組織由来の悪性腫瘍を**“癌腫”**または**“癌”**（漢字表記）といい，非上皮組織由来の悪性腫瘍を**“肉腫”**という．名称は発生した組織・臓器名の後に“癌”もしくは“肉腫”をつける（腺癌，胃癌，平滑筋肉腫，骨肉腫など）．良性腫瘍の場合は，上皮性・非上皮性のいずれも組織・臓器名の後に“腫”をつける（腺腫，子宮筋腫，平滑筋腫，骨腫など）．

6. 先天異常と奇形

出生時あるいは出生前から存在する形態および機能に関する異常を先天異常と呼び，特に形態の異常を奇形という．新生児期における先天異常の発症頻度は4%前後であるが，胎生期には高頻度（～20%）で多くは流産する．先天異常の原因は，遺伝要因（30～40%）と環境要因（10%）に大別される．

遺伝要因：遺伝子異常（親の遺伝子自体の異常）と染色体異常（生殖細胞から卵子・精子が形成される際の異常）がある．

環境要因：物理的，化学的，生物学的（母親の疾患など）の要因があり，これらにより発育中の胎児に異常が生じる．物理的要因では大量放射線照射による小頭症，化学的要因ではサリドマイドによる短肢症，母体のアルコール乱用による胎児性アルコール症候群（発育遅延，小頭症，小顎症），生物学的要因では風疹ウイルスによる先天性風疹症候群（白内障，**難聴**），サイトメガロウイルスによる巨細胞封入体症候群（小頭症，**難聴**），母体糖尿病による胎児性高インスリン血症（巨大児，心・脳奇形）が挙げられる．しかし，先天異常の半数はいまだ原因不明である．

胎生期は，受精卵期（妊娠2週まで），胎芽期（妊娠3～8週），胎児期（妊娠9～36週）に分けられる．胎芽期は器官形成期ともいわれ，臓器形成が極めて盛んで，前述の環境要因に一番影響を受けることから，奇形が最も発生しやすい時期である（奇形発生の**臨界期**）．一方，環境要因が受精卵期に作用すると流産を生じ，胎児期に作用すると機能的障害を生じやすい．

3 | 遺伝

遺伝性疾患については前述の「6. 先天異常と奇形」や「第Ⅰ章第5節　3 | 出生前医学・先天異常」（64～66頁）を参照されたい．

4 | 免疫

生体内に侵入した細菌やウイルスなどの異物もしくは自己組織から発生した異常細胞（がん細胞など）を認識し排除することは，健康の維持において必須の生命現象である．この現象に関わる分子や細胞による仕組みを免疫という．病変の項目で述べたように，異物に対して生じる様々な生体防御反応を総称して炎症と呼ぶが，その中で重要なのが免疫反応である．免疫は，自然免疫（基本免疫）と獲得免疫（適応免疫）に大別される．

自然免疫：下等生物でも備わっている非特異的な異物排除機能である．病原体などの異物が皮膚・粘膜に侵入すると，接触したマクロファージや補体蛋白によって速やかに排除される．

獲得免疫：特定の病原体が2度目に生体内に侵入した場合，最初よりも速やかに病原体を排除し病気の発症を未然に防ぐ仕組みである．最初の侵入時（初感染時）の炎症反応に誘導されて，病原体に存在する抗原を特異的に認識する蛋白質（抗体：**液性免疫**）と細胞（リンパ球：**細胞性免疫**）が生成される．特異抗体は病原体に直接結合することで，特異的リンパ球（T細胞）は病原体が感染した細胞を破壊することで病原体を排除する．一度生成された抗体産生細胞とリンパ球は長期間体内に保持され（**免疫記憶**），以後の感染に備える．この現象を利用したのがワクチン接種による感染症予防である．

しかし，免疫反応は生体にとって有害な症状をきたし，疾病を生じることがあり，その代表的な病態がアレルギー疾患と自己免疫疾患である．一方，遺伝的要因，抗がん剤の副作用，エイズウイルス感染などで抗体やリンパ球の生成が障害されると，極端な免疫の低下をきたし，重篤な感染症に罹りやすくなることがある．このような状態を**免疫不全**という．

1. 免疫過敏症による組織傷害とアレルギー疾患

特定の抗原に対して過剰な免疫反応を生じることを免疫過敏症といい，この現象によって組織が傷害されることがある．免疫過敏症は発症の仕組みによってⅠ型からⅣ型まで分類される．いわゆるアレルギー反応は，**Ⅰ型免疫過敏症**によって生じる．具体的には，粘膜・皮膚に存在する肥満細胞上の**IgE抗体**に抗原（花粉や食物蛋白などのアレルゲン）が結合することで，炎症誘発物質（ヒスタミンなど）が放出され，血管透過性亢進による浮腫などの急激な炎症反応が誘発される．代表的なアレルギー疾患は，花粉症，気管支喘息，食物アレルギー，蕁麻疹，蜂毒によるアナフィラキシーショックなどである．

2. 自己免疫疾患

通常，免疫は外来性の異物に対して反応するが，自己の成分（自己抗原）に反応する抗体（自己抗体）やリンパ球（自己傷害性リンパ球）が出現することがある．これらの異常な抗体やリンパ球を伴って発症する病気が自己免疫疾患である．異常な抗体やリンパ球が出現する仕組みや自己抗原については不明な点が多いが，以下のように考えられている．①通常自己抗原に対して免疫反応は抑制されているが（**免疫寛容**），感染症などを契機に寛容が破られて自己抗原を攻撃するようになる．②自己蛋白の一部が病原体の抗原と似ていることで病原体に対する抗体が交差反応を起こして自己抗体となる．③免疫から隔離されている部位（眼球，関節内）の蛋白が特殊な要因で免疫系にさらされて自己抗体が生成される．

自己免疫疾患と同義，もしくは，関連する疾患が**膠原病**である．血管，皮膚，関節，結合組織などに炎症が生じ，その発症に免疫異常と自己免疫反応が関係しているが，詳細については不明な点が多い．女性に発症しやすいことが知られている．

代表的な自己免疫疾患・膠原病は，全身性エリテマトーデス（全身性紅斑性狼瘡：SLE），関節リウマチ，結節性多発動脈炎，強皮症，シェーグレン症候群，橋本病（自己免疫性慢性甲状腺炎），重症筋無力症などである．

（小杉伊三夫）

4 内科学

1 | 内科診断学総論

1. 呼吸機能検査

スパイロメトリーは，**肺活量**（最大吸気位－最大呼気位），**1 秒量**（1 秒間に呼出した量），**1 秒率**（努力肺活量に対する 1 秒量の比率）などを測定し，閉塞性換気障害と拘束性換気障害の鑑別など，呼吸困難の評価に用いる（図 1）．

動脈血ガス分析では，酸素分圧，二酸化炭素分圧，pH などを測定し，肺機能の総合的能力を評価する．

パルスオキシメーターは，経皮的に**酸素飽和度**をモニターする．神経・筋疾患では呼吸筋麻痺に基づく肺胞低換気により，動脈血中に二酸化炭素が蓄積する．

2. 循環機能検査

心電図は，不整脈，心筋虚血，心肥大などの評価に用いる．典型的な心電図の基本パターンを図 2 に示す．最初の小さな波は P 波と呼ばれ，心房の興奮（脱分極）を示している．QRS 波は心室の興奮（脱分極）を示し，その波高は心室肥大の程度を反映する．ST 部分は心室の脱分極が終了し，再分極が始まるまでの時期であり，心筋虚血や心肥大などの影響を受ける．T 波は心室が興奮からさめる過程（再分極）に伴う電流の流れによって生じる．再分極の過程で T 波に続いて小さな波（U 波）が現れることもある．

心エコー（カラードップラーを含む）では，心臓の壁運動，壁厚，弁機能，心房・心室の内径や容積の評価が可能であり，心拍出量などの機能，心筋症，弁膜症，心内血栓などの診断に用いられる．

また，狭心症の診断，心筋梗塞の心筋虚血の有無や重症度，運動療法のための情報に心肺運動負荷試験，冠動脈狭窄・閉塞の診断に冠動脈撮影，心筋虚血範囲描出に心筋シンチなどが用いられる．

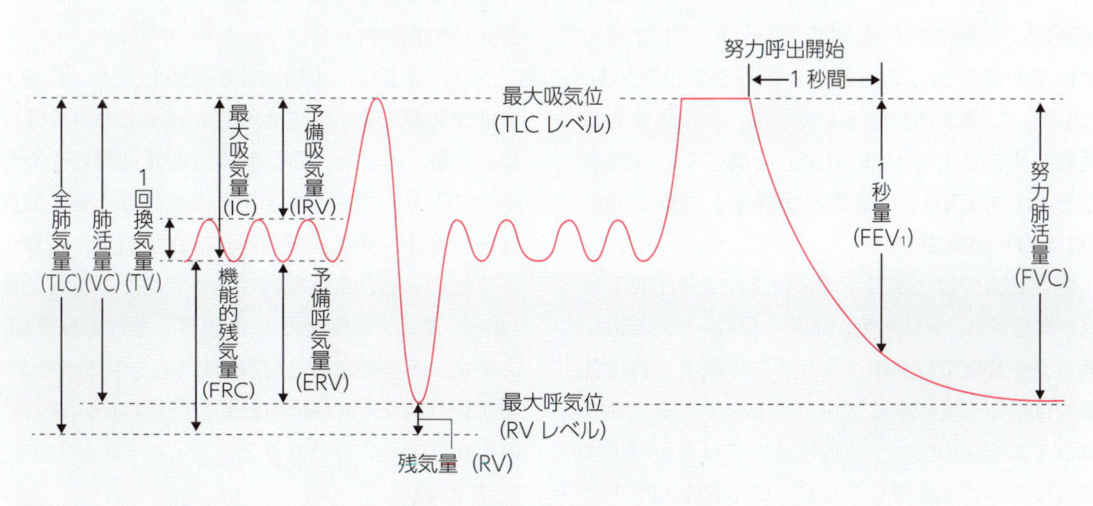

図 1 スパイログラム

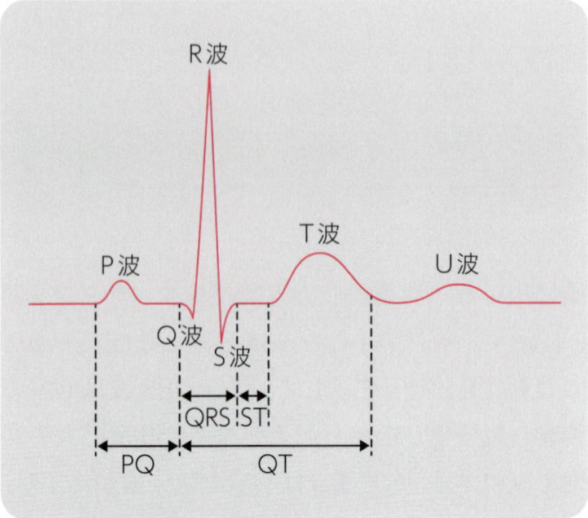

図2 心電図の基本的パターン

3. 血液検査

(1) 血液成分検査

貧血や多血症の指標として赤血球，ヘモグロビン，ヘマトクリット，感染症や白血病の指標として白血球数とその分画，止血機能の指標として血小板数，凝固能を調べる．

(2) 生化学検査

貧血の指標として血清鉄，フェリチン，総鉄結合能，栄養の指標として血清総蛋白，アルブミン，肝機能の指標としてビリルビン，AST（GOT），ALT（GPT），LDH，γ-GTP，ZTT，脂質の指標としてLDLコレステロール，HDLコレステロール，中性脂肪，腎機能の指標としてクレアチニン，eGFR，尿素窒素，電解質（Na，K，Clなど），糖尿病の指標として血糖値，**ヘモグロビンA1c**（HbA1c），痛風の指標として尿酸，筋疾患や心筋梗塞の指標としてCPK（CK）を調べる．炎症の指標としてCRP，骨髄腫の診断として蛋白分画（M蛋白）が重要である．

悪性貧血ではビタミンB_{12}欠乏によりDNA合成が障害され，血球産生が未熟となる（無効造血）．鉄欠乏性貧血では血清フェリチンの低下，腎性貧血では腎で生成される造血ホルモンであるエリスロポイエチンの欠乏，溶血性貧血では赤血球破壊亢進に基づく間接型ビリルビンの上昇やハプトグロビンの低下が認められる．再生不良性貧血では骨髄の血球産生が低下し，汎血球減少が認められる．血友病では凝固活性の低下が認められる．

4. 尿検査

試験紙による検査を行い，異常があれば尿沈渣も検査する．代表的な疾患と検尿所見の関係として，糖尿病—尿糖，腎障害—蛋白尿，アルブミン尿，血尿，尿路結石—膀胱癌と肉眼的血尿，肝障害—ウロビリノーゲン陽性，尿路感染—白血球や細菌の尿沈渣がある．

5. 画像検査

単純X線，X線造影，超音波，内視鏡，CTスキャン，ラジオアイソトープに加えて，MRI，PETなどがあり，最近は高速度・高解像度となり，診断能力が進歩している．

2 | 内科治療学総論

1. 急性疾患の管理

(1) 発熱

原因疾患として，感染症と非感染症（白血病，膠原病，悪性腫瘍など）の鑑別が必要である．高熱を伴う疾患は一般に重症で，感染症，特に急性感染症が最も多い．**発熱の程度**と**持続時間**などが重要な鑑別点になるので，鑑別前の解熱薬の使用には慎重である必要がある．

(2) ショック

ショックとは，末梢血管が拡張したり，体液や血液が急激に失われて血液量が減少したりするために，脳，心，肺，肝，腎などの重要臓器の循環不全により，機能不全を生じた状態である．**顔面蒼白**，冷汗，頻脈，**皮膚冷感**，**血圧低下**，**尿量低下**などがみられる．原因は様々であり，低容量性（出血，脱水，熱傷など），心原性（急性心筋梗塞，心不全，不整脈など），閉塞性（心タンポナーデ，緊張性気胸など），不均衡性（アナフィラキシー，敗血症など）に分けられる．

(3) 胸痛

様々な病態・疾患により生じる．中でも急性冠症候群（急性心筋梗塞および不安定狭心症），急性大動脈解離，肺塞栓症，自然気胸などは放置した場合に致命的になりうる疾患である．他に，筋骨格系疾患（胸郭由来，帯状疱疹など），消化器系疾患（逆流性食道炎，胃・十二指腸潰瘍，胆石発作など）でも起こることがあり，鑑別診断が重要である．

（4）背部痛

椎間板ヘルニア，変形性脊椎症などの整形外科領域の疾患が大半だが，結石や胆石症などの場合もある．突発した激痛の際は，大動脈解離（解離性大動脈瘤）を疑う．

（5）腹痛

突発した腹痛は，消化管穿孔，腹膜炎，胆嚢炎，膵炎，胃潰瘍，イレウスなどを疑う．女性の場合は子宮外妊娠も考慮する．

（6）めまい

目が回るような感覚の総称である．原因疾患としては，末梢性めまいは良性発作性頭位めまい症，メニエール病，前庭神経炎，中枢性めまいは脳幹・小脳梗塞・出血，その他のめまいは心因性反応，起立性調節障害，自律神経失調症，頸椎症など，様々である．

（7）頭痛

突発した激痛の際は，くも膜下出血を疑う．激痛でない場合は，片頭痛，緊張性頭痛，群発頭痛が代表的である．

（8）下血

便の色が黒色（コールタール様）の場合には胃・十二指腸潰瘍，暗赤色～鮮血の場合には大腸癌，潰瘍性大腸炎，痔などを疑う．

（9）意識障害

Japan Coma Scale（JCS）方式などで意識レベルを把握する．脳の疾患（脳卒中，頭部外傷，脳炎など）か，脳以外の原因（低血糖，糖尿病性昏睡，肝性脳症，尿毒症，薬物中毒など）かの鑑別が重要であり，全身状態のチェックが欠かせない．

2. 慢性疾患の管理

（1）糖尿病

食事療法と運動療法が基本となる．次に経口糖尿病薬による治療を検討し，コントロールできなければインスリン治療を導入する．**糖尿病性腎症**，**網膜症**，**末梢神経障害**（振動覚の低下，アキレス腱反射の低下）および**動脈硬化性疾患**の合併が多いので，血糖，HbA1c，尿糖などの検査のみならず，心電図，腎機能検査，眼底検査などを定期的に行う．

（2）高血圧

高血圧は脳卒中の最大の危険因子である．原因が明らかでない**本態性高血圧**と，原因が明らかである二次性高血圧（**腎疾患**などによる腎実質性高血圧，**腎動脈狭窄**などによる腎血管性高血圧，**褐色細胞腫**などによる内分泌性高血圧など）がある．**減塩食**（6 g/日未満），**肥満の改善**，**運動療法**が基本である．降圧を得られない場合は，アンギオテンシンⅡ受容体拮抗薬，アンギオテンシン変換酵素阻害薬，カルシウム拮抗薬，利尿薬，β遮断薬などの降圧薬を投与する．

（3）脳卒中

再発が多いので，高血圧，心不全，糖尿病，脂質異常症，肥満症，慢性腎臓病など危険因子の厳重な管理を行う．危険因子が多い場合は，抗凝固療法も行う．廃用症候群や再発防止のために，可能な限り日常生活での機能維持や改善，運動療法を行う．

（4）喘息

症状の頻度や強度，肺機能などから重症度を判定し，それに応じて抗炎症療法を行う．吸入ステロイドが第一選択であるが，不十分な場合は他の薬物を重ねて使用する．

（5）心不全

労作時息切れ，下肢浮腫，体重増加など，心不全の増悪徴候に注意する．減塩食，降圧利尿薬，血管拡張薬などの定期服用が肝要である．慢性心不全には運動療法も効果的であり，心不全増悪予防や生命予後改善作用が認められる．

（6）肝硬変

吐血（食道静脈瘤からの出血），腹水，肝性脳症，黄疸，出血傾向など肝不全状態，肝癌の発生に注意する．便秘は肝性脳症の誘因となるので1日2回の排便を確保するなどしながら，食事療法や薬物療法を行う．

3 | 循環器疾患

1. 先天性心疾患

心室中隔欠損，心房中隔欠損，動脈管開存，ファロー四徴症の順に多い．ファロー四徴症の四徴とは，心室中隔欠損，肺動脈狭窄，右室肥大，大動脈騎乗（本来左心室から出ている大動脈が右心室と左心室の両方にまたがって出ている状態）を指す．

2. 心臓弁膜症

リウマチ熱による弁膜の炎症が近年大幅に減少し僧帽弁狭窄症例が減少する一方，高齢化に伴い大動脈弁狭窄症例が増加している．欧州の統計では，大動脈弁狭窄症が43％と最も多く，僧帽弁閉鎖不全症32％，大動脈弁閉鎖不全症13％の順になっている．

3. 虚血性心疾患

（1）狭心症

一時的な心筋虚血により起こる胸痛や胸部圧迫感を呈する症候群である．心筋虚血は心筋の酸素需要量と供給量のバランスが崩れることによって起こる．動脈硬化による冠動脈狭窄のために労作時に心筋虚血が起こり狭心痛をきたす**労作性狭心症**や，冠動脈の攣縮による**冠攣縮性狭心症**（異型狭心症）がある．冠動脈を拡張させるニトログリセリンが有効である．

（2）心筋梗塞

冠動脈が閉塞して心筋壊死をきたした状態である．突然の激烈かつ持続性の胸部絞扼感，冷汗が特徴である．心電図でST上昇し（その後，冠性T波，異常Q波），CK，CK-MB，トロポニンTなど血清酵素が上昇する．心不全，不整脈，ショックなどで，しばしば致死的となる．経皮的冠動脈インターベンション（PCI）や冠動脈バイパス術を行う．

4. 高血圧と動脈硬化

高血圧は診察室において収縮期血圧140 mmHg，拡張期血圧90 mmHg以上の両者またはいずれかを満たすものとされているが，正常血圧は130/85 mmHg未満であり，この間は正常高値血圧である．

高血圧は持続すると動脈硬化を進行させ，脳卒中，心筋梗塞，心不全，不整脈，腎不全などを合併する．眼底検査は脳の動脈硬化を反映するので重要である．

5. 心不全と不整脈

（1）心不全

心不全とは，心機能低下により全身の組織代謝に必要な血液量を駆出できない状態をいう．左心室に障害や負荷が加わった**左心不全**では，肺うっ血により労作時呼吸困難，起坐呼吸をきたす．右心室に過剰な負荷が加わった**右心不全**では，頸静脈怒張，肝腫大，下腿浮腫，腹水などを認める．

（2）不整脈

不整脈とは，心拍数やリズムが一定でない状態をいう．発生機序には刺激生成異常と刺激伝導異常がある．加齢による動脈硬化，虚血性心疾患，先天性心疾患などでみられやすい．不整脈は心拍数から，**頻脈性不整脈**（洞性頻脈，心房細動，上室性頻拍，心室細動など），**徐脈性不整脈**（洞房ブロック，洞不全症候群，房室ブロックなど）などに分けることができる．重症では，意識消失をきたすことがあり，ペースメーカーや除細動器の植込みの適応となる．

4 | 呼吸器疾患

1. 上気道疾患

（1）感冒

主にウィルスの感染によって，くしゃみ，咳，鼻汁，発熱，倦怠感などの症状を示す急性の呼吸器疾患のことである．普通感冒をカゼということもある．一方，発熱，筋肉痛など，より重篤で感染性の高いインフルエンザは流行性感冒と呼ばれることが多い．冬期に大流行するのが特徴である．ワクチン投与が有効である．

(2) 扁桃腺炎

扁桃の常在菌が活動して炎症を起こし，発熱，咽頭痛，扁桃発赤・腫大がみられる．常在菌には溶連菌やブドウ球菌，肺炎球菌などがあり，溶連菌感染の場合は合併症を起こしやすい．他にウイルス感染で起こることもある．主に小児期に起こりやすいが，大人になっても感染する例もあり，また常在菌であるため体力が低下した際などに再発することもある．治療には主に抗生物質が用いられる．

2. 気管・気管支疾患

(1) 急性気管支炎

上気道炎が気管支系に波及して起こるものである．

(2) 気管支喘息

気管支喘息は，気道の**慢性炎症**性疾患であり，呼吸困難，喘鳴，息切れ，咳嗽が生じる．この症状は様々な程度の**可逆性の気道狭窄**を伴っている．成人喘息の約半数は**吸入アレルゲン**が関与する．

3. 肺疾患

(1) 肺炎

肺炎とは様々な病原体による肺実質を主体とした急性炎症である．わが国における死因の第3位を占める疾患である．病院外で日常生活をしていた人に発症する**市中肺炎**（肺炎球菌，マイコプラズマなど），入院後48時間以上経過して発症し，入院中に感染が成立した**院内肺炎**（緑膿菌などのグラム陰性桿菌，黄色ブドウ球菌など），老人保健施設や介護施設に入所中に起こる**医療・介護関連肺炎**，胃・口腔の分泌物や食物などの異物を誤嚥することにより起こる**誤嚥性肺炎**などがある．

(2) 慢性気管支炎 （慢性閉塞性肺疾患：COPD）

終末細気管支から末梢の壁の過進展または壁の破壊による気腔の拡大がびまん性に存在した状態である．肺胞でのガス交換障害が起こり呼吸困難をきたし，感染を繰り返す度に増悪し右心不全に至る．

表1　Fletcher, Hugh-Jones の呼吸困難尺度[1)]

Ⅰ度	健康な同年齢の人と同じ仕事ができ，歩行や階段昇降も普通にできる
Ⅱ度	同年齢の人と同じに歩けるが，坂道や階段では息が切れる
Ⅲ度	平地を歩行しても息が切れるが，自分のペースでならば1km以上歩ける
Ⅳ度	休みながらでなければ50m以上歩けない
Ⅴ度	会話や食事でも息が切れる

慢性気管支炎および肺気腫のいずれも発症原因が喫煙や大気汚染であること，双方の剖検例で互いの病理像が認められることなどが明らかになり，両者を包括した概念として慢性閉塞性肺疾患（chronic obstructive pulmonary disease：COPD）が提唱された．COPDは**閉塞性換気障害**を示す代表疾患である．COPDの呼吸困難尺度には**Fletcher, Hugh-Jones（フレッチャー，ヒュー・ジョーンズ）の臨床分類**が用いられる（表1）．

(3) 肺結核

結核菌による感染症であり，肺に感染したものを肺結核，リンパ節，腸，骨などに感染したものを肺外結核という．かつては死因の1位であり，国民病といわれたが，検診と抗結核薬により患者数は減少した．近年は高齢者，糖尿病や腎不全などの免疫機能低下例，路上生活者などに発病が集中している．肺尖部に好発し，空洞形成，胸膜肥厚などをきたす．だるさ，発熱，体重減少，寝汗などが出ることがある．喀痰塗抹検査，培養検査，結核菌DNAのPCR検査などを行う．

(4) 間質性肺炎（肺線維症）

肺間質の炎症により，線維性変化を伴う疾患である．肺線維症は間質性肺炎の終末像で，肺が縮小した状態を表す．原因不明な特発性間質性肺炎，膠原病に伴う膠原病性間質性肺炎などがある．**拘束性換気障害**を呈し，肺活量が減少する肺疾患である拘束性肺疾患の代表疾患である．

(5) 肺癌

原発性肺癌は，肺の気管，気管支，肺胞に由来する悪性腫瘍の総称である．小細胞癌と非小細胞癌の2つに大きく分けられる．小細胞肺癌は約15～20％を占め，増殖が速く，脳・リンパ節・肝臓・副腎・骨などに転移しやすいが，化学療法や放射線治療の効果が得られやすい．一方，非小細胞肺癌は約80～85％を占め，腺癌，喫煙に関係の深い扁平上皮癌や大細胞癌など，多くの異なる組織型があり，発生しやすい部位，進行形式と速度，症状などはそれぞれ異なる．化学療法や放射線治療で効果が得られにくく，手術を中心とした治療が行われる．

転移性肺癌は，肺以外の臓器に発生した悪性腫瘍が肺に転移することで生じた腫瘍である．転移経路としては，血行性，リンパ行性，管腔性，直接浸潤などがある．

5 | 膠原病・アレルギー・免疫疾患

1. アレルギー疾患

アレルギー疾患は5つの型が考えられている[2)]．

Ⅰ型（IgEを介した即時型アレルギー）：**アレルギー性鼻炎**，**気管支喘息**，蕁麻疹，食物アレルギー，花粉症，アトピー性皮膚炎など．

Ⅱ型（細胞毒性型あるいは細胞融解型アレルギー）：自己免疫性溶血性貧血，**不適合輸血**，リウマチ熱，重症筋無力症，橋本病（慢性甲状腺炎で甲状腺機能低下症を起こしやすい）など．

Ⅲ型（免疫複合体病）：血清病，急性糸球体腎炎，関節リウマチ，全身性エリテマトーデス，結節性動脈周囲炎など．

Ⅳ型（遅延型アレルギー）：**ツベルクリン反応**，**接触性皮膚炎**，移植免疫など．

Ⅴ型（抗受容体抗体型アレルギー）：バセドウ病など．

2. 気管支喘息

「(2) 気管支喘息」(51頁) 参照．

3. 自己免疫疾患

自己免疫疾患は，異物を認識し排除する役割である免疫系が，自分自身の正常な細胞や組織に対してまで過剰に反応し攻撃を加えてしまうことで症状を起こす疾患の総称である．全身に影響が及ぶ**全身性自己免疫疾患**（関節リウマチ，全身性エリテマトーデス（SLE），シェーグレン症候群など）と，特定の臓器だけが影響を受ける**臓器特異的疾患**（橋本病，重症筋無力症，潰瘍性大腸炎，クローン病，自己免疫性溶血性貧血など）に分けることができる．

4. 膠原病

膠原病は，全身臓器の結合組織中の膠原線維に特殊な変性が認められる全身性自己免疫疾患である．関節リウマチ，全身性エリテマトーデス，進行性硬化症（強皮症），結節性動脈周囲炎，皮膚筋炎などがある．一般に女性に好発する．

(1) 関節リウマチ

主に**手足の関節**を侵し，これにより関節痛，**関節の変形**が生じる．四肢だけでなく，脊椎，血管，心臓，肺，皮膚などの全身臓器にまで病変が及ぶこともある．

(2) 全身性エリテマトーデス

発熱，**蝶形紅斑**，関節痛，心膜炎，胸膜炎，口腔潰瘍，精神症状，痙攣，腎障害などを呈する．

(3) 進行性全身性強皮症

手足，顔などの皮膚硬化と，手を冷やすと蒼白になる**レイノー症状**が特徴で，肺線維症をきたす．

(4) 結節性多発動脈炎

全身の細小動脈の血管炎で，発熱，体重減少，腎障害，末梢神経障害，心筋梗塞，脳梗塞，消化管出血など多彩な症状を呈する．

(5) 多発筋炎・皮膚筋炎

筋肉の炎症により，主に体幹や四肢近位筋，頸筋，咽頭筋などの筋力低下をきたす．手指の関節背側の表面ががさがさとして盛り上がった紅色丘疹（**ゴットロン丘疹**）や，手指，肘，膝の関節伸側のがさがさした紅斑（**ゴットロン徴候**），上眼瞼の腫れぼったい紅斑（ヘリオトロープ疹）など，特徴的な皮膚症状がある場合は皮膚筋炎と呼ぶ．

5. 免疫不全

免疫不全は先天性，後天性の2つに大別される．

先天性免疫不全は，免疫細胞がうまく成熟しないために生じ，重症の感染症を繰り返し起こす．

後天性免疫不全としては**後天性免疫不全症候群（エイズ）**がよく知られており，**ヒト免疫不全ウイルス（HIV）**の感染により発症する．HIVは免疫を促進する**ヘルパーT細胞**に感染してその数を著しく減少させるため免疫不全が起こり，二次的感染症（**日和見感染**）ないし，ある種の悪性腫瘍を発症する．治療法の進歩により死亡者が減った一方で，**骨粗鬆症**など併発する慢性疾患対策が課題となっている．HIV感染による免疫機能障害は，身体障害者福祉法にて内部障害として認定される．

6 | 血液疾患

1. 貧血

末梢血の赤血球が減少した状態である．貧血の症状として全身倦怠感，動悸，息切れ，めまいなどがあるが，緩やかに進行した場合は自覚症状に乏しいことも多い．他覚的には，顔面蒼白，眼瞼結膜の貧血調，頻脈などがある．貧血の主な原因として，赤血球産生障害と赤血球消失がある．

（1）赤血球産生障害

鉄欠乏性貧血，**再生不良性貧血（骨髄低形成）**，**悪性貧血（ビタミンB_{12}欠乏）**，**腎性貧血（エリスロポエチン欠乏）**などがある．

（2）赤血球消失

消化管出血や**溶血性貧血（赤血球破壊亢進）**などが原因となる．

2. 白血病

「血液のがん」ともいわれる白血球生成組織の腫瘍性疾患である．遺伝子変異を起こした白血病細胞が骨髄を占拠するために造血が阻害され，正常の血液細胞が減るため，感染症，貧血，出血などがみられる．大きくは急性骨髄性白血病，急性リンパ性白血病，慢性骨髄性白血病，慢性リンパ性白血病に分けられる．化学療法や造血幹細胞移植などが行われる．

3. 出血性疾患

出血傾向と止血困難を特徴とする疾患であり，主に血小板，各種凝固因子の異常による．

（1）特発性血小板減少性紫斑病

後天性の自己免疫疾患である．血小板に対する自己抗体により血小板が脾臓や肝臓で破壊されて，血小板減少をきたす．紫斑（青あざ），点状出血，粘膜出血などを起こす．

（2）血友病

先天的な血液凝固第Ⅷ因子の欠乏（血友病A）または第Ⅸ因子の欠乏（血友病B）による出血性疾患である．伴性潜性（劣性）遺伝性疾患であり，男性のみに発症する．

7 | 消化器疾患

1. 食道・胃・腸疾患

（1）食道

①**逆流性食道炎**：胃内容物，特に胃酸が逆流することによってできる食道粘膜の炎症で，胸やけ，胸骨下部痛などが特徴である．

②**アカラシア**：食道噴門部の開閉障害もしくは食道蠕動運動の障害（あるいはその両方）により，飲食物の食道通過が困難（機能的狭窄）となる疾患である．げっぷ，胸やけ，胸のつかえなどが特徴的である．

③**食道癌**：90%以上が**扁平上皮癌**であり，**喫煙**，飲酒が強く関与している．早期の段階では自覚症状に乏しく，検診が重要である．

④**食道静脈瘤**：**門脈圧亢進**により生じ，その原因の多くは**肝硬変**である．破裂すると大出血をきたしてショック状態となり，死に至ることが多い．

(2) 胃・腸

①**急性胃炎**：熱，薬物，アルコールなどの刺激による急性の胃粘膜の炎症であり，胃粘膜はびまん性で充血し，出血性びらんがみられ，急性上腹部痛を生じる．

②**慢性胃炎**：胃腺の減少による萎縮性胃炎を基本とする胃粘膜のびまん性変化である．その病因として**ヘリコバクターピロリ菌**感染，結核，薬剤などがあるが，ヘリコバクターピロリ菌感染が最も多い．

③**胃潰瘍・十二指腸潰瘍**：胃液と接触する胃・十二指腸の粘膜下層以上の深さに達する組織欠損をいう．胃粘膜防御機構の破綻，胃酸などの攻撃因子の優位により生じる障害である．その病因として**ヘリコバクターピロリ菌**感染，**非ステロイド系消炎鎮痛薬**の内服，胃酸の過分泌などが挙げられる．

④**胃癌**：検診の普及とともに早期発見・早期治療が進歩し，死亡者は年々減少している．男性に多い．進行がんと早期がんがあるが，いずれも潰瘍形成型が多い．

⑤**腸管感染症**：かつてはサルモネラなどの細菌性食中毒，コレラ，赤痢などがあったが，最近は病原性大腸菌感染症（O-157 感染症）が注目されている．

⑥**潰瘍性大腸炎**：原因不明の腸管の**慢性炎症**で，難治性で**再発を繰り返す**．下痢，持続性，反復性の粘血便，血便，下痢便，腹痛を訴える．

⑦**大腸ポリープ**：胃ポリープに比べて**がん化率が高い**．

⑧**大腸癌**：わが国で患者数が増加している．直腸癌が半数を占め，腫瘤や潰瘍を形成し，便通異常，下血，腸閉塞をきたす．

2. 肝・胆道・膵疾患

(1) 肝

①**急性ウイルス性肝炎**：肝炎ウイルスは，経口感染で**一過性**に経過する **A 型**と **E 型**と，**持続感染化**して経血液感染で慢性肝炎や肝硬変へ移行する可能性を有する **B 型**，**C 型**，D 型に大別される[3]．急性肝炎の予後は一般に良好だが，約 1 ～ 2% の患者は劇症化し，高率に死亡する．急性肝炎が重症化，劇症化して死亡する確率は，B 型，D 型，E 型，F 型では 1 ～ 2%，A 型と C 型では 0.5% 以下と考えられている[3]．

②**慢性肝炎**：原因の約 70% が **C 型肝炎ウイルス**感染，約 20% が **B 型肝炎ウイルス**感染である．特に前者は**肝硬変**や**肝癌**に**移行**する率が高い．インターフェロン療法や核酸アナログ療法の適応となる場合がある．

③**肝硬変**：慢性の肝細胞の炎症・破壊に伴い，肝組織が線維組織によって置き換えられて肝硬変結節が形成されて固くなった状態である．代償期には特有の症状がないが，非代償期には**食道静脈瘤**，**黄疸**，**腹水**，**女性化乳房**，**くも状血管腫**，**肝性脳症**などの症状を呈する．

④**肝臓癌**：原発性肝癌と転移性肝癌に分けられ，前者の 90% 以上を**肝細胞癌**が占める．肝細胞癌は**多くが慢性肝炎**，**肝硬変を基礎疾患**として有している．

(2) 胆道

①**胆嚢炎**：**胆石が原因**で起こることが多い．

(3) 膵

①**膵炎**：**大量飲酒**や**胆石**と**関係**がある．

②**膵臓癌**：黄疸になる膵頭部癌以外は，早期発見は困難であり，予後も不良である．

8 | 腎臓疾患

1. 腎炎・腎臓障害

急性腎炎とは，血尿，乏尿，蛋白尿，浮腫，高血圧などが急速に現れる疾患である．多くは **β 溶血性レンサ球菌**の上気道や皮膚での感染後に続発する疾患群である．**慢性腎炎**は，蛋白尿や血尿が持続的に認められ，次第に腎機能低下をきたす疾患群である．特に **IgA 腎症**が多い．原疾患を問わず，**大量の蛋白尿**，**アルブミン尿**を排出し，**低蛋白血症**あるいは**低アルブミン血症**を呈する症候群を**ネフローゼ症候群**という．

2. 腎不全

腎機能の悪化により体液の恒常性が維持できなくなる病態である．**急性腎不全**は出血，脱水，熱傷，ショックなどによる**腎前性**腎不全，腎虚血，糸球体疾患などによる**腎性**腎不全，両側尿路閉塞，**下部尿路閉塞**などによる**腎後性**腎不全に分けられる．徐々に進行して長期にわたり持続する不可逆性の腎障害を**慢性腎不全**という．貧血，浮腫，全身倦怠感，高血圧を伴いやすい．人工透析に至る慢性腎不全の原因としては糖尿病性腎症が最も多い．

3. 慢性腎臓病（CKD）

慢性腎臓病（chronic kidney disease：CKD）は，GFR で表わされる腎機能の低下があるか，もしくは腎臓の障害を示唆する所見（代表的なものは蛋白尿をはじめとする尿異常，片腎や多発性嚢胞腎などの画像異常，血液異常，病理所見などの存在）が慢性的に持続するものすべてを包含する．2002 年に新しく導入された概念であり，**具体的な診断基準**は以下の通りである．

① GFR の値にかかわらず，腎障害を示唆する所見（検尿異常，画像異常，血液異常，病理所見など）が 3 か月を超えて存在すること．

② GFR 60 mL/分/1.73 m^2 未満が 3 か月を超えて持続すること．

この片方または両方を満たす場合に CKD と診断される．CKD は世界中で増え続ける末期腎不全（end-stage kidney disease：ESKD）の予備軍として注目されている．日本腎臓学会の調査によると，わが国の成人人口における**CKD 患者数**は**約 1,480 万人**と推計される．

9 | 内分泌・代謝疾患

1. 内分泌疾患

（1）甲状腺疾患

甲状腺機能亢進症（バセドウ病）では，血中の甲状腺ホルモンが過剰に分泌されて，**発汗**，**頻脈**，**やせ**，**振戦**などをきたす．

甲状腺機能低下症（橋本病）では，血中の甲状腺ホルモンが不足し，**皮膚乾燥**，**徐脈**，**寒がり**，**便秘**，**粘液水腫**，**精神機能鈍麻**などをきたす．

（2）下垂体疾患

下垂体前葉からは成長ホルモンなど，6 種類の重要なホルモンが産生・分泌される．成長ホルモン分泌過剰では**先端巨大症**（acromegaly）をきたす．下垂体前葉の機能低下では性ホルモン低下，低血糖，低血圧，精神機能低下などをきたす．

下垂体後葉からは抗利尿ホルモン（ADH）が分泌され，その機能低下では**尿崩症**をきたす．

（3）副腎疾患

副腎からコルチゾール，アルドステロン，副腎アンドロゲン，カテコールアミンが分泌される．**コルチゾール分泌腫瘍（クッシング症候群）**では**満月様顔貌**，中心性肥満，**高血圧**，糖尿病，皮膚線条が，**アルドステロン分泌腫瘍**では高血圧，低カリウム血症が，**カテコールアミン分泌腫瘍（褐色細胞腫）**では**頻脈**，**動悸**，**持続性**または**発作性高血圧**，やせなどがみられる．

2. 代謝疾患

（1）糖尿病

免疫異常やウイルス感染により膵臓 β 細胞が破壊され，血糖を下げるインスリンの絶対量が不足する**インスリン依存型（1 型）**と，肥満との関連が深く成人に多い血糖を下げるインスリンの相対的，絶対的不足によって起こる**インスリン非依存型（2 型）**がある．進行すると糖尿病合併症として網膜症，腎症，末梢神経障害や，心筋梗塞，脳卒中などの動脈硬化疾患を引き起こす．

（2）痛風

尿酸代謝異常による**高尿酸血症**が原因で，**尿酸**が体の中にたまり，それが結晶になって激しい関節炎を伴う．その関節炎発作を痛風発作という．脱水，アルコール，過食，高プリン体食が発作の誘因となる．**心・腎・脳血管障害**を招きやすい．

（3）脂質異常症

血液中の LDL コレステロールやトリグリセリド（中性脂肪）が多すぎたり，HDL コレステロールが少なくなったりする疾患で，心筋梗塞や脳卒中などの動脈硬化疾患を生じやすい．

(4) メタボリックシンドローム

肥満，高血圧，高血糖，脂質異常症（高トリグリセリド血症と低HDLコレステロール血症）などの動脈硬化疾患の危険因子を，いくつか重ねてもっている状態である．たとえそれぞれが軽症であっても，心筋梗塞や脳梗塞などの動脈硬化疾患の発症リスクが極めて高くなる．

わが国では，**腹囲が男性85 cm以上/女性90 cm以上に加え，脂質異常（中性脂肪150 mg/dLかつ/またはHDLコレステロール40 mg/dL未満），高血圧（収縮期血圧130 mmHg以上かつ/または拡張期血圧85 mmHg以上），高血糖（空腹時血糖110 mg/dL以上）**のうち，2項目を満たす状態と定義している．

10 | 感染症

1. 感染症

(1) 急性感染症

感染症のうち，発病・進行の経過が急であるものをいう．インフルエンザ，急性気管支炎，突発性発疹，コレラなどがある．

(2) 慢性感染症

感染症のうち，発病後に徐々に症状が発現し，経過が緩慢なものをいう．梅毒，結核など，年余にわたる感染により症状を呈する．

2. 感染症の予防と治療

感染症法により，1～5類感染症，新型インフルエンザ等感染症，指定感染症，新感染症に分類されている．

1類感染症：エボラ出血熱，クリミア・コンゴ出血熱，ペスト，マールブルグ病，ラッサ熱など．

2類感染症：急性灰白髄炎（ポリオ），**結核**，ジフテリア，重症急性呼吸器症候群（SARS），**鳥インフルエンザ**（H5N1に限る）など．

3類感染症：**コレラ**，細菌性赤痢，腸チフス，パラチフス，腸管出血性大腸菌感染症（O-157感染性腸炎など）など．

4類感染症：日本脳炎，デング熱，マラリア，黄熱，A型肝炎など．

5類感染症：**新型コロナウイルス感染症，インフルエンザ**，後天性免疫不全症候群，**梅毒**など．

(1) 新型コロナウイルス感染症

新型コロナウイルス感染症（COVID-19）を引き起こす病原体の名称は「SARS-CoV-2」であるが，わが国ではもっぱら「新型コロナウイルス」と呼ばれている．

SARS-CoV-2は2019年に中国武漢市で発見され，全世界に感染拡大した．ヒトからヒトへの伝播は咳や飛沫を介して起こり，特に，**密閉・密集・密接（三密）**の空間での感染拡大が頻繁に確認されている．高齢者や心臓病，糖尿病などの基礎疾患を前もって患っていた人では，重症の肺炎を引き起こすことが多いが，20～50歳代でも**呼吸器症状，高熱，下痢，嗅覚障害，味覚障害**など，様々**な症状がみられる**．

代表的な後遺症として，**倦怠感，疲労感，嗅覚障害，味覚障害，記憶障害，集中力低下**，頭痛，抑うつ，関節痛，筋肉痛，筋力低下，咳・喀痰，息切れ，胸痛，脱毛，動悸，下痢，腹痛，睡眠障害がある．

2023年5月8日より新型コロナの感染症法上の位置づけが2類相当から5類へ変更された．

11 | 老年病学

1. 老年障害の特徴と疫学

わが国は超高齢社会に到達した．高齢者では高血圧，虚血性心疾患，脳血管障害，糖尿病，がん，感染症，骨粗鬆症による骨折，変形性脊椎症，認知症の頻度が増加している．このように**高齢者は多疾患・重複障害**を有することが多く，**重複障害に対するリハビリテーション**（リハ）が重要になっている[4]．

2. 老化

時間の経過とともに生物の個体に様々な変化が

表 2　廃用症候群でみられる症候[3)]

筋骨格系	拘縮，筋力低下，筋持久力低下，肺萎縮，骨粗鬆症
心血管系	起立性低血圧，血漿量減少，血栓塞栓現象，心予備能減退，心血管系デコンディショニング（フィットネス低下）
皮膚	皮膚萎縮，褥瘡
呼吸器系	機械的呼吸抵抗の増大，換気拡散比の不均一，1 回・分時換気量減少，肺塞栓，咳嗽力減退，気管線毛運動減退，誤嚥性肺炎，沈下性肺炎
泌尿器系	尿結石，排尿困難・尿閉，尿路感染
無機物代謝	窒素，カルシウム，リン，硫黄，カリウム，ナトリウムなどの負の平衡，利尿と細胞外液の増加，高カルシウム尿症
内分泌	アンドロゲン・精子生成減少，耐糖能障害，副甲状腺ホルモン産生増加
消化器系	食欲減退，便秘
神経系	感覚遮断，錯乱・失見当識，不安・うつ状態，知的能力の減退，バランスおよび協調運動の障害

起こる．特に死に至るまでの間に起こる機能低下やその過程を指す．老化の原因ははっきりとは解明されていないが，細胞分裂の回数がはじめから設定されているという説（**プログラム説**），代謝に伴い発生する活性酸素により身体がダメージを受け，老化が発生するという説（**活性酸素説**）などが有名である．

3. 長期臥床

日常生活動作は重力に逆らうことであり，重力に対する適度な抵抗つまり運動をすることは健康や体力を維持する上で重要である．長期臥床では体にかかる重力の影響が減り，体力を著しく低下させ，健康に大きな弊害をもたらし，時にはその弊害が生命をも脅かす．

4. 廃用症候群

廃用症候群は，廃用，すなわち安静臥床や不活動状態が持続することにより引き起こされる病的状態の総称である．廃用症候群には，**筋力低下**，**筋萎縮**，**骨萎縮**，**起立性低血圧**，**運動能力の低下**，**褥瘡**をはじめとして種々の症候が含まれる（表 2）[3)]．予防対応やリハが非常に重要である．

5. サルコペニア・フレイル

サルコペニアとは**進行性および全身性の筋肉量の減少・筋力の低下**をいう．一方，**フレイル**はサルコペニアを伴い，身体的・精神的・社会的な問題が原因となり，**健常から要介護に移行する段階**の状態である．いずれも高齢者によくみられ，予防・治療のための**運動療法**と**食事療法**が必要である．

6. 栄養障害（低栄養）

高齢者の食生活・食事内容は，胃腸機能の低下，咀嚼・嚥下力の低下などの**身体的側面**，経済的困窮や独居などの居住形態による**社会的側面**，配偶者やペットの死によるストレスなどの**精神・心理的側面**などにより，食生活や食事内容に影響を受けて，栄養障害（低栄養）になりやすい．

厚生労働省が発表した「令和元年度 国民健康・栄養調査結果の概要」[5)]によると，65 歳以上の低栄養傾向の者（BMI≦20 kg/m^2）は，男性 12.4％，女性 20.7％，85 歳以上では，男性 17.2％，女性 27.9％である．要介護高齢者の 20～40％，入院中の高齢者の 30～50％の割合で低栄養がみられる[6)]．

低栄養は**易疲労感**，**骨格筋萎縮**，**身体活動量低下**，**感染症**，**褥瘡**，**創傷治癒遅延**などにつながる．すなわち，低栄養はサルコペニア・フレイルをもたらし，それが身体活動量低下，1 日のエネルギー消費量低下，食欲低下を招き，食事の摂取量が減少してさらに低栄養となり，サルコペニア・フレイルを悪化させる．したがって，摂食嚥下機能の改善は，サルコペニア・フレイル，栄養障害対策に極めて重要である．

●文献

1） 江藤文夫・他編：臨床リハ別冊 呼吸・循環障害のリハビリテーション，医歯薬出版，2008.
2） 前田眞治・他：標準理学療法学・作業療法学 内科学，第3版，医学書院，2014.
3） 上月正博編：新編 内部障害のリハビリテーション，第2版．医歯薬出版，2017.
4） 上月正博編：重複障害のリハビリテーション．三輪書店，2015.
5） 厚生労働省：令和元年「国民健康・栄養調査」の結果（2023年9月5日閲覧）https://www.mhlw.go.jp/stf/newpage_14156.html
6） 日本老年医学会：老年医学系統テキスト．西村書店，2013，p87.

（上月正博）

Column 激変するリハビリテーション医療ニーズに対応するには

リハビリテーション（以下，リハ）は，長足の進歩を遂げるとともに激変している．激変するリハニーズに対応するためのキーワードをいくつかを紹介したい．

「Adding Life to Years and Years to Life（生活・運動機能やQOLの改善と生命予後の改善）」[1]：リハの主目的はいわば「生活・運動機能やQOLの改善（Adding Life to Years)」と考えられてきた．しかし，心臓，呼吸，腎機能障害などの内部障害リハは，再入院や心不全の予防・再発予防，誤嚥性肺炎予防などを通じて“Adding Life to Years”のみならず，「生命予後の改善（Adding Years to Life)」も達成できる．リハには，しっかりとした量・質の運動療法を継続することで医療の理想であるAdding Life to Years and Years to Lifeを目指すポテンシャルがある．

「重複障害（Multimorbidity and Multiple Disabilities）」[2]：超高齢社会となり，多疾患患者が増えたために重複障害という新たな課題に直面している．これからのリハ関係者は重複障害にひるまずに，きちんとしたリハを提供できる知識・技術を備えなければならない．

「広く，早く，密に，そしてつなげるリハビリテーション」[3]：リハは，より広く（重複障害でもあきらめない，従来禁忌とされてきた疾患にも挑戦する），早く（早期から開始する），密に（治療時間を増やす，ベッド上や自宅での自主トレも増やす），そしてつなげる（急性期病棟から回復期病棟につなぐ，さらに生活期・維持期リハ医療につなぐ）必要がある．急性期の段階から，ましてや回復期では必ず生活期・維持期に継続可能な自主トレメニューを作成し，急性期，回復期入院中からそれをできるように習慣づける必要がある．

読者には，今後さらに激変していくリハニーズにしっかり対応すべく，自己研鑽を続けていってほしいと願っている．

●文献

1） Kohzuki M, et al.：A paradigm shift in rehabilitation Medicine：From “adding life to years” to “adding life to years and years to life”. *Asian Journal of Human Services*, **2**：1-7, 2012.
2） 上月正博編：重複障害のリハビリテーション，三輪書店，2015.
3） 上月正博：巻頭言 私の創ったリハビリテーション・キャッチフレーズ．*Jpn J Rehabil Med*，**58**：466，2021.

（上月正博）

5 小児科学

1 | 小児科学とは

小児科学は，小児疾患の診断や治療を扱う小児病学と，子どもの健康の維持・増進を目的とする小児保健学の2つに大きく分けられる．小児病学は治療小児科学とも呼ばれ，小児内科学と小児外科学からなる．小児保健学は，予防小児科学，小児栄養学，育児学，社会小児科学など多岐にわたる．「健康とは，肉体的，精神的及び社会的に完全に良好な状態であり，単に疾病又は病弱の存在しないことではない」と世界保健機関（WHO）の憲章で定義されている．小児の正常な成長と発達を理解した上で，小児疾患の特徴を把握しつつ，子どもやその家族の精神・心理面，社会的な状況も評価するという全人的な対応が必要とされる．

2 | 小児の成長と発達

1. 発育区分

小児は単に成人を小さくしたものではなく，受精から出生，そして新生児期から思春期までの全過程を通じて成長と発達を続けていく．成長（growth）とは身長や体重などの形態的・量的な増大，発達（development）とは運動や精神，言語などの機能的な獲得を指し，両者を合わせて発育（growth and development）という．

ヒトの発育期は表1のように区分されている．**胎芽期**を中心とした器官形成期に細胞の分裂や分化が急速に進み，主要な臓器や器官が形成される．発生8週にはヒトの形となり，**胎児期**には臓器や器官が成長していく（図1）．

小児期の発育を臓器や器官別にみると，各々の速度は一定ではない．出生後の各臓器の発育の程度は**Scammon（スキャモン）の臓器別発育曲線**で大まかに把握できる（図2）．20歳時点での発育を100％とした時の成長パターンを4つのタイプ（一般型，神経系型，リンパ系型，生殖器型）に分類している．一般型は，新生児期から乳児期と思春期に大きく成長するパターンで，身長や体重と類似の時間経過で発育するものであり，消化器，呼吸器，心臓・大動脈，腎臓，筋肉，骨，血液などがこれにあたる．神経系型は，乳幼児期に急速に発

表1　ヒトの発育区分

区分	定義
胎生期 　受精卵期 　胎芽期 　胎児期	受精（発生0日）～出生まで 　発生週数0～2週［妊娠（在胎）週数2～4週］ 　発生週数3～8週［妊娠（在胎）週数5～10週］ 　発生週数9週～出生［妊娠（在胎）週数11週～出生］
新生児 　早期新生児期 　後期新生児期	出生～生後4週（28日）未満 　出生～生後1週（7日）未満 　生後1週～4週（28日）未満
乳児期	出生～満1歳未満
幼児期	満1歳～満6歳未満
学童期	満6歳～満12歳未満
思春期	10～18歳頃　（二次性徴開始～骨端線閉鎖まで）

妊娠（在胎）週数は，最終月経（通常，受精の2週間前）からの週数を指し，発生週数＋2週である．

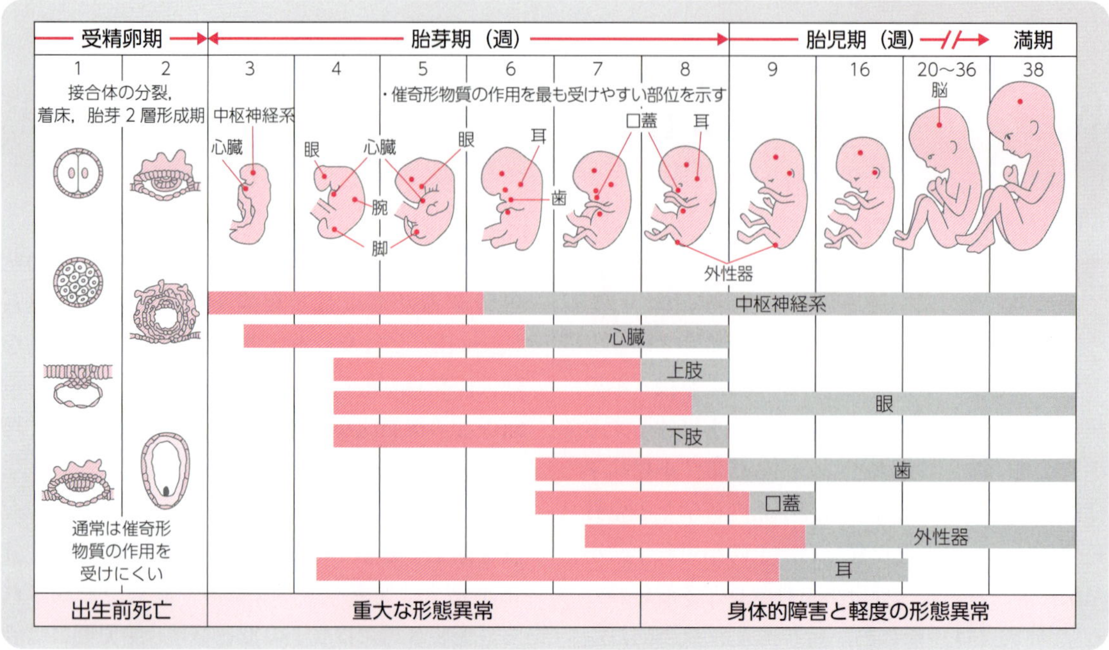

図1　受精卵期から胎児期における発生学的経過[1]（文献1より一部改変）
［ピンク］は最も感受性が強い時期，［グレー］はそれよりは低いが感受性のある時期を示す．

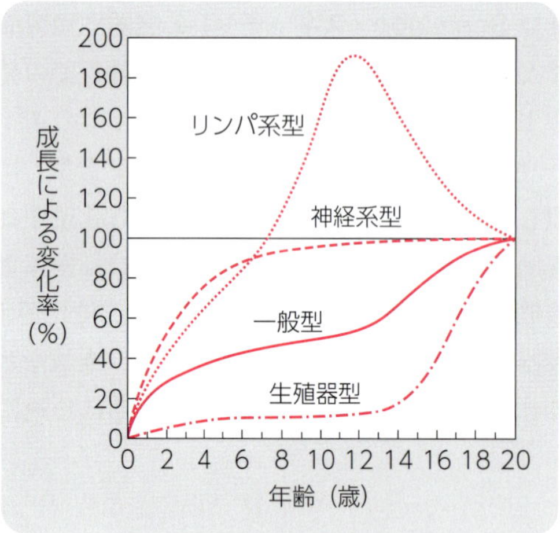

図2　Scammonの臓器別発育曲線[2]
（文献2より改変）

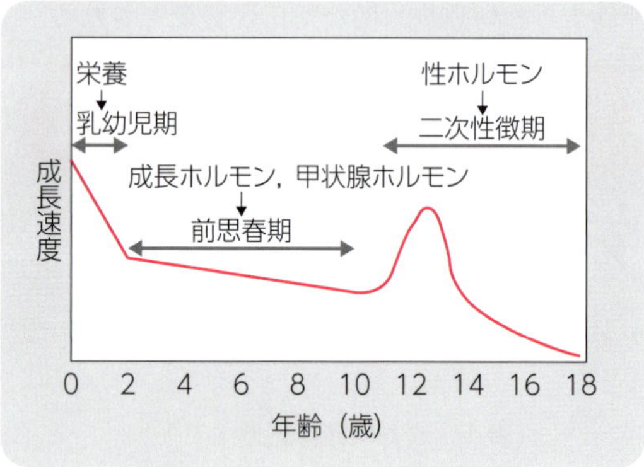

図3　ICPモデル

育するパターンで，脳，脊髄，視覚器，頭囲がこれにあたる．リンパ系型は，胸腺やリンパ組織が該当し，小児期に成人の2倍ほどに増大するが，思春期以降は徐々に縮小する．生殖器型は，精巣や卵巣などが該当し，思春期から急速に発育する．

2. 小児の成長

小児の身体的成長は3つの時期に分けられる．乳幼児期は身体的成長率が最も大きく，幼児期〜学童期（前思春期）は緩やかに成長し，二次性徴が開始する思春期に再び急速に成長する．これはICP（infancy-childhood-puberty）モデルともいわれ，それぞれの時期で成長に関わる主な因子は，乳幼児期は栄養，前思春期は成長ホルモンや甲状腺ホルモン，思春期は性ホルモンである（図3）．乳幼児期の身体的成長の目安を表2に示す．

表 2　乳幼児期の身体的成長

	出生時	3か月	1歳	2歳	3歳	4歳
身長	50cm	60cm	75cm	85cm	95cm	100cm
体重	3kg	6kg	9kg	12kg		15kg
頭囲	33cm		45cm		49cm	
胸囲	32cm		45cm		50cm	

小児の身体的成長は身長や体重，頭囲などを測定して，成長曲線で評価することが多い（図 4）．小児の体格評価は，乳幼児期は**カウプ（Kaup）指数**，学童期以降は**肥満度**や**標準体重比**，**BMI 比**で評価することが多い（表 3）．体重だけでなく，身長とのバランスで評価することが大切である．肥満度や標準体重比で用いる標準体重は，性別と年齢，身長から算出される．成人の体格評価には，

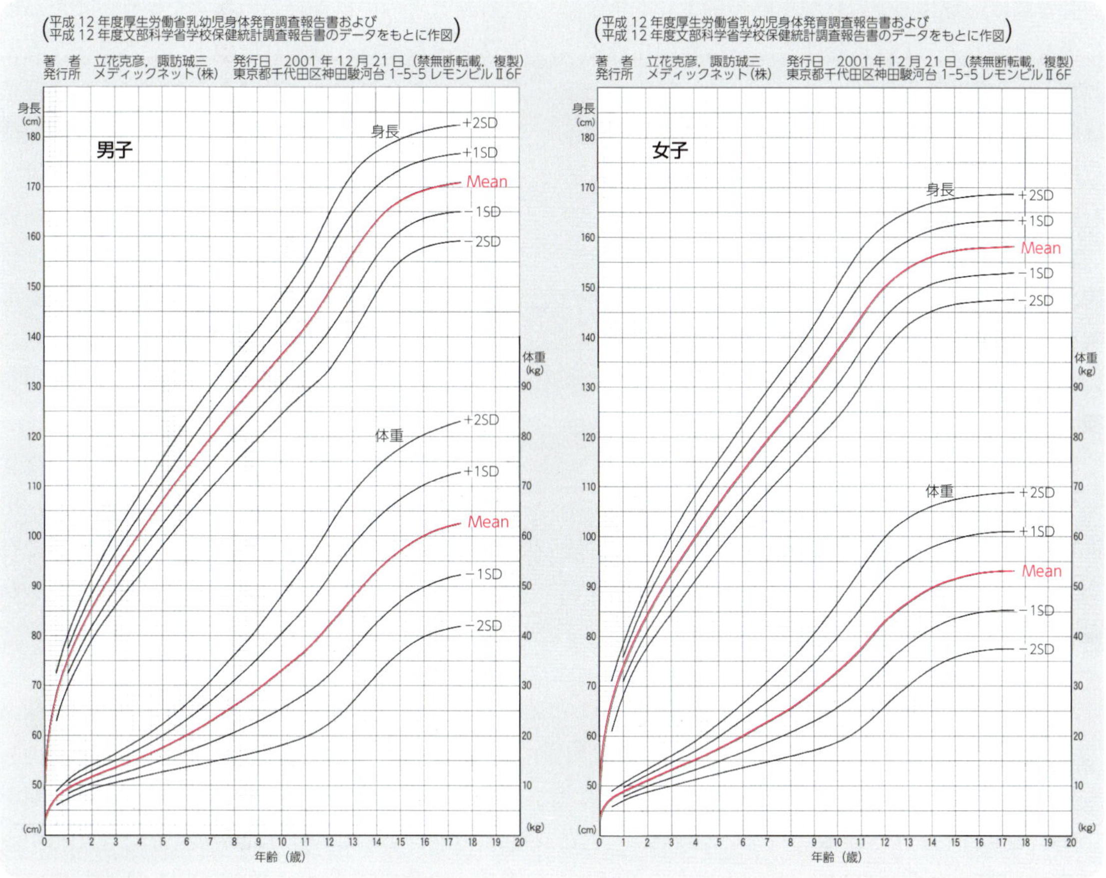

図 4　成長曲線

表 3　体格評価

(1) カウプ指数（BMI と同じ式）　※乳幼児適応
　計算式：[（体重（g）／身長（cm）^{2}] × 10
　基準値：15 〜 18（10 以下 消耗症，10 〜 13 やせ，22 以上 太り過ぎ）

(2) 肥満度（%）　※ 1 〜 17 歳適応
　計算式：[（実測体重 − 標準体重）／標準体重] × 100
　基準値［学童以降］：+20%以上 軽度肥満，+30%以上 中等度肥満，+50%以上 高度肥満

(3) 標準体重比（%）　※ 1 〜 17 歳適応
　計算式：[実測体重／標準体重] × 100
　基準値：90 〜 110%（80%未満 やせ，80 〜 90% やせ気味，110 〜 120% 太り気味，120%以上 肥満）

body mass index（BMI）を用いる．

（1）歯牙の発育

乳歯は生後 6 か月頃に前歯（下乳中切歯）から生え始める．乳歯の本数の目安は「月齢－6」本で，3 歳頃までに上下 20 本が生え揃う．永久歯は 6 歳頃から生え始め，13～14 歳頃までに 28 本が生え揃う．4 本の智歯（親知らず）まで生えると全部で 32 本となる．

（2）骨年齢

骨年齢は，身体の発育状況を暦年齢よりも正確に表すとされる．1 歳以降は主に手根骨の化骨で評価し，「手根骨化骨数（最大 10 個）= 年齢または年齢+1」が目安である．また尺骨や橈骨の遠位端や骨端線なども評価し，骨年齢を決定する．

（3）思春期，二次性徴

思春期は，小児から成人へ身体的，心理的，社会的に成長・発達する過程にある．一般的に二次性徴の始まりから骨端線閉鎖や性成熟までの期間をいい，年齢的には 10～18 歳頃を指す（表 4）．二次性徴の評価には**タナー（Tanner）分類**が用いられる．

表 4　タナー分類（二次性徴の出現時期）

男児	年齢	女児
	10 歳	乳房の発育開始
精巣・陰茎の発育開始	11 歳	陰毛，growth spurt
陰毛，growth spurt	12 歳	乳房発達，初経，腋毛
精巣・陰茎の発達	13 歳	声変わり
声変わり，腋毛，ひげ	14 歳	
	15 歳	痤瘡
体毛，痤瘡	16～17 歳	骨端線閉鎖
骨端線閉鎖	18～20 歳	

3. 小児の発達

（1）神経系の発達

中枢神経系の発達は，出生時に完成しているわけではない．新生児や乳児早期の大脳は未熟でほとんど機能していないため，脊髄や脳幹レベルの原始反射を認める（表 5）．大脳が成熟して随意運動ができるようになると徐々に原始反射が消失していく．原始反射がいつまでも残る場合は，脳性麻痺などの中枢神経系の異常を疑う．また**バビンスキー反射**は，病的反射の 1 つであるが，乳児期までは錐体外路が未熟であるため，定型発達児でも認める．中脳は生後 6 か月頃，大脳は生後 12 か月頃から機能し始め，バビンスキー反射は 1～2 歳で消失することが多い．中脳レベルの姿勢反射は，生後 6～10 か月頃に出現する．

視覚は乳幼児期に急速に発達する．視力は新生児で約 0.02～0.2，2 歳で約 0.4，4～6 歳で 1.0 に達する．生後 1 か月で固視，生後 2 か月で追視が可能になる．

聴覚は 4 歳頃までに成人レベルに達する．聴覚異常は様々な原因で起こりうる．わが国では，出生後に新生児聴覚スクリーニングがほぼ全例で行われており，乳幼児健診でも聴力の確認が行われている．

（2）運動発達

運動発達は，座る，立つ，歩くなどの体全体のバランスをとって行う粗大運動と，手先で協調して行う微細運動がある．運動発達は，一定の順行性と方向性を示し，①頭部から尾部，②中枢から末梢，③粗大運動から微細運動へ発達していく（表 6）．筋緊張が低下し，体が柔らかい乳児は**フロッピーインファント**と呼ばれる．

表 5　原始反射と姿勢反射

分類	原始反射		姿勢反射
反射中枢	脊髄	脳幹（延髄・橋）	中脳
反射	自動歩行反射 背反射（ガラント反射） 手掌把握反射 足底把握反射	モロー反射 緊張性頸反射 吸啜反射 探索反射	ランドー反射 パラシュート反射

表６　運動と精神の標準的発達

粗大運動	微細運動	月齢・年齢	言語	社会性	生活
	追視する	２か月	アー，ウーの発声	あやすと笑う	
首が座る（定頸）		３か月		音に反応，笑う	
	玩具をつかむ	４か月	音や声に振り向く	母を認識	
寝返り	物に手をのばす	５か月	パ，ダ，マと言う 喃語を話す		離乳食開始
	物を持ちかえる	６か月			
お座り（座位） ハイハイ	顔のタオルをとる	７か月		人見知り	自分で食べる
		８か月			
つかまり立ち	親指を使ってつかむ	９か月		指さし	
		10 か月		バイバイをする	
つたい歩き		11 か月	有意語１語		コップで飲む
ひとり立ち ひとり歩き	なぐり書き	１歳	発語をまねる	簡単な命令を実行	
走る 階段を登る	積木を２個積む	１歳半	有意語３～５語以上	助けを求める	スプーンを使う ストローで飲む
ボールを蹴る 両足ジャンプ	線の模写	２歳	２語文	親から離れて遊ぶ	便意を教える
片足立ち 三輪車に乗る	○の模写	３歳	名前・年齢を言う ３語文～会話	許可を求める	排尿の自立
ケンケン	□の模写	４歳		じゃんけん	排便の自立
スキップ	△の模写	５歳			衣類の着脱

（3）精神発達

精神発達は，言語，社会性，生活などの面から評価される（表６）．言語は言語理解が先に発達し，聴覚が問題なければ話すことが可能になる．

発達心理学における発達段階は，Piaget（ピアジェ），Freud（フロイト），Erikson（エリクソン）が有名である〔「第Ⅱ章第３節　生涯発達心理学」（168 頁）参照〕．各発達段階で，発達課題を獲得すると精神的に成長していくが，課題獲得に問題が生じると日常生活に支障をきたしうる．

（4）発達評価

①発達検査

主に運動，社会性，言語などの発達状況を問診や観察により調べる検査である．代表的な検査に，遠城寺式乳幼児分析的発達検査，津守・稲毛式乳幼児精神発達検査，日本版デンバー式発達スクリーニング検査，新版Ｋ式発達検査がある．

検査によっては，発達指数（developmental quotient：DQ）を算出することができる．発達指数（DQ）は，発達検査で算出された発達年齢（developmental age：DA）を生活年齢（実年齢）で割り，100 をかけて算出できる．発達指数 DQ ＝（発達年齢 DA ÷ 生活年齢）× 100．

②知能検査

個人の認知能力や知的能力を測定するための検査である．一般的に，知能指数（intelligence quotient：IQ）は，言語能力，数学能力，空間認識能力などの様々な領域における問題を解くことによって，被検者の知的水準や能力の指標となる．知能検査は，教育や職業適性の評価，発達障害や認知症などの診断，研究などに有用である．

4. 小児の栄養

小児期，特に新生児期から乳児期には，栄養は健康な成長と発達に不可欠である．小児の栄養は，バランスのとれた食事から摂取される栄養素に基づいている．これには，炭水化物，蛋白質，脂質，ビタミン，ミネラルが含まれる．また，成長期の子どもは十分なカロリー（エネルギー）が必要な時期である．運動量や成長に応じては，カロリー摂取量を上げるなど適時調整する必要がある．

蛋白質は筋肉や組織の成長と修復に重要であり，良質な蛋白質源として肉，魚，乳製品，豆類などがある．ビタミンとミネラルも健康な成長に必要であり，特にビタミンD，鉄，カルシウム，ビタミンA，ビタミンC，亜鉛が重要である．忘れてならないのは，水分を十分に摂取することの必要性である．適切な水分摂取は，体温の調節や消化器官の機能を維持するために重要となる．食事の質を向上させるために，加工食品や糖分の多い飲料を制限し，できるだけ自然な食材を使ったバラエティ豊かな食事を心がける．加えて，食事を家族と一緒にとることや，リラックスした環境で食べることは，食事を楽しく，健康的にするために役立つ．親や介護者は，子どもの健康な成長を支援するために，バランスのとれた食事を提供する．医師や栄養士と定期的に相談することも有益である．

5. 被虐待児症候群

被虐待児症候群（Battered Child Syndrome）は，子どもが他者から虐待されることで生じる症候群である．大きく，身体的虐待，心理的虐待，性的虐待，ネグレクト（育児放棄）に分類される．身体的虐待では，頭部や四肢の打撲や骨折，火傷の痕がみられ，全身X線撮影や皮疹の観察が必要である．心理的虐待では，子どもに不安症や自己価値観の低下をもたらし，他者との信頼関係の形成に問題を生じやすい．性的虐待では，心的外傷後ストレス障害（PTSD）により，心理的成長に深刻な影響をもたらす．ネグレクトでは，家庭内での孤立から学校や社会での問題に移行することも多い．厚生労働省（2022年度）の調査では，児童相談所への相談件数は約20万件で増加傾向にあり，ネグレクトが最多を占める．

また，揺さぶられ症候群は，子どもが激しく揺さぶられることにより，脳表の静脈が破綻し，急性硬膜下血腫や眼底出血が生じ，痙攣重積をきたし，神経学的障害を残す．外表上，骨折や痣がないため，揺さぶりに関する問診が重要となる．

児童虐待は，医療者のみでなく社会全体で取り組みが求められる問題であり，児童虐待防止法（2000年）では，虐待を発見した者は児童相談所や警察へ通告する義務が定められた．近年，性被害から子どもを守るため，子どもに接する大人の性犯罪歴を確認する日本版DBS制度が検討されている．

3 | 出生前医学・先天異常

1. 先天異常

先天異常（birth defect）とは，出生前の胎生期における発生・発育過程での異常が原因で，形態的・機能的異常をきたす疾患であり，全出生の3～5%ほどを占める．先天異常は重篤な疾患も多く，乳幼児期（0～4歳）における死因の第1位である．

先天異常の原因は，ダウン症，18トリソミー，13トリソミーなどの染色体疾患，単一遺伝子疾患，多因子疾患，外的要因としての環境因子など多岐にわたる．

2. 遺伝性疾患

ヒトの細胞核内には，23対（46本）の染色体が存在する．22対の常染色体と1対の性染色体があり，常染色体は大きいものから順に番号が付けられている．染色体の中には約22,000個の遺伝子が含まれており，体を構成する蛋白質の遺伝情報を有している．遺伝性疾患とは，遺伝情報をもつ染色体や遺伝子の異常によって起こる病気をいう．

（1）染色体疾患

染色体疾患には，染色体の数的異常や構造異常などがある．数的異常には，通常2本の染色体が3本となる**トリソミー**や，1本のみとなる**モノソミー**がある．構造異常には，染色体の一部の欠失や重複，転座などがある．代表的な染色体疾患を表7に示す．

（2）単一遺伝子疾患

染色体内に存在する1種類の遺伝子の異常によ

表7　代表的な染色体疾患

		疾患名	原因	特徴
常染色体	数的異常	ダウン症候群	21 番染色体の過剰	先天性心疾患，消化管奇形，白血病，筋緊張低下，知的発達症，肥満，難聴，甲状腺機能低下　など
		18 トリソミー症候群	18 番染色体の過剰	先天性心疾患，重度の発達遅滞　など
		13 トリソミー症候群	13 番染色体の過剰	頭皮部分欠損，口唇口蓋裂，腸回転異常　など
	構造異常	5p 欠失症候群	5 番染色体短腕の部分欠失	甲高い泣き声，小頭，小顎，知的発達症　など
		ウィリアムス症候群	7 番染色体長腕の部分欠失	妖精様顔貌，高 Ca 血症，先天性心疾患　など
		プラダー・ウィリー症候群	15 番染色体長腕の部分欠失	筋緊張低下，低身長，肥満，知的発達症　など
		アンジェルマン症候群	15 番染色体長腕の部分欠失	てんかん，重度の知的発達症，よく笑う　など
		22q11.2 欠失症候群	22 番染色体長腕の部分欠失	口蓋裂，小顎症，先天性心疾患　など
性染色体	数的異常	ターナー症候群	X 染色体が 1 本のみ	低身長，性腺機能不全，ターナー徴候　など
		クラインフェルター症候群	Y 染色体 1 本と X 染色体 2 本以上	高身長，性腺機能不全，長い四肢　など
		X トリソミー	X 染色体の過剰	無症状（女性型）のことが多い

表8　代表的な単一遺伝子病

	遺伝形式	代表的な疾患
常染色体	常染色体顕性（優性）遺伝病 (autosomal dominant：AD)	マルファン症候群，ヌーナン症候群，結節性硬化症，神経線維腫症 I 型，筋強直性ジストロフィー，軟骨無形成症　など
	常染色体潜性（劣性）遺伝病 (autosomal recessive：AR)	先天性副腎皮質過形成，脊髄性筋萎縮症，福山型先天性筋ジストロフィー，多くの先天代謝異常症など
X 染色体	X 連鎖顕性（優性）遺伝病 (X-linked dominant：XLD)	アルポート症候群，色素失調症，レット症候群，ビタミン D 抵抗性くる病　など
	X 連鎖潜性（劣性）遺伝病 (X-linked recessive：XLR)	デュシェンヌ型/ベッカー型筋ジストロフィー，ファブリー病，血友病，レッシュ・ナイハン症候群，ハンター症候群　など

り，メンデルの法則に従って発症する疾患を単一遺伝子疾患という．単一遺伝子疾患は 9,000 以上の疾患が報告されている．遺伝形式により大きく 4 つに分類される（表 8）．

3. 多因子疾患

多因子疾患は，複数の遺伝要因や環境要因が発症に関与する疾患をいう．先天異常の原因で最も多く，40%を占める．代表的な疾患に，口唇裂・口蓋裂，先天性心疾患，肥厚性幽門狭窄症，ヒルシュスプルング病，神経管閉鎖不全（水頭症，二分脊椎など），発育性股関節形成不全，尿道下裂，精神・神経疾患（統合失調症，てんかんなど），生活習慣病（糖尿病，高血圧など），悪性腫瘍などがある．次子再発率は，疾患にもよるが約 2～10%とされる．

4. 外的要因による先天異常

先天異常をきたす外的要因は，胎内感染症（TORCH 症候群など），飲酒，レニン-アンギオテンシン系（RAS）阻害薬，母体糖尿病，抗けいれん薬，葉酸欠乏，放射線被爆，ビタミン A 過剰摂取，ワルファリン摂取などがある．

器官形成期である胎芽期に外的要因により異常をきたすものを**胎芽病**（embryopathy），器官形成後の胎児期に外的要因により異常をきたすものを**胎児病**（fetopathy）と呼ぶ．胎芽病は種々の器官の大奇形を伴い，胎児病は原則的に奇形を伴わないが，ともに重篤な疾患が多い．

TORCH 症候群は，出生前に経胎盤感染によって児に重篤な臓器や神経・感覚器障害をきたす病原体の頭文字をとって名付けた症候群である（表 9）．共通する症状として，小頭症や水頭症，脳

表 9 TORCH 症候群

Toxoplasma gondii	トキソプラズマ原虫
Others	梅毒トレポネーマ など
Rubella virus	風疹ウイルス
Cytomegalovirus（CMV）	サイトメガロウイルス
Herpes simplex virus（HSV）	単純ヘルペスウイルス

内石灰化などの中枢神経障害，流産・死産，子宮内胎児発育不全，肝脾腫などをきたしうる．

先天性風疹症候群や先天性サイトメガロウイルス感染症は，感音難聴をきたしうる．また，パルボウイルスは胎児水腫をきたす．

5. 先天奇形

先天奇形（congenital anomaly）とは，身体の一部の形態的異常と定義される．医学的，社会的，美容的に治療が必要な形態異常を大奇形（major anomaly），必ずしも治療が必要ではない形態異常を小奇形（minor anomaly），視診でわかるものを外表奇形という．内臓の形態異常も先天奇形に含まれるが，出生時に気づかれない場合もある．出生児の約3%は治療が必要な先天奇形を有するとされる．

4 | 周産期医学

1. 周産期障害

周産期とは，妊娠22週から生後7日未満をいう．この期間は，妊娠合併症や分娩時の新生児仮死など，母体や胎児，新生児の生命に関わる事態や重篤な後遺症が起こる可能性がある．胎児や新生児の脳は未熟であり，低酸素性脳症などの脳障害をきたしやすい．母体の喫煙や飲酒も児の発達に影響する．

2. 早産児，低出生体重児

周産期医療の進歩に伴い，早産児や低出生体重児の救命率や長期的予後は改善傾向にある．しかし，早産児や低出生体重児は，様々な合併症を生じることが多く，脳性麻痺や発達遅滞，神経発達

表 10 在胎週数による分類

早産児	在胎 22 週以上 37 週未満
正期産児	在胎 37 週以上 42 週未満
過期産児	在胎 42 週以上

表 11 出生体重による分類

超低出生体重児	1,000 g 未満
極低出生体重児	1,500 g 未満
低出生体重児	2,500 g 未満
正常	2,500 g 以上 4,000 g 未満
巨大児	4,000 g 以上
超巨大児	4,500 g 以上

症，難聴などのリスクが高い．在胎週数や出生体重により分類されるが，在胎週数や出生体重が小さくなるにつれ，合併症のリスクは高まる（表10，表11）．

3. 出産時障害，新生児仮死

アプガースコア（Apgar score）は，出生直後の新生児の状態により，新生児仮死の有無を評価する．appearance（皮膚色），pulse（心拍数），grimace（刺激への反応），activity（筋緊張），respiration（呼吸）に関してそれぞれ0～2点の10点満点で評価する．合計で7～10点を正常，6点以下を新生児仮死（4～6点：軽症，0～3点：重症）と診断する．通常，出生後1分と5分で判定し，5分値は神経学的予後と相関する．

4. 胎児発育不全

胎児発育不全（fetal growth restriction：FGR）は，子宮内での胎児の発育が在胎週数相当よりも遅延している状態をいう．かつては子宮内胎児発育遅延（IUGR）とも呼ばれていた．全体的に小さい均衡型FGRは，妊娠早期から生じやすく，原因は胎児因子（染色体異常，多胎，胎内感染など）が多い．頭部は正常な大きさだが体幹が小さい不均衡型FGRは，妊娠中期～後期に生じやすく，原因は胎盤・臍帯因子や母体因子（妊娠高血圧症候群，喫煙など）が多い．

出生時の週数に比べて出生体重が小さい場合

（標準の10パーセンタイル未満）には，small for gestational age（SGA）と呼ばれる．

5. 高ビリルビン血症，核黄疸

新生児期は多血など様々な理由のため高ビリルビン血症をきたすが，血中のアルブミンと結合しきれない遊離ビリルビンが脳（大脳基底核）へ沈着することにより，核黄疸（ビリルビン脳症）を起こす．核黄疸は脳性麻痺の原因となる．核黄疸の予防のため，光線療法や交換輸血が行われる．

5 | 脳性麻痺と運動器疾患

1. 脳性麻痺

脳性麻痺は，出生前，出生時，出生後の乳幼児期に脳に障害が生じることによって引き起こされる運動機能障害で，知的発達症（知的能力障害）の有無は問わない．筋肉の制御や運動の調整が障害され，姿勢の安定性や運動の正確性に問題が生じる．一般的な症状には筋肉の緊張や弛緩，運動の鈍さ，バランスの困難，姿勢の不安定さなどが含まれる．脳性麻痺の原因には，出生時の脳損傷（例えば，酸素不足や出生時の合併症によるもの），脳の先天異常，脳の感染症などがある．この状態は不可逆的であり，現時点では治療法が限られているが，リハビリテーション（以下，リハ）や支援を通じて，患者の機能を最大限に向上させることができる．個々の症状や重症度は患者によって異なるが，早期発見と適切な管理は，患者の生活の質を向上させるために極めて重要となる．

2. 脊髄性筋萎縮症

脊髄性筋萎縮症（spinal muscular atrophy：SMA）は，中枢神経系の疾患であり，運動ニューロンが脊髄で萎縮することによって引き起こされる難病の一種である．運動ニューロンが骨格筋を制御する能力が障害され，筋肉の萎縮と筋力低下を引き起こす．SMAは遺伝的な原因により，特定の遺伝子の変異によって影響を受けた運動ニューロンが減少し，筋肉の機能が低下する．

一般的に，SMAは乳幼児期から幼児期に発症し，重症度は症例によって異なる．症状の重さは，運動ニューロンの損失の程度により，重症の場合には，病気の進行が速く，筋肉の制御が困難になり，呼吸困難や嚥下困難などの合併症が生じることがある．近年，SMAの原因となる遺伝子の異常を修正する新薬が開発され，患者の生存率や生活の質が向上しつつある．

3. 筋疾患

筋疾患は，筋肉に影響を及ぼす様々な状態や疾患を指す．中でも，筋ジストロフィーは，遺伝性の筋疾患のグループに属する．**筋ジストロフィー**は，筋肉の組織が徐々に弱くなり，筋肉が徐々に萎縮していく疾患で，患者は筋力の低下や運動能力の制限，日常生活の困難さを経験する．

主な筋ジストロフィーのタイプには，**デュシェンヌ型筋ジストロフィー（DMD）**，**ベッカー型筋ジストロフィー（BMD）**，**顔面肩甲上腕型筋ジストロフィー（FSHD）**などがある．それぞれが異なる遺伝子の変異に関連しており，症状の程度や進行速度に違いがある．

一般的に，筋ジストロフィーの症状は進行性であり，通常，子どもの頃から徐々に悪化する．筋力の低下，筋肉の萎縮，運動の困難，疲労，姿勢異常，心臓や呼吸器の問題が発生するため，治療は症状の管理や合併症の予防を目的としている．物理療法，リハ，薬物療法，装具や歩行補助具の使用などが一般的で，遺伝カウンセリングや精神的な支援も重要である．

6 | てんかんと痙攣性疾患

1. てんかん

てんかんは，大脳皮質の神経細胞が電気的興奮を起こすことに起因する慢性疾患であり，人口の約1%にみられる．発症年齢は小児期と80歳以上の高齢で多い．すべての年齢でみられる疾患であるが，小児のてんかんの主なものとして，ウエスト症候群，レノックスガストー症候群がある．

両疾患とも各種てんかん薬が用いられるが，完治は難しく，時にてんかん外科治療の適応となる．

ウエスト症候群：乳児に好発し，入眠前や覚醒直後に突然生じる発作で，てんかん性スパズムを繰り返し認めるシリーズ形成が特徴的で，精神運動発達遅滞や退行をみる．脳波では，高振幅で短い間隔の間欠的なスパイク波（ヒプスアリズミア）が観察される．原因は様々で，先天性の脳病変，代謝異常，遺伝子異常などが関与する．

レノックスガストー症候群：ウエスト症候群後に発症することが多く，多彩で複合的なてんかん発作を認める．

2. その他の痙攣性疾患

幼児期に高熱が急激に上昇した際に発生する発作に**熱性痙攣**がある．一般的に1～5歳の子どもにみられ，原因は主に感染症である．ほとんどの場合，痙攣は数分以内で停止する．両親に熱性痙攣があると，子に発症する率は高まる．痙攣の継続時間が長い場合や反復する場合は，ジアゼパム坐薬を発熱初期にあらかじめ用いることで，予防が可能である．多くの熱性痙攣の発症は幼児期に限られる．

7 | 中枢神経疾患

1. 水頭症

水頭症は，脳脊髄液が脳内に異常に蓄積し，頭蓋内圧が上昇する疾患である．主に出生時または幼児期に発症し，頭囲拡大や痙攣，発育遅延を引き起こす．治療には，脳室—腹腔シャント手術が一般的であり，過剰な脳脊髄液を腹部に排出するための導管が挿入される．これにより頭蓋内圧が軽減され，症状の改善が期待される．

2. 変性

小児の中枢神経変性疾患は，神経系の進行性の損傷を特徴とする．代表的なものには，筋ジストロフィー，運動ニューロン疾患，ミトコンドリア病，遺伝性脊髄小脳変性症などがある．これらの疾患は神経細胞の機能や構造に影響を与え，運動や感覚，自律神経機能などを障害する．治療法は限られ，症状の管理や生活の質を向上させることが主な目標となる．

3. 脳腫瘍

子どもの脳腫瘍は，年齢と性別によって発症率が異なるが，主に5歳未満の乳児で多い．脳原発の腫瘍もあれば，転移性の脳腫瘍もあり，遺伝的・環境的要因が関与する．症状は脳の位置や腫瘍の大きさによって異なり，頭痛，嘔吐，成長障害など一般的な主訴に隠れていることが多く，早期の発見が重要である．

治療は腫瘍の種類や進行度に応じて，手術，放射線療法，化学療法が用いられる．

4. 頭部外傷

子どもは相対的に頭が大きく転倒しやすいため，幼児期や小児期には頭部外傷がよくみられる．主な原因は転倒，事故，スポーツ中の衝突などである．症状は軽度の打撲から重篤な脳損傷まで幅広く，頭痛，めまい，吐き気，意識喪失などがみられる．頭部外傷による脳震盪には注意が必要であり，CT や MRI などの画像検査が行われる．治療は症状の重症度に応じて，安静や経過観察，手術が選択される．予防には，安全な遊び場所の確保やヘルメットの着用が推奨されている．

8 | 感染症

1. 小児感染症

感染症とは，ウイルスや細菌，真菌，寄生虫などの病原微生物（病原体）が宿主に対して臨床症状を引き起こした状態をいう（顕性感染）．感染したが臨床症状を呈さない状態は，不顕性感染と呼ぶ．感染症は小児科を受診する理由の半数以上を占める．

小児の感染症では，月齢・年齢，季節性・流行状況，免疫状態・予防接種状況などを考慮しつつ，様々な症状から小児期特有の感染症を想定していく必要がある．

2. 中枢神経感染症

小児の中枢神経感染症には，髄膜炎や急性脳炎などがある．また，急性脳症は病原体の中枢神経への直接侵入や炎症所見は認めないが，感染症によって引き起こされることが多く，急性期の症状も急性脳炎と類似していることから，広義に中枢神経感染症に含めることが多い．

髄膜炎は細菌性やウイルス性，急性脳炎は単純ヘルペスなどのウイルス性，急性脳症はインフルエンザやヒトヘルペスウイルス6型，ロタウイルスなどのウイルス性が多い．中枢神経感染症は予後不良となることも多く，神経学的後遺症として知的発達症，脳性麻痺，てんかん，難聴などをきたすことがある．

3. 学校感染症

子どもが集団生活をおくる学校，幼稚園，認定こども園，保育所においては，感染症に罹患する機会が多く，感染対策が重要である．感染症法や学校保健安全法などに基づき，各感染症において出席停止期間が定められている（表12）．

4. 予防接種

感染症の予防方法の一つに，予防接種，ワクチンがある．ワクチンで予防できる感染症（vaccine preventable disease：VPD）は多く存在し，予防接種による個人免疫や集団免疫により特定の感染症の発症や重症化，流行の予防ができる可能性がある．現時点でわが国において接種可能な予防接種を表13に示す．ワクチンの接種間隔は，同種ワクチンを摂取する場合にはワクチンごとに決められた接種間隔があり，異種のワクチンを接種する場合には注射生ワクチン同士は27日以上あける必要があるが，それ以外では制限はない．

9 | 神経発達症，発達障害

「第Ⅶ章第1節　言語発達障害」(298頁）参照．

表12　感染症（第二種）における出席停止期間[3)]（文献3をもとに作成）

感染症の種類	出席停止期間
新型コロナウイルス感染症	発症した後5日を経過し，かつ症状が軽快した後1日を経過するまで
インフルエンザ（特定鳥インフルエンザ除く）	発症した後5日を経過し，かつ解熱した後2日を経過するまで．幼児においては，発症した後5日を経過し，かつ解熱した後3日を経過するまで
百日咳	特有な咳が消失するまで，または5日間の適正な抗菌薬による治療が終了するまで
麻疹（はしか）	発疹に伴う発熱が解熱した後3日を経過するまで
流行性耳下腺炎（おたふくかぜ）	耳下腺，顎下腺または舌下腺の腫脹が発現した後5日を経過し，かつ全身状態が良好となるまで
風疹	発疹が消失するまで
水痘（みずぼうそう）	すべての発疹がかさぶたになるまで
咽頭結膜熱	発熱，咽頭炎，結膜炎などの主要症状が消失した後2日を経過するまで
結核	病状により学校医その他の医師において感染のおそれがないと認められるまで
髄膜炎菌性髄膜炎（侵襲性髄膜炎菌感染症）	有効な治療開始後24時間を経過するまで．または，感染のおそれがないと認められるまで

表13　代表的な定期接種と任意接種

定期接種	インフルエンザ菌b型，肺炎球菌，B型肝炎，ロタウイルス，4種混合，BCG，麻疹・風疹，水痘，日本脳炎，ヒトパピローマウイルス，2種混合
任意接種	おたふくかぜ，インフルエンザ
生ワクチン	ロタウイルス，BCG，麻疹・風疹，水痘，おたふくかぜ，黄熱

10 | その他の疾患

1. 循環器疾患

先天性心疾患が小児の循環器疾患の主な疾患である．その頻度は全出生児の約1%とされ，心室中隔欠損が最も多い．染色体異常などの基礎疾患を有することもあるが，大部分が原因不明で，多因子疾患である．

後天性心疾患には，心筋炎や心筋症，不整脈，川崎病の心血管合併症などがある．小児の不整脈は，無症状の場合が多いが，WPW症候群，QT延長症候群などは失神や突然死をきたしうる．わが国では学校保健安全法に基づき，心疾患の早期発見や突然死の予防ために，小学校，中学校，高等学校の1年生に対して学校心臓検診が行われている．

心疾患の検査には，胸部X線，心電図，心エコーなどが用いられ，手術前には心カテーテル検査を行う場合も多い．小児の心不全の症状は，哺乳不良，多呼吸，体重増加不良，成長障害などがある．

2. 呼吸器疾患

呼吸器は，上気道（鼻腔，咽頭，喉頭），下気道（気管，細気管），肺に分けられる．小児は呼吸器感染症が非常に多く，そのほとんどが上気道炎（かぜ症候群）である．アデノイド増殖症は幼児に多く，中耳炎や副鼻腔炎を合併しやすく，難聴や睡眠時無呼吸の原因になる．重症例では，アデノイド切除術を行う．下気道感染症では，RSウイルスによる細気管支炎，細菌やマイコプラズマによる肺炎が多い．先天性疾患としては，喉頭軟化症や気管軟化症などが多く，新生児から乳児期に喘鳴や咳嗽，哺乳不良などの症状をきたす．多くは成長に伴い改善するが，重症例では手術を行う場合もある．

3. 消化器疾患

小児期には様々な先天性の消化器疾患を認める．先天性食道閉鎖症や肥厚性幽門狭窄症，腸回転異常症，鎖肛など外科的治療を必要とする疾患が多い．また，胆道閉鎖症や腸重積症など，緊急の処置や手術が必要なことも多いのが特徴である．衛生面の向上やロタウイルスワクチンなどにより，重症の急性胃腸炎は減少したが，ノロウイルスなどの流行性の胃腸炎は依然多い．また近年は小児においても，潰瘍性大腸炎やクローン病などの炎症性腸疾患が増えてきている．

4. 内分泌・代謝疾患

小児の内分泌疾患では，身長の異常（低身長，高身長），体重の異常（やせ，肥満），性の異常（性分化，性成熟）などの症状をきたしやすい．小児の成長には，成長ホルモンや甲状腺ホルモン，性ホルモンが関与しており，様々な内分泌疾患で身長や体重の異常をきたしうる．二次性徴の異常には，思春期早発症や思春期遅発症がある．

小児の代謝性疾患のうち，糖代謝の異常（低血糖，高血糖）により，糖尿病が生じる．小児の糖尿病では1型糖尿病が多いが，生活習慣の変化により2型糖尿病も増えてきている．

また新生児マススクリーニングには，多くの先天代謝異常症や内分泌疾患が含まれている（表14）．アミノ酸代謝異常，有機酸代謝異常，脂質代謝異常はダンデムマス法で行われている．

表14　新生児マススクリーニング

内分泌疾患	先天性甲状腺機能低下症，先天性副腎過形成
糖代謝疾患	ガラクトース血症
アミノ酸代謝疾患	フェニルケトン尿症，ホモシスチン尿症，メープルシロップ尿症など
有機酸代謝疾患	メチルマロン酸血症など
脂質代謝疾患	中鎖アシルCoA脱水素酵素（MCAD）欠損症など

5. 膠原病，アレルギー疾患

小児の膠原病疾患は比較的稀であるが，若年性特発性関節炎（JIA）や全身性エリテマトーデス（SLE）の割合が高く，小児の血管炎症候群では，川崎病や IgA 血管炎が多い．

小児のアレルギー疾患では，アレルギーマーチという考え方がある．アトピー素因のある患児がアトピー性皮膚炎や食物アレルギーを発端として，その後，喘息やアレルギー性鼻炎・結膜炎など様々なアレルギー疾患に罹患していくことをいう．

6. 血液・造血器疾患，悪性新生物

小児の血液・造血器疾患には，①赤血球（鉄欠乏性貧血，再生不良性貧血，溶血性貧血など），②白血球（好中球減少症，白血病など），③血小板・凝固因子（免疫性血小板減少症，フォン・ヴィレブランド病，血友病など）の疾患がある．

小児がんは，造血器腫瘍である白血病やリンパ腫が多く，固形腫瘍では脳腫瘍，神経芽腫などが多い．治療には，化学療法，放射線療法，手術療法，造血幹細胞移植などがある．小児では再生不良性貧血や原発性免疫不全症，先天性代謝異常症などの非腫瘍性疾患でも造血幹細胞移植が行われることが特徴である．

7. 腎・泌尿器疾患

小児の腎・泌尿器疾患には，先天性腎尿路異常（CAKUT）があり，小児の慢性腎臓病（CKD）の主な原因となる．低形成・異形成腎，先天性水腎症，膀胱尿管逆流，後部尿道弁など様々な疾患が含まれる．小児 CKD が進行すると成長障害や経口摂取不良をきたす．

その他，腎疾患では，ネフローゼ症候群（微小変化型など）や急性糸球体腎炎（溶連菌感染後急性糸球体腎炎など），慢性糸球体腎炎（IgA 腎症など）などがある．これらの早期発見のために，わが国では園検尿や学校検尿が毎年施行されている．遺伝性腎炎であるアルポート症候群では感音難聴をきたす．

8. 精神疾患（心身症含む）

「第 I 章第 6 節　精神医学」(73 頁) 参照．

11 | 小児保健

2023 年 4 月に「こども家庭庁」が発足した．母子保健，児童虐待，少子化対策，子どもの貧困，いじめ対策など，今まで厚生労働省や文部科学省，内閣府でそれぞれ対応していた小児保健などの問題を中心となって対応していく省庁である．その他にも不登校や自殺，LGBT，インターネット・ゲーム障害など子どもを取り巻く社会的問題は多い．医療関係者，行政，教育現場が連携して，取り組んでいく必要がある．

●文献

1) 加藤元博編：小児科学，第 11 版，文光堂，2023，p417.
2) Scammon, RE : The measurement of the body in childhood (Harris, JA. et al. eds). The Measurement of Man, University of Minnesota Press, Minneapolis, 1930.
3) 日本小児科学会予防接種・感染症対策委員会：学校，幼稚園，認定こども園，保育所において予防すべき感染症の解説．2023. https://www.jpeds.or.jp/uploads/files/yobo_kansensho_20230531.pdf（2024 年 4 月 5 日閲覧）

（今高城治，加納優治）

Column 運動症群

学校生活において運動の苦手さや気になる動作の児をみかけることがしばしばある．これらの状態は運動症群と呼ばれ，主に発達性協調運動症，常同運動症，チック症群の３つの疾患がある．

発達性協調運動症：運動領域における神経発達症で，同世代の子たちに比べて協調運動が明らかに劣っており，日常生活を妨げている状態である．作業療法や理学療法が有用である．

常同運動症：目的のない動きを反復性に駆り立てられるように繰り返す状態である．自傷をしてしまう重度の常同運動では，自閉スペクトラム症，およびレッシュ・ナイハン症候群などの遺伝性疾患を考慮する．

チック症群：運動チック症，音声チック症，トゥレット症に分けられる．いずれも１年以上の症状持続が必須である．疾患のある時期に運動チックと音声チックの両方が存在した場合（同時でなくてもよい）にトゥレット症と診断する．治療には，環境整備，心理療法，薬物療法などがある．

（今高城治，加納優治）

6 精神医学

1 精神疾患の分類

1. 内因性－心因性－器質性

精神疾患は従来，**病因論**的見地から大きく3つのカテゴリーに分類されてきた．すなわち，原因の特定が困難で精神障害の中核をなす「**内因性**」疾患，発症に心理的要因の関与が大きいとされる「**心因性**」疾患，脳に基礎づけることができる「**器質性**」疾患の3群である．このような病因論的分類は，急速な神経科学の進展に伴い，今日では必ずしも妥当とはいえなくなってきている．例えば，代表的な内因性疾患である統合失調症や，心因性疾患である（心的）外傷後ストレス障害（post-traumatic stress disorder：PTSD）でも，様々な脳の形態的・機能的異常が指摘されている．また，器質性疾患であるアルツハイマー（Alzheimer）病でも，物とられ妄想などの症状形成に心理的要因の関与は無視できない．そのような意味で今日的には，精神疾患は生物（脳）－心理－社会的（bio-psycho-social）な視点から包括的に捉えていくべき病態であり，「内因性」「心因性」「器質性」という分類はあくまでも便宜的なもので，多義性を内含している．しかしながら，この3分類は今日でも一般的に最もわかりやすく，臨床像を理解するのに有用である．本テキストでも基本的にこの3分類を踏襲しておくこととする．

2. 操作的診断分類

このような伝統的な病因論的分類とともに，今日の精神医学では，臨床記述のための**操作的な診断分類**も隆盛である．精神障害は他の医学分野と比べて，社会，法律，教育など，他の領域との関連が深く，これらの諸領域の研究とも可能な限り概念や用語を統一していく必要がある．このような目的のために，現在，国際的な疾病統計の比較などに用いられている精神疾患の分類・診断法は，世界保健機関（World Health Organization：WHO）による「**国際疾病分類　第10版**」（International Classification of Diseases 10th edition：ICD-10）の第Ⅴ章（精神疾患の章 Fコード）と，米国精神医学会による「**精神疾患の診断・統計マニュアル　第5版**」（Diagnostic and Statistical Manual of Mental Disorders 5th edition text revision：DSM-5-TR）である．

ICD-10には，精神および行動の障害の診断ガイドラインが詳しく述べられており，F0～F9の10項目に大分類されている（表1）．日本の「疾病，傷害及び死因の統計分類」は，ICDの分類に基づいている．なお，ICDは世界的にはすでに第11版（ICD-11）に更新されているが，2024年12月現在，まだ日本語訳は確定していない．

DSM-5-TRも精神疾患を22の診断カテゴリーに分類しているが，分類は特定の病因論によらず，精神症状の記述に基づいている（表2）．DSMは各国語に翻訳され，世界的に共通して用

表1　ICD-10における精神および行動の障害の分類[1]（一部抜粋）

F0	症状性を含む器質性精神障害
F1	精神作用物質使用による精神および行動の障害
F2	統合失調症，統合失調型障害および妄想性障害
F3	気分（感情）障害
F4	神経症性障害，ストレス関連障害および身体表現性障害
F5	生理的障害および身体的要因に関連した行動症候群
F6	成人のパーソナリティおよび行動の障害
F7	精神遅滞［知的障害］
F8	心理的発達の障害
F9	小児（児童）期および青年期に通常発症する行動および情緒の障害

表2 DSM-5-TRにおける診断カテゴリー[2)]

1. 神経発達症群
2. 統合失調スペクトラム症及び他の精神症群
3. 双極症及び関連症群
4. 抑うつ症群
5. 不安症群
6. 強迫症及び関連症群
7. 心的外傷及びストレス因関連症群
8. 解離症群
9. 身体症状症及び関連症群
10. 食行動症及び摂食症群
11. 排泄症群
12. 睡眠・覚醒障害群
13. 性機能不全群
14. 性別違和
15. 秩序破壊的・衝動制御・素行症群
16. 物質関連症及び嗜癖症群
17. 神経認知障害群
18. パーソナリティ症群
19. パラフィリア症群
20. 他の精神疾患群
21. 医薬品誘発性運動症群及び他の医薬品有害作用
22. 臨床的関与の対象となることのある他の状態

いられているが，異文化圏，ことに非西欧文化圏での使用には注意が喚起されている．

ICD-10にしても，DSM-5-TRにしても，これらの診断・分類法はあくまでも操作的で，しばしば機械的である．したがって疾患概念の本質的理解を深めるというよりは，用語の使用者間の「**共通言語**」として意思疎通を促進することに重点がおかれている．また，当然ではあるが，ICD-10でもDSM-5-TRでも，例えばアルツハイマー病に関しては，他の中枢神経系疾患，全身性疾患，中毒性疾患，意識障害（せん妄）などでは説明できないという除外基準が重要な役割をもっている．

2 | 正常と異常

1. 正常性の判断

正常と異常とは医学全般において常に問題となるが，ことに精神医学・心理学領域においては，その境界があいまいである．精神医学・心理学領域における正常／異常の判断は，一定の幅をもっており，それぞれの時代・地域・民族・思想・宗教・習慣などのなかで柔軟に考えていく必要があろう．言語聴覚士としては自分自身の経験に基づいて，診療場面におけるやりとり（自己紹介，質問への応答，視線，しぐさなど）を通じて，患者の精神科的正常／異常について「常識」的な判断を行うことが求められる．また，症状が原因で職業・学業・家庭生活などに支障をきたしているかどうかを基準におく必要がある．このような中で患者の言動や反応が了解可能かどうか，追体験可能かどうかは，正常性の判断や解釈と密接に関連してくる．

2. パーソナリティ障害

人格（パーソナリティ）の障害は，例えばICD-10によると「ある特定の文化における平均的な人間が知覚し，考え，感じ，そしてとりわけ他人に関わる仕方からの極端な，あるいは際立った偏り」とされている（F6）．実際には何が平均的なのか，際立ったとはどの程度を指すのかは明確ではない．通常は人格の偏りの結果として，自分自身が悩むか，あるいは周囲の社会が困ることによって規定されることとなる．ちなみにICD-10では，小児期～青年期に現れる生来のパーソナリティ障害（F60, F61）と，成人期以降に他の精神障害あるいは大脳疾患から二次的に生じるパーソナリティ変化（F62）とを区別している．特定のパーソナリティ障害（F60）には，表3にあげた下位分類が区分されている．

臨床的に遭遇することの多い**境界性（境界型）パーソナリティ障害**は，ICD-10では**情緒不安定性パーソナリティ障害**（F603），DSM-5-TRではB群パーソナリティ障害のなかに分類されている（DSM-5-TRではボーダーラインパーソナリティ症という名称が用いられている）．「境界性」とはもとは「統合失調症と神経症の境界」という意味があったが，現在では特に統合失調症との関連性はなく，一つの臨床単位となっている．このタイプはKernberg（カーンバーグ）の提唱した境界性人格構造論を背景とし，感情や思考の制御障害（感情易変，いらいら，不安，怒りなど），衝動的な自己破壊行為（リストカットや大量服薬，薬物

表3　ICD-10における特定のパーソナリティ障害（F60）[1)]

F600	妄想性パーソナリティ障害
F601	統合失調質パーソナリティ障害
F602	非社会性パーソナリティ障害
F603	情緒不安定性パーソナリティ障害
F604	演技性パーソナリティ障害
F605	強迫性パーソナリティ障害
F606	不安性（回避性）パーソナリティ障害
F607	依存性パーソナリティ障害
F608	その他の特定のパーソナリティ障害
F609	パーソナリティ障害，特定不能のもの

乱用，むちゃ食いなど），不安定な自己－他者のイメージ（見捨てられ感，周囲の振り回し）などを特徴とする．不安定で激しい人間関係をもち，**相手の理想化**と低評価との間を揺れ動く．女性に多く，発症にはもともとの脳の脆弱性とともに，幼少時の家族内機能不全や心的外傷体験，虐待の関与が想定されている．**強迫性パーソナリティ障害**は，**完璧主義（完全主義）で過度に几帳面で融通がきかない**といった特徴を有する．**自己愛性パーソナリティ障害**では**誇大性（優越感）**，**反社会性パーソナリティ障害**では**虚偽性**や衝動性，**回避性（不安性）パーソナリティ障害**では**批判や拒絶への恐怖**，**演技性パーソナリティ障害**では過剰に注目されたいという欲求が目立つ．他に，統合失調症型パーソナリティ障害や，**シゾイド（統合失調質）パーソナリティ障害**もある．

3. 精神科症候学

精神医学では精神疾患の診断や治療・対応の根底に精神科症候学ないし精神病理学の考え方がある．これはまず「正常な」人の精神機能の諸要素を意識（注意），知覚，思考，記憶，言語，感情，意欲，行動，自我意識などの領域に区分し，次にこれらの領域の「異常な」精神症状を「状態像」として意識（注意）障害，幻覚や錯覚，妄想や強迫思考，記憶障害，言語の異常，気分（感情）障害，意欲低下や欲動の亢進，多様な行動異常，自我障害などを区分する．その上で，前景に立つ状態像からもっとも妥当性の高い疾患を考えていくことになる．例えば思考の異常において，**連合弛緩**や滅裂思考，**思考途絶**は統合失調症，**思考制止**はうつ病，**観念奔逸**は躁状態で比較的特異的にみられる．一方，細部にこだわり，話がまとまらずなかなか主題にたどり着かない**迂遠**は，てんかん，認知症，統合失調症など，様々な疾患でみられる．

3 | 内因性疾患

内因性とは，現時点で明らかな病因が解明されていないという意味である．内因性に分類される代表的な疾患群として，統合失調症（F2）と気分（感情）障害（F3）が挙げられる．

1. 統合失調症

（1）概要

一般に青年期に発症して，年単位で経過し，通常は生涯持続する慢性精神病である．明瞭な神経徴候はなく，精神症状として特異な思考障害，知覚障害，自我障害，感情障害，意欲障害を示し，急性期には病識を欠くことが多い．通常，生活や就学・就業に著しい障害をきたすが，予後は個人差が大きく，予後の良好な一群もある．

（2）原因

統合失調症の原因はいまだ不明であるが，発症機序に関しては多くの仮説がある．遺伝要因（一卵性双生児の発症一致率は約6割，しかし家族内遺伝や特定の遺伝子異常についてはまだ不明である），体型・病前性格要因（細長型・統合失調気質），脳の形態的要因（前頭葉萎縮など），精神生理学的要因（連合機能障害など），神経化学的要因（神経伝達アミンのメチル化異常仮説，脳ドパミン受容体異常－**ドパミン過剰**仮説など），心理学的要因（家族関係論），発達要因（二重拘束仮説），社会的要因（貧困階級に多発という仮説），非疾患説（病気ではない）など，多岐にわたる．

（3）有病率

有病率は人口全体に対して0.7～1%程度，生涯罹患率は約0.85%（0.5～1%）であるとされている．これは国家や人種を問わず，おおむね一致している．発症頻度に明らかな性差はない．

(4) 発症年齢

統合失調症は代表的な青年期の疾患である．思春期から30歳までの間の発症が全体の約8割を占める．

(5) 精神症状

思考障害として**妄想**がある．妄想とは誤った信念，確信であり，訂正不能であることを特徴とする．妄想の生じ方としては，**妄想知覚**（実際に知覚した現象を独特に意味づけして妄想的に解釈する），**妄想着想**（突然異常な考えを思いつき，確信する），**妄想気分**（周囲がなんとなく変化し，今にも何か重大な出来事が起きそうな怪しげで緊迫した気分・雰囲気になる）の3型がある．自分に関係のない出来事を自分に関係づけて考えてしまう関係妄想，特に被害的色彩をもった被害妄想が多く，迫害を受ける，追跡・監視される，毒を入れられるなどの訴えがある．この他にも，誇大妄想，血統妄想，宗教妄想，恋愛妄想，心気妄想などがある．思路の障害として，**連合弛緩**，**滅裂思考**，**思考途絶**といった症状も重要である．

知覚障害として**幻覚**がある．幻覚とは現実に存在しないものを実際に存在していると知覚することをいう．多くは自己を責める悪口や非難，脅迫など，被害的な内容の人の声の**幻聴（幻声）**である．自分の考えていることが声になって聞こえるという思考（考想）化声もある．しばしば幻聴との対話が独語として観察されることもある．喉の奥にゴムが張りついている，頭のなかに寄生虫がいるなどといった体感幻覚（セネストパチー）も多いが，幻視，幻味，幻臭は稀である．幻覚に対して，**錯覚**は実際に存在する対象を誤って知覚する現象を指す（例；天井の模様が人の顔に見える）．

自我（意識）障害とは，自分と外界との境界が曖昧になる一連の病的体験をいう．自分の行動が他者に操られていると感じる「**させられ（作為）体験**」，他者に考えを吹き込まれると感じる思考吹入，逆に自分の考えを他人に奪われると感じる思考奪取，自分の考えが他人に伝わってしまうと感じる**思考（構想）伝播**，自分が主体的に動いている感じや生き生きとした感じが失われる**離人体験**などが代表的である．

これらの**異常体験**ないし**陽性症状**は急性期に多く，慢性期に入ると，物事や他人に無関心で感情表出が失われた状態である感情鈍麻，無為などの陰性症状が前景を占める．最近では，統合失調症の中核症状として**認知障害**や社会的障害を置く立場もある．

前述した独語以外に，空笑や眉をひそめる（しかめ顔），口を尖らす（尖り口），長時間同一姿勢をとる（常同姿勢）といった行動障害，げん奇的態度もみられる．同一対象に対して同時に相反する感情をもつ両価性（アンビバレンツ）も特徴的である．

(6) 病型

従来から**破瓜型**，**緊張型**，**妄想型**の3型に分類されている．というよりも，これらの病型はもともと別々の疾患として記載されており，これら3疾患を同一疾患の表現型と位置づけることによって，統合失調症概念の基礎が成立したという歴史的経緯がある．破瓜型は20歳前後に発病し，最大の特徴は自閉傾向である．緊張型も20歳前後の発病であるが，主要症状は精神運動障害（緊張病性昏迷・興奮）である．妄想型は30歳前後のやや遅い発病が多く，種々の妄想を主症状とする．

(7) 治療・予後

治療としては，急性期では抗精神病薬による薬物療法を主とし，これに一般的な精神療法を加える．精神分析療法の有効性は示されていない．慢性期ではデイケアや作業療法を通じて，**ストレスマネジメント**や**社会生活技能訓練**などのリハビリテーション（以下，リハ）を行う．症状が消えた後も再発予防のため，長期間薬物療法を続けていく．抗精神病薬の抗ドパミン作用により，副作用として筋強剛，眼球上転発作，舌突出，着座不能（アカシジア）といった錐体外路症状が出ることがある．通院治療を継続するため，**自立支援医療制度**が利用できる．

統合失調症患者の平均寿命は一般人口に比べて約10〜25年程度短いといわれているが，これは併存する身体疾患，事故や自殺の影響が想定されている．

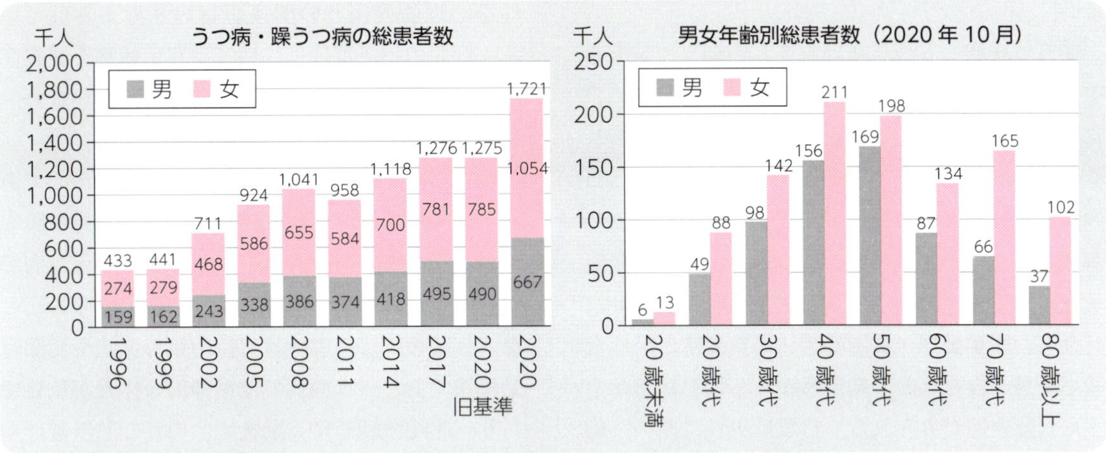

図 1　日本における気分障害〔うつ病・躁うつ病（双極性障害）を含む〕の患者数[4]（文献 4 をもとに作成）

各年 10 月調査.「気分［感情］障害（躁うつ病を含む）」（ICD-10：F30-F39）の総患者数であり，うつ病および躁うつ病（双極性障害）の患者が中心である．総患者数とは調査日に医療施設に行っていないが，継続的に医療を受けている者を含めた患者数（総患者数＝入院患者数＋初診外来患者数＋再診外来患者数×平均診療間隔×調整係数（6/7））．「2020 旧基準」は推計患者数の推計から算出した平均診療間隔旧基準の総患者数．2011 年調査は東日本大震災の影響により宮城県（2008 年 1.6 万人）のうちの石巻医療圏，気仙沼医療圏および福島県（2008 年 1.9 万人）を除いた数値である．

2. 気分障害（感情障害）

（1）概要

感情・気分の障害には，気分の落ち込みを示す**うつ病**と，気分の高揚を示す躁病とがあり，また躁病相とうつ病相の両者を呈するものを双極性，いずれか一方のみを呈するものを単極性という．最も多いのは単極性うつ病（いわゆるうつ病）であり，ついで**双極性障害**，最も少ないのが単極性躁病である．感情・気分の障害が主体であるが，これに意欲の障害が伴う．いずれの病型もいったん寛解しても再発することが多い．

（2）原因

発症要因としては遺伝要因，体格・病前性格（肥満型・循環気質），ストレス，心因・状況因の関与，神経生理学的背景（視床下部，脳幹網様系の調節障害），神経化学的要因（脳内アミン代謝障害仮説，内分泌機能障害仮説）など，多因子の関与が想定されている．このうち脳内アミン代謝障害仮説は，うつ病で脳内**セロトニン**や**ノルアドレナリン**の代謝異常が示されており，抗うつ薬の機序を考えるうえでも重要である．

（3）有病率

日本における気分障害の生涯有病率は，うつ病だけをとってみても 6.5%（男性 4.2%，女性 8.3%）であり，日本人の 15 人に 1 人は一生の間にうつ病に罹患することになる．極めて有病率が高い疾患であり，特に女性に多い（図 1）．

（4）発症年齢

気分障害，特にうつ病は従来から中年期を好発年齢とするとされてきたが，高齢者のうつ病（老年期うつ病）も多い．また，最近では 20 代のうつ病はむしろ多く（図 1），未成年のうつ病も稀ではないとされている．初発年齢は 20 代と 40～50 代の 2 つのピークがある．なお，双極性障害はうつ病よりも遺伝負因が高く，好発年齢も低いとされる．

（5）精神症状

①**躁状態**：躁状態は気分の高揚を主徴とし，爽快感・万能感が強く，**自信過剰**で楽観的となり，自己評価が高まっている．**観念奔逸**（考えが次々に湧いてくる），注意の転導，誇大妄想，多弁・多動，乱費などの脱抑制行動（**抑制欠如**）が顕著にみられる．**食欲・性欲も亢進**し，眠らなくても苦にせず（**睡眠時間の短縮**），これらすべてに対して病識が欠如する．他者に干渉したり，大声で話したり，**易怒的**だったり，深夜に電話をかけまくったりするなど，著しい迷惑行為をなすことが

多い．

②**うつ状態**：うつ状態は重苦しい抑うつ気分を主徴とし，悲哀感，倦怠感，不安感，劣等感，自責・罪業感，疲労感などを訴え，自己評価が著しく低下した状態である．抑うつ気分はしばしば**日内変動**し（朝方に気分が重く，夕方に楽になる例が多い），焦燥感を伴うこともある．思考が発展せず（**思考抑制**ないし**思考制止**），抑うつ気分に見合った**罪業妄想・貧困妄想・心気妄想**といった**微小妄想**がみられる．絶望感からしばしば希死念慮や自殺企図がみられる．自殺は男性に多い．幻覚は原則として認められない．

意欲も著しく障害され，食欲・性欲が低下し，**精神運動抑制（精神運動制止）**が強いと全く自発的な動きがなくなって，うつ病性昏迷の状態に陥る．不眠はうつ病で最もよくみられる症状である．不安も頻度の高い症状だが，**うつ病と不安症が併存**することも多い．入眠障害もあるが，特に中途覚醒・早朝覚醒や熟眠感の低下が特徴である．また，重症度を問わず，頭痛や肩こりをはじめ，種々の身体症状を呈する．うつ状態の評価には，自記式の評価尺度であるSDS（Self-rating Depression Scale）やBDI（Beck Depression Inventory），他覚的評価であるハミルトンうつ病評価尺度がよく用いられる．

(6) 病型

前述のように，気分障害には様々な病型がある．うつ病エピソードについても，中高年の身体的・精神的衰えを背景とする老年期ないし退行期うつ病，あまり重症にはならないが長期にわたりうつ状態が持続する気分変調症，生活上の特定のイベントが契機となる反応性のうつ病（昇進うつ病，引越しうつ病など），多種多様である．

脳損傷に起因する脳器質性うつ病や，脳以外の身体疾患に伴う症候性うつ病もある．身体疾患をもっているとうつ病になりやすい．脳器質性うつ病のなかでは脳卒中後うつ病がよく知られている．脳血管障害後には少なくとも2割程度で何らかのうつ状態を呈するとされており，リハに際して阻害要因となる．発症直後にうつ状態を呈する場合は脳器質因の関連が高く，慢性期では社会復帰や心理的要因との関連が高いと考えられている．好発の損傷部位については左前頭葉を重視する立場もあるが，明確な結論には至っていない．

(7) 治療

治療としては，薬物療法と精神療法が中心である．薬物療法はうつ病では**抗うつ薬**，双極性障害では気分安定薬を選択する．脳卒中後うつ病でも，内因性の場合と同様，抗うつ薬治療の適応となる．精神療法の主体は支持的精神療法や**認知行動療法**である．うつ病では精神的な休養が重要であり，叱咤激励して「励ます」のはむしろ避けるべきである．軽症であれば，適度な運動が症状を軽減するのに役立つ（運動療法）．重症例では電気けいれん療法を考慮する．常に自殺企図に注意が必要だが，特に回復期にリスクが高いことを念頭におく．

4 | 心因性疾患

心因性の障害〔**神経症性障害**，ストレス関連障害および身体表現性障害（F4）〕は，従来から神経症と呼ばれている病態を中心に，心因反応を含んだ概念である．神経症では後述するように，多少なりとも主体のもともとの素因が重要であり，そこに何らかの心理的契機があって発症するが，心因反応はPTSDに代表されるように，どのような素因の人でも強い心因（重度のストレス）を受けると発症することになる．しかし，ここでいう素因と心因の関与は程度の違いであって，両者は近縁の概念として心因性障害に内含されている．

1. 神経症

(1) 概念

神経症とは，不安，抑うつ，心気，離人などの主観的な症状を慢性的に訴える状態であり，性格・素質の問題を背景に，心的葛藤を病因として，生活・職業・社会における種々の不適応を惹起する．不適応が前景に立つ病態を適応障害ないし適応反応症と呼ぶことも多い．適応障害は明確なストレスによって引き起こされるが，本来なら昇進・出世のような喜ばしい出来事が契機となることもある．適応障害では抑うつ気分を伴う場合や不安を伴う場合が多いが，素行の異常を認めることもある．適応障害からうつ病に進展することも多い．

このような主観的精神症状，主訴を裏づけるような身体的・器質的基盤を欠き，また精神病のように人格全体に障害が及ぶこともない．いわゆる健常者でも，何らかの神経症的要素を有するのが普通であり，正常と異常の間に明瞭な境界を引くことは困難であるが，臨床的には前述した生活・職業・社会上の不適応，適応障害を認めるか否かがポイントとなる．抗うつ薬や抗不安薬による薬物療法とともに，認知行動療法がよく用いられる．

なお，DSM-5-TR では神経症という用語は用いておらず，神経症概念には不安症群，強迫症及び関連症群，身体症状症及び関連症群，解離症群などが含まれる．**DSM-5-TR の不安症群**には**パニック症**，**広場恐怖症**，**社交不安症**のほか，**分離不安症**，**場面緘黙**，**限局性恐怖症**，**全般不安症**が含まれる．

(2) 病型

神経症に含まれる病態として，恐怖症，全般性不安症，パニック症，強迫症，解離症，身体表現性障害，離人神経症（自己および外界が生き生きと感じられない状態），神経衰弱症（身体的・精神的な無力・衰弱感を慢性的に訴える状態）などが挙げられる．多くは思春期〜青年期に好発する．

恐怖症では，閉所，広場，高所，不潔，先端，動物（クモ恐怖など），疾病（癌恐怖，性病恐怖など）といった様々な対象に異常な恐怖・嫌悪を示す．最近では人前での食事やスピーチなどを嫌う社会（社交）恐怖も問題になることが多い．なお，精神科では，恐怖とは特定の対象に対する場合を指し，不安とは対象をもたない漠然としたものを指す．漠然とした不安が全般的かつ持続的である場合を全般性不安症と呼ぶ．

パニック症では，過呼吸，動悸，頻脈，下痢など，身体の生理的変化がみられ，「このまま死んでしまうのではないか」という死の恐怖を伴う．パニック発作は通常長時間は続かず，人混みや電車の中など特定の場所で生じるタイプ（広場恐怖を伴うもの）と場所を問わないタイプ（広場恐怖を伴わないもの）とに分けられる．またパニック症状発作が起きたらどうしようという**予期不安**を伴うことが多い．

強迫症では，それが不合理であることを十分に理解しつつも，自己の意思と関わりなく頭に繰り返し浮かぶ観念（**強迫観念**）や，長時間の**手洗い行為**や**確認行為**（鍵・ガスの元栓・電気など），儀式的行為を常同的に実際に行ってしまう行動（**強迫行為**）を生じる．強迫観念はほとんど常に本人にとって自我違和的であり，苦痛感を伴う．発症は通常小児期か成人早期であり，男女で同頻度にみられる．経過は様々だが，難治性で慢性化することが多い．

解離症は歴史的にはヒステリーと呼ばれていた病態に該当し，無意識的な心因によって惹起される障害を総称している．心理的葛藤が身体症状に表現されるものを転換型（失声，麻痺，失立失歩，痙攣や不随意運動などの運動系の異常や，盲，聾，疼痛，知覚消失などの感覚系の異常），意識・人格の統合が失われるものを解離型（もうろう状態，多重人格，憑依，遁走，解離性健忘など）と呼んでいる．派手，演技的，被暗示的といった特徴的な性格背景があり，脳波異常は認めない．多彩な症状により，しばしば身体疾患や脳器質性疾患と誤診される．「疾患への逃避」という無意識的な「疾病利得」の心理機制がある．意識的に疾病を演じれば詐病である．

身体表現性障害とは，様々な身体化症状を呈する場合を指し，疼痛性障害，身体醜形障害，心気症（身体的不調を慢性的に訴える状態）なども含まれる．

2. 心因反応

特定の心因によって惹起された了解可能な急性の病的状態を総称する．状況因が特異なだけに誰にでも反応性に生じ得る．ある情動体験が直接に激しい反応（爆発，恐慌，驚愕，短絡）を惹起するとき，これを原始反応という．PTSDは戦争，震災，殺人，暴行，強姦などの心的外傷体験（いわゆるトラウマ）が，数か月以上経過した後にも，不安・不眠・抑うつとともに，無感覚，情動鈍麻，**フラッシュバック**，悪夢など，種々の障害を引き起こすものをいう．しばしば不快な記憶や考えが頻繁に想起され，日常生活を障害する現象（**侵入想起**）がみられる．他に拘置・抑留が引き起こす異常状態を拘禁反応と呼ぶ．拘禁反応としては，強制収容所症候群が知られているが，入院中にもみられることがある（ICU症候群など）．

3. 心身症

心身症とは，その発症や経過に心理社会的因子の関与が重要な役割を演じていると考えられる身体疾患を指す．身体的障害は自律神経系，内分泌系，免疫系などを介して，特定の器官系統に出現し，器質的な病変ないし病態生理的過程の関与が認められるものをいう．胃潰瘍，高血圧，**気管支喘息**，**チック症**などはその代表であり，「病は気から」というように，多くの身体疾患において，心身症的側面を指摘することが可能である．心身症においては，心理社会的因子と身体的障害の発症や経過との間に時間的な関連性が認められる．身体症状を主とする神経症，うつ病といった精神疾患とは区別して考える．

起立性調節障害は朝起きられない，立ちくらみ，めまい，頭痛といった症状を認め，学校に行けなくなる．小学校高学年から中学生の女児に多い．**過敏性腸症候群**には下痢型と便秘型などがある．

4. 生理的障害

摂食障害（F50）は大きく**神経性無食欲症（神経性やせ症）**と**神経性大食症（神経性過食症）**とに分けられる．神経性無食欲症は，極端にやせているのに自分が太っていると思い込むボディ・イメージの障害があり，極端な肥満嫌悪や**やせ願望**を示す．極端なダイエットが発症の契機となる．過活動，無月経，幼児性への憧れや成熟拒否傾向がみられ，下剤乱用を認めることも多い．

5 | 器質性疾患

ICD-10では，認知症性疾患はF0コード，中毒性精神障害はF1コードに分類されている．

1. 認知症（dementia）

代表的な疾患として，**アルツハイマー病**（F00），**レビー（Lewy）小体型認知症**（F02），**前頭側頭型認知症**（F02）などの変性疾患や**血管性認知症**（F01）が挙げられる．これらの詳細については他項を参照されたい．ここではごく簡略に概要を述べる．

アルツハイマー病の病因はまだ十分に解明されていないが，異常なアミロイドとタウの蓄積が関与している．いつとはなしに記憶障害で発症することが圧倒的に多く，緩徐に進行していく．健忘とともに視空間認知能力，視覚構成能力の低下は早期からみられ，物が見つけられなかったり，曲がり角を間違ったりする．加齢を最大のリスクファクターとし，年齢とともに有病率が上がり，女性に多い．初期には人格や礼節は比較的保たれ，「取り繕い」と「振り返り」を特徴とする．初期では言語性IQに示されるような意味や知識を問う課題はできることが多い．実行機能障害，問題解決能力の低下を認めることが普通だが，さらに流暢性失語や観念性失行を生じることは稀ではない．薬物療法として，中核症状の進行を遅らせ得るコリンエステラーゼ阻害薬が用いられるが，近年，抗アミロイドβ抗体薬が登場した．非薬物療法としては，現実見当識訓練法，芸術（絵画・音楽）療法，回想法，ダンスセラピーなどの心理療法も用いられる．

レビー小体型認知症は，記憶障害はアルツハイマー病に比べると相対的に軽いが，パーキンソン（Parkinson）症状を伴い，著明な人物・動物・情景の幻視を認め，視覚認知障害，機能の変動，レム睡眠行動障害，繰り返す転倒，自律神経症状などが特徴である．

前頭側頭型認知症〔ピック（Pick）病を含む〕では，病初期には記憶や方向感覚，構成機能，計算などは保たれており，人格変化や行動異常，常同行為などで初発することが多い．左側頭葉優位に萎縮が生じるタイプは意味性認知症と呼ばれ，語義失語が前景となる．

血管性認知症では，脳卒中の既往があり，また脳卒中発作後に階段状の悪化を示すことが多い．感情失禁が目立ち，保たれている機能と障害されている機能が混在するため，まだら認知症の様相を呈する．特有の歩行障害や早期からの尿失禁が参考になる．皮質下白質に顕著な血管性病変を認める例はビンスワンガー（Binswanger）型脳症と呼ばれる．

他に認知症をきたす疾患として，**神経梅毒**や**プリオン〔クロイツフェルト・ヤコブ（Creutzfeldt-Jakob）病**，硬膜移植後海綿状脳症など〕，エイズ脳症（HIV 脳症）といった伝播性（感染性）の疾患群や，ハンチントン（Huntington）病，大脳皮質基底核変性症といった変性疾患がある．

認知症自体はその多くが進行性で回復困難であるが，それだけに**治療可能な認知症（treatable dementia）**を見逃さないことは臨床的に重要である．このような可逆性認知症として，慢性硬膜下血腫（特に大酒家の高齢男性），正常圧水頭症，甲状腺機能低下症，ビタミン欠乏症などが挙げられる．

認知症のスクリーニングには，**ミニメンタルステート検査（Mini-Mental State Examination：MMSE）**と**改訂長谷川式簡易知能評価スケール（HDS-R）**がよく用いられる．これらの評価にあたっては，意識障害（**せん妄**）や失語の影響がないことをよく確認しておく必要がある．

2. 中毒性精神障害

アルコールや薬物の反復摂取の習慣（精神的・身体的依存，嗜癖，乱用）により引き起こされる精神障害の総称である（F1）．中毒とは薬物摂取による生体の生物学的影響を指す用語であり，原則として急性中毒についてのみ用いる．薬物大量摂取による急性中毒症状は救急医療の課題である．慢性期の精神医学的問題は，精神作用物質の使用そのものによる精神症状と，摂取の突然の中断による離脱症状（禁断症状）とがある．

(1) アルコール依存

急性症状として単純酩酊，複雑酩酊（酒癖の悪いもの），病的酩酊（少量摂取で急激に意識障害に陥る）が区別される．アルコール依存に陥った後の精神障害をアルコール精神病と総称する．振戦せん妄は代表的なアルコール離脱症状であり，断酒数十時間後に，幻視・錯視，不安，妄想などを伴うせん妄（意識変容の一種）を呈した状態をいう．振戦せん妄における小動物幻視はよく知られている．ウェルニッケ（Wernicke）脳症はアルコール依存と低栄養によるビタミン B_1 欠乏により引き起こされ，意識障害，歩行障害，眼球運動障害，末梢神経障害を生じる．続発して失見当，前向健忘，逆向健忘，作話を特徴とするコルサコフ（Korsakoff）症候群に移行することが多いため，**ウェルニッケ・コルサコフ症候群**とも呼ばれる．

長期にわたる大量飲酒により，アルコール幻覚症や被害妄想などが生じる．さらに，アルコールの神経毒自体で認知症に至るか否かは結論が出ていないが，少なくともアルコールの長期連用により，血管性認知症やウェルニッケ・コルサコフ症候群を惹起することは確かである．

(2) 薬物依存

依存性の薬物には，**麻薬及び向精神薬取締法**やあへん法の対象となる麻薬類（**モルヒネ**，コカイン，ヘロイン，LSD など），大麻取締法の対象となる大麻類（**マリファナ**，ハッシシ），覚醒剤取締法の対象となる覚醒剤（**アンフェタミン**，**メタンフェタミン**など），毒物及び劇物取締法の対象となる有機溶媒（シンナーの主成分である**トルエン**など），睡眠薬（**バルビタール**，ベンゾジアゼピン系など），精神安定剤が挙げられる．これらの薬物の反復摂取による精神障害，特に日本では幻覚妄想状態を惹起する**覚醒剤依存**などが大きな社会問題である．覚醒剤（メタンフェタミン）関連性精神障害には神経伝達物質としてドパミン機能系の異常が想定されている．

6 | 各年齢期の障害の特徴

精神障害の発症についてはそれぞれ好発年齢がある．小児期に発症する主な障害としては，精神遅滞（知的障害）（F7）や，心理的発達の障害〔**自閉スペクトラム症**，**アスペルガー（Asperger）症候群**など**広汎性発達障害**を含む〕（F8），**多動性障害**・**行為障害**・**チック障害**（F9）などが挙げられる．これら小児期の障害については他項を参照されたい．自閉スペクトラム症を合併する頻度が高い疾患として，**脆弱 X 症候群**，**ダウン症候群**，**レット症候群**，**結節性硬化症**などが知られている．

ICD-10 の心理的発達の障害（F8）に分類されている病態としては，会話および言語の特異的発達障害（F80），学力［学習能力］の特異的発達障害（F81），運動機能の特異的発達障害（F82），混合性特異的発達障害（F83），広汎性発達障害（F84）などが挙げられる．一方，小児期および青年期に通常発症する行動および情緒の障害（F9）のなかには，多動性障害（F90），行為障害（F91），小児期に特異的に発症する情緒障害（F93），小児期および青年期に発症する社会的機能の障害（F94），チック障害（F95）などが含まれる．

思春期に好発する主な障害としては，摂食障害（神経性無食欲症，神経性大食症）など，神経症性疾患の多くが挙げられる．青年期には統合失調症や神経症，中年期にはうつ病やアルコール依存，老年期には認知症が好発する．

7 | 精神保健

1950 年に成立した精神衛生法は，1987 年に精神保健法と改称された．さらに 1995 年に「精神保健及び精神障害者福祉に関する法律」（精神保健福祉法）に改正され，文字通り，障害者の福祉の充実を図り，人権への配慮を重視する内容となった．

精神保健とは，精神障害者の医療のみならず，健常者も含めて精神的な健康を推進し，発病を予防しつつ，社会全体の幸福と福祉のための理念や知識，研究，政策立案，社会制度，実務運用など，すべてを含む概念である．このような目的のために，病院などの医療機関による精神科医療にとどまらず，市町村の乳幼児検診，学校における精神保健の教育や個別のカウンセリング，保健所の地域精神保健活動，福祉事務所を中心とする各種の福祉施設や作業所の充実，障害者に対する偏見に対する啓発など，様々な活動が行われている．精神保健は，精神的健康・福祉・幸福に関わる一切を包括して，その充実に向けて行われる日々の活動である．

国民は精神障害者の社会復帰や自立への努力に協力しなければならない．ここでいう精神障害者とは，統合失調症，精神作用物質による急性中毒またはその依存症，知的発達症（知的能力障害），精神病質その他の精神疾患を有する者と規定されている．精神障害者の入院については，任意入院，医療保護入院，措置入院，緊急措置入院，応急入院の 5 型がある．任意入院以外の入院形態については，**精神保健指定医**による診察が必要である．精神保健指定医に指定されるには，診断または治療に従事した臨床経験 5 年（うち精神科医として 3 年）を有し，所定の要件を満たしていなければならない．

精神保健及び精神障害者の福祉に関しては，**保健所**と**精神保健福祉センター**とが重要な役割を担っている．このうち保健所は精神保健及び福祉行政の第一線機関であり，精神保健福祉相談，訪問活動，医療保護業務，関係機関との連絡調整などを行っている．これに対し，精神保健福祉センターは各都道府県に 1 か所ずつあり，知識の普及を図り，調査活動を行い，また相談及び指導のうち複雑または困難なものを行う．なお，都道府県知事に意見を具申することができるのは各都道府県に設置された地方精神保健福祉審議会である．

近年，精神保健領域で大きな問題となっているのは自殺対策である．日本では 1998 年以降，14 年連続して自殺者数が 3 万人を超えており，自殺予防は日本の精神保健において最重要緊急課題の一つである．このことを背景に 2006 年に**自殺対**

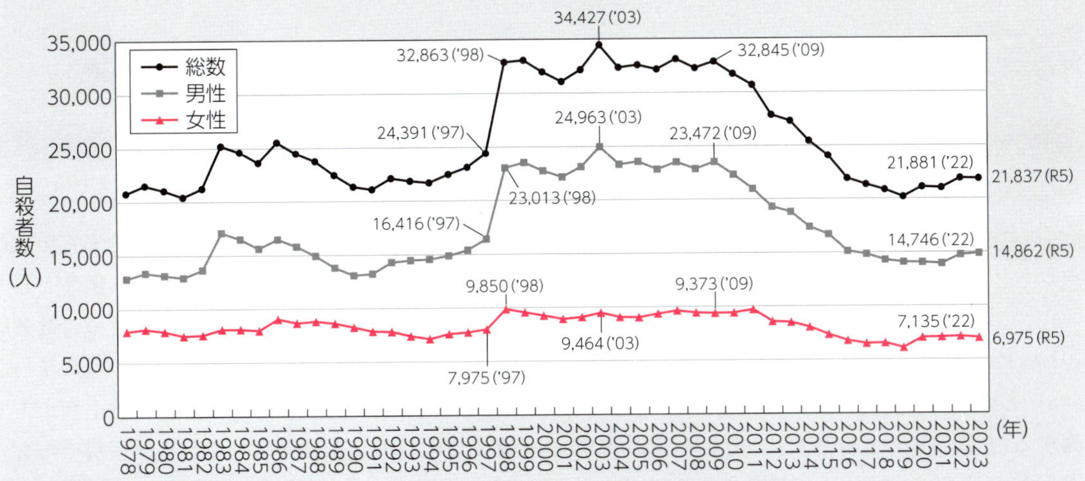

図 2　日本の自殺者数の年次推移[5)]

2023 年の自殺者数は 21,837 人で，前年と比べ 44 人（0.2％）減少した．男女別にみると，男性は 2 年連続で増加したが，女性は 4 年ぶりに減少した．また，男性の自殺者数は，女性の約 2.1 倍となっている．

策基本法が公布された．その後もしばらく年間自殺者数は依然として 3 万人を超えていたが，2009 年からは減少傾向にあり，2012 年には 3 万人を切り，2016 年の自殺者総数は 2 万 2 千人弱となった．しかし，2020 年からの新型コロナウイルス感染症の蔓延を受けて自殺者数は再び上昇傾向にあり，2023 年は横ばいの状態である（図 2）．自殺既遂者は女性より男性に多く，特に高齢者に多い．動機として最も多いのは身体の健康問題で，ついで経済・生活問題，家庭問題である．基礎疾患としてはうつ病が最も多いことが知られている．

●文 献

1）融　道男・他（監訳）：ICD-10 精神および行動の障害．臨床記述と診断ガイドライン．医学書院，1993．
2）日本精神神経学会（日本語版用語監修），髙橋三郎・大野　裕（監訳）：DSM-5-TR 精神疾患の診断・統計マニュアル．医学書院，2023．
3）精神保健福祉研究会（監修）：改訂第二版 精神保健福祉法詳解．中央法規，2002．
4）厚生労働省：令和 2 年（2020）患者調査（確定数）の概況．https://www.mhlw.go.jp/toukei/saikin/hw/kanja/20/dl/kanjya.pdf（閲覧日：2024 年 3 月 11 日）
5）厚生労働省自殺対策推進室，警察庁生活安全局生活安全企画課：令和 5 年中における自殺の状況．令和 6 年 3 月 29 日 https://www.npa.go.jp/safetylife/seianki/jisatsu/R06/R5jisatsunojoukyou.pdf
6）波多野和夫：精神医学．言語聴覚士テキスト（廣瀬　肇・監修），医歯薬出版，2005，pp47-51．

（三村　將）

7 リハビリテーション医学

1 概論

リハビリテーション（rehabilitation）（以下，リハ）ということばは，「re（再び）」と「habilis（適する）」に由来しており，リハ医学は物理医学（physical medicine）とリハが統合されてできた専門分野である．リハは世界保健機関（World Health Organization：WHO）により「健康状態に問題のある個人において，その環境とも連携し，機能を最適化し，障害を軽減する目的で計画された一連の介入」と定義されている[1)]．

したがってリハが対象とするのは，「健康状態に問題のある個人」であるが，これはいわゆる障害者のみを指しているわけではない．1980 年に WHO が採択した**国際障害分類**（International Classification of Impairments, Disabilities and Handicaps：ICIDH）では，障害を階層で理解している（図 1）．つまり，疾病によってまず機能障害，すなわち身体の臓器機能や外観の異常を生じるが，これにより**能力低下**，すなわち個体としての活動能力が低下した状態となり，さらに**社会的不利**を生じるというものである．このうちリハが対象とする障害は，能力低下と社会的不利が主であるが，リハは機能障害やさらには疾病そのものにもアプローチすることがある．

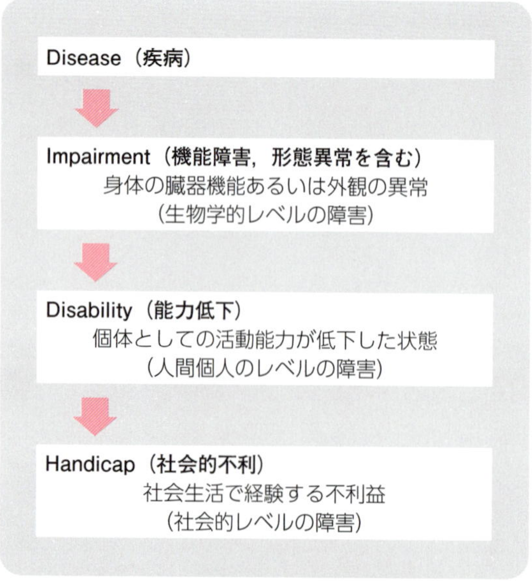

図 1　国際障害分類における障害の階層性

しかし国際障害分類の，単に心身機能の障害による生活機能の障害を分類するという考え方ではなく，活動や社会参加，環境因子に注目すべきとの考え方から，WHO は国際障害分類を改定し，2001 年に**国際生活機能分類**（International Classification of Functioning, Disability and Health：ICF）を採択した．これに基づいて障害のモデルを示したものが図 2 である．**活動制限**や**参加制約**が障害として捉えられ，これらには健康状態の変調だけでなく，個人因子や環境因子が関与する．

リハの手法は，狭い意味では理学療法（運動療法と物理療法），作業療法，言語聴覚療法，補装具や福祉機器の導入などであるが，広い意味では職業リハなど障害者の社会復帰を目指すあらゆる過程を含む．

2 評価と検査

リハを始めるにあたり，患者の状態を多角的に評価する必要があり，評価や検査の結果はリハの目標設定や介入効果判定に重要な意味をもつ．

神経学的評価（徒手筋力テスト，**感覚障害**の評価，深部腱反射など），運動器の評価（関節可動域，下肢や脊柱のアライメントなど），生理学的評価（呼吸困難度分類，心不全重症度分類，呼吸機能，電気生理学的検査など），小児では発達の評価などは，通常の診察と同様に行われる．リハでは特に，**日常生活動作・活動**（activities of dai-

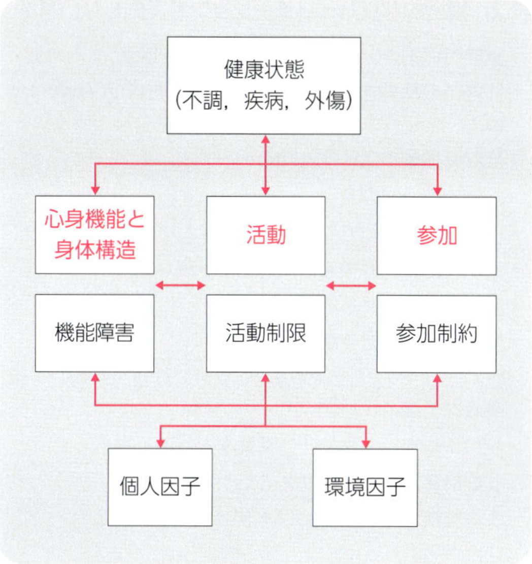

図 2　国際生活機能分類に基づく機能と障害[2)]

ly living：ADL)，QOL（quality of life）の評価が重視され，また生活環境（家族構成，職業，住居や周辺環境など）も重要である．

ADL は，独立して生活するために行う基本的で，各人ともに共通して毎日繰り返される**基本的 ADL**（basic ADL）と，応用的で，個人の住む地域における生活までを含む**手段的 ADL**（instrumental ADL）に大きく分けられる．基本的 ADL には食事，衣服着脱，排泄などが含まれ，評価法としてバーセル指数（Barthel index）（表 1）や機能的自立度評価法（functional independence measure：FIM）が代表的である．

QOL は文字通り「生活の質」である．ただし，宗教，経済的状態，所属する社会など，健康と関連が薄い領域も含まれるため，医療に関連して影響を受ける領域を健康関連 QOL（health-related QOL）と呼ぶ．疾患や障害によらず広く健康関連 QOL を評価するものを包括的尺度と呼び，Euro-QOL，SF-36 などが代表的である．これに対し，疾患や障害を限定した尺度を疾患特異的尺度と呼ぶ．

3 | 治療

リハには，複数の専門職によるチームアプローチが必須である．チームは医師，理学療法士，作業療法士，言語聴覚士，義肢装具士，看護師，公認心理師，ソーシャルワーカーなどから構成される．各職種による評価や検査に基づき，カンファレンス（評価会議）を経て，目標（ゴール）とプログラムが設定される．目標には週単位で達成可

表 1　Barthel index（機能的評価）[3)]

1 食事	10	自立，自助具などの装着可．標準的時間内に食べ終える
	5	部分介助（例えば，おかずを切って細かくしてもらう）
	0	全介助
2 車いすからベッドへの移乗	15	自立，ブレーキ・フットレストの操作も含む（歩行自立も含む）
	10	軽度の部分介助または監視を要する
	5	座ることは可能であるがほぼ全介助
	0	全介助または不可能
3 整容	5	自立（洗面，整髪，歯みがき，ひげ剃り）
	0	部分介助または全介助
4 トイレ動作	10	自立，衣服の操作，後始末を含む．ポータブル便器などを使用している場合はその洗浄も含む
	5	部分介助．体を支える，衣服・後始末に介助を要する
	0	全介助または不可能
5 入浴	5	自立
	0	部分介助または全介助
6 歩行	15	45 m 以上の歩行，補装具（車いす，歩行器は除く）の使用の有無は問わない
	10	45 m 以上の介助歩行．歩行器の使用を含む
	5	歩行不能の場合，車いすにて 45 m 以上の操作可能
	0	上記以外
7 階段昇降	10	自立．手すりなどの使用の有無は問わない
	5	介助または監視を要する
	0	不能
8 着替え	10	自立．靴，ファスナー，装具の着脱を含む
	5	部分介助．標準的な時間内，半分以上は自分で行える
	0	上記以外
9 排便コントロール	10	失禁なし．浣腸，座薬の取り扱いも可能
	5	時に失禁あり．浣腸，座薬の取り扱いに介助を要する者も含む
	0	上記以外
10 排尿コントロール	10	失禁なし．収尿器の取り扱いも可能
	5	時に失禁あり．収尿器の取り扱いに介助を要する者も含む
	0	上記以外

注）代表的な ADL 評価法である．100 点満点であるからといって，独居可能という意味ではない．

能な短期目標と，最終的な達成を目指す長期目標があり，治療過程で見直されることがある．

リハでは，急性期，回復期，生活期（維持期とも呼ぶ）の相を設定することが多い．急性期は発症あるいは手術後早期を指し，言語聴覚士は失語や構音障害に対するアプローチの他，摂食嚥下障害に対する介入で関わることが多い．これらは患者の状態に応じて回復期，生活期にも継続が必要となる．回復期では医療の中心はリハであり，在宅復帰を含む社会生活への復帰を目的に，回復期リハ病棟などで集中的に行うことも多い．生活期の目標は，文字通り機能の維持と疾病再発の予防である．

理学療法では，下肢を中心とした粗大運動へのアプローチが主に行われ，関節可動域，筋力，協調性などの維持改善を目指した療法，起立や歩行の練習，麻痺に対する促通（ファシリテーション）などが行われる．**作業療法**では，ADLの回復を意識し，特定の作業を通じて障害の克服を図る．主に上肢の巧緻運動にアプローチするが，高次脳機能障害や精神障害にも関わる．理学療法，作業療法のいずれにおいても，補装具や福祉機器を利用することがあり，これには義肢や装具，杖，車いすなどの他，コミュニケーション機器なども含まれる．義肢や装具は義肢装具士が製作に関わる．また，疼痛の軽減や局所性循環の改善などを目的に，電気療法，温熱療法などの**物理療法**を併用することがある．

リハを安全に実施するためには，適切なリスク管理が必要である．患者の全身状態と，疾病や障害のある部位を評価し，リハ実施や継続の可否を判断する．表2に日本リハビリテーション医学会による『リハビリテーション医療における安全管理・推進のためのガイドライン　第2版』に収載されている，積極的なリハを実施しない基準を示す[4]．このような基準は他にも提示されているが，患者の状態やリハの内容により，リハの実施基準や中止基準は異なるため，個別に判断する必要がある．

表2　積極的なリハビリテーションを実施しない基準[4]

・安静時脈拍 40/分以下または 120/分以上
・安静時収縮期血圧 70 mmHg 以下または 200 mmHg 以上
・安静時拡張期血圧 120 mmHg 以上
・労作性狭心症の方
・心房細動のある方で著しい徐脈または頻脈がある場合
・心筋梗塞発症直後で循環動態が不良な場合
・著しい不整脈がある場合
・安静時胸痛がある場合
・リハビリテーション実施前にすでに動悸・息切れ・胸痛のある場合
・座位でめまい，冷や汗，嘔気などがある場合
・安静時体温が 38 度以上
・安静時酸素飽和度（SpO_2）90%以下

4 疾患・障害のリハビリテーション

1. 脳損傷

脳損傷の原因疾患には，脳出血や脳梗塞などの脳血管障害，頭部外傷，脳腫瘍などがある．機能障害として片麻痺を示すことが多く，この他に意識障害，失語，失行，失認，感覚障害，**認知機能障害**などが多い．

理学療法では急性期には二次的な関節拘縮を予防しながら，離床に向けて座位，立位，歩行の練習を行う．回復期では実用的な移動手段の獲得を目標とし，歩行のために下肢装具の他，杖・歩行器などの歩行補助具，場合により車いすなどを使用することもある．作業療法では，麻痺上肢を実用的に使えることを目標に様々なアプローチを行うが，実用手とならない見込みの場合には，利き手交換を行うこともある．認知機能障害や高次脳機能障害にもアプローチする．言語聴覚士は，主に失語や構音障害に対応するが，摂食嚥下障害や高次脳機能障害がある場合にも，積極的に関わる．

2. 末梢神経障害

末梢神経障害の原因は，外力によるものと神経の炎症や変性によるものに分けることができ，いずれも末梢神経が支配する筋の筋力低下・萎縮，感覚障害の他，痛みやしびれを示すこともある．支配する領域の深部腱反射は低下する．

外力によるものでは，単一の末梢神経が障害されることが多く，外傷によるものと圧迫によるものに分けられる．狭い部位を通る神経に圧迫が加わり症状を示すものを絞扼性神経障害と呼び，手根管症候群や肘部管症候群が有名である．外力による末梢神経障害では，損傷の程度により回復の可能性が異なる．軸索が残っている場合は自然回復の可能性が高く，軸索が断裂している場合は断裂部から末梢の軸索が変性し自然回復が難しいが，圧迫などの原因を取り除くことができれば回復する可能性がある．神経そのものが完全に断裂している場合は，神経縫合手術を行わない限り回復は望めない．

末梢神経の炎症や変性を引き起こす疾患には，ギラン・バレー症候群，糖尿病，ビタミン欠乏，アレルギー性血管炎，重金属などによる中毒の他，シャルコー・マリー・トゥース病などの遺伝性疾患があり，広範囲にわたり神経症状を示すことが多い．

末梢神経障害に対するリハには，低下した筋力に対する理学療法や装具治療，作業療法による代償的な動作の獲得，物理療法による疼痛やしびれの軽減などがある．

末梢神経障害を示す疾患では，四肢の末梢神経のみを侵すとは限らない．例えば，ギラン・バレー症候群では脳神経障害による嚥下障害や構音障害を示すことがあり，言語聴覚士によるアプローチが求められる．また脳神経の障害は，中枢性麻痺と末梢性麻痺に分けられる．例えば，顔面神経麻痺のうち顔面神経核以遠に原因があるものは末梢神経障害であり，顔の片側全体の表情筋に麻痺を生じる．病的運動と顔面拘縮の予防軽減を目的としたリハが行われる．

3. 脳性麻痺

脳性麻痺は，「受胎から新生児期（生後4週以内）に生じる，脳の非進行性病変に基づく，永続的なしかし変化しうる運動および姿勢の異常」と定義されており，病型によって痙直型，アテトーゼ型，失調型などに，麻痺の部位により片麻痺，両麻痺，四肢麻痺などに分類される．最も多い病型である**痙直型**は，低出生体重児や周産期の低酸素により生じることが多く，筋の痙縮，筋力の弱化，深部腱反射亢進を特徴とする．個々の筋の選択的なコントロール，姿勢変化や体動を予測した筋群の活動制御，特有の動きを身につける能力が低下しているため，歩行をはじめとした運動機能が障害される．

リハとしては理学療法や作業療法で，移動機能や ADL 動作の向上を目指した様々なアプローチが行われる．発語の障害や摂食嚥下障害を合併する場合には，言語聴覚士の関与が求められる．

4. 神経筋疾患

神経筋疾患は疾患数が非常に多く，そのほとんどがリハの対象になる．言語聴覚士が関わる可能性のある代表的な疾患について記述する．

パーキンソン病は，黒質のドパミン神経細胞の変性を主体とし，緩徐に進行する神経変性疾患である．安静時振戦，筋強剛（筋固縮），無動・寡動，姿勢反射障害を特徴とする．顔面や構音器官の寡動や固縮により構音が不明瞭になる．非運動症状として，意欲低下，自律神経障害などを合併することもある．リハは症状の進行に応じて，機能の維持・向上を目的に行われる．

筋萎縮性側索硬化症は，上位運動ニューロンと下位運動ニューロンが，選択的かつ進行性に変性・消失していく原因不明の疾患である．四肢・体幹の筋萎縮と筋力低下が主症状であり，進行すると構音障害，摂食嚥下障害，呼吸障害などが生じる．進行は比較的速く，末期には呼吸管理を要し，随意運動は眼球運動に限られる．言語聴覚士は構音障害，摂食嚥下障害にアプローチする他，病状の進行を見越しながら適切なコミュニケーション手段の提供を行う．

脊髄小脳変性症は，進行性の運動失調を主徴とする疾患群で，遺伝性のものと孤発性のものがある．いずれも小脳失調症状を示し，**失調性構音障害**に対するアプローチを必要とすることがある．

筋ジストロフィーは，骨格筋の壊死・再生を主病変とする遺伝性筋疾患の総称で，代表的なのはデュシェンヌ型筋ジストロフィーである．デュシェンヌ型では乳幼児期から徐々に立ち上がりが困難になり，学童期に歩行不能になることが多い．呼吸筋の麻痺により呼吸管理を要するようになるため，コミュニケーション手段の検討が必要となる．

5. 脊髄障害

脊髄障害は，外傷，脊椎の変性，脊椎や脊髄の腫瘍，脊椎や椎間板の感染などにより生じる．障害レベル以下の運動麻痺，感覚障害，膀胱直腸障害を主症状とし，理学療法や作業療法をはじめとしたリハ医療が治療として重要な位置を占める．頸髄レベルの障害では，上肢の機能障害による食事動作や書字の困難さ，呼吸障害に対する呼吸管理によるコミュニケーション障害に対して，言語聴覚士がアプローチすることがある．

6. 骨・関節疾患

骨・関節疾患には，外傷，変形性関節症などの変性疾患，**関節リウマチ**などの自己免疫疾患，**骨粗鬆症**などの代謝性骨疾患，感染症，骨肉腫などの腫瘍性疾患など多くの疾患が含まれ，ほとんどがリハの対象となる．保存的治療としてのリハの他，周術期にも広く行われ，理学療法，作業療法の他，物理療法，義肢・装具治療などが含まれる．

例えば，高齢者における骨粗鬆症に伴う大腿骨頸部骨折では，人工骨頭置換術が行われることが多い．急性期には臥床に伴う合併症を予防するため，手術前から理学療法士が上肢・健側下肢・患側足関節の関節可動域練習や筋力維持の運動を行い，深部静脈血栓症予防のための両側足関節自動運動も指導する．手術後は，下肢の筋力強化を中心に行い，車いす移乗，立位，歩行練習を早期にすすめる．必要に応じて人工骨頭が脱臼しやすい肢位を避けるための動作指導も行う．回復期から生活期にかけては，骨粗鬆症に対するアプローチも必要で，薬物療法や栄養指導に加えて，運動療法も重要な位置を占める．

7. 内部障害，悪性腫瘍

リハの対象となる内部障害には，呼吸器疾患，循環器疾患，腎疾患，内分泌代謝疾患などがある．

呼吸器疾患としては，慢性閉塞性肺疾患が多い．これは喫煙を主な原因とし気管支の炎症や肺胞の破壊を生じる疾患で，労作時の呼吸困難や咳・痰などの症状を示す．リハでは**口すぼめ呼吸**，体位排痰法などの肺理学療法の他，運動療法により呼吸困難感の軽減を図る．

循環器疾患では，心筋梗塞などの虚血性心疾患がリハの対象として多い．心筋梗塞に対する急性期の治療後には，早期離床を図るための理学療法が行われる．また生活期には再発予防のための心臓リハとして運動療法が行われる．近年は，心不全に対するリハも行われるようになっている．

腎疾患や代謝疾患では，内科的治療，栄養管理，患者教育に併せて運動療法を行う．腎疾患では，透析中の患者や腎移植を受けた患者もリハの対象となるが，運動のタイミングや強度に十分配慮する．代謝疾患の代表である糖尿病では，疾患自体のコントロール状況の他，腎症，網膜症，神経障害，心血管障害などの合併症を評価し，適切な運動強度や内容，タイミングを判断する．

悪性腫瘍患者の増加や治療法進歩による生命予後の改善に伴い，リハの占める役割が大きくなってきている．悪性腫瘍では，腫瘍による痛み，脳・脊髄や末梢神経への圧迫や浸潤による麻痺の他，治療に伴う廃用症候群，抗がん剤による末梢神経障害などの合併症，放射線治療による脊髄炎，嚥下障害などの合併症，前立腺癌術後に発生する排尿障害など手術の合併症など多くの障害を生じる．症状に応じて各種のリハアプローチを組み合わせる必要がある．また終末期の悪性腫瘍患者に対しては，患者の要望を尊重しながら，身体的，精神的，社会的にもQOLの高い生活が送れるように緩和的リハを行う．

●文献

1) World Health Organization：Rehabilitation. https://www.who.int/news-room/fact-sheets/detail/rehabilitation (2023年12月閲覧)

2) 障害者福祉研究会（編）：ICF 国際生活機能分類―国際障害分類改定版．中央法規出版，2002．
3) Mahoney FI, Barthel D. "Functional evaluation：The Barthel Index." *Md State Med J*, **14**：56-61, 1965.
4) 公益財団法人日本リハビリテーション医学会リハビリテーション医療における安全管理・推進のためのガイドライン策定委員会（編）：リハビリテーション医療における安全管理・推進のためのガイドライン，第2版．診断と治療社，2018，p112.

（芳賀信彦）

Column　リハビリテーション分野におけるロボット工学の活用

医療へのロボット工学技術の応用は全世界的に進んでおり，リハビリテーション（以下，リハ）分野でも同様である．一般にロボットは，センサ，知能・制御系，駆動系から構成され，「知能化した機械システム」ともいわれる．リハ分野の対象疾患としては，脳卒中や脊髄損傷といった麻痺性疾患，神経筋疾患が中心で，障害の軽減を目指して機能訓練として使用するものと，実際の生活において使用するものに分けられる．

上肢では脳卒中に伴う麻痺に対して，複数のプログラムから選択された同一の運動を繰り返して行うことで機能の改善が得られる機器がいくつか開発されている．上肢切断に用いる筋電義手も，残存肢の筋収縮電位を感知し，義手の手指の開閉するもので，センサ，知能・制御系，駆動系から構成されているという意味でロボットと考えることもできる．

下肢では脊髄損傷などの不全麻痺に対して，リハ場面で正常歩行パターンを他動的に繰り返したり，筋収縮を補助したりすることにより，麻痺の回復を促進するタイプがある．ハーネスで体幹を懸垂し関節を他動的に動かすLokomat® や，筋収縮に伴う電気信号などを感知して関節運動を補助するHAL®（Hybrid Assistive Limb）（図1）などである．完全麻痺でも生活場面で外骨格により他動的に歩行を可能とするReWalk® もある．

言語聴覚療法のどの分野でも，失語症の訓練，コミュニケーションの支援などにおいて，ロボット工学の活用が試みられており，また精神的な作用を期待できる動物型ロボットも市販されている（図2）．

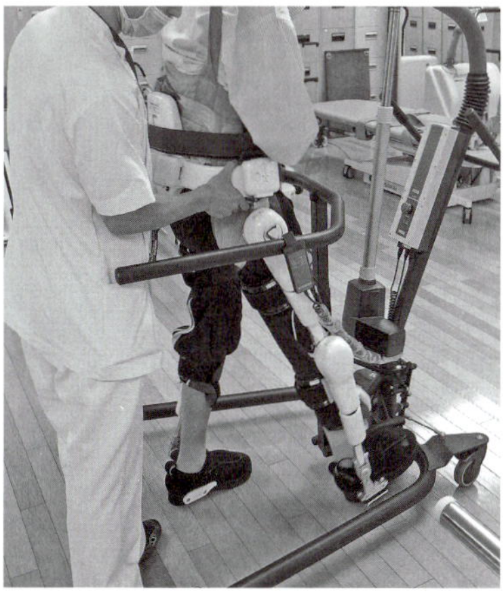

図1　HAL® を用いた歩行訓練
ハーネスで体幹を懸垂している．

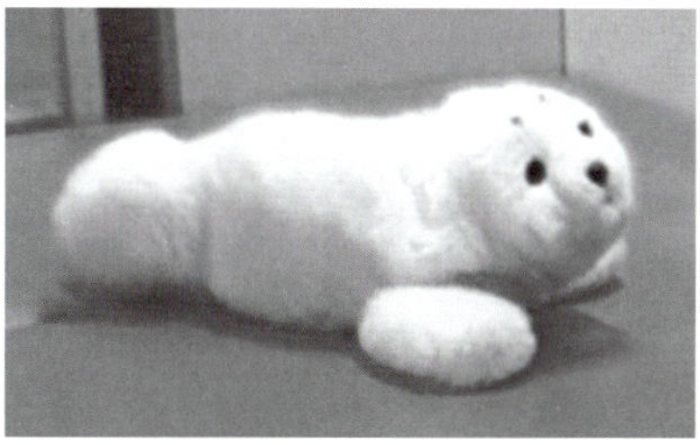

図2　アザラシ型ロボットPARO®

（芳賀信彦）

8 耳鼻咽喉科学

A. 耳科学

1 | 聴器の構造（図 1）

1. 外耳

耳介と外耳道からなる．

耳介は耳垂を除くと軟骨により形が保たれ，その中央部は外耳道の入口である外耳孔が開いている．

外耳道は耳介から鼓膜までの長さ約 2.5～3.5 cm のゆるやかなS字をなす筒状の管で，その突きあたりは鼓膜である．外側 1/3 は軟骨性，内側 2/3 は骨性である．外耳道軟骨部に脂腺，耳垢腺，毛嚢がある．

2. 鼓膜

外耳と中耳を分ける厚さ約 0.1 mm，縦約 1 mm，横約 8 mm の楕円形の膜である．上半部の内側にはツチ骨柄（耳小骨の一つ）が付着し，外耳道から耳小骨へ音波を伝える．ツチ骨柄が付着している部分から上部を弛緩部，下部を緊張部と呼ぶ．緊張部は外側から皮膚層，固有層，粘膜層の 3 層からなり，中間の固有層が結合組織を豊富に含み厚い．弛緩部は固有層を欠くため 2 層からなり薄い．

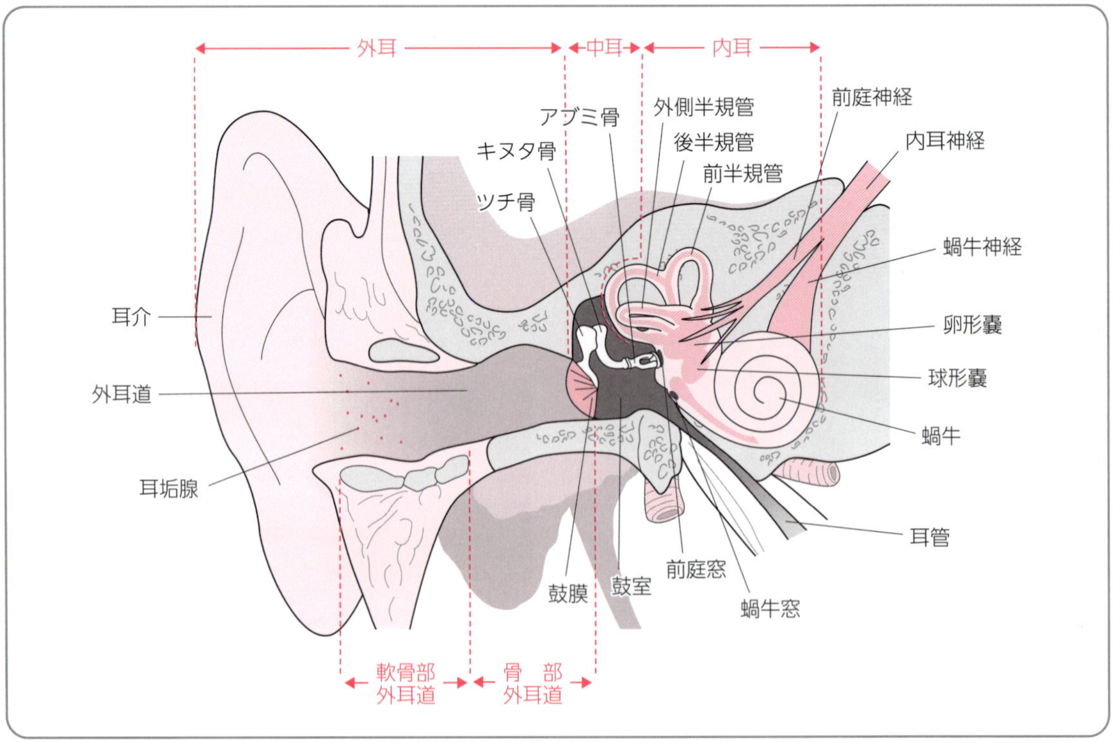

図 1　聴器の構造[1]（文献 1 を参考に作成）

3. 中耳

中耳は上咽頭から耳管，鼓室，乳突洞，乳突蜂巣と続く含気腔である．

鼓室は鼓膜の内側にある空間で，鼓膜から内耳に音を伝える耳小骨がある．それより内側の骨に囲まれた内耳との間には前庭窓(卵円窓)と蝸牛窓(正円窓)の2つの窓(内耳窓)がある．鼓膜緊張部の内側に該当する部分が中鼓室で，その下方を下鼓室，鼓膜弛緩部の内側とその上を上鼓室と呼ぶ．

耳小骨には外側からツチ骨，キヌタ骨，アブミ骨の3つがあり，それぞれ関節でつながる（耳小骨連鎖）．耳小骨には，顔面神経支配でアブミ骨頸につくアブミ骨筋と，三叉神経支配でツチ骨柄上部につく鼓膜張筋がある．アブミ骨筋の収縮によってアブミ骨頭は後方に引かれ，鼓膜のインピーダンスが変化し（アブミ骨筋反射），強大音に対して内耳を保護する作用をもつ．アブミ骨底板が前庭窓にはまりこみ，その振動が内耳リンパに伝わる．蝸牛窓には蝸牛窓膜が張っており，音の振動で前庭窓が内側に圧された時には蝸牛窓膜が外側に偏位するなど，前庭窓と蝸牛窓は逆位相で振動することにより内耳リンパの振動を容易にし，耳小骨連鎖から内耳への音の伝達効率を高めている．

耳管は上咽頭と鼓室をつなぐ管で，換気により中耳腔内気圧を調節し，外気圧と等しく保っている．これにより鼓膜が正しい位置に保たれるが，この機能が障害されると中耳腔は陰圧化し，鼓膜が内陥して中耳腔に貯留液が生じるため，音が内耳に伝わりにくくなる．

4. 内耳

内耳は側頭骨の中の骨迷路と呼ばれる複雑な形の構造に収まっており，聴覚を司る**蝸牛**と，平衡覚を司る3つの**半規管**（外側半規管，前半規管，後半規管）と2つの**耳石器**（卵形嚢と球形嚢）からなる**前庭**とがある．蝸牛と前庭器官とは相互に連結している．

骨迷路の中に膜迷路があり，骨迷路内は外リンパで，膜迷路内は内リンパで満たされている．それぞれの機能に応じた感覚受容器があり，感覚細胞を有する．

(1) 蝸牛

蝸牛は2回転半巻のカタツムリの殻の形をしている．底部の第1回転を基底回転，第2回転を中回転，第3回転を頂回転と呼ぶ．蝸牛内部は平行に並んだ3つの管の構造をしており，それぞれ前庭階，中央階（蝸牛管），鼓室階と呼ばれる（図2）．

蝸牛の膜迷路は中央階に一致する．中央階は蝸牛管とも呼ばれ，その中は内リンパで満たされ，膜ラセン板と前庭膜（ライスネル膜）で囲まれている．一方，前庭階と鼓室階は外リンパで満たされ，両者は蝸牛頂で連結するU字管構造を有する．前庭階の基部は前庭窓，鼓室階の基部は蝸牛窓である．前庭階と中央階は前庭膜，中央階と鼓室階は基底板で隔てられる．基底板の上面にはラセン器（コルチ器）があり，ここには聴感覚細胞である有毛細胞が存在する．

有毛細胞には，トンネル（コルチトンネル）の内側に1列に並ぶ内有毛細胞と，外側に3列に並ぶ外有毛細胞がある．有毛細胞の上には蓋膜が乗り，有毛細胞先端から出ている聴毛が突き刺さる格好になる．蓋膜がずれて不動毛である聴毛を動かすことにより，細胞が刺激を受ける．この刺激により，有毛細胞は脱分極し，物理的な音の振動が電気信号に変換され，蝸牛神経へと伝達される．また，中央階の外側には血管条があり，蝸牛のエネルギー代謝と内リンパ電解質濃度の維持に関与する．

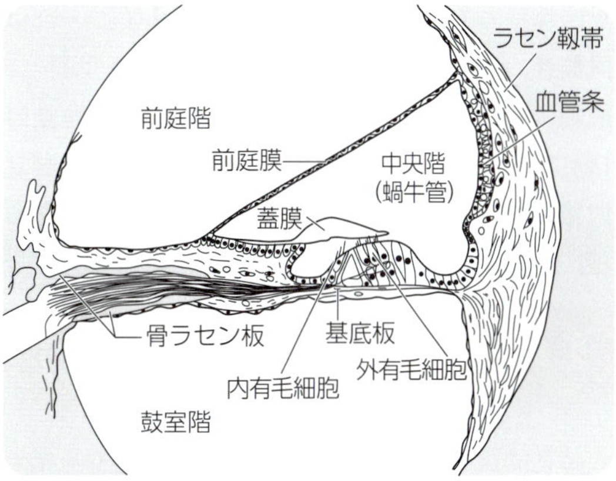

図2　蝸牛の断面[2)]

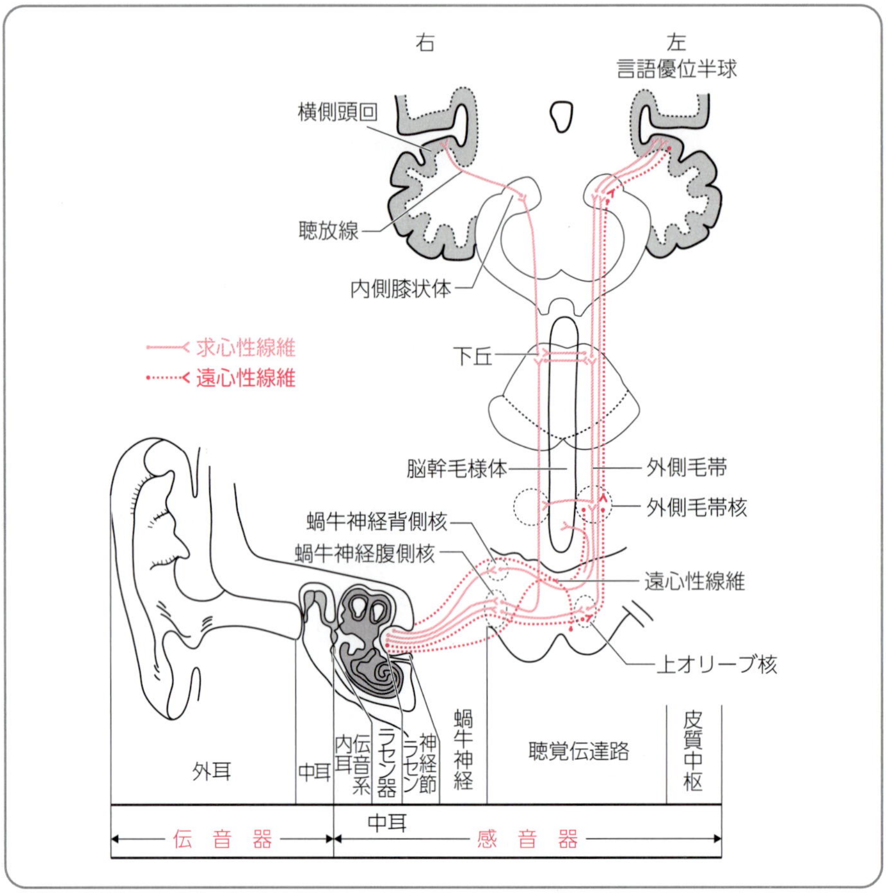

図 3　聴覚情報の伝達経路 [1]（文献 1 より一部改変）

5. 聴覚路と聴中枢

内耳の有毛細胞とシナプス結合した蝸牛神経線維は，ラセン神経節を経て内耳道を通って，脳幹の蝸牛神経背側核に至る．ここから上オリーブ核，外側毛帯核，下丘，内側膝状体などの中枢聴覚伝導路の中継核でニューロンを換えて，一部は同側性，一部は交差して対側性に脳幹を上行し，最終ニューロンは聴放線をつくって皮質聴覚野（聴皮質）である側頭葉の横側頭回へ至る．聴覚情報は交差性に対側に伝達される方が優位である（図 3）．

2 | 聴覚系の機能

聴覚は空気の振動である音の機械的エネルギーを内耳へ伝達し，ここで神経信号の電気的エネルギーに変換した後，分析・統合しつつ聴覚中枢へ伝達されて認知されることで成立する．内耳まで音を効率的に伝達する外耳と中耳を伝音器（系），音を神経信号に換えて聴覚中枢に伝達する内耳や聴神経，聴中枢を感音器（系）という（表 1）．

表 1　聴覚の機構 [3]

	機構	機能
伝音系	1 伝音機構 外耳・中耳伝音器官	外界音の内耳への伝音 （インピーダンス整合）
感音系	2 エネルギー変換機構 内耳有毛（感覚）細胞	機械的エネルギー →神経電気的エネルギー
	3 神経伝導機構 脳幹聴覚伝導路	聴覚インパルスの伝導・分析
	4 音の感覚と認知 側頭葉聴皮質など	聴覚の高次感覚・認知

1. 集音機構

耳介による集音効果はヒトでは無視できる程度という．外耳道は音が鼓膜に伝わる通路にすぎないが，その共振周波数が 2,000～4,000 Hz にあり，この周波数の音については共鳴による増幅作用が 10～20 dB あるとされる．

2. 伝音機構

音波が内耳に達すると空気と内耳液には著しい音響インピーダンスの差があるため，音響エネルギーのほとんど（99.9％）は内耳の入口で反射されてしまう．そのため中耳は音響エネルギーを少しでも効率よく内耳に伝える構造になっている．

外耳道に入った音響エネルギーのほとんどが鼓膜に伝わる．鼓膜の振動はそれに接するツチ骨に伝えられ，ツチ骨とキヌタ骨は一体となって振子様運動をし，アブミ骨はこれを受けてピストン様運動，後脚を中心とした蝶番運動，底長軸を中心とした回転運動を行う．

鼓膜とアブミ骨底の面積比（17：1）により音響エネルギーは約 25 dB，ツチ骨・キヌタ骨のてこ比（1.3：1）により音響エネルギーは約 2.5 dB 増強される．両者により音圧は約 20 倍，dB に換算すると約 27.5 dB 増強される．

一方，前庭窓と蝸牛窓の面積比は 1.3：1 である．鼓膜と耳小骨が失われると，音波はこの両窓から同時に入ることにより，逆位相で相殺するので，約 12 dB の損失が生じる．

3. 感音機構

(1) 内耳の振動

アブミ骨を介して前庭窓が振動するとその力は前庭階の外リンパに働き，これにより中央階は鼓室階の方向に突出する．その結果，鼓室階の圧が高まり，蝸牛窓の膜は中耳腔に突出する．アブミ骨の動きは液体の動きになり，その結果，基底板が動く．基底板は基部ほど固く，頂部にいくほど柔らかくなり，一定周波数の音がアブミ骨を動かすとその周波数での基底板の振動の波が基部から頂部に向かって動いていく（進行波）．波の振動速度は頂部に向かって次第に減少し，それに伴い振幅は大きくなる．振幅が最大になる部位は周波数によって規定され，周波数が低いほど頂部にずれる．このように蝸牛においても大まかな周波数弁別が可能である．

(2) エネルギー変換

基底板はその両端が固定されているが，蓋膜は内側端のみが固定されている．基底板の垂直方向の動きは，密に接している有毛細胞の毛（聴毛）の側方への変位に変換され，有毛細胞から化学伝達物質が放出され，ラセン神経節から伸びる神経突起に興奮が伝えられる．

4. 中枢聴覚路

蝸牛神経から脳幹の聴覚中継核を経て両側性に上行する中枢聴覚路では，周波数，強さなどの音の要素が次第に分析・弁別されていく．周波数の弁別は内側膝状体で，強さの弁別は下丘で完成するとされる．

このように分析された音の情報は，大脳の聴皮質に伝達される．聴皮質ではこれらの音の情報を統合・再合成し，音色や時間的要素も含めた統合的な弁別を行い，最終的な音の認知が行われる．言語の最終的認知はウェルニッケ野で行われる．

5. 両耳聴と方向覚

両耳聴は，中枢の作用により単耳聴とは異なった特別な機能が働く．

両耳に同音を聞いた時に，閾値，明瞭度などが単耳とは異なることを**加重現象**と呼ぶ．また，両耳に位相や振幅の異なる同音を聞いた場合に，単一音像が形成されることを**融合現象**と呼ぶ．さらに，両耳に同時に別の音を聞いた場合に，それぞれを弁別できることを**分離現象**と呼ぶ．

方向覚は，両耳聴の時間差と振幅差の情報が脳で融合され，音源の方向を認識（音源定位）するのに有用である．

3 | 聴器の検査

「第Ⅷ章第 1 節　A．聴覚検査と評価」（324 頁）

参照.

4 | 難聴

難聴は前述の聴覚系のいずれかの部位の障害によって引き起こされる. 難聴は障害部位によりその性質が異なり, 伝音難聴, 感音難聴（内耳性難聴, 後迷路性難聴）, 混合難聴, 中枢性難聴, 機能性難聴（心因性難聴, 詐聴）などの種類で呼称される.

(1) 伝音難聴

外耳, 中耳, 耳小骨の障害で発生する. 外耳道閉塞, 中耳炎, 耳小骨異常などが含まれる. 内耳機能は保たれる.

(2) 感音難聴

内耳, 聴神経, 中枢神経系の障害で発生する. 遺伝的要因, 加齢, 騒音, 薬物, 疾患などが原因となる. 感音難聴は治療が困難なものも多く, 程度により補聴器, 人工内耳が適応となる.

感音難聴は, 内耳やラセン神経節に原因がある内耳性難聴（迷路性難聴）と, それよりさらに中枢側に原因がある後迷路性難聴に分けられる.

内耳性難聴（迷路性難聴）：突発性難聴, メニエール病, 騒音性難聴, 薬物中毒性難聴が代表的疾患であり, 聴覚補充現象が認められる.

後迷路性難聴：聴神経腫瘍, 脳血管疾患, 多発性硬化症などが代表的疾患であり, 聴覚閾値に比して語音弁別能が著しく低下することがある.

(3) 混合難聴

伝音機構と感音機構の双方の障害が存在する状態であり, 中耳炎の内耳への波及や, 内耳合併症を伴う真珠腫性中耳炎が代表例である.

(4) 中枢性難聴

中枢聴覚路の障害により生じる. 蝸牛神経や脳幹の聴覚経路の損傷によって引き起こされる. 原因として脳腫瘍, 脳血管障害, 神経変性疾患などが含まれる.

(5) 機能性難聴

器質的な原因がないにもかかわらず, 患者が難聴を訴える状態を指す. これには心因性難聴と詐聴が含まれる.

心因性難聴：ストレスや心理的要因によって引き起こされる. 治療には心理療法やカウンセリングが含まれる.

詐聴：患者が何らかの利益を得るため, または特定の状況から逃れるために意図的に聴力損失を装う状態である. 純音聴力検査と他覚的聴力検査の結果が乖離する.

5 | 外耳疾患

1. 外耳道炎

耳垢腺, 皮脂腺のブドウ球菌感染による**急性限局性外耳道炎（耳癤）**, アスペルギルス属, カンジダ属の感染による**外耳道真菌症**がある. 主症状は耳痛, 掻痒, 耳漏であり, 治療は抗菌薬あるいは抗真菌薬の塗布である.

特殊な病態として糖尿病や免疫不全状態に伴い緑膿菌感染が生じる**悪性外耳道炎**がある. 側頭骨, 頭蓋底, 耳下部へ浸潤し, 脳神経障害をはじめ, 重篤な症状が出現する. 悪性腫瘍との鑑別が重要である.

2. 先天性外耳道閉鎖症

軟部組織のみ閉鎖しているものから, 骨組織で閉鎖しているものまで障害の程度は異なる. 胎生学的に外耳, 中耳の伝音系は同時に障害を受けやすく, 小耳症などの耳介形態異常を伴うことが多い. 内耳は異なる発生過程なので正常の場合も多い. 早期に聴力評価を行い, 側頭骨 CT で外耳道, 中耳, 内耳の形態を評価する. 難聴が一側性か両側性か, また伝音難聴か感音難聴かで対応が異なる.

両側外耳道閉鎖で聴力低下が確認された場合, 早期に**骨導補聴器**の装用を開始する. 中耳奇形が高度でなければ, 外耳道・鼓室形成術が行われるが, 一側性の場合には絶対適応にはならない. 耳介形成を行う場合には, 手術時期は慎重に決める必要がある. 低年齢で手術を受けた症例では外耳道再狭窄をきたし, 再手術を要することが多い. 植込型骨導補聴器は小児には保険適用がないが, 安定した聴覚補償が期待できる.

6｜中耳疾患

1. 急性中耳炎

上気道炎に引き続き起こる中耳急性炎症で，小児に好発する．肺炎球菌，インフルエンザ菌，モラクセラ・カタラーリスなどが起炎菌となる．上咽頭，耳漏，中耳貯留液から起炎菌を同定する．耳痛，発熱，難聴をきたす．鼓膜が穿孔し耳漏が排出されると，耳痛は軽快する．鼓膜が発赤し，膿性分泌物が貯留すると，鼓膜は膨隆する．

2歳未満では重症化，難治化に注意する．年齢，臨床症状，鼓膜所見により，『小児急性中耳炎診療ガイドライン』のアルゴリズムに従い，適切な治療法を選択する．軽症例では経過観察にて改善がなければ抗菌薬経口投与する．中等症以上では，**鼓膜切開**，高用量の抗菌薬投与が必要となる．難治例，反復例には**鼓膜換気チューブ**の短期留置が選択される．

2. 慢性中耳炎

急性中耳炎が慢性化し，伝音難聴や耳漏をきたす疾患である．多くは乳幼児期からの急性中耳炎の反復に起因している．慢性化の原因は，病原体と宿主の両者にある．前者は**緑膿菌**，耐性菌（MRSA など），起炎菌の薬剤耐性化，それを供給する副鼻腔炎の存在が挙げられる．後者は耳管機能不全による含気蜂巣の発育抑制をはじめ，糖尿病などによる宿主の免疫力低下も関与する．

小児期の急性中耳炎の反復は，乳突蜂巣の発育を阻害するが，発育不十分の乳突蜂巣では換気不足によって炎症が拡大し，慢性化を促すという悪循環がある．断続的に耳漏を繰り返し，徐々に難聴は進行する．耳鏡検査で鼓膜穿孔，純音聴力検査で伝音難聴を認める．鼓室洗浄，抗菌薬投与などの保存治療が行われるが，伝音難聴が高度の場合には，鼓室形成術の適応となる．

3. 真珠腫性中耳炎

外耳道・鼓膜の表皮性分が鼓膜弛緩部や緊張部の後上部の穿孔を通して中耳内に侵入増殖し，嚢状に発する真珠腫を形成する．しばしば骨破壊を伴い，顔面神経麻痺，内耳炎，硬膜外膿瘍などを合併する．先天性と後天性があり，後天性は耳管狭窄症や，滲出性中耳炎に続発するものが多い．耳痛や悪臭を伴う膿性耳漏がみられる．真珠腫が増大し骨破壊をきたすと，**骨迷路破壊によるめまい**，圧迫眼振，**顔面神経管破壊による顔面神経麻痺**を認める．進展例に対する治療は，手術による真珠腫の完全摘出が原則となる．

4. 滲出性中耳炎

上気道炎に続発し，耳管機能低下により，中耳腔に滲出液の貯留を認める．幼児と老人に好発する．伝音難聴をきたすが，骨導聴力は保たれる．**鼓膜の動きは不良**でティンパノグラムでB型，C型を示す．アデノイド，鼻副鼻腔炎の合併が多い．保存的治療で改善が認められない場合には，鼓膜切開，**鼓膜換気チューブ留置**を行う．適切に治療されないと，癒着性中耳炎や真珠腫へ進展する．

5. 耳硬化症

両側の進行性難聴，耳鳴が典型例だが，一側性の場合もある．病理では骨迷路に骨新生と骨吸収が起こり，海綿様変化を呈する．女性に多く，思春期以降に発症し，妊娠・出産時に増悪しやすい．原因は不明で，白人ではよくみられるが〔常染色体顕性（優性）遺伝〕，黄色人種には少ない．初期には周囲が騒がしいとかえってよく聞こえるウィリス錯聴がみられる．鼓膜所見は正常だが，鼓室岬の充血変化が鼓膜を通して透見できるシュワルツ徴候は少ない．典型例の聴力検査では**低音部で気骨導差が大きい（stiffness curve）**．**2,000 Hz 付近での骨導閾値上昇（Carhart 陥凹）**がみられることもある．アブミ骨筋反射は消失する．**アブミ骨手術**が標準治療である．

6. 耳管開放症

耳管は平静時には閉塞しており，嚥下，あくびなどに際して開放される．耳管が一定以上連続して，あるいは周期的に開放していると，自分の声が強く聞こえる（**自声強調**），呼吸音が聞こえる，**耳閉感**などの不快な症状を訴える．原因には体重減少による周囲組織の減少や，鼻咽喉粘膜の萎縮などがある．頭を下げたり，臥位になったりすることにより症状が軽減する．強い呼吸運動に一致した鼓膜の動きを認める以外は，鼓膜は正常である．ティンパノグラムでは呼吸による波動が重なる．治療は体重増加など原因への対処の他，耳管内へ薬液を散布し，粘膜の腫脹によって管腔を狭小化するなどの方法も試みられるが，確実なものはない．

7 | 内耳疾患

1. 突発性難聴

突然発症する一側性の高度感音難聴をきたす原因不明の疾患であり，原因が明らかな急性感音難聴を除外する必要がある．耳鳴，耳閉感に加え，激しい回転性めまいを伴うこともあり，その場合にはメニエール病の初回発作と区別しづらい．病態は明らかではないが，**ウイルス感染説**と**内耳循環障害説**が有力である．種々音域帯での閾値上昇を認める感音難聴で，補充現象陽性である．通常一度のみの発症で繰り返さない．早期診断により治療効果が期待できる疾患として重要である．安静を勧め，**副腎皮質ステロイド**やプロスタグランジンなどの血管拡張薬を投与する．高圧酸素療法も試みられる．初診時聴力不良，高齢，めまいの随伴は予後不良因子とされる．

2. 外リンパ瘻

前庭窓，蝸牛窓に瘻孔が生じ難聴，耳鳴，耳閉感，めまいを起こす．突発的に高度感音難聴となることもある．内因性（力む，鼻をかむなど）あるいは外因性（気圧変化，ダイビングなど）の圧外傷が原因となる．頭を30°上げた状態で数日安静を保ち，突発性難聴に準じた処方を行う．保存的治療に反応しない場合には，内耳窓閉鎖術の適応となる．

3. 騒音性難聴

80～90 dB以上の持続的な騒音によって生じる感音難聴である．ほとんどが両側性で C^5-dip（4,000 Hz付近の閾値上昇）を呈する．騒音曝露の継続に伴い，より高音域，さらに中低音域にも難聴が進む．補充現象陽性となる．騒音曝露を中止しても難聴の回復は困難である．音響外傷はライフルやピストルなどの瞬間的な強大音によって生じる感音難聴である．曝露直後より耳閉感，耳痛が生じ，これらが治まってから難聴や耳鳴に気づく．難聴は一過性のことも多い．

4. 加齢性（老人性）難聴

加齢による聴力障害であり，高音漸減型の両側性感音難聴を呈し，後迷路障害，特に**語音明瞭度の低下**を特徴とする．50～60歳代に始まるが個人差が大きい．治療による聴力の改善は困難であり，適切な補聴器の装用を行う．

5. 内耳炎

中耳炎性，髄膜炎性，血行性と原発別に分類できる．急性中耳炎から波及するびまん性化膿性内耳炎，真珠腫性中耳炎から波及する限局性内耳炎（外側半規管に多い），細菌性髄膜炎の後遺症による感音難聴は聴力障害が高度であり，蝸牛骨化を生じやすい．ウイルス性内耳炎ではムンプスウイルスの血行性あるいは髄液性感染が代表的であり，ムンプス難聴と呼ばれ，一側性の高度感音難聴をきたす．重症例では治療による聴力改善は困難である．

6. 遺伝性難聴

1/1,000人の割合で生じる頻度の高い疾患である．常染色体潜性（劣性）遺伝の非症候性難聴が多く，その約50%は，GJB2遺伝子など**原因遺伝子**が同定される．両側性の感音難聴を呈する．遺伝子変異によって難聴の程度や進行速度に違いがある．

早期発見が望ましく，**新生児聴覚スクリーニング**が有用である．診断確定には聴性脳幹反応検査，耳音響放射検査，行動反応聴力検査などの他覚的検査法を用いる．現時点では難聴に対する有効な治療法はなく，補聴器装用による療育を行う．効果不十分であれば1歳以降に**人工内耳植込術**を行う．

8 | 顔面神経疾患

顔面神経は橋，延髄を離れて内耳神経とともに小脳橋角から内耳道に入り，側頭骨内では顔面神経管内を走行する．第一膝部，鼓室部（水平部），第二膝部を経て茎乳突孔から側頭骨外へ出て耳下腺内に入り，5枝に分かれて耳下腺外に出て顔面表情筋に分布する．顔面神経疾患はこの走行路のいずれかの部位で障害をきたすものである．顔面神経麻痺の原因の6割はベル麻痺で，ハント症候群，外傷，腫瘍，中耳炎と続く．

1. ベル麻痺

膝神経節からの**単純ヘルペスの再活性化**により神経浮腫が起こり，顔面神経管内で神経自身が絞扼されるために生じる．症状として，額のしわ寄せ不能，兎眼，患側の口角下垂，アブミ骨筋反射消失，味覚障害，耳介の痛み，唾液分泌障害，涙分泌障害がみられる．治療法は重症度に応じて異なるが，副腎皮質ステロイド投与はほぼ全例で適応となる．中等症以上には抗ウイルス薬を使用する．誘発筋電図検査で予後不良が予測される重症例には，顔面神経減荷術を行う．

2. ハント症候群

顔面神経麻痺に加え，外耳道，耳介周辺部の疱疹，耳鳴，難聴，めまいなどの内耳障害をきたす．**帯状疱疹ウイルスの再活性化**による．麻痺に前後して外耳道・耳介周辺部に水疱を生じる．麻痺は数日で増悪し，完全麻痺となることも稀でない．副腎皮質ステロイドと抗ウイルス薬投与を行う．ベル麻痺と比較すると予後不良であり，より早期から**顔面神経減荷術**を考慮する．

発症数か月で障害された神経の再生が進行し，**病的共同運動**，拘縮などの後遺症が出現する．

3. 顔面痙攣

頭蓋内で顔面神経が血管に圧迫され，一側表情筋に同期性の筋攣縮が起こる．血管圧迫を外科的に解除するジャネッタ手術が根治術となる．症状が軽微な場合，抗てんかん薬内服や**ボツリヌス毒素**の局所注射を行う．

9 | 聴力改善手術

伝音難聴において伝音機構を整えることにより，気導聴力を改善する手術を総称して聴力改善手術という．鼓室形成術，アブミ骨手術，外耳道形成術などがある．

鼓室形成術が代表格であり，本術式では中耳病巣を除去すると同時に，正常に近い鼓膜と伝音連鎖をつくり，結果として中耳音圧変換を効率的に行わせることを原理とする．そのため，耳管機能が正常である，鼓膜に穿孔がなくよく振動する，伝音連鎖がアブミ骨底まで伝わる，アブミ骨底が可動する，蝸牛窓が遮蔽され前庭窓との間に音圧差が生じるなどの条件を満たす必要がある．

10 | 人工聴覚器の手術

「第Ⅷ章第3節　3. 手術」(348, 351, 353頁) 参照．

11 | 前庭・平衡系の構造と機能

前庭にある膜迷路は，**球形嚢**と**卵形嚢**を通して内リンパ管（前庭水管）につながり，頭蓋硬膜内の内リンパ嚢で盲端に終わる．球形嚢は前方で蝸牛管に連なる．前庭内部には平衡斑という感覚上皮があり，前庭神経終末が分布する．感覚上皮から伸びる感覚毛の上に耳石を載せており，運動に伴う耳石の動きによって直線加速度を感受する．球形嚢斑と卵形嚢斑の平面はほぼ直角をなし，頭部の傾斜を感受する．**半規管**は外側，後，前の3つが互いにほぼ垂直に位置し，その内に膜半規管を入れている．半規管の一端は膨大部をなす．その中に有毛細胞，支持細胞のある稜があり，感覚毛はクプラの内部に達する．前庭神経終末は有毛細胞に分布する．半規管はそれぞれの方向の回転加速度を感受する．耳石器と半規管は身体平衡に関わり，**前庭動眼反射**，前庭脊髄反射に関与する．

12 | 前庭・平衡系の検査

前庭動眼反射により**前庭機能**は鋭敏に眼球運動に現れることを利用した検査が眼振検査である．自発眼振は自覚症状であるめまいの客観的裏づけとなる．眼振の定量化は電気眼振計を用いて行われる．

視線固定下で眼振をみる**注視眼振検査**がある．一方，**非注視眼振検査**として，自発眼振，特定の頭位で眼振が出現する**頭位眼振**，頭位の急速な変化により眼振が出現する**頭位変換眼振**がある．また，内耳刺激負荷によって現れる眼振を指標として前庭機能をみる**温度刺激検査（カロリックテスト）**があり，半規管機能低下が判定される．

前庭脊髄反射により，前庭機能は姿勢保時に役立つことを利用した検査として，足踏み検査，片足立ち検査などの四肢体幹の平衡機能検査がある．体幹の動揺は重心動揺計により定量的な記録が可能である．

13 | めまい疾患

1. メニエール病

内リンパ水腫により，難聴，耳鳴，耳閉感を伴うめまい発作を反復する疾患である．初期には**低音障害型感音難聴**を呈し可逆性であるが，進行すると中・高音域に及び，不可逆性となる．水平回旋混合性眼振を認め，温度眼振検査では半規管機能低下がみられる．グリセロール検査，フロセミド検査などの内リンパ水腫を推定する検査を行う．睡眠不足，ストレス回避の生活指導と浸透圧利尿薬投与を行うが，難治例には内リンパ腔減圧を図る内リンパ囊開放術や耳毒性をもつゲンタマイシン鼓室内注入を行う．

2. 良性発作性頭位めまい症

頭位変換や**特定の頭位**において，潜時をもち数秒～数十秒間持続する発作性回転性めまいが誘発される疾患である．半規管内部の浮遊物や半規管クプラの沈着物が原因とされる．脱落した**耳石の迷入説**が有力であり，「結石症」と呼ばれることもある．誘因として頭部外傷・長期臥床がある．蝸牛症状や他の神経学的症状は認めない．典型例では頭位変換眼振検査にて回旋性眼振を認めるが，めまい頭位を反復すると減衰する．治療は頭部運動を行う理学療法によって浮遊物を除去させる．自然治癒例も多いが，再発も少なくない．

3. 前庭神経炎

自発眼振を伴う回転性めまいおよび体平衡障害を急性に発症する末梢性前庭疾患であり，前庭神経節からの単純ヘルペスの再活性化が病因として有力視されている．めまい発作は1～数日続く．蝸牛症状や中枢神経症状は伴わない．温度眼振検査では半規管機能低下がみられる．急性には安静と補液を行い，その後は前庭代償を促すため早期離床とリハビリテーションを進める．

4. 聴神経腫瘍

上または下前庭神経のシュワン細胞から生じる良性腫瘍で，一側性耳鳴，難聴，めまいで発症する．進行すると三叉神経症状，顔面神経麻痺を呈し，さらに進行すると小脳症状と脳圧亢進症状を呈する．腫瘍が内耳道内にとどまっている早期に診断することが望ましい．聴性脳幹反応では**I-V波間潜時延長**，眼振検査では**注視方向性眼振（ブルンス眼振）**，温度眼振検査では半規管機能低下がみられる．MRI検査の診断能が高い．根治治療は手術摘出（腫瘍の大きさにより手術法が異なる）だが，病変進行速度によって経過観察や定位放射線治療が選択されることがある．

5. 薬物中毒

抗菌薬，抗結核薬，抗がん剤，利尿薬など種々の薬剤により，内耳障害が引き起こされる．ストレプトマイシン，アミノグリコシド系抗菌薬では前庭障害が強く現れ，歩行時のゆれなど四肢体幹の平衡障害がみられる．聴力は高音急墜型感音難聴を呈する．頭頸部癌治療で用いられるシスプラチンも同様の難聴をきたす．

B. 鼻科学

1｜固有鼻腔と副鼻腔の構造

固有鼻腔は骨，軟骨の壁が粘膜で覆われた腔で，眼窩と口腔の間に位置する．副鼻腔の粘膜は鼻腔粘膜と同様に呼吸上皮で覆われており，鼻腔と副鼻腔は連続して上気道の一部をなす．**前頭洞**，前部**篩骨洞**，**上顎洞**は前方の中鼻洞に開口し，後部篩骨洞，**蝶形骨洞**は後方の上鼻道あるいは蝶篩陥凹に開口する．鼻・副鼻腔の血流の大部分は外頸動脈由来である．嗅覚は嗅神経，知覚は三叉神経，分泌と血管拡張は大錐体神経（副交感神経）が司る．鼻・副鼻腔は薄い篩板を境として脳や眼窩と近接するため，鼻・副鼻腔疾患が脳や眼に病変を起こすことがある．

2｜固有鼻腔と副鼻腔の機能

固有鼻腔は気道の起始部として換気機能をもち，**吸気の加湿**，**加温**，**除塵**を行う．鼻腔壁の複雑な表面構造と粘膜下の豊富な血流はその作用に適している．また固有鼻腔上方の嗅裂には嗅上皮が存在し，**嗅覚機能**をもつ．固有鼻腔は喉頭の付属管腔の一部をなし，その共鳴腔として働き，軟口蓋の運動とあわせて，音質を変化させる構音機能をもち，鼻腔共鳴といわれる．鼻閉があると鼻腔共鳴がなくなり鼻音が出せなくなり，閉鼻声となる．副鼻腔は固有鼻腔の機能を補うと考えられるが，その生理的意味はほとんど不明である．

3｜固有鼻腔と副鼻腔の検査

鼻鏡を用いて固有鼻腔の形態を前方から見る**前鼻鏡検査**，舌圧子と後鼻鏡を用いて鼻咽腔から見る**後鼻鏡検査**がある．

内視鏡検査は，専用の硬性鏡を用いる方法と軟性鏡（ファイバースコープなど）を用いる方法がある．硬性・軟性どちらでも固有鼻腔の観察は可能であるが，軟性内視鏡を用いれば，鼻腔，咽頭，喉頭を 1 回の操作で観察することが可能である．一方，組織採取や止血，術後処置には硬性内視鏡の方が優れる．

生理機能検査では，鼻息計を用いて呼気に含まれる水分を金属板にあて呼気斑を作らせ，その大きさにより，左右鼻腔の通気度を定性的に測定できる．より客観的に鼻閉の程度を計測するためには**鼻腔通気度検査**を行う．音響鼻腔計測器を用いて形態学的に鼻腔の開存を客観的に評価することができる．

画像検査法として，X 線検査，造影検査，CT 検査，MRI 検査が行われる．

4｜鼻・副鼻腔疾患

1. 急性鼻炎

かぜ症候群の一部分をなし，鼻漏，鼻閉をきたす．鼻内所見は鼻粘膜の発赤・腫脹が著しい．治療は安静，総合感冒薬，消炎酵素剤を用いる．

2. 慢性鼻炎

固有鼻腔粘膜の慢性炎症であり，単純性鼻炎と肥厚性鼻炎がある．鼻閉が主症状となる．一般に単純性鼻炎には保存的治療，**肥厚性鼻炎**には手術治療を行う．特殊型として，**アレルギー性鼻炎**（鼻アレルギー）と，痂皮形成と悪臭を伴う**萎縮性鼻炎**がある．

3. 鼻アレルギー

鼻粘膜における IgE による **I 型アレルギー**であ

る．吸入性アレルゲンとして，ハウスダスト・ダニ，スギなどの花粉が重症である．発作性くしゃみ，水溶性鼻漏，鼻閉が三主徴である．気管支喘息，アレルギー性結膜炎を合併することも多い．前鼻鏡検査で下甲介粘膜蒼白・腫脹がみられ，鼻汁中には好酸球が認められる．治療は『鼻アレルギー診療ガイドライン』に従い，抗ヒスタミン剤内服と鼻噴霧ステロイド剤が用いられる．鼻閉に対してはレーザー治療，粘膜下下甲介切除などの手術治療も行われる．根治治療として原因抗原エキスを皮下あるいは舌下に投与する特異的免疫療法（減感作）がある．

4. 急性副鼻腔炎

急性上気道炎（ウイルス感染）に続発する副鼻腔の細菌感染である．起因菌は肺炎球菌，インフルエンザ菌，モラクセラ・カタラーリスであり，急性中耳炎の起因菌に似ている．症状は膿性鼻汁，一側性の頬部痛（上顎洞炎の痛み）や前額部痛（前頭洞炎の痛み）などである．治療は抗菌薬投与であり，『急性鼻副鼻腔炎診療ガイドライン』では重症度に応じてペニシリン系，セフェム系，ニューキノロンの順に使用することが推奨されているが，重症例で頬部痛が強い場合は上顎洞を穿刺して排膿する．通常は抗菌薬の内服で治癒する予後良好の疾患だが，稀に眼窩内，頭蓋内に炎症が波及して**鼻性眼窩内合併症**，**鼻性頭蓋内合併症**をきたす．その場合，緊急手術（外切開や鼻内内視鏡下の排膿術）が必要である．

5. 慢性副鼻腔炎

副鼻腔粘膜の慢性炎症とそれに伴った鼻症状が3か月以上続く疾患で，欧米に比べ日本では発生頻度が多い．感染による炎症，アレルギー性炎症や解剖学的要因などで**副鼻腔自然口が閉鎖**し，副鼻腔喚起障害と分泌液の貯留が生じるため，組織障害・粘液産生亢進が起こり，炎症が遷延化する．両側性，上顎洞の発生が最も多く，次いで篩骨洞に多い．副鼻腔が未完成な小児において高頻度にみられ，季節的には寒い時期に多い．起因菌としてブドウ球菌，溶連菌，インフルエンザ菌の検出率が高い．

症状は鼻閉，粘液性鼻漏，頭痛，後鼻漏，頭重感，頭痛，嗅覚障害がみられる．前・後鼻鏡検査では，粘膜の発赤，浮腫状腫脹，鼻茸形成や分泌物の流下を認める．X線検査での，副鼻腔内の混濁像で確定診断を行う．手術の際は適応決定や局所解剖確認のためにCT・MRI検査を行う．治療の原則は鼻腔通気と排膿の改善である．発症期間が短い場合は保存的療法（抗菌薬ネブライジー法，マクロライド療法など）が有効だが，長い場合は手術的療法（**内視鏡下鼻副鼻腔手術**が標準術式）が必要である．

6. 後鼻孔閉鎖症

胎生期の口鼻膜の残存によるもので，**骨性と粘膜性**がある．両側性では新生児期に高度の呼吸困難をきたす．しばしば**CHARGE症候群**の一部をなし，心臓，泌尿生殖器，眼，聴器の奇形に合併する．**鼻息鏡**で鼻腔からの呼気流出を認めない．ファイバースコープで確認する．骨性閉鎖の有無にはCT検査が有用である．治療は外科手術であり，鼻内法と経口蓋法がある．

5｜嗅覚とその障害

嗅覚障害は，「においがわかりにくい」**嗅覚減退**，「全くにおわない」**嗅覚脱失**，「本来とは異なるにおいを感じる」**異臭症**，「刺激がなくてもにおいを感じる」**嗅覚幻覚**に分類される．におい物質は固有鼻腔の嗅細胞上の嗅覚受容体に結合し，その細胞電位を変化させ電気的情報に変換され，嗅神経を介して嗅球に達する．嗅球からの神経軸索は外側嗅索となり前頭葉嗅覚野に投射する．

嗅覚障害は原因別に，①鼻炎，副鼻腔炎などのため，におい物質が嗅上皮まで達しない「**呼吸性障害**」，②感冒罹患後や薬剤性に嗅粘膜が障害される「**嗅粘膜性障害**」，③頭部や顔面外傷により嗅神経軸索が損傷する「**末梢性嗅神経性障害**」，④非炎症性神経細胞脱落を伴う神経変性疾患による「**中枢性障害**」に分類できる．鼻鏡，内視鏡による鼻腔観察，CT検査により嗅覚障害の原因が明らかな場合には，原因疾患の治療を行う．わが国で保険適用のある嗅覚検査法として，T&Tオルファクトメーターを用いる**基準嗅力検査法**，アリナミン静注による**静脈性嗅覚検査**がある．

感冒後嗅覚障害や外傷性嗅覚障害に対してエビデンスのある薬物治療はないが，ステロイド点鼻および内服，漢方製剤，ビタミン製剤，代謝改善剤が使用される．パーキンソン病，アルツハイマー病などの多くの神経変性疾患では，早期に嗅覚障害を伴うことが知られている．

C. 口腔・咽頭科学

1 | 口腔・咽頭の構造

口腔は消化管の起始部であり，前方は口唇，後方は咽頭に連絡する．上壁は硬口蓋，上顎歯槽，下壁は舌，口腔底，下顎歯槽，臼後三角，側壁は頬粘膜である．軟口蓋は臨床解剖上，中咽頭に属する．

舌は筋組織でつくられ．舌骨と下顎に固定される．舌を構成する筋は，舌以外の部分に起始し舌に停止する**外舌筋**（オトガイ舌筋，舌骨舌筋，茎突舌筋）と，舌内に起始停止する**内舌筋**（深・浅縦舌筋，横舌筋，垂直舌筋）があり，いずれも**舌下神経**の運動支配を受ける（図 4）．

唾液を産生し口腔内に分泌する唾液腺には，大唾液腺（耳下腺，顎下腺，舌下腺）と，口腔粘膜に散在する小唾液腺がある．

顎関節の運動には，咬筋，側頭筋，外側翼突筋，内側翼突筋の**咀嚼筋群**が主に作用するが，顎二腹筋，顎舌骨筋，オトガイ舌骨筋も補助的な役割を果たす．

咽頭は鼻腔，口腔に続き，下方は喉頭，食道に連なる管腔で，気道および消化管の一部をなす（図 5）．頭蓋底から軟口蓋の高さまでの**上咽頭**（鼻咽腔），軟口蓋から喉頭蓋上縁の高さまでの**中咽頭**，喉頭蓋上縁から輪状軟骨下縁の高さまでの**下咽頭**の３部に分けられる（図 6）．喉頭蓋上縁は舌骨大角の高さに相当する．咽頭筋外層は咽頭を囲むように斜走する収縮筋からなる咽頭の運動神経は迷走神経，舌咽神経，知覚神経は三叉神経，舌咽神経，迷走神経である．咽頭粘膜には輪をなすように口蓋扁桃，咽頭扁桃（アデノイド），舌扁桃，咽頭側索などのリンパ組織があり，これらを総称してワルダイエル咽頭輪と呼ぶ．

2 | 口腔・咽頭の機能

口腔は開口運動と**咀嚼運動**により，消化管起始部として機能する．唾液は口腔粘膜を湿潤に保ち，咀嚼運動により砕かれた食物を嚥下に適した

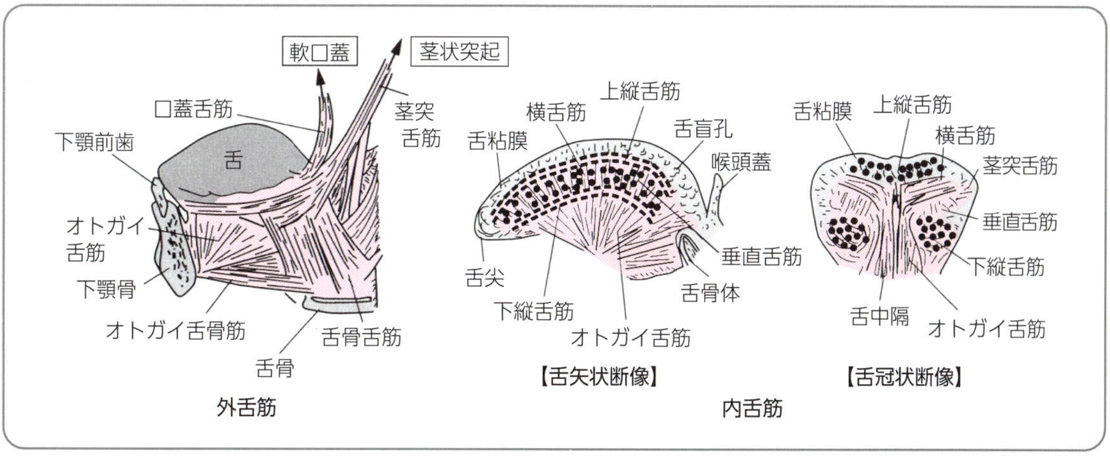

図 4　外舌筋と内舌筋[2)]

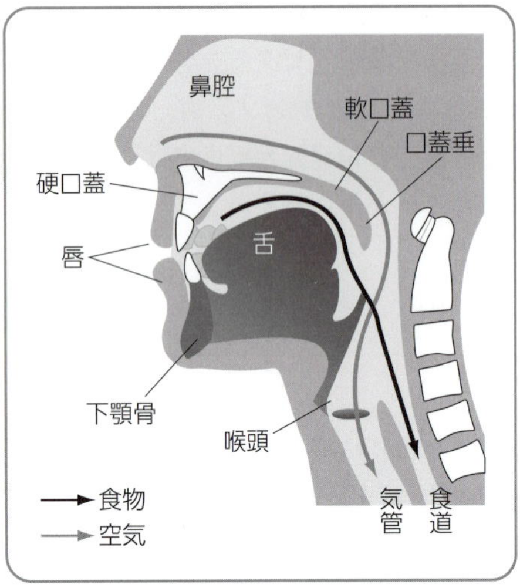

図5 気道および消化管の一部としての口腔・咽頭[5)]

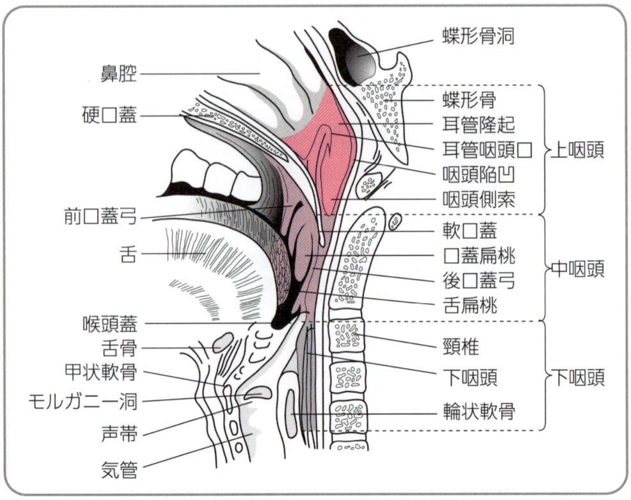

図6 咽頭の構造[1)]

食塊形成を助ける．唾液は1日に1,000〜1,500 mL分泌される．味蕾で感受される味覚も口腔・咽頭の重要な機能である．

口腔・咽頭は鼻腔とともに気道の一部をなし，咽頭では吸気の加湿，加温，除塵が行われる．口腔は鼻閉が高度の場合，気道の役割を担う（口呼吸）．また，口腔・咽頭は鼻腔とともに声道の一部をなし，その共鳴腔として働く．口唇の開き具合，舌や軟口蓋の運動による口腔の形態，容積の変化によって母音特有の音色を特徴づける**フォルマントの形成**に関与する．母音，子音発音時に軟口蓋は上・中咽頭腔を遮断するとともに，その動きの程度により鼻腔共鳴（鼻音化）を調節する．咽頭腔の広さも音色に影響を与える．

嚥下運動は3相に分けられるが，第1相口腔相，第2相咽頭相の随意運動から不随意反射運動へと移行する複雑な過程を担っている．ワルダイエル咽頭輪は免疫学的役割による防御的機能をもつ．

3 | 口腔・咽頭の検査

舌圧子や手指を用いた視触診を行う．上咽頭，下咽頭の観察には，後鼻鏡，間接喉頭鏡を用いる方法と，軟性鏡を用いる方法がある．

画像検査法はCT検査，MRI検査が主であり，唾液腺造影法（唾液腺に逆行性に造影剤を注入して X 線撮影を行う検査法）が行われる頻度は減少した．

唾液腺分泌の定量判定には，ラジオアイソトープ製剤を用いる唾液腺シンチグラフィーを行う．

味覚検査は甘味，塩味，酸味，苦味の検査液を含む**濾紙ディスクを用いる定性的味覚検査法**と，直流電流を通電して味覚閾値を測定し，dBで定量的に表す**電気味覚検査法**がある．顔面神経麻痺や舌咽神経麻痺の障害部位判定に有用である．

4 | 口腔疾患

1. 舌炎

舌に生じる炎症性変化であるが，炎症の範囲は粘膜表層にとどまるものから深層に及ぶものまである．また，舌固有の病変と全身疾患に伴う病変がある．

舌は知覚が鋭敏なため，炎症が生じるとまず痛みが問題となる．次いで腫脹をきたし，発熱，倦怠感などの全身症状を伴うことがある．舌固有の病変の原因として，細菌感染，ウイルス感染，真菌感染，外傷，歯牙による機械的刺激，唾液分泌低下，放射線治療などが挙げられる．

一方，全身疾患に伴う場合の原因として，貧血，ビタミン不足，薬剤性，膠原病，皮膚科疾患などが挙げられる．これらの原因は，時に複数の要素が同時に存在することで，病態をより複雑化，難治化させる．原因疾患の治療，除去の他に，疼痛に対する対症療法も併用する．

2. 口内炎

口腔粘膜の炎症性病態を呈する疾患であり，粘膜炎が舌に限局したものを舌炎と称する．口内炎は発症からの経過により急性あるいは慢性の症状を呈し，時系列でみると紅斑，びらん，水疱，潰瘍，出血など多彩な所見を呈する．

比較的多い口内炎はアフタ性口内炎と口腔カンジダ症である．治療は口腔清掃と消炎治療である．1～2週間で治療に反応しない場合，口腔癌との鑑別を要する．

アフタ性口内炎は，直径数mmの境界明瞭で周囲に紅暈を伴う浅い潰瘍（アフタ）が，口唇，頬粘膜，舌下面に好発する．原因は不明であるが，数か月間隔で繰り返すことがある．治療はステロイド軟膏塗布を行い，1～2週間で治癒する．再発性アフタはベーチェット病の主症状の一つでもある．

口腔カンジダ症は，高齢者，免疫不全患者，長期ステロイド患者に多く発症する．独特の白色偽膜を形成するため診断される．口腔清掃が基本であるが，抗真菌薬の局所投与も行われる．

3. 口腔・舌腫瘍

口腔には種々の腫瘍が発生するが，その多くががんであり，舌に生じるものが最も多い．舌癌の発生頻度は頭頸部領域の腫瘍の中でも上位である．舌癌の危険因子は口腔不衛生，飲酒，喫煙である．世界的には噛みタバコの習慣のあるインド，スリランカに多い．初発症状は，局所の腫瘤，疼痛であり，治らない口内炎には注意を要する．**舌縁に発生**することが多く，3～4割に頸部リンパ節転移を認める．治療は手術治療と術後放射線治療（＋化学療法）を行う．

舌癌の根治切除術・再建術後は，成人の**構音障害**をきたす原因の多くを占める．切除範囲により，舌部分切除，舌半側切除，舌亜全摘術，舌全摘後に分類しうるが，術後の構音機能は舌可動部並びに口腔底の筋群を切除に伴う舌可動制限，舌容積減少，再建皮弁の代償性機能，皮弁形態に影響を受ける．舌根部，口腔底の切除範囲が大きくなると，構音機能は低下する．

4. 唇裂

「第Ⅰ章第10節　4｜口唇・顎・口蓋裂」(139頁)参照.

5. 口蓋裂

「第Ⅰ章第10節　4｜口唇・顎・口蓋裂」(139頁)参照.

5｜咽頭疾患

1. 急性扁桃炎

咽頭痛，嚥下痛，発熱，全身倦怠感，耳への放散痛などを主症状とする口蓋扁桃の急性炎症である．起因菌はレンサ球菌，ブドウ球菌，肺炎球菌などで，**A群β型溶血性連鎖球菌**によるものでは炎症が激しい．口蓋扁桃の発赤腫脹，咽頭全面の発赤を呈する他，扁桃陰窩に膿栓の付着を認める．頸部リンパ節炎を伴うことも多い．治療は抗菌薬投与と消炎治療である．通常1週間程度で改善するが，のちにリウマチ熱，糸球体腎炎を併発することがある．強い炎症が周囲に波及すると扁桃周囲炎や扁桃周囲膿瘍をきたす．**扁桃周囲膿瘍**では，開口障害と軟口蓋の発赤腫脹が認められ，切開排膿が必要になり，消炎後は口蓋扁桃摘出術の適応となる．

2. 習慣性扁桃炎

急性扁桃炎を年に3～4回繰り返す状態を習慣性扁桃炎と呼ぶ．小児期に多いが，成人以降もみられる．急性増悪期は，急性扁桃炎の症状・所見を呈する．扁桃摘出術の適応となる．

3. 慢性扁桃炎

口蓋扁桃に慢性的に炎症が起きている状態であるが，自覚症状はないか，あっても咽頭異常感，乾燥感，微熱などの軽い症状であることが多い．

多くの場合は無症状である．しばしば疲労や過労を誘因として急性炎症を反復することがある．口蓋扁桃圧迫による疼痛，膿栓排泄により診断する．

保存的には**陰窩洗浄**を行い，必要があれば口蓋扁桃摘出術を行う．

4. 扁桃肥大

生理的肥大は5～7歳で最大となる．摂食障害，睡眠時無呼吸の原因となる場合には治療対象とする．

5. アデノイド増殖症

生理的肥大は4～6歳で最大となる．いびき，睡眠時無呼吸がみられ，幼小児では胸郭変形の原因にもなる．高度肥大では鼻閉，口呼吸，閉鼻声を呈し，歯列が成長する小児期ではアデノイド顔貌の原因となる．しばしば上気道感染を反復する．耳管咽頭口の機械的閉塞や炎症波及により，滲出性中耳炎や反復性中耳炎をきたし，伝音難聴を呈する．治療はアデノイド切除である．

6. 睡眠時無呼吸症候群

睡眠中の無呼吸・低呼吸の回数が1時間あたり5回以上で，日中の眠気や倦怠感など睡眠呼吸障害よる症状を伴うものである．上気道（特に咽頭）の狭窄，閉塞により生じる閉塞型と，慢性心不全などに合併する中枢型に大別されるが，ほとんどが**閉塞型**である．**肥満**は閉塞型の最も重要な危険因子である．診断はポリソムノグラフィーを行い，無呼吸・低呼吸の程度と型を判定する．治療は重症度により異なるが，減量，**持続的気道陽圧（CPAP）療法**，口腔内装置療法を行う．扁桃肥大など原因が明らかなものは手術適応である．重症例では**心血管疾患合併**のリスクが高い．

7. 咽頭腫瘍

上咽頭，中咽頭，下咽頭の悪性腫瘍に代表される．いずれも初期には自覚症状が乏しく，進行がんになって発見されることが多い

（1）上咽頭癌

中国南部，台湾，香港に多く，**エプスタイン・バール（Epatain Barr）ウイルス**の関与が示唆されている．40～60歳代に好発するが，10歳代の若年者にも少なからず発生する．頸部リンパ節腫脹，耳症状，鼻症状が初発症状であり，進行すると複視，顔面神経麻痺，嚥下障害，嗄声などの下位脳神経症状を認める．治療は放射線治療（＋化学療法）を行う．

（2）中咽頭癌

喫煙，飲酒，口腔不衛生が危険因子であるが，近年**ヒト乳頭腫ウイルス**（16型）が関与するものが増加傾向にある．咽頭の違和感，進行すると嚥下時痛，構音障害，耳への放散痛，開口障害が生じる．重複がんが多い．治療は手術あるいは化学放射線同時併用療法が主体である．

（3）下咽頭癌

過度の飲酒・喫煙歴を有する中高年男性に多い．初発症状は咽頭痛，嚥下異常感，耳への放散痛，頸部リンパ節腫脹である．粘膜下のリンパ流が豊富でリンパ節転移が非常に多く，遠隔転移も多い．治療は手術あるいは化学放射線同時併用療法が主体である．進行がんでは喉頭機能を喪失する**咽頭喉頭食道摘出術**が適応となる．

6 | 唾液腺疾患

1. 急性耳下腺炎

術後や全身状態不良時に，高齢者に多くみられる化膿性炎症である．症状は耳下腺腫脹，耳下部発赤，疼痛，開口障害である．耳下腺管開口部から膿汁流出をみる．補液，抗菌薬投与を行う．膿瘍形成があれば切開排膿する．

2. ムンプス（流行性耳下腺炎）

ムンプスウイルスによる．頭痛，全身倦怠などの前駆症状ののち，急激に耳下腺部が腫脹し，1～2日で腺全体が腫脹する．両側性のことが多いが，一側腫脹後2～3日遅れて対側が腫脹する．髄膜炎，精巣炎，感音難聴（多くは一側聾）を続

発することがあるが，通常は1～2週間で障害を残さずに治る．予防に弱毒生ワクチンが有用だが，発症後には特効薬はなく，対症療法を行う．

3. 唾石症

唾石は唾液腺輸出管内に迷入した異物や細菌を核に，炭酸カルシウムやリン酸カルシウムなどが沈着して生成する．**顎下腺**に多く，耳下腺がこれに次ぐ．唾石により唾液の排泄が障害されるため，食事中など唾液分泌亢進の際に唾液腺部が腫脹する．大きくなると摂食時に**唾仙痛**を生じる．時に急性炎症を起こし，唾液腺開口部から膿が流出する．腫脹の反復により，導管の拡張，腺の慢性炎症を併発し，長期に及ぶと腺機能が低下する．炎症時には抗菌薬治療を行い，唾石が自然排泄されない場合には，口内から唾液腺管を切開して排出する．顎下腺内や腺管移行部に唾石がある場合は腺を摘出する．

7 | 鼻咽腔閉鎖不全をきたす疾患

口腔と鼻腔の遮断，すなわち鼻咽腔の閉鎖が完全にはできない状態をいう．乳児期には哺乳不全を呈するが，成人例でも食物の鼻への逆流を認める．発声時に呼気が鼻から漏れる（**鼻漏出**）ことにより，破裂音，摩擦音が出せなくなり，鼻にぬけたような音（**開鼻声**）をきたす．構音障害として，上記の鼻腔共鳴異常の他に，先天異常によるものでは，**声門破裂音**，**咽頭摩擦音**，**咽頭破裂音**などの二次的な異常構音操作による音のゆがみが認められる．

鼻咽腔閉鎖不全をきたす疾患には，口蓋の先天異常（**口蓋裂**，**粘膜下口蓋裂**，口蓋短縮症，先天性軟口蓋機能不全症など），外傷や腫瘍による軟口蓋の穿孔や瘢痕化，**軟口蓋**（口蓋帆挙筋）麻痺などがある．

8 | 味覚とその障害

味覚は液状物質の分子，イオンが刺激となる感覚であり，味覚神経の分布する味蕾で受容される．**味蕾**は舌尖，舌体に分布する茸状乳頭，舌縁に分布する葉状乳頭，舌後方に位置する有郭乳頭の上皮内にあるが，軟口蓋にも少数存在する．味覚の求心線維は**鼓索神経**（舌前方2/3），**舌咽神経**（舌後方1/3），**大錐体神経**（軟口蓋）を介して延髄孤束核に終わる．

味覚障害は，「味がわかりにくい」**味覚減退**，「全く味がしない」**味覚脱失**，「口の中が常時苦い，甘い，塩辛い」**自発性異常味覚**，「本来の味と異なる」**異味症**，「酸味と塩味を間違える」**錯味症**，「嫌な味に感じる」**悪味症**，「特定の味だけがわからない」**解離性味覚障害**がある．障害部位として味蕾（受容器），神経，中枢，心因性があり，受容器障害が多い．亜鉛欠乏，薬剤性，全身疾患，口腔疾患，唾液腺疾患など原因が特定される場合もあるが，不明の場合も多い．嗅覚障害に伴う風味障害もしばしばみられる．**亜鉛製剤投与**，原因薬剤中止，漢方製剤投与を行う．

D. 喉頭科学

1 | 喉頭の構造

1. 喉頭

喉頭は下咽頭と気管の間に位置する．空気の通路が食物の通路と交叉した直後の部位である．軟骨によって枠組みされた器官で，外喉頭筋で宙吊りなっているため，可動性がある．成人では第4～7頸椎の高さに位置する．

喉頭の上縁は喉頭蓋上縁，披裂喉頭蓋ヒダ，披裂部，披裂間ヒダからなる喉頭口であり，下縁は輪状軟骨下縁である．喉頭内には2対のひだ状の隆起（上方：仮声帯，下方：声帯）があり，両者の間に喉頭室という凹みがある．両声帯間が声門であり，両側の声帯前端が会う部位が前交連である．

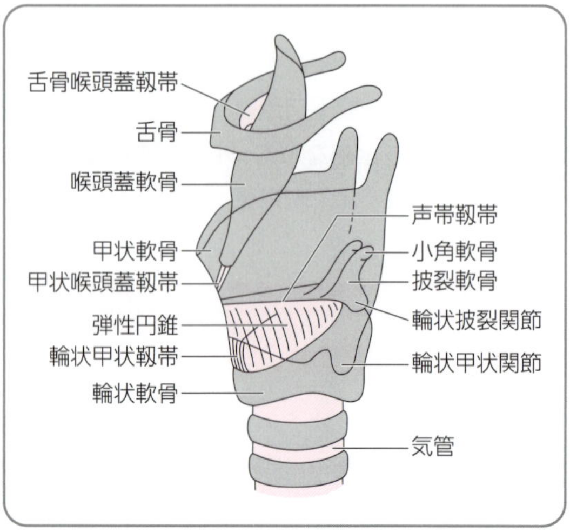

図7　喉頭の枠組み[3)]

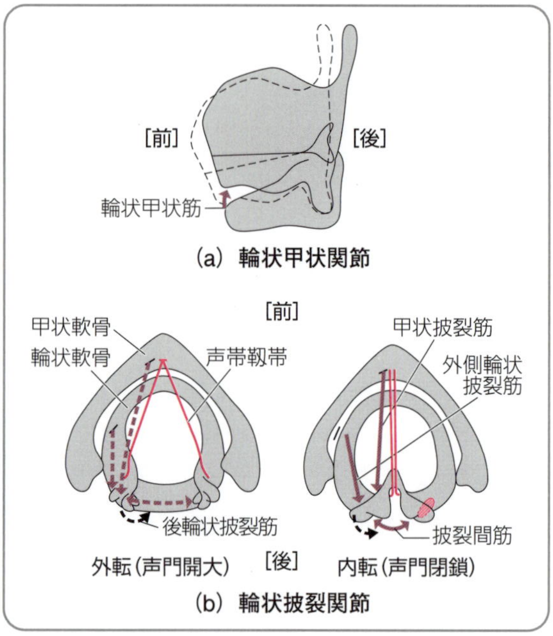

図8　喉頭の関節と内喉頭筋[3)]
黒破線の矢印は回転運動，赤丸は滑り運動の範囲を示す．

(1) 喉頭の枠組み

喉頭を形作る軟骨は，輪状軟骨，甲状軟骨，披裂軟骨，喉頭蓋軟骨，小角軟骨である（図7）．輪状軟骨外面と甲状軟骨下角がなす関節が，**輪状甲状関節**である．披裂軟骨には前方に向かう声帯突起，後外方に向かう筋突起があり，底面は輪状軟骨上縁外側と接し，**輪状披裂関節**をなす．輪状披裂関節には長軸周りの回転運動と，長軸に沿う滑り運動がある（図8）．輪状披裂関節の後内方に張る後輪状披裂靱帯によって両軟骨は連結されており，ここが運動の支点となる．

(2) 内喉頭筋

喉頭の軟骨に起始停止する筋を内喉頭筋といい，喉頭の開閉，声帯の緊張を調節する．上喉頭神経外枝支配の輪状喉頭筋（前筋），反回神経支配の甲状披裂筋（内筋，声帯筋），外側輪状披裂筋（側筋），披裂間筋（横筋），後輪状披裂筋（後筋）がある〔第Ⅸ章第5節の図3（417頁）参照〕．

輪状甲状筋が収縮すると，輪状軟骨と甲状軟骨が前方で近づき，声帯は前後に伸ばされて緊張し，声帯の各層は薄くなる．

甲状披裂筋が収縮すると，甲状軟骨と披裂軟骨が近づき，声帯は短くなり，膜様部が内転する．声帯の各層は厚くなる．

外側輪状披裂筋が収縮すると，披裂軟骨声帯突起が内転し，下方に移動することにより，声帯全体が内転する．

披裂間筋が収縮すると，左右の披裂軟骨が近づき，声帯軟骨部が内転する．

後輪状披裂筋が収縮すると，披裂軟骨声帯突起が外転し，上方に移動することにより，声帯全体が外転する．

(3) 外喉頭筋

喉頭の周囲にあり，喉頭全体の位置や喉頭内の形態に影響を与える筋を総称して，外喉頭筋という．舌骨下筋（胸骨舌骨筋，胸骨甲状筋，甲状舌骨筋，肩甲舌骨筋），舌骨上筋（顎二腹筋，茎突舌骨筋，顎舌骨筋，オトガイ舌骨筋），咽頭収縮筋（上咽頭収縮筋，茎突咽頭筋，中咽頭収縮筋，甲状咽頭筋，輪状咽頭筋）などがあり，いくつかの筋の作用が合わさることにより，複雑なメカニズムの喉頭調節が行われる（図9）．

(4) 喉頭の神経

喉頭の知覚は，主に上喉頭神経内枝，一部は反回神経最終枝である下喉頭神経が司る．両者には吻合が存在する（Galen 吻合）．

2. 声帯

ヒトの声帯は，発声に際して振動体としての機能をもっている．声帯の長さは成人男子約 20 mm，

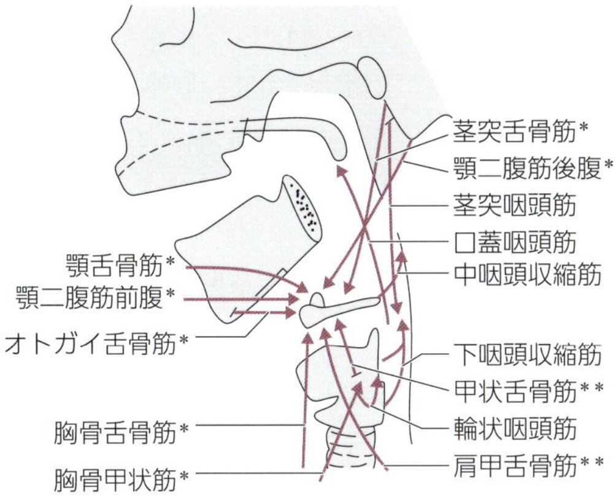

図 9　外喉頭筋[3)]
*舌骨上筋，**舌骨下筋，他は咽頭筋

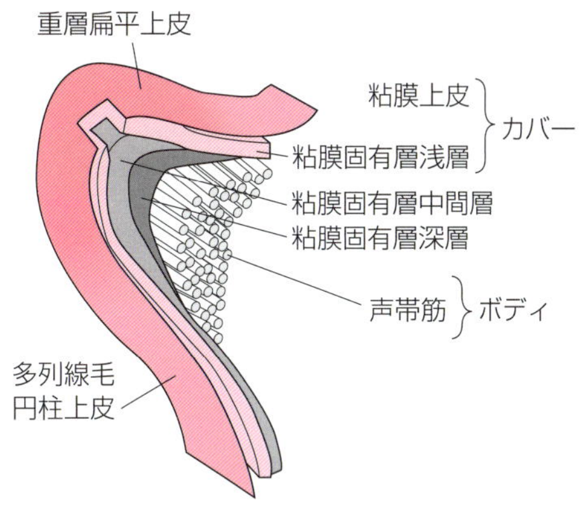

図 10　声帯遊離縁の層構造[4)]

成人女子約 15 mm である．声帯前部は声帯筋と声帯靱帯が主体で，膜様部という．声帯後部は披裂軟骨声帯突起が主体で，軟骨部という．ヒトはほぼ対称的な 1 対の声帯を用いて，会話・歌唱に必要な声の高さ，声色の調節を行う．これが可能なのは，①喉頭筋の働きによって声帯を性質の異なる振動体に変化させることができる，②声帯がそのような変化を受けやすい構造を有している，という 2 つの理由による．したがって，振動体という観点から，声帯の構造を理解しておく必要がある．発声中に最も大きく振動する部位は声帯膜様部中央の遊離縁である．漿液・粘液の混合腺である喉頭腺は，声帯遊離縁付近にはほとんどなく，喉頭室と仮声帯に多い．喉頭腺から分泌される粘稠性液体が声帯表面を覆う．声帯は乾燥すると振動しない．喉頭蓋の喉頭面，披裂軟骨内面，声帯遊離縁は重層扁平上皮，その他の部位は呼吸上皮である多列線毛円柱上皮で覆われる．

(1) 微細構造

声帯遊離縁付近は層構造を有している．膜様部中央の断面でみると，最表層の粘膜上皮は薄い膜で，声帯の形態を保つ被膜とみることができる．

粘膜上皮の下には，まばらな結合織からなる粘膜固有層浅層があり，ラインケ腔と呼ばれ，浮腫をきたしやすい．粘膜固有層の中間層は弾力線維が，深層は膠原線維が密であり，これらの線維は声帯遊離縁とほぼ平行に走行する．両者の境界は明瞭ではなく，合わせて声帯靱帯と呼ばれる．声帯靱帯の深層には声帯筋の筋線維が声帯遊離縁とほぼ平行に走行し，声帯の主体をなす．

以上のように声帯は層構造を有し，声帯筋からなるボディを，粘膜上皮および粘膜固有層浅層からなるカバーが覆っており，両者の移行部に声帯靱帯がある（図 10）．

2 | 喉頭の機能

発音動作は，①信号からのエネルギー源としての呼気送出（呼気調節），②呼気流からの声の音源生成（喉頭調節），③最終的な信号の送出（調音，構音）の 3 つの過程からなる．これらは独立したものではなく，互いに密接に関連しあって同時進行で発音動作が行われる．

1. 呼気調節

呼吸運動は，横隔膜の上昇・下降および胸郭の拡大・縮小による胸腔内容積の変化によって行われる．胸郭は胸骨，胸椎，肋骨からなり，胸腔を囲む．

安静呼吸時の呼吸は自律的で，吸気は吸気筋により横隔膜が下降・肋骨が挙上し，胸腔容積が増加する．一方，呼気は肺・胸郭系の弾性のみで行われ，呼気筋は使われない．

発声発語時の呼吸は 1 回の呼気でつくられる音

声信号によって変化する随意運動である．吸気の時間は呼気に比べて短い．また，音声信号のエネルギー源を適切に供給するため，呼気圧調整が行われる．声の強さは呼気圧で調整され，強い声では呼気圧が高い．

2. 発声（喉頭調節）

声門は呼吸時には開き，発声時には閉じる．嚥下や咳では仮声帯や声帯は強く内転し，喉頭腔全体が強く閉鎖される．正常発声では仮声帯の内転はない．発声時の声帯位を正中位，安静呼吸時の声帯位を中間位，深吸気時の声帯位を開大位という．

発声時の声帯は，適当な厚みと緊張を保ち，呼気によって振動する．声帯振動の１周期の間に声門が完全に閉じている時期（閉鎖期）と，開いている時期（開放期）がある．呼気流は声門の周期的な開閉により，断続流となって声門を通過する．この断続流による音を声といい，声を発する行為を発声という．

声の高さは声帯の振動数によって決まる．声はことばによるコミュニケーションに必要であり，歌唱などの活動にも重要である．発声という行動は，大脳の高次機能，錐体路系，錐体外路系，フィードバック系などの制御を受け，心理状態や自律神経系の影響を受けるが，最終的には関与する個々の筋に伝えられる指令と発声器官の状態によって，その性質が決まる．

声を出すためには，声帯が振動し，呼気流を断続することによって，空気力学的エネルギーが音響的エネルギーに変換される必要がある．振動状態が異なると発せられる声の性質が異なる．声帯の振動状態を表すパラメータには，基本周期，振幅，振動の規則性，両声帯間あるいは同一生体内の動きの等質性，粘膜波動の起こり具合，声門の閉じ具合，両声帯の接触状態，声門面積波形などがある．

音声の音響物理的パラメータには，基本周波数，音の強さ，周波数スペクトルが，音響心理的パラメータには，声の高さ，声の大きさ，声の音色などがある．

声の高さは，基本周波数に対応し，声帯の基本振動数によって規定される．声帯は男性で 100～150 Hz，女性で 200～300 Hz で振動する．声を高くすることは，①輪状喉頭筋の収縮により声帯の緊張を強くし，声帯を薄くする，②甲状披裂筋，外側輪状披裂筋の収縮により声門を強く閉じる，③呼気圧を大きくする，などにより可能であるが，輪状喉頭筋の収縮が最も効果が大きい．

声の大きさは，声の強さに対応する．声を強くすることは，①呼気圧を大きくする，②甲状披裂筋の収縮により声門を強く閉じる，などにより可能である．

声の音色は，周波数スペクトルに対応する．声門原音の波形は声門における体積速度波形によって規定されるが，体積速度波形は声門面積波形に近い．声門面積波形は喉頭筋の働きや呼気圧により変化する．

発声の始まりを起声という．声門の閉鎖と呼息が同時に行われ，音声波の振幅，呼気流率がなめらかに増大する「軟起声」，声門閉鎖の前に呼息が始まり，起声直前の著明な呼気の流出によって声門摩擦音が発せられる「気息起声」，声門閉鎖筋の強い収縮により声門を強く閉じた状態で，暴発的な呼息によって発声を始める「硬起声」がある．起声の直後で音声波の振幅，呼気流率が著しく大きい．

3. 声道調節

声門の開閉程度や声帯の緊張・弛緩の調節による声門原音の調整の他に，内喉頭筋・外喉頭筋の働きにより，ことばや発声のニュアンスを表現するために，声道の形状を微調整することができる．

4. 声の年齢変化，変声

喉頭の枠組みは年齢とともに成長するが，特に思春期男子で前後径の増加が著しい．喉頭の前後径増加に伴って声帯長が増加し，男子の変声を惹起する．その特徴は甲状軟骨正中上縁の前方突出と声の高さの変化である．声の変化は次の３期に分けられる．

前期：高音が出ず，声がかすれる．喉頭に違和感がある．

中期：声域が狭くなり，声がひっくり返る．

後期：声域の下限と話声位が1オクターブ低下する．表声と裏声の差が明瞭になる．

女子でも程度は軽いが変声はあり，声域が上下ともに拡大し，声質変化を伴う．声帯の長さは，変声期前は男女とも5～5.5 mmであるが，成人男性では12～15 mm，女性では8～10 mmとなる．

喉頭の老化現象として，喉頭の下降，声帯粘膜萎縮，浮腫，喉頭筋萎縮などがある．加齢により女性では声域，話声位が低下し，男性では話声位が上昇し，男女の声の高さの差が減少する傾向にある．声道の長さも年齢とともに増加する．

3｜喉頭機能検査

「第Ⅸ章第1節　3｜音声の検査・評価・診断」(374頁) 参照.

4｜喉頭疾患

1. 急性喉頭炎

喉頭粘膜の急性炎症であり，感冒の部分症状のことが多い．ウイルス感染が多く，インフルエンザ菌，肺炎球菌，溶血性レンサ球菌，ブドウ球菌の感染が重なる．冬季に多い．喉頭粘膜は発赤，腫脹し，重症例では偽膜様変化を認める．嗄声，発作性咳嗽，喉頭痛が主症状である．通常数日から数週で治癒するが，慢性移行例もある．全身の安静，水分補給，保湿が有効である．薬物療法として，消炎剤の全身投与，**ネブライザー法による副腎皮質ステロイドの局所投与**を用いる．

2. 急性喉頭蓋炎

急性喉頭炎の特殊型で，インフルエンザ菌の感染によることが多い．上気道炎症状が急に悪化し，強い咽頭痛，高熱を発し，吸気性喘鳴を伴う**呼吸困難**へ進行する．発症から数時間で窒息に至ることがある．球形に腫脹している喉頭蓋所見により，診断は容易である．頸部側面X線像が参考になる．気道確保のため直ちに気管挿管あるいは**気管切開**を要することもあり，原則入院が必要である．気道管理の他に抗菌薬，副腎皮質ステロイド投与，ネブライザーを併用する．

3. 慢性喉頭炎

急性喉頭炎の反復，気道の他の部位からの炎症波及（特に鼻副鼻腔炎に伴う後鼻漏），口呼吸，音声酷使，**喫煙**，**胃食道逆流**などが原因となる．特定のウイルスや細菌に感染し，慢性的な喉頭粘膜刺激を受けることで生じる．喉頭粘膜は発赤するが，徐々に分泌が増加し，やがて粘膜肥厚を認める．声帯振動の妨げとなるため，嗄声や声の高さの変化をきたす．咳嗽，咳払いや異物感を伴うことも多い．保湿，うがい，声の衛生指導の他，薬物療法としてネブライザー法による副腎皮質ステロイドの局所投与を行う．特異的慢性喉頭炎には喉頭結核があり，肉芽形成を含む多様な喉頭所見を呈する．確定診断は喀痰培養，病理組織検査による．治療は抗結核薬を投与する．

4. 声帯ポリープ

発声時に声帯運動の最も激しい部位は声帯膜様部の中央であることが高速度映像で示されており，声帯ポリープはこの声帯膜様部の前1/3から1/2の部位に好発する．病理組織学的所見として粘膜下組織に出血，浮腫，硝子様変性，血管拡張，血栓形成がみられることから，音声の酷使や感冒罹患時の過度な咳払いなどの機械的刺激が誘因となって，声帯粘膜に出血や循環障害が生じることが考えられている．粗糙性かつ気息性の嗄声を呈するが，その程度はポリープの存在する位置や性状により異なる．通常一側性で，形状は半球状のものが多く，その外観的特徴から診断は容易である．喉頭ストロボスコピーではポリープが両声帯に挟まれ，**声門閉鎖不全**がみられる．粘膜振動が消失することはない．患側声帯のポリープとそれ以外の部分の振動に位相差がみられることがある．軽微な病変，または機械的誘因の時期が明らかで，その時点からの経過が短い場合には，声の衛生指導と音声訓練による保存的治療を行う．手術治療として**喉頭微細手術**にて摘出する．

5. ポリープ様声帯

粘膜固有層浅層の浮腫性病変により，声帯膜様部のほぼ全長にわたるびまん性の腫脹をきたす疾患である．多くは嗄声を主訴とし，高度例では呼吸困難を生じる．やや女性に多く，40～50歳代に好発する．**音声酷使**も要因の一つであるが，**喫煙**との関係が強い．保存的治療では軽快しないことがほとんどであるが，軽症例では禁煙と声の衛生指導である程度改善がみられる．高度例では**喉頭微細手術**で声帯上面の粘膜を切開し，粘膜上皮下の浮腫状病変の吸引（sucking）や絞り出し（squeezing）を行う．保存療法，手術療法ともに，喫煙を継続している場合には再発しやすい．

6. 声帯結節

声帯膜様部のほぼ中央，すなわち声帯全長の前1/3の部位に両側対称性に好発する小さい結節様隆起である．成人では女性に多く，音声酷使が主因であり，小児では男児に多く，声の濫用が主因である．気息性の嗄声を呈する．**音声訓練**が第一選択であるが，高度例では喉頭微細手術で切除する．

7. 声帯溝症

声帯縁の前後に走行する溝を認め，病理学的には粘膜固有層浅層までの**上皮陥凹**で，膠原線維増殖による組織硬化が本体である．声帯突起から溝ができることが多く，これに伴い声帯縁は弓状を呈し，声門閉鎖不全による気息性嗄声を生じる．喉頭ストロボスコピーでは**溝より外側に粘膜波動が認められない**．確実な対策はないが，声帯内自家筋膜移植術が有効な場合がある．

8. 喉頭麻痺（声帯麻痺）

迷走神経またはその分枝である**反回神経の麻痺**が主因である．原因は脳幹付近の頸静脈孔腫瘍，甲状腺腫瘍，肺癌，食道癌の浸潤，縦隔腫瘍や弓部大動脈瘤による機械的圧迫，胸部大動脈瘤，手術合併症があるが，原因不明の特発性もある．**一側性麻痺**では，嗄声が初発症状として多く，嚥下障害を伴うことがある．嗄声，嚥下障害の程度は麻痺側声帯の固定位置による．健側声帯による代償が効かない開大位で固定すると，高度嗄声・誤嚥を呈することもある．**両側反回神経麻痺**で声門開大不良の場合には，気管切開が必要である．

一般に喉頭麻痺の発症から6か月が経過して症状に改善がなければ，**機能改善手術**の適応となる．声門間隙が小さい場合には，音声訓練が有効な場合もある．

9. 喉頭乳頭腫

ヒト乳頭腫ウイルス（6型，11型）が声門部・声門上部の粘膜上皮に感染することによる良性腫瘍である．小児型と成人型があり，小児型は**多発性**で再発を繰り返しやすい．成人型は40～50歳代に多い．嗄声が初発症状のことが多く，進展すれば失声状態，呼吸困難となる．気管に進展するのは全例の1％といわれ，気管切開例に多い．カリフラワー様の隆起性病変を認める．手術治療は喉頭直達鏡下に腫瘍をレーザー焼灼するかシェーバーを用いて切除する．小さな限局性の腫瘍では最初の外科的療法が適切であれば再発は少ないが，多発性で腫瘍増殖の速度が早いものは再発しやすい．成人型では稀に悪性転化する．

10. 喉頭癌

喉頭癌は喉頭粘膜由来の代表的な悪性腫瘍であり，高齢男性に好発する．99％が扁平上皮癌であり，部位別には声門癌が約6割と最も多く，次いで声門上癌が多い．**喫煙**が最も高い危険因子であり，異形成上皮などの前癌病変を引き起こす．

声門癌は早期から嗄声が生じるがリンパ管網の発育が乏しいため，転移の頻度は比較的少ない．腫瘍の増大に伴い，喘鳴や呼吸困難を生じる．声門上癌は異物感，嚥下痛が認められるが，早期には症状に乏しく，頸部リンパ節転移で初めて気づくこともある．進行すると声門癌と同様の症状を呈する．食道癌，肺癌，咽頭癌を重複することがあるので注意を要する．

中高年の男性，特に喫煙者が持続する嗄声を訴えた場合は，喉頭癌を疑う．生検による確定診断を行い，CT，MRIなどの画像検査で臨床病期を決定する．

喉頭癌の治療は，進行度や患者の年齢・全身状態などによって決定する．根治性と喉頭機能温存のバランスが重要となる．早期癌に対しては，放射線治療または喉頭温存手術を行う．5年生存率は70～90％である．進行癌に対しては，以前は喉頭全摘出術が標準治療であったが，QOLの観点から年齢や全身状態が許せば化学放射線同時併用療法も考慮される．非制御例には喉頭全摘出術が行われる．

5 | 音声外科

音声の改善を目的とした手術の総称である．喉頭内腔からアプローチする術式と喉頭外からアプローチする術式がある．喉頭内腔からアプローチする術式は，声帯ポリープ切除や声帯内注入に代表されるように声帯に直接操作が加わるため，繊細な手術操作を要し，通常は喉頭直達鏡下・顕微鏡下での**喉頭微細手術**となる．硬性内視鏡とビデオ喉頭鏡システムを用いた手術も行われる．喉頭外からアプローチする術式は，**甲状軟骨形成術**や**披裂軟骨内転術**のように，声帯には直接手術操作が加わらないため，術創の瘢痕化が生じにくい．手術の目的別に，声帯ポリープ切除のように音声障害の原因を消失させる方法と，一側性喉頭麻痺に対する披裂軟骨内転術のように，音声障害の原因を改善させるのではなく，音声が改善するように操作を加える方法に分類することもある．

6 | 喉頭摘出術

喉頭蓋，甲状軟骨，輪状軟骨，気管，喉頭後壁を構成する下咽頭粘膜前面を**喉頭の枠組みごと一塊に摘出する術式**である．摘出後は残存した咽頭後壁の粘膜を縫縮して食物の通過腔を形成し，気管断端は頸部に**永久気管口**とするため，気管と食道は分離される．本手術を受けると発声と気道保護の機能を失う．また吸気が鼻腔を通過しないため嗅覚が低下し，声門の括約機能がなくなるため息むことができなくなり，便秘がちになるなどの障害を伴う．

E. 気管食道科学

1 | 気管・気管支・食道の構造

気管は輪状軟骨の直下に連なる管状部であり，第6頸椎下縁の高さにはじまり，食道の前を下り，胸骨上縁の高さで縦隔に入り，気管分岐部に終わる．頸椎の弯曲に従う．下端は固定するが全体の管は弾性であり，頸部の運動に伴い容易に長さが変わる．約18個の馬蹄形の軟骨輪とそれを連結する輪状靱帯からなる．気管後面の食道に接する部は膜性で，気管膜様部といわれる．気管分岐部は第4または第5胸椎の高さにあり，気管竜骨で左右の主気管支に分かれる．右主気管支は左主気管支より太く短い．主気管支は肺葉に一致して右側は3個，左側は2個の葉気管支を分岐する．

食道は咽頭の下に連なる長い管状の気管で，食道入口部に始まる．輪状軟骨の後ろ，第6頸椎の前にあたる．脊椎の前を下り胸腔に入り，横隔膜食道裂孔を通って腹腔に入り，第11胸椎の高さで噴門となって胃に連なる．3か所の生理的狭窄部がある．**第1狭窄部**は**輪状軟骨狭窄部**と呼ばれ，食道入口部にあたり，上歯列から約16 cmに位置する．**輪状咽頭筋**によって安静時には閉じている．第2狭窄部は大動脈狭窄部と呼ばれ，上歯列から約25 cmに位置し，食道と大動脈の交差により形成される．第3狭窄部は横隔膜狭窄部と呼ばれ，横隔膜を通過する部にあたり，上歯列から約38 cmに位置する．気管・気管支・食道ともに迷走神経および交感神経の支配を受ける．

2 | 気管・気管支・食道の機能

気管・気管支は肺胞で**ガス交換**を行う空気の通路であり，常時開放されている．線毛運動と咳嗽反射により気道分泌物を排する通路でもある．さらに吸気の加温，加湿の作用をもつ．気管粘膜の知覚は鋭敏であり，異物や分泌物に対して咳嗽反射を生じ，下気道への異物侵入を防いでいる．

食道は食物を咽頭から胃へ送る通路である．一方でガスの逆流（おくび）や液体，固体の逆流（嘔吐）の通路でもある．嚥下時に食塊が下咽頭に到達すると，輪状咽頭筋が弛緩し，咽頭内圧の上昇とともに食塊の食道入口部への下行を助ける．食塊の拡張刺激によって蠕動運動が起こり，食道は順次弛緩し，その直後に収縮が起こって食塊を下降させる．

3｜気管・気管支・食道の検査

内視鏡検査は，病変を直接観察し，組織採取や細胞診を行うことができる．また，止血，異物摘出，分泌物吸引，薬剤注入，内腔拡張などにも用いられる．気管支用，食道用にそれぞれ専用の硬性鏡と軟性鏡があるが，スコープ先端にCCDカメラを内蔵する電子内視鏡技術の進歩に伴い，種々の用途に軟性スコープが用いられる機会が増加している．

画像検査法としてX線検査，造影検査，CT検査，MRI検査が行われる．その他に嚥下機能検査として咽頭食道内圧測定，胃食道逆流症の検査として胃内容物の食道や咽頭への逆流の有無を評価するpH測定がある．

4｜気管・気管支疾患

「第Ⅰ章第4節　4｜呼吸器疾患」(50頁）参照.

1. 気管カニューレ抜去困難症

気管切開後に挿入した気管カニューレが目的を達成して必要がなくなった時は，なるべく早く抜去すべきであるが，抜去すると再び呼吸困難が生じ，抜去できない場合がある．

機能的なものと，器質的なものがある．機能的なものは，患者がカニューレを通した抵抗の少ない呼吸に慣れ，急に抵抗の大きい呼吸に戻されると，呼吸困難に対する恐怖心が起こることによって生じる．カニューレをふさいで本来の気道を通じた呼吸に慣れさせた後に抜去する．器質的なものは，カニューレやカフの不適合による局所の刺激，軟骨の損傷が原因となり，気管孔や壁に肉芽の発生，瘢痕狭窄などがみられ，カニューレを抜去することが困難となる．高位気管切開後に多発する．治療には長期間を要し，肉芽や瘢痕を切除・焼灼したり，Tチューブを挿入するなど保存的治療で対処できない場合には，喉頭・気管の形成手術を要する．

2. 気管狭窄

気管内腔の傷害により肉芽増生や瘢痕形成が生じたものと，周囲からの圧迫によるものがある．前者には気管切開などの手術操作や長期間の気管挿管，カフの圧迫によるもの，後者には甲状腺腫瘍，食道癌，縦隔腫瘍，リンパ節転移，大動脈瘤によるものがある．軽症では無症状だが，重症になると呼吸困難をきたす．内視鏡検査とCT検査が診断に有用である．治療の目的は閉塞のない，カニューレ不要の気道を確保・維持することであるが，良好な音声機能，嚥下機能を温存することも重要である．病態は複雑であり，時に致死的となりうるため，症例の病態に応じた適切な治療法の検討が必要となる．治療法は，気道確保を目的とした対症的治療，レーザー焼灼やステロイド局注，バルーンによる拡張，Tチューブなどのステント留置などの保存的治療，気管断端の端端吻合による気管形成術などの観血的根治手術がある．

5｜食道疾患

「第Ⅰ章第4節　7｜消化器疾患」(53頁）参照.

6｜気管切開と気道確保

気道確保は，気道の物理的な閉塞を予防，解除することにより，窒息を回避し呼吸管理を行うための処置である．**心肺蘇生のABC**のA（Airway）に相当し，第一に行われるべき処置とされる．頭部後屈，下顎挙上，経口ないしは経鼻エアウェイ挿入，ラリンジアルマスク装着，気管挿管などが試みられるが，これらの非外科的な方法で気道確保が困難な場合や，長期にわたる気道確保が必要な場合には，**気管切開術**が行われる．

気管切開術は頸部皮膚を切開し，気管を開窓し，気道を作成する方法である．

気管切開の適応として，①**気管より上方の気道閉塞**，②**下気道の貯留物への対処**，③**人工呼吸器による加圧呼吸を要する呼吸不全**が挙げられる．気管切開時期の判断は時に困難であるが，「気道閉塞あるいは呼吸不全の状態が持続し，改善徴候がなく，将来緊急気管切開が必要になると思われる時は，気管切開を行え」という格言があり，早期対応の重要性を示している．

局所麻酔下，気管挿管による全身麻酔下，いずれでも施行できるが，医療安全上の観点からは全身麻酔下で行えばより安全である．

実際の術式としては触診により輪状軟骨の位置を確認し，その下方に縦方向ないしは横方向に皮膚切開し， 皮下組織および前頸筋群を左右に分け甲状腺峡部に達し，これを上方あるいは下方に避けるか，結紮切断して気管前壁に到達する．通常は第2～4気管軟骨の高さで，気管前壁を切開する．この際，気管内腔の確認のために注射針を刺入し，空気が吸引されることを確認する．合併症，後遺症予防のため，切開した気管前壁は皮膚に縫合する．気管切開部に気管カニューレを挿入して終了である．症例の状態に応じ，それぞれの過程で臨機応変な対処が必要である．

7 | 嚥下障害

「第Ⅸ章第5節　摂食嚥下障害」(413頁) 参照．

8 | 気道・食道異物

1. 気道異物

気道にとどまった外来性の固形物を気道異物と呼ぶ．異物の存在部位，大きさ，形状，特性，閉塞の状態により症状は異なる．気道の完全閉塞は致死的となりうる．気道異物の発生は乳幼児と高齢者に多い．ともに嚥下機能低下や咳嗽反射減弱に加え，乳幼児では食物と異物の識別がつかないことや，食事中の動作が不安定なこと，高齢者では認知機能低下や咀嚼力低下が関与する．

気管支異物の発生は1～3歳の乳幼児に多い．誤飲時には咳嗽，喘鳴，呼吸苦がみられるが，異物が気管支内に止まると一旦症状が消失する．異物による閉塞が一方弁になると患側肺が過膨張となり，縦隔は対側に偏位する（Holzknecht徴候）．気管支の完全閉塞では患側が無気肺化する．診断にはCT検査，MRI検査が有用である．**硬性気管支鏡**を用いて摘出するが，摘出後も気道浮腫や肺炎に留意する．

2. 食道異物

異物の好発部位は生理的狭窄部で，特に**第一狭窄部**が最多である（頸部食道異物）．小児では玩具や硬貨，成人・高齢者では魚骨と義歯が異物となることが多い．X線非透過性のものは異物が推定できる．診断にはCT検査が有用であり，気道異物との鑑別が重要である．治療は**上部消化管内視鏡下**あるいは**硬性食道直達鏡下の摘出**だが，食道外に逸脱した魚骨などは頸部外切開による摘出を要することもある．

●文献

1) 切替一郎原著，野村恭也監修，加茂君孝編集：新耳鼻咽喉科学，改訂第11版，南山堂，2013.
2) 野村恭也・他：耳鼻科アトラス，第3版，シュプリンガー・ジャパン，2008.
3) 医療研修推進財団監修：言語聴覚士指定講習会テキスト，第2版，医歯薬出版，2002.
4) 平野　実：音声外科の基礎と臨床，耳鼻，**21**：239，1975.
5) 道脇幸博：言語聴覚士テキスト．第2版，医歯薬出版，2011，p128.

（折舘伸彦）

9 臨床神経学

1｜神経系の解剖・生理

神経系を構成する細胞は，神経細胞（ニューロン）と神経膠細胞（グリア）である．神経系全体の構成を図1に示す．詳細については「第Ⅰ章第2節　10｜神経系」(30頁) を参照.

1. 中枢神経系の構造と機能

(1) 大脳皮質 (図2)

4つの脳葉からなり，前頭葉と側頭葉は**シルビウス裂**により，前頭葉と頭頂葉は中心溝，頭頂葉と後頭葉は頭頂後頭溝により分けられる．後頭葉の多くの部分は内側面に存する．これらの脳葉の多くの部分を新皮質といい，顕微鏡でみると細胞が6層に並んでいる．そして皮質の細胞は，カラム（円柱）という脳表に垂直な細胞集団を作っており，機能的な単位と考えられている．新皮質が6層であるのに対し，海馬体などの原皮質と，梨状皮質などの旧（古）皮質は3層構造である．帯状回や眼窩回，島，海馬傍回などの中間皮質は6層から3層の間をとる．

この細胞構築の特徴から大脳皮質を分類したものをブロードマン分類といい，BA1（Brodmann's area 1）などと記述する．主な領域として，一次運動野の中心前回（BA4），一次体性感覚野の中心後回（BA1,3,2），一次聴覚野の横側頭回（BA41），一次視覚野の有線野（線条野，BA17）がある．その他，下前頭回の最後部である弁蓋部（BA44）と中間部の三角部（BA45）を合わせてブローカ野という．また，上側頭回後方はウェルニッケ野（BA22）といい，これらは古典的言語野である．

(2) 大脳白質

白質の神経束には3種類がある．**交連線維**は左右の大脳半球をつなぐ線維で，脳梁は最大の交連線維束である．他に前交連，後交連，海馬交連（脳弓交連）などがある．**連合線維**は，同側の半球内で異なる皮質をつなぐ線維であり，弓状束，上縦束，下縦束，前頭後頭束などがある．**投射線維**は皮質と神経核をつなぐ線維で，視放線，聴放線，放線冠や内包などがこれにあたる．

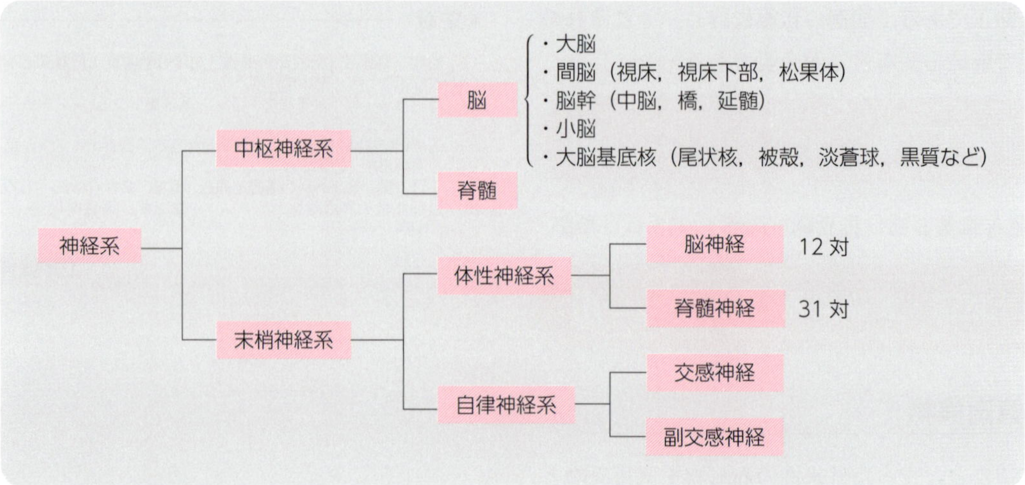

図1　神経系の構成

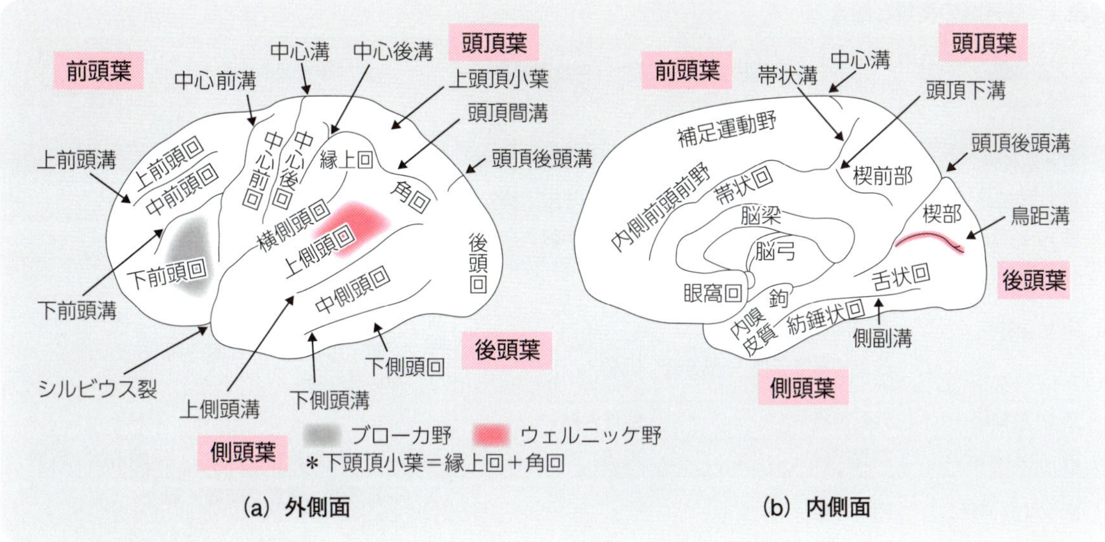

図 2　大脳皮質外側面・内側面
(a) 横側頭回は上側頭回の一部だが，シルビウス裂内にあり，外側からはみえない[1)].
(b) 鳥距溝に接する上下の皮質（赤色の領域）が有線野（線条野）.

(3) 大脳基底核

大脳白質の中に島状に存在する神経核群が大脳基底核である．**線条体**（尾状核と被殻），**レンズ核**（被殻と淡蒼球），視床下核，黒質からなり，黒質線条体系と呼ばれ，ドパミン作動性の運動制御に関わる．側坐核，脚橋被蓋核，前障，扁桃体，マイネルト基底核を含む場合もある．

(4) 大脳辺縁系とパペッツ回路／ヤコブレフ回路

大脳内側縁を取り囲む領域を大辺縁葉といい，帯状回，海馬傍回，海馬体，鉤などを指す．大脳辺縁系は，記憶や情動，自律神経や内分泌調節などの機能をもつこの領域を指す．この領域の障害では，記憶障害と行動異常をきたす**クリューヴァー・ビューシー症候群**が有名である．その他，鉤に焦点をもつ側頭葉てんかんもあり，幻臭をきたし，鉤発作と呼ばれる．

大脳辺縁系の主要部分を巡るパペッツ回路は，**海馬**－脳弓－乳頭体－**視床前核**－帯状回－海馬を巡る閉回路であり，エピソード記憶に関わる．一方，ヤコブレフ回路は，扁桃体－**視床背内側核**－前頭葉眼窩回後方－側頭葉前方－**扁桃体**を巡る閉回路であり，主に情動に関わる．

2. 末梢神経系の構造と機能

(1) 体性神経系：感覚・運動情報を伝える系

①**脳神経**：各脳神経の主な働きを表 1 に示す．運動機能のみ（Ⅳ，Ⅵ，Ⅺ，Ⅻ），感覚機能のみ（Ⅰ，Ⅱ，Ⅷ），および両方をもつものがある．また，副交感神経の働きをもつものもある（Ⅲ，Ⅶ，Ⅸ，Ⅹ）.

②**脊髄神経**：頸神経（8），胸神経（12），腰神経（5），仙骨神経（5），尾骨神経（1）の計 31 対からなる．

(2) 自律神経系：呼吸・循環・消化などの自律機能に関わる系

交感神経と副交感神経の解剖生理学的な違いは，①節前ニューロンの部位（交感神経は胸髄～上部腰髄，副交感神経は第Ⅲ，Ⅶ，Ⅸ，Ⅹ脳神経の核と下部仙髄），②自律神経節の位置（交感神経は効果器から遠く，副交感神経は近い），③神経伝達物質（節前：両方アセチルコリン，節後：副交感神経はアセチルコリン，交感神経はノルアドレナリン）という点である．

3. 伝導路

(1) 遠心性（下行性）伝導路：運動指令を筋に伝える

①**錐体路［皮質脊髄路，皮質延髄路（皮質核路）］**

表 1　脳神経の種類と働き

脳神経	枝	脳神経名	主な運動機能	主な感覚機能と分布	主な副交感神経機能
第 I 脳神経		嗅神経	－	嗅覚	－
第 II 脳神経		視神経	－	視覚	－
第 III 脳神経		動眼神経	眼球上下内上斜転（眼球運動）	－	縮瞳
第 IV 脳神経		滑車神経	眼球下斜転（眼球運動）	－	－
第 V 脳神経	V1	三叉神経第一枝 眼神経	－	眼球・前頭部表在覚	－
	V2	三叉神経第二枝 上顎神経	－	上顎・頬部・硬口蓋表在覚	－
	V3	三叉神経第三枝 下顎神経	咀嚼	下顎・舌表在覚（味覚，舌神経*）	－
第 VI 脳神経		外転神経	眼球外転（眼球運動）	－	－
第 VII 脳神経		顔面神経	表情	味覚（鼓索神経）	唾液腺・涙腺
第 VIII 脳神経		内耳神経	－	平衡感覚・聴覚（前庭・蝸牛神経）	－
第 IX 脳神経		舌咽神経	咽頭運動	味覚・咽頭感覚	耳下腺・血圧
第 X 脳神経		迷走神経	喉頭運動（反回神経）	内臓感覚・咽喉頭味覚	各臓器・腺・血圧
第 XI 脳神経		副神経	頸部・肩運動	－	－
第 XII 脳神経		舌下神経	舌運動	－	－

色帯項目は副交感神経機能をもつもの．
*三叉神経起始部（脳幹から外へ出る部分）は味覚に関わらないが，末梢で分岐する舌神経は味覚を伝える．脳神経の機能は通常起始部で判断するので，三叉神経は味覚に関与しないと考えられる．

(図 3)：運動指令を筋骨格系に伝える経路である．中心前回→放線冠→内包→中脳の大脳脚→橋底部→延髄と下行し，延髄の錐体交叉で大部分の線維は反対側に交叉し，脊髄外側の側索を下行する（外側皮質脊髄路）．少量の交叉しない線維は前索を下行する（前皮質脊髄路）．これらは脊髄前角に至り，皮質脊髄路と呼ばれる．皮質脊髄路の障害により，痙性麻痺をきたす．一方，脊髄まで下行せず，延髄で終止する経路を皮質延髄路（皮質核路）といい，広義の錐体路に含まれる．障害により頭頸部領域の麻痺を生じる．上位運動ニューロンとは錐体路のことであり，中心前回から下行して脊髄前角細胞（または脳幹運動核）に至る前までの経路を指す．下位運動ニューロンは，脊髄前角細胞（または脳幹運動核）およびそれより末梢の神経線維を指す．

②**錐体外路**：錐体路以外の運動性伝導路全体をいう．大脳基底核系や脊髄小脳系を指すが，一般には大脳基底核系のみを指し，錐体外路症状といえば**パーキンソニズム**のことである．

（2）求心性（上行性）伝導路：感覚を脳に伝える

①**脊髄視床路**：温度覚，痛覚，粗大触圧覚を伝える経路である．

②**後索-内側毛帯系**：振動覚，運動覚，位置覚，精細触覚などの深部感覚を伝える経路である．

③**聴覚路**：内耳→脳幹の蝸牛神経核→対側上オリーブ核→外側毛帯→下丘→視床内側膝状体→側頭葉一次聴覚野の**横側頭回（ヘシュル回）**という経路である．

④**視覚路**：網膜に入った視覚情報は，左右の視神経を経て，視交叉で半分交叉する．つまり，視野の外側（耳側）の情報は，網膜内側に入り視神経内側を通って，反対側の**視索**に入る．一方，視野の内側（鼻側）の情報は，視神経の外側を通り，交叉することなくそのまま同側の視索となる．その後，外側膝状体に入り，側頭葉内側白質を弧を描く形で前方から後方に進み（マイヤーズループ），後頭葉の一次視覚野に投射する（図 4）．

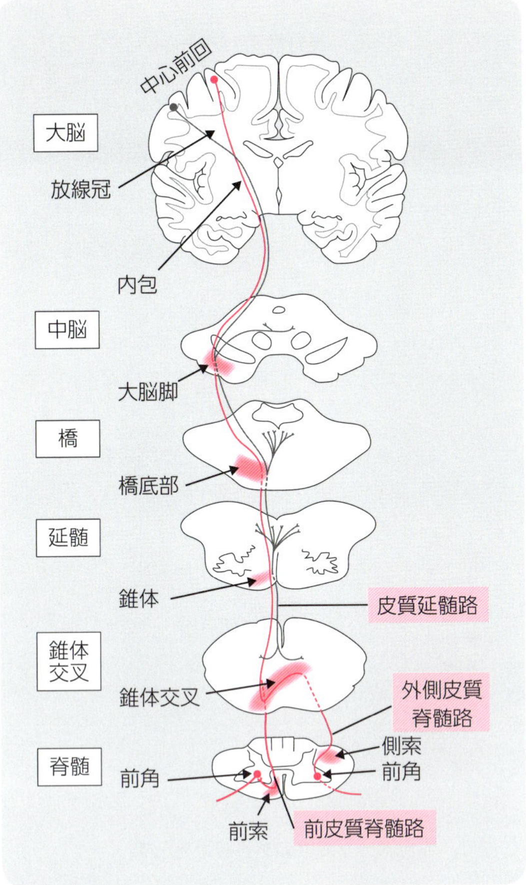

図3　錐体路：皮質脊髄路（赤），皮質延髄路（グレー）
皮質脊髄路：錐体交叉で対側に交叉するのが外側皮質脊髄路，同側を下行するのが前皮質脊髄路.
皮質延髄路：延髄で終止する．脳幹の各運動核に両側性に連絡する．また，内包膝を通る.

4. 脳血管

（1）内頸動脈系

総頸動脈から分岐した**内頸動脈**は，頸部を上行して眼動脈（視神経や眼筋を栄養），**後交通動脈**，前脈絡叢動脈を出した後，**前大脳動脈**と**中大脳動脈**に分かれる．左右の前大脳動脈は，1本の**前交通動脈**で結合する．前大脳動脈は，主に前頭葉内側面を中心に灌流し，この領域の梗塞では発動性低下や把握反射などの原始反射がみられる．中大脳動脈は，前頭側頭頭頂葉の外側面を広く灌流しており，この領域の梗塞では片麻痺，感覚障害，半側空間無視といった高次脳機能障害などが生じる．大脳基底核のうち，尾状核は前大脳動脈と中大脳動脈分枝，被殻は中大脳動脈の支配である.

（2）椎骨-脳底動脈系

左右の**椎骨動脈**は合流して**脳底動脈**となり，脳幹や小脳を灌流し，さらに上方で**後大脳動脈**となる．左右の後大脳動脈は，**後交通動脈**によりそれぞれ左右の内頸動脈と結合する．後大脳動脈は，一次視覚野を含む後頭葉内側を灌流していて，この領域の梗塞では，病巣と反対側の視野が欠損する同名半盲などの視野障害が生じる．なお，視野の中心5°に対応する領域は，他の血管も灌流しているため欠損せず，黄斑回避と呼ばれる．視床は後大脳動脈の支配である.

ウィリス動脈輪：左右の内頸動脈・前大脳動脈・後大脳動脈・後交通動脈，および1本の前交通動脈からなる，環状の部分をいう．脳血管の一部が閉塞した時の側副血行路として働くが，動脈瘤ができやすい部位でもある.

5. 髄液循環

脳と脊髄の表面は，脳脊髄液で保護されている．髄液は**側脳室**の脈絡叢で産生された後，第三脳室→中脳水道→第四脳室と流れ，くも膜下腔へ循環し吸収される．血液と髄液の間には物質移動を制限する血液髄液関門という機構がある．血液と脳の間質液の間には血液脳関門という機構があり，これらが破綻することにより，様々な疾患が生じると考えられている.

2｜神経学的検査

神経学的検査の一覧を表2に示す.

1. 電気生理学的検査

脳波は脳内の電気的活動をみる検査で，現在では主にてんかんの診断に用いられる．正常脳波を図5に示す.

覚醒閉眼時には，通常後頭葉を中心として α 波（8～13 Hz）がみられ，基礎律動を形成する．開眼すると α 波はみられなくなり，β 波（14 Hz 以上）が優位になる.

睡眠脳波は4段階に分けられる．Stage Ⅰは傾

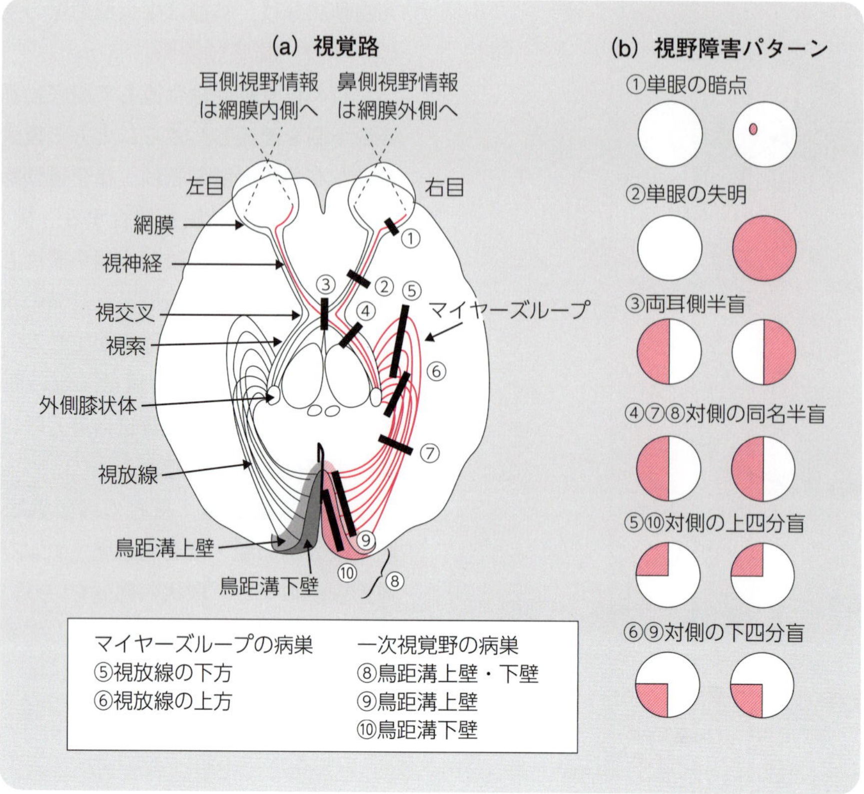

図4　視覚路と視野障害

(a) は脳を上から見た図．(b) は視野障害パターンの図で，赤色部分が障害のある視野を示す．
(a) の①～⑩の損傷により生じる視野障害パターンを示す．

眠状態で，α波が減少し低振幅になってくる．瘤波（頭蓋頭頂波）がみられる時期である．Stage Ⅱはさらに睡眠が深くなり，θ波（4～7 Hz）が増え，瘤波の他に，紡錘波やK複合がみられる．Stage Ⅲではδ波（3 Hz以下）が20～50％を占めるようになり，Stage Ⅳではδ波は50％になる．徐波とはθ波やδ波を指し，何らかの脳機能障害があると，覚醒時にも増加する．**REM**（rapid eye movement）**睡眠**は，夢見に相当する期間で，四肢は弛緩しているが眼球は急速に動いているのでこの名がついている．自律神経系は活発に変化している．睡眠段階ではStage Ⅰに相当する．

睡眠脳波以外に，てんかんを示唆する突発波（棘波，鋭波，棘徐波複合）が光刺激や過換気負荷により誘発されないかどうかをみる．

2. 画像検査

CTは脳出血の診断などに有用である．MRIはCTに比べX線被曝がなく，解像度も高く，様々な断面が得られるため，広い目的で用いられる．図6に正常MRIを示す．PET，SPECT，NIRSは脳血流や代謝の変化を検出し，脳機能を画像化して捉える検査法であり，研究にもよく用いられる．また，通常のMRIが構造を調べるのに対し，**機能的MRI**は，高次脳機能に関わる脳領域などを調べる方法である．脳活動に伴って血中の酸素消費量が変化し，局所脳血流が増加すること（BOLD効果）を利用して，脳の機能を調べる．現在の認知神経科学研究で最も使われている方法である．

3 | 神経症候学（神経学的診察）

1. 意識

意識障害は，開眼しているか，言語応答できるか，見当識が正常かどうかを基準に評価する．完

表 2　神経学的検査一覧

検査名		侵襲性	検出情報	特徴
電気生理学的検査	①針筋電図	観血的	機能	末梢神経・筋疾患の鑑別
	②神経伝導速度	－	機能	末梢神経検査（脱髄・軸索障害の診断）
	③体性感覚誘発電位（SEP）	－	機能	中枢における体性感覚障害のレベル診断
	④視覚誘発電位（VEP）	－	機能	中枢における視覚障害のレベル診断
	⑤聴覚誘発電位（AEP）	－	機能	中枢における聴覚障害のレベル診断
	⑥事象関連電位（ERP）	－	機能	認知課題中の誘発電位・研究
	⑦脳波（EEG）	－	機能	脳の電気的活動の記録，てんかん診断
	⑧脳磁図（MEG）	－	機能	認知課題中の電気的活動に伴う磁界記録・研究
神経・筋病理検査（生検）	①末梢神経病理	観血的	構造	末梢神経疾患の鑑別
	②骨格筋病理	観血的	構造	筋疾患の鑑別
画像診断	①単純 X 線	被曝あり	構造	頭蓋骨損傷や石灰化の診断
	②コンピュータ断層撮影（CT）	被曝あり	構造	中枢神経疾患の鑑別・脳出血の診断に有用
	③核磁気共鳴画像（MRI）	－	構造	あらゆる中枢神経疾患の鑑別
	④核磁気共鳴血管撮影（MRA）	－	構造	脳血管病変（狭窄，動脈瘤など）の診断
	⑤血管造影	観血・被曝	構造	脳血管病変（狭窄，動脈瘤など）の診断
	⑥拡散テンソル画像（DTI）	－	構造	神経線維の走行を画像化，白質病変の診断・研究
	⑦超音波	－	機能・構造	頸部血管病変（狭窄など）や血流異常の診断
	⑧陽電子放射断層撮影（PET）	被曝あり	機能	脳代謝の診断／認知課題中の代謝変化・研究
	⑨単光子放出コンピュータ断層撮像（SPECT）	被曝あり	機能	局所脳血流の診断
	⑩機能的 MRI（fMRI）	－	機能	認知課題中の局所脳血流変化の記録・研究
	⑪近赤外線分光法（NIRS）	－	機能	近赤外線を用いて局所脳血流変化を記録・研究

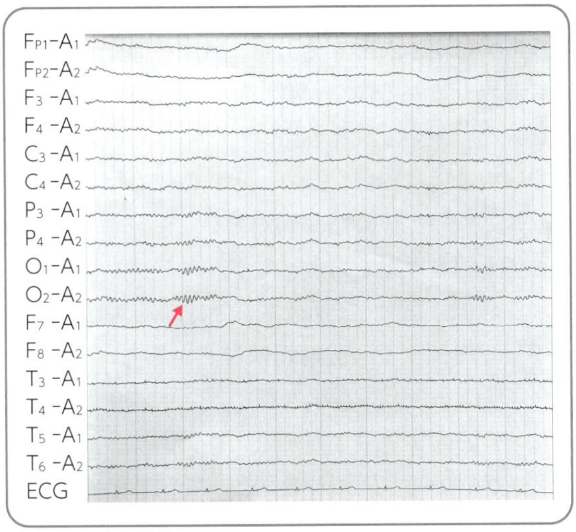

図 5　閉眼覚醒時の正常脳波
矢印はα波を指す．

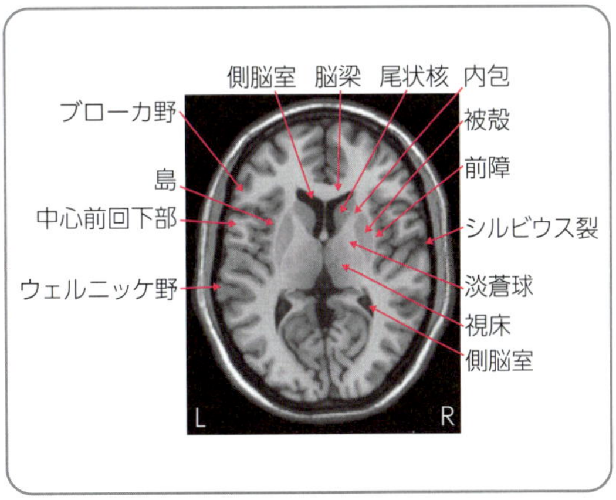

図 6　正常頭部 MRI T1 強調画像（水平断）

全に正常なら意識清明という．意識混濁には重い順に，昏睡，半昏睡，傾眠がある．**せん妄**は，興奮し幻覚・妄想を呈する一過性の意識変容である．

2. 脳神経系（表1）

①**嗅神経**：嗅覚の自覚的変化の有無を聞き，左右別々にコーヒーや香水などの香りのテストを行う．近年アルツハイマー型認知症やパーキンソン病で初期に嗅覚障害を呈することが指摘されている．

②**視神経**：眼底鏡検査と視野検査を行う．視野障害には，一側視野が見えない**同名半盲**，一側の特に上方・下方のみが見えない四半盲，外側視野が見えない両耳側半盲などがある（図4）．

③**動眼神経・滑車神経・外転神経**：上下左右方向を見る時の眼球運動制限と**眼振**の有無をみる．**複視**（二重に見える）がある時には，眼球運動制限の可能性がある．眼球の上下内転障害と眼瞼下垂，散瞳は**動眼神経麻痺**，斜め下方視障害は**滑車神経麻痺**，外転障害のみがある場合には**外転神経麻痺**が疑われる．動眼神経の縮瞳機能は，両眼別々にペンライトを当てて確認する（**対光反射**）．

ホルネル症候群：動眼神経麻痺と同様，軽度の眼瞼下垂をきたすが，同側の縮瞳（散瞳障害）と顔面の発汗低下のある点が鑑別点である．頸部交感神経の障害で生じる．

④**三叉神経**：顔面の温度覚，痛覚，触覚を，三枝領域（眼神経，上顎神経，下顎神経支配領域）に分けて調べる．**角膜反射**は，ティッシュで作ったこよりなどで角膜に軽くふれ，瞬目が起こるか否かをみる．通常は両側瞬目が出るはずである．

⑤**顔面神経**：兎眼や流延の有無を観察する．検者の力に抗って目や口を開けることができるかどうかをみて，麻痺の程度や左右差を確認する．顔面神経麻痺の場合は，額のしわ寄せができるかどうかも重要であり，中枢性顔面神経麻痺ではしわ寄せができるが，末梢性（**ベル麻痺**）ではできない．

⑥**内耳神経**：128 Hz 音叉を用いて，気導・骨導の聞こえを比較する．

⑦**舌咽神経・迷走神経**：咽頭反射は，咽頭後壁を舌圧子で刺激し，咽頭筋の挙上と収縮が生じるかをみる．**カーテン徴候**は，咽頭筋の一側性麻痺がある時に発声すると，咽頭壁が健側のみ収縮するため，咽頭後壁がカーテンを引くように健側に引かれる現象をいう．その他，嚥下運動や発語をチェックする．

⑧**副神経**：首の回旋により胸鎖乳突筋，肩の挙上により僧帽筋の筋力を調べる．

⑨**舌下神経**：舌の萎縮，線維束性収縮の有無や，挺舌と舌の左右運動が可能か否かをみる．舌下神経麻痺があると，舌萎縮により麻痺側に偏位する．

ワレンベルグ症候群：延髄外側症候群ともいい，この領域にある神経核や伝導路の障害により，病巣と同側の小脳失調，ホルネル症候群，構音障害，嚥下障害，顔面・対側四肢の温度覚・痛覚障害などをきたす．運動麻痺，舌下神経麻痺は伴わないのが特徴である．椎骨動脈閉塞によるものが多い．

3. 運動系

①**筋力・筋萎縮**：萎縮筋が近位優位か遠位優位かをみる．筋力は**徒手筋力テスト**により0～5の6段階評定を行う．一般に，一側の錐体路障害では対側の痙性片麻痺，両側の頸髄損傷では四肢麻痺，胸髄損傷では対麻痺となる．

②**筋トーヌス（筋緊張）**：骨格筋の持続的な軽い収縮を指す．小脳・末梢神経・筋疾患などでは低下し，錐体路・錐体外路障害では亢進する．被検者の肘関節などを他動的に屈曲・伸展させた時に，カクカクと歯車が引っかかるように固いことを固縮といい，錐体外路徴候である．屈曲していく途中までは固いが，急にすっと軽くなることを痙縮といい，錐体路徴候である．

③**不随意運動**：振戦にはパーキンソン病でみられる静止時振戦，原因不明の本態性振戦，特定の姿勢で増強する姿勢時振戦などがある．その他，ハンチントン病で有名な舞踏運動，より粗大なバリスム，素早い動きのミオクローヌス，トゥレット症候群の特徴であるチック，脳性麻痺でみられるアテトーゼなどがある．ジストニアには，全身性ジストニアと，痙性斜頸や書痙などの局所性ジストニアがある．線維束性収縮は不随意運動に含まれるが，これは下位運動ニューロン障害を示唆する徴候である．

④**協調運動**：指鼻試験，膝踵試験，反復拮抗運

動などを行い，目標から行き過ぎた場合や，運動が拙劣な場合に運動失調を疑う．

⑤**立位・姿勢・歩行**：閉眼では立位維持困難だが，開眼ではできる場合に，**ロンベルグ徴候**陽性といい，これは脊髄性失調を示唆する．立位の被検者の後ろから急に肩を引くと，姿勢を立て直せない場合，姿勢反射障害という．歩行障害には，ぶん回し歩行（痙性片麻痺），小刻み歩行（パーキンソン病），開脚して歩く失調性歩行（小脳失調），鶏歩（腓骨神経麻痺），動揺性歩行など様々なタイプがある．

⑥**構音・嚥下運動**：診察中の会話や，特定の単語や文章を復唱させ，構音障害の有無をみる．また嚥下動作を随意にできるかをみる．延髄の障害による構音・嚥下障害を球麻痺という〔「第Ⅸ章第3節　成人構音障害」(393頁)，「第Ⅸ章第5節　摂食嚥下障害」(413頁）参照〕．

4. 感覚系

表在感覚には温度覚，痛覚，触覚があり，それぞれ温水・冷水，ピン，筆を使って調べる．深部感覚には振動覚，運動覚，位置覚があり，振動覚は128 Hz音叉を用いて，運動覚と位置覚は指関節の屈曲・伸展で調べる．

皮質性感覚については，二点識別覚はノギスを用いて，立体覚や触覚認知，重量覚は閉眼で様々な物体をもたせたり，閉眼で手に書かれた文字を読めるかをみたりして調べる．

5. 反射

①**腱反射**：末梢神経・筋疾患では減弱・消失し，上位運動ニューロン障害では亢進する．

②**下顎反射**：わずかに開口させてオトガイを叩くと，下顎が上方に動く反射である．明らかに亢進している場合は，錐体路障害が疑われる．

③**眼輪筋反射**：目の外側を軽く母指で引っ張り，その上を叩いて眼輪筋収縮をみる．正常では両側同時に眼輪筋収縮が起こる．

④**バビンスキー反射**：通常成人ではみられない反射を病的反射といい，代表的な反射がバビンスキー反射である．足底を踵から外側縁に沿って小趾～母趾の付け根まで尖ったものでこすり上げた時に，母趾が背屈すると陽性となり，錐体路障害を示唆する．

上位運動ニューロン障害，下位運動ニューロン障害の違いを表3に示す．

表3　上位・下位運動ニューロン障害の特徴[2]（文献2より一部改変）

症候	上位運動ニューロン障害	下位運動ニューロン障害
筋トーヌス	亢進（痙縮）	低下（筋弛緩）
腱反射	亢進	低下
筋萎縮	軽度	重度
バビンスキー徴候	陽性	陰性か正常
線維束性収縮	なし	あり
障害筋群	びまん性	孤立
麻痺パターン	痙性対麻痺（つっぱる）	弛緩性対麻痺（だらんとする）

6. 髄膜刺激症候

炎症や出血が髄膜を刺激した時にみられる．頭痛・嘔吐・羞明などの症状と，**項部硬直**（頸部が固くて前屈できない），**ケルニッヒ徴候**（仰臥位で大腿伸展のまま股関節を曲げると膝関節が屈曲する），**ブルジンスキー徴候**（仰臥位で前屈させると，膝関節，股関節が屈曲する）がみられる．髄液が漏出し低髄圧になった場合にも，頭痛，嘔吐，外転神経麻痺，意識障害などがみられる．

4｜臨床神経学各論

1. 脳血管障害

虚血と出血に分けられる．虚血は，血管の狭窄・閉塞により支配領域の血流が乏しくなる状態で，脳梗塞，一過性脳虚血発作などが含まれる．出血には脳出血やくも膜下出血が含まれる．脳卒中とは急性発症する脳血管障害である．

(1) 脳梗塞

アテローム血栓性脳梗塞は，脳動脈の血管壁が動脈硬化（アテローム）により狭窄・閉塞する．

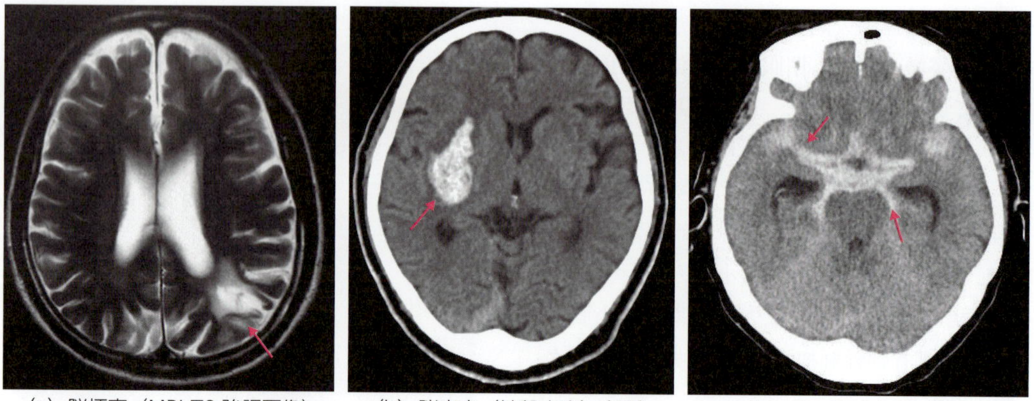

図7 脳血管障害の画像
（b・c は豊田圭子先生のご厚意により提供）

動脈硬化の原因である高血圧，糖尿病，喫煙，脂質異常症がリスクとなる．

心原性脳塞栓症は，心臓や主幹動脈にできた血栓が剥離して流れ，脳血管を閉塞する．急激に発症し，一般に血栓性脳梗塞より重症である．心房細動などの不整脈や，何らかの心疾患が発症に深く関わる．

ラクナ梗塞は，脳深部の直径 15 mm 以下の小梗塞で，穿通枝動脈の動脈硬化により生じる．症状は一般に軽く，日本人に多いといわれる．診断は，臨床経過と画像診断で行われる（図7a）．治療は，超急性期（4.5 時間以内）には適応基準を満たせば t-PA 静注療法（血栓溶解療法）を，それ以降でも基準を満たし 24 時間以内であれば機械的血栓回収療法を行うことがある．

急性期以降は，アテローム血栓性脳梗塞とラクナ梗塞には抗血小板療法，心原性脳塞栓症には抗凝固療法を行う．

（2）脳出血

最も多い原因は高血圧性で，被殻と視床に好発する．若年では脳腫瘍や脳動静脈奇形，もやもや病，高齢ではアミロイド血管症も原因になる．抗血小板薬や抗凝固薬の内服，肝硬変などによる出血傾向も原因となる．診断には CT が有用である（図7b）．脳幹出血は予後不良だが，意識障害のない脳出血は比較的予後良好である．治療は，軽症では血圧管理と脳浮腫対策，大出血なら血腫除去術を行う．

（3）くも膜下出血

くも膜下腔に出血が広く及んだ状態をいう．中高年に多く，女性は男性の 2 倍多い．脳動脈瘤破裂が最も多く，前交通動脈などに多い．若年では脳動静脈奇形からの出血もある．高血圧，喫煙，アルコール多飲，くも膜下出血の家族歴がリスクになる．突然の激しい頭痛と嘔吐で発症し，意識障害に至る．髄膜刺激症状もみられる．臨床経過と CT（図7c）から診断される．治療は動脈瘤クリッピングなどの外科手術を行う．

（4）一過性脳虚血発作

脳梗塞と同様の症状が 24 時間以内に消失するものをいう．典型的には 2～15 分持続する．症状は，閉塞血管が内頸動脈系か椎骨脳底動脈系かによって異なるが，痙攣や意識障害がある場合は，一過性脳虚血発作以外を考える．

内頸動脈系では，運動障害や構音障害，感覚障害，失語などの高次脳機能障害の他，**一過性黒内障**（内頸動脈の枝である眼動脈が閉塞することによる一過性視覚障害）が有名である．

椎骨脳底動脈系では，脳幹，小脳，後頭葉の機能脱落を反映し，各脳神経の症状（複視，構音障害，嚥下障害など），めまい，失調，同名半盲もきたしやすい．

表 4　ABCD² スコア[3]（文献 3 より一部改変）

項目			基準	点数
A	Age	年齢	60 歳以上	1
B	Blood pressure	血圧	収縮期 140 mmHg より高い または拡張期 90 mmHg 以上	1
C	Clinical features	症状	①一側麻痺	2
			②言語障害（麻痺なし）	1
			③その他	0
D	Duration of symptoms	持続時間	① 60 分以上	2
			② 10～59 分	1
			③ 10 分未満	0
D	Diabetes	糖尿病	あり	1
			合計点	/7

＊判定　2 日以内に脳卒中を発症するリスク：合計点が 3 点以下：1%，4～5 点：4.1%，6～7 点：8.1%.

一過性であることが特徴だが，後に脳梗塞を起こす場合があり，そのリスク判定基準として ABCD² スコアが用いられる（表 4）．治療は抗血小板療法を行う．

(5) その他の脳血管障害

もやもや病（ウィリス動脈輪閉塞症）は，主幹動脈の狭窄・閉塞に伴い，側副血行路として発達した異常血管網が血管造影でもやもやしてみえることから命名された疾患で，日本人に多い．**脳動静脈奇形**は，脳内の動脈と静脈が直接吻合する先天性脳血管奇形で，若年性脳血管障害をきたす．

2. 頭部外傷（外傷性脳損傷）

(1) 脳挫傷

意識障害が 6 時間以内に回復するものを脳震盪，6 時間以上持続し，局所症状が残存するものを脳挫傷という．脳挫傷の好発部位は，眼窩回を含む前頭葉下面と，側頭極・側頭葉内外側である．打撲の反対側の脳損傷がより大きい（反衝損傷）．

(2) びまん性軸索損傷

受傷後，意識障害が強いのに CT で脳損傷や脳出血が確認できない時に，この状態が考えられる．MRI の条件によっては，好発部位である脳梁や脳幹に異常信号がみられる．死亡率が高く，生存しても意識障害が遷延したり，様々な高次脳機能障害が生じたりする．

(3) 頭蓋内血腫

急性硬膜外血腫は，頭蓋骨と硬膜の間にできる血腫である．受傷直後は意識清明なのに，一定時間後に意識障害を起こすのが特徴である．**急性硬膜下血腫**は，硬膜と軟膜の間に血腫ができるもので，意識障害は受傷時から持続し，予後不良である．外傷性脳内血腫は，脳実質内の 2～3 cm 以上の血腫により生じ，予後は出血量による．

慢性硬膜下血腫は，軽い頭部外傷後，微量出血のため硬膜下に被膜をもつ血腫ができて，受傷後 3 週間から数か月後に症状をきたす．受傷の記憶はない場合も多い．乳児期と高齢男性に好発する．アルコール多飲の男性が，物忘れなどの症状から認知症を疑われて受診し，CT にて診断されるというのが典型例である．治療は穿頭術と血腫ドレナージを行う．血腫が消失すれば予後は良好であるため，治療可能な認知症の一つである．

3. 脳腫瘍

頭痛，嘔吐などの**頭蓋内圧亢進症状**の他，痙攣発作をきたすことも多く，20 歳以上ではじめての痙攣があった場合には，脳腫瘍の可能性を考える．腫瘍のできた部位に応じて様々な症状をきたす．

(1) 神経膠腫（グリオーマ）／神経膠芽腫（グリオブラストーマ）

グリア細胞の腫瘍をグリオーマ，悪性度の特に高いものをグリオブラストーマという．全脳腫瘍の3割を占める．グリオーマは青壮年の前頭葉に好発し，比較的緩徐に増大するのに対し，グリオブラストーマは中高年の側頭葉に好発し，脳梁を介して左右半球に広がり，予後不良である．

（2）髄膜腫

髄膜から発生する腫瘍で，脳腫瘍の3割程度を占め，中年以降の女性に多い．無症状で偶発的に見つかることも多いが，痙攣や局所の症状，認知症で見つかることもある．一般に良性で，手術で摘出できれば予後は良好だが，悪性髄膜腫は予後不良である．

（3）転移性脳腫瘍

全脳腫瘍の10～20％を占める．原発は肺癌が最も多く，他に乳癌，大腸癌，胃癌が多い．原発性脳腫瘍に比べ進行が速く，予後は極めて不良である．腫瘍の中心部は壊死し，周囲には広範に浮腫を生じ，造影CTではリング状の増強効果がみられるのが特徴的である．

（4）下垂体-視交叉部腫瘍

良性腫瘍で，下垂体ホルモンの分泌低下または過剰に基づく症状を呈する．また，下垂体近傍に**視交叉**があるため，交叉する視神経線維が腫瘍で圧迫されて**両耳側半盲**（図4）を呈する．**下垂体腺腫**は40～50代男性に多い．ホルモン非産生腫瘍の場合は，下垂体機能不全になる．ホルモン産生腫瘍の場合は，産生されるホルモンによって，プロラクチノーマ，巨人症・先端巨大症，クッシング症候群などの様々な臨床像になる．頭蓋咽頭腫は小児に多く，下垂体機能不全や水頭症をきたす．

（5）神経鞘腫

シュワン細胞から発生する良性腫瘍で，中高年女性に多い．全脳腫瘍の10％ほどであり，そのうち80～90％が前庭神経にできる．これを**聴神経鞘腫**ともいう．症状は難聴，耳鳴，めまいで，CTにて小脳橋角部腫瘍の形をとる．

（6）悪性リンパ

リンパ球が腫瘍性増殖する血液疾患である．このうち原発性頭蓋内悪性リンパ腫は1％ほどで，30～40％は脳内の多発腫瘍の形をとる．中高年に多く，また**エイズ**などの免疫不全患者に発生しやすい．多発性硬化症や全身性エリテマトーデスとの鑑別が必要になることがある．

4. 中枢神経系感染症

（1）脳炎・髄膜炎

髄膜炎では，発熱や頭痛などの髄膜刺激症候がみられる．細菌，真菌，ウイルス感染が主な原因であり，ウイルスの頻度が高い．髄液検査を行うと，細菌性では好中球などの多核白血球増多，それ以外では主にリンパ球増多がみられる．炎症が脳に及び髄膜脳炎になると，意識障害や痙攣も出現する．急性ウイルス性髄膜炎は，エンテロウイルスなどが多く，一般に無治療で予後良好である．急性化膿性髄膜炎は，細菌による髄膜炎で，起因菌は年齢層によって異なる．**単純ヘルペス脳炎（辺縁系脳炎）**は，単純ヘルペスウイルスが起因となり，側頭葉を含む大脳辺縁系を中心に侵す（図8a）．致死率が高く，改善しても強度の健忘などの後遺症を残すことがある．感染部位は壊死し，急性壊死性脳炎といわれる．診断は，特徴的なCT，MRI所見の他，髄液PCRで単純ヘルペスウイルスゲノムを検出する．治療はアシクロビル，ビダラビンを使う[4]．その他，クリプトコッカスやカンジダなどの真菌による感染は，エイズなどによる**日和見感染**で生じやすい．進行性多巣性白質脳症や亜急性硬化性全脳炎は，遅発性ウイルス感染症の一種であり，致死率が高い．

（2）脳膿瘍

細菌感染により脳実質に化膿巣が形成され，腫瘍のように占拠性病変となった状態をいう．中耳炎や副鼻腔炎から波及することがある．CT，MRIでは腫瘍のような塊にみえ，造影剤を使うと周囲がリング状に増強され（図8b），転移性脳腫瘍と鑑別が必要になる．

（3）プリオン病（クロイツフェルト・ヤコブ病，CJD）

異常型**プリオン蛋白**（PrP）が脳に蓄積する，致死性感染性神経疾患であり，5類感染症である．プリオン病は牛や羊にも生じるが，クロイツフェルト・ヤコブ病（CJD）はヒトのプリオン病である．感染性CJDは，異常PrPが脳に感染し，正常型プリオン蛋白が異常型に変わる．遅延性ウイ

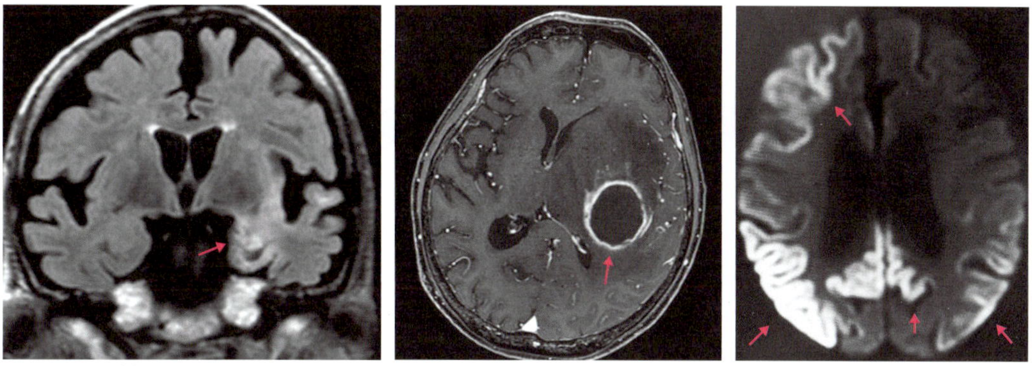

(a) ヘルペス脳炎
〔MRI FLAIR 画像（冠状断）〕

(b) 脳膿瘍
（造影 MRI T1 強調画像）

(c) クロイツフェルト・ヤコブ病
（MRI 拡散強調画像）

図 8　神経感染症の頭部 MRI
（a・b は豊田圭子先生のご厚意により提供）

ルス感染症と同様，発病までの期間が長い．医原性では，硬膜移植術や下垂体製剤使用後に生じることがある．遺伝性 CJD は PrP 遺伝子の変異により生じ，小脳失調や自律神経症状をきたす．孤発性 CJD は最も多いタイプで，60 歳代以降に好発する．記憶障害と抑うつなどの症状で発症し，週や月単位で進行し，半年で無動性無言となり，1～2 年で死亡する．四肢の**ミオクローヌス**が目立つ時期がある．脳萎縮は無動性無言になってから顕著になるが，MRI 拡散強調画像では発症早期から大脳皮質・基底核などに異常信号がみられる（図 8c）．髄液 14-3-3 蛋白，脳波上周期性同期性放電も特徴である．治療法はなく，死亡後の剖検では海綿状変性が脳全般にみられる．

5. 神経変性疾患

神経細胞が広範に変性・脱落していく疾患の総称である．40 代以降に発症するものが多い．パーキンソニズムが主体になるもの，その他の運動障害が主体になるもの，認知症が主体になるものの 3 群に分けられるが，オーバーラップしている（図 9）．

（1）大脳基底核疾患

①パーキンソン病

人口 10 万人あたり 150 人程度と比較的多い疾患である．50～70 代に振戦や歩行障害で発症し，運動障害が緩徐に進行するのが典型的な経過であるが，現時点では，有効な治療法のある唯一の神経変性疾患といえる．通常は孤発性だが，遺伝性のタイプもある．

臨床症状は，**無動（寡動，動作緩慢）**に加え，**静止時振戦**，**固縮（筋強剛）**があれば**パーキンソニズム**と診断される．進行するとこれに**姿勢反射障害**（バランスが崩れた時に立て直せずに転倒する）が加わる．この 4 つが中核症状である．その他，仮面様顔貌，構音障害と小声で抑揚のない発話，小字症などがみられる．前屈姿勢で小刻み歩行であり，すくみ足がみられる．しかし足元にある線をまたぐと容易に足を前に出せる（矛盾運動）．自律神経障害をきたしやすく，便秘や起立性低血圧，脂漏性顔貌もみられる．遂行機能障害や社会的認知障害，うつをきたしやすく，不眠や **REM 睡眠行動異常**，むずむず脚症候群なども多い．

黒質緻密部や青斑核にあるメラニン含有ドパミン作動性ニューロンが脱落し，**レビー小体**（リン酸化 α シヌクレイン蓄積）が出現する．これにより，黒質線条体ドパミン系の神経伝達障害が生じる．心筋 MIBG シンチグラフィーや DAT スキャンでの取り込み低下が診断上参考になる．

治療薬は，ドパミンを補充する **L-dopa（レボドパ）**が中心になる．その他，ドパミン受容体刺激剤（ドパミンアゴニスト），MAOB 阻害薬，COMT

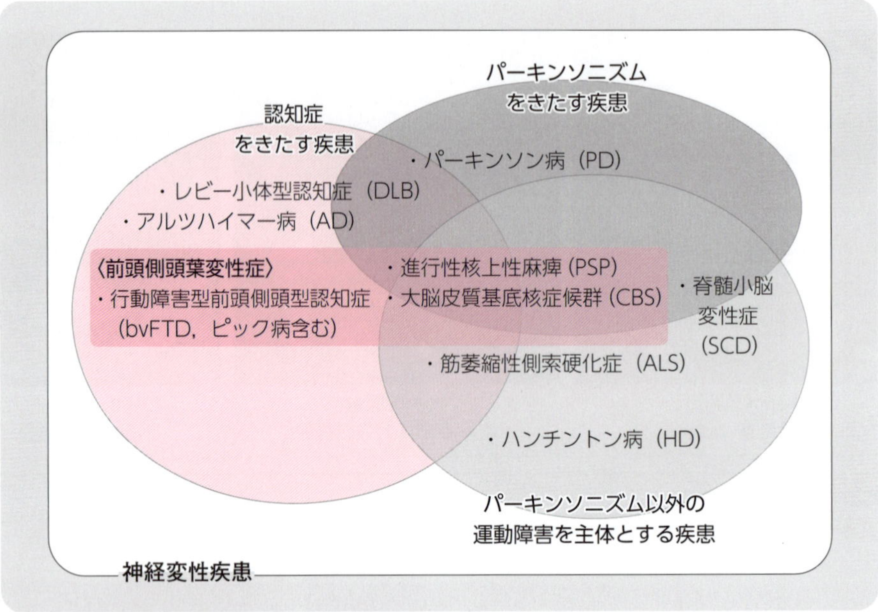

図 9　神経変性疾患の分類

阻害薬などが使われ，不随意運動に対しては脳深部刺激法（DBS）や定位脳手術を行うこともある．薬剤長期投与に伴う問題として，**wearing off**（レボドパの有効時間短縮），**on-off 現象**（突然スイッチを切ったように動かなくなる），**ジスキネジア**などが有名であり，その際は薬の微調整を行う．

パーキンソニズム：パーキンソン病以外にも，薬剤性（抗精神病薬など），血管性（ラクナ梗塞），脳炎，マンガン中毒が原因で生じる．神経変性疾患では，進行性核上性麻痺，大脳皮質基底核症候群，多系統萎縮症，レビー小体型認知症などがパーキンソニズムをきたす．

②ハンチントン病

舞踏運動と認知症を特徴とする，常染色体顕性（優性）遺伝性疾患である．40 代頃に四肢の舞踏運動で発症し，次第に顔面や体幹にも舞踏運動が及び，しかめ面や構音障害（発話スピードやピッチが不随意に変動する）もみられる．線条体（特に尾状核）と前頭側頭葉が萎縮する（図 10a）．舞踏運動に対しては抗精神病薬を使う．

③進行性核上性麻痺（PSP）

パーキンソニズムをきたすが，パーキンソン病と比べて無動と姿勢反射障害が目立ち，振戦は少ない．歩行障害と転倒が初期からみられる．垂直性眼球運動障害による下方視制限と頸部固縮のため，後屈気味の姿勢になる．偽性（仮性）球麻痺のため，構音障害や嚥下障害も生じる．病理学的には，黒質，淡蒼球の神経細胞が脱落し，神経原線維変化が出現する．MRI にて中脳被蓋の萎縮がハチドリの口のようにみえるのが特徴的である（図 10b）．

核上性麻痺：脳幹にある運動神経核には大脳皮質から指令が下行してくるが，その途中に障害があって運動神経核の機能が発揮されなくなる症候をいう．「進行性核上性麻痺」という病名は，運動障害の原因が運動神経核より上位にあることを意味する．同様に，**偽性球麻痺**は，延髄（＝球）の運動神経核より上位に障害のある状態を，延髄に障害のある球麻痺と区別してこう呼ぶ．

④大脳皮質基底核症候群（CBS）

大脳皮質・基底核の変性により，運動障害と認知障害をきたす疾患である．基底核症状としてパーキンソニズムやジストニア，大脳皮質症状として失行や皮質性感覚障害，他人の手徴候がみられ，左右差が顕著であるという臨床像は，**大脳皮質基底核変性症（CBD）**として知られてきた．しかし，同様の症状であっても，病理診断では CBD

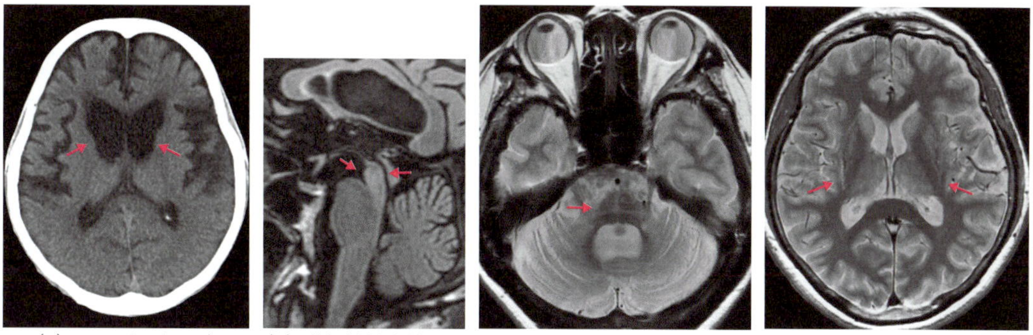
(a) ハンチントン病
(CT)
(b) 進行性核上性麻痺
〔MRI FLAIR画像(矢状断)〕
(c) MSA-C
(MRI T2強調画像)
(d) MSA-P
(MRI FLAIR画像)

図10　神経変性疾患の画像
(aは桑原碧先生，b・c・dは豊田圭子先生のご厚意により提供)

ではないことが非常に多いため，近年ではこの臨床特徴をもつものを**大脳皮質基底核症候群**(CBS)と呼び，CBDは病理診断名として使うことになっている．

(2) 運動ニューロン疾患

運動ニューロンが障害される疾患を総称して運動ニューロン疾患と呼ぶ．様々な種類のうち，上位・下位運動ニューロンとも障害され，最も予後不良なのが筋萎縮性側索硬化症（ALS）である．

①筋萎縮性側索硬化症（ALS）

片手の巧緻運動障害で発症し，数か月で他肢の筋力低下・萎縮も進行，やがて球麻痺をきたし，人工呼吸器を装着しない限り5年ほどで亡くなるというのが古典型ALSの経過である．上位運動ニューロン障害を反映して，腱反射亢進やバビンスキー徴候陽性などの錐体路徴候がみられ，かつ，下位運動ニューロン障害のため，**舌萎縮**や猿手・鷲手などの高度の骨格筋萎縮と**線維束性収縮**がみられる．球麻痺で発症するタイプは予後不良である．進行して寝たきりになっても感覚障害，眼球運動障害，膀胱直腸障害，褥瘡が出現しないことが知られており，**陰性四徴候**と呼ばれる．唯一保たれた運動能力である眼球運動と瞬目でコミュニケーションをとることが多い．9割は孤発性だが，家族性ではSOD1遺伝子変異などいくつかの原因遺伝子が知られている．認知機能は比較的良好だが，顕著な認知症を認めることもある．近年では，通常のALSにも何らかの認知機能障害が指摘されている．剖検では，脊髄前角・側索が萎縮しており，脊髄前角細胞が脱落してブニナ小体が出現する．進行を緩徐にする目的でリルゾールやエダラボンが使われる．

②脊髄性筋萎縮症

下位運動ニューロンのみ障害される．小児期発症の常染色体潜性（劣性）遺伝疾患以外に，成人発症の脊髄性進行性筋萎縮症が含まれる．

③球脊髄性筋萎縮症

下位運動ニューロン障害のみ障害される．伴性潜性遺伝で，20～40代に発症する．舌・球筋（構音・嚥下に関わる筋），脊髄が萎縮する．アンドロゲン遺伝子の異常が原因で，女性化乳房や精巣萎縮もみられる．

(3) 脊髄小脳変性症

①孤発性脊髄小脳変性症

大部分は多系統萎縮症(MSA)であり，小脳，大脳基底核，自律神経の3系統に変性がみられる．MSA-Cは運動失調が主体のタイプで，従来のオリーブ橋小脳萎縮症に相当する．MRIにて橋底部に十字型がみられるのが特徴である（図10c）．MSA-Pはパーキンソニズムが主体のタイプで，従来の線条体黒質変性症に相当する．MRIでは，被殻後外側部の線状高信号が特徴である（図10d）．シャイドレーガー症候群という自律神経障害の強いタイプがあったが，近年の診断基準では除外された．皮質性小脳萎縮症は，変性が小脳に限局し，高齢で発症して進行が遅い．

②遺伝性脊髄小脳変性症

現在40ほどのタイプが知られており，SCAの後に数字をつけて呼ばれ，9割は顕性遺伝性である．わが国で最も多いのはSCA3（マシャド・ジョセフ病）で，小脳失調に加え錐体路・錐体外路症状があり，びっくり眼，顔面ミオキミアが特徴的である．その他，純粋に小脳失調のみが出現するSCA6やSCA31，進行性ミオクローヌスてんかんが特徴のDRPLAも多い．

6. 認知症

認知症（dementia）とは，一度獲得された認知機能が，中枢神経系の疾患により全般性に低下し，社会生活に支障をきたす状態をいう．せん妄や精神疾患，知的発達症（知的能力障害）ではないことの確認が必要である．DSM-5（2013），DSM-5-TR（2023）では，dementiaという名称を**神経認知障害**（neurocognitive disorder）と改めていて，学習・記憶／複雑性注意／実行機能／知覚・運動／言語／社会的認知という6つの認知カテゴリのうち1つ以上の障害があることが条件である．各疾患別の診断基準では2つ以上の障害が認知症であり，1つの場合には軽度認知障害としている．日本では神経認知障害を従来通り認知症と呼んでいる．

（1）変性性認知症

①アルツハイマー型認知症

最も頻度の高い認知症である．高齢になるほど発症率は高く，65歳以下の発症は早発型である．物忘れと見当識障害で発症し，徐々に進行して失語・失行・失認などの種々の高次脳機能障害をきたす．幻覚・妄想・徘徊などの行動心理学的症状（BPSD）をきたし，特に物盗られ妄想はこの疾患によくみられる．やがて寝たきりに至る．物忘れは**近時記憶障害**が中心であり，エピソード記憶が障害される．記憶障害よりもバリント症候群などの頭頂後頭葉症状が目立つ後部皮質萎縮症（PCA）や，失語症状の強いロゴペニック型原発性進行性失語などの亜型もある．病理学的には，**βアミロイド蛋白**（Aβ）が蓄積して老人斑を形成し，さらに**タウ蛋白**の蓄積により神経原線維変化が生じ，神経細胞が変性・脱落する．遺伝性は5％程度で，APP遺伝子，プレセニリン遺伝子などの原因遺伝子が同定されている．MRIでは海馬を含む側頭葉内側面の萎縮が特徴的である．SPECTでは後部帯状回と楔前部の血流低下が初期からみられる．アミロイドPETや髄液所見（Aβ42低下・リン酸化タウ蛋白の上昇）も診断に有用である．根本的な治療はないが，コリンエステラーゼ阻害薬であるドネペジルやリバスチグミン，ガランタミン，NMDA受容体拮抗薬であるメマンチンを用いて進行抑制を図る．

②レビー小体型認知症

変性性認知症では二番目に多いタイプである．パーキンソン病で黒質・青斑核にみられるレビー小体が，大脳皮質に広範囲に出現する．他の認知症の特徴がなく，中核的特徴である①認知機能の変動，②幻視，③レム睡眠行動障害，④パーキンソニズムのうち，2つ以上が当てはまる場合か，指標的バイオマーカーである①大脳基底核でのドパミントランスポーター取り込み低下，② MIBG心筋シンチグラフィでの取り込み低下，③睡眠ポリグラフ検査（脳波）での筋緊張低下を伴わないレム睡眠のうち，1つ以上が当てはまる場合には，この疾患の可能性が高い．MRIでは特異的な所見はなく，SPECTやPETでは後頭葉の血流・代謝低下がみられる．治療はアルツハイマー型に準ずる．

③前頭側頭葉変性症

前頭側頭葉の萎縮が顕著な疾患の総称である．臨床症状から行動障害型前頭側頭型認知症，進行性非流暢性失語，意味性認知症の3つに分けられる．

行動障害型前頭側頭型認知症（bvFTD）は，性格変化や行動異常を主体とするタイプで，前頭葉全体の萎縮が強い．行動が単純化し，毎日同じ言動を繰り返しがちになる（滞続言語，時刻表的生活）．脱抑制が強く，万引きなどの社会的行動障害をきたす．立ち去り行動もよくみられる．

進行性非流暢性失語（PNFA）は，発語失行を主体とした非流暢な発話や失文法・統語理解障害が初期からみられるタイプで，ブローカ失語に近い．運動前野（中心前回より前の前頭葉皮質や補足運動野）やブローカ野の萎縮が主体となる．

意味性認知症（SD）は，意味記憶障害が中心のタイプである．側頭極を含む前部側頭葉の萎縮が強い．左優位萎縮の場合には語義失語になり，単語の意味がわからず「時計って何？」などと質問するのが特徴である．呼称障害は強いが，復唱は教示さえ理解できれば良好である．読み書きでは類音的錯書・錯読が特徴である．発話は流暢で，超皮質性感覚失語に相当する．右優位萎縮では，顔認知や人物認知障害が前景に出る．

PNFA と SD は原発性進行性失語に含まれる．また，従来**ピック病**と呼ばれてきたものは bvFTD に多く，PNFA や SD を呈するものは進行性核上性麻痺や大脳皮質基底核症候群が多い〔図 9，「Column　前頭側頭葉変性症と原発性進行性失語の関係と背景病理（134 頁）」参照〕．

（2）血管性認知症

画像上脳血管障害が明らかに存在し，他の認知症の特徴がみられない場合に，血管性認知症という．皮質病変が主体のものには脳アミロイド血管症，皮質下病変が主体のものには多発ラクナ梗塞性認知症と，**ビンスワンガー病**（広範な白質の虚血による認知症）がある．他に，比較的大きな梗塞による多発梗塞性認知症や，単一病変による認知症，循環不全や低酸素により生じる低灌流性血管性認知症，脳出血とくも膜下出血後の認知症がある．

（3）その他の認知症をきたす疾患

変性性認知症以外は，進行しないかまたは**治療可能な認知症**も多い（表 5）．正常圧水頭症〔「7. 水頭症」（130 頁）参照〕と慢性硬膜下血腫〔「2. 頭部外傷（外傷性脳損傷）」（123 頁）参照〕は，治療可能な認知症の代表である．クロイツフェルト・ヤコブ病は，急速に進行する治療困難な認知症である〔「4. 中枢神経系感染症」（124 頁）参照〕．代謝性疾患では，肝性脳症やウェルニッケ・コルサコフ症候群〔「12. その他の疾患」（133 頁）参照〕がある．内分泌疾患では，甲状腺機能低下症（橋本病）による橋本脳症が有名であり，記憶障害が中心症状といわれる．

表 5　認知症をきたしうる主な疾患

1	神経変性疾患
	アルツハイマー型認知症
	レビー小体型認知症，パーキンソン病
	前頭側頭葉変性症（ピック病，進行性核上性麻痺，大脳皮質基底核変性症を含む）
	ハンチントン病
2	脳血管障害
	脳梗塞
	脳出血
	くも膜下出血
	ビンスワンガー病
	慢性硬膜下血腫
3	脳腫瘍
	原発性脳腫瘍
	転移性脳腫瘍
4	正常圧水頭症
5	頭部外傷
6	低酸素脳症
7	臓器不全（腎不全，肝不全，心不全，呼吸不全）
8	内分泌疾患
	甲状腺機能低下症
	下垂体機能低下症
	副腎皮質機能低下症，クッシング症候群
	反復性低血糖
9	代謝性・中毒性・欠乏性疾患
	慢性アルコール中毒
	マルキァファーヴァ・ビニャミ病
	一酸化炭素中毒
	ビタミン欠乏症
	ペラグラ
	薬物中毒
10	脱髄性疾患，自己免疫疾患
	多発性硬化症
	急性散在性脳脊髄炎
	膠原病および関連疾患
11	その他
	副腎皮質ジストロフィー，ミトコンドリア脳筋症，進行性筋ジストロフィー，筋強直性ジストロフィー　など

7. 水頭症

髄液循環の異常により，髄液が頭蓋内に停滞する状態である．先天性の水頭症は，髄液循環経路が先天的に狭窄して小児期から頭蓋内圧が高くなる．後天性の水頭症は，くも膜下出血や脳腫瘍によって流通障害が起こった時や，脳室内腫瘍から過剰に髄液が産生された時，静脈うっ滞によって吸収障害が生じた時などに起こる．

特発性正常圧水頭症は，頭蓋内圧亢進のない水頭症のうち，原因不明なものをいう．認知機能低下，歩行障害，尿失禁（神経因性膀胱）が三徴である．60 代頃に発症し緩徐に進行する．上記の特徴と画像所見，髄液排除試験により症状改善がみられることで診断される．画像では，著明な脳室・シルビウス裂拡大があるのに比べ，脳萎縮が軽度であること，高位円蓋部脳溝が狭小化していることが特徴である．髄液排除により，特に歩行障害が改善しやすい．治療は脳室腹腔シャント術などを行う．治療可能な認知症の代表的疾患である．

8. 脱髄疾患

大脳白質に病変があり，髄鞘が障害されるものをいう．炎症性・自己免疫性疾患としては，多発性硬化症，視神経脊髄炎，バロー病，急性散在性脳脊髄炎などがあり，先天性代謝性疾患としては，副腎白質ジストロフィー〔「11. 代謝性疾患」（132 頁）参照〕などがある．

（1）多発性硬化症

代表的な脱髄疾患である．脳，脊髄，視神経に脱髄が生じては回復し，また再発する（**時間的空間的多発**）．白人に多く，わが国では人口 10 万人あたり 15 人程度で，高緯度の地方に多い．女性にやや多く，発症ピークは 20 代である．**自己免疫学的**な機序により，脱髄を繰り返すと考えられている．視力障害，感覚異常，筋力低下，失調，眼球運動障害，構音障害，高次脳機能障害などが急に生じる．MRI T2 強調画像にて，血管支配に一致しない高信号病巣が白質に複数認められる（図 11）．診断は，正確には再発が認められた時点で McDonald 診断基準に基づいて行われる．

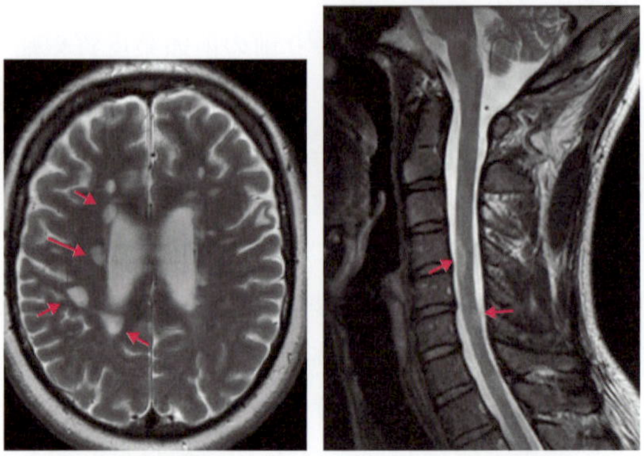

(a) 大脳白質病変　(b) 頸髄病変

図 11　多発性硬化症の頭部 MRI T2 強調画像

（豊田圭子先生のご厚意により提供）

再発緩解型だけでなく，初発から進行する一次進行型や，再発の後に進行性になる二次進行型などもある．急性期の治療は**ステロイドパルス**が有効で，重症例やステロイド無効例などには血漿交換療法が行われる．再発予防には**インターフェロンβ**やフィンゴリモド，ナタリズマブなどが用いられる[4]．

（2）視神経脊髄炎（Devic 病）

主に脊髄と視神経に重度の炎症を繰り返す疾患で，多発性硬化症の亜型と考えられてきたが，近年，多発性硬化症とは異なる自己抗体 NMO-IgG の存在が明らかになった．これは水チャンネルの AQP4（アクアポリン 4）に対する抗体である．多発性硬化症に比べ，好発年齢が 10 歳ほど高く，圧倒的に女性に多い．**視神経炎**と急性脊髄炎以外に，延髄最後野症状として吃逆や嘔気嘔吐，その他の脳幹症状をきたす．急性期の治療は多発性硬化症に準ずるが，再発予防にはステロイドや免疫抑制剤を用いる．

（3）急性散在性脳脊髄炎（ADEM）

脳，脊髄，視神経などの脱髄が急性に生じる疾患で，ウイルス感染やワクチン接種後に発症する．感染を契機とした自己免疫学的な機序で生じると考えられている．10 歳以下の小児に多く，高齢者には少ない．頭痛・発熱・嘔吐から始まり，痙攣と意識障害を起こし，また様々な脊髄症状と視神経炎をきたす．ステロイドパルスが有効で，後遺症なく回復することも多いが，水痘・風疹・

麻疹後や，劇症型の急性出血性白質脳炎（ハースト脳炎）は予後不良である．

9. 末梢神経障害

末梢神経障害のうち，単一の神経のみ障害されるのが単ニューロパチー，単一の神経が複数障害される（非対称）のが多発単ニューロパチー，左右対称に複数の神経障害が多発するのが多発ニューロパチーである．また，神経根が特に障害される多発ニューロパチーを**多発根ニューロパチー**といい，後述のギラン・バレー症候群や慢性炎症性脱髄性多発ニューロパチー（CIDP）はこれにあたる．

(1) 単ニューロパチー

障害神経の支配領域に限局した筋萎縮，筋力低下，感覚障害を生じる．多くは神経の圧迫・絞扼による．正中神経麻痺，橈骨神経麻痺，尺骨神経麻痺，総腓骨神経麻痺などがある．脳神経にも生じ，末梢性顔面神経麻痺（ベル麻痺）や動眼神経麻痺などは単ニューロパチーの一種である．

(2) 多発単ニューロパチー

結節性多発動脈炎や全身性エリテマトーデス，リウマチなどの膠原病に伴いやすい．糖尿病やウェゲナー肉芽腫，チャーグ・ストラウス症候群などにもみられる．多巣性運動ニューロパチーは運動神経のみが左右非対称に障害され緩徐に進行するため，ALS との鑑別が必要になる．

(3) 多発ニューロパチー

障害は遠位に強く，**手袋靴下型**と呼ばれる．糖尿病や甲状腺機能低下，膠原病，がんやビタミン欠乏などの全身疾患に伴って生じる他，シャルコー・マリー・トゥース病などの遺伝性疾患，有機溶剤や抗がん剤などの薬剤でも生じる．糖尿病性ニューロパチーでは，足の痛みや異常感覚で発症することが多い．感染性疾患では，**ギラン・バレー症候群**が重要である．上気道感染や胃腸炎の1～3週間後に，急激に左右対称の四肢麻痺をきたす．感覚障害は軽い．麻痺は末梢から上行し，脳幹に至ると顔面神経麻痺・嚥下障害などの脳神経障害をきたし，呼吸障害をきたす場合もある．また自律神経障害として，発汗低下，頻脈，血圧上昇，排尿障害などがみられる．症状は1～2週間でピークに達し，1か月以内に改善が始まる．多くは半年で回復するが，重症化して後遺症を残す場合もある．先行感染を契機とした何らかの自己免疫学的機序が関わるとされ，**抗ガングリオシド抗体**が急性期患者の6割に認められる．髄液では蛋白細胞解離（蛋白は増えるが細胞は正常）がみられる．脱髄型と軸索障害型があり，後者はカンピロバクターウイルス感染が先行し，重症化しやすい．治療は免疫グロブリン療法大量療法（IVIg）と血液浄化法が中心である．

慢性炎症性脱髄性多発ニューロパチー（CIDP）は，近位・遠位筋が同時に障害され，2か月以上にわたって慢性に進行（または再発・寛解）する．治療には，ステロイド，IVIg，血液浄化法が用いられる．

IVIg（免疫グロブリン大量療法）：ヒト免疫グロブリン製剤を5日間点滴静注する方法である．神経筋疾患では，ギラン・バレー症候群，CIDP に対しては第一選択，重症筋無力症，多発筋炎・皮膚筋炎，チャーグ・ストラウス症候群に対してはステロイドに次ぐ第二選択の治療として適応になる．

10. 筋疾患（ミオパチー）および神経筋接合部疾患

筋疾患は一般に近位筋優位の萎縮をきたし，**血中クレアチンキナーゼ（CK）**が高値を示す．遺伝性疾患（進行性筋ジストロフィー，筋強直性ジストロフィー，周期性四肢麻痺，ミトコンドリア脳筋症など）と，非遺伝性疾患（多発筋炎，内分泌性・薬剤性ミオパチーなど）がある．重症筋無力症は，代表的な神経筋接合部（運動神経と筋の接合部）疾患である．

(1) 進行性筋ジストロフィー

デュシェンヌ型筋ジストロフィーは最も頻度が高く，ジストロフィン遺伝子変異により生じる伴性潜性遺伝疾患である．2～5歳頃，転びやすいなどの症状で発症し，10歳頃歩行不能となる．動揺性歩行，腓腹筋の仮性肥大，**ガワーズ徴候**（自分の膝などにつかまって立ち上がる徴候）が特徴的である．知的発達症や発達障害の合併も多い．次第に呼吸筋や心筋にも障害が及び，人工呼吸器の導入となる．進行予防のためステロイドを使う．ベッカー型はデュシェンヌ型より軽症なタイプである．

（2）筋強直性ジストロフィー

筋強直〔**ミオトニー**（筋収縮の後，弛緩するのに時間がかかる症状）〕を主症状とする筋疾患である．常染色体顕性遺伝性疾患で，成人の筋疾患では最も多い．20～30代で発症し，遠位優位の筋萎縮，斧様顔貌（側頭筋・咬筋萎縮のため），禿頭が外見の特徴である．咽頭筋も障害され嚥下障害や鼻声をきたす．白内障や内分泌異常，不整脈，消化器症状，高次脳機能障害がみられる．

（3）周期性四肢麻痺

過食や激しい運動の後に，四肢脱力発作を反復する．発作時，血清カリウム異常を呈する．わが国では低カリウム血症が多く，男性の甲状腺機能亢進症患者に多い．遺伝性のものは常染色体顕性遺伝である．

（4）多発筋炎・皮膚筋炎

多発筋炎は膠原病の一つで，四肢近位筋や頸部筋などに対称性の筋力低下と筋痛をきたす．小児期と成人期に好発する．嚥下障害や嗄声，呼吸障害をきたす場合もある．血中CK上昇は筋症状に先行する．抗Jo-1抗体は，間質性肺炎や多発性関節炎と関連して出現する．

皮膚筋炎は，以上に加えヘリオトロープ疹（眼瞼部の紫紅色浮腫性紅斑）やゴットロン徴候（手指関節背面の角質増殖）などの皮膚症状をきたす．肺癌や消化器癌などの悪性腫瘍を合併しやすい．ステロイド治療やIVIgを行う．

（5）重症筋無力症

神経筋接合部のシナプス後膜にある抗原に対する自己抗体のため，神経伝達が阻害される．**アセチルコリン受容体（AChR）抗体**か，筋特異的受容体型チロシンキナーゼ（MuSK）抗体が陽性になる．他の自己免疫疾患の合併も多い．初発症状は眼瞼下垂や複視が多く，四肢・顔面の筋力低下，嚥下・咀嚼障害，構音障害，呼吸困難をきたす．運動の反復により悪化し，朝より夕方に増悪する（日内変動）．AChR抗体陽性患者では，**胸腺腫**を合併しやすい．診断は，臨床症状と自己抗体の有無，塩酸エドロホニウム（テンシロン）試験，アイスパック試験陽性所見などによる．治療薬は，ステロイド，血漿交換，IVIgなどを適宜行い，対症療法としてコリンエステラーゼ阻害薬を使用する．胸腺腫合併例では，胸腺摘除術を優先する[4]．ランバート・イートン筋無力症候群は，重症筋無力症と同様の症状をきたすが，肺癌などの悪性腫瘍に合併し，検査所見も異なる．

11. 代謝性疾患

（1）副腎白質ジストロフィー（ALD）

極長鎖脂肪酸が蓄積して，大脳白質の脱髄と副腎皮質機能不全をきたす，伴性潜性遺伝疾患である．5～10歳頃に好発し，色素沈着や易疲労感などの副腎皮質機能不全症状と行動異常をきたし，皮質盲・皮質聾や痙性麻痺などが加わり，数年で除脳硬直になる．成人発症もある．治療として，ロレンツォオイルが極長鎖脂肪酸低下に有効だが，神経症状には無効である．進行抑制のため造血幹細胞移植が行われる．

（2）ミトコンドリア脳筋症

ミトコンドリアの異常により，脳，骨格筋，心筋などに障害をきたす，**母性（母系）遺伝性**疾患である．MELAS（メラス）は，脳卒中様発作と乳酸アシドーシスが特徴で，低身長，難聴，心筋症，糖尿病なども伴う．MRIでは脳梗塞様の所見がみられるが可逆的である．血中・髄液中の乳酸・ピルビン酸が高値で，筋生検では赤色ぼろ線維と巨大ミトコンドリアがみられる．

（3）ウィルソン病

銅代謝異常により，肝臓，脳，角膜などに銅が沈着する常染色体潜性遺伝疾患である．血清銅・セルロプラスミンは低値を示す．小児期に発症し，肝機能障害は慢性化して肝硬変に至る．また大脳基底核に銅が沈着し，ジストニアや舞踏運動，アテトーゼ，振戦など種々の不随意運動や錐体外路症状をきたす．成人発症の場合もある．眼症状ではカイザー・フライシャー角膜輪が特徴的である．治療はD-ペニシラミンを使う．

表 6　機能性頭痛の分類

	片頭痛	群発頭痛	緊張型頭痛
頻度	中等度	稀	最多
年齢・性差	20～50 代女性に多い	20～40 代男性に多い	中年以降に多い，性差なし
部位	片側	片側（目の奥）	両側
痛みの性質	拍動性	刺される・えぐられるような痛み	頭重感，しめつける痛み
程度	中等度～重度	中等度～重度	軽度～中等度
随伴症状	嘔気・嘔吐，光音過敏 前兆症状（閃輝暗点）	同側の眼球結膜充血・流涙，鼻閉・鼻漏，ホルネル症候群	肩・頸のこり，めまい
頻度	発作的に月に 1～2 回	一定期間（1～2 か月）に毎日 30 分～ 2 時間の発作	持続的にほぼ毎日
誘発因子	ストレスからの解放，寝不足，寝過ぎ，月経	アルコール	精神的・身体的ストレス
治療	トリプタン，NSAIDs	トリプタン，100%酸素吸入	NSAIDs，筋弛緩薬，抗不安薬

＊ NSAIDs：非ステロイド系鎮痛薬

12. その他の疾患

(1) アルコール性障害

ウェルニッケ脳症は，アルコール過剰摂取などにより，ビタミン B_1 の吸収・貯蔵障害が起こり，意識障害，外眼筋麻痺，小脳失調をきたす疾患である．視床，視床下部，乳頭体，中脳水道周囲灰白質などに点状出血を伴う壊死を認める．後遺症の残った状態が**コルサコフ症候群**であり，記銘力障害，見当識障害，作話を特徴とする健忘症候群である．**マルキアファーヴァ・ビニャミ症候群**は，アルコール多飲により脳梁の脱髄をきたし，慢性期には脳梁離断症状を呈する．

(2) てんかん

ニューロンが過剰に放電し，反復性の発作を起こす慢性疾患である．全般起始発作は痙攣（強直性，間代性）をきたし，焦点起始発作は身体の一部が動く（自動症），動きが止まる，幻覚や夢幻様状態を生じるなど，様々な症状をきたす．全般起始発作は意識消失を伴うが，焦点起始発作には意識消失を伴わない場合（単純部分発作）と，伴う場合（複雑部分発作）がある．成人後の初発発作は症候性てんかんを疑って調べる．脳波にて突発波（棘波，鋭波，棘徐波複合）がないかチェックする．全般てんかんでは，左右対称に同期して突発波が記録され，脳深部に焦点がある．焦点てんかんでは，突発波の大きさに左右差や部位差があり，大脳皮質（海馬を含む）に焦点がある．治療は，症候性の場合は原因となる脳腫瘍などの治療が優先される．特発性では抗てんかん薬を使う．焦点性ではカルバマゼピン，全般性ではバルプロ酸ナトリウムが第一選択となる[4]．

(3) 頭痛

頭痛は機能性頭痛と症候性頭痛に分けられる．症候性頭痛は，脳腫瘍，脳血管障害，頭部外傷，髄膜脳炎などによる頭痛である．機能性頭痛はそれ以外であり，片頭痛，緊張性頭痛，群発頭痛に分けられる．臨床的には，頭痛の性質・強さ，髄膜刺激症状の有無，頭部 MRI の所見などに基づいて，症候性頭痛の可能性をチェックする．それらが除外された場合には，機能性頭痛のうちどれかを判断し，適切な治療を行う．それぞれの特徴を表 6 にまとめた．

●文献

1) Petrides M：Neuroanatomy of language regions of the human brain, Academic Press, Canada, 2013.［永井知代子（訳），言語脳アトラス，インテルナ出版，2015］
2) 永井知代子：15 章で学ぶ ビジュアル臨床神経学．医歯薬出版，2021.
3) Johnston SC, et al：Validation and refinement of scores to predict very early stroke risk after transient ischemic attack. *Lancet*, **369**：283-292, 2007.
4) 日本神経学会診療ガイドライン．https://www.neurology-jp.org/guidelinem/index.html（2024 年 3 月 1 日閲覧）

（永井知代子）

Column　前頭側頭葉変性症と原発性進行性失語の関係と背景病理

前頭側頭葉変性症（FTLD）は，病理学的な研究の発展に伴い，近年大きく分類が変わってきた疾患群である．本文に示した3つのタイプは臨床症状からの分類であるが，それぞれの背景病理（死後，病理診断でつく病名）を考える必要がある（図1）．

①**行動障害型前頭側頭型認知症（bvFTD）**は，病理学的にはタウ蛋白（3リピートタウ）が蓄積するピック病が多い．その他，TDP43という蛋白が蓄積するもののうち，typeA，typeBもしばしばみられる．②**進行性非流暢性失語（PNFA）**は，進行性核上性麻痺や大脳皮質基底核変性症が背景病理となることが多く，この場合は同じタウ蛋白でも4リピートタウが蓄積する．他にTDP-typeAのこともある．③**意味性認知症（SD）**は，圧倒的にTDP-typeCが多く，比較的均一である．また，筋萎縮性側索硬化症はTDP-typeBが多く，前頭側頭葉変性症の一つとされることもある．

原発性進行性失語（PPA）は，変性性認知症をきたす疾患の中で，少なくとも初期には認知症に至らず，失語のみが目立って進行する一群である．これも3つに分けられるので，FTLDとの対応をよく理解してほしい．

①非流暢／失文法型（nfvPPA）は，PNFAに等しい．②意味型（svPPA）は，SDの左優位型に相当する．SDは失語以外の症状が前景に出る右優位型も含む名称である．③ロゴペニック型（lvPPA）だけは，FTLDではなく，アルツハイマー病が背景病理であることが多いので注意が必要である．

タウ蛋白が蓄積するFTLDをFTLD-tau（タウオパチー），TDP43が蓄積するFTLDをFTLD-TDPと呼ぶこともある．家族性FTLDはわが国では少ないが，FTLD-tauを呈する原因遺伝子としてMAPT，FTLD-TDPを呈するものとしてC9orf72などがあり[1]，今後も研究に伴い分類が変わる可能性がある．

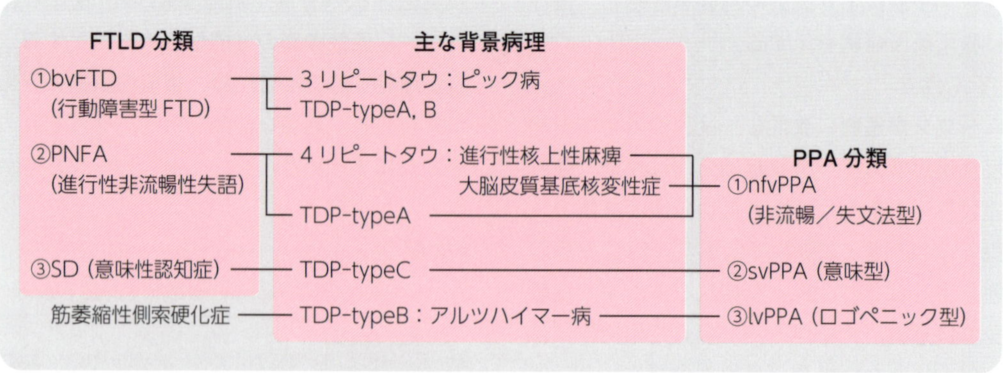

図1　FTLD分類，PPA分類と背景病理の関係

●文献

1）Grossman M, et al：Frontotemporal lobar degeneration. *Nat Rev Dis Primers*, **9**：1-19, 2023.

（永井知代子）

10 形成外科学

1 | 形成外科総論

形成外科は，先天的や後天的に欠損・変形した部分を修復・再建し，形態と機能の回復を図る外科である．すべての傷や変形をきれいに治すことを主目的とし，頭蓋顔面や手足，その他の体表面の外傷や熱傷，瘢痕・ケロイド，良性・悪性腫瘍，先天異常，難治性皮膚潰瘍などの診断と治療を行う．

1. 皮膚の解剖と生理

身体の表面は**皮膚**で覆われている．皮膚は外界と身体を遮断している最大の臓器で，体重の約15%を占めている．皮膚は**表皮**，**真皮**の2層構造でできており，その下に皮下組織がある（図1）．

表皮：角化細胞が層状に重なって構成されており，角化細胞は角質（ケラチン）という蛋白質を産生しながら，表皮最下層の基底層から分裂して上層に向かう．最終的には角質細胞となり，最外部は細胞が死んだ角質層だけになり，これは異物の侵入を防ぐバリア機能を担っている．そして，やがて垢となり剥がれる．

真皮：大部分は**コラーゲン**で，次に多いのが**弾性線維**である．線維芽細胞はコラーゲン，弾性線維，基質成分と呼ばれる線維と細胞を埋める物質

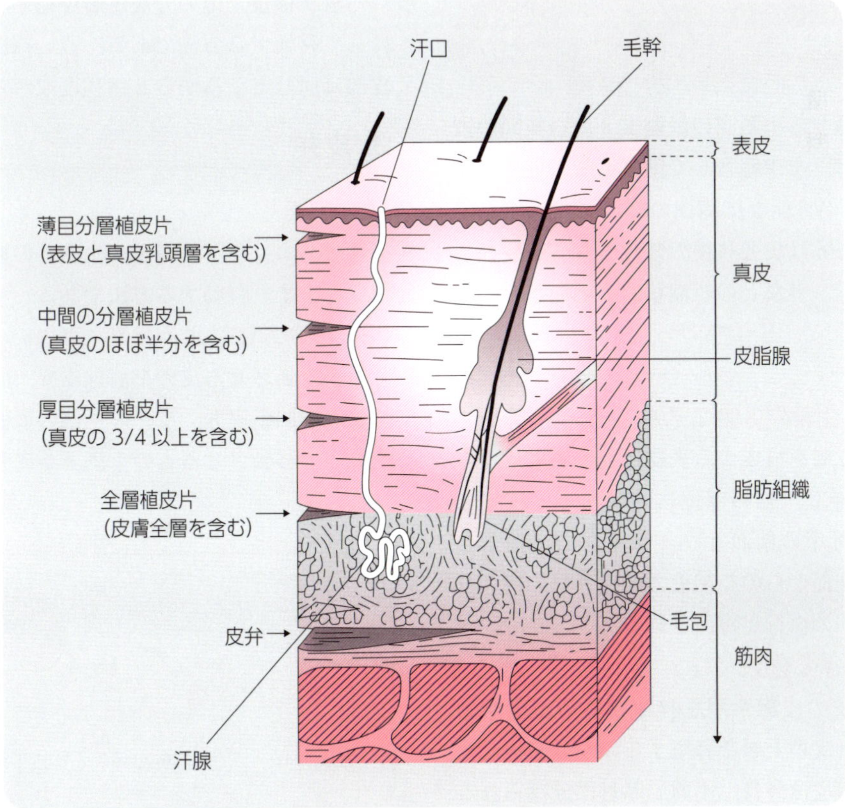

図1 皮膚の微細構造と植皮の厚さの分類[1)]

を産生している．真皮には血管網や神経終末が分布しており，毛嚢や汗腺などが存在し，汗腺は水分と体温調節に作用している．

皮下組織：大部分が**脂肪細胞**で構成されており，体温維持のための断熱機能と，衝撃を和らげるクッション機能を有している．

2. 創傷治癒

組織の損傷が生じてその後創傷治癒が起こる際，いくつかの過程を経る．まず損傷部に血液と細胞の漏出が生じる．これらの細胞は様々な生体活性物質を放出し，炎症細胞を集める．後半では**線維芽細胞**の遊走と増殖を生じ，コラーゲンや**マトリックス**（基質）を産生する．さらに毛細血管が新生し，増殖した線維芽細胞，血管網，マトリックスが合わさって，盛り上がった赤い肉芽組織が形成される．周囲の正常組織から角化細胞が肉芽組織の表面を遊走し，やがて肉芽組織全体が覆われると上皮化が完了して，創傷治癒が終了する．

2 | 組織移植

自然に治癒する小範囲の創傷より広い範囲の創傷に対しては，まず縫合して創傷治癒を促す（縫縮）．縫合が不可能な広範囲の組織欠損に対しては，植皮もしくは皮弁移植で修復する．必要に応じ筋肉，軟骨，骨などの組織移植が追加される．

1. 植皮

(1) 定義と生着のメカニズム

植皮は，皮膚を構成する表皮と真皮を生体から完全に切り離し，他の部位に移植する手技である．植皮は母床の創面とフィブリン網で接着して，当初は創面からの組織液で循環され，約3日で母床との間の血行が再開される．

(2) 厚さによる分類

表皮と真皮の皮膚全層を移植するのが全層植皮，表皮と真皮の上層を移植するのが分層植皮である．分層植皮は薄目，中間，厚目に分けられる（図1）．

全層植皮：術後の収縮が少なく質感がよく整容性・機能性に優れるが，生着率がやや悪く，採皮創は直接閉鎖するか，他から分層植皮を行う．

分層植皮：ダーマトームという器具を使って採取される．分層植皮は生着しやすいが質感はやや劣る．厚目分層植皮ほど質感は優れるが，採皮部の上皮化が遅れる．

(3) 植皮の種類による分類

シート植皮，メッシュ植皮，パッチ植皮に分けられる．広範囲熱傷で採皮を節約する必要がある場合には，メッシュ植皮，パッチ植皮が用いられる．

シート植皮：採皮した植皮をそのままシート状に植皮する方法である．植皮と同じ大きさの採皮が必要になるが，植皮の術後の質感はよい．

メッシュ植皮：分層に採皮した植皮に，網状のたくさんの切り目をいれて，面積を拡大して移植する方法である．メッシュ植皮の隙間の皮膚欠損部は，メッシュの植皮片から再生した角化細胞から上皮化する．

パッチ植皮：薄い分層皮膚を切手状にバラバラにして移植する方法である．薄い採皮のため，採皮部は同じところから3回程度取れる．

2. 皮弁

(1) 定義

皮膚および皮下組織を，生体との血流の連続を保ったまま，移動する方法である．

(2) 移動方法による分類（図2）

前進移動させる皮弁を前進皮弁，回転移動させるものを回転皮弁，皮弁の茎部の表面の皮膚を取り除いて移動させるものを皮下茎皮弁という．

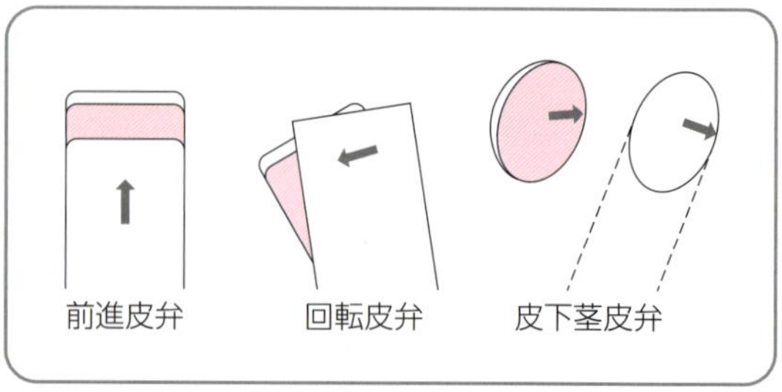

図2 皮弁移植 （移動方法による分類）

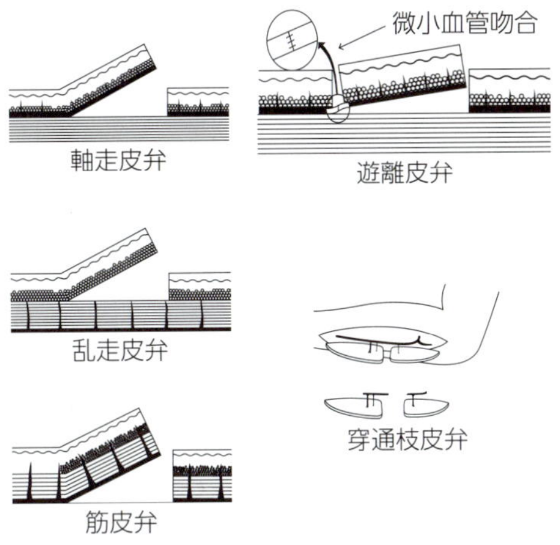

図３　皮弁移植　（血行による分類）[1)]

（3）血行による分類（図３）

皮弁の中に主要な栄養血管を含まないものを乱走皮弁，主要な栄養血管を含むものを軸走皮弁と分類される．

軸走皮弁の栄養血管の動脈・静脈だけを茎部にしたものを島状皮弁という．これらの血管を切り離して，離れたところへ移動させて，顕微鏡下で移植部の動脈・静脈と微小血管吻合して血行再開させる方法を遊離皮弁という．遊離皮弁以外の皮弁は総称して有茎皮弁と呼ばれる．皮下の筋層を含めたものを筋皮弁と呼び，主要な血管から枝分かれたより細い血管のみを用いる穿通枝皮弁も開発されている．

3｜外傷，熱傷，皮膚潰瘍

1. 顔面外傷

顔面は整容面で最も重視される部位で，形成外科的な治療が必要である．ただし，頭部外傷を伴っている場合は，脳外科的な治療が優先される．重症の顔面外傷では気道が脅かされることが多く，気道の確保や止血，輸液などの救急対応が必要となる．損傷部位に応じて耳鼻咽喉科医や眼科医，歯科医の診察も必要となる．

（1）顔面軟部組織外傷

砂やガラス片などの異物を可能な限り除去し，生理食塩水で十分に洗浄しながら，創を愛護的に扱う．顔面皮膚は整容的に重要で，血流がよいため壊死組織除去（デブリードマン）は最小限にとどめ，丁寧に出血点を止血する．顔面神経，耳下腺管，涙道などの損傷を注意深く観察し，可能なら修復する．すぐに修復できない場合は，縫合糸などで印をつけておき，二期的に行う．縫合は，眉毛や皺などにずれが生じないように，段差を生じないように，縫合痕を残さないように注意し，緩やかに行う．抜糸は１週間以内に行い，その後３か月間テーピングを行う．

（2）顔面骨骨折

鼻骨骨折，頬骨骨折，上顎骨骨折，下顎骨骨折，眼窩吹き抜け骨折などが代表的であるが，複数の合併骨折もある．原因としては，交通事故，転倒，暴力，スポーツ中の事故などがある．鼻出血や顔面の腫脹，疼痛，変形，開口障害，咬合不全，複視，知覚障害などの症状がみられ，X 線や最近では三次元 CT で診断されることが多くなった．

部位や症状，転位の程度により治療方法は異なる．転位が明らかで機能障害があれば手術の適応となる．転位を整復して，正しい位置で骨折部を固定する．チタン製のプレートで固定するが，最近は吸収性のプレートも使用される．上顎骨折や下顎骨折では咬合の再建のために，顎間固定が行われる．

2. 顔面神経麻痺

（1）急性顔面神経麻痺

顔面皮膚が深く受傷すると顔面神経が損傷される．その損傷部位に従って，様々な症状を呈する．側頭枝の損傷では眉毛の挙上，頬骨枝の損傷では閉眼ができない．頬筋枝の損傷では口を閉じて息を膨らませた時に空気が漏れ，口角挙上ができない．下顎縁枝の損傷では下口唇を下外側に引くことができない．

これらの顔面神経の損傷はできる限り，受傷早期に修復することが望ましい．受傷部の位置と範囲によって複数箇所を損傷する場合がある．可能

表1 熱傷深度の分類

熱傷深度			臨床所見	治癒経過
Ⅰ度		表皮	熱感，痛み，発赤	数日で治癒 瘢痕形成（−）
Ⅱ度	浅達性	真皮浅〜中層	強い痛み 水疱，びらん（赤色）	2週間以内で治癒 瘢痕目立たず
	深達性	真皮中〜深層 真皮は残存	痛み，知覚鈍麻 水疱，びらん（白色）	3〜4週間 瘢痕形成（+）
Ⅲ度		真皮全層または 皮下組織	知覚消失	1か月以上 広範囲は植皮必要

ならば顕微鏡下に切断端同士を縫合する．神経の間に欠損があり，直接縫合が難しい時は，神経移植が行われる．

(2) 陳旧性顔面神経麻痺

陳旧性顔面神経麻痺とは，顔面神経麻痺が長期間続いたために顔面の表情筋が萎縮し，修復が難しくなった状態である．

再建手術には静的再建術と動的再建術がある．静的再建術は，筋膜移植を行って吊り上げを行い，弛緩した顔面皮膚に緊張を再現する方法であり，動きを再現することはできない．動的再建術は，動きを再現する方法であり，目が閉じれなくなった兎眼に対する側頭筋移行術や，麻痺した頬を動かす神経血管柄付き遊離筋肉弁移植術などがある．

3. 顔面熱傷

熱による皮膚の損傷を**熱傷**といい，深さ（表1）と受傷面積から重症度が決まるが，広範囲になると生命に関わる．顔面熱傷は重症熱傷として取り扱われる．

顔面は露出部で熱傷を受けやすく，整容的，機能的に重要な部位が含まれる．血流が豊富で創傷治癒が良好なため，開放療法が行われ，部位や範囲によっては深達性Ⅱ度熱傷もその適応となる．重要な器官が多いため，壊死組織のデブリードマンは最小限に行う．

Ⅰ度熱傷：表皮までの熱傷で，発赤と痛みがみられる．日焼けの多くがⅠ度熱傷で，数日で瘢痕を残さず治癒する．

浅達性Ⅱ度熱傷：真皮の浅〜中層に達する熱傷で，水疱を生じ，その底面は赤い．2週間以内に残存した真皮から上皮化し，治癒し，瘢痕形成はない．

深達性Ⅱ度熱傷：真皮の中〜深層に達する熱傷で，水疱の底面が白く見える．治癒までおおよそ3〜4週間を要し，赤く隆起した**肥厚性瘢痕**を生じる．

Ⅲ度熱傷：皮膚全層，時には皮下組織に及ぶ熱傷で，黒色または白色に見え，水疱は生じない．周囲の健常皮膚から上皮化するまで長期間を要し，面積が広いと植皮が必要になる．

4. 気道熱傷

気道熱傷は，火災や爆発の際に生じる熱風や水蒸気，高温ガス，煙などを吸入することによって生じる．顔面熱傷で，鼻粘膜や口腔に発赤や浮腫，ススの付着，鼻毛が焦げている場合には，気道熱傷を疑う．嗄声，喘鳴，呼吸困難があれば気道熱傷の可能性が高い．

主に咽頭，喉頭，声門で生じる上気道型と，気管，気管支，肺胞が障害される肺実質型に分類される．気道確保，酸素吸入，気管内吸引が基本である．集中治療室での呼吸・循環管理が必要となる．

5. 電撃傷，化学熱傷（損傷），凍傷，褥瘡

(1) 電撃傷

電流が生体を通過する反応を感電と呼び，感電による傷害が電撃傷である．電撃傷には電流の直接的な傷害，ジュール熱による傷害，スパークによる熱傷がある．損傷の程度は電圧・電流・通電時間によって決まる．重度の電撃傷では，電流そ

のもので心室細動や心停止をきたすことがある．通電によって広範囲の筋壊死があると，急性腎不全を生じる．救命処置を優先し，局所は熱傷に準じた処置を行う．

(2) 化学熱傷（損傷）

酸，アルカリ，重金属などの化学物質に接触することによって生じる．初期治療は長時間の洗浄である．初期には軽度にみえても，意外に深達性のことが多い．

(3) 凍傷

局所が寒冷にさらされたり，冷たい物体と接触することで起こる損傷である．四肢の先端が影響を受けやすい．治療は熱傷に準じる．

(4) 褥瘡

一般的に「床ずれ」と呼ばれる，圧迫による循環障害によって生じる皮膚皮下組織の損傷である．長期臥床者の仙骨部，座位では座骨部が褥瘡になりやすい．栄養不良や神経障害があると発生しやすく，慢性化しやすい．最初は発赤や浮腫が生じ，進行すれば水疱を形成して潰瘍となり，やがて深い壊死となる．初期段階は保存的治療で治癒するが，難治の場合，皮弁によって修復される．

4 | 口唇・顎・口蓋裂

1. 分類，発生

胎生期に顔面は顔面突起の癒合により形成される．胎生4～7週にかけて，両側の内側鼻隆起が癒合して人中と正中口蓋突起が形成され，さらに左右の外側鼻隆起と人中が癒合し口唇が形成される．これが**一次口蓋**である．そして胎生7～12週にかけて舌の両側にあった外側口蓋突起が正中部に移動して癒合し，**二次口蓋**ができる．

これらの発生過程で一次口蓋形成における障害によって口唇裂と唇顎裂（それぞれ左右の片側と両側）が，一次口蓋と二次口蓋の形成の障害によって唇顎口蓋裂（左右片側，両側）が，二次口蓋のみの癒合障害によって硬軟口蓋裂，軟口蓋裂，粘膜下口蓋裂が生じる．さらに口唇裂は唇裂の程度によって，完全裂，不全裂，痕跡唇裂に分類される．それぞれの発生原因として，組織癒合不全説や中胚葉塊欠損説が考えられている．

日本人における発生率は，口唇裂と口蓋裂ともに500出生に1例程度である．そのうち，約1/2が口唇裂と口蓋裂を合併しており，約1/4が口唇裂単独，約1/4が口蓋裂単独発生である．最近では胎児エコーにより，唇裂や唇顎口蓋裂の出生前診断が可能になり，母親や家族に対して出生前からアドバイスや心のケアが可能になってきている．

2. 手術時期，術式

治療は，医師（形成外科，耳鼻咽喉科，小児科，産婦人科），歯科医師（口腔外科，矯正歯科，小児歯科），言語聴覚士，臨床心理士，栄養士，看護師，歯科技工士，歯科衛生士などの多職種のチーム医療によって進められる．

(1) 口唇裂

生後3か月で体重が5kgになる頃に行われる．片側唇裂の術式は，ミラード法に小三角弁法を組み合わせて行う方法（図4）が一般的で，縫合線が人中稜に来るようにデザインされる．両側唇裂も左右同時に行われるのが一般的で，同様に縫合線が人中稜になるようにデザインされる．

(2) 口蓋裂

手術の目的は口蓋裂の閉鎖と口蓋帆挙筋の機能を再建する**鼻咽腔閉鎖機能**の回復である．手術時期は発語が始まる1歳～1歳半頃に行われる．手術時期が遅れると**異常構音**が出現し，術後に長期間の言語指導を要する．一方，手術時期が早いと顎発育の障害をきたしやすい．術式は唇顎口蓋裂や硬軟口蓋裂に対してプッシュバック法が古くから行われてきたが，顎発育障害リスクを減らすた

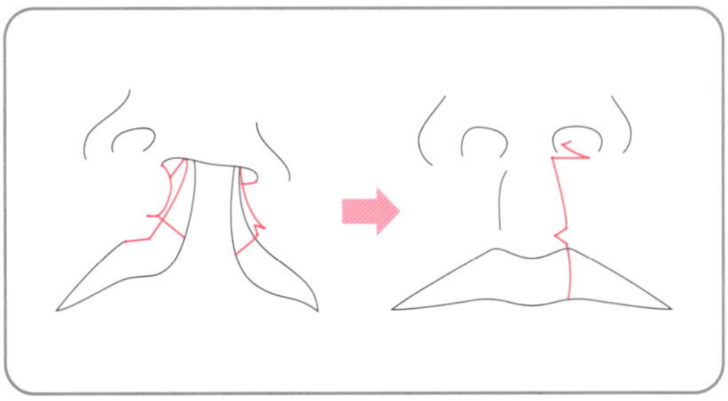

図4　片側唇裂の術式（ミラード＋小三角弁法）[1)]

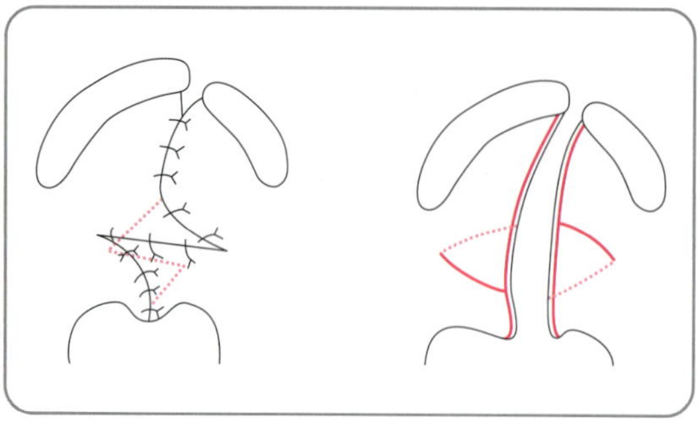

図5 口蓋裂の術式（ファーラー法）

め，ファーラー法（図5），二期手術法，ツーフラップ法などが用いられる．軟口蓋裂に対してはファーラー法が一般的である．

（3）顎裂

8〜9歳の混合歯列後期の犬歯が永久歯に生え変わる頃に，腸骨髄質骨による顎裂閉鎖手術が行われる．矯正歯科医との連携が必須である．

3. 二次手術

（1）口唇裂

唇裂による外鼻変形や口唇の変形の残存，手術瘢痕に対して形成手術が行われる．外鼻形成術の時期は術者によって異なる．

（2）口蓋裂

口蓋裂手術が適切に施行され，鼻咽腔閉鎖機能が正常に回復すれば，正しい言語機能が獲得され，特別な構音訓練を要しない．しかし，**口蓋帆挙筋**の機能が悪い，口蓋瘻孔が残っている，軟口蓋が短いなどの理由により，鼻咽腔閉鎖機能不全が残存する場合には，二次手術が必要となる．

瘻孔に対しては瘻孔閉鎖手術が行われる．鼻咽腔閉鎖機能不全に対する外科的治療は咽頭弁形成術が行われ，保存的治療には補綴的発音補助装置が用いられる．咽頭弁手術は咽頭後壁に作成した粘膜弁を軟口蓋裏面に縫合して，軟口蓋を挙上し，鼻咽腔を狭くする術式である．

4. 口蓋裂に伴う合併症

（1）異常構音

口蓋裂による鼻咽腔閉鎖不全が生じると，開鼻声が生じる他，口腔内圧低下により，子音の省略や，声門破裂音，咽頭破裂音，咽頭（喉頭）摩擦音，咽頭（喉頭）破擦音などの異常構音が生じる．この他に口蓋化構音，鼻腔構音などの異常構音が生じることがある．これらの異常構音に対し，言語聴覚士による構音指導を行う．

（2）滲出性中耳炎

口蓋帆張筋の機能不全によって**耳管**の開閉調節が機能せず，中耳に滲出液が貯留して生じる．繰り返す場合は鼓膜にチューブを挿入するチュービングが行われる．

5｜頭蓋，顔面の先天異常

1. ピエール・ロバン（Pierre-Robin）症候群

下顎が小顎症で後退しており，舌根が沈下するために呼吸障害をきたす．口蓋裂を合併することが多い．重症例では出生直後から気道確保が必要になることがある．成長とともに下顎が大きくなると，呼吸障害は改善することが多い．

2. トリーチャー・コリンズ（Treacher-Collins）症候群

下眼瞼の部分欠損，頬骨部の低形成，下顎の低形成を特徴とする特有の顔貌を有する．耳介の先天異常を合併することがある．

3. 頭蓋骨縫合早期癒合症

頭蓋骨は前頭骨，頭頂骨，側頭骨，後頭骨などからなるが，それぞれの間は頭蓋縫合と呼ばれる線維性のつなぎ目があり，それぞれの縫合部は成人になるにつれて，癒合，閉鎖していく．稀に早期に癒合が生じることがあり，頭蓋の正常な発育，拡大が阻害され，脳の発達が抑制されることがあり，頭蓋骨縫合早期癒合症と呼ばれる．

頭蓋骨縫合早期癒合症に中顔面の発育異常を合併したクルーゾン症候群や，四肢の先天異常を伴ったアペール症候群がある．

4. 顔面裂

先天的に顔面の皮膚や骨に裂け目や欠損がみられる非常に珍しい疾患で，Tessier（テシエ）による分類が有名である．巨口症や唇裂もその中に含まれる．

6 | 頭頸部手術に伴う障害

1. 術後性障害

頭頸部の悪性腫瘍に対して切除や放射線照射が行われ，顔面，口腔，咽頭，喉頭の骨や筋肉に組織欠損や変形，萎縮，拘縮が生じた結果，機能的・整容的障害がみられる．組織欠損に対して各種再建手術が行われるが，人工材料による外観形態の代用（エピテーゼ）や顎補綴器具も使用される．

2. 再建手術

マイクロサージャリーによる遊離皮弁，遊離複合組織移植による再建が主流になってきている．以下に頭頸部再建に用いられる主な術式について述べる．

(1) 大胸筋皮弁

大胸筋とその外側の皮弁を含む胸肩峰動脈を血管茎とした皮弁で，下顎部や口腔の再建に用いられる．マイクロサージャリーによる血管吻合が不要であることが利点であるが，届く範囲に制限があり，茎部が通る部分が分厚くなる欠点がある．

(2) 遊離前腕皮弁

橈骨動脈を栄養血管とする皮弁で，血管が太く，長く挙上しやすい．皮弁の厚みが薄いのが利点であるが，橈骨動脈が犠牲になることや植皮による閉鎖が必要となり，露出部で目立ちやすいことが欠点である．

(3) 遊離腹直筋皮弁

下腹壁動脈を血管茎とし，腹直筋とその上の皮弁を含むのでボリュームが必要な再建に優れている．

(4) 遊離前外側大腿皮弁

大腿深動脈の枝の穿通枝を栄養血管とする大腿部に作成する皮弁で，前腕皮弁よりやや厚いが，ドナー部が衣服に隠れ目立ちにくいのが利点である．

(5) 腓骨付き腓骨皮弁

腓腹動脈を血管茎とする皮弁で，血行のある腓骨を含めることができるので，下顎骨の再建に用いることができる．

(6) 遊離空腸移植

空腸を栄養血管を付けて移植する方法で，上咽頭や食道の再建に用いられる．

7 | 瘢痕とケロイド

1. 定義と臨床経過

皮膚欠損が存在する創の治癒過程で，組織の欠損部は瘢痕組織によって覆われ，皮膚表面の上皮化が終了して治癒が完了する．治癒直後の瘢痕は赤色調を呈し，未熟であるが，時間の経過とともに赤色は薄れ，白色調を呈し，**成熟瘢痕**となる．運動刺激や異物の存在，創の刺激などの何らかの原因により炎症反応が持続すると，瘢痕は隆起して赤色調を持続し，成熟せずに**肥厚性瘢痕**となる．肥厚性瘢痕は，瘢痕の範囲を超えて周りに浸潤して広がることはなく，やがて時間の経過とともに炎症が沈静化すると，色調は薄れ平坦化して成熟瘢痕に変化する．

ケロイドは，外観は肥厚性瘢痕と類似しているが，時間の経過で炎症がいつまでも沈静化せず，発赤，隆起が周りの健常部に向かって浸潤，波及していく．

2. 肥厚性瘢痕とケロイドの相違

肥厚性瘢痕は熱傷や手術創から発生する．一定期間増大後，やがて平坦化する．ケロイドは前胸部，肩，耳介などが好発部位であり，ざ瘡や虫刺されなど軽度の創傷から生じる．黒色人種や黄色人種は白色人種と比べてケロイドが発症しやすい．徐々に周りの皮膚に浸潤しながら増大する．肥厚性瘢痕とケロイドの相違を表2に示す．

3. 瘢痕拘縮

肥厚性瘢痕は平たん化するまでは，収縮による

表2 肥厚性瘢痕とケロイドの違い

	肥厚性瘢痕	ケロイド
原因	熱傷，外傷，手術創 ある程度大きな創から発生	虫刺され，ざ瘡，予防接種（BCG） 軽微の傷からも発生
外観	赤く隆起した線状や面状瘢痕	赤く隆起したダンベル型，蝶型，カニ爪型の瘢痕，周囲の正常組織に進展
好発部	関節，頸部，前胸部や腹部の手術創	前胸部，肩甲部，耳垂，恥骨上部
体質	体質に関係なく，深さ，範囲，部位によってできる	人種的素因，体質有
治療の反応	治療効果高く，再発しにくい	難治性，再発しやすい

「ひきつれ」を生じ，程度がひどい場合，関節部の運動制限を伴い，関節部の拘縮をきたす．小児では成長障害の原因となることがある．瘢痕拘縮の治療にはZ形成術や植皮術を行う．

●文 献

1） 鈴木茂彦：形成外科学．言語聴覚士テキスト　第3版（大森孝一・他編），医歯薬出版，2018，pp124-131．

（上田晃一）

Column 拡張現実の臨床応用

実際の視野に仮想データを重ねて表示する拡張現実（AR）は応用範囲が広く，最近医療分野で盛んに研究報告がされている．仮想現実（VR）は仮想の空間内で現実感のある体験をすることで，これとは異なる．ARデバイスの低価格化により，形成外科領域で盛んに臨床応用が行われ始めている．形成外科における代表的な応用について，以下に簡単に述べる[1]．

血管の投影：四肢の手術や遊離皮弁の採取で，三次元の血管像を術野に投影することによって，立体的な血管の位置を把握し，手術を早く進行することができる．

手術ガイド：術前にシミュレーション手術を行った画像を投影して，手術のガイドとして用いる．

医学教育：皮弁をデザインする際に上級医の作図や手技の動画を投影して，医学教育に用いる．

遠隔医療：遠隔地をインターネットを通してデバイスで結び，映像や音声を送って手術の指導を行う．

ARの問題点は，体の体表に深部臓器のホログラムを投影すると深部にあるはずの臓器が浮かび上がってみえてしまうことが挙げられるが，その対策法について盛んに研究がなされている．

ARはホログラムなどの画像だけではなく，触覚や振動などの知覚なども含まれる．近年，ロボット手術が盛んに臨床応用されているが，ロボットが扱っている鑷子や鉗子の感覚を術者の指先に伝えようとする研究が行われているが，これも拡張現実の一つである．

●文 献

1） 光野乃祐・他：AR技術を用いた形成外科シミュレーションの未来．形成外科，**66**：68-71，2023．

（上田晃一）

11 臨床歯科医学

A. 臨床歯科医学

1 歯・歯周組織

1. 発生と構造

歯の発生は，胎生6週に外胚葉由来の口腔上皮が肥厚して**歯堤**が形成される．この歯堤周囲には，頭部神経堤由来の外胚葉性間葉の細胞が集まり，後述の発生ステージを経て**歯冠**，**歯根**の順に形成される．歯冠の形成は，発生ステージの形状になぞらえ，蕾（つぼみ），帽子（ぼうし），鐘（つりがね）状に形が変化して完成する．続いて，歯根とあわせて歯根周囲の**歯周組織**（**歯肉**，**歯根膜**，**セメント質**，**歯槽骨**）が形成されることで，口腔内に歯が萌出して**歯・歯周組織**が完成する（図1）．

ヒトの歯は，乳歯が永久歯と一度だけ生えかわる二生歯性である．生後6～8か月に萌出を始める乳歯は，上下左右5本ずつ**計20本**ある．6歳頃に乳歯が脱落して生えかわり始める永久歯は，第三大臼歯（智歯，親知らず）を含めて**計32本**ある（図2a）．

歯の**象牙質**は，歯冠部と歯根部に分かれ，口腔内にみえる歯冠部は，体の中で最も硬い**エナメル質**に覆われている．一方，歯根部の象牙質は**セメント質**に覆われ，その表面は線維性組織である**歯根膜**が介在して歯槽骨につながることで，歯が口

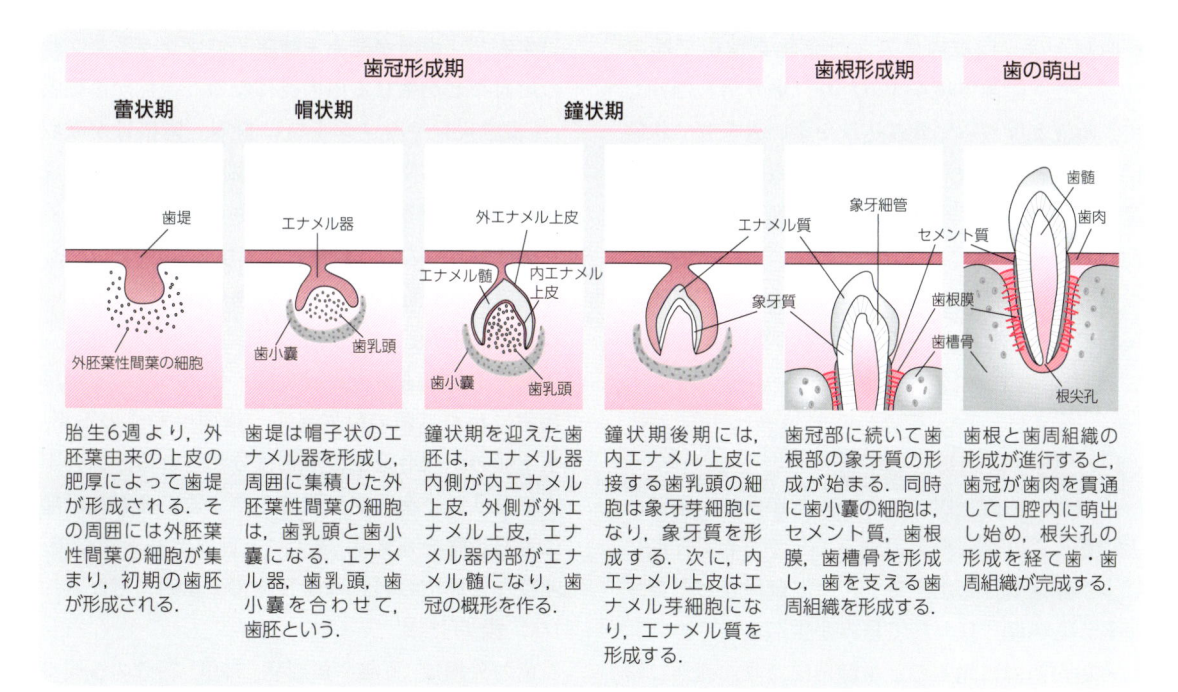

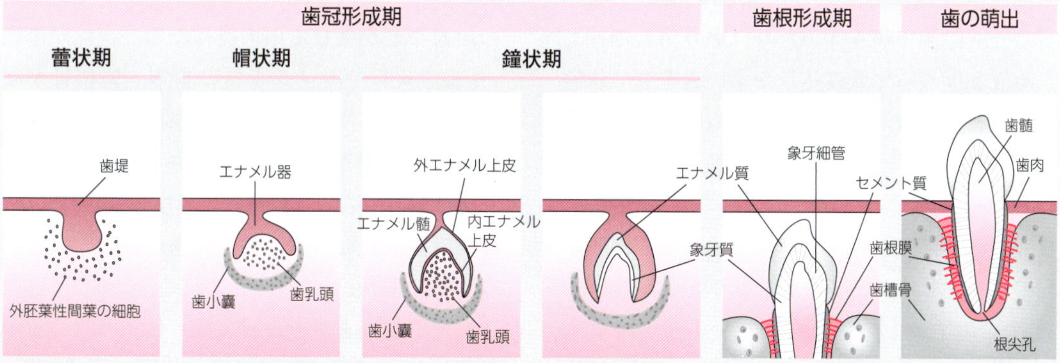

蕾状期：胎生6週より，外胚葉由来の上皮の肥厚によって歯堤が形成される．その周囲には外胚葉性間葉の細胞が集まり，初期の歯胚が形成される．

帽状期：歯堤は帽子状のエナメル器を形成し，周囲に集積した外胚葉性間葉の細胞は，歯乳頭と歯小嚢になる．エナメル器，歯乳頭，歯小嚢を合わせて，歯胚という．

鐘状期：鐘状期を迎えた歯胚は，エナメル器内側が内エナメル上皮，外側が外エナメル上皮，エナメル器内部がエナメル髄になり，歯冠の概形を作る．

鐘状期後期には，内エナメル上皮に接する歯乳頭の細胞は象牙芽細胞になり，象牙質を形成する．次に，内エナメル上皮はエナメル芽細胞になり，エナメル質を形成する．

歯根形成期：歯冠部に続いて歯根部の象牙質の形成が始まる．同時に歯小嚢の細胞は，セメント質，歯根膜，歯槽骨を形成し，歯を支える歯周組織を形成する．

歯の萌出：歯根と歯周組織の形成が進行すると，歯冠が歯肉を貫通して口腔内に萌出し始め，根尖孔の形成を経て歯・歯周組織が完成する．

図1 歯・歯周組織の発生

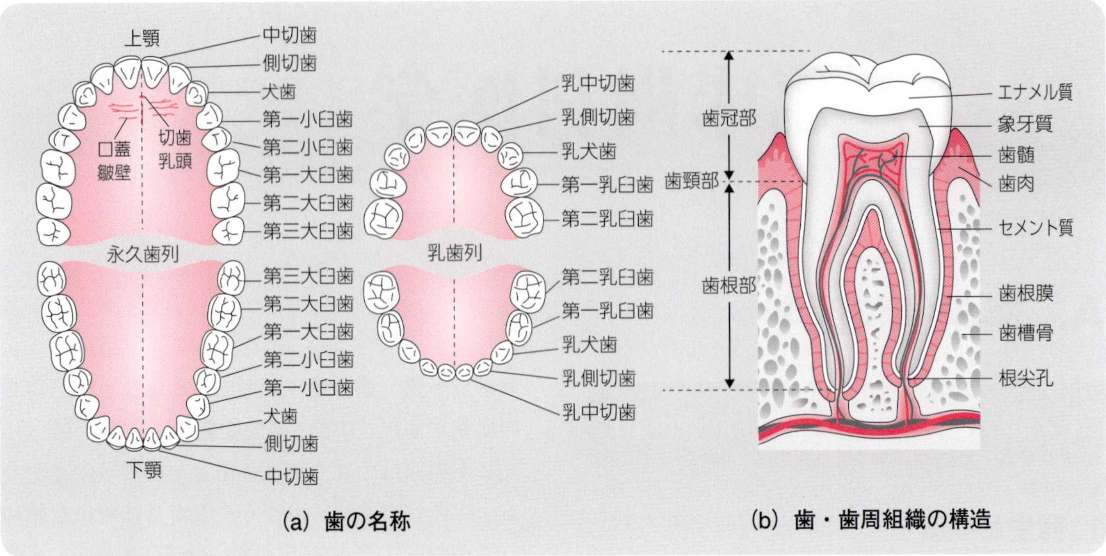

図 2　歯の名称と歯の構造[1]（文献 1 より一部改変）

腔内に植立している．象牙質の中の**歯髄**は，根尖孔を通じて歯根膜と交通しており，両者に入り込む血管と神経が栄養供給と感覚・知覚を担うことにより，歯・歯周組織による適切な咬合・咀嚼が行われる（図 2b）．

2. 機能

咀嚼とは，口腔内に入った食物を前歯で噛み切ったり，臼歯で噛み砕いたり，磨り潰したりして，唾液と混ざって飲み込みやすい大きさ，状態にすること（食塊形成）である．咀嚼によって味覚刺激が高まり，唾液の分泌が促進され，消化を助ける．

また，歯は構音器官の一つであるため，欠損や歯列の不正などによって構音障害の原因にもなる．

3. 疾患

（1）う蝕，歯髄炎

う蝕は，歯の表層のエナメル質が食物や細菌などの酸により脱灰や欠損することである．う蝕により，象牙質が露出すると，冷温刺激などが象牙細管から歯髄に伝わって痛みが生じる．

う蝕が歯髄に達すると歯髄炎になり，初期は冷水痛，さらに進行すると化膿性歯髄炎となって，温刺激による疼痛が現れる．歯髄炎が進行して歯髄の生活反応がなくなる（失活）と，炎症が歯根尖周囲に波及して，根尖性歯周炎や歯根嚢胞などの根尖病変を生じる．

（2）歯周病

歯周組織は歯肉，歯根膜，セメント質，歯槽骨からなる．歯周病原菌による炎症が辺縁歯肉に限局すると，歯肉が発赤・腫脹してブラッシング時の出血などが生じる歯肉炎になる．炎症が歯根膜（歯根膜炎）やセメント質に進み，歯槽骨が吸収されると慢性歯周炎となり，歯周ポケットが形成されて排膿するようになる．さらに，重症化すると歯は動揺したり，脱落したりする（図 3）．なお，智歯周囲に炎症が生じると智歯周囲炎になる．

（3）歯列不正

歯列不正による**不正咬合**は，個々の歯あるいは数歯にわたる歯の位置異常，歯列弓形態の不正，上下顎の歯列弓形態の不正に分類される．歯列不正ではう蝕や歯周病に罹患しやすく，発音や咀嚼にも悪影響を与える．また，上顎前突や下顎前突，開咬など顎位の異常は構音障害の原因にもなる．

（4）歯の欠損

歯の欠損は，う蝕や歯周病，外傷，顎骨の嚢胞や腫瘍などが原因で生じ，咀嚼や発音に障害を与え

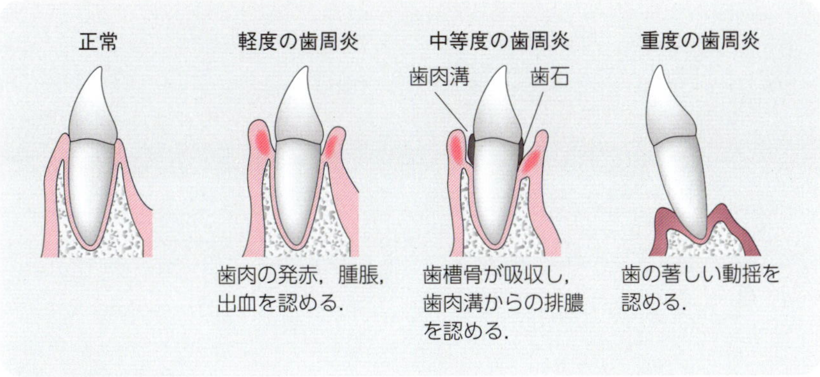

図 3　歯周病の進行[1)]

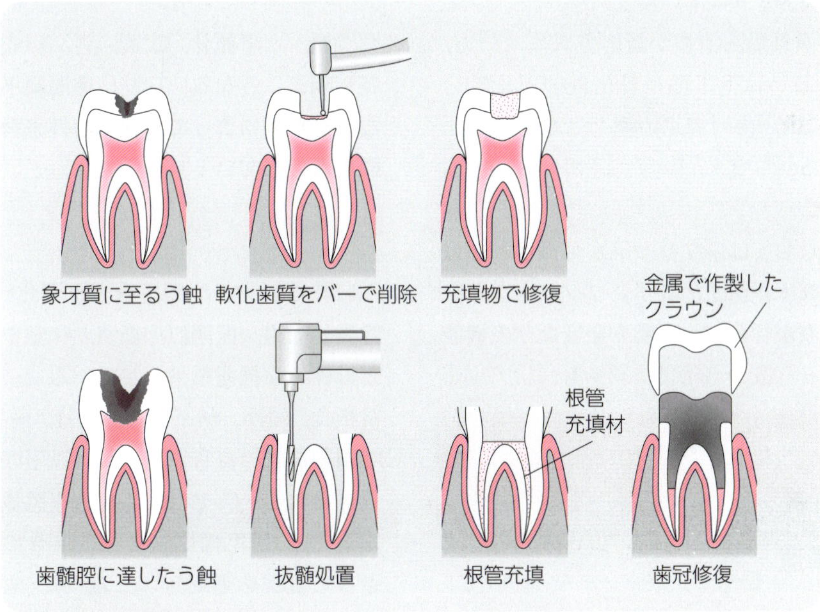

図 4　充填と根管治療の流れ[1)]

る．特に，上顎前歯部の欠損は審美的な障害ももたらす．また，長期間にわたって歯の欠損を放置すると，隣在歯の移動や対合歯の挺出などが生じて，不正咬合や顎関節症の原因になることもある．

4. 治療

(1) う蝕，歯髄炎

う蝕の治療は，罹患した歯質を削除して，コンポジットレジンや金属，セラミックスなどで充填する．歯髄炎で歯髄が保存できない場合は麻酔下で歯髄の除去（抜髄）を，失活した歯髄や根尖性歯周炎に対しては感染根管治療を行う．その後，根管充填し，クラウンなどで歯冠補綴する（図 4）．また，歯根嚢胞に対しては嚢胞を摘出してから歯根尖切除術を行う．なお，歯冠の崩壊が著しい場合や，根尖病巣が大きい場合などは抜歯が適応される．

(2) 歯周病

歯周病治療の基本は，適切なブラッシングやスケーリングにより，プラーク（歯垢）や歯石を除去することである．基本治療後も症状が改善しない場合は，歯周外科手術などが行われる．

(3) 歯列不正

個々の歯や数歯の歯列不正（歯槽性不正咬合）

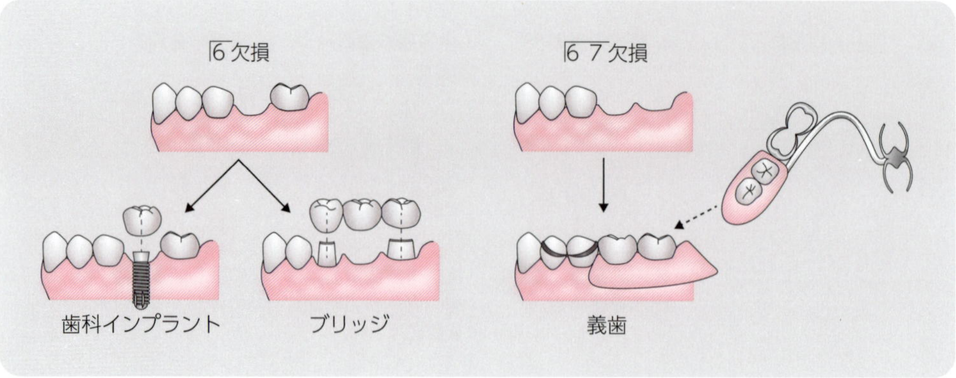

図5 歯の欠損に対する治療[1)]

に対しては，歯科矯正治療が適応される．一方，上顎，下顎あるいは上下顎の骨格性の不正咬合（顎変形症）には，歯列矯正治療とともに顎矯正手術が行われる．

(4) 歯の欠損

歯の欠損に対しては，ブリッジ，可撤性の部分床あるいは全部床義歯，歯科インプラントなどを用いた補綴治療が行われ，咀嚼や発音などの機能回復が図られる（図5）．

2 | 口腔，顎，顔面

1. 発生と構造

胎生4週後半に外胚葉性上皮の陥凹により，上顎突起，下顎突起，前頭突起に囲まれて**口窩**が生じる．さらに，前頭突起から生じた内側および外側鼻突起により**鼻窩**が生じる．口窩は**口腔**，鼻窩は**鼻腔**になり，上記左右の顔面突起が相互に癒合することで，10週頃に顔面が完成する．口腔内では，内側鼻突起が下方に進展して球状突起となり，左右の上顎突起と癒合して**一次口蓋**を形成する．その後，左右の上顎突起が**口蓋突起**となり，正中で鼻中隔とともに癒合して，口腔と左右の鼻腔が隔てられる．

顔面は前頭骨，鼻骨，頬骨，側頭骨，**上顎骨**などが癒合した**上顔面**と，**下顎骨**の**下顔面**によって構成される．それらに咀嚼筋や表情筋が付着して，開閉口運動や表情をつくる．また，口腔は口唇，頬，上下顎骨，口蓋，舌，口底に囲まれ，鼻腔や咽頭に連なる．口腔は**重層扁平上皮**に覆われた口腔粘膜によって，種々の外来刺激から深部組織を保護している．

2. 機能

口腔は摂食，咀嚼，嚥下，消化，発音，構音，呼吸，吸綴，開閉口，表情，味覚や触覚，湿潤などの様々な機能を果たしている．

摂食，咀嚼，嚥下には，口唇，歯列，舌，口蓋，喉頭蓋などの器官が関与し，以下の5つの段階に分けられる．①先行期（食物を認識して，口へ運ぶ），②口腔準備期（食物を咀嚼して，唾液と混ざって食塊を形成），③口腔期（食物を口腔から咽頭へ送る），④咽頭期（食物を咽頭から食道へ送る），⑤食道期（食物を食道から胃に送る）．なお，口腔は②と③に重要な働きを担っている．

味覚は，咀嚼によって唾液と混ざり合った食物の味物質を，舌の味蕾（主に舌乳頭にある）が受容して中枢に伝わる．味蕾の味細胞からのシグナルは，舌前方2/3が顔面神経の鼓索神経，後方1/3は舌咽神経によって伝達される．

構音は，喉頭，咽頭，鼻腔，軟口蓋，硬口蓋，舌，口唇，歯，歯頸部が協調しながら言語音となる過程である．言語音は口腔内で呼気流があまり妨げられずに作られる**母音**と，口唇や舌の形や位置を変化させて〔構音位置（構音点）や構音方法を変えて〕作られる**子音**に大別される．

3 | 顎関節

1. 発生と構造

顎関節は，**側頭骨**の下顎窩と**下顎骨**の下顎頭（関節突起）を連結している関節である．胎生10週頃に下顎頭軟骨が側頭骨方向に成長し，両者の間の線維性組織に上下二つの裂け目が生じる．胎生12週頃には，これらの裂け目は上関節腔と下関節腔となり，この関節腔に挟まれて**関節円板**が形成される．

下顎頭の前方には外側翼突筋が付着し，下顎頭を前下方に牽引して下顎の開口運動に関与する．関節円板は下顎頭の動きに伴って，開口時には前方に移動し，閉口時に戻る．

2. 機能

顎関節は下顎の開閉，側方や前方への運動（顎運動）の中心となり，摂食，咀嚼，嚥下，構音に関与する．

下顎の開口運動には，外側翼突筋と舌骨上筋群（顎二腹筋，オトガイ舌骨筋，顎舌骨筋），舌骨下筋群が関与し，下顎骨を下方に牽引する．閉口運動には咬筋，側頭筋，内側翼突筋が関与し，下顎を挙上させる．

4 | 唾液腺

1. 発生と構造

唾液腺は胎生6～8週に形成が始まり，**耳下腺**，**顎下腺**，**舌下腺**を**三大唾液腺**という．外胚葉由来の耳下腺，内胚葉由来の顎下腺と舌下腺は，いずれも上皮が陥入して索状に腺組織が形成される．

耳下腺は左右頬部の直下にあり，上顎臼歯部頬粘膜の耳下腺乳頭に開口する．顎下腺は下顎骨下縁の顎下三角，舌下腺は舌下部の舌下隙に位置し，いずれも舌の下の舌下小丘に開口する．

大唾液腺の他に，小唾液腺（口唇腺，頬腺，口蓋腺，臼後腺，前舌腺，後舌腺など）が口腔内に散在している．

唾液腺は腺房と導管からなり，腺房部や介在部導管には筋上皮細胞が分布する．腺房細胞には漿液性の唾液を産生する漿液細胞，粘液性の唾液を産生する粘液細胞がある．耳下腺は**漿液腺**，顎下腺は**混合腺**，舌下腺と小唾液腺は**粘液腺**である．

2. 機能

唾液の分泌は交感神経と副交感神経の二重支配を受け，交感神経が興奮すると唾液量は減少して粘稠な唾液となり，副交感神経が興奮すると漿液性の唾液量が増加する．唾液は咀嚼や嚥下，味覚，消化あるいは発音を助ける作用の他にも，抗菌・殺菌作用，粘膜保護作用，洗浄作用があり，創傷治癒を促す成長因子なども含まれる．

5 | 口腔健康管理

1. 予防

加齢に伴い様々な口腔機能が低下していく．特に，高齢期において摂食嚥下機能が低下しやすく，誤嚥性肺炎を招くことも少なくない．食べる喜び，話す楽しみなどの生活の質（QOL）の維持・向上を図るためには，口腔機能の維持・向上が重要となっている．

これまでの口腔ケアは，口の手入れやブラッシングなどの口腔清潔と，唾液腺マッサージや舌・口唇のストレッチなどの食事への準備を行うことであると認識されてきた．しかし，近年口腔ケアは，表1に示すように，**口腔機能管理**，**口腔衛生管理**であると同時に，**口腔健康管理**として捉えられ，国民の健康保持に役立てられている．

2. 疾患

口腔健康管理の対象は，周術期患者の摂食や，咀嚼・嚥下障害，**オーラルフレイル**（口腔機能低下によるむせ，食べこぼし，食欲低下，滑舌の悪さ，口の渇きなどの口腔の衰え）も含め，多様である．

表 1 口腔健康管理とそれに関わる職種[2)]

歯科医療職種

本人・家族
病院入院時：看護職など
介護施設など：介護職など

口腔健康管理		
口腔機能管理	口腔衛生管理	口腔ケア
項目例		項目例
う蝕治療 根管治療 歯周関連治療* 口腔外科治療 補綴治療 矯正治療 種々の口腔機能に関する管理** など	口腔バイオフィルム除去 歯間部清掃 口腔内洗浄 舌苔除去 歯石除去 など	歯磨き 歯ブラシの保管 義歯の清掃・着脱・保管 食事への準備（嚥下体操，姿勢調整） 口腔清拭 など

*歯周関連治療と口腔衛生管理には重複する行為がある．
**咀嚼訓練，摂食嚥下訓練，舌機能訓練，構音機能訓練，唾液腺マッサージ，口腔機能検査（舌圧検査，咬合圧検査，咀嚼能力検査など）などが含まれる．

3. 治療

表 1 に口腔健康管理において行われる主な治療項目とそれに関わる職種を示す．

6 | 歯科医学的処置

1. 補綴，保存，歯科矯正などの処置

(1) 補綴治療

金属やセラミックスなどの人工物で歯の欠損を補う治療法で，形態的・審美的な回復だけでなく，咬合を回復することにより，咀嚼や構音なども回復できる．欠損歯の数や部位，残存歯の状態，咬合関係などを診断して用いる補綴装置を決める．

補綴装置の種類には，可撤性有床義歯（部分床義歯，全部床義歯，オーバーデンチャー），ブリッジ，歯科インプラントなどがある．また，歯が保存できる場合は，金属やセラミックなどのクラウン（冠）を被せ歯冠部を形態回復し，機能の回復を図る．

(2) 保存治療

う蝕や歯髄疾患，歯周病に対して歯を保存する（歯を残す）治療法である．う蝕などによって感染した歯質を削除して，その窩洞に合成樹脂（コンポジットレジン）やセメントなどを充填して修復したり，金属のインレー（詰め物）をセメントで合着したりする．歯髄が感染して歯髄炎を起こしている場合には，神経が保存できなければ抜髄（歯髄をすべて取り除くこと）し，根管充填する（根管内を樹脂などでうめる）．すでに感染により歯髄が失活している場合や，根尖周囲組織に感染が波及している場合は，感染根管治療を行う．歯周治療は，適正なブラッシング指導やスケーリング（歯石除去），プラークコントロールなどを行い，必要に応じて種々の歯周外科治療を行う．

(3) 歯科矯正治療

歯列不正や不正咬合，あるいは口蓋裂や顎変形症などに対して，口腔内に適切な矯正装置を選択・装着して，歯並びを矯正して咀嚼障害や構音障害などを改善する．なお，顎変形症などの骨格性の不正咬合に対しては，顎矯正手術が適応される．

B. 口腔外科学

1 | 構音，摂食，咀嚼の障害と関係のある疾患

1. 口唇裂，顎裂，口蓋裂，唇顎口蓋裂および類似疾患[3)]

口唇裂（上唇裂）：上唇が形成される胎生 4～7 週頃，上顎突起と内側鼻突起（球状突起）の癒合不全により生じる．片側性と両側性に，さらに裂が外鼻孔まで達する完全唇裂と不完全唇裂に分類される．**哺乳（吸啜）障害**や審美障害あるいは心理的障害がみられる．

顎裂：上顎突起と内側鼻突起（球状突起）の癒合不全によって生じ，歯槽部の連続性が失われる．

口蓋裂：二次口蓋が形成される胎生 7～12 週頃，両側の口蓋突起および鼻中隔の癒合不全によって生じる．なお，軟口蓋裂，口蓋垂裂や粘膜下口蓋裂が生じることもある．哺乳（吸啜）障害の他に，口蓋帆挙筋の挙上不全による**構音障害（開鼻声）**，歯列不正，咬合異常などがみられる．

唇顎口蓋裂：口唇裂，顎裂および口蓋裂が合併したものである．発生頻度はわが国では 500 人に 1 人で，片側性唇顎口蓋裂が最も多く，次いで唇顎裂，口蓋裂の順である．なお，裂奇形の原因は，遺伝的あるいは環境的因子による多因子しきい説とされている．

また，左右の下顎突起の癒合による下唇裂，上顎突起と下顎突起の融合不全による横顔裂，上顎突起と内・外側鼻突起の癒合不全による斜顔裂も極めて稀に生じる．

2. 舌，口底（口腔底），頬，口唇の異常

舌や上唇，頬に付着する小帯に異常が生じると，様々な障害が生じる．舌小帯が舌尖付近に付着すると舌小帯強直症となり，舌運動が制限されて破裂音や摩擦音などの構音障害を招きやすい．

上唇小帯が歯槽頂まで付着する上唇小帯異常症では，正中離開や中切歯の萌出遅延の原因となる．同様に頬小帯の付着異常では，義歯の安定や歯周病などに悪影響を与えやすい．

3. 咬合異常（不正咬合）

先天的・後天的な要因によって生じ，構音，摂食，咀嚼などの機能が障害される．先天的要因には，口蓋裂以外にも，歯の数や形態・形成・萌出の時期や位置の異常，上下歯列の形態の不正などがある．後天的要因には，う蝕，歯周病，悪習癖，口呼吸，外傷，腫瘍などが含まれる．

4. 顎の先天異常，顎変形症[4)]

顎顔面に症状を現す先天異常（症候群）には，裂奇形や顎の発育異常を伴うものが多いため，咀嚼障害や構音障害などがみられる．

ロバンシークエンス（ピエール・ロバン症候群）は，小下顎症（下顎低形成による下顎後退），舌根沈下，口蓋裂などを合併する．

第一第二鰓弓症候群は，下顎低形成，横顔裂，小耳症，副耳などが片側に生じることが多く，眼瞼結膜類上皮腫や脊椎の奇形を合併したものを**ゴールデンハー症候群**という．

トリーチャー・コリンズ症候群は，鳥貌（両側性小下顎症），眼瞼裂斜下，耳介形成不全，難聴，歯列不正，高口蓋などを合併し，症候が両側性に出現する．

クルーゾン症候群は，眼球突出，上顎劣成長（相対的下顎前突），口蓋裂などを主徴とする．

ダウン症候群では，両眼隔離，鞍鼻，下顎前突，大舌症，高口蓋や口蓋裂などが認められる．

顎変形症は，先天的あるいは後天的な原因による顎の発育異常で，上顎骨や下顎骨の骨格性の変形や位置異常によって，咀嚼障害や構音障害などの機能障害，審美障害などが認められる．顎間関係の位置異常により，上顎前突症，上顎後退症，下顎前突症，下顎後退症，上下顎前突症，開咬症，顔面非対称などに分類される．

5. 顎関節疾患[4)]

顎関節の先天異常および発育異常には，ロバン

シークエンス，第一第二鰓弓症候群，トリーチャー・コリンズ症候群などの部分症として現れる下顎頭欠損や関節突起発育不全がある．また，下顎頭肥大は片側性に生じることが多く，交叉咬合や顔面非対称が認められる．

顎関節症は，顎関節や咀嚼筋の疼痛，関節雑音，開口障害ないし顎運動障害の3症候のうち，少なくとも1つ以上を有する病態で，①咀嚼筋痛障害（Ⅰ型），②顎関節痛障害（Ⅱ型），③顎関節円板障害（Ⅲ型），④変形性顎関節症（Ⅳ型）に分類される．開口障害や顎運動痛によって，咀嚼障害や摂食障害などの機能障害が生じやすい．

顎関節脱臼は，あくびや歯科治療時などのように口を大きく開けた時に生じやすく，高齢者に多くみられる（習慣性脱臼）．片側性の前方脱臼では，オトガイ部の健側偏位，交叉咬合，閉口障害，両側性では開咬，流涎，嚥下障害などが生じる．

関節突起骨折では，顎関節部や顎運動時の疼痛，開口障害，咬合異常などがみられ，両側性では開咬となる．

6. 唾液腺疾患

唾石症は，大唾液腺（耳下腺，顎下腺，舌下腺）の導管内や腺体内に，唾液中のリン酸カルシウムを主成分とする結石（唾石）が生じたものである．唾石により唾液の流出が阻害されると，食事中に唾液腺の腫脹や疼痛を認めるようになる．

7. 末梢神経異常

末梢性の神経障害では，**下歯槽神経麻痺**と**舌神経麻痺**の発生頻度が高く，下顎埋伏智歯の抜去時の合併症として下唇や舌に知覚異常が現れる．また，舌下神経麻痺では，舌運動が障害され，構音や摂食，咀嚼などの機能に影響を及ぼす．**舌咽神経痛**は，食物が咽頭部に触れると一過性の激痛が走り，摂食や嚥下困難になる．**末梢性顔面神経麻痺**では，口角が下垂して口唇閉鎖困難となり，構音に影響を及ぼす．

8. 口腔乾燥症

唾液分泌低下の原因は様々であるが，薬剤の副作用（向精神薬に多い），加齢による唾液腺の萎縮，自己免疫疾患の**シェーグレン症候群**，放射線治療による唾液腺障害などがある．唾液量の減少に伴って舌や口腔粘膜の灼熱痛（**舌痛症**，burning mouth syndrome）が生じたり，味覚障害や誤飲・誤嚥などの嚥下障害が現れたりすることがある．

9. 口腔内腫瘍

顎骨内にはエナメル上皮腫などの歯原性良性腫瘍，軟組織には線維腫，乳頭腫，脂肪腫などの非歯原性良性腫瘍が生じる．また，舌癌や歯肉癌などの口腔粘膜に生じる扁平上皮癌などの悪性腫瘍もある．

10. 口腔粘膜疾患[4)]

口腔粘膜の角化異常とリンパ球浸潤によるびらんにより接触痛が生じる口腔扁平苔癬，角化の亢進により粘膜が白くなる白板症，真菌感染による口腔カンジダ症などは**口腔潜在的悪性疾患**に含まれる．また，口腔粘膜に水疱を形成し，破れてびらんになる自己免疫疾患の天疱瘡や類天疱瘡は中年以降の女性に多い．さらに，化学療法に伴う口腔粘膜炎や，臓器移植後の**移植片対宿主病（GVHD）**は，急性では接触痛による摂食障害や嚥下障害，慢性 GVHD では口腔乾燥や開口障害などが現れる．

2 | 構音，摂食，咀嚼の障害に対する歯科医学的治療法

1. 手術的療法

唇顎口蓋裂などによる構音障害に対しては，1歳半～2歳頃に口蓋形成術を行い，口蓋帆挙筋などを再建して**鼻咽腔閉鎖機能**の獲得を図る．なお，1歳半頃に軟口蓋のみを，4～5歳頃に硬口蓋を閉鎖して，上顎裂成長の抑制を目的とした2段階法も行われている．さらに，咽頭弁形成術を二次的に行うこともある．

一方，歯列矯正治療で改善できない上下顎の位置異常を伴う唇顎口蓋裂，顎顔面に症状を現す症候群，顎変形症などに対しては，下顎枝矢状分割術や Le Fort 骨切り術などの顎矯正手術を行い，

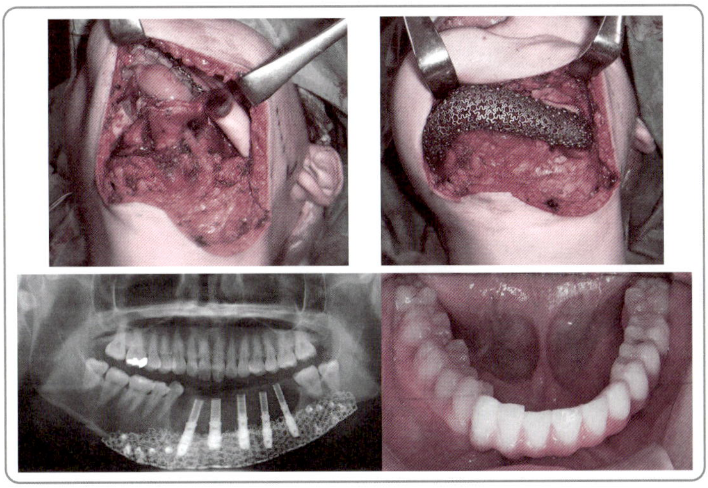

図6　下顎骨と咬合の再建
上：下顎エナメル上皮腫への顎骨区域切除と自家骨移植を用いた顎骨再建
下：移植骨へのインプラント埋入とインプラントを用いた義歯による咬合再建

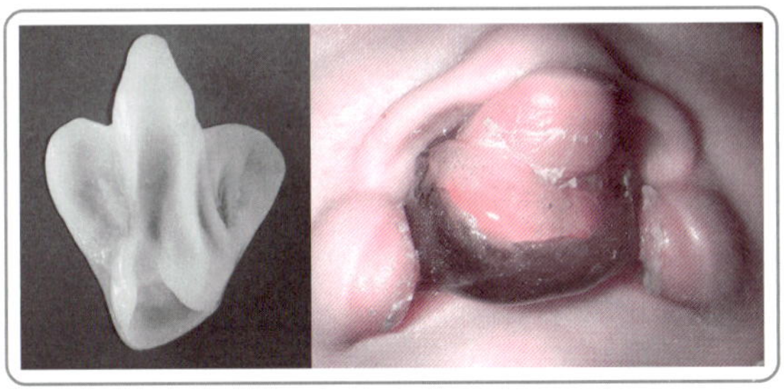

図7　両側性唇顎口蓋裂患者へ装着された口蓋床

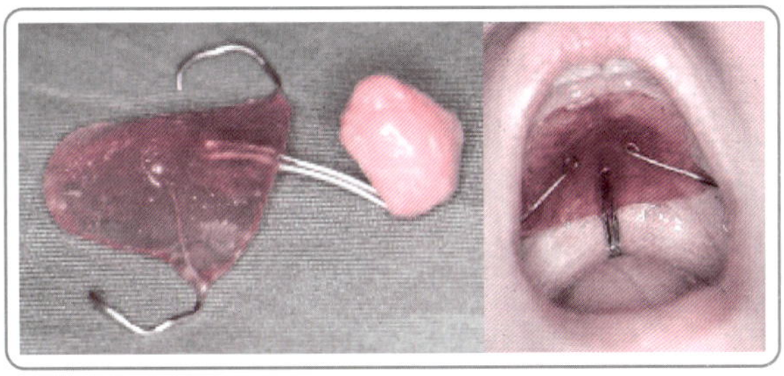

図8　口蓋裂患者へ装着されたスピーチエイド

骨格的に顎位を改善して，咬合機能を回復する．

関節突起骨折では，ミニプレートを用いた観血的整復固定術が行われる．腫瘍で顎骨が切除されると，咀嚼機能をはじめとする様々な口腔機能や審美的障害が生じる．そのため，自家骨を用いた即時再建術に加え，インプラントを用いた咬合機能の回復が行われるようになってきている（図6）．

2. 補綴的補助装置による機能回復

唇顎口蓋裂などによる哺乳障害の改善に対しては，**口蓋床（Hotz床）**などを用いて哺乳指導を行う（図7）．また，口蓋形成術後や上顎腫瘍切除後の鼻咽腔閉鎖不全に対しては，**スピーチエイド**（図8）や**パラタルリフト（軟口蓋挙上装置）**などの補助装置も用いられる．舌切除後や脳卒中後遺症などによる嚥下障害に対しては，舌接触補助床が用いられる．顎関節症に対してはスプリント療法も行われる．

3. 訓練

口蓋形成術後や咽頭弁移植術後，スピーチエイド装着後などは発音明瞭度検査，ブローイング検査，鼻咽腔内視鏡検査などを行って**鼻咽腔閉鎖機能**を評価し，言語聴覚士による言語訓練が行われる．舌小帯付着異常による構音障害に対しては，舌小帯形成術後に舌運動や言語などの機能訓練を行う．顎関節症による開口障害には，開口訓練も行われる．

3　歯，口腔，顎，顔面の炎症，感染症，腫瘍，嚢胞，外傷ならびに治療後の欠損

1. 機能障害

歯が原因となる歯性感染症が重症化すると，開

口障害や嚥下障害が現れる．また，顎骨骨折では，開口障害や咬合異常，知覚異常などが生じる．腫瘍切除に伴う組織欠損により咀嚼や嚥下，構音などの様々な口腔機能が障害される．

2. 治療

歯性感染症に対しては，抗菌薬投与と切開排膿で消炎させた後，抜歯などの原因療法を行う．進行した歯肉癌などに顎骨区域切除，あるいは舌癌や口底癌，頬粘膜癌などに健康周囲組織を含めた腫瘍切除や頸部郭清術が行われる．

3. 再建と機能回復

顎骨切除後には骨移植や金属プレートを用いた顎骨再建によって，咬合や構音機能などの回復を図る．また，歯の喪失に対しては，義歯や顎義歯，歯科インプラントなどにより咀嚼機能を改善する．軟組織欠損には，組織移植や術後の機能回復を考慮した血管柄付き皮弁や筋皮弁などによる再建術が行われる．

4 | 中枢性疾患による口腔機能障害

1. 障害

脳卒中などの脳血管障害や脳腫瘍，パーキンソン病などの中枢性神経障害により，摂食嚥下機能が低下する．それに伴い，低栄養，脱水，**嚥下性肺炎（誤嚥性肺炎）**，QOL の低下などを招く．

2. 評価

嚥下機能は，反復唾液嚥下テスト（RSST），改訂水飲みテスト，フードテスト，嚥下内視鏡検査（VE），嚥下造影検査（VF），舌圧検査などで評価する．

3. 治療

食べ物を用いない間接訓練には，口唇閉鎖，舌尖・舌背の挙上訓練，頭部挙上訓練，嚥下反射の誘発（アイスマッサージ）などがある．

食べ物を用いる直接訓練は，食事時の姿勢の調節，嚥下動作の工夫，食物形態の調節に大別される．ただし，誤嚥の危険性がある場合は実施できない．

5 | 加齢による口腔機能障害

1. 障害（口腔機能低下症）[5)]

加齢により口腔の様々な機能は低下する．ただし，**口腔機能低下症**は加齢だけなく，疾患や障害などの様々な要因によって，口腔の機能が複合的に低下している疾患である．これを放置しておくと，咀嚼障害，摂食嚥下障害などの口腔の機能障害を引き起こす．また，低栄養，**フレイル**，**サルコペニア**を進展させるなど，全身の健康も損なう．

2. 評価

口腔機能低下症は，①口腔衛生状態不良，②口腔乾燥，③咬合力低下，④舌口唇運動機能低下，⑤低舌圧，⑥咀嚼機能低下，⑦嚥下機能低下の 7 項目のうち，3 項目以上該当すると診断される．

3. 治療

歯科での口腔衛生指導，う蝕や歯周病の治療，義歯などによる咀嚼機能の改善，口腔保湿の使用，唾液腺のマッサージ，口唇や舌の筋力を高める訓練・器具の使用，食事形態の指導，嚥下訓練などを行う．

●文献

1） 園部純也，別所和久：臨床歯科医学．言語聴覚士テキスト 第 3 版，医歯薬出版，2018，pp134-143.
2） 日本歯科医学会「口腔健康管理」及び「オーラルフレイル」の定義定着に関する協議会 口腔健康管理グループ会議：令和 5 年 6 月 2 日.
3） 榎本昭二・他：最新 口腔外科学 第 5 版，医歯薬出版，2022，pp127-137，141-148.
4） 山根源之・他：口腔内科学 第 3 版，永末書店，2023，pp388-396，418-420，570-593，616-625.
5） (一社)日本老年歯科医学会学術委員会：口腔機能低下症保険診療における検査と診断．https://www.gerodontology.jp/committee/file/oralfunctiondeterioration_document.pdf（2024 年 1 月 14 日閲覧）

（松野智宣，中原 貴）

Ⅱ

心の働き

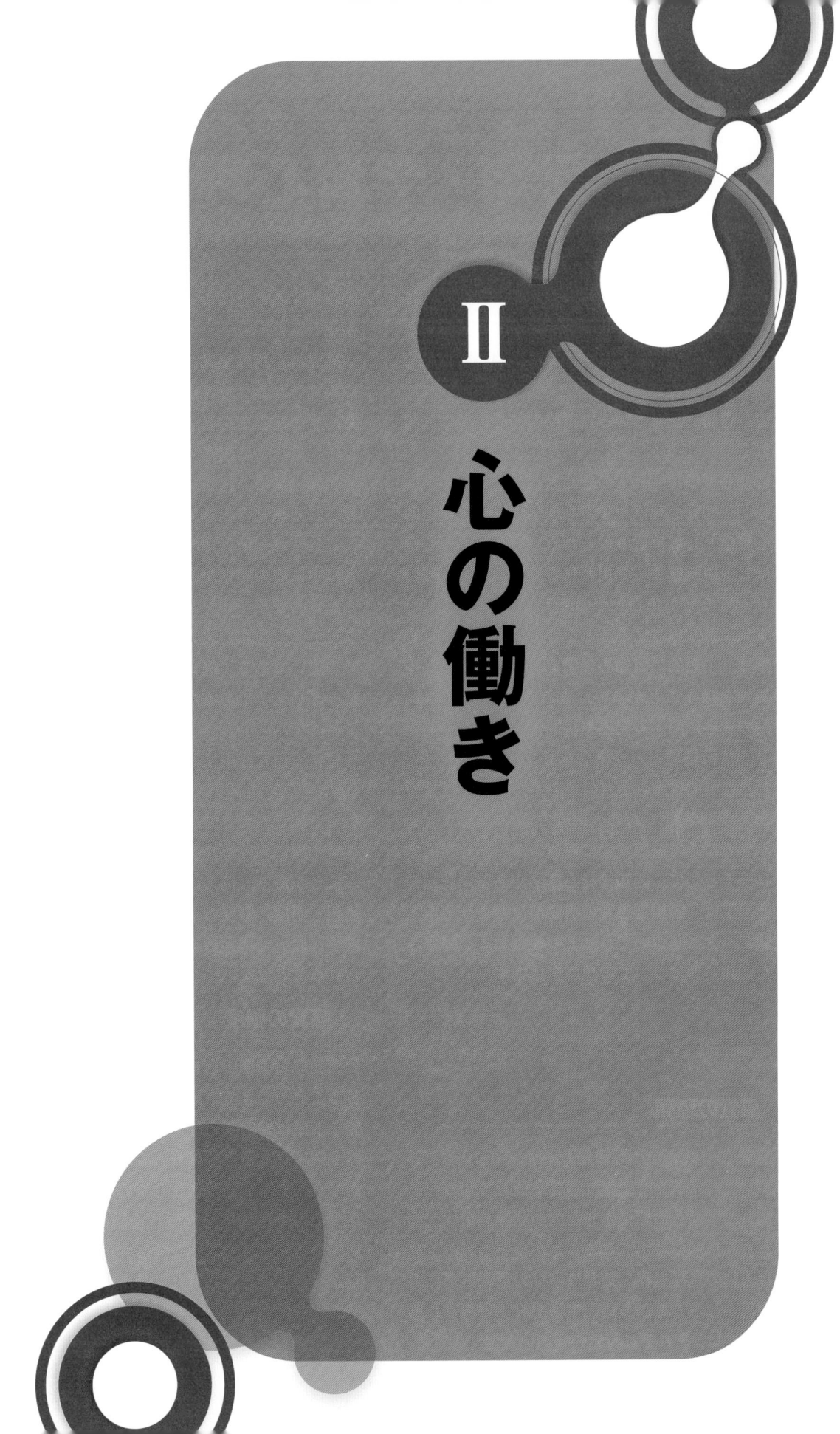

1 認知・学習心理学

われわれは，世界に関する情報を感覚入力によって受け取り，その世界を心の中で再構築する（知覚）．この時，知覚した情報に基づいて世界を意味づけることを認知処理と呼ぶ．この処理は，記憶，言語，思考といった下位の心的機能に分類される．

認知心理学は，ヒトの認知処理全般を扱う学問を指し，知覚心理学や学習心理学とともに基礎的な心理学として位置づけられる．特に，認知心理学はヒトの脳によって担われる作業を情報処理の観点からモデル化し，そのモデル（認知モデル）を実験により検討することを特徴とする．知覚心理学は，一般的に認知心理学よりも低次のレベルの処理を扱うことが多い．また，学習心理学は，行動の変容に関する記述や法則化を目指す学問であり，情報処理という概念を必ずしも用いない．これらの学問はそれぞれ対象や手法において重複がある学問分野であり，明確な線引きはできない．さらに，言語聴覚士に関連の深い心理学的アプローチとして，認知神経心理学がある．認知神経心理学は，脳損傷患者の病変部位および臨床・実験データに基づいて，ヒトの健常および障害された認知処理についての理解を目指す．

1 | 感覚と知覚

1. 感覚の種類

感覚（sensation）も**知覚**（perception）も，外界や自己の状態を，感覚受容器を通して知る一連の流れおよびその結果生じた内的状態を指す．両者とも互換的に使用されることが多いものの，感覚は末梢の処理過程，知覚は中枢の情報処理に力点が置かれることが多い．生物が有する様々な感覚受容器は，それぞれ特定の種類の刺激（**適刺激**）を検知することによって電気的に興奮する（信号が生じる）．

感覚は，**特殊感覚**，**体性感覚**，**内臓感覚**の3つに大別される．特殊感覚は視覚，聴覚，味覚，嗅覚，平衡感覚を指し，感覚受容器が特殊な形状をしていることに由来する．体性感覚は，身体の表層組織（皮膚，粘膜）や深部組織（筋，腱）で知覚される感覚の総称である．表在感覚と深部感覚に二分され，前者は触覚，温覚，冷覚，痛覚，後者は主に筋の感覚が該当する．

感覚の種類に即した体験内容のことを，**感覚モダリティ**と呼ぶ．感覚モダリティの違いは感覚体験の違いである．例えば，視覚と聴覚は異なる感覚モダリティであるため，交じり合う（混同する）ことはない．ただし，**共感覚**と呼ばれるモダリティを超えて相互作用する特殊な感覚も存在する．音（聴覚刺激）を聞いた際に，同時に色を感じるといった感覚のことである．また，同一の感覚モダリティ内における性質の違いを，感覚の次元と呼ぶことがある．例えば，視覚刺激（色）における色相・明度・彩度の違いなどを指す．ただし，心理学において次元の違いといった分類が普段用いられることはない．

2. 感覚の強度

感覚器および中枢神経系には，刺激の変化を感じることのできる下限と上限が存在する．感覚可能な下限は**絶対閾**と呼ばれる．一方で，刺激強度の上限は**刺激頂**と呼ばれ，刺激頂以降は刺激強度が増大しても感覚は変化しない．絶対閾から刺激頂までの刺激強度を感覚可能範囲と呼ぶ．また，刺激の変化に対する感受性は**弁別閾**と呼ばれ，刺激が変わったと感じられる最小の刺激変化量と定義される．

物理的な刺激の大きさ・程度を**刺激強度**（stimulus intensity)，心的な感覚の大きさ・程度を**感覚強度**（sensory intensity）と呼ぶ．わが国では，それぞれ物理量と心理量と呼ばれることが多い．刺激強度とは，長さ，質量，時間など外界の物差しで計測可能な物理的な量である．感覚強度は，ヒトの主観的な感覚の程度を指し，個体間や個体内でばらつきが大きい．これら刺激強度と感覚強度の対応関係を，数式を用いて表現することを目指す学問が**精神物理学**である．刺激強度と感覚強度の関係についての古典的な理論として**フェヒナー（Fechner）の法則**が知られている．これは，感覚強度は刺激強度の対数に比例するという法則であり，Weber（ウェーバー）の実験結果をもとに考案された．

3. 感覚の変容と適応

（1）順応

感覚や知覚において，同一モダリティの刺激を継続的に与えられた場合に，感覚受容器の刺激反応性が一時的に変化することを**順応**（adaptation）という．反応性が低下する例として，風呂などにおいてお湯の熱さに慣れる現象が挙げられる．一方，反応性が向上する例として，暗い所で目が慣れる視覚の暗順応がある．順応という用語自体は，感覚・知覚レベルだけではなく行動レベルの一時的な適応に対しても使用される．

（2）対比・同化

主に同じ感覚モダリティにおいて，性質が異なる複数の刺激が与えられた際に，それらの差異が実際の刺激強度以上に強調，もしくは抑制されて知覚される現象を**対比**という．ただし，強調される場合を対比効果，抑制される場合を同化効果と呼び分けることもある．また，刺激が同時に呈示される際に生じる現象を同時対比，時系列的に呈示される際に生じる現象を継時対比と呼ぶ．

対比の例としては，明るさの対比が有名である．これは，黒い背景に灰色がある時は実際よりも明るく見え，白い背景にある時は実際より暗く見える現象である．灰色の背景に白い細線が複数引かれている場合の全体的な印象は，同じ灰色の背景に黒い細線が引かれている場合よりも明るく感じる．これは同化効果によって全体的な明度が異なって知覚されるために生じる現象である．

（3）感覚遮断

心理学では，外部環境からの物理刺激を極限まで少なくすること（**感覚遮断**）が生体に与える影響についても検討されてきた．Hebb（ヘッブ）が行った感覚遮断実験では，実験参加者はトイレと食事の時間以外，視覚，聴覚，触覚を制限された状態で，ベッドで寝て過ごすように指示された．すると，時間が経つにつれ参加者の知覚に変化が生じた．さらに，思考がまとまらず，生理的な覚醒水準は下がり，幻覚さえも認められた．この結果は，外部環境から適度な刺激を受けることができない場合には，通常行われている認知処理が破綻してしまい，それが生体全体に悪影響を与えてしまう可能性を示した．

4. 視知覚

（1）色彩知覚

色とは，可視光を刺激として得られる視覚における情報の一つであり，色の知覚を特に色覚と呼ぶ．色覚が生じる原理として，2つの仮説が挙げられてきた．一つは**ヤング・ヘルムホルツ（Young-Helmholtz）の三原色説**であり，人間の網膜には赤・青・緑に対応する3種類の視細胞があり，その組み合わせであらゆる色が識別できるというものである．もう一つは，**ヘリング（Hering）の反対色説**であり，赤－緑，青－黄，白－黒という反対色の組み合わせが三種類の視細胞に対応するものである．この時，白－黒の組み合わせは明るさに対応する．視細胞レベルでは三原色説，中枢神経系での情報処理においては反対色説が支持されている（段階説）．

（2）奥行き知覚

網膜に与えられる刺激は二次元的（平面的）な情報であるため，三次元的な奥行きを知覚するには情報が足りない．そこでわれわれの脳は，二次元的な情報に含まれる様々な手がかりを用いて三次元空間を再構成している．この手がかりには，輻輳，両眼視差，運動視差，対象の重なり，大小遠近法などがある．例えば，両眼視差は，左右眼が離れた位置にあることによって生じる網膜像のずれのことを指す．また，大小遠近法は，遠くのものほど網膜上に小さく映ることを利用した奥行きの推定方法である．このような手がかりは普段，われわれが世界をより効率的に認識するため，無意識かつ自動的に使われている．これらの手がかりを用いた情報処理が現実世界の対象とは大きく異なる知覚をもたらす場合もある（錯覚）．

（3）知覚の体制化

網膜で得られた視覚情報は単なる色の連続であり，意味のあるまとまり（対象）が分離されて表現されているわけではない．しかしながら，われわれは視覚世界から対象を抽出し認識することが可能である．このように，感覚情報からある一つのまとまった対象を知覚する処理過程を，**知覚の体制化**と呼ぶ．視覚的対象に関する場合には，形態知覚あるいはオブジェクト認知と呼ばれることもある．

特に視野内の特定の対象の形状と背景を分離して知覚することを**図地の分化**と呼ぶ．「図」は輪郭線をもち，前面に浮かび上がるように知覚されるものを指す．一方，「地」は背景として捉えられるものを指す．網膜に映った像をすべて図として知覚することは一般的には不可能であり，入力された視覚情報は必ず図と地に分化する．多義図形とは，二つの異なる領域をそれぞれ図にも地にも見ることのできる図形を指す．例えば「ルビンの壺」と呼ばれる絵では，壺を図として知覚する時，向かい合った顔は必ず地として知覚され，向かい合った顔を図として知覚する時，壺は必ず地として知覚される（図 1）．

知覚の体制化は，まとまりを作る働き（群化）とまとまり同士を区別する働き（分凝）の二つに分けて捉えられることもある．ヒトの視知覚における群化の側面をよく表す例として，**プレグナンツの法則**（Law of prägnanz）が有名である．この法則は，Wertheimer（ヴェルトハイマー）が提唱した概念であり，近接，類同，閉合などといった要因によって，刺激が一つの対象として認知されやすいことを表現している（図 2）．

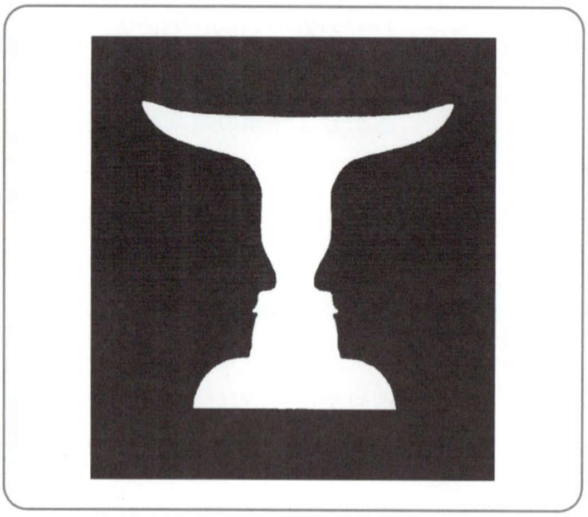

図 1　図地反転図形の例[1)]

5. 適応的な知覚処理

（1）情報処理

多くの知覚や認知処理には，**ボトムアップ**処理と**トップダウン**処理が並行して働いている．ボトムアップ処理とは，情報処理の戦略の一つであり，入力された様々な情報を精査し，それらに基づいて知覚や意思決定などの処理を進める方法である．逐次的な情報処理において，基礎的な情報を処理する下位システムから，最終的な判断を行う上位システムまでの流れを仮定した時，下から上へと処理が進む．ボトムアップ処理は精緻な判断を可能とする反面，情報や処理の多さに比例して，処理にかかる時間が増大してしまう．一方，

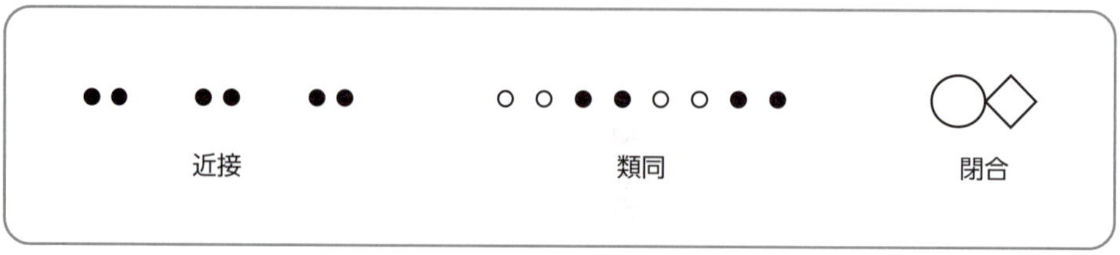

図 2　群化の要因[2)]

トップダウン処理とは，上位システムから処理を進める戦略であり，大まかな情報やこれまでの知識に基づいて処理を進める方法である．この処理方式では，判断にかかる時間を大幅に削減することができる一方で，判断そのものの正確性は低下してしまう．三次元空間認知のための手がかり使用や知覚の体制化過程の多くはトップダウン処理が強く関与していると考えられる．

（2）知覚の恒常性

観察者や環境の変化によって物理刺激が変化しても，対象の性質についての知覚が比較的変化しにくい性質を**知覚の恒常性**という．知覚の恒常性は明るさ，色，形，大きさ，方向，位置，音の強度などに認められる．例えば，遠くから近付いてくる人を見る時，網膜上の大きさは増しているが，われわれはその人の大きさが大きくなったとは感じない．

（3）運動知覚

われわれおよび外界が完全に静止していることは稀であり，生物が生きるためには，自身や他者の動きを知ることが大切である．視覚，前庭感覚，自己受容感覚に基づいて，対象の運動方向や速度について推測することを総称して**運動知覚**という．運動知覚ではある瞬間において得られた感覚情報あるいは対象に対する認知が次の瞬間にどう変化したかを判断する必要がある．この判断は，複数時点の情報の中から「同じ」対象（物体）を同定し，その位置変化を計算することで達成される．この作業には，トップダウン処理も大きく寄与する．これに起因して，われわれは対象が動いていなくても，運動を知覚してしまったり，対象が動いていても静止していると知覚してしまったりすることがある．対象が動いていなくても動きを知覚する例として，誘導運動，運動残効，自動運動，仮現運動などが知られている．

6. 感覚統合・知覚運動協調

（1）感覚統合

ヒトは多くの感覚器官を有しており，それらを同時に利用している．このように，異なる感覚モダリティから得られた情報を協調的に使用することを**感覚統合**と呼ぶ．例えば，目の前で喋っている人がいる時に，われわれはその声（聴覚情報）と口の動き（視覚情報）を結び付け，一つのイベントとして知覚している．感覚統合が行われない場合，それらの情報は結びつかず，個別の事象として体験されてしまうだろう．さらに感覚統合においては，外界でのイベントを推定する信頼性を高めるために，個々の情報の重み付けを行っている．その結果，2つ以上の感覚から得られた情報やその時間的なタイミングが完全に一致していなくても，それらを結び付けることが可能となる．ただし一方で，ある感覚情報が他の感覚情報を変容させてしまうこともある．

（2）知覚運動協応

知覚に基づいて身体運動を行うことを**知覚運動協応（感覚運動協応／協調）**という．目の前のコップに手を伸ばすのも知覚運動協応の一例である．運動協応をうまく行うためにはまず，感覚情報と運動野から出力される運動指令の対応関係を学習する必要がある．鏡に映した紙を見ながら書字をすることはとても難しい．これは，視覚情報と運動指令の対応関係が学習されていないためである．このような新奇環境においても，運動を繰り返すことによって対応関係が学習され，運動の正確度・精度は向上していく．

（3）選択的注意

注意（attention）とは，必要な情報を選択して処理する現象あるいは認知機能を指す．特に**選択的注意**とは，自身の望む感覚情報のみを処理し，処理を望まない感覚情報を無視する（あるいは無視してしまう）ことを指す．選択的注意の例として，聴覚においては**カクテルパーティー効果**，視覚においては**注意盲**の実験が有名である．また，自身が意識的に望んでいなくても，自身の名前などの重要な情報に対しては注意が自動的に向くことも知られている．このような注意機能によって，われわれはすべての情報を処理することなく，関心のある行為のみに有限の資源を割くことが可能となる．

視覚においては通常，注意の向きと視線の向きは一致するとされる．このような眼球運動と一致する注意の移動を**潜在的移動**と呼ぶ．ただし，われわれは視線とは異なる方向に意識を向けることも可能である．この時の注意の移動を**顕在的移動**と呼ぶ．

2 | 学習

心理学における**学習**は，経験による行動・認知の比較的永続性のある変容あるいはその成立プロセスと定義される．まず古典的な２つの学習モデルを紹介した後，それらのモデルでは説明が難しい学習について述べる．

1. 条件づけのモデル

学習を成立させる法則として，**古典的条件づけ**（classical conditioning）と**オペラント条件づけ**（operant conditioning）という，２つのモデルが有名である．

(1) 古典的条件づけ

古典的条件づけとは，生体にとって意味のある刺激（**無条件刺激**）の代わりに，本来は生体に対して無意味な刺激（**条件刺激**）を呈示することによって，生体があらかじめ備えている反応（**無条件反応**）を生起させる学習過程を指す．古典的条件づけが成立した時の条件刺激への反応は**条件反応**と呼ばれる．例えば，梅干と同時に白いお茶碗が毎回呈示されたとすると（**対呈示**），ヒトは白いお茶碗だけを見ても唾液を分泌するようになる．この時，梅干が無条件刺激，唾液分泌が無条件反応，白いお茶碗が条件刺激である．学習が成立した後，無条件刺激を呈示せずに条件刺激のみを呈示し続けると，条件反応が生起しなくなっていく．この現象を条件づけの**消去**という．

(2) オペラント条件づけ

オペラント条件づけとは，自発的な行動（**オペラント行動**）によって環境が変化すること（刺激の出現）が，その行動の頻度を変化させる学習過程をいう．道具的条件づけと呼ばれていた法則が，Skinner（スキナー）によってオペラント条件づけとして体系化された．

出現すると行動の頻度を増加させる刺激を正の**強化子**，低下させる刺激を負の強化子と呼ぶ．例えば，ラットがボタンを押した結果エサが出たとすると，ボタンを押す頻度が増加する．この場合，ボタンを押す行為が自発行動，それによりエサが出ることが正の強化子となって，ボタンを押すという，本来は生体にとって無意味な行動が強化されたと考える（正の強化）．一方，負の強化子を取り去ることで行動頻度が増加する場合は負の強化と呼ばれる．逆に，正の強化子の除去あるいは負の強化子の呈示によって行動頻度が減少することを弱化と呼ぶ（それぞれ，負の弱化，正の弱化）．

また，実験場面に限らず日常生活においても，努力（試行錯誤）しても適切な強化子が与えられない状態が続くと，行動を起こしても無駄だという「無力感」を学習してしまい，自発行動を起こさなくなることがある．これを**学習性無力感**という．

(3) 弁別と般化

古典的条件づけ，オペラント条件づけのどちらにおいても，ある刺激に特定の反応が出現し，その他の刺激に同じ反応が出現しなくなる過程が存在する．これを**弁別**という．逆に，ある刺激と似た刺激に対してその刺激への反応と同じ行動を起こすことを**般化**という．例えば，赤いランプが点灯している時にボタンを押すとエサが出て，緑のランプが点灯している時にボタンを押してもエサが出ない実験場面があるとする．当初は赤のランプでも緑のランプでも「ボタンを押す」という行動がみられる（般化）が，次第に赤のランプのみに反応してボタンを押すようになる（弁別）．

2. 条件づけ以外の学習

条件づけのモデルは目に見える反応や行動を扱ったものであった．一方で，直接的に行動には反映されない学習過程もある．このような学習の結果獲得される可能性のある代表的な認知的な表象として，**認知地図**（cognitive map）が知られている．認知地図とは，ある特定の環境についての空間的な表象のことである．Tolman（トールマン）は，ラットに対する迷路学習課題の検討を通して，右や左に曲がるというような行動ではなく，迷路の心的表象を潜在的に学習していた可能性を示した．

自身の行動として直接的に経験しなくても，他者の行動や学習過程を観察あるいは見聞きすることによって達成される学習を**社会的学習**（**観察学習**，**代理学習**）と呼ぶ．また，他者の行動を手本として，自己が新しい行動パターンを習得することを，特に**模倣学習**という．

知覚運動協応を獲得するタイプの学習を総称して**技能学習**と呼ぶ．技能学習では一般的に，身体運動の正確さや迅速性，安定性が向上する．この学習は主に手続き的記憶に関係する学習である．技能学習に限らないものの，技能学習には転移が生じることが知られている．

ある学習が，別の行動や学習に影響を及ぼすことを**学習の転移**という．学習の転移は，様々な学習場面でみられるものであるが，特に技能学習において多く検討されてきた．時間的に先行する学習が後の学習を促進することを正の転移，妨害することを負の転移という．一般的に学習の転移という時には，正の転移を指すことが多い．先行する学習が後続する学習と類似性が多いほど，また先行する学習量が多いほど，転移の量は大きくなる．また，片手や片足で練習したことが反対側の手足の学習に影響するタイプの転移を**両側性転移**という．

3 | 記憶

1. 記憶の処理

(1) 記憶の過程

認知心理学において，経験したことを覚える作業を**記銘**，記銘した対象を忘れないで覚えておく行為を**保持**，保持している情報を取り出して使用する行為を**想起**と呼ぶ．これらはそれぞれ，情報理論の観点から，**符号化**，**貯蔵**，**検索**と呼ばれる．

また，想起の種類には，**再生**と**再認**がある．再生とは，記憶した内容をことば，絵，動作などによって表出することである．再認とは，記憶した内容が，現在経験している内容と同一のものであると判断することである．一般的に，再生よりも再認の方が容易である．

(2) 忘却の過程

記憶を想起できなくなることを**忘却**という．主な忘却理論として，減衰説，干渉説，検索失敗説などがある．減衰説は，時間の経過とともに保持されていた情報が消失するという説である．干渉説は，他の記憶による干渉によって忘却が進行するという説である．先に記憶したことが後に記憶したことを想起しにくくする場合を順行抑制，その逆のパターンを逆行抑制という．検索失敗説は，記憶内容自体が消失したのではなく，検索の際に適切な手がかりが用いられないために想起できないという説である．これらの理論は互いに矛盾するものではなく，実際には複数の忘却システムが働いていると考えられる．

2. 記憶の分類

(1) 保持時間・内容による分類

記憶はその保持時間により，**感覚記憶**，**ワーキングメモリ**，**長期記憶**の３つに分けられる．感覚記憶は，長くて１～２秒程度のごく短い期間しか保持できない，外部刺激についての直接的な感覚の記憶である．ワーキングメモリは，意識的な努力を行うことで保持される記憶であり，古典的な多重貯蔵モデルにおいては，**短期記憶**に対応する概念である．長期記憶は，長期間にわたって保持される記憶である．長期記憶は忘れてしまうこともあるが，内容によっては一生覚えておくことも可能であり，容量も無制限であるとされる．

多くの場合において，ワーキングメモリの内容を長期記憶に転送するためには，記憶したい内容を意識的に反復する作業（**リハーサル**）が不可欠である．ただし，リハーサルなしに長期記憶に定着してしまう情報も存在する．即時記憶，近似記憶，遠隔記憶という用語も臨床領域では用いられるものの，心理学の用語ではない．

長期記憶はその内容によって，**宣言的記憶**と**手続き記憶**に分類される．宣言的記憶はさらに**エピソード記憶**と**意味記憶**に分類される．エピソード記憶は，場所や日時によって特定される出来事についての記憶であり，意味記憶は特定の場所や日時に関係しない，一般的な知識や情報である．手続き記憶は言語的に記述しにくい記憶であり，自転車の乗り方などが代表的である．

(2) 記憶範囲・記憶容量

一度に記憶できる情報の数量を記憶範囲あるいは**記憶容量**と呼ぶ．特に，リハーサルを行わずに一度に保持できる情報量を短期記憶容量と呼ぶことが多い．Miller（ミラー）の講演によりヒトの日常的な記憶容量は7±2であることが示唆され，マジカルナンバーとして有名となったものの，その後の研究により実際の記憶容量はもっと少ないことが示されている．記憶容量は単純な情報量ではなく，**チャンク**という情報のまとまりを単位とする．そのため，複数の記憶項目を一つのチャンクにまとめることができれば，実際に記憶可能な情報量を増やすことができる．この作業はチャンキングと呼ばれ，語呂合わせでの記憶法などに活用されている．

4 | 認知

1. 表象，概念

(1) 表象

認知心理学においては，感覚受容器への刺激を伴わず，刺激が存在した場合に喚起される感覚・知覚を心的に経験する作業，あるいはその内容を**表象**（representation）と呼ぶ．イメージや表現とも呼ばれることもある．表象はある程度意図的に喚起・構成・操作可能なものを指し，知覚直後の残像，錯視や幻覚のように本人の意図なしに経験されるものは含まない．様々な感覚モダリティにおける表象が存在する．

(2) 概念

概念とは，個別の経験を抽象的なカテゴリにまとめる役割をもち，記憶負荷の減少，推論や学習の効率化，個人間における経験の共有を可能とする．

個別の事象の特徴的な性質を決定し，概念を作り上げる作業を概念形成という．概念形成は，概念の範囲や性質について仮説を立てる段階と，仮説に基づき概念を特徴づける性質を確認する段階に分けることができる．Bruner（ブルーナー）は，前者を狭義の概念形成，後者を概念達成と呼んだ．Reed（リード）は，概念形成を事例のプロトタイプを抽出する作業であるとしている．Piaget（ピアジェ）は，子どもが獲得する概念はその発達時期に応じて異なると考え，子どもの発達段階を感覚運動期（0歳～），前操作期（2歳～），具体的操作期（7歳～），形式的操作期（11歳～）の4つに分けた．

ある概念は，他の概念と関連したり，一つの概念の中にもさらに下位概念が存在したり，複雑な構造をもつと考えられる．このような概念の構造を，Collins（コリンズ）とQuillian（キリアン）は，**意味（階層的）ネットワーク**というモデルで表現した．このモデルでは，最も一般的な概念が最上位に位置し，概念が特殊になるにつれて下位に位置するようになる（例：動物→鳥→カナリア）．概念同士はそれぞれ線（リンク）で関係づけられ表現される．また，概念同士の関連度はリンクの距離によって表現される．

2. スキーマ

スキーマ（schema）とは，外界を理解する枠組み，あるいは概念などを使用する枠組みを指す．Bartlett（バートレット）が，記憶の変容過程に法則性があることを発見し，スキーマという概念を提唱して実験結果を説明した．例えば，電車内で撮影された写真に映っているものを覚え，それを再生する際，電車内にありそうな事物は実際にそれがなかったとしても再生される確率が高い．これは，われわれが電車についてのスキーマをもっており，それが記憶の処理に影響する可能性を示している．スキーマは，フレームやスクリプトなどとも呼ばれる．Piagetの発達段階説に関するモデルは，知識のスキーマ（シェマ）が発達によって更新されていくことを仮定している．

ネガティブな認知や態度につながるスキーマに類似する概念を2つ紹介する．まず，**ステレオタ**

イプとは，特定の集団や個人に対する過度に一般化された信念を指す．ステレオタイプを用いることは，認知資源を節約することにつながる一方，大きく誤った認知，ひいては差別や攻撃行動を招く恐れがある．次に，**認知の歪み**（cognitive distortion）とはBeck（ベック）が提案した概念であり，過度な一般化や結論への飛躍などに代表される，非合理的な思考パターンを指す．多くの場合に，抑うつや不安などの精神状態の原因として議論される．認知の偏りということばで置き換えられるケースも散見されるが，これは心理学用語ではない．

3. 思考

（1）推論

前提（既知の情報や仮定）から結論（新しい情報）を導こうとする思考の働き，またはその過程を**推論**と呼ぶ．推論は問題解決場面だけでなく，われわれの日常の多くの認識活動に意識的または無意識的に関与している．日常的な推論は特にスキーマあるいはステレオタイプによる影響を強く受ける．例えば，ヒトは確率に関する推論の正答率は低い一方で，その表現を確率から頻度に直すだけで正答率が上昇する．このような特徴もスキーマの働きに起因すると考えられている．

（2）問題解決

最終目標のみが示されており，その目標を達成するための具体的な行動を決定していく作業を**問題解決**という．情報処理の観点からは，問題状況として，目標や解が決定されている**良設定場面**と，それらが一つに定まらない**不良設定場面**の2つが存在する．われわれは状況に応じて，試行錯誤による解決，知覚の再体制化（**洞察**）による解決，**アルゴリズム**や経験則（**ヒューリスティクス**）に基づく解決方法をとることが知られている．

4. 対人認知と態度

知覚された情報や既存の知識をもとに，他者の感情，性格，意図，あるいは自己と他者，他者と他者の関係などについて推論する過程を**対人認知**という．この中でも，相手の人物像をある程度具体的に作り上げる過程を特に**印象形成**と呼ぶ．また，他者に対して感情，認知，行動傾向を総称して対人魅力という．対人魅力は身体的魅力や性格，心理状態など様々な要因によって規定される．単なる接触（知覚）回数に応じて対人魅力が上昇するという**単純接触効果**の存在も知られている．

認知的不協和とは，互いに矛盾する複数の認知を抱えた状態を指す．この状態は心理的な不快感をもたらすため，人はそれを解消するように動機づけられる．例えば，一方の対象に対する認知（態度）を修正・変更したり，新たな認知を導入したりすることによって，われわれは認知的不協和を解消しようとすると考えられている．

5. 情動

情動（affect/emotion）とは，**気分**（mood/feeling）や**感情**（emotion）の根底に存在する経験であるとされる．情動は特に身体的・生理的反応を重視した心的状態を指すことが多い．ただしこれらの概念についての定義や日本語訳についてのコンセンサスは未だ得られていない点に注意が必要である．刺激に対する反応（条件反応）を知覚した脳が，情動を作り出すという考えを**ジェームズ・ランゲ説（末梢起源説）**，情動と生理的変化はほぼ同時に生じるが，独立の経路で生じているという考えを**キャノン・バード説（中枢起源説）**と呼ぶ．

（1）動機づけ

動機づけとは，人間に行動を生起させ，その行動を方向づけ持続させる心理過程・機能を指し，内発的なものと外発的なものに分けられる．内発的動機づけは，好奇心や関心によってもたらされ，賞罰に依存しない．外発的動機づけは，外部からの報酬や罰によって引き起こされる．内発的な動機づけに基づいた行動は，行動そのものが目的となるため持続しやすい一方で，外発的動機づけに基づいた行動は，外的な要因がなくなると消失する．

（2）要求水準

自分自身に対して設定する目標の高さ，期待の高さを**要求水準**という．われわれが感じる成功や失敗といった判断は，実際の成績結果よりも要求水準に基づくと考えられている．そのため，過度に容易であったり困難であったりする課題に対しては，成功感も失敗感も生じにくい．要求水準は，①自分の能力評価，②過去の成功失敗経験，③課題への自我関与の程度，④所属集団の規準，⑤課題のリアリティなどの要因に影響を受ける．例えば②については，成功体験の後には要求水準が高まり，失敗体験の後には下がるとされている．

5 | 言語

1. 象徴と記号

ある事物や概念を，それとは本質的には異なる事物で表すものを**象徴**や**記号**という．一般に，象徴には表す対象物に対する必然性（類似性）や妥当性が存在する．一方で，記号は偶発的あるいは恣意的に選ばれた事物であり，弁別可能でありさえすればよい．したがって，言語は象徴ではなく，記号である．例えば，「ウマ」ということばの響き/uma/には実際の馬を暗示するものはない．そのため「ウマ」は馬を表す言語記号であるが，馬の象徴ではない．しかしながら，言語にも象徴的な機能はある．例えば，「白い」ということばが純潔を指して用いられる場合には，「白い」ことと純潔であることの間の類似性や，文化的な関連が存在する．このように，記号は事物や概念を代理として示しているため，記号同士でも象徴関係が成立する．

2. コミュニケーション

ことばや文字を用いずに，表情や体の動き（ジェスチャー）などを通したコミュニケーションを非言語的・前言語的コミュニケーションという．言語以外のものをあえて象徴として用いる場合には非言語的と呼ばれる．一方，幼児が行うように，言語を習得する以前のコミュニケーションという文脈では前言語的という用語が用いられる．

Chomsky（チョムスキー）が提唱する**生成文法理論**においては，言語使用（現実の発話行為）と言語の知識（言語を産出する能力）は厳密に区別される．自覚できなくとも，われわれは有限個の単語やルールから，無限個の文章が産出可能なシステムを心的に有しているはずである．このようなシステムを言語の知識と呼ぶ．ただし現実の発話場面においては，注意力の限界，話者の意図の変化，物理的制約といった要因が存在する．そのため，無限の正しい文章を産出することができない．この点において，言語の使用（運用）と知識は異なる．

ヒトは音声言語の話し手であると同時に聞き手でもある．Liberman（リバマン）はこの事実を重視し，音声言語の理解にはその産出メカニズムが本質的な役割を果たすという考え方を提唱した．音声は，同一の音素の組み合わせであっても前後の音素環境によって大幅に特徴が変化する．そのため，音素環境が変わってもある音素が同一の音素であると認知されるのは，その音素を生成するために調音器官に送られる運動指令が同じであり，運動指令が音声知覚に利用されるためである，と Liberman は考えた．この考え方は**言語知覚の運動理論**と呼ばれている．

3. 言語と思考

文化において日常的に使用される言語が，ヒトの認知や思考に影響を与える可能性は，米国の言語学者 Sapir（サピア）と Whorf（ウォーフ）の名を冠して**サピア・ウォーフ仮説**と呼ばれる．ウォーフは，米国の先住民であるホピ族の言語と英語を比較し，それぞれの言語がもつ意味と個人内の習慣的思考そして文化のパターンが結びついていることを示唆した．しかしサピア・ウォーフ仮説自体の妥当性に関しては，多くの批判があり，少なくとも言語が認知を規定するといった「**強い仮説**」は否定されている．

●文献

1）大山　正，今井省吾，和気典二・編：新編感覚知覚心理学ハンドブック，誠信書房，1994.
2）三浦佳世：知覚と感性の心理学，岩波書店，2007.

（板口典弘）

2 臨床心理学

1 | パーソナリティ理論

パーソナリティを捉える理論と方法は，類型論と特性論に分かれている．

類型論：パーソナリティを内向型と外向型や，分裂気質・循環気質・粘着気質といった気質の観点から分類し，人がどの分類に属するかという視点でパーソナリティを捉える理論である．

特性論：性格は複数の要素から構成されるという前提のもと，人の性格特性を因子分析などの統計手法を用いて抽出し，その組み合わせによってパーソナリティを捉える理論である．

これまで，Guilford（ギルフォード），Cattell（キャッテル），Eysenck（アイゼンク）などが特性論に関する知見を示してきたが，現代では5つの性格特性（神経症傾向，外向性，解放性，協調性，勤勉性）でパーソナリティを規定するような結果に収束している．

2 | 異常心理

1. 異常心理と臨床症状

異常心理は，認知，感情，行動の異常について，統計的基準や病理的基準などに基づいて分類と体系化を行う領域である．臨床的な症状としての異常心理については，精神医学的な診断基準に基づいて客観的に分類がされている．その代表的な診断基準の一つに，『精神疾患の分類と診断の手引（Diagnostic and Statistical Manual of Mental Disorders：DSM)』がある．DSM は米国精神医学会によって定期的に改定されており，現在は DSM-5-TR が刊行されている．分類の主な内容は，神経発達症群，統合失調スペクトラム症及び他の精神症群，双極症及び関連症群，抑うつ症群，不安症群など，22 のカテゴリーに分けられている．他にも，WHO が作成している『国際疾病分類（International and Related Health Problems：ICD)』においても，精神疾患などが診断基準に基づいて分類されている（2024 年 11 月現在は第 11 版が発行されており，日本語版の準備が進められている）．

2. パーソナリティ障害

パーソナリティ障害は，その人が属する文化から期待されるものより著しく偏った，内的体験および行動の持続的様式であり，その様式は「認知」「感情性」「対人関係機能」「衝動の制御」の領域に現れるものである[1)]．DSM-5-TR では，症状の類似性に基づき 3 つの群で構成されている．A 群に分類されている症状は，猜疑性パーソナリティ症，シゾイドパーソナリティ症，統合失調型パーソナリティ症である．B 群に分類されている症状は，反社会性パーソナリティ症，ボーダーラインパーソナリティ症，演技性パーソナリティ症，自己愛性パーソナリティ症である．C 群に分類されている症状は，回避性パーソナリティ症，依存性パーソナリティ症，強迫性パーソナリティ症である．

3. 異常心理の原因

異常心理の病因論的分類は，外因性精神疾患，内因性精神疾患，心因性精神疾患の 3 つに分類されている．

外因性精神疾患：失語症や失認症などにみられる，脳や身体における特定の原因によるものである．

内因性精神疾患：統合失調症や双極症などにみられる，素質や遺伝などの生物的な疾患によるものとされている（しかし，その原因は確定されているわけではない).

心因性精神疾患：心身症や不安症にみられる，急激な状況変化や対人葛藤などの心理・社会的要因によって生じるものである.

これらの異常心理の原因は，相互に影響しあって発生することがある．素因ストレスモデルでは，生物学的な素因をもった者が，心理・社会的なストレスを体験した時に異常心理が生じやすくなることを説明している.

4. 防衛機制

精神分析においては，各発達段階における性格特性を防衛機制の観点から規定し，異常心理の状態に至るメカニズムを説明している．防衛機制とは，心理的な危機状況に対する対応策のことであり，健康なものから病理的なものまで様々である．代表的な防衛機制に退行，抑圧，置き換え，合理化がある.

退行：葛藤体験を回避するために，現在の状況よりも未発達な段階に逆戻りし，心的エネルギーを得るための手段である.

抑圧：受け入れ難い感情や思考などを無意識に閉じ込める手段である.

置き換え：抑圧された願望や葛藤を別の方法で叶えようとする意識的な手段である.

合理化：自身の認知・感情・行動の合理性を意識的にも無意識的にも担保しようとすることで，現実から目を背けようとする手段である.

精神療法の神経症に対する捉え方と治療法は，「抑圧」という無意識の過程によって発生・持続していると想定し，それらの抑圧を取り除くことを目的としている.

5. ストレス対処モデル

ストレス対処モデルは，認知的評価とコーピング行動によってストレス反応の大きさが変化することを想定している（図 1).

認知的評価：ストレッサーへの脅威性に関わる一次的評価と，対処可能性に関する二次的評価に分けられる.

コーピング行動：認知的評価に基づいてストレスのもとになっていること（環境）を解決しようとする「問題焦点型コーピング」，環境が変えられない時に自分の感情を調整する「情動焦点型コーピング」，ストレッサーなどを重要でないと意図的に無視する「抑圧型コーピング」がある．一般的に，問題焦点型コーピングを用いる人は，抑うつや不安が低いことが知られている．これらのコーピングの選択には，その人のパーソナリティが関与しており，神経症傾向の人は情動焦点型コーピングや抑圧型コーピングを用いやすいため，抑うつや不安になりやすいことが指摘されている.

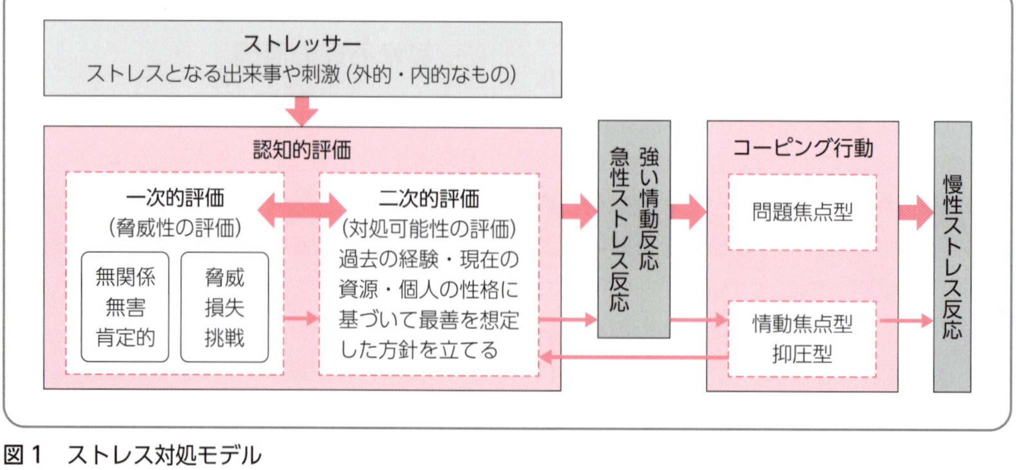

図 1　ストレス対処モデル

3 | 発達各期における心理臨床的問題

Erikson（エリクソン）のライフサイクル理論は，人の発達を乳児期，幼児期前期，幼児期後期，児童期，青年期，成人期前期，成人期後期，老年期の８つに分け，各発達段階における課題がうまく達成できないと不適応になることを精神分析的な観点から示している．特に，青年期以降の発達各期において，「自分は何者かを知る」という**自己同一性の問題**を解消することが重要であるとしている．

認知機能的な観点からみると，脳機能の偏りによる神経発達症は，各発達段階における学びや適応に困難さをもたらすことがある．また，老年期になると注意や記憶などの認知機能の衰えや認知症により，生活に支障が出ることも多くなる．

1. 緘黙症・不登校・ひきこもり

児童・青年期における心理臨床的問題は，コミュニケーションなどの困難さに起因しているものが多い．緘黙症はコミュニケーションをとるための言語能力を有しているにもかかわらず，特定の人や場面で話すことが困難な症状であり，成人まで症状が持続することも稀ではない．不登校は心身の問題によって学校に通学できない状態であり，小中学生においては学年が上がるにつれて不登校の背景や症状が複雑になることが多い．ひきこもりは，自宅以外での生活の場が長期に渡って失われる状態であり，成人期以降におけるひきこもり件数の増加が近年注目されている．

これらの心理臨床的問題の背景には，不安や緊張を感じやすいという本人の要因と，安心感に関わる環境の要因があるが，社会的な場面におけるコミュニケーションの経験が得られにくい状況は就学や就労にも大きな影響を及ぼすため早期支援が求められる．

2. 摂食障害

摂食障害は絶食，強制嘔吐，過剰運動を行動的特徴とした思春期の女性が罹患しやすい症状である．痩せを賞賛する社会文化的要因やボディイメージの歪みに関する認知的要因によって，過度なダイエットなどから発症しやすい．重症な場合は人命に関わることも多いため，早期発見や予防の視点からも支援することが重要である．

4 | 臨床心理学的アセスメント

1. 精神症状のアセスメント

精神症状のアセスメントには，面接法を用いるものと質問紙法を用いるものがある．面接法の代表的なものには，DSM のための構造化臨床面接（Structured Clinical Interview for DSM：SCID）があり，診断するために必要な質問文をそのまま質問し，クライエントの回答を集計してアセスメントする．質問紙法の代表的なものには，ベック抑うつ質問票（Beck Depression Inventory）がある．

2. 行動のアセスメント

目に見えない「心」の状態を把握する方法として，心の働きを反映する「行動」の随伴関係をアセスメントする方法がある．機能的アセスメントと呼ばれるこれらの方法は，観察と測定が可能な行動について，その形態（行動の内容や種類），頻度や持続時間だけではなく，環境との相互作用を想定した「行動の前後関係」に注目することが特徴的である．具体的には，先行条件（どのような状況で），行動（どのような行動が生じ），結果（どのように環境が変化したか）という３つの枠組み（三項随伴性）で捉える．これらの随伴関係の変化に焦点をあてたアセスメントと支援方法は**応用行動分析**（ABA）と呼ばれている．

3. 知的能力のアセスメント

知能検査の代表的なものにウェクスラー（Wechsler）式がある．ウェクスラー式知能検査は，幼児用の WPPSI（Wechsler Preschool and Primary Scale of Intelligence），児童用の WISC（Wechsler Intelligence Scale for Children），成人

用のWAIS（Wechsler Adult Intelligence Scale）がある．ウェクスラー式知能検査の特徴は，複数の下位テストから構成され，全検査IQや指標得点が算出されることである．児童用のWISC-Ⅴにおいては，言語理解指標，視空間指標，流動性推理指標，ワーキングメモリー指標，処理速度指標を算出することができる．

ビネー（Binet）式知能検査では，年齢ごとの問題に対する正答数から精神年齢を算出し，精神年齢を生活年齢で除した値に100を乗じたものを知能指数（IQ）とする．

この他にも，多くの知能検査があり，被検者の特性に合わせて使い分けられることがあるが，近年改訂された知能に関する検査の多くは，知能を階層的に捉えるCHC理論（Cattell-Horn-Carroll theory）に基づいて算出できるようになっている．

4. 性格のアセスメント

性格をアセスメントする方法には，投影法，質問紙法，作業検査法がある．

投影法：意味が曖昧な素材を提示した時の回答者の自由な反応を解釈することによって内面や性格を把握する力動的方法である．代表的なものには，ロールシャッハ（Rorschach）テストや文章完成法などがある．

質問紙法：標準化された質問紙を用いて性格を把握する方法であり，信頼性と妥当性を担保できることが特徴である．代表的なものには，ミネソタ多面人格目録（MMPI）や性格5因子論に基づくNEO-PI-Rなどがある．

作業検査法：単純な作業の作業量の推移を分析することで性格を把握する方法である．代表的なものには，内田クレペリン検査などがある．

5 | 心理療法

1. 精神分析療法

Freud（フロイト）によって確立された精神分析療法は，人の心を意識できる部分と意識できない部分（無意識）に分けた上で症状を捉えるものである．無意識の抑圧によって神経症が発症することを想定している精神分析理論に基づき，投影法を用いて抑圧されている状態を把握し，精神分析療法によってそれらの抑圧を解消することを目的としている．

2. クライエント中心療法

Rogers（ロジャース）によって提唱されたクライエント中心療法は，クライエントがもともと解決策をもっていることを前提としており，内なる成長と自己理解を促進することを目的としている．セラピストには「純粋性」「無条件の肯定的関心」「共感的理解」という3つの態度が重要だとしている．

3. 家族療法

家族療法とは，家族のつながりをシステムと捉え，システムが安定的に機能するように支援を行う．家族療法では，症状や問題を抱えている者をIP（Identified Patient）と呼び，家族システムの問題がIPの問題や症状として現れるものとして考えられている．したがって，家族成員間の関係性を円環的因果律と捉え，それらの相互作用パターンを調整するためのアプローチが試みられる．

4. 行動療法

行動療法は，クライエントの困りごとや精神的症状の原因を，不適切な反応と結びつけて学習された結果（誤学習），または，適切な反応と結びついた学習がされていない結果（未学習）と考え，学習理論の枠組みに基づいたアセスメントと治療を行うものである．無意識やコンプレックスという観察不可能な概念ではなく，観察可能な「行動」に焦点を当てて支援を行うことが特徴である．行動療法の代表的な技法には，漸進的筋弛緩法，バイオフィードバック，シェイピング法，自律訓練法などあり，条件付けの観点から介入ができる．

5. 認知療法

Beck（ベック）によって開発され，ネガティブな感情が生じる背景には，ネガティブな出来事に対する認知的処理があると想定し，それらの認知処理の変容に焦点を当てた方法である．

行動療法では，思考は観察不可能な事象であるとされ，ブラックボックスとして分析と介入の対象とはされなかったが，1960年代のコンピューター技術の発展によって生じた認知革命といわれる社会的ムーブメントに伴い，思考を認知情報処理として捉え，測定する試みが盛んになり，認知療法が誕生した．

6. 認知行動療法

行動療法は，行動主義に基づいて行われてきたが，社会的学習理論にみられるような認知という要素を重要視する考えが起こり，行動療法と認知療法を統合して使用する流れが現れ，認知行動療法が成立した[2]．

狭義には，情報処理理論に依拠する「認知」の変容に焦点を当てる認知療法と，行動理論に依拠する「行動」の変容に焦点を当てる行動療法では，焦点の対象となる前提は異なる．一方，認知の変容により行動が変化したり，行動の変容によって認知が変化したり，関連性は強い．認知行動療法は，行動と認知に関するアプローチを柔軟に組み合わせて実施できることが利点である．

7. 新世代認知行動療法

従来型の認知行動療法は，認知および行動の「形態（内容）」の変容に焦点を当てていることが特徴である．認知行動療法の発展に伴い，認知や行動の「形態」ではなく，「機能」の変容に焦点が当てるアプローチが理論化され，新世代認知行動療法と称される治療法が数多く開発されている[3]．例えば，「私は愚かな人間だ」という思考に対し，従来型の認知行動療法は「本当に愚かかどうか」という認知の妥当性を検討するのに対し，新世代認知行動療法は「愚かだと考えることのメリットとデメリットは何か」という認知の機能性を検討する．新世代認知行動療法の治療効果は高く，これらの治療法には，マインドフルネス認知療法，メタ認知療法，ACT（Acceptance & Commitment Therapy），弁証法的行動療法などがある．

8. 遊戯療法

遊戯療法（プレイセラピー）は，心に問題を抱えた子どもを対象とすることが多い．子どもが安全に遊べる空間と，遊びを通した心の交流を重要視している．セラピストには，子どもが遊びを展開できるように保証する役割が求められる．遊戯療法は，特定の学派に依拠したものではなく，精神分析的な知見を背景にしたものや，行動療法の知見を取り入れたものなどがある．

9. 集団心理療法

集団心理療法とは，同じ悩みや問題を抱える10名程度のクライエントが集まり，自分自身の苦悩や問題を語ることで，成長や回復を目指す治療法である．他者との交流を体験する中で，共感や自己理解・自己受容が促進される．クライエント間の交流を促す役割を担うファシリテーターは，様子を見守りながら，フィードバック，交流の促進，安心感のある雰囲気作りに努める．

10. 心理療法の効果

心理療法の効果は「効果量」として，特定の治療法または治療要素と症状との関連について統計学的に検討されている．例えば，クライエント中心療法におけるセラピストに求められる3つの態度は，十分条件であっても必要条件ではないことが明らかにされている．どの症状にはどの治療法が効果的かということが効果量によって示されることにより，クライエントが治療法を選択する際の参考資料として用いることができる．

●文献

1）日本精神神経学会（日本語版用語監修），髙橋三郎，大野　裕（監訳）DSM-5-TR　精神疾患の診断・統計マニュアル，医学書院，2023.
2）福井　至：図解による学習理論と認知行動療法，培風館，2008.
3）熊野宏昭：新世代の認知行動療法，日本評論社，2012.

（今井正司）

3 生涯発達心理学

1 | 発達の概念

1. 発達の規定要因

発達には，生物の進化のプロセスを表した**系統発達**と，個体の連続的な変化である**個体発達**がある．また，発達には身長などのように量的な拡大を示す**量的発達**と，第二次性徴のような質的な変化を示す**質的発達**がある．

発達の大きな規定要因として，遺伝と環境がある．**遺伝的要因**には，生物学的なヒトとして備わった多様な能力や，気質，障害特性などがあり，生物的な成熟とともに発現する．**環境的要因**は，個人が育つ国や地域，養育環境などの環境条件のすべてを含んでおり，個体はこれら外部からの影響も受けながら発達する．発達において遺伝的要因を重視する**生得説**，環境的要因を重視する**環境優位説**がある．また，両者が相互に影響を及ぼし合う考え方として**環境閾値説**がある．これは環境的要因が一定レベル（閾値）以上の時にのみ遺伝的要因が顕在化するという考え方で，発達の側面に応じて閾値は異なる．

遺伝的要因と環境的要因が時間経過の中で相互に影響を及ぼし合うと考えるのが**相乗的相互作用説**である．ある時点での環境的要因はそれまでの環境的要因と遺伝的要因双方の影響を受けながら形成され，それが次の時点での遺伝的要因に影響を及ぼす，という形で時間の経過とともに双方の要因は区別がつきづらくなる．

行動の習得を規定する成熟や経験の要件を**レディネス**という．Gesell（ゲゼル）は，乳児の階段上りの訓練において，レディネスに先立つ訓練や教育の有効性が低いことを示した．また，それぞれの発達の時期に経験や習得しておきたい事柄を**発達課題**という．発達課題を満たすことができない時は，その後の発達に支障が出たり，生きにくさを経験したりすることがある．

なお，社会の高齢化に伴い，発達とは量的増加や質的伸長だけでなく，能力の衰退や必要な能力の選択的活用などの側面も指すようになった．現代は，このような生涯発達的視点が非常に重要である．

2. 発達研究法

時間の経過に伴う人の発達的変化を測定する研究法として，**横断的研究**と**縦断的研究**がある．横断的研究は，調べたい変数に関して異なる年齢集団からデータを収集し，年齢ごとの特徴をみることで発達的変化を捉える．縦断的研究では，同一の個人または集団から継続的にデータを取集し，時間の経過に伴う変化を明らかにする．

近年は大規模集団に対する縦断データが収集されることも増えた．このような研究では，ある年齢段階で問題が発生した人々に共通してみられるそれ以前の特徴から，発達の**リスク因子**を見出すことや，同じリスク因子があっても後に問題が発生しなかった人々の特徴を明らかにすることにより，発達の**防御因子**を明確にできる．

集団からデータを収集する研究に対して，**事例研究**では特定の一事例あるいは少数事例について，観察や面接，実験などを行うことによって多様な側面から継続的にデータを収集する．それにより，多様な要因間の関連性について新たな仮説を生成することができる．

発達は時代の影響を受けながら変化する．一般に身体発達は時代とともに早くなる**発達加速現象**がみられる．知能検査などでも，時代とともに平均得点が上昇する**フリン効果**がみられる．また，社会全体に大きな影響を与える戦争やパンデミックなどの事象が，各世代の人々に対して長期にわたる影響を及ぼすことがある．同一時期に生まれた集団から継続的に収集したデータを分析する**コーホート分析**により，このような事象が発達に及ぼす影響を捉えることができる．

なお，遺伝的要因と環境的要因について調べる研究法として，遺伝的形質・養育環境ともに等しい一卵性双生児と，遺伝的形質は異なるが養育環境は等しい二卵性双生児の発達経過を比較する**双生児法**などがある．一方，劣悪な環境から救出された児童の発達経過を追跡することなどにより，環境の影響を考察することも可能である．

3. 発達理論

Portmann（ポルトマン）は，ヒトの出生後一年間は，他の哺乳動物と比較して，自らの生存を全面的に他者に依存しているという意味で，この時期を**子宮外胎児期**と呼んだ．この時期は移動能力などが未熟な反面，情動や感覚能力は機能しており，様々な知覚学習や他者との情動交流が活発になされる．

発達初期の経験は他の時期の経験に比べて，その後の発達に影響を及ぼす．Lorentz（ローレンツ）は，カモなどの雛が孵化後はじめて見た動くものの後を追従する**刷り込み**を発見した．発達初期のごく限られた時期が，学習の成立に決定的であることから，このような時期を**臨界期**，そのような学習を**初期学習**と呼ぶ．一方，ヒトの初期学習はこれほど決定的ではなく，年単位の緩やかなもののため，臨界期ではなく**敏感期**と呼ぶ．

人間の発達は，発達理論によっていくらかの時期のずれがあるが，乳児期，幼児期，児童期，青年期，成人期，老年期の発達段階に分類される．同一の段階の間は大きな質的な変化はなく，段階間の移行の際に大きな質的変化が起こると考えるのが**発達段階説**である．代表的な発達段階説に，Piaget（ピアジェ），Freud（フロイト），Erikson（エリクソン）によるものがある．

Piaget による**認知発達理論**によると，人は外界の情報を取り入れようとする**同化**と，その際に思考を変化させる**調節**を交互に繰り返す**均衡化**を行いながら，思考の枠組みである**シェマ**を広げ，シェマの変化が十分に大きくなると何らかの質的変化が生じ，発達段階が移行する．それぞれの段階は，**感覚運動期**（0～2歳頃），**前操作期**（2～7，8歳頃），**具体的操作期**（7，8～11，12歳頃），**形式的操作期**（11，12歳以降）に区別される．

Freud による**精神分析理論**では，性的エネルギーである**リビドー**に関わる乳幼児期からの葛藤とその解決のあり方に基づいて，乳児期から思春期までを，**口唇期**（乳児期），**肛門期**（幼児期前期），**男根期**（幼児期後期），**潜在期**（児童期），**性器期**（青年期）の5つの発達段階に区別する．思春期以降の精神的葛藤は，思春期までのいずれかの発達段階の葛藤の影響であると考える．

Erikson の**発達段階説**では，人には発達段階ごとに，成長・成熟の方向と退行・病理の方向との岐路になるような**心理－社会的危機**があると考え，それぞれの危機を通して獲得したい発達課題があるとした．それぞれの発達段階を，**乳児期**（0～1歳頃），**幼児期前期**（1歳半～3歳頃），**遊戯期**（3～6歳頃），**児童期**（6～13歳頃），**青年期**（13～22歳頃），**成人前期**（22～40歳頃），**中年期**（40～60歳頃），**老年期**（60歳以降）とした．

Vygotsky（ヴィゴツキー）は子どもの発達における大人や教育の影響について検討し，**発達の最近接領域**という概念を提案した．発達の最近接領域とは，子どもの発達過程において，次に発達することが見込まれる領域のことであり，発達の最近接領域への働きかけが最も効果的に発達を促す．

2 | 新生児期・乳児期

1. 知覚・認知の発達

新生児や乳児は，ことばでのコミュニケーションがないため，刺激に対する自然な反応から認知を推定する技法が開発され，新生児期から一定の認知能力があることが明らかになってきた．

選好注視法は，適度な複雑さの刺激に乳児がより注目する傾向を利用する方法である．例えば，乳児に対して縞模様の図版と灰色の図版を対提示

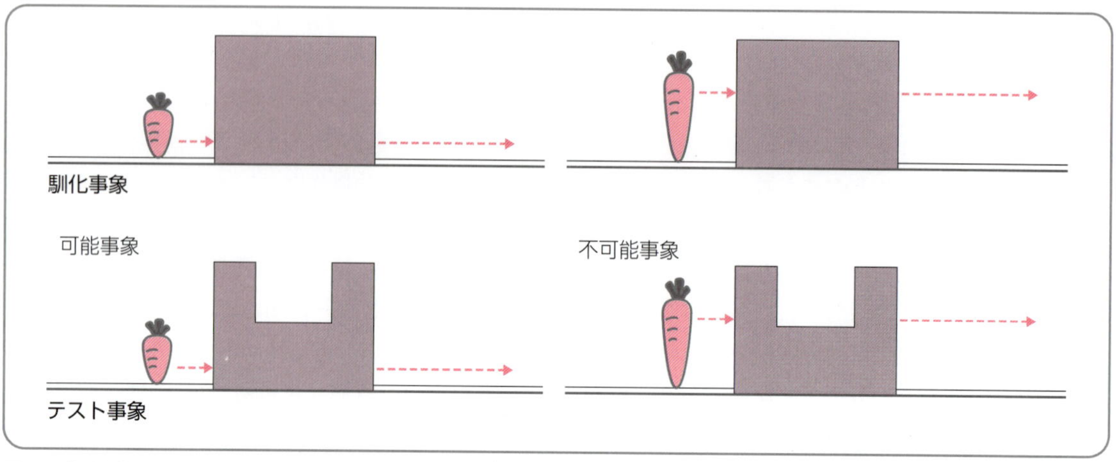

図1 期待背反法による乳児の物の永続性の実験[2]（文献2より一部改変）

すると，乳児は適度な細かさの縞図版の方を選好するが，灰色図版と判別がつかない細かな縞図版に対しては灰色図版と同程度にしか注目しない．こうして乳児が認識できる縞の細かさを測定することで，視力を推定することができる[1]．同様の手法を用いて，奥行きや色などの乳児が選好する刺激を明らかにすることにより，乳児の内面を測定することができる．

馴化ー脱馴化法は，同じ刺激を繰り返し提示すると，最初は強い反応を示すが，徐々に馴化して反応を示さなくなり，その後，異なる刺激を提示すると脱馴化し，再び強い反応を示すという乳児の傾向を利用した方法である．乳児が異なる刺激を区別できるかどうかを明らかにすることができる．この手法を利用した乳児の子音の聞き分け能力を調べた研究では，4か月児に子音/p/から始まる音を繰り返し提示すると，最初は興奮して吸啜を激しく行うが，徐々に馴れて反応しなくなったところで，/b/から始まる子音を聞かせると再度吸啜を行い，/b/と/p/の子音を聞き分けていることが示された[1]．

期待背反法では，起こりうる可能事象を乳児に繰り返し提示して馴らした後，不可能事象を提示した時に，可能事象よりも注視するかどうかをみる方法である．物事の理解を推測することができる．例えば，図1のように，馴化事象として背の高さの異なるニンジンが遮蔽物の後ろを通過する場面を繰り返すと，乳児は徐々に馴れて注目しなくなる．次にテスト事象として，中央が低い遮蔽物の後ろを背の高いニンジンが通過するが，本来なら見えるはずのニンジンが見えない不可能事象を提示すると，乳児は驚いたかのように再度注目する[2]．何かに遮られて見えなくても物は存在しているという**物の永続性**を6か月前後の乳児から漠然と感じ，それに反する不可能事象に反応していると推測された．

Piagetは乳児期を**感覚運動期**の認知発達段階であるとし，乳児が物をつかむ，引き寄せる，投げる様子や，用途に合った道具の操作をするようになる様子から，認識の発達を描いた．乳児期の終わり頃には，動作を通して物事を理解する段階から，ごく身近な道具や生き物，乗り物などについてのイメージをもつ**象徴機能**が可能となり，これが言語獲得の基盤となると考えた．

2. 運動の発達

新生児は様々な**反射**を示す．舌や唇に触れると吸う口唇反射，掌に触れたものを握る把握反射，大きな音や明るい光を受けた時や，急にバランスを崩した時に，ビクッと四肢を広げて緊張した後に身体を縮めるモロー反射，足の裏を刺激すると足の親指が甲側に，他の指が扇状に広がるバビンスキー反射などがある．随意運動が可能になってくると，新生児反射は徐々にみられなくなる．

乳児は平均して3か月頃に首すわり，4か月頃に寝返りや座位，9か月頃につかまり立ち，10か月頃にハイハイ，15か月頃に一人歩きを始める．

随意運動ができるようになると，乳児は関心のあるものの方に首を向けて眺めたり，手を伸ばしてつかんだり，接近して操作したりするようになり，運動発達と認知発達，好奇心などは相互に関連し合いながら発達する．

3. 愛着（アタッチメント）の発達

愛着とは，人や動物が親などに対して示す情緒的な絆のことである．生まれたばかりの個体は一人では身を守ることはできないため，守ってくれる存在に接近・接触することで得られる安心感が愛着の基盤となる．

Harlow（ハーロウ）らは，生後すぐに母親から引き離したサルを，代理母として，肌触りのよい人形と哺乳瓶を装着した針金人形を置いた部屋で養育したところ，子ザルは哺乳時以外，肌触りのよい人形に接触し，脅かされた状況では特にそうすることから，愛着は栄養補給よりも，スキンシップによってもたらされることが示された．

Bowlby（ボウルビー）は，人間の愛着の発達段階を観察し，誰にでも愛着行動を示す第一段階（生後2，3か月頃まで），愛着対象が養育者を中心とした馴染みある人に限定されてくる第二段階（2，3～6か月頃），見知らぬ人に人見知りをし，特定の愛着対象を**安全基地**として発信・接近する第三段階（6か月～2，3歳頃），愛着対象を心に思い浮かべることで，一時的な分離が可能になる第四段階（3歳頃～）に至るとしている．

Erikson は，乳児期の発達課題を**基本的信頼の確立**とし，乳児が自身を取り巻く世界が安心安全であると信頼感をもてることであるとしている．**ストレンジシチュエーション手続き**では，乳児が養育者との分離で示す不安や，再会時に示す愛着行動を観察することで，個人の愛着のタイプを捉える．4つの愛着のタイプがあることが明らかになっている．養育者との愛着は乳児の他者との人間関係の雛型となり，その後の人間関係の形成に影響を及ぼしうる．また，不適切養育などにより愛着の発達が阻害されると，**反応性アタッチメント障害**などの重篤な障害が生じることもある．

3 | 幼児期・児童期

1. 遊びと社会性の発達

幼児期に入ると，砂をご飯に見立てるような**見立て遊び**，お母さんのつもりになるような**ふり遊び**を行うようになる．これらは現実の事物とイメージを結び付け，それを他者と共有しあう，複雑な認知過程を含んだ遊びである．

Parten（パーテン）は，仲間遊びの発達段階を提案した．幼児期初期は**一人遊び**や**並行遊び**が中心であるが，4，5歳頃になると**連合遊び**の段階となり，仲間と物の貸し借りや会話をしながら同じ遊びを継続するようになる．児童期になると，役割やルールのある**協同遊び**が展開されるようになり，仲間意識が高まっていく．

友人関係は，小学校の低学年頃までは，席が近いなどの物理的に近接していることが成立のきっかけとなる．中学年頃になると，**ギャング集団**と呼ばれる仲間だけの秘密や合言葉などをもった，排他的で強い絆のある仲間集団を作るようになる．高学年以降には，**チャム集団**と呼ばれる共通の持ち物や話題で仲間意識を確認しあうような友人関係を経て，互いの人間的信頼で結びつく**ピア関係**を作るようになる．現代の児童期は自由に遊べる空間や時間が十分に保障されておらず，のびのびと活動することを通して生まれるギャング集団的な仲間意識を経験しないまま，チャム集団に移行する場合も少なくない．

社会性の発達に伴い，子どもは意見の食い違いがあっても，双方の立場を考慮しながら解決できるようになる．その基盤として，Selman（セルマン）は他者の思考や感情，視点を理解する能力である**社会的視点取得**の発達段階を提案し，水準1（4～9歳相当）の，自他の考えをある程度推測できるが，両者を統合できず，一方的に自分の意見を主張したり，全面的に引いたりする段階から，水準2（6～12歳相当）の，互いの視点をとることがやや可能になり，相手の視点に立って自分の考えや感情を内省できる段階，水準3（9～

15歳相当）の，個人間の相互作用を第三者的視点から捉えられる段階へと発達するとした[3]．

2. 認知機能の発達

Piagetは幼児期を**前操作期**と呼び，言語による思考ができるようになるものの，思考は論理的とはいえず，**ファンタジー的な思考**や**転導論理**が多くみられるとした．数や量について理解し始めるが，多くの限界があり，例えば，高さや細さが異なるコップに水を移し替えて見た目の印象が変化すると，水の量が変化したと考えてしまい，変形だけでは量は変わらないと判断する**保存**はまだできない時期とした．

児童期には**具体的操作期**に入り，保存が可能になるなど，日常的な経験に基づいて理論的な思考ができるようになる．ただし，青年期のような抽象的論理的思考は困難である．

4歳頃になると**心の理論**を獲得し，他者の考えを推論できるようになる．心の理論を獲得する前は，自分が見て知っていることは，他者は見ていなくても自分と同じように知っていると考えやすいが，獲得後は，他者は見ていないことは知らないと考えられるようになる．

3. 自己・他者認知の発達

2～3歳頃は，身体運動面などでできることが増え，親からの制止や働きかけを拒否することで，自分の存在を確かめようとする．**第一反抗期**とも呼ばれ，親は子育てに苦労する．3歳を過ぎると徐々に親の気持ちに共感できるようになり，活動の見通しがもてるようになると，反抗は収束する．

4歳頃から，子どもは少しずつ自己意識をもつようになる．Damon & Hart（デーモンとハート）は，児童期前期までは身体的特徴が自己意識の中心であるが，児童期中期・後期に向けて得意や苦手などの行動面や対人関係による自己意識が中心となることを示した．また，幼児期には「いい子」などと，漠然と肯定的に自己を表現するが，年齢が上がるにつれて他者との比較や否定的なことばで自己表現をしがちになる．多面的で，関係的な自己認識が発達すると同時に，自己肯定感が低下しやすくなる[3]．

Eriksonは，幼児期前期の発達課題は**自律性の獲得**であるとし，自分のできることと養育者からのしつけのバランスがとれるようになると考えた．幼児期後期の発達課題は，**自発性の獲得**であるとし，周囲の行動を能動的に模倣しながら，多様な知識を内面化していくこととした．また，児童期の発達課題は，勤勉性の獲得であり，仲間との関わりの中で役割を果たし，自己肯定感を高めることであるとした．

4. 保育・学校教育と発達

幼児期に入ると幼稚園や保育園に入る子が増え，それまでの養育者を中心とした家庭環境から，保育園・幼稚園の保育者や他の子どもがいる社会にも参入する．関わる相手が増加することにより，経験するコミュニケーションの幅も拡大する．

園環境では，保育者対子ども集団という1対多の関わりを経験する．このような場のことばを**二次的ことば**と呼ぶ．話し手と聞き手が1対1で調整し合いながら展開する**一次的ことば**ではなく，ことばの話し手が一方的に構成したことばであり，書きことばの理解につながるとしている[4]．

児童期には学校に通うようになり，園とは異なる学校の規範に合わせて行動することが求められる．園では遊びを通して学んでいたのが，教科書を通して学び，45分間着席して学習しなくてはならない．そのような規範に戸惑い適応できない結果，小学校1年生の学級で授業が成立しにくい「小1プロブレム」が発生する．そのような齟齬を減らすための幼小連携カリキュラムなどが各地で実践されている．

4 | 青年期

1. 親子関係・友人関係

青年期は，児童期と成人期の間の，大人でも子どもでもない時期である．青年期の初期は**思春期**

と呼ばれ，第二次性徴や身体の急速な成長，自己意識の変化が生じる．この時期は親との精神的結びつきが弱まり（**心理的離乳**），友人の比重が大きくなる．思春期は物や趣味による結び付きであるチャム関係が多く，仲間と同調し合うことで，友人関係を維持するため，同調に失敗したり拒否したりすることは，仲間からの排斥やいじめにつながりやすい．とりわけ近年はネットいじめなども社会問題化している．思春期のいじめは自尊感情の大きな低下や不登校など，非常に大きな否定的影響を及ぼす．

青年期の半ばをすぎると，友人関係は互いの人格への相互的信頼に基づくピア関係へと移行する．生涯にわたる親友ができるのもこの時期が多い．

2. 自我同一性の確立

青年期は，自分とは何かについて模索するようになる時期である．与えられた環境を前提に生きてきたことから，それ以外の環境や多様な生き方を考えられるようになることが，その背景にある．Erikson は，自分がどこから来て，どのように生きていくかについての，職業やイデオロギー，対人関係などの領域におけるイメージを**自我同一性（アイデンティティ）**と呼び，自我同一性を獲得することが青年期の発達課題であるとした．

Marcia（マーシア）は，青年期の自我同一性を獲得するプロセスで，人生の重要な選択のための迷いの時期である**危機**の経験の有無と，選択した信念などにしっかりと関与している**積極的関与**の有無により，4 つの**自我同一性地位**があるとした．危機を経験し積極的関与をしている**達成**，危機の最中で積極的関与をしようとしている**モラトリアム**，危機を経験せずに積極的関与をしている**早期完了**，危機を経験して積極的関与をしていない**拡散**の 4 つである．

3. 知的機能の発達

青年期には，プランニング能力やメタ認知が飛躍的に増大する．Piaget は，青年期を形式的操作的思考の段階とし，**仮説演繹的思考**，**命題的思考**，組み合わせや確率・相関などの高度な思考が可能になるとした．例えば，自分が現実には信じていない事象を前提として「もしも○○だったら，××だろう」と論理を展開することが可能となる．

5 | 成人期・老年期

1. 職業生活

成人期の特徴は，職業やキャリアをもつことや，配偶者や子どもといった他者と新たな家族をもつことなどである．

Schein（シャイン）は，**キャリア発達**について，初期キャリア（17～30 歳）から中期キャリア（25～45歳）に選択したキャリアでアイデンティティを確立した後，中期キャリア危機（35～45 歳）で自分のアイデンティティを再評価したり後期に向けた危機を感じたりし，後期キャリア（40 歳～定年）や衰えと離脱（40歳～定年）で職場のメンター（指導者・助言者）として位置づいた後，引退（定年後）という段階があるとしている．

青年期に自我同一性を確立しても，中年期に職業上の立場の変化，転職・リストラ，病気・体力の衰えなどで自我同一性が揺らぐことがある．その際，自身の能力や才能，やりたいことへの動機付け，仕事に対する価値・意味などについて吟味し，折り合いをつけながら，中年期の**自我同一性の再体制化**をすることが必要となる[5)]．

退職は，職業アイデンティティが自己の大半を占めていた人にとっては，それを失う大きな変化となる．平均寿命が長くなったことから，退職後の時間も長くなっている．その時間を充実させるための，社会での新たな役割などを見出すことが必要である．

2. 家族生活

Erikson は，成人前期の発達課題は**親密性の獲得**，すなわち特定のパートナーと長く親密な関係を作ることであり，中年期の発達課題は**世代性の獲得**，すなわち子どもなど次世代を育てることであるとしている．近年は晩婚化や非婚化が進み，未婚者や子どものいない夫婦も増えているが，そのような場合でも，職場や地域活動の中で後輩を育てるなどメンター的な立場になることで，次世代をケアする存在になることもある．

中年期になると，子ども世代の自立に向けて親世代も適切に子離れをすることが求められるが，**空の巣症候群**といわれる親役割の喪失感に襲われることもある．それまで主に親役割で結びついていた夫婦の場合には，夫婦関係を捉え直すことが求められる．これらも中年期の危機となり，自我同一性の再体制化が必要となる．

老年期になると，熟年離婚の増加，配偶者の死亡などに伴い，再び一人暮らしになる者が増える．地域との結びつきや家族以外の人間関係の有無によって，生活の質や精神状態が大きく異なる．

3. 加齢

一般に65歳以上75歳未満を前期高齢者，75歳以上を後期高齢者と呼ぶ．前期高齢者には健康な人も多いが，後期高齢者になると心身の機能低下が進み，支援や介護が必要な人が増加する．近年では，加齢に伴う変化を単なる衰退と捉えるのではなく，医学・心理・社会的側面での**サクセスフルエイジング**として捉える視点が重要となっている．

老年期には，病気や退職，近親者との死別など，健康面での衰退や社会面での喪失がある．これらの喪失体験が強いストレスとなるなど，うつ病や，軽度のうつ状態に陥るリスクが高い．

しかし，**選択最適化補償（SOC）理論**によると，高齢者は経験する喪失に対して，これまでと異なる目標を選択したり，目標達成のために活用できる資源の最適化を図ったり，喪失した能力を補償したりする工夫をする．また，**社会情動的選択性理論**によると，高齢者は残された時間を意識すると，感情的満足が動機づけとなり，感情的に価値ある行動を選択する．これらの方略を適切にとることで，高齢者は喪失に適応しながら，主観的な幸福感を維持すると考えられる．

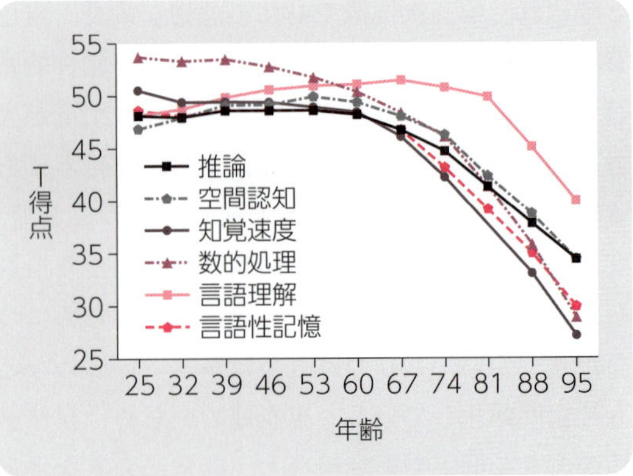

図2　縦断研究による知能の加齢変化[6)]

4. 知的機能

老年期になると，図2のように認知機能全般に様々な変化が起こる．**流動性知能**といわれる，その時々の環境に適応するための直観力や注意の配分，知覚速度などの基本的情報処理能力は，60歳代以降低下する．一方，**結晶性知能**といわれる，日々の生活や教育の中で形成された言語理解能力などは，80歳代の前半までかなり維持される[6)]．

なお，知能の変化は個人差が大きく，学歴の高い人，好奇心の強い人などは知能が低下しにくい反面，うつ状態の人などは低下しやすい．また，加齢による正常な知能の低下と認知症による知能の低下との区別も必要である．

5. 死への対応

Kübler-Ross（キューブラー・ロス）は，病などにより自分の死期を知った者の**死の受容プロセス**を，①否認と隔離，②怒り，③取引，④抑うつ，⑤受容の5段階であるとした．

Erikson は，老年期の発達課題を**統合性の獲得**としている．統合性の獲得とは，自分の人生を自らの責任として受け入れ，死に対して責任ある態度をもつことである．自分の人生を肯定的に捉えること，自分の達成したことが次世代に引き継がれたと感じられることが，来るべき死を肯定的に受け入れることにつながる．また，生産的であることを幸福と捉える合理的な観点から解放され，自分自身の心情に注目したり，時間や空間を超えて過去や遠くの人とも強くつながっている感覚（宇宙的意識）をもったりするなど，**老年期超越**に到達しうる．

●文献

1） 鹿取廣人・他編：心理学　第5版増補版，東京大学出版会，2020.
2） Baillargeon, R, DeVos, J：Object Permanence in Young Infants：Further Evidence. *Child Development*. **62**：1227-1246, 1991.
3） 無藤　隆・子安増生編：発達心理学Ⅰ，東京大学出版会，2011.
4） 岡本夏木：ことばと発達，岩波書店，1985.
5） 岡本祐子：中年からのアイデンティティ発達の心理学―成人期・老年期の心の発達と共に生きることの意味，ナカニシヤ出版，1997.
6） Schaie, KW：Developmental influences on adult intelligence：The Seattle Longitudinal Study（2nd ed.）. New York：Oxford University Press, 2013（西田裕紀子：中高年者の知能の加齢変化．老年期認知症研究会会誌，21(10)，2017.）

（常田秀子）

4 心理測定法

1 精神物理学的測定法（心理物理学的測定法）

刺激の物理的次元（例えば，音の強度や周波数）が変化すると，その刺激が提示された時に人が感じる心理的次元（例えば，音の大きさや高さの感覚）も変化する．このような物理的次元と心理的次元の対応関係を明らかにしようとする学問が精神物理学（心理物理学）であり，そこで用いられる測定方法が**精神物理学的測定法**（**心理物理学的測定法**）である．

1. 測定対象

遠くで非常に小さい音が鳴っても聞こえないが，ある程度以上の物理的強度になると聞こえるようになる．この例のように物理的強度の変化に伴う感覚の変化がある．特定の感覚が生じる最弱の刺激強度を**刺激閾**（**絶対閾**）という（図1）．聴覚が生じる範囲であってもその物理的強度がほぼ同じ2つの音刺激を同じ条件で聞いた時は心理的にはその大きさの違いを区別できない．つまり，大きさが異なる2つの刺激だと感じるためには，ある程度の物理的な強度差が必要となる．異なる刺激だと区別できる最小の刺激の変化量を**弁別閾**（**丁度可知差異**）という（弁別閾には上弁別閾と下弁別閾がある．図1には上弁別閾を示す）．なお，閾は何らかの境目を意味しており，閾値（刺激閾値，弁別閾値など）の用語が使われることもある．

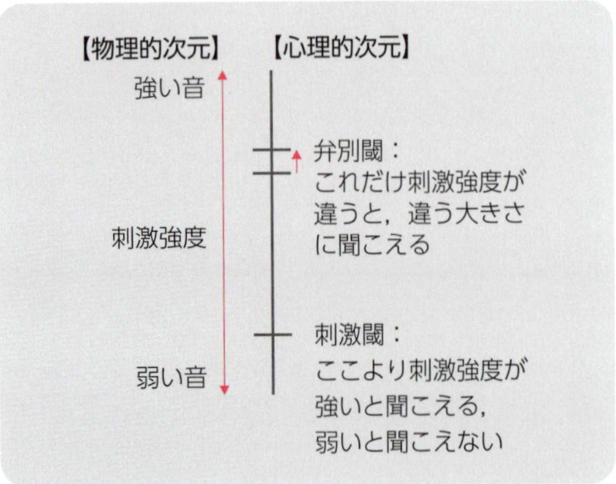

【物理的次元】
【心理的次元】
強い音
刺激強度
弱い音
弁別閾：
これだけ刺激強度が
違うと，違う大きさ
に聞こえる
刺激閾：
ここより刺激強度が
強いと聞こえる，
弱いと聞こえない

図1　物理的次元と心理的次元の関係（音刺激を例とした場合）

この他の測定対象に，**主観的等価点**（point of subjective equality：**PSE**）がある．これは標準刺激（刺激量が一定で基準となる刺激）と比較刺激が，ある観点において主観的に等しいと判断される時の比較刺激の刺激量のことである．

2. 測定方法

刺激閾，弁別閾，主観的等価点を測定するための代表的な精神物理学的測定法に，**調整法**，**極限法**，**恒常法**，**上下法**がある．刺激閾の測定では，ある刺激強度を境にして刺激の有無（「聞こえる」「聞こえない」など）の判断が完全に切り替わるわけではないので，50%の確率で刺激を感知（検出）できる刺激強度を刺激閾とする．

（1）調整法

実験参加者が刺激量を自由に連続的に変化させる方法である（実験者が刺激量を操作する場合もある）．例えば，主観的等価点を測定する場合では，比較刺激の刺激量を実験参加者が変化させて，標準刺激の刺激量と同じだと感じられるところに調整する．短時間に行うことができ，手続きを理解しやすいという長所があるが，刺激量の操作が実験参加者にゆだねられてしまうので，試行ごとの刺激操作が一定にならない，慎重な実験参加者には向かないなどの短所がある．主観的等価点の測定に適した方法であるが，閾値の測定でも予備実験での大まかな測定などに用いられる[1]．

(2) 極限法

ある刺激量に対して実験参加者の判断を求めたら，次の試行では実験者側が一定方向（上昇方向または下降方向）に刺激量を少し変化させて実験参加者の判断を求めるという試行を繰り返していく方法である．音の刺激閾の測定を例とすると，上昇系列では明らかに聞こえない音の強度から始めて段階的に少しずつ音を強くしていき，その音が聞こえるようになるところまで判断を求める．下降系列では明らかに音が聞こえるところから始めて，聞こえなくなるところまで判断を求める．一定方向に刺激量が変化するので，次の試行の刺激量が予測できてしまう点は短所となる．

(3) 恒常法

刺激量が異なる刺激をランダムな順で提示する方法である．音の刺激閾の測定では，実験者側は強度の異なる音刺激を刺激閾値付近の範囲で多数用意しておき，それらをランダムな順で提示して，音が聞こえるかどうかの判断を実験参加者に求めていく．正確な測定方法であるが，測定に必要な試行数が多くなり，時間と労力がかかる．

(4) 上下法

極限法に類似しているが，実験参加者の判断が変わったところで刺激強度の増減を反転させて調べたい値付近を重点的に調べる方法である．例えば，聞こえるところから始めて段階的に刺激量を下げていき，聞こえない反応が生じたらそこから刺激量を上げて，聞こえる反応が生じたらそこから刺激量を下げて，というように刺激量を上下させて提示する．

3. 測定の誤差

実験の測定値には誤差が伴う．真の値と測定した値との差は**測定誤差**と呼ばれる．誤差には**偶然誤差**，**恒常誤差**などがある．偶然誤差は繰り返し測定して平均することで0に近づくが，恒常誤差は一貫した偏りであり，複数回測定して平均しても小さくならない．恒常誤差には刺激の空間位置の違いが影響を及ぼす**空間誤差**，刺激を提示する順番が影響を及ぼす**時間誤差**などがある．

2 | 尺度水準

1. 尺度水準の分類

(1) 比率（比，比例）尺度

同一性，順序性，等間隔性，絶対原点の特徴をもつ尺度である．例として，長さ（m）が挙げられる．長さにおける0mとは，ちょうど長さがない状態を示し（絶対原点がある），1mと2mの差，2mと3mの差はそれぞれ同じ分量であり（等間隔性が保証されている），数値が大きくなるほど長さが長くなることを示し（順序性），数値が同じであれば同じ長さであることを示している（同一性）．

(2) 間隔尺度

同一性，順序性，等間隔性をもつ尺度である．例として，摂氏（℃）で示した温度が挙げられる．0℃は1気圧で水が凍る点であるが，それよりも低い温度も存在しており，0℃は絶対的な原点を表していない．しかし1℃と2℃の差，2℃と3℃の差は等しく，等間隔性は保証されている．

(3) 順序（序数）尺度

等間隔性の保証はないが，同一性，順序性の特徴をもつ尺度である．例として，レースの順位が挙げられる．1位が10秒，2位が11秒，3位が15秒の到着タイムだったとする．この時，1位と2位の時間差，2位と3位の時間差は同じでなく，順位の数値は等間隔性を保証しないが，順位の数値が大きくなるほど到着タイムが遅くなる関係になっており，順序性の特徴をもっている．

(4) 名義尺度

同一性のみ保証される尺度である．例えば，学籍番号や，男性を0，女性を1として同じカテゴリーに同じ数字を割り当てる場合である．数値によって個々の学生や性別を識別することができるが，数値の大小に意味をもたせているわけではない．

2. 尺度水準ごとの操作

どのような数学的操作，統計的処理が行えるかは尺度水準によって異なる．比率尺度と間隔尺度の測定値は，多くの統計的処理が可能であり，平均値，標準偏差，ピアソン（Pearson）の積率相関係数を求めたり，t 検定，分散分析を適用したりすることができる．順序尺度と名義尺度の測定値は適用可能な統計処理は少なくなるが，順序尺度であっても中央値やスピアマン（Spearman）の順位相関係数を求めることはできる．また，名義尺度であっても各カテゴリーに属する度数を求めることはできるため，最頻値を求めたり χ^2（カイ 2 乗）検定を適用したりすることはできる．

3 | 尺度構成法

1. 尺度構成法とは

心理学的な研究では，感覚に関するものの他，好みや興味，態度など様々な心理的属性の心理量を測定する．**尺度構成法**によりこれらの心理量の尺度（モノサシ）を作成できる．尺度構成に関わる心理的属性の測定には様々な方法が考案されている．

（1）評定法（評定尺度法）

評定法は狭義には**評定尺度法**を指すが，広義には**品等法**や**一対比較法**も含む[2]．評定尺度法では「好き－嫌い」など測定する心理的属性に，一次元の連続体が存在すると仮定して，対象をその中に位置づけて評価する．例えば，いくつかの音刺激を聞かせてそれぞれを「1：好き」「2：やや好き」「3：どちらでもない」「4：やや嫌い」「5：嫌い」の 5 段階で評価する方法である．文による評定尺度の他，図 2 のように等間隔の目盛りをつけた評定尺度もある（ただし，得られる数値に等間隔性が保証できるかの判定は難しい[3]）．

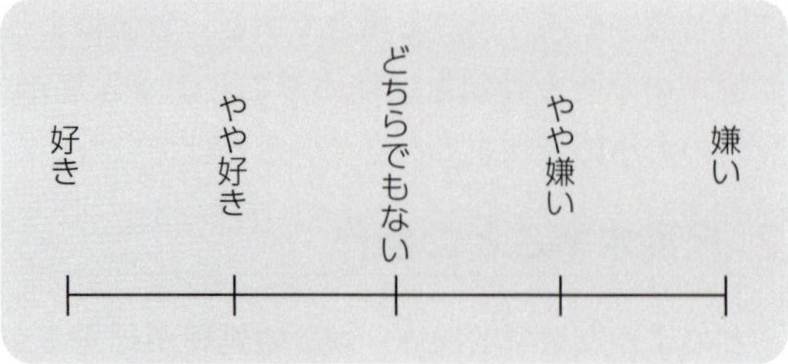

図 2 評定尺度法の例

（2）品等法（順位法）

品等法は対象に対して順位をつける方法であり，**順位法**とも呼ばれる．例えば，いくつかの音刺激を聞いて好きな順に順位をつけていくような方法である．

（3）一対比較法

対象となる刺激群から一対（2 つを組み合わせたペア）ごとに提示して，調べたい内容について判断を求める方法である．例えば，いくつかの音刺激を一対ごとに提示して，どちらの音が好きかの判断を求めていくような方法である．

2. 因子分析

評定尺度法などを用いて得られた回答に対して**因子分析**を行い，その背後にある因子を推定することがある．因子分析では，多数の質問項目への回答など（実際に測定される観測変数）の相関関係を分析して，それらの観測変数に影響を及ぼす比較的少数の因子（直接観測できない潜在変数）を探る．因子分析には，因子負荷量（各観測変数に対する各因子の影響の強さを表す値）を推定する方法（最尤法，主因子法など）を決める，因子負荷量を解釈しやすいように因子軸の回転を行う（因子間は無相関とする直交回転と因子間の相関を想定する斜交回転がある），各因子の解釈を行い各因子に名前をつけるなどの手続きがある．

4 | テスト理論

1. 標準化

検査結果が比較できるように，検査の教示や問題の提示方法，採点方法などの手続きを厳密に規定して，所属母集団の中での結果の位置づけを可能にする基準を作成することを**標準化**という．平均と標準偏差がある値になるようにデータを変換する手続きを指すこともあり，この時，標準化された得点は**標準得点**と呼ばれる．標準得点にはウェクスラー（Wechsler）式知能検査などで用いられている偏差 IQ（平均値 100，標準偏差 15）の他，偏差値や z 得点がある．

2. 信頼性

信頼性は検査の精度であり，測定値の**安定性**や**内的一貫性**（**内的整合性**）を示す概念である．何度繰り返しても同様の測定結果が得られる検査は安定性が高く，複数の質問項目に対して同様の測定結果が得られる検査は内的一貫性が高い．信頼性の程度は，信頼性係数の数値によって表される．信頼性を測定するには複数の方法がある．**再検査法**は，同一集団に同一の検査を時間をあけて2回実施し，その相関係数から信頼性係数を算出する．**平行検査法**は，内容が等質の2つの検査を同一集団に実施し，その相関係数から信頼性係数を算出する．**折半法**は，検査項目を半分に分けてそれらの得点間の相関係数に基づいて信頼性係数を推定する．この他，**クロンバックのα係数**を指標として検査の内的一貫性を検証する方法もある．

3. 妥当性

妥当性とは検査が測定しようとしている内容を本当に測定できているかを示す概念である．**内容的妥当性**は，検査項目が測定したい内容から偏りなく作成できているかを示す．**基準関連妥当性**は，測定したい内容を捉えていると想定される別の基準（外的基準）との関連性（検査得点と外的基準との相関）を調べる．基準関連妥当性のうち，検査得点と外的基準がほぼ同時期に得られる場合は**併存的妥当性**，検査得点が得られた後で外的基準が与えられる場合は**予測的妥当性**に分類される．**構成概念妥当性**は，測定しようとしている構成概念を実際に測定できているかを示す．これは検査項目の内容的な適切性や外的基準との関連性など，複数の観点から検証される広範囲にわたる妥当性の概念である．

5 | 調査法

1. 質問紙法

質問紙法は調査法の一つであり，対象者が質問用紙に回答することでデータを収集する．質問紙法では様々な要因により，評定が歪められる可能性がある．「はい」「いいえ」の2択で「はい」を選びやすいのは**黙従傾向**，5件法などで中心の「どちらでもない」を選びやすいのは**中心化傾向**と呼ばれる．この他，前の質問が後の質問の回答に影響を与えることは**キャリーオーバー効果**，成績が良い学生に対して性格まで良いと判断してしまうように対象の特定のイメージが他の評価に影響を及ぼすことは**ハロー（光背）効果**と呼ばれる．

2. サンプリング

情報を得たいすべての人（母集団）に実施する調査を全数調査（悉皆調査）という．全数調査は費用や労力がかかるため，実施が困難な場合は一部の人（サンプル，標本）を抽出して調査を行う．母集団から標本を抽出することを**サンプリング**（**標本抽出**）という．単純に母集団から無作為（ランダム）抽出する方法の他，性別や年齢別など異なる層に分けてから無作為抽出する方法など，いくつかの方法がある．

6 | データ解析法

1. 記述統計

記述統計では得られたデータの特徴を集約して説明する．例えば，生徒100人の身長と体重を測定して，その100人の身長と体重の代表値（平均値や中央値など）や散布度（標準偏差や分散など）を求めたり，身長と体重の相関係数を求めたりするのは記述統計である（図3）．

2. 推測統計

推測統計では標本のデータから母集団の特徴を推測する．推測統計の一つに推定があり，推定はさらに点推定と区間推定に分かれる．例えば，標本のデータから，母集団の身長の平均（母平均）は158 cmなどと推定するのは点推定であり，母平均の95％信頼区間は157～159 cmなどと区間をもって推定するのは区間推定である（図3）．

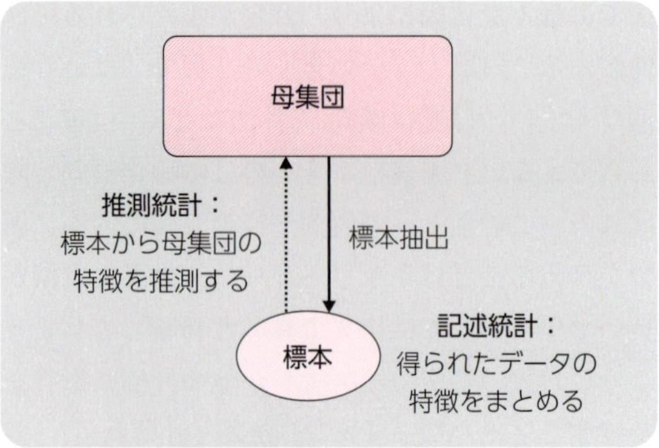

図3　記述統計と推測統計の関係
標本の平均を算出するなど得られたデータの特徴をまとめるのは記述統計であり，標本から母集団の特徴を推測するのは推測統計である．

3. 統計的検定

統計的検定である**仮説検定**は，推測統計の考え方に基づく．仮説検定は，①**帰無仮説**（差がないとする仮説）と**対立仮説**（差があるとする仮説）を決める，②有意水準を設定する（5%に設定することが多い），③標本を抽出してデータを得る，④検定統計量を算出する，⑤統計的判断（検定統計量が臨界値よりも大きければ帰無仮説を棄却）などの手続きによって行われる[4]．

2つの平均に差があるかを検定する仮説検定の一つに t 検定がある．A群とB群の課題遂行時間を比較する実験を行うとしよう（例えば，4歳児A群と5歳児B群を比較）．①帰無仮説としてA群とB群の母平均は等しい，対立仮説としてA群とB群の母平均は等しくないと定めて，②有意水準を5%に設定したとする．この際，対立仮説でA群の母平均が大きい場合とB群の母平均が大きい場合の両方を想定していれば両側検定となる．③A群とB群21人ずつ，計42人が実験に参加して，A群の平均が65秒，B群の平均が60秒，A群の標準偏差が5.108，B群の標準偏差が4.976だったとする．④この例の t 値は3.136である．両側検定で2群の分散が等しいとみなすことができ，2群のデータ数が同じで，対応がない（2群の参加者が異なる）t 検定の場合は，次の式で t 値を算出できる．データ数はA群（＝B群）のデータ数である．

表1　第1種の誤りと第2種の誤り

	帰無仮説は正しくない（対立仮説が正しい）	帰無仮説は正しい
帰無仮説を棄却（対立仮説を採択）	正しい判断	第1種の誤り
帰無仮説を採択	第2種の誤り	正しい判断

$$t = \frac{|\text{平均}_A - \text{平均}_B|}{\sqrt{\dfrac{\text{標準偏差}_A{}^2 + \text{標準偏差}_B{}^2}{\text{どちらかのデータ数} - 1}}}$$

この式からは2つの平均の差が大きい時，標準偏差が小さい時，データ数が大きい時に t 値が大きくなる関係にあることがわかる．⑤この例は自由度40（A群のデータ数－1＋B群のデータ数－1＝40），有意水準5%，両側検定であり，臨界値は2.021である．t 値の方が臨界値より大きいため帰無仮説は棄却，対立仮説が採択され，有意な差があると判断されることになる．

仮説検定では実際とは異なる判断を行う可能性を伴う．帰無仮説が正しくない時に帰無仮説を棄却するのは正しい判断である（表1左上：対立仮説が正しく対立仮説を採択）．実際には帰無仮説が正しい時に帰無仮説を棄却するのは誤った判断であり，第1種の誤りと呼ばれる（表1右上：帰無仮説が正しく対立仮説を採択）．実際には帰無仮説が正しくない時に帰無仮説を採択するのも誤った判断であり，第2種の誤りと呼ばれる（表1左下：対立仮説が正しく帰無仮説を採択）．帰無仮説が正しい時に帰無仮説を採択するのは正しい判断である（表1右下：帰無仮説が正しく帰無仮説を採択）．

●文献

1）大山　正（監修），村上郁也（編著）：心理学研究法1　感覚・知覚，誠信書房，2011．
2）梅本堯夫・大山　正（監修），市川伸一（編著）：新心理学ライブラリ13　心理測定法への招待－測定からみた心理学入門－，サイエンス社，1991．
3）田中　敏，山際勇一郎：新版　ユーザーのための教育・心理統計と実験計画法－方法の理解から論文の書き方まで－，教育出版，1992．
4）加藤　司：改訂版　心理学の研究法　実験法・測定法・統計法，北樹出版，2008．

（柴田　寛）

III

言語とコミュニケーション

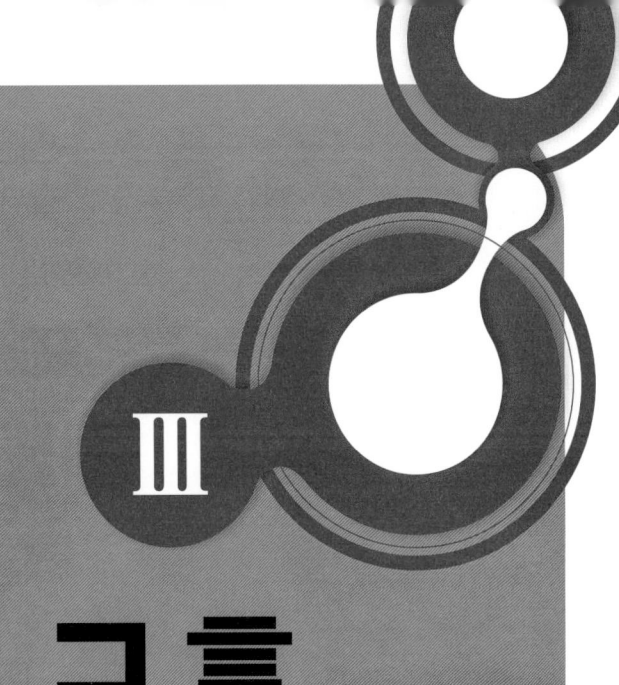

1 言語学

1 | 言語の基本的性質

1. 言語とは何か

われわれが何かを考えたり伝え合ったりするためには，「この内容を表すにはこの表現を用いる」といった形で内容と表現がしっかりと結びついていなければならない．スイスの言語学者であるSaussure（ソシュール）は，こうした内容と表現の結びついた情報を**記号（シーニュ）**と呼び，人間の言語（自然言語．本章で言語というと自然言語を指す）も記号体系の一種であると考えた[1)]．Saussureの考えに基づくと，言語とは，**記号表現（シニフィアン，能記）**と**記号内容（シニフィエ，所記）**が結びついた記号を数多くもち，それらの記号が一定の規則によって統制されているシステム全体のことを指す．言語は知性を支える主要な要因の一つであり，人が備える様々な属性の中で二足歩行と並んで人間を特徴づけている性質だろう．

2. 差異に基づく記号体系としての言語

この世界には，言語以外にも様々な記号体系が存在する．単純な記号体系の例として，図1のような交通信号を取り上げてみよう．信号機では3色の光がシニフィアンに，交通ルール上の解釈（青信号なら“*Go*”など）がシニフィエに相当し，図1のように3種類の記号が互いに関係し合って個々の記号がもつ意味の違いを際立たせ，全体として交通信号という1つの記号体系をなす．言語も，多くの異なった記号が互いに関係し合う記号体系をもつ．例えば，「/te/，手」は音や文字がシニフィアンで，これは“*Hand*”というシニフィエと結びついて1つの記号となっている．同じく体の部位を表す記号でも，異なるシニフィエである“*Hair*”や“*Eye*”には「/ke/・毛」や「/me/・目」というシニフィアンと結びつく．言語は，こうした多くの言語記号が相互に関係し合うことで，互いにどのような点で「違っている記号であるか」ということが明確になる「差異に基づく記号体系」をなす．

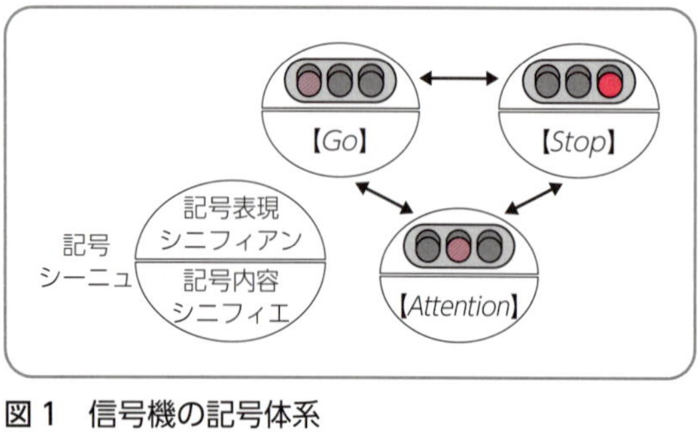

図1 信号機の記号体系

3. 自由度が高く創造性をもつ記号体系としての言語

前項で説明したように，記号体系には様々なものが存在するが，多くの記号体系は基本的にパターンの固定した手段であり，交通ルールのような限定的状況でしか使えない．一方，言語個々の記号を一定の規則に従って組み合わせることで複雑な内容も表現でき，新規の内容も表せる汎用性と創造性をもつ．

4. ある社会共同体で共有される表現手段としての言語

一般に，ある一つの社会共同体の中では，日本語や英語といった言語が用いられることが多い．こうした言語のことを個別言語という．個別言語は特定の社会共同体におけるコミュニケーション手段なので，その共同体メンバーに特定の個別言語が共有されている必要があり，社会制度の一側面としても機能する．

言語のもつこうした社会的機能を研究する学問分野のことを，**社会言語学**という．社会言語学では**言語変種**や**言語変異**などがよく研究されている．言語変種とは，地域や社会的属性の差によって言語が多様な姿で現れることをいう．一方，言語変異とはそうした言語変種がどのような原因でどのような形に変化するのかといった「変化」に注目する概念を指す．

言語のもつ社会的機能の中で「日本語の正しい表現はこうあるべき」「この表現は日本語として誤りである」といった社会規範として言語をみる立場，すなわち**言語規範**を考える立場を**規範主義**という．規範主義の反対語は**記述主義**で，これは，実際に起こっているありのままの言語活動を記録する立場を指す．

多くの個別言語は，その変異として様々な方言をもつ．方言は一般的に**地域方言**と**社会方言**に分けられる．地域方言は，鹿児島方言や京都方言といった生活圏に根ざした方言を指す．一方，社会方言は，ある集団や状況において使われることばで，敬語や若者ことばなどがこれに当たる．**敬語**というとまずは尊敬語・謙譲語・丁寧語などを思い浮かべるが，こうした「距離をとる」ことで社会関係を築く表現を negative politeness というのに対し，「タメ語」のように「距離を縮める」ことで積極的な関係を築く表現を positive politeness という．

また，状況によって使われることばが変化することを**レジスター（言語使用域）**といい，活動領域（何について話すか）・役割領域（誰と話すか）・伝達様式（書きことばと話しことばのようにどういう媒体を使って話すか）によって使われることばは，様々に変わっていく．こうしたレジスターの変化に伴うことばの切り替えを，**コードスイッチング**と呼ぶ．コードスイッチングは，バイリンガルなどで観察される他，標準語と方言の使い分けなどにもみられる．こうした二言語変種の使い分けを**ダイグロシア（diglossia）**という．ダイグロシアは，高位変種（公的な場面で使う言語）と低位変種（私的な場面で使われる言語）からなる．

さらに，異なる個別言語を用いる人々同士が貿易などの交渉をもつ場合，意思疎通のために互換性のある代替表現が自然に作られることがある．こうした接触言語のことを**ピジン言語**という．また，ピジン言語が子どもたちの世代で母語として話されるようになったものを**クレオール言語**という．また，貿易や外交では意思疎通のために，共通の言語（現代では英語がよく使われる）が必要になる．こうした言語を**リンガ・フランカ**（通商語）という．

5. 個人の能力としての言語

言語は社会共同体に共有された制度というだけでなく，個人がもっている能力の一種でもある．母語の能力は，誰にでも等しく獲得できるものであり，かつ早期に発現する．こうした性質から，Chomsky（チョムスキー）は，人間の言語能力を生まれながらに備わっている能力であると主張した[2]．Chomsky によれば，自然言語には個別言語の性質を超えたすべての言語に共通する性質（**普遍文法**という）があり，人間はこの普遍文法に関する知識を生得的に備えているという．こうした Chomsky の主張には，批判も少なくない．母語の獲得が何らかの生得的能力を基盤にしていること自体は多くの研究者が認めるところであるが，普遍文法のような言語特有の生得的能力を認める立場もあれば，より一般的な認知能力こそが生得的なものであり，その認知能力の発現形態の一種として言語が成立していると考える立場もある[3]．普遍的な言語固有の能力を認める立場で言語の仕組みを考える枠組みをしばしば生成文法理論というのに対し，一般的な認知能力に基づいて言語を捉える枠組みを**認知言語学**と呼ぶ．

6. 言語におけるラングとパロール

言語には社会的側面と個人的側面がある．Saussure は，ある言語社会共同体の成員全員が共有する「言語の仕組みに関する特性の総体」を**ラング**と呼び，これを言語学の研究対象と考えた．例えば，日本語のラングには，SOV 語順をとること，格を助詞で表すこと，5つの母音をもつことといった性質が含まれる．さらにSaussureは，このラングに基づいて個人が実際に行う具体的な言語の活動（実際の構音運動など）を**パロール**と呼んだ．

7. 共時態と通時態

ある一つの時代に社会共同体で共有されている言語記号体系の様子を，言語の**共時態**という．これに対し，言語が時代とともに変遷していく様子を言語の**通時態**という．例えば，現代日本語の母語話者が「古本／マンガ本」といった「〜本」をどのような場合に「ホン」と発音し，どのような条件で「ボン」と発音するかといった調査は，現代日本語の共時態に関する研究である．これに対し「古本」の発音が時代とともに「フルボン」から「フルホン」に変わっていくといった調査は日本語の通時態に関する研究といってよい．

8. 日本語の語種（語層）：和語・漢語・借用語

言語聴覚士にとっては，現代日本語の共時的性質の理解が大切であるが，日本語の通時態を知っておくのも現代日本語の姿を理解するうえで役に立つ．日本語の歴史は，**語種（語彙層）**という形で現代日本語にも強い影響を残しており，**和語（やまとことば）**・**漢語**・**借用語**という3つの語種を区別できる．例えば，「決まり／規則／ルール」「暮らし／生活／ライフ」などは，似た意味をもつものの，語種が違う．なお，「ワンワン」「くねくね」といったオノマトペ（擬声語：擬態語と擬音語）を一つの語種とみなすことも多い．

このうち，和語は最も古い時代から使われてきた日本の固有語で，現代でもすべての助詞・助動詞が和語であり，形容詞や動詞も多くが和語である．名詞類では漢字「訓読み」されるものは基本的に和語であり，ひらがな書きされることも多い．

漢語は主に上代から中世にかけて中国語から借用され，日本語のあり方に強い影響を与えたことばである．漢語は漢字で「音読み」され，主に呉音・漢音・唐音に分かれる．中でも，漢音は最も体系的に日本語に取り込まれており，現代でも高い語彙生成力をもつ．

中国語からの借用である漢語に対し，外来語・借用語は主に西洋諸言語から日本語に入ってきた語群を指す．多数の借用語が日本語に定着するのは明治期以降のことで，現代日本語の借用語は多くが英語由来のものである．

2 | 記号体系としての言語

1. 言語のシニフィエ：外延と内包

言語記号のシニフィエである意味は，外延と内包という2つの側面から捉えることができる．例えば，「金星」「明けの明星」「宵の明星」という記号表現は，いずれもこの世界に実際に存在する太陽系第2惑星という具体的対象を指し示す．ことばの意味には，こうした具体的対象（指示対象）を指し示すという「指示機能」があり，ある記号の指し示す指示対象や指示対象の集合（範囲）を**外延**と呼ぶ．その一方で，「明けの明星」という表現は「明け方に明るく輝く」という金星のもつ属性をも表す．こうした指示対象あるいは指示対象の集合がもっている属性のことを**内包**という．

2. 言語のシニフィアン：音声と文字

ことばの表現手段には，聴覚的な感覚情報である音声や，視覚的感覚情報である文字・手話・点字など，様々な方法が使われている．この中で，音声は特別な記号表現であるといえる．まず，世界で話されているすべての自然言語が音声という表現手段をもつ．これに対し，文字や手話といった表現手段をもたない言語は珍しくない．また，音声は乳児が早期に自然と習得する表現手段であるのに対し，文字や手話はある程度の年齢に達してから，強制的に学ばされるものである．

3. シニフィエとシニフィアンの関係：恣意性と有契性

記号におけるシニフィエとシニフィアンは，一般的に恣意的な関係をもつことが多い．**恣意性**と

表1 範列的関係としての動詞活用表

動詞	活用	未然	連用	終止	連体	仮定	勧誘（命令）
読む	五段	読ま	読み	読む	読む	読め	読もう
勝つ	五段	勝た	勝ち	勝つ	勝つ	勝て	勝とう
起きる	上一段	起き	起き	起きる	起きる	起き	起きよう
食べる	下一段	食べ	食べ	食べる	食べる	食べ	食べよう

は，ある関係が論理的なものではなく，偶然性や単なる約束事であることを指す．前述した交通信号という記号でいえば，“*Attention*”というシニフィエを「黄」という色で表現する必然性はなく，その結びつきは恣意的であり，交通ルールの決まりごとに過ぎない．同様に，言語記号のシニフィエとシニフィアンも通常は恣意的な関係をもつ．「ワンワン」と鳴く動物を /inu/ と表現する必然性はなく，日本語における単なる約束事である．

しかし，記号表現と記号内容が常に恣意的関係にあるとは限らない．ある種の記号においては，両者が直接的な関係をもつ．こうした必然的関係を**有契性**という．「ドンドン」などのオノマトペなどは，**音象徴**という形で，シニフィエとシニフィアンの関係が有契的であることが多い[4]．

4. 記号の範列的関係と統合的関係

ある記号体系をなす記号同士を**範列的関係**（パラグラマティック関係）と呼ぶ．例えば，「ペット」という記号体系の中で，犬や猫などは範列的関係にある．「私・あなた・彼」なども代名詞という体系の中で範列的関係にあり，動詞の活用なども範列的関係をもつ（表1）．これに対し，複数の言語記号がまとまって1つの構造を作っていくことを**統合的関係**（シンタグム関係）という．

5. シンボル化能力としての比喩：メタファーとメトニミー

記号間に生じる関係を使って，シニフィエとシニフィアンの結びつきをさらに抽象化し，記号のもつ意味を拡張したものをシンボル（象徴）という．基本的な言語表現の中でシンボリックな意味拡張がみられるものとして，比喩表現が挙げられる．比喩は形や性質の類似性で例える**メタファー**（**隠喩**）と，シニフィエの近接性・隣接性によって例える**メトニミー**（**換喩**）に分類できる．特にメタファーは豊かな認知の源泉である．例えば，日本語において「ことばは液体のメタファー」で捉えられ，「聞き漏らす」「聞き流す」「ことばを濁す」「言い淀む」などのイメージ豊かな表現が生まれていく．直接関係のないもので例えるメタファーに対し，メトニミーは何らかの直接的な関係のあるもので例える方法で，例えば，「永田町の権力闘争」という表現は，国会議事堂と関係する地名である「永田町」で国会を例えているので，メトニミーの一種である．

3 | 言語の生産性を支える性質

1. 二重分節性

人間のことばは創造的で，概念を表す記号生成の自由度が極めて高い．Martinet（マルティネ）は，人間の言語だけがもつこうした創造性・効率性を支える性質として，**二重分節性**という概念を提案した．分節とは大きなまとまりを小さな部分に分けることで，二重分節とはこの分節を複数回行えることを指す．例えば，文は語という小さな言語記号に分解でき（第一次分節），さらに語のシニフィアンを個々の音にまで分解できる（第二次分節）．第一次分節では，シニフィエの情報が残存するが，第二次分節ではシニフィエが残存しない．例えば，「君が磨いた鏡があった」という文は，第一次分節として「君」や「鏡」といった語に分解でき，さらに第二次分節で /k/, /m/, /g/, /t/, /a/, /i/ というごく少数の音にまで分解できる．逆にいうと，人間の言語は意味をもたない少数の音を組み合わせることで，非常に多くの語を表現でき，その語を組み合わせることで，様々な概念を表現できる無限の文を生み出していく．つまり，第二次分節ができることこそが人間の言語が創造的で，記号生成の自由度と経済性を保証してくれる性質であり，そのためMartinetは第二次分節を人間の言語がもつ特性として重要視した．

2. 線条性

言語表現における経済性を支える他の性質として，**線条性**が挙げられる．線条性とは，時系列に従って音や語などが順番に並んでいることを指す．例えば，/aki/（秋），/ika/（烏賊），/kai/（貝）は同じ音を使っているが，線条性の違いで意味を区別できている．

3. 規則性

このように人間の言語は，少数の音を組み合わせて数多くの記号表現を作り出すことができるが，組み合わせ方は全く自由というわけではなく，一定の規則に従う．例えば，英語の“star”などでみられるような/st/という音の連鎖は日本語において許されず，/sutaa/のようになる．シニフィエの解釈も同様で，「大雨」「小雨」「春雨」といった複合語は雨の種類を表すが，「雨傘」「雨靴」などの複合語は雨の種類を表すのではない．つまり日本語は，「△＋○」という複合語は○の種類を表すが，「○＋△」は○の種類を表せないという規則性をもつ．人間はこうした規則性に基づいた計算を行えるので，新規の表現についても相互の理解が可能となる．

4. 再帰的階層構造

さらに人間の言語は，前節で述べたような規則性を繰り返すことで，より高い自由度と創造性をもつ．例えば，「石焼き芋」という複合語の生成は，「△＋○」の規則を2回繰り返せばよい．まず「石＋焼き」の部分で，「石」の一種ではなく，石を用いた「焼き方」の一種であることがわかる．次に『「石焼き」＋芋』で，これは焼き方ではなく，芋の一種であることがわかり，全体として「石を用いて焼いた芋」という解釈にたどりつく．このように同種の規則を繰り返し適用することを，再帰性という．人間の言語は，再帰的に統合的関係を繰り返すことで，複雑な階層構造を作ることができる．再帰的階層構造は，人間の言語における創造性と自由度を支える最も重要な特性の一つである．

5. 言語生産における無標性と有標性

言語の使用において，一般性の高い自然な形だけが現れるとは限らない．例えば，「太郎が言語学を学ぶ」という文は，「言語学を太郎が学ぶ」とも表現できるが，前者のほうが一般的な語順である．こうした一般性で自然な形を**無標**と呼び，一般性が低く特殊な形を**有標**という．発音でも無標／有標の違いがあり，例えば“spring”のような外国語を発音する時，日本語母語話者は“s<u>*u*</u>p*u*ring<u>*u*</u>”のように母音を挿入してしまうことがあるが，この挿入母音にはしばしばウ音が使われ，「サラダ“salad”」のようにア音が使われることはほとんどない．すなわち，外国語の挿入母音はウ音が無標で，ア音が有標といえる．言語獲得においても，絶対的なものではなく，あくまで傾向に留まるものの，無標形のほうが有標形よりも早い時期に獲得されやすい．

4 | 言語記号のシニフィアン：音韻と文字

1. 音声と音韻

音声とは，人間が構音器官を通じて発することのできる物理的な音のことをいう．音声は分節音（単音）と超分節音に分類できる．分節音は母音と子音のことで，超分節音はアクセントやイントネーション，リズムなどを指す．

これに対し，**音韻**とは音声が担う意味を区別するための機能を指す．そのため，音韻のことを機能的音声ともいう．分節音レベルの音韻情報として音素，超分節音レベルの音韻情報としてアクセント核などがある．通常，音声は発音記号を［ ］で囲み，音素を表す時には記号を／／で囲む．

2. 東京方言の音素

音素は，意味の異なる**ミニマル・ペア**によってみつけることができる．ミニマル・ペアとは，[te]—[ke]，[ku]—[kɯ] のように，どこか1箇所のみ情報が異なった組のことを指す．さらに，[te]—[ke] というミニマル・ペアは「手—毛」という意味の違いをもつので，ここから日本語には /t/, /k/ という異なる音素があると判断できる．一方，[ku]—[kɯ] というミニマル・ペアはどちらも「句」を表し，意味の違いを表せない．したがって，日本語では [u] と [ɯ] は別音素とはいえず，同一音素の異音と考えられる．現代東京方言の母音音素体系を表2，子音音素体系を表3，特殊音素を表4に示す．表2からわかるように，日本語の母音音素は「舌の前後」および「口腔空間の狭広」という観点で分類でき，子音音素体系は表3のように「発声（無声か有声か）」「調音位置（気流をどこで妨害するか）」「調音方法（気流をどの程度妨害するか）」という3つの観点で分類できる．

表2　東京方言の母音音素

	前舌母音	非前舌（後舌）母音
狭母音	/i/	/u/
半狭母音	/e/	/o/
広母音	/a/	

3. モーラと音節

「音素 /oNso/」という語をゆっくり丁寧に発音すると，/o/, /N/, /so/ がほぼ等間隔のリズムをとっていることに気づく．こうした日本語の基本的なリズム単位を**モーラ（拍）**という[5)]．なお，表4に示すモーラ音素を除くモーラを自立モーラ，モーラ音素に相当するモーラを付属モーラ（特殊モーラ）という．例えば，「音素」という語であれば，/o/ と /so/ が自立モーラ，/N/ が付属モーラとなる．

日本語の自立モーラは，モーラの中に必ず1つの母音を含む．この母音を中心とした音素や分節音のまとまりを**音節**と呼ぶ[6)]．直感的には，付属モーラを先行する自立モーラに吸収させた単位が音節であるといってもよい．

4. 対立・自然類と弁別素性

異なる音素は，何らかの属性で必ず区別されているはずである．ある言語要素がどういう属性で異なっているかという性質を**対立**という．例えば，表2からわかるように，/i/ と /u/ は前舌という属性をもつか否かという点で対立しており，/i/ と /e/ は狭さの点で対立している．一方，ある言語要素がどのような属性を共有しているのかという性質を**自然類**という．例えば，表3からわかるように，/p/, /t/, /k/ などは無声破裂音とい

表3　東京方言の子音音素（/y/ は /j/ と表記されることもある）

			両唇		歯茎		硬口蓋	軟口蓋		声門	
			直音	拗音	直音	拗音		直音	拗音	直音	拗音
阻害音	無声	破裂	/p/	/py/	/t/	/ty/		/k/	/ky/		
		摩擦			/s/	/sy/				/h/	/hy/
	有声	破裂	/b/	/by/	/d/			/g/	/gy/		
		摩擦			/z/	/zy/					
共鳴音	有声	鼻音	/m/	/my/	/n/	/ny/					
		流音			/ɾ/	/ɾy/					
		接近	(/w/)				/y/	/w/			

表4　東京方言の特殊音素（モーラ音素）

撥音：/N/	促音：/Q/	長音：/H/	二重母音の後続要素：/J/

長音 /H/ は /R/ と表記されることもある

う点で自然類をなす．また，各言語要素がどのような属性をもっているか（あるいはもっていないか）という特徴は，**弁別素性**によって表すことができる．例えば，/i/ は［＋前舌，＋狭い，－広い］という弁別素性，/u/ は［－前舌，＋狭い，－広い］という弁別素性，/e/ は［＋前舌，－狭い，－広い］という弁別素性をもつ．

弁別素性を用いると，ある音素や分節音が互いにどのような性質で対立するか，また逆にどのような性質によって自然類としてまとまるかといった性質を，規則という形で明確にすることができる．例えば，東京方言では，「/oi/→/e/（例：すごい→すげー）」「/ei/→/e/（例：映画→えーが）」「/ui/→/i/（例：熱い→あちー）」「/ae/→/e/（例：お前→おめー）」「/ai/→/e/（例：痛い→いてー）」といった母音融合現象が観察されるが，先行母音から「狭い」の素性値を，後続母音から「前舌」と「低い」の素性値を取り出して合成するという規則性がある．こうした規則を**音韻規則**と呼ぶ．なお，環境に依存する音韻規則は，「X → Y／__ α」（環境 α の前で情報 X は情報 Y に変わる），「X → Y／α __ β」（環境 α と β に挟まれている環境で情報 X は情報 Y に変わる），「X → Y／α __」（環境 α に後続する環境で情報 X は情報 Y に変わる）のように表す．

5. 東京方言のアクセント核

分節音の音韻情報が音素であるが，超分節音であるアクセントにも**アクセント核**と呼ばれる音韻情報が存在し[7]，「ピッチアクセントで最も重要な音程の変化がどこにあるか」を示す．東京方言のアクセント核は，「高い音から低い音に下がる部分」のことであり，このアクセント核をもっているか否か，もしアクセント核をもっている場合には何モーラ目にあるかが重要な役割をもつ．例えば，東京方言における「箸・橋・端」は同一の音素情報をもつが，第 1 モーラ目にアクセント核をもつもの，2 モーラ目にアクセント核をもつもの，アクセント核をもたないものといったアクセント核の情報により，語の意味を区別できる．

「（赤い）箸・橋・端を（見た）」のアクセント
・箸（1 モーラ目にアクセント核）：
　　はしを見た　　あかいはしを見た
・橋（2 モーラ目にアクセント核）：
　　はしを見た　　あかいはしを見た
・端（アクセント核なし）：
　　はしを見た　　あかいはしを見た

6. 東京方言の品詞とアクセント核

アクセント核のあり方は，品詞との関係が深い．東京方言における n モーラの名詞は，$n+1$ 種類のアクセントパターン（アクセント核の位置が異なるパターンが n 種類，アクセント核をもたないパターンが 1 種類）をもつ．

一方，東京方言における動詞や形容詞のアクセントパターンは，名詞より限られたものになる．言い切りの形であれば，「買う」「借りる」「働く」「赤い」「悲しい」のようにアクセント核をもたないパターンか，「飼う」「食べる」「調べる」「青い」「楽しい」のように語末から 2 モーラ目にアクセント核をもつパターンの 2 パターンしか存在しない．

7. 日本語における文字

現代日本語はシニフィアンとして豊富な文字種をもつ言語であり，ひらがな，カタカナ，漢字，アルファベット（ローマ字）という 4 種類の文字種を使う．この中で，「き」「キ」「ki」といったかな文字やアルファベットを用いると，発音はほぼ決定できるものの，語の意味は一意に決定できない．一方，漢字で「木」と書くと語の意味が 1 つに定まる．漢字のように，シニフィエを伴う「語」を表現することのできる文字を「**表語文字**」という．一方，かな文字やアルファベットのように発音を表すための文字を「**表音文字**」と呼ぶ．なお，交通標識のようにシニフィエを表すが，それをどのような音で表現するかが決まっていないような文字を「表意文字」という．

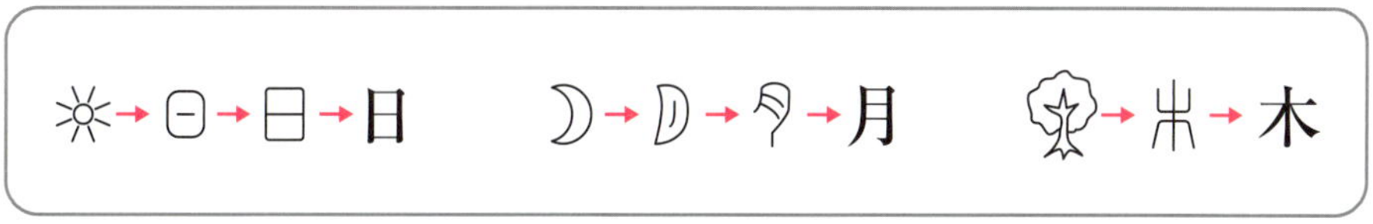

図 2　象形に属する漢字「日」「月」「木」の成立

(1) 表語文字

もともと中国で発明された表語文字である漢字は，字の成り立ちから「象形」「指事」「会意」「形声」「転注」「仮借」（六書という）に分類できる．

例えば，「日，月，木」といった漢字は指示対象の「視覚的な形」を絵文字のように象（かたど）った**象形文字**（図 2），「一，二，上，下」などは抽象的な概念を視覚化した**指事文字**に属する．

会意文字は，象形や指事が表すシニフィエを組み合わせた漢字で，「明，休，男」などが該当する．**形声文字**は，意味と音を同時に表せる漢字で，「飯・版・販・板・阪」「請・清・精・晴」などが該当し，意味を表す部分を**義符**，音を表す部分を**音符**と呼ぶ．なお，**転注文字**は，表す意味が転用された漢字で「楽・考・老」などが該当する．**仮借文字**は，漢字の音読みだけを借りてくる万葉仮名のように使用され，日本語のかな文字の成立に深く関わっている．

漢字の読み方において，中国語の発音を日本語風に引き継いだ「**音読み**」と，漢字の表す意味がほぼ同一である和語の発音を無理やり当てはめた「**訓読み**」が併存している点も重要である．音読みは漢語の読み方で，和語は訓読みされるため，同じ漢字であっても音読みと訓読みは日本語の中で異なった機能をもつ．

(2) 表音文字

表語文字である漢字に対し，かな文字は「安→あ，阿→ア」「以→い，伊→イ」のように，仮借を利用し，漢字の字体を崩して作られた日本固有の表音文字である．なお，ローマ字で使われるアルファベットも表音文字であるが，かな文字が音節やモーラを単位として読まれる**音節文字**（モーラ文字）であるのに対し，アルファベットは個々の音素や分節音を単独で表すことのできる**音素文字**（単音文字）であるという違いに注意されたい．

5 | 形態論と語構造の形成

1. 形態素：言語記号の最小単位

シニフィアンとシニフィエが1つに結びついた言語記号としての最小単位を，**形態素**と呼ぶ．形態素は言語記号の最小単位なので，必ずシニフィエをもつ．一方，形態素の基本的なシニフィアンは1つ以上の音素列（より正確には形態音素の列）からなる．

形態素は単独で用いることができるとは限らない．これに対し，**語**は1つ以上の形態素からできている言語単位で，例外はあるものの基本的には単独で用いることができる．例えば，「食べる／食べた」という語を考えてみよう．「食べ方」「食べ放題」という表現ができることからもわかる通り，「食べ」の部分だけで *eat* の意味をもっており，これが1つの形態素と認定できる．これに対して，残りの「（食べ）る／た」の部分はその動作が行われた時制を表す．時制という文法的な機能を担うので，この「る／た」の部分も形態素である．ただし，この時制を表す「る／た」は各々1つの形態素ではあるが，単独では使えないので，語とは言い難い．

2. 膠着語としての日本語：形態素からみた言語類型論

形態素の振る舞いは，言語の特徴によって個別言語の分類を行う**言語類型論**の点でも重要である．英語の eat → ate のように，文法的に関連した語同士で語形が大きく変わる言語を**屈折語**と呼ぶ．これに対し，日本語は「食べ・見・起き」という動詞形態素に「る・た」という時制形態素をくっつけるタイプの言語で，こうした形態素をくっつける形で文法的な機能を表す言語を**膠着語**と呼ぶ．

なお，このように異なる言語を比較対照し，それぞれの言語がもつ特徴を明らかにしていく学問分野を**対照言語学**という．

3. 形態素の分類

形態素は使用可能性あるいはシニフィエの観点から，いくつかの特性をもつ．まず形態素を使う際の自由度という点から，**自由形態素（独立形態素）**と**拘束形態素（束縛形態素）**を区別できる．

例えば，bean の意味をもつ「豆」という形態素は，単独で「豆」という語として使うこともできるし，「豆まき」や「煮豆」のように他の形態素と組み合わせることもできる．こうした使用方法に制限がない形態素を自由形態素という．これに対し，「お豆さん」の「お」や「さん」は単独で使うことができず，必ず自由形態素と組み合わせて用いなければならない．こうした形態素を拘束形態素と呼ぶ．

また，「豆」という形態素は現実世界の中である対象物（およびその集合）を指し示す．こうした現実世界の中で指示対象をもつ形態素を**内容形態素**という．一般に，名詞や動詞の中心的な意味を担う形態素を内容形態素とみなす．これに対し，「お豆さん」の「お」や「さん」，あるいは「食べた」の「た」は現実世界における指示対象をもたず，「丁寧さ」や「過去時制」といった文法機能をもつ．こうした形態素を**機能形態素**（**文法形態素**）といい，接頭辞や接尾辞といった接辞が機能形態素の典型である．

4. 単純語と合成語

「豆」や「雨」のように，1つの自由形態素からできている語を単純語という．これに対し，「豆まき」「煮豆」「お豆」「雨降り」のように，複数の形態素を組み合わせてできている語を**合成語**と呼ぶ．さらに，合成語は組み合わせる形態素の種類によって，**畳語（重畳語）**や**複合語**，**派生語**などに分類できる．

畳語とは，「山々」「人々」「泣く泣く」のように，同一形態素（後述する異形態を含む）のシニフィアンを繰り返してできている合成語を指す．なお，「つく（突く）→つつく」「とまる（泊まる）→とどまる」のようにシニフィアンの一部を繰り返す畳語を部分畳語という．

これに対し，複合語と派生語は異なる形態素を組み合わせる合成語で，内容形態素を組み合わせる合成語を複合語，内容形態素と機能形態素を組み合わせる合成語を派生語という．「豆まき」「煮豆」「雨降り」などは複合語，「お豆さん」は派生語である．なお，日本語の機能形態素は内容形態素から変化したものも多い．例えば，「豆辞典」の「豆」は内容形態素ではなく接頭辞なので，「豆辞典」は複合語ではなく派生語である．

こうした形態素から語が作られていく過程を**形態論的プロセス**あるいは**語形成**という．例えば，「ニセ」「金」「持ち」という形態素から「ニセ金持ち」という合成語が作られる際，形態論的プロセスの違いによって，「偽物の金を持っている人」の意味か，「金持ちのフリをしている人」かという意味の違いが生じ，発音としても「ニセガネモチ」か「ニセカネモチ」かという違いが生じる．

また，「不可能性」という語は，「可能」に接頭辞「不」が付いて「不可能」という語ができ，さらに接尾辞「性」がついた形態論的プロセスを経て成立したもので，「可能」に接尾辞「性」が付いた後に接頭辞「不」が付いたものではない．こうした派生語を作り出す形態論的プロセスのことを**派生形態論**という．

5. 合成語における形態素の関係性と主辞

言語構造において，意味の中心を担う形態素や語を**主辞**という．日本語の合成語では，通常，後にくる形態素が主辞の役割を担う．例えば，「草花」という合成語では「草」の部分が主辞である「花」を修飾する役割を果たしており，「花」の一種を意味する複合語である．こうした先行形態素が主辞である後続形態素を修飾しているような複合名詞を**従属関係複合名詞**という．一方，「草木」は「草のような木」の意味ではなく，「草と木」

という植物全般を表す複合語である．すなわち「草」も「木」も主辞として機能しており，こうした複合名詞を**並列関係複合名詞**と呼ぶ．

こうした形態素における関係性の違いは，複合動詞においてもみられる．例えば，「（布を）押し切る」という複合動詞は，「布を切る」行為の一種なので，後部要素の動詞「切る」が主辞になっており，「押す」という動詞は主辞ではなく，「切る」を修飾する役割を果たしているにすぎない．こうした後部要素が主辞を担う複合動詞を，**語彙的複合動詞**と呼ぶ．一方，「（マラソンを）走り切る」という複合動詞は，「マラソンを切る」のではなく，「マラソンを走る」ことで，「走る」が主辞として機能している．一方，「切る」は文字通りの意味ではなく，「最後までその行為を行う」という意味をもつ機能形態素（接尾辞）である．このように，先行する動詞形態素が主辞を担う複合動詞を，**統語的複合動詞**という．

6. 異形態

合成語を作る際に，ある形態素のシニフィアン（音素列）の一部が変化したものを**異形態**という．例えば，「酒 /sake/」という形態素は，「酒（樽）/saka/」「（甘）酒 /zake/」「（居）酒（屋）/zaka/」というふうに，微妙にシニフィアンが変化した異形態をもつ．異形態は，あくまでシニフィエは変わっていない同一の形態素で，シニフィアンだけが微妙に変わったものである．なお，同じ「酒」という漢字を使っていても，「酒 /sake/」と「（洋）酒 /syu/」は，和語と漢語という異なる語種の形態素であるため，同一形態素ではない．

7. 連濁

日本語の異形態において，最も生産的なパターンの一つに**連濁**がある．連濁とは，「酒 /sake/」が「（甘）酒 /zake/」になるように，合成語の主辞を担う後部形態素における最初の無声阻害子音が有声阻害子音に変わる現象を指す．

連濁は，後部形態素が主辞であることを明示する機能を担う．例えば，「ニセ金持ち」という合成語は，連濁を起こした「にせがねもち」という発音とともに，連濁していない「にせかねもち」という発音も可能である．連濁している「にせがねもち」では，連濁によって「かね」が「にせ」に後続する主辞であることがわかり，「偽物の金」という意味をもつ．一方，連濁していない「にせかねもち」では「かね」が合成語の主辞でないことがわかるので，「金持ち（のにせもの）」の意味として理解される．

日本語において連濁は生産的な形態現象であるが，連濁を阻止する条件がある点も見逃せない．例えば，「（添え）木 /gi/」のような従属関係複合語では，後部要素だけが主辞であるため連濁が起こりうるが，「（草）木 /ki/」のような並列関係複合語では，前部要素も主辞なので連濁が阻止される．また，時代によっても連濁の起こり方が違い，時代が新しくなるほど，連濁を避ける傾向が強い．

こうした連濁阻止条件の中で，最も興味深いものが「**ライマンの法則**」である．これは，合成語における後部形態素が主辞であっても，その形態素がもともと「濁音」をもっていれば連濁が起こらないという法則をいう．例えば，「柿 /kaki/」は濁音のない形態素なので，これが主辞として後部要素に置かれると，「甘柿」のように連濁が起こりうる．しかし，「鍵 /kagi/」という形態素は濁音を元々もっているので，「合鍵」はあくまで「あいかぎ」であって，ライマンの法則によって「あいがぎ」のような連濁は阻止されてしまう．

こうした連濁を含む異形態が生じる形態論的プロセスを説明する学問分野のことを，**形態音韻論**という．

8. 複合語アクセント規則

日本語は後部要素を明示する機能として，連濁の他に**複合語アクセント規則**という方法をもつ．これは，合成語の後部要素の始まり付近（後部要素の第1モーラ目か後部要素の始まる直前）にアクセント核が置かれる現象を指す．「刀」は2モーラ目にアクセント核をもつ語であるが，複合語の「懐刀」になると「刀」の「が」にアクセント核がくるのは，この複合語アクセント規則に基づく．ただし，連濁と同じく，複合語アクセント規則も常に適用されるとは限らない．例えば，東京方言における「日本語」「国リハ式」といった合成語では，複合語アクセント規則が働かず，アクセント核をもたない形で発音される．

9. 動詞の形態素：母音語幹動詞と子音語幹動詞

形態素という観点からみると，日本語の「食べる・食べた」という動詞表現は，eat の意味をもつ「食べ」という動詞形態素に，時制の違いを表す機能形態素「る（非過去時制）」「た（過去時制）」がくっついたものと捉える．「起きる・起きた」なども同様で，こうした「食べ /tabe/」や「起き /oki/」のように，動詞形態素のシニフィアンが母音で終わっているものを**母音語幹動詞**という．学校文法でいう上一段活用や下一段活用をする動詞形態素が母音語幹動詞に相当する．一方，学校文法で五段活用と呼ばれる動詞は，形態素という観点では子音で終わっており，こうした動詞形態素を**子音語幹動詞**と呼ぶ．例えば，「勝った」という動詞表現は，/kat/ という子音で終わる動詞形態素に，過去時制「た /ta/」が接続した形だと考える．なお，「勝つ」という動詞表現は，動詞形態素 /kat/ に，非過去時制の形態素 /u/ がくっついたもので，この非過去時制の形態素 /u/ と「食べる」の非過去時制形態素「る /ru/」は異形態の関係にある同一形態素である．

6 | 統語論・文法

1. 日本語の語順：主辞後置型言語

前節でみた形態論は語を形成するための規則であった．これに次いで，語から文を形成する規則を統語論（狭義の文法）という．言語類型論上は，日本語の文法は主辞を後置する**主辞後置型言語**に属するといえる．英語のような主辞前置型言語では，「VO（read books）」語順，「前置詞（to school）」や「先行詞（books（that）John wrote）」があるのに対し，日本語のような主辞後置型言語では，「OV（本を書く）」語順，「助詞・後置詞（学校へ）」や「後行詞（ジョンが書いた本）」があるといった性質が自ずと導かれる．つまり人間の言語は，1つの原理から一見ばらばらにみえる諸現象が統一的に導出されるという特性をもつ．Chomsky は，こうした少数の原理からなる言語システムを**普遍文法**と呼んだ．Chomsky によれば，普遍文法における原理（例えば，言語構造には主辞があるという原理）はすべての個別言語に共通する性質で，個別言語の違いは原理に付随するパラメータ（例えば，主辞が前置か後置かという変数）によってもたらされるという．

2. 品詞と文の種類

文の中で，動詞や形容詞のように時制の区別をもつ品詞を**用言**という．一方，時制の区別をもたない品詞は，名詞や代名詞のように主語になり得る品詞である**体言**と，連体詞や主に用言を修飾する語である**副詞**のように主語にはなり得ない品詞に分類できる．また，助詞や助動詞のように，必ず他の形態素や語とともに用いられる品詞を付属語（機能形態素からなる語）と呼ぶ．

特殊な文を除き，文の主辞となる述語は基本的に用言が担う．「太郎が本を読む」のように，1つの述語をもつ文が単文である．また，「花子が本を書き，そして太郎がそれを読む」のように単文を単に接続した文を重文という．一方，文のある要素を別の文で修飾している文，すなわち「太郎は花子が書いた本を読む」のような文を**複文**と呼ぶ．

複文において基本となる文を主節，ある要素を修飾している文を従属節という．従属節には，条件節や連体節，関係節などが含まれる．また従属節と被修飾語との関係で，「村上春樹が書いた小説」のように，数ある小説の中から被修飾語である「小説」の解釈範囲を狭めることに役立っている修飾節のことを**制限用法**という．一方，「村上春樹が書いた『風の歌を聴け』」のように，修飾節がなくても指示対象を絞れるような表現を**非制限用法**という．

3. 格助詞

文中における体言（名詞や名詞に準じる機能を果たす語）の関係を示す文法標識のことを**格**という．英語では格を，“he/him” や “they/them” のような屈折変化で表す．一方，日本語では格を表すのに「健が奈緒美を愛している」のように**格助詞**を用いる．日本語はいくつかの格助詞をもっているが，特に「が・を・に」の3つを基本格助詞と呼ぶ．基本格助詞であるガ格・ヲ格・ニ格は「太郎すぐに来るってさ」「本買ったよ」「学校行ったよ」のように，省略されることも少なくない．言語理論によっては，こうした省略できる格助詞を構造的に与えられる構造格とみなす．

4. *n* 項述語（自動詞・他動詞）と格助詞

単文における述語以外の要素は，**項**か**付加詞**のいずれかに分類される．項は，述語がその文を構成するうえで必須な要素のことで，述語の表すシニフィエと直接的な関係をもつ．一方，付加詞は，述語からみて任意の要素を指す．ただ，日本語では項と付加詞の区別が難しい場合があり，また項であっても文脈から内容がわかる場合は省略されることもある．

必須要素である項を1つだけ要求する述語を**1項述語**という．その述語が動詞の場合は**自動詞**とも呼ばれる．一方，2つの項が必要な述語を**2項述語**，3つの項が必要な述語を**3項述語**といい，述語の品詞が動詞の場合は**他動詞**ともいう．自動詞の項には，「授業が始まる」のようにガ格が用いられる．一方，2項他動詞では，「太郎が授業を始める」のようにガ格とヲ格が用いられることが多い．ただし，「太郎が花子に頼る」のようにガ格とニ格を用いる動詞も若干存在する．3項他動詞は，ガ格・ヲ格・ニ格のすべてが必要であり，「太郎が花子にプレゼントを贈る」「花子が太郎に言語学を教える」のように授与関係を表すものが多い．

このように，動詞によってどういう意味の体言にどのような格助詞を付与するかが決まっていくことを**格配置**という．動詞の形によっては，格配置が複数可能なものもある．例えば，「太郎は英語を話す」を「太郎は英語が話す」と言い換えることはできないが，「太郎は英語を話せる」という文は「太郎は英語が話せる」という表現も可能で，こうした可能文や「太郎は英語を話したい／英語が話したい」のような願望文は2通りの格配置を許す．

5. 対格型言語としての日本語

日本語は，「先生が授業を始める／授業が始まる」のように，他動詞と自動詞の主語にどちらも同じ格を用いる**対格型言語**である．ただし，日本語の主語に常に「ガ格」が使われるとは限らない．「あなたにできるのですか？」のような「ニ格」を伴う主語もあれば，「村上春樹の書いた小説」のように，主語を担う「ガ格」が「ノ格」と交代することもある．一方で，ガ格であれば主語を表すと決めつけることもできない．「健は奈緒美が好きだ」のように目的語に対してもガ格が使われることもある．

6. 内の関係節・外の関係節と格助詞

従属節のうち，「村上春樹が書いた新作」「新作を書いた村上春樹」のような関係節を作る時に，「新作」や「村上春樹」といった非修飾語は，一般的に「村上春樹<u>が</u>新作<u>を</u>書いた」といったように関係節内の動詞と格関係をもつ．こうした関係節を「**内の関係節**」という．内の関係節は，英語をはじめ多くの言語でみられる最も基本的な修飾構造であるといえる．しかし，日本語では「村上春樹が新作を書いたニュース」のように，関係節と被修飾語が格関係を保たない修飾節も作ることができる．こうした関係節を「**外の関係節**」と呼ぶ．

7 | 動詞形態素と関わる文法要素

1. 時制（テンス）

日本語の動詞形態素には様々な機能形態素が後続し，文法的な性質を表す．動詞後続形態素の中で最も基本的な要素が**時制（テンス）**である．テンスは，その文が指し示す事態が，過去・現在（基準時点）・未来のどこで生起したかを示す．なお，日本語の時制は現在と未来を区別せず，過去と非過去のみを区別する[8)]．

過去時制は「昨日図書館にいた」のように，形態素「た」（異形態として「だ」）で表す．一方，非過去時制は「今，図書館にいる」「明日は図書館にいる」のように形態素「る」（子音語幹動詞では異形態の /u/）で示される．

ただし，動詞形態素に後続する「る」「た」が常に時制を表すとは限らない．例えば，「さぁ，買った買った」「あっ，明日は東京に出張だったよ」の「た」は純粋な時制ではなく，事態の確定性を意味する．同様に，形態素「る」も「最近は毎日図書館にいる」のような文では，時制というより習慣を表す．

2. 絶対時制と相対時制

時制において，過去・非過去を区別する基準時点を発話時点（その発話が行われる瞬間）に置くものを**絶対時制**と呼ぶ．一方，文脈が想定する時点を基準にした時制表現を**相対時制**という．「昨日は，ご飯を食べる前にテレビを見た」における「た」が絶対時制（発話時点より過去を表す），「る」が相対時制である．絶対時制としては，「ご飯を食べ」たのも昨日という過去のことであるが，「ご飯を食べた」時点と「テレビを見た」時点を相対的に比較した場合，「ご飯を食べた」時点は「テレビを見た」時点からみると非過去に相当するため，非過去時制の形態素「る」が用いられ，「た」という形態素は用いられていない．

3. アスペクト（相）

アスペクト（相）とは，ある行為の状態―すなわち，行為の開始点，あるいは行為の進行性，行為が完了時点のいずれをみているか，あるいは行為が完了したか否かをみているか，それとも行為の結果をみているかといった事態の局面のことである．「（ご飯を食べ）はじめ（る・た）」なら開始時点，「（ご飯を食べ）続け（る・た）」なら行為の進行継続性，「（ご飯を食べ）終え（る・た）」なら完了のアスペクトを表す．日本語のアスペクトは，「食べ切る」「食べ損なう」のように，統語的複合動詞における後部形態素で表現されることが多い．

アスペクトは，動詞形態素の意味とも深く関係する．例えば，「届ける」のような**動作動詞**（行為を行う上で一定の時間幅が必要な動詞）とアスペクトを表す「てい」が共起した場合，「荷物を届けている」のようにアスペクトとして進行相を表す．一方，「届く」のような**瞬間動詞**（ある瞬間に行為が成立する動詞）と「てい」が共起すると，「荷物が届いている」のように結果相のアスペクトとして解釈される．

4. ヴォイス（態）

ヴォイス（態）とは，事物をみる視点や共感などと関わる文法用法を指す．受動態や使役態といったヴォイスは，英語でもお馴染みの表現だろう．

このうち，日本語の**受動態**は，動詞形態素に受身の意味を担う「られ」（子音語幹動詞では異形態 /are/）が後続する．例えば，能動態である「先生が学生を褒めた」が「先生」に事態を描写する視点が置かれているのに対し，同じ事態を表現する文であっても，受動態「学生が先生に褒められた」の場合は「学生」に視点が置かれる．また一般的に，日本語では能動文の「ガ格」が受動文の「ニ格」と，能動文の「ヲ格」が受動文の「ガ格」と対応関係をもつ．こうした格助詞の対応関係をもつ受動態を**直接受身文**と呼ぶ．

一方，「太郎が雨に降られた」や「太郎が友人に足を踏まれた」という受動文には，格助詞の対応関係を守った「雨が太郎を降った」「友人が太郎を足を踏んだ」という能動文が存在しない．こうしたタイプの受動態を**間接受身文**という．

他のヴォイスを簡単にみてみよう．日本語の使役態は，花子が太郎にパンを食べさせた」のように，動詞形態素に「させ」（子音語幹動詞の場合は異形態 /ase/）を後続させて表す．また，「太郎はパンが食べたい」のような文を**希望文**，「太郎はリンゴが食べにくい」のような文を**難易文**という．また，「太郎がドイツ語の本を読む」のような子音語幹動詞に可能の形態素 /e/ を接続させた「太郎がドイツ語の本を読める」といった文は**可能文**と呼ばれる．なお，母音語幹動詞で可能文を無理に生成すると，「太郎がパンを食べれる」という「ら抜きことば」になってしまう．

ヴォイスの中で複雑な文法関係を有するものが，「～してあげる」「～してくれる」「～してもらう」といった表現をもつ**授与態**である．例えば，「花子が太郎に英語を教えてあげる」「花子が太郎に英語を教えてくれる」「太郎が花子に英語を教えてもらう」という文は，いずれも花子が教える側（与える側），太郎が教わる側という点で共通しているが，「～してもらう」の場合のみ「花子」という与える側をニ格で表す．また，「～してあげる」はガ格に話者の共感が与えられるのに対し，「～してくれる」は話者の共感がニ格に置かれる．

5. 否定（極性・ポラリティの一種）

「太郎がパンを食べる」「太郎がパンを食べない」のように，命題の真偽に関わる文法範疇を極性（ポラリティ）という．極性には肯定と否定の区別があり，否定表現には否定詞や否定辞が用いられることが多い．

否定には完全否定と部分否定があり，「すべての宿題をやっていない」のように該当する対象が全く存在しない否定を完全否定といい，「すべての宿題はやっていない」のように一部の対象が該当しないような否定を部分否定と呼ぶ．部分否定では「すべての宿題をする」ということは成立していない（すなわち否定されている）状況なので，「～ない」という否定表現の力が量化子「すべて」にまで及んでいる．一方の完全否定では，「宿題をやっていない」ということが「すべての宿題」に当てはまることになるので，「ない」という否定の力は，量化子「すべて」には及んでいない．こうした否定の力が及ぶ範囲のことを否定の**スコープ**という．

極性表現である肯定か否定の一方のみと共起する語や表現を，**極性項目**（ポラリティ・アイテム）と呼ぶ．例えば「～しか（太郎しか来ない）」「全く（全く遊ばない）」「何も（何もほしくない）」などは，否定表現のみに使われる否定極性項目である．「全然」も時代によっては否定極性項目として使われていたが，現代では肯定表現と共起して用いられることも少なくない．一方，「何か（何かほしい）」は肯定極性項目である．

8 | 意味論・語用論

1. 意味と発話状況

意味論という学問では，語や文がもつ固定したシニフィエのシステムについて研究を行う．一方，語や文の意味はそのことばが使われる状況に依存して，解釈が変わってしまうことも少なくない．例えば，天気予報官が「今日は寒い」といった場合には，「寒い」の固定した意味である低い気温の意味に理解されるが，友人とレストランで食事をする際に「今日は寒いね」といった場合の真意は，気温の低さではなく，「何か温かいものを食べようよ」といった意味になる．こうした状況の中で決まってくる意味について研究する分野を語用論という．

2. 語の意味関係：上位語・下位語・同位語

意味的に何らかの関係をもつ形態素や語の間では，その意味に基づく階層関係が生じる．この時，より一般的な意味をもつ語を上位語，個別の具体的に近い意味をもつ語を下位語と呼ぶ．例えば，「魚」「海水魚」「鯛」などの語を考えると，「（上位）魚→海水魚→鯛（下位）」という意味的な階層関係があるので，「魚」は「海水魚」や「鯛」などの**上位語**，「鯛」は「魚」や「海水魚」の**下位語**という位置づけになる．なお，「海水魚」と「淡水魚」は上位語である「魚」からみて同じ階層に位置するので，**同位語**の関係をもつ（図3）．

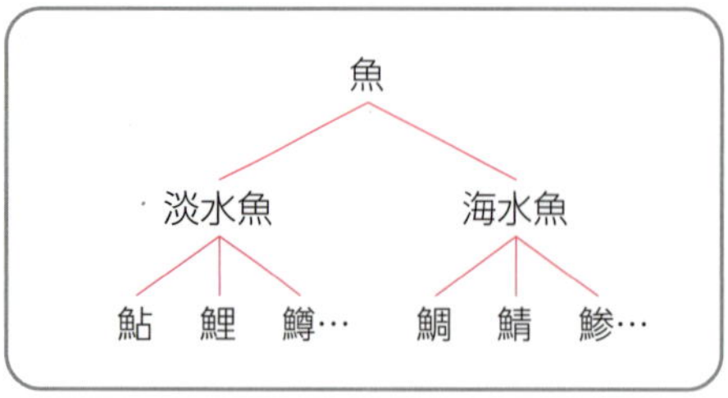

図３　語の意味における階層関係

3. 類義語と反義語

類義語とは，語と語の意味関係が極めて類似している関係を指す．意味が完全に同じ場合には同義語という．日本語は少なくとも３つの語種をもつので，「宿・旅館・ホテル」のように異なった語種の間で類義語関係が成立することが多い．

一方，反対の意味をもつ語の関係を**反義語**という．反義語のうち，「男／女」「等しい／異なる」のように，ある概念を二分するものを**相補関係**と呼ぶ．これに対し，「頂上／ふもと」「満点／零点」のように，ある概念の両極端なものを表すものを**両極関係**，「長い／短い」「高い／低い」のような意味を区別する境界が不明確な関係を**程度関係**という．

4. 多義語と同音異義語，同訓異字

形態素や語の中には，「首（①頭と胴体をつなぐ部分，②解雇）」「甘い（①糖分の味覚，②厳しさに欠ける）」のように，１つの語が複数の意味を担っているものがある．こうした語を**多義語**という．一方，「視覚・資格・死角」のように，シニフィエが異なる別々の語におけるシニフィアンがたまたま同一であるような語を**同音異義語**と呼ぶ．なお，「測る」「計る」「量る」（いずれも“はかる”と読み，ある基準に対する度合いを調べること）などは，和語として同一の形態素であるため，**同訓異字**という．

5. 直示表現（ダイクシス）

語の中には，発話状況が決まらない限り，その語の意味解釈を決定できないものがある．こうした言語表現を**直示表現（ダイクシス）**と呼ぶ．例えば，「私」という直示表現は，発話者が誰であるかがわからなければ，指示対象を決定できない．直示表現には，「私・あなた・彼」のような人称表現，「これ・それ・あれ」のような指示詞（こそあどことば），「昨日・今日・明日」「前・後ろ」「左・右」のような時や場所を表す表現などがある．

なお，直示表現の一種である指示詞は「太郎が彼の書いた本にサインした」のように，発話において先行する文の要素を指し示す機能ももつ．こうした機能を**照応**という．

6. 文の論理的な意味：命題

語の外延は現実の存在物や動作を指し示す機能のことだが，これは逆にいえば特定の言語表現に対応する集合の中に眼前の存在物や動作が入るか入らないかを判断していることに他ならない．こうした判断を真偽判断という．同様に，文の最も基本的な意味は，ある言語表現に対応する集合の中に，眼前の出来事が入るか入らないかを判断することと捉えることができる．こうした真偽判断が可能な文のことを**命題**という．

ここで「花子は英国に行った」という命題pが真だったとしよう．この時，「英国という国が存在する」という命題rも真でなければならない．こうした関係がある時，命題rを命題pの**前提**という．一方，「花子は英国に行った」という命題pが真である時，「花子は日本にいない」という命題qを帰結できる．こうした命題pから論理的に命題qを帰結できることを**含意**と呼ぶ．

7. 話し手の心理的態度：モダリティ

命題は論理的に真偽を決定できる文であるが，話者がその真偽を常に知っているとは限らない．こうした時に時制で終わる文に続いて，話者の心的態度を表す**モダリティ**を付加することができる[9)]．命題に付属するモダリティを対事的モダリティといい，「～かもしれない，～だろう，～に違いない」といった**証拠性モダリティ**と，「～してもよい，～しなければならない」という**義務性モダリティ**に分類できる．

こうした対事的モダリティに次いで,「太郎がパンを食べたかもしれないよね」のように, 聞き手に働きかける機能をもつ終助詞「よ」「ね」などを付加することも可能で, こうした終助詞を**対人的モダリティ**と呼ぶ.

8. 話し手と聞き手における情報管理

コミュニケーションは話し手と聞き手がお互いに情報を交換しながら, 情報を共有していく過程として捉えることができる. この時, 共有できていない情報を「未知情報・非共有情報・**新情報**」, 共有できている情報を「既知情報・共有情報・**旧情報**」と呼ぶ. 新情報は, 聞き手が前提としない新しい情報なので, **フォーカス(焦点)**と言われることもある. 対人的モダリティの終助詞「よ」は聞き手にとっての未知情報を伝え, 終助詞「ね」は共有情報の確認を表す.

この未知情報・共有情報の違いは, 格助詞「が」と副助詞「は・も」の使い分けにも関わる.「この会社の社長が誰か知っている?」という疑問文に対して,「太郎が社長だよ」とはいえるが,「太郎は社長だよ」と答えることはできない. しかし,「太郎の役職って何?」という疑問文に対しては,「太郎は社長だよ」という答え方がよい. これは, 助詞「が」が未知情報・非共有情報を表しやすく, 助詞「は・も」が既知情報・共有情報を表しやすいことに由来する. さらに, この性質が発展した結果, 助詞「が」は**総記**の意味を, 助詞「は」は**主題(トピック)**や対比の意味を表す. なお, こうした主題を共有しながら, ものを言ったり書いたりする行為が2回以上繰り返される情報の連続体を**談話**という.

副助詞は,「は」のように主題を限定して取り出したり,「太郎も来た」の「も」のようにある情報を取り出して付加したり,「太郎だけ来た」のように特定のものを他のものと区別して取り出したりする機能をもつため, **取り立て助詞**とも呼ばれる. 助詞「は, も」などは取り立て助詞(副助詞)であって, 格助詞でない点に注意してほしい. なお,「が」と「は」が共に用いられた「象は鼻が長い」などの文は**二重主語構文**あるいは**多重主語文**と呼ばれることもある.

●文献

1) 互　盛央:フェルディナン・ド・ソシュール―〈言語学〉の孤独,「一般言語学」の夢―, 作品社, 2009, p456.
2) 福井直樹:新・自然科学としての言語学―生成文法とは何か, 筑摩書房, 2012, p52.
3) デイヴィッド・リー(宮浦国江訳):実例で学ぶ認知言語学, 大修館書店, 2006, p1.
4) 窪薗晴夫編:オノマトペの謎, 岩波書店, 2017, p12.
5) 窪薗晴夫:音声学・音韻論, くろしお出版, 1998, p48.
6) 窪薗晴夫, 本間　猛:音節とモーラ, 研究社, 2002, p3.
7) 斎藤純男:日本語音声学入門[改訂版], 三省堂, 2014, p113.
8) 町田　健:日本語の時制とアスペクト, アルク, 1989, p153.
9) 益岡隆志:日本語モダリティ探究, くろしお出版, 2007, p21.

(松井理直)

2　音声学

1｜音声

1. 言語と音声

言語は，音声と意味が対応する記号の体系であるとされる．言語というと音声より文字を連想する人もいるかもしれないが，世界中には文字をもたない言語が多くある．また，子どもが文字よりも音声を早く習得することから，言語は一義的には音声によるものである．日本語の歴史をみても，もともと文字はなく，奈良時代に中国語から漢字を借用して日本語を書き表し（万葉仮名），平安時代に漢字から仮名文字が作られた．

人間の言語にはいろいろな特徴があるが，ここでは**二重分節**を取り上げる．例えば，「私は犬が好き」という文が発話されたとしよう．実際には切れ目なく一息に発話されることが多いが，この文は watashi wa inu ga suk-i のように内容的・文法的な意味をもった単位（**形態素**）に区切ることができる．さらに，例えば inu は/i/と/n/と/u/という音の単位（**音素**）に区切ることができ，順序を入れ替えると uni（ウニ）という語，/n/を/s/に換えると isu（椅子）という別の語を作ることができる．このように人間の言語は二重に区切ることができ，それが人間の言語の特徴の一つである．

音声学は，言語で用いられる音を研究対象とする．音声学は，人間がどのように音を発音し（調音音声学），どのように伝わって（音響音声学），どのように聞いているのか（聴覚音声学）の 3 分野に分けられることが多いが（図 1），これらは互いに密接に関連している．音声学の知見は言語聴覚士の分野だけでなく，外国語教育・日本語教育，音声認識・合成など，幅広い分野の基礎となっている．本章では，主に調音音声学について概説する．

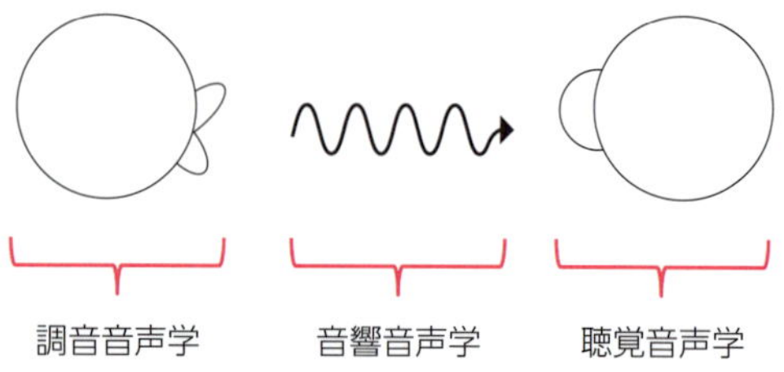

図 1　音声学の分野

なお，「**調音**」と「**構音**」という語は同じ意味であるが分野によって呼び方が異なり，音声学・言語学では調音，医療の分野では構音という用語が用いられている．

音声学は本を読んでもよくわからないとか，多くの専門用語や記号を暗記しなければならないとか，不安に感じている学生もいるかもしれない．音は見えないし，文字で説明を読んでも理解が難しい．音声学は普段話しているその話し方についての記述なので，まず実際に発音して自分がどのように発音しているかを意識し，音を聞いて確かめるところから始めてほしい．そうして，一つひとつの概念を暗記するのではなく，理解してほしい．

2. 音声と音韻

「**音声**」に対して「**音韻**」ということばがある．音声が実際に存在する物理的現象としての音であるのに対し，言語という体系の中での音のことを音韻という．音声が具体的なものであるのに対し，音韻は抽象的なものである．こういうと難しく聞こえるかもしれないが，頭の中にある心理的な音の区別が音韻であると考えてよいだろう．例えば，「あんこ」と「あんぱん」の「ん」は同じ音だろうか．自分の口唇を鏡で見てみれば，「あんこ」では唇が一切閉じないのに対し，「あんぱん」では2拍目の「ん」の時にすでに唇が閉じていることがわかるだろう．実は両者の構音の方法は異なるのである．しかし，両方とも同じ「ん」として意識されている．つまり，音声としては異なっていても，日本語話者は同じ音だと思っているし，日本語の体系の中では同じ音なのである．

音声学が音声そのものやその構音方法などを研究する自然科学的な分野であるのに対して，**音韻論**は言語の中での音の体系や並び方など，いわば音の文法を研究する分野である．

2 | 発声発語器官と構音

1. 構音器官

構音器官を図2に示す．ほとんどの言語音は，肺からの呼気を構音器官によって加工して産出される．呼気はまず**喉頭**で喉頭原音を作り，それが**咽頭**，**口腔**，**鼻腔**によって変化させられる．喉頭，咽頭，口腔，鼻腔のことを**声道**と呼ぶ．

喉頭には左右2本の**声帯**があり，その隙間を**声門**と呼ぶ．図3で示すように，声帯を軽く閉じて息を出すと2本の声帯が高速で開閉しその振動が声となる（**有声音**）．声帯を開いて息を出すと声帯は振動せず**無声音**となる．喉仏に触りながら「アー」と言うと声帯の振動を手で感じることができ，「sss...」と言うと振動を感じられないのがわかるだろう．

口蓋帆（軟口蓋の後半部分）が挙上すると鼻腔への通路がふさがれ**口音**と，口蓋帆が下垂すると鼻腔に空気が流れて**鼻音**となる．通常の発話では，ほとんどの音で口蓋帆は上がっており，鼻音を発する時のみ下がる．

口腔の上部の構音器官は，前から順に，**唇**，**歯**，**歯茎**，**硬口蓋**，**軟口蓋**，**口蓋垂**である．舌先を歯に付けて後ろに舐め上げていくと，歯茎があり，次につるつるしていて骨が通っている硬い部分が硬口蓋，さらに後ろで舌先が届きにくくざらざらしていて軟らかい部分が軟口蓋，垂れている部分が口蓋垂である．口蓋の形状にはかなり個人差がある．これらの部位の名称はそのまま子音の名称として使われている．**舌**は，硬口蓋に向き合う部分を前舌面，軟口蓋に向き合う部分を後舌面（または奥舌面）という．前舌面より前の部分が舌端で，その先端部分を舌尖という．

2. 構音の観察

構音器官の動きは外からは見えないため計測することは困難であったが，近年，超音波断層法やMRIなど種々の機器を用いてかなり正確に計測で

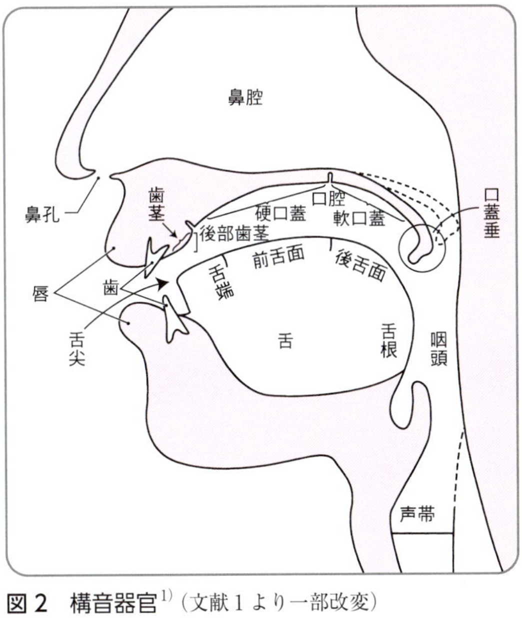

図2 構音器官[1)]（文献1より一部改変）

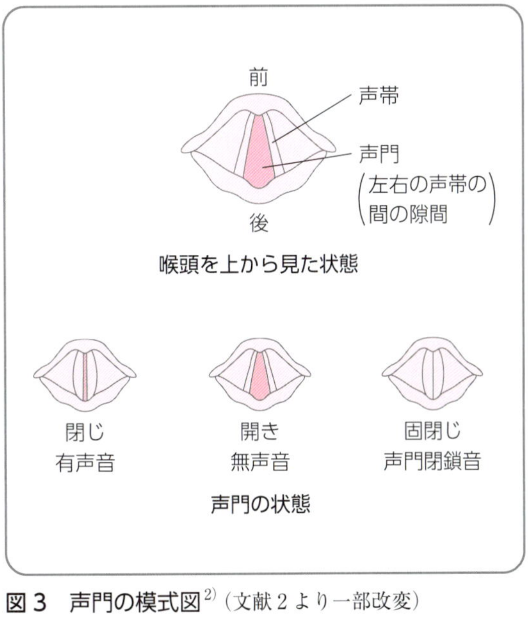

図3 声門の模式図[2)]（文献2より一部改変）

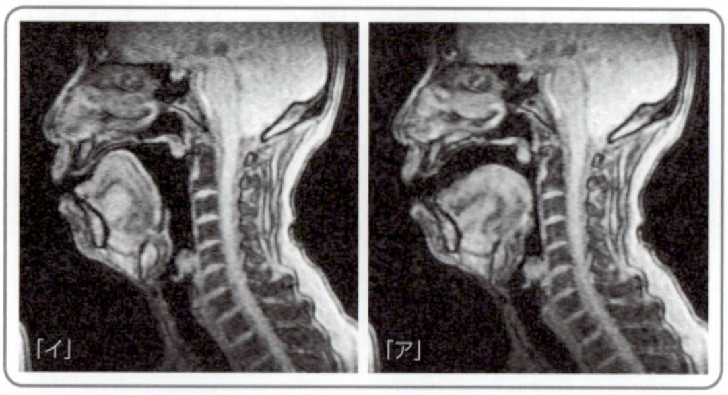

図4 MRI画像[4)]
左図「イ」では前舌部が硬口蓋に接近している．右図「ア」では舌が下がり，舌根が後ろに移動し咽頭が狭くなっている．

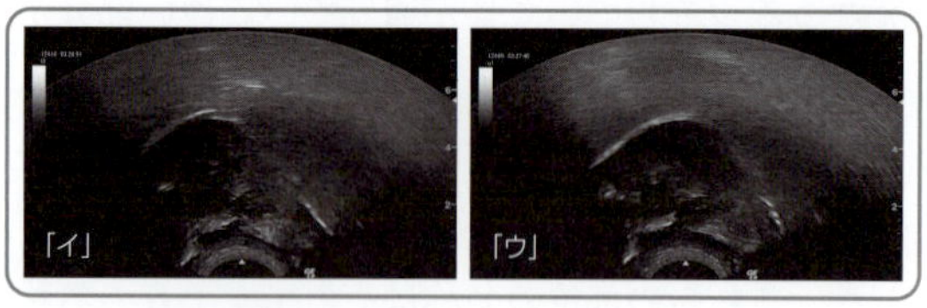

図5 超音波画像
［神戸大学の孫静先生，林良子先生のご厚意により提供］
左図「イ」では舌の前の方が，右図「ウ」では舌の後ろの方が盛り上がっているのがわかる．

きるようになってきている．以下にいくつかの観察手法を紹介する[3)]．

ファイバスコープ：鼻や口から挿入し，声帯や口蓋帆の動きを観察する．

EGG（electroglottography）：甲状軟骨を挟むように首の皮膚に電極を付け，声帯の開閉を間接的に計測する．

EMA（electromagnetic articulography，磁気センサシステム）：構音器官にセンサを貼り付け，磁気を利用して位置を計測する．リアルタイムに3次元の位置情報を取得できる．可搬性のある小型の装置もある．

MRI（magnetic resonance imaging，磁気共鳴画像法）：構音器官の断面を撮像する（図4）．ただし時間分解能が低く，構音器官の動きを見るためには，被検者に同じ構音を繰り返してもらいタイミングをずらしながら撮像したものをつなぎあわせて動画を作成する必要があった．近年，リアルタイムMRI（rtMRI）が開発され，動画を撮像することが可能になった．MRI動画のコーパスも公開されている．

超音波断層法：手軽に舌の動きをリアルタイムで見ることができる（図5）．被検者が構音しながら映像を確認できるため，構音訓練や語学学習への応用も試みられている．

EPG（electropalatography，エレクトロパラトグラフィ）：多数の電極を配置した人工口蓋を装着し，舌と口蓋の接触をリアルタイムで計測する．有効な手法だが，被検者ごとに人工口蓋を作る必要がある．

ビデオカメラ：身体の外部から下顎や口唇の動きを計測する．

従来，構音動作の記述は音声学者の内省と耳によるところが大きかった．音響分析の目的の1つは構音動作の推定である．ここ10年ほどで各種の観測機器が発達し，今後の研究の発展が待たれる．

3 | 音声記号

1. 国際音声記号（IPA）

音声を書き表すにはどうすればよいだろうか．仮名文字は表音文字なので，それを用いればよいと考えるかもしれない．しかし，厳密には仮名1文字に1音が対応しているわけではない．「は」を例に挙げると，多くの場合は「ハ」と読むが，助詞の「は」は「ワ」と読む．逆に，異なる文字が同じ発音のこともある．現代の日本語では「じ」と「ぢ」の発音は同じである．また当然，日本語にない外国語の音は仮名文字では記述できない．

このような問題を解決するために，音を書き表す記号，すなわち音声記号を用いる．**国際音声記号**（International Phonetic Alphabet：IPA）（図6）が標準的に用いられている．IPAを見ると，音が体系的に整理されているのがわかるだろうか．IPAは全世界の言語音を記述するために作られており，日本語で使われている音以外も含まれている．英和辞典の発音記号もIPAを簡略化したものである．

国際音声記号（改訂 2020）

子音（肺気流）

©ⓘⓢ 2020 IPA

	両唇音	唇歯音	歯音	歯茎音	後部歯茎音	そり舌音	硬口蓋音	軟口蓋音	口蓋垂音	咽頭音	声門音
破裂音	p b			t d		ʈ ɖ	c ɟ	k ɡ	q ɢ		ʔ
鼻音	m	ɱ		n		ɳ	ɲ	ŋ	ɴ		
ふるえ音	ʙ			r					ʀ		
たたき音又は弾き音		ⱱ		ɾ		ɽ					
摩擦音	ɸ β	f v	θ ð	s z	ʃ ʒ	ʂ ʐ	ç ʝ	x ɣ	χ ʁ	ħ ʕ	h ɦ
側面摩擦音				ɬ ɮ							
接近音		ʋ		ɹ		ɻ	j	ɰ			
側面接近音				l		ɭ	ʎ	ʟ			

枠内で記号が対になっている場合，右側の記号が有声音を，左側の記号が無声音を表す．網掛け部分は，不可能と判断された調音を表す．

子音（非肺気流）

吸着音	有声入破音	放出音
ʘ 両唇音	ɓ 両唇音	ʼ 例：
ǀ 歯音	ɗ 歯音/歯茎音	pʼ 両唇音
ǃ （後部）歯茎音	ʄ 硬口蓋音	tʼ 歯音/歯茎音
ǂ 硬口蓋歯茎音	ɠ 軟口蓋音	kʼ 軟口蓋音
ǁ 歯茎側面音	ʛ 口蓋垂音	sʼ 歯茎摩擦音

母音

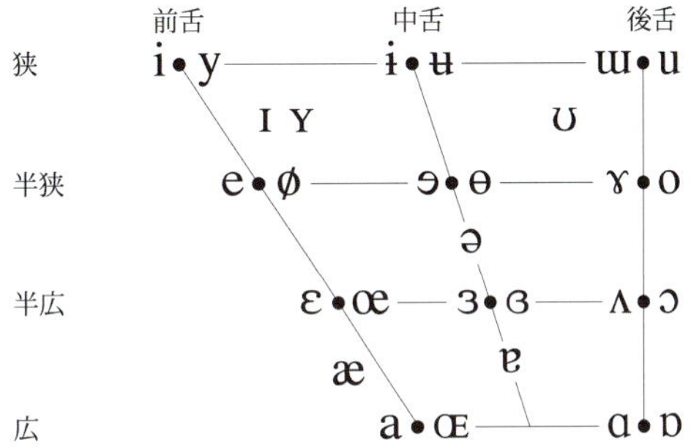

記号が対になっている場合，右側の記号が円唇母音を表す．

その他の記号

ʍ 無声両唇軟口蓋摩擦音

w 有声両唇軟口蓋接近音

ɥ 有声両唇硬口蓋接近音

ʜ 無声喉頭蓋摩擦音

ʢ 有声喉頭蓋摩擦音

ʡ 喉頭蓋破裂音

ɕ ʑ 歯茎硬口蓋摩擦音

ɺ 有声歯茎側面弾き音

ɧ ʃ と x の同時調音

破擦音と二重調音は，必要な場合連結記号でつないだ２つの記号で表すことができる． t͜s k͡p

超分節的要素

ˈ 主強勢

ˌ 副次強勢

ˌfoʊnəˈtɪʃən

ː 長 eː

ˑ 半長 eˑ

˘ 超短 ĕ

| 小さい（脚）境界

‖ 大きい（イントネーション）境界

. 音節境界 ɹi.ækt

‿ 連結（無境界）

声調と語アクセント

平板		曲線	
e̋ または ˥	超高	ě または ˩˥	上昇
é ˦	高	ê ˥˩	下降
ē ˧	中	e᷄ ˦˥	高上昇
è ˨	低	e᷅ ˩˨	低上昇
ȅ ˩	超低	e᷈ ˧˦˧	上昇下降
↓	ダウンステップ	↗	全体的上昇
↑	アップステップ	↘	全体的下降

補助記号

記号	名称	例	記号	名称	例	記号	名称	例
̥	無声	n̥ d̥	̤	息漏れ声	b̤ a̤	̪	歯音	t̪ d̪
̬	有声	s̬ t̬	̰	きしみ声	b̰ a̰	̺	舌尖音	t̺ d̺
ʰ	有気音	tʰ dʰ	̼	舌唇音	t̼ d̼	̻	舌端音	t̻ d̻
̹	強い円唇化	ɔ̹	ʷ	唇音化	tʷ dʷ	̃	鼻音化	ẽ
̜	弱い円唇化	ɔ̜	ʲ	硬口蓋音化	tʲ dʲ	ⁿ	鼻音開放	dⁿ
̟	前進	u̟	ˠ	軟口蓋音化	tˠ dˠ	ˡ	側面開放	dˡ
̠	後退	e̠	ˤ	咽頭音化	tˤ dˤ	̚	無音開放	d̚
̈	中舌化	ë	~	軟口蓋音化または咽頭音化	ɫ			
̽	中央化	e̽	̝	上寄り	e̝ （ɹ̝ = 有声歯茎摩擦音）			
̩	音節主音	n̩	̞	下寄り	e̞ （β̞ = 有声両唇接近音）			
̯	非音節主音	e̯	̘	舌根前進	e̘			
˞	R音性	ɚ a˞	̙	舌根後退	e̙			

基線の下まで伸びる記号の場合は，補助記号を上に付けてもよい．例：ŋ̊

図６ 国際音声記号（IPA）[5]

4 | 分節音

先に述べたように，音声は小さな単位に切っていくことができ，その最小の単位を**分節音**または単音と呼ぶ．日本語話者は仮名１文字分の音が最小単位だと考えがちだが，それをさらに母音と子音に分けることができる．「トマト」は回文として逆に読んでも「トマト」だが，実際に「トマト」/tomato/という音声を逆に再生すると「オタモッ」/otamot/のように聞こえる．

言語音は**母音**と**子音**に分けることができる．声道で空気の流れを閉鎖や狭めで妨害するものが子音，そうでないものが母音である．母音は通常は有声で，子音には有声音と無声音がある．

母音と子音の区別は絶対的なものではない．例えば，「ヤ」/ja/を録音して時間的に逆に再生すれば「アイ」/ai/に聞こえる．つまり，同じ音がヤ行の子音とみなされたり母音「イ」とみなされたりしている．

また，音の大きさを表わす**聞こえ度**（sonority）という尺度がある．音韻論では，音声を子音／母音の２文法ではなく，聞こえ度の低い方から順に，阻害音，鼻音，流音，渡り音，母音という主要音類に分けることもある．阻害音/p/よりも渡り音/w/の方が母音に近い．

1. 母音

「イエア」と言うと，段々と口が開いていくのがわかる．この時に舌の位置も段々と下がっていく．気流が通るのは口蓋と舌の間なので，舌の上下位置が重要である．「アオウ」と言うと舌の位置が段々と上がっていく．次に，「イウ」と言うと，「イ」は前舌面が上がり「ウ」は後舌面が上がっているのが感じられるだろうか．あえて不自然な音になることを承知で，唇の形を「イ」に保ったまま「ウ」と言ってみると少しわかりやすい．唇の形に注目すると，「イ」「エ」「ア」は唇が丸くなく，「オ」は丸く，「ウ」は方言差はあるが少し丸い．母音は，この３つの特徴である，上下位置，前後位置，唇の形状で記述する．

母音の上下位置と前後位置は四辺形の図で示す（図７）．図７の上段は舌の形状を示しており，•は舌の最も高い位置である．その位置を四辺形の中にプロットしたものが下段の図である．

図８は，第一次基本母音と日本語の母音を示す母音図である．**基本母音**とは色々な言語の母音を記述するために定められた基準となるもので，物差しの目盛りのようなものと考えればよい．IPAの定義では，［i］は舌を前方上方で硬口蓋にできるだけ接近させ，摩擦の音が生じないぎりぎりの限界点，［ɑ］は舌を下方後方に押し下げて咽頭が狭まり，咽頭で摩擦が生じないぎりぎりの限界点，［u］は舌を持ち上げて軟口蓋との間で摩擦が生じない限界点，［a］は舌の最高点が前方にあって口をできるだけ開いた音である．そして，これらの音の間を聴覚的に等分したものを第一次基本母音という．この８つの基本母音の中で［i e ɛ a ɑ］

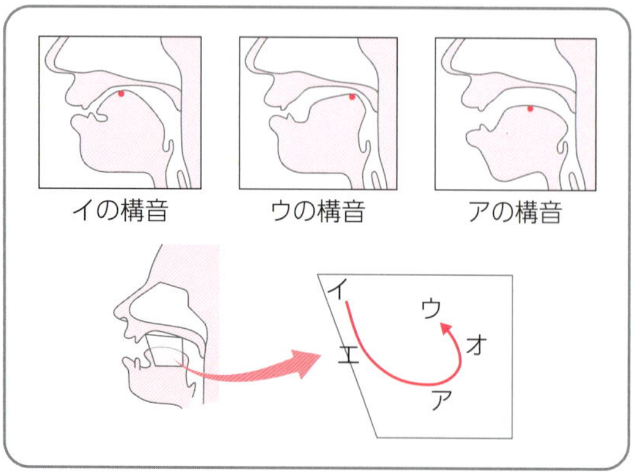

図７　舌の形状と母音図[2)]（文献２より一部改変）

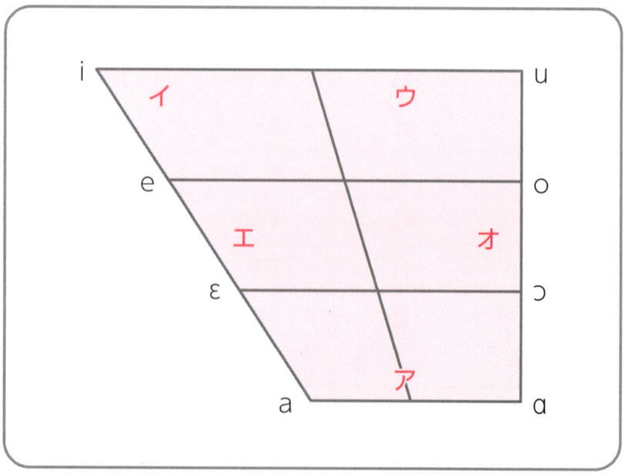

図８　第一次基本母音と日本語の母音

は非円唇，［ɔ o u］は円唇であるが，これは諸言語に多く見られる母音の分布を考慮したことによる．IPAの母音図（図6）は，これに第二次基本母音とその他若干の母音を加えたものになっている．IPAでは上下位置を「**狭**／**半狭**／**半広**／**広**」，前後位置を「**前舌**／**中舌**／**後舌**」，唇の形状を「**非円唇**／**円唇**」として示している．なおIPAでは，上下位置を声道の狭いか広いかで表しているが，舌位置の高低を使って「高母音／中母音／低母音」という名称が使われることもある．

ここで重要なのは，基本母音によって作られた四辺形が人間の産出できる母音の範囲を示しているということである．この範囲を超えてしまうと子音（摩擦音）になったり，そもそも構音不可能だったりする．逆に，この範囲に入るものはすべて母音であり構音可能である．ゆっくりと［i］から［e］に音を変化させるとその中間の音が出せ，［i］と［u］の中間の音を出すこともできる．そのような母音を使っている言語もある．

個別の言語は，この四辺形で示される母音空間の中のいずれかの位置を使って母音を構音している．日本語の場合は，「イ」は［i］に近く，「エ」は［e］と［ɛ］の間，「ア」は［a］と［ɑ］の間，「オ」は［ɔ］と［o］の間，「ウ」は［u］よりかなり前寄りである．「ウ」は若干円唇ではあるが，IPAでは非円唇の［ɯ］が当てられることが多い．正確には補助記号を使って［i ẹ a̠ o̞ ɯ̟］とでも記すべきところだが，簡略化して［i e a o ɯ］と書かれることが多い．

ここで注意を要するのは，各言語の音は簡略化して書かれることが多いので，日本語の［e］の音は基本母音の［e］とは異なるし，英語の［e］とも異なるということである．IPAは仮名文字よりは遥かに正確に音を記述するが，所詮は記号であり限界もある．これは子音についても同様のことがいえる．

2. 子音

子音は，空気の流れを閉鎖や狭めで妨害する位置（**構音位置**，もしくは**構音点**），妨害する方法（**構音方法**），有声／無声により記述する．例えば，［p］は「無声」で，構音位置が「両唇」で，構音方法が「破裂」なので，無声両唇破裂音と呼ばれる．

IPAの子音表では，各列が構音位置，各行が構音方法を表し，セル内の左右が無声と有声を表す．構音の際に声帯が振動していなければ無声，振動していれば有声である．ただし，破裂音の有声／無声はやや複雑である．網掛けになっているセルは構音が不可能なことを示す．

（1）構音位置

ゆっくりと「パ，タ，チャ，キャ，カ」と言うと，「パ」では唇が閉じ，「タ」から順に舌が接触する位置が段々と後ろになっていくのが感じられるだろうか．前の方の「タ」あたりはわかりやすいが，「カ」あたりになると舌が口蓋に接しているという感覚すらないかもしれない．「カ」では後舌が上に動き軟口蓋に接触している．「カカカ…」と言ってみて，それが舌が軟口蓋に接触する感覚だと覚えてほしい．大きく口を開けて「カカカ…」と言いながら鏡やスマホを使って口の中を見ると後舌が上下するのが見える．以下に，構音位置ごとに例を示すので，実際に発音して構音位置を自覚して欲しい．

両唇音：上下の唇を閉じたり狭めたりして出す．［p］，［b］，［ɸ］（「フ」の子音）など．

唇歯音：上歯と下唇で作る．英語の［f］，［v］など．

歯音：舌を上歯にあてて作る．英語の［θ］，［ð］（thの発音）など．

歯茎音：舌と歯茎で閉鎖や狭めを作る．［t］，［d］，［n］，［s］，［z］，［ɾ］（「ラ」の子音）など．なお，IPAでは，摩擦音以外の歯音／歯茎音／後部歯茎音の音声記号は共通である．

後部歯茎音：舌と歯茎の後部で閉鎖や狭めを作る．英語の［ʃ］（shの発音）など．［ʃ］は日本語の「シ」の子音の表記に使われることもある．声を出さずに息で「スシ」と言ってみると，「ス」と「シ」の舌の位置が変わっているのがわかりやすい．

そり舌音：舌をそらせて歯茎の後方に接触または接近させる．［ɖ］が「ラ」の子音として使われることがある.

硬口蓋音：舌と硬口蓋で閉鎖や狭めを作る.［ɲ］（「ニ」の子音）など.「ナニ」と言ってみると「ナ」と「ニ」で舌が接触している位置が異なるのがわかる.

軟口蓋音：舌と軟口蓋で閉鎖や狭めを作る.［k］,［g］など.

口蓋垂音：舌と口蓋垂で閉鎖や狭めを作る. 語末の「ン」が［ɴ］であるとされるが個人差がある.

咽頭音：舌根を後ろに引いて咽頭壁に近づける. 典型的には日本語では使われない.

声門音：声門で構音する.［ʔ］（「アッ！」の「ッ」）,［h］など.

(2) 構音方法

IPA の子音表では, 閉鎖や狭めの程度によって構音方法が並べられている.

破裂音：構音位置で閉鎖を作り, 肺からの呼気を溜めて閉鎖より後方の気圧を上げ, 急に閉鎖を開放することで破裂したような音を出す. 鼻腔への通路は閉じられている. 破裂音は, 閉鎖→開放→帯気という段階を経て作られる. 日本語では帯気はほとんどない. 閉鎖音と呼ぶこともある.［p］,［b］,［t］,［d］,［k］,［g］など. 破裂音の有声／無声は, 閉鎖の開放と声帯振動の開始のタイミングによって決まる. 声帯振動開始が閉鎖の開放より早ければ有声で, 遅ければ無声だが, 言語や構音位置などによってタイミングは異なる.

鼻音：破裂音同様に口腔内で閉鎖を作るが, 口蓋帆を下げて鼻腔への通路を開ける. 破裂音［p, b］に対して［m］,［t, d］に対して［n］,［k, g］に対して［ŋ］が鼻音である.

ふるえ音：構音器官を震わせて, 向かい側の構音器官に数回接触させる. 瞬間的な閉鎖が数回繰り返される.

たたき音／弾き音：構音器官で向かい側の構音器官を1回だけたたいたり弾いたりする. 瞬間的な閉鎖が発生する.［ɾ］（「ラ」の子音）など.

摩擦音：声道で狭めを作り, そこを呼気が通る時に乱流が発生して摩擦の音が出る.［s］,［z］,［h］など.

破擦音：破裂音と摩擦音が連続したもの. 破裂音の閉鎖を開放する時に, 急激に開放してしまわず狭めを残す. 破裂音と摩擦音の記号を用いて表す.［t̪s̪］（「ツ」の子音）など.

接近音：摩擦音より狭めが広く, 摩擦の音は生じない. 母音に近い.［ɹ］（英語の r の発音）,［j］（「ヤ」の子音）,［ɰ］（「ワ」の子音）など.

側面接近音：舌の中央（正中）を歯茎や口蓋に付け, 左右から呼気を通す. 英語の［l］など.［d］と［l］の違いは, 舌の左右が開いているかどうかである.

側面摩擦音：側面接近音よりも舌の左右を歯茎に近づけ狭めを作って摩擦の音を出す.

IPA の子音表の中で, 鼻音以外はすべて鼻腔への通路は閉じられており, 口音である. また破裂音と摩擦音（破擦音と側面摩擦音も含む）には無声と有声があるが, それ以外は有声である.

子音には IPA の構音方法以外の呼称もある.

阻害音：閉鎖や摩擦が生じる音. 破裂音・摩擦音・破擦音のこと.

流音：/r/や/l/, ラ行の子音など.

渡り音・半母音：/j/と/w/.

(3) 気流機構

言語音のほとんどは肺からはく息, つまり肺気流によって作られる. これまでに述べてきた音はすべて**肺気流音**である. 気流には, はく息と吸う息の2方向がある. また, 肺を使う他に, 声門と軟口蓋を起点として気流を作ることもできる（表1）. **吸着音**は, 後舌と軟口蓋で閉鎖を作り, さらに前方でもう1か所閉鎖を作り, 舌の動きによってその間を減圧した上で, 前方の閉鎖を開放する. **放出音**と**入破音**は, 喉頭を上下動させることによって気流を作る.

(4) 副次構音

子音の構音の際に, 主要な構音動作の他にも狭めがある場合があり, それを**副次構音**（二次構音）

表1 気流機構

	起点		
	軟口蓋	声門	肺
呼気		放出音	ほとんどの子音
吸気	吸着音	入破音	

と呼ぶ．IPA では補助記号で示す．

唇音化／円唇化：唇の丸めを伴う．［ʷ］を付けて表す．

硬口蓋音化／口蓋化：前舌面が硬口蓋に接近する．［ʲ］を付けて表す．イ段の子音は硬口蓋化する．例えば，「ピ」では［p］を構音する時にすでに前舌面が硬口蓋に接近しており，［pʲi］と表記できる．

軟口蓋音化：後舌面が軟口蓋に接近する．［ˠ］を付けて表す．

咽頭音化：咽頭の狭めを伴う．［ˤ］を付けて表す．

3. IPA のその他の記号

その他に，日本語音声の記述では，**無声化**［̥］，**鼻音化**［˜］，**長音**［ː］などがよく用いられる．

4. 音声連続

（1）調音結合と同化

実際の発話では，音を 1 つずつばらばらに構音しているわけではなく，つながって構音している．ある音を構音する時には，すでに次の音の構音動作が始まっている．例えば，「ピ」/pi/と言うと，/p/の構音時にすでに舌は［i］の位置に移動しており，/p/が［pʲ］となる．逆に，ある音の構音は，次の音に影響を与える．このように前後の音は互いに影響しあいながら産出される．このことを**調音結合**という．

同化とは，隣接する音の影響を受けて，音が似てくる現象のことである．つまり，音が隣接する音と特徴の一部を共有する．例えば，「ん」/N/は，後続子音と構音位置が一致する〔「撥音」（209 頁）参照〕．後ろの音が前の音に影響を与えるものを**逆行同化**，前の音が後ろの音に影響を与えるものを**順行同化**と呼ぶ．調音結合の程度の大きいものとも考えられる．

（2）音位転換

音の順序が入れ替わることを**音位転換**という．例えば，「新（あたら）しい」は「あらたし」が「あたらし」に変化して生まれ，「山茶花（さざんか）」も「さんさか」の音変化である．現在，「雰囲気（ふんいき）」を「ふいんき」と発音する人が増えているという報告がある．

5｜音素と異音

実際の発話では様々な音が産出されているが，人間は意味の区別に役立つ音の違いにのみ敏感で，それ以外の微妙な音の違いは無視している（図 9）．意味の区別に役立つ音，つまり音韻的に区別される音を**音素**と呼び，その音声的な実現形を**異音**と呼ぶ．**音素表記**は / / で囲み，**音声表記**は［ ］で囲む．

音素は，1 つの言語の中で意味を区別する機能をもつ最小の音の単位である．**ミニマル・ペア（最小対語）**と**相補分布**という概念を使って定義される．ミニマル・ペアは，同じ位置の 1 つの音だけが異なる語のペアのことである．例えば，［aka］（赤）と［asa］（朝）は，1 つの音（［k］と［s］）が異なるだけで意味が異なるので，［k］と［s］は別々の音素/k/と/s/であると認定される．異なるのは母音であっても子音であっても，語頭でも語中でも語末でもよい．どの音を区別するかは言語によって異なるので，音素は言語ごとに異なる．

相補分布は，**音環境**（前後の音）によって出現する音が決まっていることをいう．例えば，サ行は［sa ɕi sɯ se so］であり，［i］の前には歯茎硬口蓋音［ɕ］が現れ，それ以外では歯茎音［s］が現れると決まっている．音が相補分布する多くの場合，それらは 1 つの音素の異音である．ここでは音素/s/の異音［s］と［ɕ］が相補分布している．相補分布する異音を**条件異音**という．

それに対して，「ざ」は［dza］と言っても［za］と言ってもよい．音素/z/の異音として［dz］と［z］が現れている．［dz］と［z］は同じ音環境に現れており，相補分布しているわけではない．このような異音を**自由異音**という．

音素は音韻的，つまり抽象的な単位であり，それが具体的に音声として現れたものが異音であるが，わかりにくければ，音素は異音の集合であると考えても差し支えないだろう（図 10）．

音素表記（簡略表記）も音声表記（精密表記）

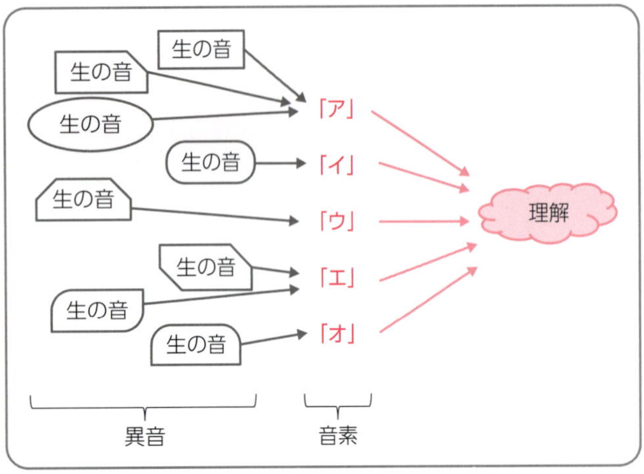

図9 音素と異音

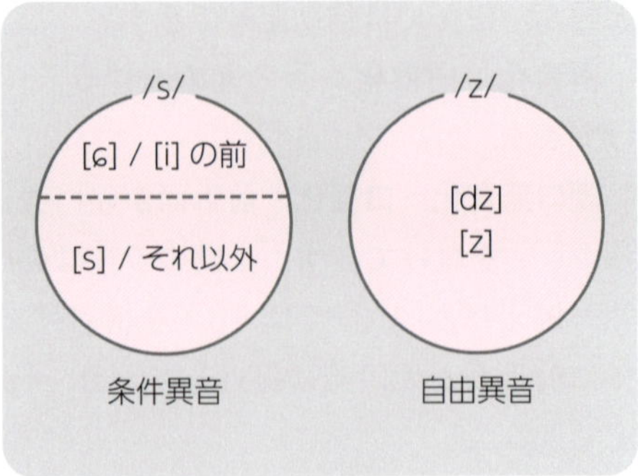

図10 条件異音と自由異音
単純化するため/s/, /z/の一部の異音のみを示した．条件異音はどの音環境で現れるか決まっている．自由異音は現れる音環境は決まっておらず，同じ音環境に現れる．

もIPAを使うが，音素表記は1つの言語内での音素の区別がつけばよく，簡便な記号を使う．それに対して，音声表記は詳細な記述をする．例えば，「シ」の音素表記は/si/で，音声表記は［ɕi］である．またラ行子音は弾き音だが，音素表記では他の音素と区別がつけばよいだけなので/r/が使われることが多く，音声表記では弾き音の記号［ɾ］を使う．音声表記では必要に応じて補助記号も用いる．

6 | 音節とモーラ

音声は口を開閉しながら喋る．大まかにいうと，1回の口の開閉が音節である．分節素の集まりとして音節をみると，聞こえ度の大きい音（母音）を中心として前後に聞こえ度の小さい音（子音）が連なった音のまとまりが**音節**である．**聞こえ度**（sonority）とは，長さ・強さ・高さを同じにした時にどのくらい遠くまでその音が聞こえるかというやや曖昧な尺度である．母音で終わる音節を**開音節**，子音で終わる音節を**閉音節**と呼ぶ．

言語によって，音節内でどのように音素が配置されるかのルールが異なっている．日本語では，五十音はすべて開音節であり，閉音節や子音連続は少ない．

音声学の入門書では一般に単音の解説が中心になっているが，単音ではなく音節が音声産出や音声知覚のメカニズムの中では重要な単位となっていると考えられる．

また，音節内の音の長さ（音節の重さ）を測る単位として**モーラ**（**拍**）が使われる〔「2. 日本語の音節」（210頁）参照〕．

なお，音節とモーラの定義は文献によって異なることがあるので，注意が必要である．

7 | 超分節的特徴（プロソディ）

単音（分節音）の特徴を**分節的特徴**と呼ぶのに対し，単音（分節音）が連なったものにかぶさるような特徴を**超分節的特徴**（**プロソディ**）と呼ぶ．プロソディについては，分節音の記述と比べて表記が一定しておらず，様々な提案や研究がなされている．

1. アクセント（語アクセント）

共通語（東京方言）では，「雨」と「飴」は分節音は同じで，音の高さが異なる．「雨」が●○，「飴」が○●である（●が高，○が低を表す）．このような高低のパターンを**高さ（ピッチ）アクセント**と呼ぶ．

それに対して，英語などのように，音節ごとに強弱のパターンがあるものを**強さ（ストレス）アクセント**と呼ぶ．なお，音声学的には強さアクセントは，音の大きさだけでなく，高さ，音質，長さなどによって実現されている．

一方，中国語などでは，一音節の中で音の高さが変化する．これを**音調**（トーン）と呼ぶ．

2. イントネーション

一息で発話されるまとまりの音の高低を**イントネーション**と呼び，その高低変化を音調（トーン）という．

イントネーションについては，すべての言語で共通であると誤解している者も多いが，高さが変化する位置やそれが表す意味を詳細にみれば，言語ごとに異なっている点も多い．また，イントネーションによって，ニュアンスを表すだけでなく，表す事実が異なってくる場合もある．

3. リズム

あるパターンの規則的な繰り返しを**リズム**という．世界の言語は，英語などのように**強勢拍リズム**（モールス信号リズム）をもつものと，スペイン語のように**音節拍リズム**（機関銃リズム）をもつものに大別された．

英語では，強勢のある音節とそれに続く弱音節をまとめた単位を脚（フット）と呼び，フットの時間的長さが一定であるとされる（厳密にはそうなっていない）．1つのフット内にある分節音や音節の数は一定ではないので，結果的にゆっくり発音される音と速く発音される音がある．

それに対して，スペイン語やフランス語は，音節の長さが一定であり，音節拍リズムとされる．

日本語は，モーラがリズムの単位であるとされ**モーラ拍リズム**をもつといわれる．しかし，厳密には各モーラの時間的長さは一定ではない．また近年，それより大きな単位（フットなど）のリズムがあるという研究もある．

8 | 日本語音声学

1. 日本語の分節音

（1）五十音

五十音図は，日本語の音を母音と子音によって整理したものであり，日本語の音韻体系を示している．五十音の同じ行なのにヘボン式ローマ字で子音字が異なるのを不思議に思ったことはないだろうか．「サシスセソ」は sa shi su se so と書く．これは，ヘボン式ローマ字が英語のスペルを使って，日本語の実際の音に近づけた表記をしようとしているからである．つまり，日本語の音韻（音素）としてはサ行の子音は同じだが，「シ」の実際の音（異音）は他と異なるということである．

日本語の仮名1文字に対応する分節を「**拍**」という．ア行は，母音のみからなる拍である．カ行〜ワ行は，子音と母音からなる．

イ段の子音は，**口蓋化**する．前舌面が硬口蓋に接近したり（「ピ」など），子音の構音位置が変化して硬口蓋の方へ移動したり（「キ」など）する．後者は副次構音の定義からは外れるが，両方とも一般に口蓋化と呼んでいる．

以下に，行ごとに共通語（東京方言）の発音（表2）を説明するので，自分で発音しながら確認してほしい．なお，歴史的なことにも触れているが，現在でも一部の方言話者に残っている可能性がある．

ア行：母音のみからなる拍である．舌の位置や円唇性については，「1. 母音」（202頁）を参照．発話の先頭などでは，母音の前に声門閉鎖音［ʔ］が入ることも多い．

カ行：子音は無声軟口蓋破裂音［k］．「カキ」と言うと，子音の構音位置が「カ」より「キ」の方が前方にあるのがわかるだろうか．「キ」の子音は正確には［k̟］や［c］とでも書くべきかもしれないが，［kʲ］と書かれることが多い．

ア段には「カ」と「クヮ」，「ガ」と「グヮ」の区別があったが，現在では「クヮ」「グヮ」の発音は失われて「カ」「ガ」に合流している．例えば，「菓子」（クヮシ），「外国」（グヮイコク）は「カシ」「ガイコク」となり，「火事」（クヮジ）は現在では「家事」（カジ）と同音となっている．

ガ行：子音は有声軟口蓋破裂音［g］．共通語（東京方言）を含む東日本の方言の一定の年齢以上の話者は，語頭で［g］，語中で［ŋ］（**鼻濁音**）を用いるが，若年層では［ŋ］の使用が減っている．

表 2　五十音の音素と異音

ア行	/a/	/i/	/u/	/e/	/o/
	[a]	[i]	[ɯ]	[e]	[o]
カ行	/ka/	/ki/	/ku/	/ke/	/ko/
	[ka]	[kʲi]	[kɯ]	[ke]	[ko]
ガ行	/ga/	/gi/	/gu/	/ge/	/go/
	[ga] [ŋa] [ɣa]	[gʲi] [ŋʲi] [ɣʲi]	[gɯ] [ŋɯ] [ɣɯ]	[ge] [ŋe] [ɣe]	[go] [ŋo] [ɣo]
サ行	/sa/	/si/	/su/	/se/	/so/
	[sa]	[ɕi]	[sɯ]	[se]	[so]
ザ行	/za/	/zi/	/zu/	/ze/	/zo/
	[dza] [za]	[dʑi] [ʑi]	[dzɯ] [zɯ]	[dze] [ze]	[dzo] [zo]
タ行	/ta/	/ti/	/tu/	/te/	/to/
	[ta]	[tɕi]	[tsɯ]	[te]	[to]
ダ行	/da/			/de/	/do/
	[da]			[de]	[do]
ナ行	/na/	/ni/	/nu/	/ne/	/no/
	[na]	[ɲi]	[nɯ]	[ne]	[no]
ハ行	/ha/	/hi/	/hu/	/he/	/ho/
	[ha]	[çi]	[ɸɯ]	[he]	[ho]
バ行	/ba/	/bi/	/bu/	/be/	/bo/
	[ba] [βa]	[bʲi] [βʲi]	[bɯ] [βɯ]	[be] [βe]	[bo] [βo]
パ行	/pa/	/pi/	/pu/	/pe/	/po/
	[pa]	[pʲi]	[pɯ]	[pe]	[po]
マ行	/ma/	/mi/	/mu/	/me/	/mo/
	[ma]	[mʲi]	[mɯ]	[me]	[mo]
ヤ行	/ja/		/ju/		/jo/
	[ja]		[jɯ]		[jo]
ラ行	/ra/	/ri/	/ru/	/re/	/ro/
	[ɾa]	[ɾʲi]	[ɾɯ]	[ɾe]	[ɾo]
ワ行	/wa/				
	[wa]				

しかし，語中の［ŋ］の使用が規範的とみなされることも多く，アナウンサーの発話などを聞いているとよく耳にする．

語中では，むしろ，閉鎖が不完全になり，摩擦音化して［ɣ］になることが多い．

サ行：無声歯茎摩擦音［s］．「シ」では口蓋化して，歯茎硬口蓋摩擦音［ɕ］になる．［ɕ］ではなく［ʃ］の記号を用いることもある．

若年層のサ行子音について，「シ」が口蓋化せずに［si］になったり，直音と拗音の区別が不明瞭であるという指摘もある．歯茎摩擦音［s］ではなく歯摩擦音［θ］を用いる者もみられる．

ザ行：有声歯茎破擦音［dz］または摩擦音［z］が用いられる．語頭や丁寧な発話では破擦音が現れやすく，それ以外では摩擦音が現れやすい．「ジ」では口蓋化して［dʑ］［ʑ］になる．

日本語話者にとって有声阻害音の構音方法の弁別は難しい．日本語では［dz］と［z］や［g］と［ɣ］を区別して用いていないし，英語の/b/と/v/の聞き分けが苦手である．

タ行：無声歯茎破裂音［t］．「チ」では口蓋化・破擦音化，「ツ」では破擦音化して，それぞれ［tɕ］（［tʃ］），［ts］となる．

ダ行：有声歯茎破裂音［d］．「ヂ」と「ジ」，「ヅ」と「ズ」は，仮名表記の区別はあるが同音である．「ジ・ヂ・ズ・ヅ」の文字・音を「四つ仮名」といい，もともとは/zi/，/di/，/zu/，/du/の区別があったが，16～17世紀頃に破擦音化に伴って区別が失われていった．

ナ行：歯茎鼻音［n］．「ニ」では口蓋化して［ɲ］になる．「ナニ」と言うと，舌が接触している位置が異なるのがわかる．

ハ行：母音ごとに構音位置が異なり，「ハ」「ヘ」「ホ」では無声声門摩擦音［h］，「ヒ」では硬口蓋音［ç］，「フ」では両唇音［ɸ］となる．「ハ」と言って口の構えを保ったまま息を吸い込むと，外気が入ってきて喉のあたりにスースーとした風を感じる．「ヒ」の口の構えで息を吸うと硬口蓋に，「フ」だと唇に感じる．その場所が狭めができている位置である．

母音間では［h］の代わりに有声音［ɦ］が現れることもある．

［h］の他，咽頭音［ħ］，口蓋垂音［χ］，軟口蓋音［x］も現れるとされている．

ハ行子音は，歴史的に［p］→［ɸ］→［h］と変化してきたといわれる．そう考えると，ハ行の濁音が［b］であることもわかりやすい．

バ行：有声両唇破裂音［b］．語中で破裂が不完全になり摩擦音［β］が現れることがある．

表3　日本語の主な子音

	両唇音	歯茎音	歯茎硬口蓋音	硬口蓋音	軟口蓋音	口蓋垂音	声門音
破裂音	p　b	t　d			k　g		ʔ
摩擦音	ɸ　β	s　z	ɕ　ʑ	ç	ɣ		h
破擦音		ts　dz	tɕ　dʑ				
鼻音	m	n		ɲ	ŋ	ɴ	
弾き音		ɾ					
接近音	w			j	w		

赤字は音素，黒字は異音を示す．

パ行：無声両唇破裂音［p］．

マ行：両唇鼻音［m］．

ヤ行：硬口蓋接近音［j］．

ラ行：歯茎弾き音［ɾ］．語頭では舌と歯茎の接触が一瞬ではなく長くなることがあり，有声そり舌破裂音［ɖ］で記述されることもある．ラ行子音は個人差や音環境（前後の音）による差が大きく，側面接近音［l］，側面弾き音［ɺ］，接近音［ɹ］などが異音として生じるとされる．

ワ行：両唇軟口蓋接近音［w］．両唇と軟口蓋の二重構音である．日本語の「ワ」は両唇の狭めが強くないため軟口蓋接近音［ɰ］で表す方が適切であるとも考えられるが，［w］で書かれることが多い．

表3には共通語（東京方言）で用いられる主な子音を示した．

（2）拗音

ここまで述べてきた音は**直音**という．それに対して，「キャ，キュ，キョ」などのように小さい「ャ，ュ，ョ」を付けて表す拍を**拗音**という．音素表記では/kja, kju, kjo/，音声表記では［kja, kjɯ, kjo］や［k^{j}a, k^{j}ɯ，k^{j}o］などのように表す．

（3）自立拍と特殊拍

ここまで述べてきた拍は単独で音節を構成することができ，**自立拍**と呼ばれる．それに対して，**撥音**「ン」，**促音**「ッ」，**長音**「ー」は**特殊拍**と呼ばれ，単独では音節を構成できず自立拍に後続する．特殊拍を構成する音素をモーラ音素とも呼ぶ．

撥音：「ン」/N/．異音として［m, n, ɲ, ŋ, ɴ, Ṽ］が現れるが（［V］は母音を表す），後続する音によって現れるものが決まっている．閉鎖音（破裂音，破擦音，鼻音，弾き音）の前ではその子音と構音位置が同じになる．摩擦音，接近音，母音の前では鼻母音になる．語末や発話末では口蓋垂音になるとされるが個人差も大きい．表4に例を示す．/N/は逆行同化や相補分布の例として挙げられる．

表4　/N/の異音

異音	例
[m]	あんみつ［ammitsɯ］
[n]	案内［annai］
[ɲ]	杏仁豆腐［aɲɲindoːɸɯ］
[ŋ]	あんこ［aŋko］
[ɴ]	餡［aɴ］
[Ṽ]	千円［seẽeɴ］

促音：「ッ」/Q/．無声音（無声破裂音，無声破擦音，/h/を除く無声摩擦音）の前に現れ，有声音の前には現れない．音声的には，破裂音・破擦音の前ではその子音の閉鎖区間が長くなり，摩擦音の前では摩擦の持続時間が長くなる．つまり，後続子音の長さが長くなることによって実現されている．

音韻論的には重子音とみなされ，/ikka/（一家）のように表記される．音声表記は［ikka］，［ik̚ka］，［ikːa］などのように示す．［˺］は，ここでは開放がないことを示している．

例外的に，外来語では「ベッド」や「バッグ」などのように有声音の前に促音が生起することがあるが，実際には「ベット」や「バック」と構音されることも多い．

「アッ！」のように発話末に現れる時は［ʔ］と

なる．

長音：「ー」/R/や/H/，また/:/で表記する．母音の後の位置に現れ，その母音の長さが長くなる．

仮名と構音が一致しないことがあるので注意を要する．「おう」は/oː/と読む語（例：王）と，/ou/と読む語（例：追う）がある．「えい」は/ei/と読んだり，/eː/と読んだりする（例：学生/gakusei, gakuseː/）．

音声学的には長音の有無は母音の長短，促音の有無は子音の長短である．「地図」と「チーズ」，「以下」と「一家」のように，日本語は母音と子音の長短を区別する言語であると考えることができる．

(4) 母音の無声化

母音は通常は有声だが，無声化することがある．無声化が目立つ地域と目立たない地域がある．共通語（東京方言）では，前後を無声子音に挟まれている場合や，前に無声子音があり発話末の場合に，狭母音/i, u/が無声化する（例：鹿[çi̥ka]）．しかし，アクセントによってその拍が高くなっている場合や，母音無声化が連続している場合は，無声化しにくくなる．また，狭母音以外でも無声化する場合がある．

音声学的には，母音無声化には，母音が脱落する場合と，母音が声帯振動を伴わず産出されている場合がある．

2. 日本語の音節

日本語の音節構造は単純で，母音をV，子音をCで表すと，自立拍は直音が(C)V，拗音がCCVである．これらは1モーラである．特殊拍は先行する自立拍と一緒に1つの音節を作る．自立拍＋撥音／促音はCVC，自立拍＋長音はCVVとなり，2モーラである．小さい「ゃ」「ゅ」「ょ」を除き，仮名1文字が1モーラに相当する．

音韻論では，音節は重さをもっていると考えており，その単位としてモーラを使う．音節は，頭部（子音）＋核（母音）＋尾部（子音）という構造をしている．モーラ数を数える時に，頭部の子音の有無や数は関係しない．核になる短母音は1モーラ，長母音は2モーラの重さで，尾部の子音は1モーラである．

そうすると，自立拍はいずれも1モーラ（軽音節）であり〔例：/a, ka, kja/(V, CV, CCV)〕，長音を含む音節（CVV）や，撥音・促音が尾部にくる音節（CVC）は2モーラ（重音節）となる．

3モーラの音節（超重音節）が現れることもあるが，避けられる傾向がある．例えば，「グラウンド」/grauN.do/の第1音節は超重音節だが，しばしば重音節に変化し「グランド」/graN.do/と発音される．音節とモーラの例を**表5**に示す．

なお，/au/や/ai/は二重母音であり1音節を形成するという考え方が広まってきているが，英語の二重母音などとは音声学的な性質が異なり，研

表5　音節とモーラの例

幕	/ ma . ku /	脈	/ mja . ku /
音節構造	CV CV (2音節)	音節構造	CCV CV (2音節)
モーラ数	1 1 (2モーラ)	モーラ数	1 1 (2モーラ)
今朝	/ ke . sa /	検査	/ keN . sa /
音節構造	CV CV (2音節)	音節構造	CVC CV (2音節)
モーラ数	1 1 (2モーラ)	モーラ数	2 1 (3モーラ)
以下	/ i . ka /	一家	/ ik . ka /
音節構造	V CV (2音節)	音節構造	VC CV (2音節)
モーラ数	1 1 (2モーラ)	モーラ数	2 1 (3モーラ)
地図	/ ti . zu /	チーズ	/ tiː . zu /
音節構造	CV CV (2音節)	音節構造	CVV CV (2音節)
モーラ数	1 1 (2モーラ)	モーラ数	2 1 (3モーラ)

表6　名詞のアクセント型

	高低による表記（●高，○低）	アクセント核による表記		
挨拶（が）	●○○○（○）	あ⌝いさつ	頭高型	起伏型
折り紙（が）	○●○○（○）	おり⌝がみ	中高型	起伏型
あんぱん（が）	○●●○（○）	あんぱ⌝ん	中高型	起伏型
弟（が）	○●●●（○）	おとうと⌝	尾高型	起伏型
学校（が）	○●●●（●）	がっこう	平板型	

頭高型と平板型が多い．最近は平板型が増えている．

究者間で見解は一致していない．

3. 日本語の超分節的特徴

(1) 日本語のアクセント

日本語のアクセントは高さアクセントで，地域差が大きい．高さは，音韻的には高低の２段階で，ほとんどの地域で語を弁別する機能がある（例：「雨」●○，「飴」○●［●が高，○が低］）．

共通語（東京方言）では，１拍目と２拍目の高さが異なる，一度低くなると高くなることはないというルールがあるとされる．つまり，高から低へ変化する場所を示せば，語全体の高低パターンがわかる．語の中で最後の高い拍にアクセント核があるという．アクセント核がない語もある．名詞にはモーラ数+1のアクセントパターンがある．表記法の例を表６に示したが，表記法は様々である．

１拍目と２拍目が１音節を形成する場合（つまり２拍目が特殊拍である場合），１拍目が低くならない（例：「コーヒー」○●●○の「コ」が低くならない）という見解もあるが，音声学的な分析はいまだ不十分である．

(2) 日本語のイントネーション

イントネーションは，語アクセントと異なり，発話全体にかぶさる音の高低である．文が長い時や意図的に区切って話す時は，文がいくつかのイントネーション句に分けられる．

日本語では，イントネーション句の最後の拍の高さが変化する（boundary pitch movement，句末境界音調）．端的な例では，文末の拍の高さが平叙文で下がり，疑問文で上がる．

日本語の文全体の高低変化は単純で，基本的には，各語のアクセントパターンをつなげていき，最後の拍を変化させればよい．

文全体では，最初の拍が低く始まり，２拍目が高くそれ以降が徐々に低くなっていく（declination，自然下降）ことが多い．人工喉頭のピッチパターンもそれを模している．また，２つ目以降のアクセントによる高さの山が，その前のものよりもかなり低くなる（downstep，ダウンステップ）．

イントネーションによって，表される事実が異なることもある．例えば，動物園に行った子どもが「僕はウサギを見ただけだよ」（下線部を高く発話）と言えば，ウサギ以外の動物を見ていないという意味となり，「僕はウサギを見ただけだよ」と言えば，ウサギの餌やりなどはしていないという意味となり，他の動物を見たり他の動物に餌やりしているかもしれない．

●文献

1) 竹林　滋，斎藤弘子：英語音声学入門　新装版，大修館書店，2008，p9.
2) 川越いつえ：英語の音声を科学する　新装版，大修館書店，2007，p18，pp36-37.
3) 北村達也：動画で見る音声生成系の観測手法．日本音響学会誌，**76**(12)：700-705，2020.
4) 朱　春躍：神戸大 日中対照調音動態 MRI 動画コーパス．国立情報学研究所 音声資源コンソーシアム，2023.
5) International Phonetic Association：The International Phonetic Alphabet (revised to 2020)．https://www.internationalphoneticassociation.org/〔谷口雅基：国際音声記号（改訂 2020）．https://www.internationalphoneticassociation.org/（2024年4月23日閲覧）〕

（小松雅彦）

3 音響学

1 音とは

1. 波の基本

スタジアムを埋め尽くす観客が「ウェーブ」を作る時のことを考えてみよう．観客は自分の席から遠くに離れることはなく，同じ場所で立ち上がったり手を上げたりするだけである．しかし，遠くからその様子をみると，まさに「波」が進んでいくようにみえる．観客一人ひとりが順番に同じ時間間隔で何度も繰り返し手を上げたり下げたりすれば，その波は周期的に次々と伝わっていく．音もこのような波動であり，**音波**と呼ばれる．空気中の音波の場合，空気粒子の振動が次々に伝わっていると考えることができる．この場合，音波の伝播における担い手，つまり媒質は空気であるが，空気以外にもその他の気体や液体，固体を媒質として音波は伝わる．ただし，真空では媒質がないため，音は伝わらない．

2. 疎密波と音圧

空気中では，空気粒子の振動方向と音の伝播方向は同じであり，この時，波は縦波と呼ばれる．一方，波によっては媒質中の粒子の振動方向と音の伝播方向が垂直の場合があり，この時の波は**横波**と呼ばれる．空気中に音が存在すると，ある瞬間のある場所では空気粒子が密集し，圧力が高まる．一方，別の瞬間の別の場所では空気粒子が拡散し，圧力が低くなる．このように，空気中では空気の密度が高まる圧縮した部分（密）と，逆に密度が低くなる膨張した部分（疎）が繰り返し生じ，それが**縦波**となって伝播する．このことから，**疎密波**とも呼ばれる．音波がない場合は，空気は静止圧（1 気圧＝約 1,013 hPa＝$1,013\times10^2$ Pa）であるが，音波が存在すると前述のような圧力の変化が生じ，その圧力変化分が**音圧**であり，単位はパスカル［Pa］である．

3. 音波の性質

一般的に波が有する**屈折**，**回折**，**干渉**，**反射**といった性質は，音波にもある．性質が異なる媒質同士が接する時，その境界では音波の進む方向が変わる．これが屈折である（例：ヘリウムガスなどが充填された風船が空気中にある時，風船に向かって入り込む音がレンズのように集められる）．音が伝わる方向に柱がある時，その柱の陰にいる人にも音が聞こえるのは，音波の回折のためである．2 つの音波が同時に存在すると，山と山は強め合い，山と谷は弱め合う．左右のスピーカーから同じ音が出力される際，ちょうど真ん中では音が強くなるのはそのためであり，このような性質は干渉と呼ばれる．壁など，音響特性が変化する面で音波の一部が跳ね返される性質は反射と呼ばれる．部屋の壁に吸音材を使ったりカーテンをつけたりするだけでも音の反射は減り，部屋の残響を減らすことができる．

4. 音波の波長・周期・周波数・音速

波が伝わる空間において，波の山から山，谷から谷の間隔は波長と呼ばれ，例えば λ［m］で表す（単位はメートル）．一方，ある場所で山が谷を経て再び山になるまでの時間間隔は**周期**と呼ばれ，例えば T［s］で表す（単位は秒）．1 秒間に山が何回繰り返すかの振動数は**周波数**とも呼ばれ，例えば f［Hz］で表す（単位はヘルツ）．周期 T と周波数 f との間には，$f=1/T$ の関係がある．波長 λ の波が 1 秒間に f 回進む時，波の進む速さ c は，$c=f\times\lambda$［m/s］となる．特に音波の場合，c は音速と呼ばれ，空気中の音波では気温 τ［℃］

とともに，$c=331.5+0.6\times\tau$ というように，c は変化する（摂氏 20℃の空気中の音速は約 340 m/s）．

5. 単振動と純音

仮に，一定の速さで回転する円盤の円周上にピストンの柄が取りつけられ，ピストンが納められたシリンダーの先端につけられた風船が大きくなったり小さくなったりするとする．そして，円盤の回転運動が十分速く，風船の膨張・収縮が周りの空気の圧縮・膨張を引き起こして空気中に正弦的な音波が作られたとする．この時，円盤の等速円運動によってピストンの単振動が引き起こされる．そして，その単振動によって作り出される音波は正弦的となり，**純音**と呼ばれる．ピストンの単振動を，横軸が時間 t の関数としてプロットした時間軌跡は，$A\ \sin\ (2\pi ft+\theta)$ などという式で表現される．ここで，A は最大振幅，f は周波数，θ は初期位相（単位はラジアン［rad］）である．単振動の最大振幅 A が大きくなると純音の音圧が増加し，音が大きく聞こえる．単振動の周波数 f が速くなると純音の周波数が高くなり，音が高く聞こえる．

6. 音圧レベルと音の大きさのレベル

人が音として感じることができる音の大きさ（ラウドネス）は，音圧に関係する．1,000 Hz の純音の場合，聞こえ始める音圧（最小可聴値）は約 20×10^{-6} Pa（$=20\ \mu$Pa），痛みを感じる音圧（最大可聴値）は約 20×10^{0} Pa（$=20$ Pa）である．この場合，最小可聴値と最大可聴値の間には 1,000,000（$=10^6$）倍もの開きがあり，音圧で直接表現しづらい．また，人の感覚が対数的であることもあり，音圧 p の代わりに次のような**音圧レベル**を用いる（単位はデシベル［dB］）．

音圧レベル $=20\ \log_{10}p/p_0$ ［dB］

ここで，p_0 は基準音圧の 20 μPa である．表 1 に音圧と音圧レベルの関係を示す．

音圧が上昇すると，感覚量である音の大きさ（ラウドネス）も大きくなる．音の大きさのレベル（ラウドネスレベル）は，いま注目している音と同じ大きさに聞こえる 1 kHz の純音の音圧レベルの値で表し，単位はフォン［phon］である．

表 1　音圧と音圧レベル，生活環境での例

音圧［Pa］	音圧レベル［dB］	備考
20 ($=20\times10^{0}$)	120	痛みを感じる（痛覚）
2 ($=20\times10^{-1}$)	100	電車の通るガード下
0.2 ($=20\times10^{-2}$)	80	列車の車内
0.02 ($=20\times10^{-3}$)	60	通常の話し声
0.002 ($=20\times10^{-4}$)	40	小さい声
0.0002 ($=20\times10^{-5}$)	20	静かな部屋の中
0.00002 ($=20\times10^{-6}$)	0	基準音圧
0.000002 ($=20\times10^{-7}$)	−20	一般には聞こえない

2 | 時間波形と周波数スペクトル

1. 純音の場合

純音の時間波形は，時間に関する正弦関数となる（図 1a 左）．この正弦波の繰り返し周期が T[s] の時，正弦波の周波数は $f_0=1/T$［Hz］となる．この正弦波に対し，横軸が周波数，縦軸が振幅である**振幅スペクトル**は，f_0 にのみ周波数成分を有する（図 1a 右）．この振幅スペクトルと，横軸が周波数，縦軸が位相である**位相スペクトル**とを合わせて，周波数スペクトルという．音声の分析では特に振幅スペクトルが重要になることから，周波数スペクトルといった場合に，単に振幅スペクトルを指すことが多い．なお，図 1 の振幅スペクトルの縦軸は相対振幅を表すが，この他，デシベル表示をすることも多い．

2. 周期的複合音の場合

複数の正弦波が足し合わされてできている音を，複合音という（図 1b 左）．特に，繰り返しのある周期的な複合音は，**周期的複合音**と呼ばれる．周期的複合音において，繰り返し周期が T[s] の場合，その逆数である $f_0=1/T$［Hz］は**基本周波数**と呼ばれる．基本周波数が変わると，音の高さも変化して聞こえる．複数の正弦波を足し合わせても繰り返し周期が T[s] であり続けるために

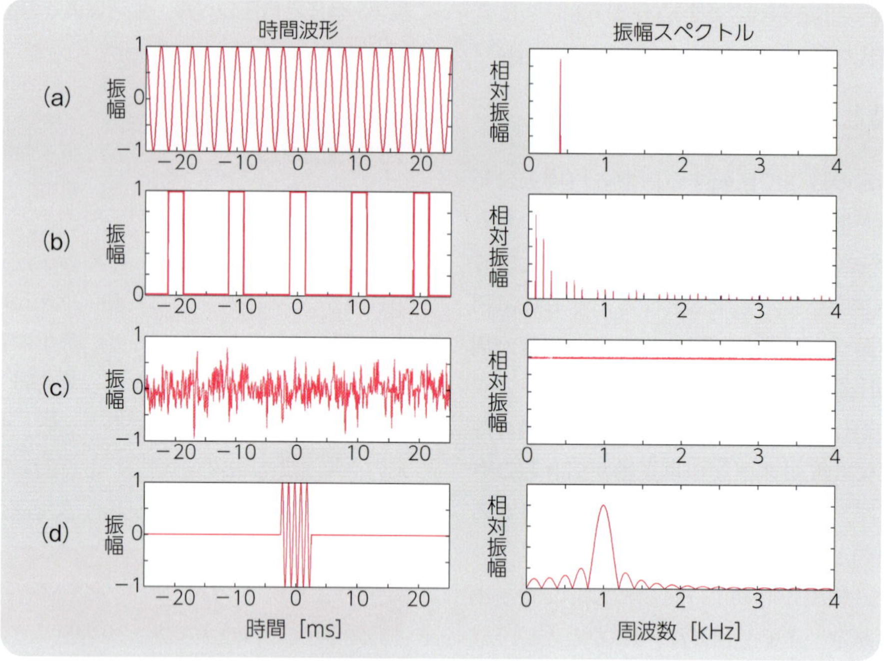

図1　時間波形と振幅スペクトルの関係
(a) 純音，(b) パルス波，(c) 白色雑音，(d) トーンバーストを示す．

は，加算する正弦波成分の周期が T か，T の整数分の1である必要がある．逆にいうと，基本周波数 f_0［Hz］の周期的複合音における部分音（純音）は，基本音（周波数は f_0）かその**倍音**（周波数は f_0 の整数倍）であることになる．**フーリエ分析**によって，周期的複合音は倍音関係にある部分音の和に分解される（それぞれの部分音の振幅と位相は一意に決まる）．以上のように，周期的複合音の振幅スペクトルは，周波数軸上において**倍音構造（調波構造）**，つまり基本周波数の整数倍の周波数にしか部分音が存在しない〔例えば，パルス波のスペクトル（図1b右）〕．そのため，振幅スペクトルはとびとびの周波数に対して**線スペクトル**を呈する．

3. 非周期音の場合

フーリエの理論によると，どのような波形も様々な周波数，振幅，位相をもつ正弦波の和に分解できる．**非周期音**も正弦波の和に分解できるが，時間波形に周期性がないため，その振幅スペクトルは倍音構造をもたない．図1cに**白色雑音**の時間波形とその振幅スペクトルを示す．時間波形に周期性はみられず，周期や基本周波数も定まらない．一方，白色雑音の振幅スペクトルは横一直線であることから，あらゆる周波数においてその成分の振幅は一定である．雑音には白色雑音の他，ピンク雑音，帯域雑音などがある．

雑音以外の非周期音に，**トーンバースト**がある．このトーンバーストは，純音を短く切ったような時間波形を有する（図1d左）．トーンバーストの振幅スペクトルは，短く切る前の純音に対応した周波数付近で振幅が最も大きくなるが，それ以外の周波数成分も現れる（図1d右）．

雑音にせよ，トーンバーストにせよ，これらの振幅スペクトルは，周波数軸で連続的に振幅値を有することから，**連続スペクトル**と呼ばれる．

3 | 音響管の共鳴

1. 一様音響管

断面積が一定で長さが170 mmの音響管において，一方の端が閉じ，もう一方の端が開いているとする．このような音響管において，閉じた端（閉口端）に開けられた小さな穴（声門を模擬）から音波が入射したとすると，音波はまずもう一方の開いた端（開口端）に向かって進む（**進行波**）．開口端では断面積が一気に大きくなり，音響特性が急に変化するため，音波の一部は反射して再び閉口端へと戻る（**後退波**）．周波数が同じ進行波と後退波が重なると，管の長さ方向に動かない定在波（定常波）が作られる．開口端で反射した音波は閉口端にて再び反射を起こし，それを繰り返す．声門を模擬した穴から次々と音波が入射される時，開口端に向かう進行波と開口端から戻ってくる後退波がいくつも重ね合わさり干渉し合う．その中には波同士の山と山がちょうど重なり合って強め合い，波が成長していく．これが**共鳴**である．

1本の縄を張って上下に振る時に起こる共鳴を考えよう．縄の一端を柱に結び，もう一端を手にもつ（ともに固定端）．そして，手にもった一端だけを上下に振る時，その振る速さ（振動の周波数）を変えると，前後に動かない「止まった」波ができることがある（**定在波**）．その波は周波数によって，1つの輪であったり，2つの輪であったりと，輪の数が変わる．柱側の一端を固定せず，上下に自由に振れるようにした（自由端）としても反射は起こるので，自由端側において半分開いたような「輪」を形作る定在波ができる．音響管の場合，声門側（閉口端）に動かない壁があるとみなせるので固定端となり，そこでは空気粒子の速度が零（節），音圧は最大（腹）となる．一方，開口端は自由端となり，そこでは粒子速度が最大（腹），音圧が零（節）となる．この条件を満たすような定在波は，周波数によっていくつもできる．

いま，この音響管において最も低い周波数の共鳴が起こっているとする．この時，ちょうど音響管の長さ L が 1/4 波長になっているので，波長 $\lambda = 4L$ である．音響管の長さ L が 170 mm（成人男性の平均的な声道の長さ），音速が 340 m/s であるとすると，周波数 f_{R1} は，

$$f_{R1} = c/4L = 500\ \mathrm{Hz}$$

となる．以下同様に，次の共鳴では L が 3/4 波長，5/4 波長の時に起こるため，$f_{R2} = 1{,}500\ \mathrm{Hz}$，$f_{R3} = 2{,}500\ \mathrm{Hz}$ となる．

4 | 音声生成の音響理論

1. 線形時不変システム

音声の生成機構には声帯振動や雑音源，声道での共鳴などが関わっている．その生成過程は，線形システムとして近似して扱うことができる．さらに，声道の形状が時間とともに変わらない場合，システムは線形時不変であるとみなせる．

あるシステムに信号 $x_1(t)$ と $x_2(t)$ がそれぞれ入力された時，出力が $y_1(t)$ と $y_2(t)$ であったとする．このシステムに $a\ x_1(t) + b\ x_2(t)$ を入力した時，出力が $a\ y_1(t) + b\ y_2(t)$ になれば，このシステムは線形であるという．このようなシステムでは，入出力の間に比例関係があり，また加算性も有する．一方，システムが時不変であれば，ある時刻に入れた信号の出力は，別の時刻に同じ信号を入力して得られた出力と一致する．

システムが**線形性**と**時不変性**の両方を有する時（つまり線形時不変の時），出力信号 $y(t)$ は，入力信号 $x(t)$ と，システムにインパルスを入力した時の応答である**インパルス応答** $h(t)$ とのたたみ込みになる．このシステムに正弦信号を入力すると，その出力も正弦信号となる．さらに，入力信号と出力信号の周波数は変わらず，振幅と位相のみが影響を受ける．

2. 音源（ソース）フィルタ理論

音声を，音源が線形システム（声道フィルタ）に入力された時の出力として近似する考え方は，**音源（ソース）フィルタ理論**と呼ばれる．実際の音声生成において，この理論がよい近似を与えることも多い．しかし，音源と声道フィルタの間では非線形な相互作用が起こる場合などもあるため，あくまでも近似であることを忘れてはならない．

母音の場合は，声帯振動が音源となり，声道全体がシステム（フィルタ）とみなすことができる．もし声道の形状が変わらなければ，この声道フィルタは線形時不変システムになる．この時，出力信号 $y(t)$ は，入力信号 $x(t)$ と声道フィルタのイ

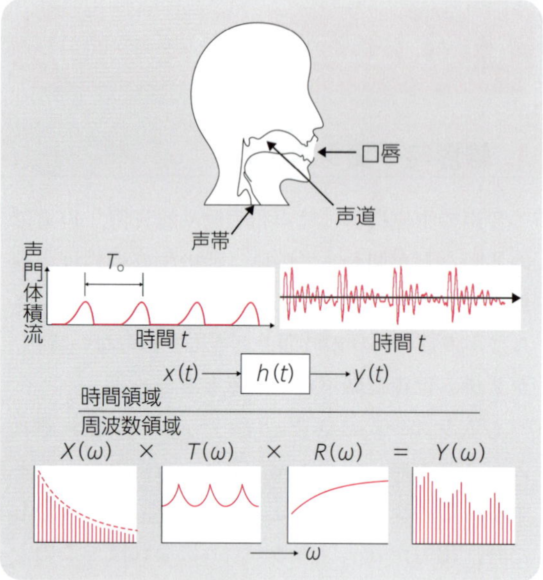

図2 音源フィルタ理論
各スペクトルの縦軸は dB 表示である.

ンパルス応答 $h(t)$ とのたたみ込みになる(図2上).

時間領域でのたたみ込み表現は，周波数領域では，$Y(\omega)=H(\omega)\times X(\omega)$ のように積として表現される．ここで，$Y(\omega)$ は音声スペクトル，$X(\omega)$ は音源スペクトル，$H(\omega)$ は声道フィルタのシステム応答を示す．さらに，$H(\omega)$ は**声道伝達関数** $T(\omega)$ と，口唇からの**放射特性** $R(\omega)$ に分けて表現されるため，図2下のように，$Y(\omega)=X(\omega)\times T(\omega)\times R(\omega)$ となる．

音源フィルタ理論によれば，音源の振幅が大きくなると出力される音声の振幅も比例して大きくなる．また，音源の基本周波数が f_0 の時，出力される音声の基本周波数も同じく f_0 となる．

3. 音源の特性

音声の生成機構における音源は，主に声帯振動による**有声音源**，声門を呼気が通過する際に生じる**帯気音源**，声道のどこかに生じる狭めを呼気が通過する際に生じる**摩擦音源**，そして声道のどこかに作られる閉鎖による口腔内圧の上昇が急激に解放される際に生じる過渡音源（**破裂音源**）がある．これらが単独で，あるいは複数組み合わさって声道で共鳴を受け，口唇（や鼻孔）から放射されて音声となる．

母音の場合，音源は声帯振動による有声音源であり，これは図2の声門体積流による音源である．声門体積流とは，1秒の間に声門を通過する呼気流の体積であり，声門が大きくなるにしたがって緩やかに増加し，その後，急激に減少し声門が閉じている間は0になる．その振幅スペクトルは，同じ図の $X(\omega)$ の下に示すような右下がりの周波数特性を示す．このスペクトルの傾きは周波数が2倍，つまり1オクターブ（octave）上昇すると12 dB 減少する（−12 dB/oct）．声門体積流 $x(t)$ の時間波形に再び注目すると，周期 T_0［s］の1サイクルの間に，声門が開いて声門体積流が0よりも値が大きくなっている区間と，声門が閉じて値が0になっている区間の両方が存在する．特に，1サイクルにおいて声門が開いている区間の割合を，**声門開放率**（open quotient）といい，OQ として表すことがある．OQ は通常の発声では0.5程度であるが，気息性（breathiness）があると OQ の値が増加する．その場合は，スペクトルの傾きが−12 dB/oct よりも急になり，第1倍音の振幅も大きくなる．一方，OQ が減少すると張りのある声質になり，スペクトルの傾きは−12 dB/oct よりも緩やかになる．

4. 声道の伝達特性

音源フィルタ理論では，声道がフィルタの役割を担っている．声道では音響管の共鳴が起こるが，言語情報を担っている比較的低い周波数帯域において音波は，声道の中心線に直交する平面波が1次元的に進む平面進行波としてみなすことができる．断面積が一定の一様音響管について，その共鳴現象を前述したが，その伝達特性は図2の $T(\omega)$ の下に示す通り，共鳴に伴う山が周波数軸上で等間隔にみられる．この伝達特性にみられる山は，最終的に音声スペクトル $Y(\omega)$ のスペクトル包絡にも表れ，**フォルマント**と呼ばれる（低い周波数から順に，第1，第2，第3フォルマントなどと呼ぶ）．英語のあいまい母音**シュワー**（schwa，国際音声記号では[ə]）を発している時の声道形状はほぼ一様音響管に近く，フォルマントは周波数軸上でほぼ等間隔に現れる．異なる母音では，声道の形状が変わる．

声道形状が変わると，声道の伝達特性が変化し，その結果としてフォルマント周波数も変化する．

子音では，有声音源，帯気音源，摩擦音源，破裂音源の各種音源が組み合わされる．例えば，無声歯茎破裂音［t］の場合，歯茎にて破裂音源が生じる．一方，有声歯茎破裂音［d］の場合，同様に破裂音源が生じる他，破裂のタイミングの前後から声帯振動が始まり，これが有声音源となる．有声歯茎鼻音［n］の場合は，［d］と同様の舌の動きになるが，［d］とは異なり，軟口蓋が下がって鼻腔が咽頭腔と結合するため，口腔が閉鎖している間に声帯が振動し続けると，閉じた口腔においても共鳴が生じる．しかし，口唇側からではなく，鼻孔から主に音が放射されるため，口腔は分岐管としての役割を果たす．この場合，口腔共鳴は**アンチフォルマント**として周波数スペクトル上ではエネルギーの谷を形成する．無声歯茎摩擦音［s］の場合は，舌が歯茎に接近して狭窄を作り，呼気流がその間を通ることによって狭窄よりもやや下流側で乱流雑音が生じ，摩擦音源となる．有声歯茎摩擦音［z］の場合，構音器官の動きは同様で摩擦音源が生じる他，声帯振動による有声音源も伴う．摩擦音の場合，狭窄から口唇までの音響管の共鳴を受ける一方，狭窄よりも上流における音響管における共鳴は，鼻音同様，アンチフォルマントとして周波数スペクトル上においてエネルギーの谷を形成する．

5. 放射特性

口唇から放射された音声波には，聴取者の耳など受音点に至るまでに放射特性が重畳される．その特性は，音声帯域において母音・子音によらず，右上がりの高域強調の特性を示す．これはほぼ，周波数が1オクターブ（octave）上昇すると6 dB増加するスペクトルの傾きである（+6 dB/oct）．

5 | 音声の信号処理

1. デジタル信号処理

音声の音響分析では，音声の時間波形や周波数スペクトルを観察したり，音響特性を測定したりする．音声はアナログ信号であるが，測定はコンピュータ上で行うことがほとんであるため，デジタル信号に変換する必要がある．いったんデジタル信号に変換されれば，記憶媒体にデジタル信号のまま保存することも可能である（デジタル録音）．記録された音声信号はまた再びアナログ信号として再生することも可能である．また，コンピュータ上でスペクトル分析を行ったり，信号処理を施した後にアナログ信号として再生したりすることも可能である．

2. AD 変換と DA 変換

音声信号をマイクロホンを介して電気信号に変換すると，その時点で信号はまだアナログ信号である．つまり，時間方向にも振幅方向にも連続的に表現される．一方，デジタル信号にするためには，時間方向にも振幅方向にも離散的に表現する必要がある．時間方向に離散化することを特に**標本化**（サンプリング：sampling）といい，振幅方向に離散化することを**量子化**（quantization）という．標本化は連続な音声波形を時間方向にどれだけ細かく表現するかに対応し，CD（コンパクト・ディスク）の場合，1秒間を44,100分割するので**標本化周波数**は44.1 kHz（標本化周期は1/44,100 s）である．

一方，振幅方向に対する離散化である量子化は，ビット数で表現される．CDの場合，量子化は16ビットである．これは，振幅方向に対し，$2^{16}=65{,}536$ステップで表現することを意味する．量子化によって生じる誤差は量子化誤差と呼ばれ，量子化ビット数が大きければ大きいほど，この量子化誤差は減少する．量子化誤差は白色雑音のような特性をもつ．

以上のように標本化と量子化の過程を経てアナログ信号をデジタル信号に変換することを，**アナログ・デジタル変換（AD 変換）**と呼ぶ．一方，デジタル信号をアナログ信号に変換することデジ**タル・アナログ変換（DA 変換）**と呼ぶ．デジタル信号をアナログ信号に変換するには，離散時間で表現された信号を滑らかにする必要がある．その役割を担うのが平滑化フィルタであり，高い周波数成分をカットする低域通過フィルタ（low pass filter：LPF）が用いられる．

3. 標本化定理

対象としているアナログ信号（連続時間信号）の帯域が制限されており，信号に含まれる最高周波数がf_{max}の時，その2倍以上の標本化周波数f_sで標本化すれば，標本化された離散時間信号からもとの連続時間信号が完全に復元される．これは**標本化定理**と呼ばれる．この定理を言い直すと，信号に含まれる最高周波数f_{max}が$f_s/2$以下である時，離散時間信号から連続時間信号が完全に復元されることになる．通常，f_sで標本化する時，対象としている連続時間信号において$f_s/2$以上の周波数成分が含まれていない保証はない．$f_s/2$以上の周波数成分が含まれているのにf_sで標本化すると，歪みが生じる．このような歪みを折り返し歪み（エイリアシング：aliasing）という．一般に，折り返し歪みを生じさせないようにするため，標本化を施す前に$f_s/2$以上の周波数成分を除去するための低域通過フィルタを前段に入れる（アンチ・エイリアシング・フィルタ）．

4. スペクトル分析

音声の音響分析の中で最も重要なものの1つが，周波数分析である．先に紹介したフーリエ分析では，対象としている信号は純音や複合音などの周期信号か，白色雑音などの非周期信号であったが，これらの例では周波数特性は時間とともに変化していなかった．一方，音声信号の場合，その周波数特性は時間とともに時々刻々と変化する．そのように時間変化する信号に周波数分析を施す場合，**短時間フーリエ分析**が有効である．この短時間フーリエ分析では，音声信号に「時間窓」をかけて短い時間波形を切り出し，フーリエ分析を施す．切り出す時間の長さは**分析窓長**と呼ばれ，音声信号には3～30 msの長さが用いられるのが一般的である．この分析窓長は短ければ時間分解能はよくなるが，周波数分解能は悪くなる．一方，分析窓長が長ければ時間分解能は悪くなるが，周波数分解能はよくなる．

5. サウンドスペクトログラム

サウンドスペクトログラム（以下，スペクトログラム）とは，時々刻々と変化する音声信号に対して，横軸が時間，縦軸が周波数，濃淡（あるいは色）で音の成分の強弱を表したものである．かつては，サウンドスペクトログラフと呼ばれる専用機によって描かれていたが，最近ではコンピュータの発展とともにPC上で簡単にスペクトログラムを表示できるようになった．分析する際，時間窓の長さ（分析窓長）を変えることによって，周波数分析における帯域通過フィルタの帯域幅を調整する．例えば，分析窓長が3 msの場合は**広帯域分析**に対応し，30 msの場合は**狭帯域分析**に対応する．図3に同じ発話を狭帯域分析と広帯域分析をした結果を示す．狭帯域分析の場合，帯域が狭い（周波数分解能がよい）ので倍音構造がはっきりと表現され，基本周波数の成分やその整

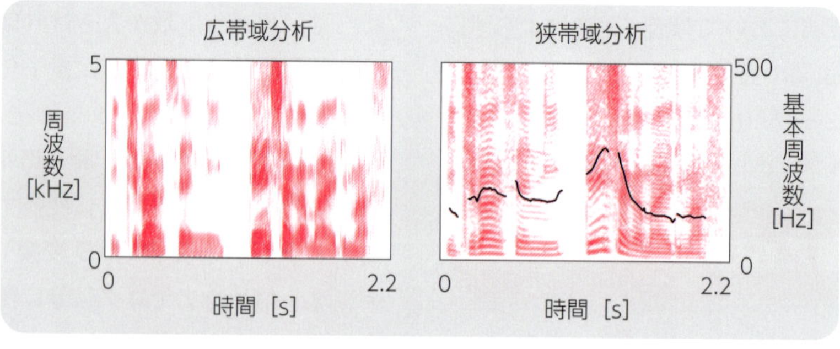

図3　成人男性の発話「1番線に電車がまいります」に対するサウンドスペクトログラム
狭帯域分析には，基本周波数曲線が重ね描きされている．

数倍の倍音成分が変化する様子が観察される（図3では狭帯域分析の結果の上に，基本周波数曲線を重ね描きしている）．一方，広帯域分析の場合，帯域が広い（周波数分解能が悪い）ため倍音構造がみえず，その代わりにフォルマントが横帯として時間とともに変化する様子がみえやすくなっている．また，狭帯域分析では時間分解能が悪いのに対し，広帯域分析では時間分解能がよいため，声帯振動ごとの縦縞や，破裂音の破裂（バースト）部分が観察しやすい．

6 | 音声の音響分析

1. 母音の音響特性と知覚

日本語の母音には，/a//i//u//e//o/の5つがある．母音を持続発声した際の中央部分での時間波形と振幅スペクトルを求めてみると，時間波形は周期的であり，したがってスペクトルは倍音構造に従って基本周波数の整数倍のところに倍音成分（部分音）をもつ線スペクトルになる．一方，それぞれの倍音成分の振幅を連続的に滑らかに結ぶことによって「**スペクトル包絡**」が得られる．このスペクトル包絡は，例えば線形予測分析によって計算され，分析に際しては分析窓長や窓関数，分析次数などを設定する必要がある．スペクトル包絡は母音を生成する際の声道形状に起因する声道伝達特性に対応し，特徴的なピーク，すなわちフォルマントが観察される．そのうち，低次の第1フォルマント（F_1）と第2フォルマント（F_2）の周波数によって，母音が特徴づけられることから，しばしば図4のようなF_1-F_2図によって母音の分布が表されることが多い．図4は日本語5母音について，成人男性，成人女性，子どもの平均値を示したものである[9]．この図において，F_1軸は母音を構音する時の舌の最も高い部分の高低と，F_2軸は舌の最も高い部分の前後と大まかに対応する．声道の長さが，成人男性，成人女性，子どもの順番で短くなっていることから，図4の母音図も同じ順番に並んでいることがわかる．異なる性別や年齢の話者が発する母音が近いF_1-F_2の周波数値をもっていたとしても，われわれは話者の違いを第3フォルマント周波数や基本周波数など他の手がかりをもとに「**正規化**」しながら母音を知覚している．

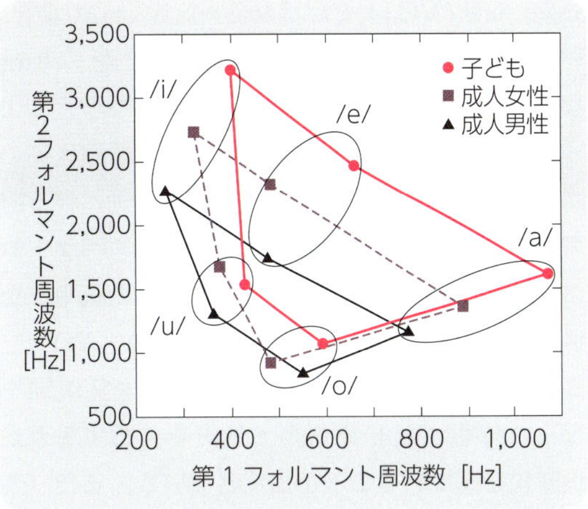

図4　成人男性，成人女性，子どもによる日本語5母音に対するF_1-F_2図

2. 子音の音響特性と知覚

日本語の子音を構音方法で分類すると，破裂音（閉鎖音），鼻音，はじき音（たたき音），摩擦音，破擦音，接近音などがある．

(1) 破裂音（閉鎖音）

[p] [t] [k] [b] [d] [g] などが含まれる．前半の3つは無声破裂音であり，後半の3つは有声破裂音である．いずれの場合においても，破裂音の生成過程では時間軸に沿って次のような事象が起こる．まず，破裂音の閉鎖区間では，上下の構音器官が口腔内で完全に接触して閉鎖を形成する．ここで軟口蓋は挙上し，鼻腔と咽頭腔の結合はない．この時，肺からの呼気が続くことで口腔内圧が高まる．その後，閉鎖が解き放たれ（解放），破裂（バースト）が起こり，過渡的な音が生じる．一方，声帯振動がいつから始まるかを考える．日本語話者6名を対象にした実験[10]では，日本語の[t]の場合，破裂が生じてから30 ms程度してから声帯振動が始まった．一方，同じ実験で[d]の場合には，破裂が生じる70 ms以上前から声帯振動が始まっていた．破裂の時刻を基準に声帯振動の開始時刻までの時間差は**有声開始時間**（voice

onset time：VOT）と呼ばれる．前述［t］の場合，VOT は約 30 ms，［d］の場合は VOT が－70 ms などとマイナス値で示す．この［d］の場合のようにVOT がマイナス値になる時は，閉鎖区間の間にも咽頭壁や頬などを通して声帯振動に伴う有声音源が漏れて聞こえる．その結果，スペクトログラム上では低い周波数にエネルギーの集中したボイスバー（バズバー）が観測される．VOT を様々な値になるように音声を合成し知覚実験を行った結果，VOT が有声・無声を判断する手がかりになっていることが知られている．また，英語の［t］の場合のように破裂の後，80 ms 程度してから声帯振動が開始する時，破裂後に声門付近にて乱流雑音が生じ，それが帯気音源となって有気性の雑音が破裂後に観測されることがある．

以上は破裂音を構音方法の側面からみたが，構音位置の観点からみると［p］［b］は両唇，［t］［d］は舌尖と歯茎，［k］［g］は後舌と軟口蓋で，それぞれ閉鎖が形成される．構音位置の違いは主に破裂の周波数特性，ならびに後続する母音冒頭部分の F_2 の周波数遷移などにみられる（破裂後の F_2 の開始周波数が構音位置に対応している様子は，ローカス理論として知られている）．

(2) 鼻音

［m］［n］［ŋ］などが含まれる．その口腔形状はそれぞれ［b］［d］［g］に類似している．ただし，軟口蓋は下がり鼻腔と咽頭腔が結合することによって声道は二股の分岐管となり，口腔ではその構音位置において上下の構音器官が完全に接触し閉鎖を形成する．鼻音区間では，鼻音マーマーと呼ばれる低い周波数成分の強い周期的な波形がみられるのが特徴である．この鼻音区間のスペクトルには，フォルマント以外にアンチフォルマントが出現し，特に低い周波数（250 Hz 前後）には特徴的な鼻音フォルマントが観測される．破裂音同様，構音位置は，［m］は両唇，［n］は舌尖と歯茎，［ŋ］は舌背と軟口蓋であり，それぞれ閉鎖が形成される．構音位置の違いは主に鼻音区間の周波数特性，ならびに後続する母音冒頭部分の F_2 の周波数遷移などにみられる．なお，口腔に閉鎖がなく鼻咽腔が結合すると鼻音化母音となり，やはりそのスペクトルには**鼻音フォルマント**やアンチフォルマントが存在すると同時に，母音の音質も不明瞭になる．

(3) はじき音（たたき音）

［ɾ］などが含まれる．特に［ɾ］は日本語のラ行子音として現れる子音の中で最も頻度が高いものである．舌が口蓋に向かって一度だけ素早く「たたく」動作によって構音され，持続時間も短いのが特徴である．

(4) 摩擦音

［ɸ］［s］［ɕ］［ç］［x］［h］（無声音）や［z］［ʑ］（有声音）などが含まれる．いずれの場合においても，摩擦音の生成過程では上下の構音器官がかなり接近して狭い気流の通り道を作り，その隙間を呼気が通過する際に乱流雑音が発生する．構音位置は，［ɸ］は両唇，［s］［z］は舌端と歯茎，［ɕ］［ʑ］は舌端と歯茎・硬口蓋，［ç］は前舌と硬口蓋，［x］は後舌と軟口蓋，［h］は声門であり，それぞれ隙間が形成される．構音位置に応じて，摩擦音のスペクトルの形状が変化する（ただし，［h］は後続母音の影響を受ける）．

(5) 破擦音

［ts］［tɕ］（無声音）や［dz］［dʑ］（有声音）などが含まれる．いずれの場合においても，破裂音と摩擦音が連続的に構音される．

(6) 接近音

わたり音である［j］［w］が含まれる．これらの接近音の生成過程では，上下の構音器官がやや接近して音が作られる．しかし，構音器官が作る隙間を気流が通過する際，乱流雑音が発生するほどその隙間は狭くはない．接近音は声帯振動を伴う有声音として実現され，上下の構音器官が接近して作る声道の共鳴に伴う周波数特性においてその特徴が現れる．わたり音の場合，後続する母音へと遷移するため，スペクトル上でもその遷移に伴うフォルマントの動きが特徴的である（そのため半母音とも呼ばれる）．フォルマント遷移の速さを段階的に変えて合成した音声に対する知覚実験では，その速さが遅い場合は［ui］のように二連母音として聞こえていたものが，ある速さからは［wi］に聞こえるようになり，さらに速いと［bi］

に聞こえた．構音位置の観点からみると，［j］は硬口蓋に狭めが形成されるのに対し，［w］では両唇の接近に加え，舌背と軟口蓋が接近する二重構音となっている．この他，英語の/r/にも有声歯茎接近音［ɹ］や有声そり舌接近音［ɻ］などがある．なお，英語の/l/は側面接近音（有声歯茎側面接近音［l］）である．

3. 連続音声中の母音と子音

実際の発話では母音や子音が単独で発せられることはあまりなく，それらが連続的につながって発話される．そのような連続音声では，音声の周波数特性や時間特性が隣接する音の影響を受ける．このように前後の音に影響を受けることを**調音結合**という．例えば，「い・あ・い」というように孤立発話された場合と，3つの母音を連続的に「いあい」と発話した場合を比較すると，/i/(F_1が低くF_2が高い）に挟まれた/a/(F_1が高くF_2が低い）のF_1は低く，F_2は高くなる（ターゲット・アンダーシュート）．また子音の例として，「か」の/k/と「き」の/k/では後者において口蓋化する，「なに」において/a/が鼻音化するなどの他，「あが」において/g/が摩擦音化することもある．

4. 超分節的要素の音響特徴と知覚

母音や子音が連続的に連なって発話される連続音声において，**超分節的要素**は複数の音にまたがって現れる．特に，基本周波数，強さ，持続時間に関わる韻律的特徴を基盤として，アクセント，イントネーション，フォーカス，リズム，ポーズなどが超分節的要素として取り扱われる．

日本語の語アクセントは**ピッチアクセント**（高低アクセント）と呼ばれ，基本周波数の時間変化によって特徴づけられる．音声信号に対して基本周波数を分析した結果は，横軸が時間，縦軸が基本周波数であり，描かれる曲線は基本周波数曲線などと呼ばれる．一方，イントネーションも基本周波数の時間変化として現れる．イントネーションには，句の境界など文の文法構造，平叙文か疑問文の違い，話者の強調，意図，態度などが反映される．

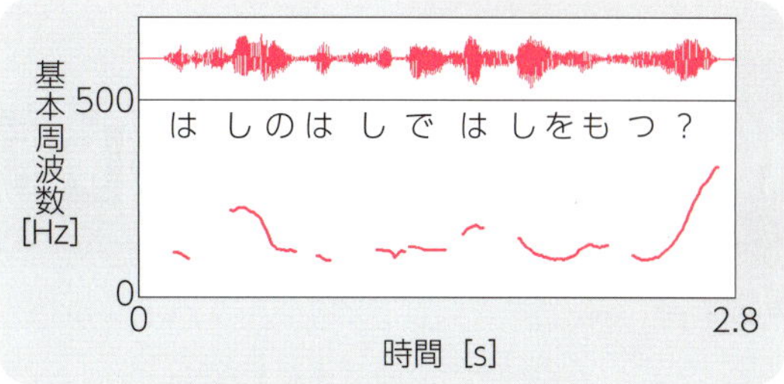

図5　成人男性の発話「橋の端で箸をもつ？」に対する時間波形（上段）と基本周波数曲線（下段）

図5は成人男性が発話する「橋の端で箸をもつ？」に対する時間波形と基本周波数曲線である．無声子音部などで基本周波数曲線が切れることがあるが，知覚の上では滑らかに変化するように聞こえる．アクセント型に関しては，「橋（の）」は中高型（LHL），「端（で）」は平板型（LHH），「箸（を）」は頭高型（HLL）であるため，それにしたがって基本周波数曲線が上下に動いている様子がわかる（ここでHは高，Lは低を表す）．例えば，「橋（の）」では2モーラ目にアクセント核があるため，3モーラ目の「の」で基本周波数が低くなっている．一方，この文は疑問文になっているため，文末の「つ」において基本周波数が低い値から急激に上昇している様子がわかる．

●文献

1）Titze I（新美成二監訳）：音声生成の科学，医歯薬出版，2003.
2）Borden GJ・他（廣瀬　肇訳）：新ことばの科学，医学書院，2005.
3）今泉　敏：言語聴覚士のための音響学，医歯薬出版，2007.
4）日本音声言語医学会（編）：新編声の検査法，医歯薬出版，2009.
5）R. D. ケント，C. リード（荒井隆行・他監訳）：音声の音響分析，海文堂出版，1996.
6）S. ローゼン，P. ハウエル（荒井隆行・他監訳）：音声・聴覚のための信号とシステム，海文堂出版，1998.
7）C. E. スピークス（荒井隆行・他監訳）：音入門，海文堂出版，2002.
8）J. ライアルズ（今富摂子・他監訳）：音声知覚の基礎，海文堂出版，2003.
9）粕谷英樹・他：年齢，性別による日本語5母音のピッチ周波数とホルマント周波数の変化．音響誌，**24**：355-364，1968.
10）清水克正：日英語における閉鎖子音の有声性・無声性の音声的特徴．音声研究，**3**(2)：4-10，1999.

（荒井隆行）

4 聴覚心理学

1 | 音の心理物理学

音の性質には，音がどのような物理量をもっているのかという物理的側面と，音を聴取した時にどのように感じるかという心理的側面がある．聴覚心理学とは，音を聴取した時に感じる心理量と音がもつ物理量を定量的に関連づけることを目的とした学問である．

表1に音の心理的側面と物理的側面の対応関係を示す．音の心理的側面は「大きさ」「高さ」「音色」の3種類であり，これを**音の3要素**または3属性という．一般に音の「大きさ」「高さ」「強さ」は混同されることがあることから，混乱を避けるために「大きさ」をラウドネス（loudness），「高さ」をピッチ（pitch），「強さ」をインテンシティ（intensity）と表現することもある．音の3要素に対応する物理的側面は，時間領域と周波数領域で表現される．ここで，時間領域とは，時間とともに音の波形の振幅や周期の変化を表現したものであり，周波数領域とは，音の波形がどのような周波数や強さの純音で構成されているかを表したものである．

表1 音の心理的側面と物理的側面の対応関係

心理的側面	物理的側面	
	時間領域	周波数領域
大きさ（ラウドネス）	波形の振幅	基本波と高調波の振幅の総和
高さ（ピッチ）	波形の周期	基本波
音色	波形	基本波と高調波の振幅の組み合わせ

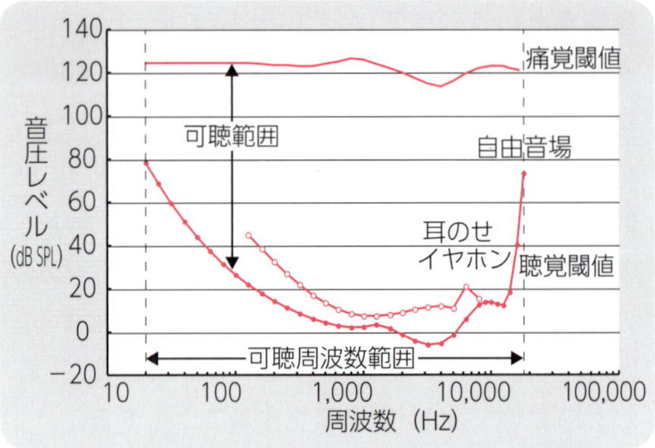

図1 イヤホン計測値と音場計測値による可聴範囲[1,2)]

1. 聴覚閾値，痛覚閾値，可聴範囲

健聴者では，約16 Hzから20,000 Hzまでの周波数範囲の音を聞くことができる．この範囲を**可聴周波数範囲**という．また，音を知覚できる最小の音圧レベルを**聴覚閾値**といい，音を痛みとして感じる最小音圧レベルを痛覚閾値という．図1は，複数の健聴者が耳のせイヤホンにより片耳で純音を聴取した場合と自由空間でスピーカなどから両耳で純音を聴取した場合の聴覚閾値と痛覚閾値の平均値を示したものである[1,2)]．

ここで，聴覚閾値は**最小可聴値**とも呼ばれ，約3,000 Hzで最も低下し，それより周波数が高くなっても低くなっても上昇する．一方，痛覚閾値は**最大可聴値**とも呼ばれ，周波数による閾値変化はほとんどみられない．このような特性は，外耳道の共鳴特性と中耳の伝達特性によるものであると考えられている．さらに，聴覚閾値と痛覚閾値間の可聴周波数範囲を**可聴範囲**，または聴野と呼ぶ．

また，健聴者の聴覚閾値の平均値を基準として表した音圧レベルを聴力レベルと呼び，dBHL（hearing level）という単位を用いて表す．さらに，特定個人の聴覚閾値を基準として表した音圧レベルを感覚レベルと呼び，dBSL（sensation level）という単位を用いて表す．

2. 音の大きさ（ラウドネス）

音を聴取した時に感じる音の大きさをラウドネ

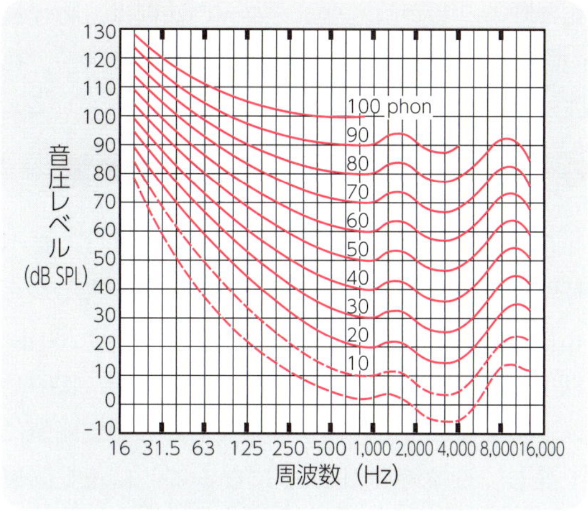

図2　等ラウドネス曲線[3)]

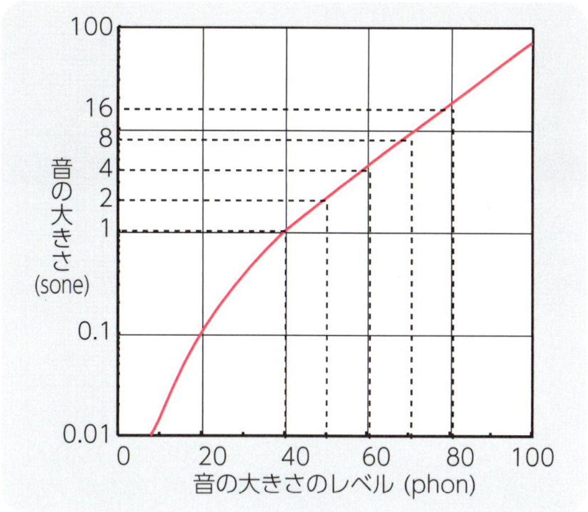

図3　音の大きさ (sone) と音の大きさレベル (phon) の関係[4)]

スと呼ぶ．図2に示す**等ラウドネス曲線**は，1,000 Hz の純音を基準音とし，音圧を 0 dB SPL から 10 dB SPL ごとに上昇させた場合，これらの基準音と同じラウドネスに感じる他の周波数の純音の音圧レベルを測定し，等高線として表したものである[3)]．

等高線として表された音圧レベルをラウドネスレベル，または音の大きさのレベルと呼び，**フォン（phon）**という単位で表す．例えば，1,000 Hz，40 dB SPL の純音のラウドネスレベルは 40 フォンであるが，250 Hz，50 dB SPL の純音も 40 フォンであり，同じ大きさに感じる．

しかし，フォンによる音の大きさレベルの表し方は，1,000 Hz での音圧レベルと同じであるので理解しやすいが，感じる純音の大きさが 2 倍になってもラウドネスレベルは 2 倍にならない．例えば，40 フォンの 2 倍の大きさに感じる純音の大きさは 80 フォンではない．この問題を解決するために，1,000 Hz，40 dB SPL の純音の大きさを 1 **ソーン（sone）**とし，2 倍の大きさに感じる純音の大きさを 2 ソーン，1/2 の大きさに感じる純音の大きさを 0.5 ソーンと定めたソーン尺度が定義されている．

図3 に示すように，約 30 フォン以上ではフォンとソーンの関係[4)]は直線的な関係であり，10 フォン増加するとソーンは約 2 倍になる．また，フォンはすべての周波数で定義される心理的尺度であるが，ソーンは 1,000 Hz のみで定義された心理的尺度である．

3. 音の高さ（ピッチ）

主観的な音の高さをピッチ（pitch）と呼び，純音では周波数が，周期的複合音では基本周波数が高さ感覚を得るための手がかりとなっている．しかし，純音の周波数を 2 倍にしても 2 倍の高さになったとは感じない．音の高さの心理的尺度は，メル（mels）尺度により表される．

メル尺度[5)]は，図4 に示すように 1,000 Hz，40 dB SPL の純音の主観的な音の高さを 1,000 メルとし，半分の高さに感じる音の高さを 500 メル，2 倍の高さに感じる音の高さを 2,000 メルのように定めた心理的尺度である．また，メル尺度は蝸牛頂から測定した基底板上の共振点の距離とよく対応することから，共振点の位置が心理的な音の高さを決めると考えられている．この考え方を場所説と呼ぶ．

しかし，周期的複合音において基本周波数を削除しても複合音の高さ感覚を知覚できる現象がある．この現象を**ミッシング・ファウンダメンタル現象**と呼び，場所説だけでは心理的な音の高さを決める機構を説明することができない．この現象は，聴取した波形の周期に同期して発火する聴神経インパルスの時間間隔が，心理的な音の高さ感覚を決めるという時間説により説明することができる．

このように，人は，これらの機構が互いに補完し合いながら働くことで信頼性の高い音の高さ感覚を得ていると考えられている．

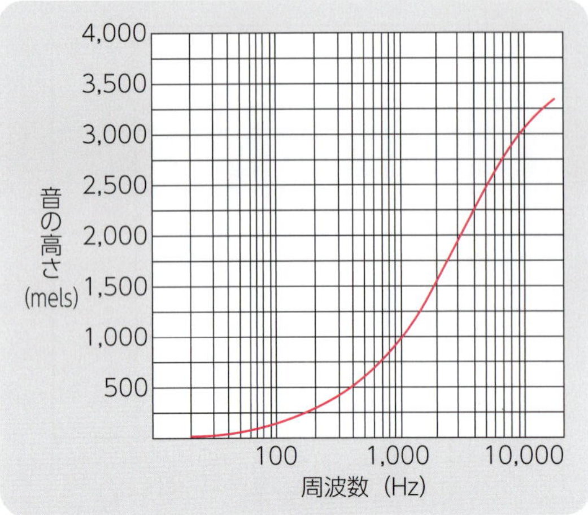

図 4　純音の周波数と音の心理的高さの関係[5)]

4. 音色

一般に**音色**は，識別的側面と印象的側面の 2 面性をもっている．ここで，識別的側面とは「この音は，ピアノの音だ」といったように聴取した音が何の音であるかを識別する手がかりを指している．一方，印象的側面とは，ある音を聞いて「澄んだ音だ」「明るい音だ」などと形容詞で表現できることを指す．

音色を決める音響的性質は，定常音では**表 1** に示すように時間領域では波形の違い，周波数領域では基本波と高調波の振幅の組み合わせの違いである．さらに，振幅の立ち上がり速度など非定常的な音の時間的性質も音色を決める重要な要素となっている．

5. 弁別閾と比弁別閾

人は，最初に加えられる刺激量 R と，刺激量 R を変化させた時に刺激量 R が変化したと気づく**弁別閾** ⊿R との間には，(1) 式で示す関係があることが知られている．すなわち，刺激量 R が変化しても弁別閾 ⊿R との比は常に一定である．この関係を**ウェーバーの法則**と呼ぶ．

$$\frac{\varDelta R}{R} = K \quad (1)$$

＊ここで，K は定数

また，(1) 式 $\frac{\varDelta R}{R}$ を**比弁別閾**，またはウェーバー比と呼ぶ．しかし，ウェーバーの法則は，物理量の限られた範囲内でしか成立しないことが多く，範囲外では比弁別閾が上昇することも知られている．

6. 持続時間の短い音（短音）の知覚

音の持続時間以外の性質が同じであれば，最小可聴値は音の持続時間に依存することが古くから知られている．健聴者では，持続時間が約 200 ms 以上では聴覚閾値はほぼ一定であるが，200 ms 以下になると持続時間が短くなるほど聴覚閾値は上昇し，持続時間が 1/10 になるごとに聴覚閾値が約 10 dB 上昇する．

このことから，最小可聴値に相当する音のエネルギー（音の強さ × 時間）は，持続時間にかかわらず一定であるということができ，聴覚は音のエネルギーを積分して聞いていると考えられている．したがって，ラウドネスレベルは音の持続時間が約 200 ms 以下では音のエネルギーに依存し，それ以上では音圧レベルに依存すると考えられる．

また，音の持続時間が十分に長いと音の高さを知覚できるが，短くなってくると高さの知覚が難しくなり，極端に短くなると音の高さは知覚できなくなり，**クリック音**として知覚されるようになる．この関係を調べた結果[6)]を**図 5** に示す．**図 5** から，1 kHz 以上の純音では，持続時間が約 10 ms 以上あれば，純音の高さを感じることができるが，持続時間が 10 ms 以下になると高さは感じられなくなる．さらに，持続時間が約 4 ms 以下になると音の高さ感覚はなくなりクリック音として知覚されるようになる．

この結果は，音の持続時間が短くなることで周波数スペクトルが広がることや，聴取できる音の周期数が減ることで聴神経の発火時間間隔の規則性が低下することが原因であると考えられている．

7. 時間的パターンの知覚

連続的に続く音系列を聴取した時，時間的に近接した音がまとまって知覚されることがある．三三七拍子などは代表的な例である．これは，**時間近接の原理**と呼ばれ，群化の一つとされている．また，音響的に同じ音が等間隔に提示された場合

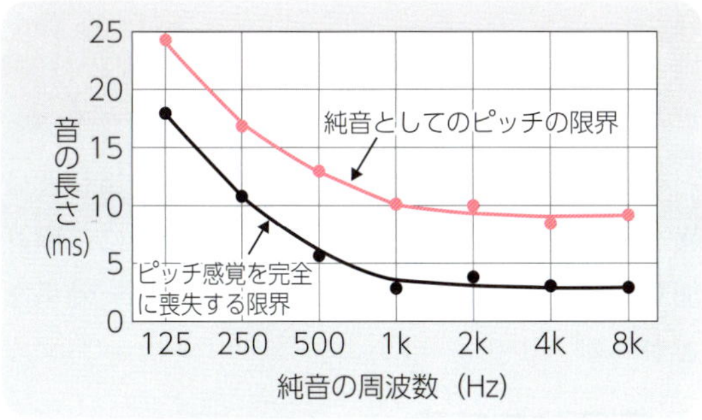

図5　クリックピッチとトーンピッチの知覚に必要な純音の持続時間[7]

でも知覚上では 2，3，4，6，8 個ずつの音として群化されやすい．

さらに，日本語では，音韻がほぼ等間隔に並ぶことが大切であり，その時間単位をモーラと呼び，1 モーラの時間は約 160 ms が典型的な長さであるとされている．例えば，「おばさん（叔母さん）」と「おばあさん（お婆さん）」のように，母音の持続時間を伸ばすと時間的なパターンが変わり，新たな音韻が追加され，意味も変わったと知覚する．

2 | 聴覚の周波数分析とマスキング現象

大きな音の存在により小さな音に対する聴覚閾値が上昇する現象をマスキング現象と呼ぶ．ここで，妨害音を**マスカー**と呼び，妨害される音を**マスキー**と呼ぶ．マスキング現象には，**同時マスキング**と継時マスキングがある．

1. 同時マスキングと聴覚フィルタ

マスカーとマスキーが同時刻に存在する場合に起こるマスキング現象を同時マスキングと呼ぶ．

図6 は，中心周波数 1 kHz の狭帯域雑音をマスカー，純音をマスキーとして同時に提示した場合の聴覚閾値を測定した結果[8]である．マスキーがマスカーの中心周波数（1 kHz）の場合に最も聴覚閾値が高くなり，マスキーの周波数が高くなっても低くなっても聴覚閾値は低下する．しかし，マスキーの周波数が低くなるより高くなった方が聴覚閾値の低下は少ない．この結果は，同じマスカーであれば，中心周波数より高い周波数のマスキーの方が低いマスキーよりマスキングされやすいことを意味する．さらに，マスカーの帯域幅を広げていくと同時マスキングの効果が大きくなるが，一定の帯域幅以上になるとそれ以上帯域幅を広げてもマスキング効果は変化しないことが知られている．マスキング効果が変化しなくなった時のマスカーの帯域（幅）を**臨界帯域（幅）**と呼ぶ．

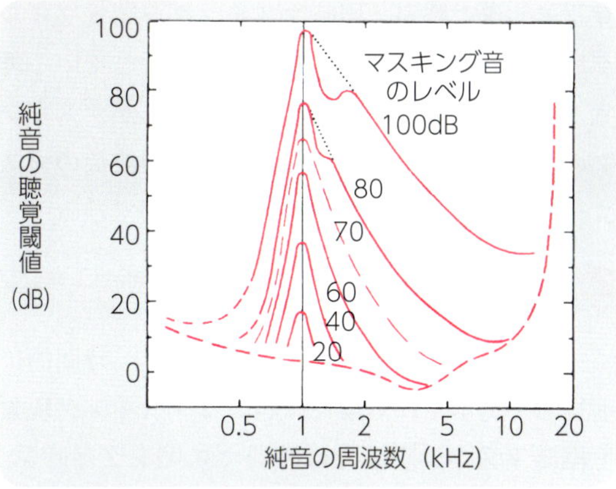

図6　同時マスキングの特性[8]

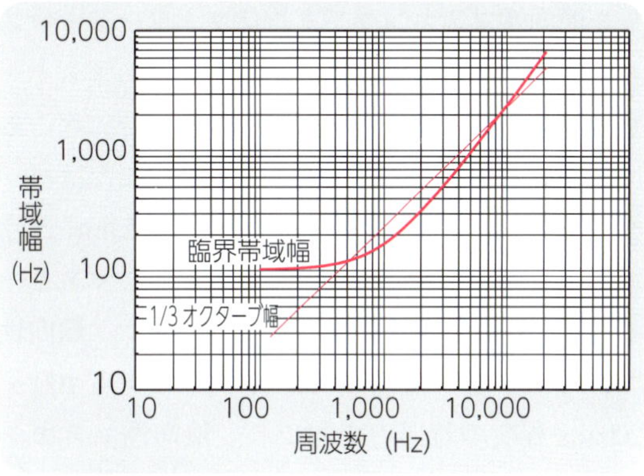

図7　臨界帯域幅[9]

臨界帯域幅は，マスカーの中心周波数によって異なり，中心周波数と臨界帯域幅の関係[9]は，図7 に示すように，マスカーの中心周波数が約 500 Hz 以下では約 100 Hz で一定であるが，約 1,000 Hz 以上ではほぼ直線的に拡大し，臨界帯域幅は約 1/4～1/3 オクターブ幅になっている．

このような聴覚特性から，中心周波数が高くなるほど臨界帯域幅が広くなる帯域通過フィルタ（bandpass filter）が隙間なく並んでいるフィルタ群が聴覚の周波数分析を担っていると考えることができる．この仮想的な帯域通過フィルタを聴覚フィルタと呼ぶ．同時マスキングを聴覚フィルタにより説明すると，マスキーを分析している聴覚フィルタ内に存在するマスカーのみがマスキングの影響を与え，低周波数に比べ高周波数のマスカーの影響を受けやすいということができる．

2. 継時マスキング

マスカーとマスキーが同時ではなく，時間的に前後して提示された場合に起こるマスキング現象を**継時マスキング**または時間マスキングと呼ぶ．継時マスキングにおいて，マスカーが終了してからマスキーが提示される時に起こるマスキング現象を**順向性マスキング**，またはフォワード・マスキング（forward masking）と呼ぶ．逆にマスキーが終了してからマスカーが提示される時に起こるマスキング現象を**逆向性マスキング**，またはバックワード・マスキング（backward masking）と呼ぶ．継時マスキング現象は，マスカーとマスキーの提示時間間隔が狭いほど起こりやすく，順向性マスキングは，マスカーが終了してから100～200 ms 程度の時間内で起こり，逆向性マスキングは，マスカー提示前約 50 ms 内で起こる．

3. 両耳間マスキングと中枢性マスキング

前述のマスキング現象は，両耳または片耳にマスカーとマスキーを提示した場合の現象であるが，片耳にマスカー，対側耳にマスキーを提示した場合にマスキング現象が起こる場合がある．これは，片耳に提示されたマスカーが骨導を介し約 50～60 dB SPL 減衰して対側耳に伝わり起こるマスキング現象（末梢性マスキング）であり，**両耳間マスキング**と呼ぶ．特に聴力検査で，マスキング音を使用して測定する場合，両耳間マスキングが起こらないように注意する必要がある．

また，マスカーが両耳間マスキングの起こる音圧レベル以下であってもマスカーの帯域周波数がマスキーの周波数に近い場合に，マスキング現象が起こることがある．このマスキング現象は，両耳からの情報が集まる聴覚中枢レベルで起こっていると考えられており，**中枢性マスキング**と呼ばれている．

3 | 両耳の聞こえ

音を両耳で聞いた場合，片耳で聞いた場合とは異なった効果が現れる．このような効果には両耳加算効果，音源定位，カクテルパーティー効果などがある．

1. 両耳加算効果

聴覚閾値に近い小さな音を両耳で聴取した場合，片耳で聴取する場合に比べ約 3 dB 閾値が下降することが知られている．さらに，感覚レベル約 30 dB（30 dB SL）以上の音を両耳で聞いた場合は，片耳聴取時よりも約 6 dB 大きな音として知覚される．この効果を**両耳加算効果**，あるいは両耳ラウドネス加算効果と呼び，両耳で聴取された情報が聴覚中枢で加算されることによるものであると考えられている．

2. 音源定位

人は，どこで音が鳴っているのかという音源位置を探索する能力があり，これを**音源定位**と呼ぶ．音源定位には，左右方向，前後方向，上下方向がある．

左右方向の音源定位は，両耳で受聴する音の強度差や両耳に音が到達する時間差（または，位相差）を手がかりにしていると考えられている．ここで，音が大きく聞こえる方向に音源があると知覚する現象を**インテンシティ効果**と呼ぶ．インテンシティ効果は，可聴周波数全域にわたって音源定位の手がかりとなりうるが，低周波数領域では回折により反対耳にも音が回り込むため，左右の耳での音の強度差が小さくなる．このため，有効な音源定位の手がかりとはならない．一方，早く音が到達した方向に音源があると知覚する現象を，**ハース効果**あるいは先行音効果と呼び，約 1,500 Hz 以下の低周波数領域での手がかりとなっている．

さらに，正面，頭上，真後ろ，上下方向のように両耳から等しい音源に対しては，ハース効果やインテンシティ効果を音源定位の手がかりとすることができない．このような場合は，受聴者の頭，外耳，肩などによる音の伝達特性を表した頭部伝達関数の振幅スペクトル（スペクトラルキュー）が音源定位の手がかりに関与していることが知られている．

3. カクテルパーティー効果

多くの人が雑談しているような音環境でも注目する人の話を聞くことができる．このような能力は，**カクテルパーティー効果**として知られており，話者の位置や声の基本周波数の差などを利用して聴取した情報から必要な情報のみを再構築することで，注目する音声の選択的聴取を行っていると考えられている．このことから，音声の選択的聴取あるいは選択的注意とも呼ばれている．また，カクテルパーティー効果は，片耳よりも両耳で聞いた場合の方が効果が大きいことが知られている．

4 | 環境と聴覚

騒がしい居酒屋などで会話する時，自然と声が大きくなることがある．これは，自分の発話に対するフィードバック情報が周囲雑音などで聞こえにくくなるため，無意識に発話を適応的に制御する現象で**ロンバード効果**として知られている．また，小枝が風にそよぐ音が聞こえる中で人の話し声が大きくなってきた場合，「そよ風が吹いている中で人が近づいてきている．その周りには木が茂っている」などと知覚できるように，両耳から入ってきた様々な音を別々の音の流れ（音脈）に分類，整理することで自分を取り囲む環境を理解することができる．このような能力を音による環境理解，または聴覚情景分析と呼ぶ．

このように，音により様々な情報を得ることができるが，時として聴取した音が騒がしく不快に感じることがある．このような音を騒音と呼ぶ．

騒音は，発生源の種類などによって工場・事業場騒音，建設作業騒音，自動車騒音，鉄道騒音，航空機騒音，その他（生活騒音，低周波音など）に分類され，総称して環境騒音と呼ばれている．

環境騒音の測定は，騒音が時間的に大きく変動することが多いため，測定時間内の騒音レベル（A特性音圧レベル）のエネルギーを時間平均した等価騒音レベルが用いられ，L_{Aeq} と表記される．

このような必要以上に大きい騒音や音を聴取した時，騒音が終わった後でも，聴覚閾値が下降しない現象がある．この現象を**聴覚疲労**と呼ぶ．聴覚疲労は，必要以上に大きな音を長時間聴取した場合に起こりやすく，騒音が低周波数よりも4,000 Hz 以上の高周波数の場合に起こりやすいことが知られている．これは，蝸牛内の基底板上にある有毛細胞の一過性機能異常であると考えられており，この時の閾値変動を**一過性閾値変動**（temporary threshold shift：TTS）と呼ぶ．

また，長時間必要以上に大きい騒音や音を聴取している状態が続くとその音の大きさを小さく感じるようになることがある．これは，騒音や音の受聴中に起こることから**聴覚順応**と呼ばれ，聴取後に起こる聴覚疲労とは区別されている．聴覚順応も聴覚疲労と同様に騒音が高周波数の場合に起こりやすいことが知られている．

騒音による聴覚障害の危険性を防止するために騒音障害防止のためのガイドラインとして，8時間騒音下で働く場合，職場の騒音レベルは85 dBを超えないように定められている．

●文 献

1）ISO 389-1：1998. Acoustics - Reference zero for the calibration of audiometric equipment - Part 1：Reference equivalent threshold sound pressure levels for pure tones and supra-aural earphones.
2）ISO 389-7：2005. Acoustics - Reference zero for the calibration of audiometric equipment-Part 7：Reference threshold of hearing under free-field and diffuse-field listening conditions.
3）ISO 226：2003. Acoustics-Normal equal-loudness contours.
4）Stevens SS, Davis H：Hearing：Its Psychology and Physiology. John Wiley, 1938.
5）Stevens, SS, Volkmann, J：The relation of pitch to frequency：a revised scale. *Am J Psychol*, **53**：329-353, 1940.
6）Doughty JM, Garner WR：Pitch characteristics of short tones. I. Two kinds of pitch threshold. *J Exp Psychol*, **37**（4）：351-365, 1947.
7）日本音響学会（編）：音響入門シリーズ A-3　音と人間. コロナ社, 2013, p153.
8）E. ツヴィッカー（著），山田由紀子（訳）：心理音響学, 西村書店, 1992, p55.
9）Zwicker E,Terhardt E：Analytical expressions for critical-band rate and critical bandwidth as a function of frequency. *J Acoust Soc Am*, **68**：1523-1525, 1980.

（世木秀明）

5 言語発達学

1 | 言語発達を説明する理論

ことばは生物学的・生得的な要因と環境的・経験的要因が相互に作用し，複雑に絡み合いながら，発達していくと考えられる．どのような要因に重きをおくかについては後述するように，様々な論議が繰り返されてきた[1]．近年では，大人の支援的役割とともに，社会的相互作用の中で発揮される子どもの有能性への関心が高まっている．

また，養育放棄事例[2]などからは，言語獲得の臨界期，あるいは敏感期が想定される側面があると同時に，人の言語習得の能力にはかなりの可塑性があることも示されている．

1. 生得説

Chomsky（チョムスキー）は，言語能力は他の認知能力とは独立しており，子どもが不十分な言語資料からでも，短期間に母語の複雑な文法規則を獲得できるのは，人が**言語獲得装置**（language acquisition device：LAD）と呼ばれる特別な装置を，生得的に備えているからだと主張した．つまり，子どもは生まれながらにあらゆる言語に共通する普遍文法をもっており，言語経験はこれを発動させるための引き金のようなものすぎないと考えた．Chomskyの主張には反論もあるが，それ以降の言語発達研究に大きな影響を与えた．言語能力の生得論的な考え方は，音韻知覚や初期の語意習得の研究などにもみられる．

2. 学習説

行動主義の流れをくむSkinner（スキナー）は，言語行動は他者を介して**強化**されるオペラント行動であり，他の行動と同様，オペラント条件づけで説明できると考えた．言語獲得の原理として重視されたのは刺激－反応－強化子の随伴性と学習方略としての**模倣**である．このようなSkinnerの考え方は，応用行動分析学として発展し言語指導にも適用されている．

しかし，一般に大人は，文法的な的確さより発話の内容の正しさで承認を与えることが多いことや，周囲の大人が例示していないような文法の誤用がみられることから，強化や模倣に基づく学習だけで言語獲得を説明するには限界があるといえる．

3. 認知説

Piaget（ピアジェ）は，言語発達は認知発達によって支えられていると考え，言語発達の基礎にある認知発達を重視した．Piagetは，象徴遊びや延滞模倣，描画などを含む象徴機能の一つの表れが言語であり，感覚運動期の第6段階から出現する表象能力に基づくものと考えた．

その後の諸研究からは，言語と認知が一般的に関係するというより，特定の時期に，言語の特定の側面と特定の領域が関係することが実証されてきた．例えば，特定の言語能力と象徴遊びの能力の同期的発現などである．しかし，相関だけでは両者がどのような関係であるかについての検証は難しい．また，認知説は示唆に富むが，言語が大人との相互関係の中で獲得されることを考えれば，言語獲得を支えるその他の要因も考えていく必要がある．

4. 社会・相互交渉説

Vygotsky（ヴィゴツキー）は，人間の高次精神機能は，社会文化的文脈における共同活動を通して発達すると考えた．そして，発達の**最近接領域**（zone of proximal development）論では，子どもが現在の発達水準から発達可能水準に至るまでの，教育的支援のあり方が示された．

このような考え方はBruner（ブルーナー）に引き継がれ，子どもがLADのような能力を生得的にもっているとしても，子どもが実際にことばを使えるようになるには，**言語獲得支援システム**（language acquisition supporting system：LASS）が必要だと主張した．大人は子どもがことばを学びやすいように，構造化されたやりとりの場面を**足場**（scaffolding）として用意し，子どもの能力に合わせ，その足場を次第に外して言語獲得を導いていると考えた．また，**IDS**（infant directed speech：対乳児発話）／**CDS**（child directed speech，対幼児発話）の研究からは，大人の話しかけの中には，子どもが言語を習得しやすい特徴があることが示されている．

2｜前言語期の発達

1. コミュニケーション行動の発達

乳児は，人や人の行為，言語音などの社会的刺激への敏感性をもって誕生する．この能力を基礎に，周囲の大人との関わりを通してコミュニケーション能力を発達させる．新生児は空腹などの不快感を泣いて表出するが，これは意図的なものではない．しかし大人は，乳児のこのような音声や表情，動作などを，自分に訴えたものと積極的に解釈して応答する．

2～3か月頃になると，大人と乳児の間で，発声や視線，表情などを用いた，会話の原型ともいえるような情動的やりとりが開始され，大人があやすと微笑を返すようになる．乳児の周囲への関心がますます広がる6か月頃からは，物の扱いをめぐるやりとりや，いないいないばあや手遊びなどのやりとり遊びがさかんに繰り返される．

9か月頃になると，乳児は他者の行動の意図に気づくようになり，他者と対象についての注意を共有する**共同注意**や，不確かな事態に対して，他者の表情を参照して自分の行動を調整する**社会的参照**などが出現する．また，物を渡す，提示して見せる，指さして注意を促すなどして，自分の意図を相手に明確に伝えるようになる．このような“子ども-対象-大人”間でやりとりを行う**三項関係**の成立は言語獲得の基盤となる．

2. 発声行動・言語音知覚の発達

新生児の発声器官は大人とは異なるため，新生児が出す音声は，ほとんどが反射的な発声や泣き，叫喚である．2～3か月頃になると，機嫌のよい時にクーイング（cooing）と呼ばれる［k］や［g］を含む独特の音声や笑い声を表出するようになる．4～6か月頃には，喉頭部の下降により咽頭部が拡大し，音を共鳴させることができるようになり，舌の可動範囲も広がるため，言語音により近い音声が出せるようになる．「声遊び（vocal play）の時期」ともいわれ，様々な種類の音声が現れる．

6か月頃からは，**規準喃語**（canonical babbling）が出現し始める．これは子音と母音との組み合わせを含む音節からなり，［mamama］のようにリズミカルに反復されることが多い．1歳に近づくにつれ多様な韻律をもち，あたかも話しているかのように聞こえるジャルゴン（jargon）や，異なる音節を組み合わせた音声も出現する[3]．そして1歳頃に**初語**（first word）が出現する．

音声の知覚面については，乳児は生後間もない時期から，言語音や母親の声，母語音声をより好んで聞くことや，敏感な**音韻弁別能力**をもっていることが明らかとなっている．初期には母語に存在しない音の違いも弁別できるが，次第に母語の制約を受け，母音では6か月頃，子音では10か月頃になると，母語の音韻体系に適合する知覚様式を示すようになる[4]．また，6か月を過ぎると，韻律的特徴や音韻系列の遷移確率の情報など，様々な手がかりを使用して，連続音声から単語を切り出すようになるといわれている[5]．

3. 認知機能の発達

Piagetは，誕生から2歳頃までの認知発達の最初の段階を感覚運動期と名づけ，6つの段階に分けている．この時期は，刺激に対して運動で反応することを繰り返す中で外界を認識し，新たな適応活動を発達させていく．

第1段階（1か月頃まで）は，外界からの刺激に対して生得的な反射で反応する．第２段階（1～4か月頃）では，第一次循環反応により，指しゃぶりなどの習慣的行動が獲得される．第３段階（4～8か月頃）には，物に手を伸ばす**リーチング**や，ガラガラを振り鳴らすことを繰り返すような第二次循環反応がみられるようになる．

第４段階（8～12か月頃）になると，ことばの発達や意図的コミュニケーションの発達に関係するといわれる，物の永続性や目的と手段の関係を理解した行動が観察され，次第に物の機能に沿った操作もできるようになる．第５段階（12～18か月頃）には，能動的な探索行動を繰り返しながら新たな手段を発見する第三次循環反応がみられるようになる．第６段階（18～24か月頃）になると，行動を内面に表象できるようになり，それに基づく象徴的行動が開始される．

3｜幼児前期の言語発達

1. 初語の出現・語彙の増加

満１歳頃には初語が出現するが，人との関わりの中で頻繁に使用される「バイバイ」「ちょうだい」などの語の理解は，10か月頃から始まっている．初語の出現から６か月ほどは，語彙の獲得速度は比較的ゆっくりで，大人の語彙における適用範囲よりも広く使用する**過大般用**（over extension）がみられる．早期に獲得される50語は，普通名詞，相互交渉で使用する社会語，人々や動作語に関する語が多く，子どもの生活に密着した身の回りの語が早期に獲得される．日本語では多くの幼児語が含まれているのが特徴である．

１歳６か月頃になると，「～をもってきて」などの簡単な指示を理解して行動したり，物の名前を聞いてその絵を指さしたりできるようになる．おおむね１歳６か月を過ぎて表出語彙が50語を超える頃から，本格的なことばの獲得期に入り，**語彙の爆発**（vocabulary spurt）的増加が起こる．語彙が増えるにつれ，語の過大般用が減少する．語彙の爆発期に増加するのは普通名詞が最も高く，表出語彙全体の40%を超えるほどまでに急激に上昇する．その後，表出語彙数が200語を超える頃より，普通名詞が全体に占める割合はわずかに下降あるいは横ばい状態になるが，表出語彙が600語以上でもその割合は40%を超える（図１）[6]．

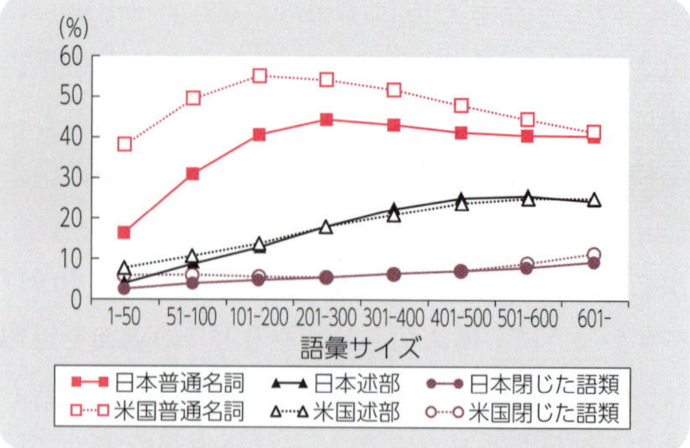

図１ 日米の子どもの16～30か月の表出語彙構成[6]
（文献６より一部改変）

子どもの語の意味学習についての説明には２つの主な説がある．一つはMarkman（マークマン）の認知的**制約論**の考え方で，子どもは検討すべき仮説の範囲を強力に制限できる事物全体制約，カテゴリー制約，相互排他性の３つの原理を使用して，効率よく語の意味を推測すると考えた．もう一つはTomasello（トマセロ）らの**社会語用論**的な考え方で，共同注意の成立と他者の意図理解を重視し，子どもはことばが発せられた時の大人の視線や会話の流れ，動作などの語用論的情報を手がかりとして，大人の発話意図を推測し，語意を学習していると考えた．その後，語意の学習には複数の手がかりが関与しており，どのような手がかりによって語意が学習されるかは，子どもの発達に伴い変化すると考える創発連立モデル（emergentist coalition model：ECM）も提案されている[5]．

2. 言語発達を促す大人の関わり

大人の働きかけや応答的環境が，愛着の成立とことばを含む発達全体に重要であることは，養育放棄事例の研究などからも明らかになっている．

大人は子どもに対してIDS/CDSと呼ばれる独特な話し方で話しかける．高いピッチや誇張した抑揚などの韻律的特徴をもち，短文で単純な文法構造，冗長な表現，目の前で起こっている事柄に限定されるなどの特徴がある．このような発話は，子どもの注意を強く喚起し，子どもの積極的な情動表出を促すことが明らかにされている．また，大人の語りかけの韻律は，聞こえてくる連続的な音声から語，句，節などを切り出す**分節化**（segmentation）の学習や，文の内容や文構造の理解を助ける手がかりになっていると考えられている．

また，言語獲得の初期には，大人は構造化された会話の形式をもつ場面を用意し，その枠組みの中に子どもを引き込んでやりとりを繰り返す．このような足場をもとに，子どもはことばの意味や語用論的知識を獲得していく．その他，大人が話しかける頻度や語彙の多様性，子どもの発達や理解度にあわせた働きかけの内容や方法の調整なども，言語発達に影響する．

3. 構文の発達

表出語彙と文法の発達は強い関係があるとされ，おおむね語彙が 50～100 語になる 1 歳 6 か月過ぎから 2 語発話が出現し始める．まず「自立語＋終助詞」「呼びかけ＋自立語」などの非統語結合発話が出現し，その後，意味関係をもつ「これ　うさぎ」「ワンワン　きた」などの自立語**2 語発話**が出現する．2 語発話が出現しても数か月は散発的で，本格的に話すようになるのは語彙がおおむね 100 語を超えた 2 歳近くである[6]．この時期には，助詞の種類の急増，助動詞の出現と種類の拡大，動詞の増加など，多側面にわたる文法発達が短期間に同時に展開され，文法発達の質的転換点ともいわれる．初期に高頻度で現れる 2 語発話の統語＝意味構造は，言語の違いを超えて共通性が指摘されている[7]．

統語の発達は，まず各動詞が独自の項構造をもって獲得される段階があり，その後一般化したルールが獲得されると考えられている．文法発達を説明する理論として最近注目されているものに，Tomasello が提案する用法基盤（usage-based）モデルに基づく言語習得理論などがある[5]．

4. 象徴機能の発達

象徴機能とは，あるもの（所記／意味されるもの）を，それとは異なるもの（能記／意味するもの）で代表させる働きである．象徴（symbol）は，信号（signal）や標識（index）とは異なり，意味するものと意味されるものは分化しており，心的表象を介して結びつけられていることが特徴である．象徴機能が使えることは，現前の事物や事象から離れて，それらを自分の内面で操作する能力が備わったことを示すものである．

Piaget は，この象徴機能を知的活動の中心的要素として重視し，表象的思考段階へ移行する過渡期の感覚運動期第 6 段階に出現するとした．象徴機能の現れにより，前に見たモデルの行動を再現する延滞模倣，ふりや見立てなどの象徴遊び，描画などの表現活動，本格的な言語獲得が可能となると考えた．

4 | 幼児後期の言語発達

1. 語彙・構文の発達

就学前までに獲得される語彙は個人差があるが，約 3,000 語といわれる．生活経験や社会的経験の広がり，絵本やテレビなどの間接経験を通して，より社会的な語や抽象的な語へと語彙が多様化し，表現できる意味内容が広がる．

大小や色名などの抽象的な語は，2 歳 6 か月頃より理解し使用し始める．時間の概念が芽生える 3 歳頃から，過去，現在，未来を表わす語，数や位置を表す語などが獲得され，語の包含関係の理解も発達する．自分のことを「ぼく」「わたし」などの代名詞で表現し始め，「思う」「わかる」「考える」などの心的状態語も獲得する．

情報交換に重要な疑問詞は，物の名前を質問する「なに」が一番早く，2 歳近くに増加する．その後，「どれ」「どこ」「だれ」などに加え，3 歳頃から「なんで」「どうして」と理由を聞く質問や，「いつ」が活発化する．同じ頃に「だって」「～だから」など理由づけのことばも多くなる．疑問詞を含む質問文の理解や応答は 5 歳頃にかけて徐々に正確さを増す．

文法面では，2 歳前後から語と語の関係を表わす格助詞や係助詞を使用し始める．助動詞の種類も拡大し，動詞の語尾を変化させ，非完了や完了などの時間関係，否定，依頼／命令，願望や意志，断定などを表現するようになる．2歳6か月頃から，修飾語や多語文が増え，「て」「から」「のに」などの接続助詞を使って連続した出来事や原因・理由，矛盾・対立関係を述べる文や，連体修飾構造をもつ文，接続詞を使用して文と文を連結して関係づけた発話が出現し，言語表現は複雑化・多様化していく．3歳頃には，受動／可能助動詞「れる」「られる」や使役助動詞「させる」も使用するようになり，事象を捉える視点や表現法の多重化が始まる[6,7]．

4歳頃には話しことばの基本構造を獲得する．しかし，能動文から受動文への変換や，「名詞＋名詞＋動詞」のような2名詞を含む可逆文において，語順にかかわらず助詞を手がかりに文の正確な理解が可能となるのは，おおむね5歳以降とされる．

2. 談話能力の発達

周囲の大人の様々な働きかけを通して，幼児期には複数の文を用いて，全体として意味的まとまりのある内容を表現する**談話**（discourse）能力を発達させる．一つは相手とやりとりをしながら必要な情報を伝える会話能力で，3歳頃には日常のやりとりが可能となる．呼びかけや注意喚起をしてから会話を開始する，相手との関係に応じて表現を使い分ける，相手の発話内容を踏まえて会話を展開するなどの会話スキルは，周囲の大人や子どもとの社会的経験の中で徐々に洗練されていく[8]．

もう一つは，出来事を時間的順序にそって話をする**ナラティブ**（narrative）の能力である．この能力の発達の基礎となるのが**スクリプト**，すなわち時系列的な事象に関する一般的知識の獲得である．2～3歳の幼児は，日常の出来事を断片的にしか報告できず，出来事の一般的な側面についての話が多い．しかし，次第に新しいことやスクリプトから逸脱するような事柄も含めて語るようになり，4歳頃から徐々にまとまった話を語るようになる．また，自分の経験だけではなく，一貫した筋をもち物語技法を用いた物語も語るようになる．語りは，語り手の何らかの判断に基づいて再構成されたもので，語り手の視点や感じ方，価値観などが含まれている．

この時期に特徴的な現象として，自由遊び場面などで観察される子どもの**独語**がある．特に遊びに困難が生じ，場面が問題解決的になると独語が飛躍的に高まることが知られている．Vygotskyはこの独語を，**外言**（伝達の道具としての言語）が**内言**（思考の道具としての言語）へ移行する過渡期に出現する言語形態と捉えた．幼児後期に多くみられるが，内面化が進む学童期に入ると急速に減少する．

3. 音韻意識の発達

読み書きの習得には，一定の**音韻意識**（phonological awareness）をもつことが前提とされる．音韻意識とは，ことばに含まれる音の単位の認識である．例えば，「さかな」ということばを3つの音に分け，「さかな」の最後の音を問われた時に「な」と答えられるような能力のことをいい，4歳を過ぎる頃から発達する．日本語の場合には，音節あるいはモーラを単位として分解や抽出ができることと，ひらがなの読みの習得との間に関連がある[9]ことが指摘されている．

このような音韻意識は，わらべ歌や童謡，しりとりなど様々なことば遊びに参加する中で徐々に身につくと考えられている．

5 | 学童期の言語発達

1. 読み書き能力の発達

今日多くの子どもは，ひらがなの読みを習得して入学する．また，就学までに，ほとんどの子どもは自分の名前などをひらがなで書くことができる．その多くは日常生活や遊びの中に埋め込まれた様々な活動を通して習得される．

読み書き習得の準備は，幼児期に始まる．形や機能に気づき，遊びの中であたかも読み書きができるかのようにふるまう様々な行動は，**萌芽的リ**

テラシー（emergent literacy）と呼ばれる．幼児後期には，読み書きに必要な音韻意識も発達する．

多くのひらがなは1音節に1文字が対応しているので比較的習得しやすく，いったん読み始めると短期間でほとんどの文字が読めるようになることが明らかにされている．しかし，音と表記の対応が崩れる特殊音節や助詞の読みは習得が遅れる．小学校1年次にはひらがな，カタカナと，漢字80字が学習される．

書字の習得は読みに比べ遅れ，入学後に急速に進歩する．文章を文字で表現する時，最初は書く文字を声に出して一字ずつ書くが，次第に声はささやき声になり，黙ったまますらすら書き続ける段階へと変化する．また，文字がある程度自由に書けるようになると，自分の書いたものを自発的に読み返し，誤った文字や表現の修正をするようになる[10)]．

小学校低学年段階では，早い時期に読みを習得した子どもほど読むスピードが速く，読解力も高いが，学年が上昇するにつれ関連が薄くなるとされる．一方学童期を通じて子どもの読解能力と強い関係をもつのは語彙の豊富さで，読書量が関係していると考えられている[8)]．

2. 語彙・構文の発達

学齢期の言語発達で重要なものの一つが**メタ言語能力**の発達である．これは言語そのものを客観的に考えることができる力で，音韻，意味，統語，語用面すべての面でみられ，幼児後期から学童期に発達するといわれる．

語彙面では，使用する語彙の量や範囲が拡大するだけでなく，同義語，上位・下位語，同音異義語，多義語など，語の相互の関係を理解し説明したり，適切に使い分けたりできるようになる．また，比喩や冗談，ユーモア，ことわざ，慣用句，故事成語など，字義通りではない意味をもつことばを理解し，意識して使用するようになる．

文法構造に対する意識も高まり，文が文法的に適切かを判断する，同じ意味でも能動文と受動文など形式の異なる文を使い分けて表現する力などが高まる．また，主語や述語の照応関係，修飾と被修飾との関係，さらには指示語や接続語の役割に注目して文相互の関係を理解し，より複雑な構造をもつ文章を構成する能力を発達させる．

3. 談話能力の発達

学童期になると，学校文化の中で，幼児期の親しい人を中心とした会話様式から，文脈から独立してことばだけで伝えあうコミュニケーション様式である**二次的ことば**を発達させていく[11)]．

会話の能力は徐々に洗練され，やりとりを続けて話題を維持することができるようになるだけでなく，相手の内面や状況を敏感に感じとりながら，間接的な表現を使用するなど，文脈を考慮した効果的な発話方法を身につけていく．また，自分の発話をモニターして，聞き手に適切な発話かを判断し，話が相手に伝わっていない場合には，別の表現で言い直す，情報を追加するなどして，発話を修正できるようになる．また，相手の話をどこまで理解したかをモニターし，聞き返したり質問したりするようになる[12)]．

また授業内での様々な学習活動を通して，相手や目的に合わせて筋道を立てて伝える・説明する，相手の意図を推測しながら聞く，話題に沿って話し合うなど，“聞き手”を意識した談話能力はより高度に洗練されたものとなっていく．

●文献

1） 綿巻　徹：言語発達の理論．言語発達とその支援（岩立志津夫，小椋たみ子編），ミネルヴァ書房，2002，pp6-13．
2） 藤永　保・他：人間の発達と初期環境，有斐閣，1987．
3） 江尻桂子：乳児における音声発達の基礎過程，　風間書房，2000．
4） 林安紀子：声の知覚の発達．ことばの獲得（桐谷　滋編），ミネルヴァ書房，1999，pp37-70．
5） 小林春美：言語発達，新発達心理学ハンドブック（田島信元・他編），福村出版，2016，pp339-351．
6） 小椋たみ子・他：日本語マッカーサー乳幼児言語発達質問紙の開発と研究，ナカニシヤ出版，2016．
7） 綿巻　徹：発話構造の発達，ことばの発達入門（秦野悦子編），大修館書店，2001，pp82-113．
8） 高橋　登：コミュニケーションの発達．発達の基盤：身体・認知・情動（日本発達心理学会編）　新曜社，2012，pp75-90．
9） 天野　清：子どものかな文字の習得過程，秋山書店，1986．
10） 内田伸子：子どもの文章－書くこと考えること，　東大出版会，1990．
11） 岡本夏木：ことばと発達，岩波書店，1985
12） バーンスタイン：学齢期の言語発達．子どもの言語とコミュニケーション－発達と評価－（D.K. バーンスタイン，E. ティーガーマン編，池　弘子・他訳），東信堂，1994，pp155-181．

（瀬戸淳子）

Ⅳ

社会保障・教育とリハビリテーション

社会保障・教育とリハビリテーション

1 | 社会保障制度

1. 社会保障と社会福祉

(1) 社会保障の概念

現代社会では，大多数の国民・住民が労働することによって収入を得て，それによって個人ならびにその家族の生活を維持している．しかし，この労働と生活といった一連の過程の中で様々な生活困難が生起する．例えば，傷病になった場合には治療が必要となり，また，高齢，障害，失業，労災となった場合には，稼働収入の減少・喪失によりそれに代わる収入の途が必要となる．さらには，人によっては身体機能の低下による介助支援や子どもの養育支援など個別の生活支援が必要になってくる場合もある．このように人々が直面する生活上の諸困難に対し，国家が国民・住民の生活安定を図る制度的仕組みが社会保障制度である．

さて，社会保障はsocial securityの訳語である．社会保障制度の始まりは，それぞれの国，時代によりその意味内容や制度の生成・発展が異なっている．その中で社会保障ということばが世界で最初に公式に登場するのは，1929年世界大恐慌への対応策であるニューディール政策の一環として制定された，1935年の米国の社会保障法Social Security Actにおいてである．そこでは，所得保障が中心であった．また，英国においては，Beveridge（ベヴァリッジ）が委員長としてまとめた1942年『社会保険および関連サービス』（通称「ベヴァリッジ報告」）は，社会保険と関連サービスの普遍化・統合化を軸とした社会保障計画を策定している．そこでは，社会保障を所得保障として位置づけ，それが機能する前提条件として，児童手当，保健医療サービス，完全雇用政策をあげている．同報告は，英国だけでなく世界各国の戦後の社会保障制度の成立に大きく寄与した．さらには，国際労働機関（ILO）では，1942年に『社会保障への途』という報告書を発表し，社会保障を社会保険と社会扶助を統合したものとして位置づけた．そして1952年に採択されたILO第102号『社会保障の最低基準に関する条約』では，疾病による休業，出産，労災，障害，遺族，児童扶養，失業を社会保障の対象と例示し，社会保障の範囲を広く設定した．

わが国において社会保障の整備と体系化が図られるのは，第二次世界大戦後のことである．公式用語として社会保障が登場するのは日本国憲法（1946年）においてである．憲法第25条1項において生存権保障を規定し，第2項において生存権保障の一環として社会福祉，社会保障，公衆衛生をあげている．そしてそれを具体化する方向で，1950年に社会保障制度審議会が『社会保障制度に関する勧告』を発表し，その基本的体系を提示した．同勧告では，「いわゆる社会保障制度とは，疾病，負傷，分娩，廃疾，死亡，老齢，失業，多子その他困窮の原因に対し，保険的方法又は直接公の負担において経済保障の途を講じ，生活困窮に陥った者に対しては，国家扶助によって最低限度の生活を保障するとともに，公衆衛生及び社会福祉の向上を図り，もってすべての国民が文化的社会の成員たるに値する生活を営むことができるようにすることをいうのである」とし，社会保障の対象範囲を広く設定している．そして，**社会保険，公的扶助，社会福祉，公衆衛生および医療**の4つを**狭義の社会保障**と位置づけ，その後の社会保障制度の骨格とした．それは，貧困からの救済（救貧）と貧困に陥ることの予防（防貧）を基調にわが国の社会保障制度を体系化したものであった．

その後，社会保障制度の発展によりその制度的枠組みはほぼ変わらないものの，1995年に社会保障制度審議会が出した『社会保障体制の再構築に関する勧告－安心して暮らせる21世紀の社会を目指して－』では「広く国民に健やかで安心できる生活を保障すること」としている．このように現在では，社会保障の目的は，救貧または防貧という範囲にとどまらず，広く国民・住民生活を保障する方向に進んできている．

(2) 社会保障の機能

社会保障制度はどのような機能（働き）をもち，国民・住民生活の回復・維持・安定に寄与しているのか，以下に主要な機能をあげる．

①所得再分配機能

所得の第1次分配（労働に応じた収入）の結果（所得格差・不平等など）に対して是正を行う機能である．所得再分配には，所得の多い階層から少ない階層へ所得移転する垂直的再分配，同一所得階層内で所得移転を行う水平的再分配，収入のある世代（稼得世代，現役世代）から収入の少ない世代（退職世代，年金世代）へ所得移転を行う世代間再分配がある．

②ナショナル・ミニマム機能

国家が国民・住民に対して最低限の保障を行うことであり，一般的には，社会保障などの公共政策において，国家が国民・住民に最低限度の生活水準を保障することを指している．わが国においては，生活保護基準がその機能を果たしている．

③セーフティ・ネット機能

国民・住民生活の困難な事態への対処としてセーフティ・ネット機能が位置づけられる．それはセーフティ・ネットをどのレベル（水準）で張るかにより異なり，大きくは防貧的レベルと救貧的レベルの2つに分けられる．前者は，年金などを含む保障を予防的（防貧的）に行い，国民・住民が安定した生活を送れるようにすべきとする考え方に立っている．後者は，主に市場における自由競争にて十分な収入を得ることができない，あるいは競争に参加できない人たちに対して事後的（救貧的）に保障すべきとする経済の市場化を主張する考え方に立っている．

④生活と経済の変動安定化機能

国民・住民生活の困難な事態，具体的には，生活上のリスクである老齢（退職），傷病，失業，労災，出産・保育などにより所得の喪失・中断・減少を防ぎ生活水準の低下を緩和し生活の安定を図る機能（生活の変動安定化機能）をもつ．また，失業などによる所得の減少を緩和させることにより不況や景気後退に伴う消費需要の低下を緩和し，景気の回復時においては社会保障給付を減少させる経済変動安定化効果（ビルト・イン・スタビライザー効果）や社会保障の運営に必要なマンパワー育成・雇用・設備投資などにより景気回復を促すとしている（経済の安定化機能）．

⑤社会統合機能

政治・社会の安定化機能ともいえる機能である．階級・階層間の対立，経済的・社会的格差や不平等の拡大などは社会的・政治的不安定をもたらす．そこで公的扶助による最低生活保障により格差の緩和解消や，社会保険などを通して国民の社会連帯意識を高めていくことが社会統合につながるとしている．

2. 社会保障の体系と範囲

社会保障制度審議会の分類に基づいて社会保障制度体系をみると，制度別では，社会保険，公的扶助，社会福祉，公衆衛生および医療，老人保健を狭義の社会保障，それに恩給と戦争犠牲者援護を加えたものが広義の社会保障としている．さらに住宅対策と雇用対策を社会保障関連制度として位置づけている（表1）．

狭義の社会保障は，それぞれ次のような特徴をもつ．①**社会保険**は，生活上の困難をもたらす一定の事由（保険事故）に対して，保険技術を用い，被保険者があらかじめ保険料を拠出し，保険事故が生じた場合に保険者が給付を行う公的な制度的仕組みである．それには，**医療保険**，**年金保険**，**雇用保険**，**労働者災害補償保険（労災保険）**，**介護保険**の5種類の社会保険がある．②**公的扶助**は，生活困窮（要保護）や低所得状態にある貧困・低所得者に対し，租税を財源に生活を保障する制度的仕組みである．貧困者対策である生活保護制度

表1 社会保障制度の体系（旧・社会保障制度審議会）

広義の社会保障	狭義の社会保障	社会保険 公的扶助 社会福祉 公衆衛生および医療 老人保健（現・高齢者医療制度）
	恩給 戦争犠牲者援護	
社会保障関連制度	住宅対策 雇用対策	

の他に，低所得者対策である社会手当制度，生活福祉資金貸付制度，生活困窮者自立支援制度などがある．③**社会福祉**は，個別の必要（ニーズ）に対応して主として対人的なサービス（個別的・対面的な対人サービス）を提供する制度的仕組みである．それは，児童福祉，障害者福祉，高齢者福祉，母子・父子・寡婦福祉などがある．④**公衆衛生および医療**は，疾病を予防し健康増進を図る公衆衛生制度と，医療従事者の養成や医療機関の整備など医療サービスを支援する医療制度がある．それは，公衆衛生制度として母子保健，学校保健，一般保健などの直接住民に提供されるサービスと上下水道，ゴミ処理など生活環境に関わるものなどがある．医療制度としては，医師，看護師などの養成・確保や病院・診療所などの設置やベッド数の基準などの設定などがある．⑤**老人保健**は，高齢者の健康保持と適切な医療の確保を図るための制度で，現在の高齢者医療制度である．

ここで，前述のセーフティ・ネット機能を例にあげ，社会保障各制度が国民・住民生活にどのように機能しているのか概観してみる．

国民・住民の大多数が給与生活者であることから，表1のように雇用の確保としての雇用対策，居住の確保としての住宅対策は，社会保障関連制度として位置づけられる．**第1のセーフティ・ネット**は，通常生活していく中で生活の困難が生じた場合に対応するものであり，それは，国民・住民が強制加入する社会保険制度である．これには，失業・労災に対応する労働保険（雇用保険・労災保険），老齢・障害・死亡に対応する年金保険，傷病・出産に対応する医療保険，介護に対応する介護保険の5つの社会保険がある．これらは，雇用されているか自営であるかを問わず，主として稼得者およびその家族を中心に組み立てられている制度であり，社会保障制度の中では貧困を予防する防貧的機能をもつものとして位置づけられる．次いで**第2のセーフティ・ネット**は，低所得者を対象とし，所得調査を課す社会手当制度，生活福祉資金貸付制度，生活困窮者自立支援制度などである．そして最後の**第3のセーフティ・ネット**は，貧困であるかどうかという生活困窮の事実認定としての経済的要件が課せられるものであり，資力調査を課する貧困対策（生活保護制度）になる．

また，これら各制度とは別に社会福祉制度，公衆衛生および医療，高齢者医療制度は，資産・所得の別なく広く国民・住民の必要に応じて提供される．

3. 社会保障を構成する各制度

本項では，社会保障の主要制度である社会保険制度，社会手当制度，公的扶助制度（ここでは生活保護制度と同義で取り扱う）について概説する（図1）．

（1）社会保険制度

前述した通り，わが国においては，医療保険，年金保険，介護保険，労災保険，雇用保険の5つの社会保険制度がある．1961年に**国民皆保険・皆年金制度**となり，すべての国民が何らかの医療保険制度や年金保険制度に加入することとなった．しかしながら，制度が分立し，制度間格差がある．このことは，はじめに職域ごとに相扶共済制度ができ，次いで一般被用者を対象に社会保険が適用実施され，最後に職域保険から漏れた一般住民などに地域保険が実施され国民皆保険・皆年金が達成されたという歴史的経緯による．

そこで，社会保険は，被用者を対象とした**職域保険**として，一般労働者を対象とした健康保険法（医療），厚生年金保険法（年金），雇用保険法（失業），労働者災害補償保険法（労災）が，また特定職域の労働者を対象に船員保険法（医療，失業，労災），国家公務員共済組合法（医療，年金），地方公務員等共済組合法（医療，年金），私立学校

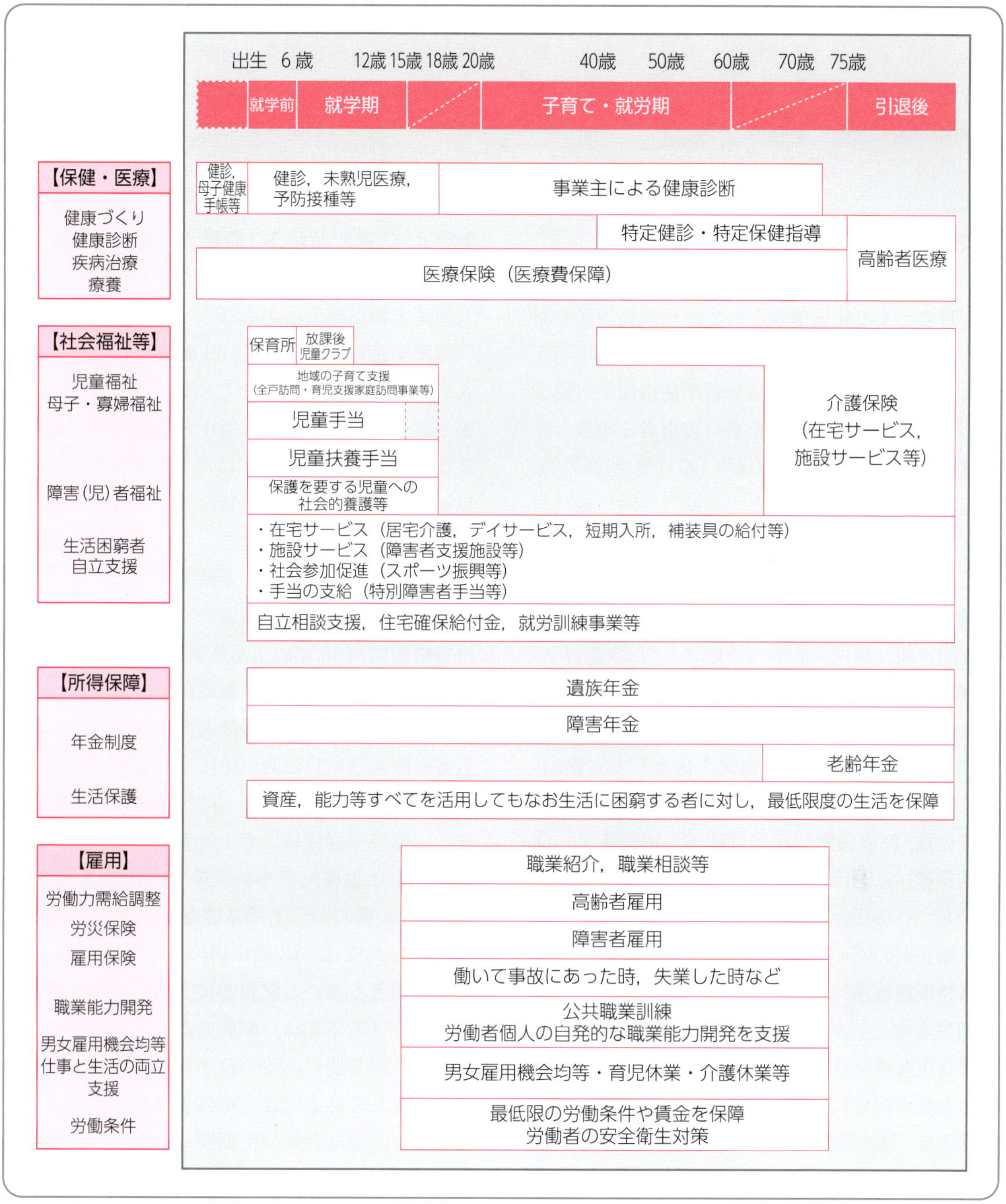

図1　社会保障制度の概要[1)]

教職員共済組合法（医療，年金）がある．なお，各種共済組合の組合員は，業務上の災害は，それぞれの法に基づいて行われる．また，一般住民のための**地域保険**として，国民健康保険法（医療），国民年金法（年金），介護保険法（介護）がある．

①医療保険

医療保険は，疾病，負傷，死亡，出産などの時に医療（現物）や生活費の保障を目的とする社会保険である．医療給付は，医療機関にかかった費用を保険者が支払うという現物給付の形をとることを原則としている．医療保険で受けられる診療の範囲は，①診察，②薬剤または治療材料の支給，③処置・手術・その他治療，④在宅での療養上の管理，在宅での看護，⑤入院，入院時の看護である．現金給付としては，傷病手当金，出産育児一時金，出産手当金，埋葬料などがある．なお，被用者の業務上・通勤中の傷病・障害や死亡は，労災保険の保険事故とされる．

わが国では生活保護を受給している者を除き，原則として，すべての国民・住民は何らかの公的医療保険制度の対象となる．

医療保険制度の体系には次のものがある．被用者を対象とする**職域保険**として，一般被用者を対象とする健康保険〔主として中小企業の被用者を対象とする全国健康保険協会管掌健康保険（協会けんぽ）と，主として大企業の被用者を対象とする健康保険［組合管掌健康保険（組合健康保険）］〕，特定職域の労働者を対象とする船員保険（船員を対象）と各種共済組合（公務員および私立学校教職員を対象）がある．また，**地域保険**として，自営業者を対象とする国民健康保険組合や市町村国民健康保険，後期高齢者（原則として75歳以上，被保護者を除く）を対象とする後期高齢者医療制度（都道府県ごとにすべての市町村が参加する後期高齢者医療広域連合を運営主体として実施）がある．

その他，医療保障制度には次のものがある．①生活保護法における**医療扶助**として，生活保護を受給している場合，社会保険の自己負担分ならびに医療扶助のための医療費が支払われる．②**戦傷病者特別援護法**，**原爆被爆者援護法**に基づいた戦争犠牲者などに対する国家補償的なものとして，公費負担医療制度がある．それは原則として医療費の全額が国庫によってまかなわれる．③**身体障害児・者**，**精神障害者の医療**としての，公費負担医療制度がある．それは自立支援医療，精神障害者の措置入院など社会防衛的医療，難病などの医療で，全額あるいは一部が公費によって行われている．

②年金保険

年金保険は，老齢，障害，死亡などによる所得の喪失に対して主として現金給付を行うものである．年金保険には，国が国民に加入を義務づけている公的年金と個人や企業が任意に加入する私的年金がある（個人年金，企業年金）．

わが国の公的年金制度の仕組みは，すべての国民が加入する国民年金（基礎年金）（1階），被用者が加入する厚生年金（民間サラリーマンが対象のものと，国家公務員・地方公務員共済・私立学校教職員が対象のものがある）の報酬比例年金（2階），さらに確定拠出年金，退職等年金給付など上乗せ（3階）という3階建ての構造となっている．また，2～3階部分として国民年金，iDeCo（個人型確定拠出年金）がある．

国民年金は，20歳以上60歳未満の全国民に加入を義務づけている．そこには，3種類の加入形態がある．自営業などの第1号被保険者，民間サラリーマン・公務員などは第2号被保険者，第2号被保険者の被扶養配偶者は第3号被保険者となる．

国民年金の給付には，老齢基礎年金，障害基礎年金，遺族基礎年金がある．老齢基礎年金は，受給資格期間が10年以上ある者が65歳以上に達した時に支給される．障害基礎年金は，原則，保険料納付済期間などが被保険者期間の2/3以上である者が障害認定日において法令に定められる障害がある場合に支給される．障害基礎年金の給付条件は，障害の程度により1級と2級がある．遺族基礎年金は被保険者や被保険者であった60歳から65歳未満の者，老齢基礎年金の受給権者などが死亡した場合，18歳未満の子どもまたは18歳未満の子どものいる配偶者に支給される．子どもに支給される年金は，配偶者が遺族基礎年金を受け取っている間，あるいは子どもが父や母と生計を同じにしている間は支給停止される．支給条件としては，保険料納付済期間などが障害基礎年金と同様，被保険者期間の2/3以上となっている．その他，脱退一時金，年金生活者支援給付金がある．

厚生年金は，被用者として働いている場合は69歳まで強制加入となる．給付の種類として，老齢厚生年金，障害厚生年金，遺族厚生年金，また，一時給付金として障害者手当金がある．

③介護保険

介護保険は，**要介護・要支援**を保険事故として現金給付の形式をとっているが，実際の介護サービスの利用にあたっては，指定事業者などは代理受領方式により，被保険者に代わって保険者から自己負担を除いた介護サービス費用を受け取る．この結果，被保険者は，現物給付と同様の方法で事業者や施設から介護サービスの提供を受けることができる．介護保険では市町村および特別区が保険者となり，65 歳以上の者を**第 1 号被保険者**，40 歳以上の者を**第 2 号被保険者**としている．第 1 号被保険者は要介護または要支援状態を，第 2 号被保険者はさらに発生原因が特定疾病（16 疾病）による場合を保険事故として給付を行う．給付には保険者による要介護または要支援状態の認定が必要で，要介護認定では要介護度（要支援・要介護区分）が判定され，介護サービス計画作成，サービスの利用となる．

サービスは**在宅サービス**と**施設サービス**に分けられ，サービスや内容，施設の最低基準は老人福祉法，介護保険法などの根拠法に規定される．保険給付は，都道府県知事の指定を受けた事業者や施設からサービスを提供された場合に行われ，各種サービスの費用の算定基準となる介護報酬は，厚生労働大臣が定める．なお，介護保険法による介護保険給付の要点については「6. 介護保険」（249 頁）も参照されたい．

④労災保険（労働者災害補償保険）

労災保険は，**業務上**または**通勤による**労働者の負傷，疾病，障害，死亡などに対して必要な保険給付を行うものである．労災保険は，労働者すべてを対象としている．ただし，公務員は個別の労災補償制度がある．保険料は事業主のみの負担で労働者側の負担は求められない．労災の認定は，業務起因性などによって行われる．労働基準監督署で業務災害の認定を行う給付の種類は，療養（補償）給付，休業（補償）給付，障害（補償）給付，遺族（補償）給付，傷病（補償）年金，介護（補償）給付，葬祭料（葬祭給付）などがある．また保険給付とともに通勤災害に関する保険給付が行われ，被災労働者の社会復帰の促進，被災労働者とその家族の援護，労働者の安全および衛生の確保なども行われる．

⑤雇用保険

雇用保険は，**労働者の失業**や**雇用継続の困難**を保険事故として保険給付を行い，生活の安定を図る．また，労働者が職業教育訓練を受けた場合や育児休業した場合には必要な給付が受けられる．あわせて，就職を促進して労働者の職業安定，失業防止および雇用機会の拡大，雇用構造の改善，労働者の能力開発などを図るものである．求職者給付の適用対象（被保険者）は，原則として事業所の規模にかかわらず雇用されている労働者であり，おおむね次の 4 つに大別される．①一般被保険者，②高年齢被保険者（65 歳以上の被保険者で，③，④を除く），③短期雇用特例被保険者（季節的に雇用される者のうち次のいずれにも該当しない者　1. 4 か月以内の期間を定めて雇用される者 2. 所定労働時間が 20 時間以上 30 時間未満である者），④日雇労働被保険者（日々雇用または 30 日以内の期間を定めて雇用される者）である．

（2）社会手当制度

社会保険と公的扶助（生活保護制度）の中間的性格をもつ無拠出の現金給付である．所得制限のある**選別的手当**と所得制限のない**普遍的手当**に分かれており，わが国の社会手当は選別的手当である．それは，有子世帯を対象とする児童手当，離婚などの理由で父または母と生計を同じくしていない児童の養育者を対象とする児童扶養手当，障害を有する 20 歳未満の児童をもつ父母，養育者に対する特別児童扶養手当，障害年金以外の障害者向け所得保障制度として，特別障害給付金，特別障害者手当，経過的福祉手当，障害児福祉手当がある．これら手当の財源は租税であるが，児童手当については一部被用者の事業主負担がある．

（3）公的扶助制度

生活困窮（要保護）や低所得状態にある貧困・低所得者に対し，生活保障を行う制度的仕組みであり，中軸となる制度が生活保護制度である．生活保護法は生活困窮に陥った国民を事後的に救済するものであるため救貧的機能をもつ．なお，公的扶助の概念については広義には社会手当，生活福祉資金貸付制度などを含むと捉える場合がある．

①生活保護制度の仕組み

生活保護制度は，憲法25条の生存権保障の理念を具体化した生活保護法に基づく最低生活保障制度である．それは，次に掲げる4つの原理と原則によって運用されている．すなわち，(1) この制度の目的は，国が，生活に困窮する国民に対して最低限度の生活を保障するとともに，その自立の助長を図ることにあるとする「**国家責任の原理**」，(2) 保護は，生活に困窮していることを要件として，困窮に陥った理由の如何や，人種，信条，社会的身分，門地などによって差別されることはないとする「**無差別平等の原理**」，(3) この制度によって保障される最低限度の生活は，健康で文化的な生活水準を維持するものでなければならないとする「**最低生活保障の原理**」，(4) 保護は，生活に困窮する者が，その利用しうる資産や能力などをその最低生活の維持のために活用することを要件としており，また扶養義務者の扶養，他の制度による扶助はこの法律による保護に優先して行われるものとする「**保護の補足性の原理**」である．

また，保護実施上の原則としては，①保護は，要保護者の保護請求権の行使に基づいて開始するとした「**申請保護の原則**」，②保護は，厚生労働大臣の定める保護基準に基づき要保護者の需要を測定し，その不足分を補う程度に行うとする「**基準および程度の原則**」，③保護は，要保護者およびその世帯のニードを考慮して，有効適切に行うとする「**必要即応の原則**」，④保護は，世帯を単位としてその要否，程度を決めるとした「**世帯単位の原則**」である．

生活保護法で定める保護の種類は，8種類の扶助（生活扶助，住宅扶助，教育扶助，介護扶助，医療扶助，出産扶助，生業扶助，葬祭扶助）である．保護は必要に応じて1種類あるいは2つ以上の種類の扶助が受けられる．給付は金銭給付を原則とし，それにより難しい場合には現物給付を，また生活保護は居宅保護を原則としており，それにより難しい場合には施設保護を行う．

生活保護を受けている者（被保護者）は，特別な権利を与えられている一方，義務も課せられる．被保護者の権利には，①正当な理由がないかぎり，すでに決定された保護を不利益に変更されることがないとする不利益変更の禁止，②保護金品を標準として，租税その他の公課を課せられることがないとする公課禁止，③すでに給付を受けた保護金品，またはこれを受ける権利を差し押さえられることがないとする差押禁止である．

また，被保護者の義務には，①保護を受ける権利を譲り渡すことはできないとする譲渡禁止，②常に，能力に応じて勤労に励み，自ら，健康の保持および増進に努め，収入，支出その他の生計の状況を適切に把握するとともに，支出の節約を図り，その他生活の維持および向上に努めなければならないとする生活上の義務，③収入，支出その他生計の状況について変動があった時，または，居住地もしくは世帯構成に異動があった時は，速やかに，保護の実施機関（福祉事務所）にその旨を届け出なければならないとする届出の義務，④被保護者は保護の実施機関（福祉事務所）が行う生活の維持，向上，その他保護の目的達成に必要な指導又は指示を受けた時は，これにしたがう義務，⑤急迫した事情などにより資力があるにもかかわらず保護を受けた場合には，保護費の返還を行う義務である．

さらに，次のような場合，保護費の徴収が行われる．①届出の義務を，故意に怠った場合や虚偽の申告をした場合など不正な手段により保護を受けた場合である．なお，この不正受給については，単に費用徴収にとどまらず，情状により，生活保護法の罰則規定あるいは刑法の規定に基づき処罰を受けることもある．②扶養義務者が十分な扶養能力を有しながら扶養しなかった場合，その扶養義務者の義務の範囲内で，保護のために要した費用の全部または一部を徴収されることがある．

この他，受けられるはずの保護が正当な理由もなく行われなかった場合などは，行政上の不服申立てによる救済の途や訴訟を提起することができる．

②生活保護の実施プロセス

生活保護の実施は，原則として要保護者（生活困窮状態にある者）が申請を行い，保護の実施機関（**福祉事務所**）が保護の要否を調査し，保護が必要な場合にはその種類・程度および方法を決定し給付を行う．この保護の要否を判定し決定・実施する実施責任は，要保護者の居住地または現在地（居住地がないか明らかでない場合）を所管する福祉事務所が負っている．

福祉事務所は，申請を受けつけると，地区を担当している**ソーシャルワーカー**（社会福祉主事）が家庭訪問や各種調査などを実施し，保護の要否を判定する．これが，補足性の原理を確認するためのミーンズ・テスト（資力調査）である．この調査結果に基づいて，原則として世帯を単位に保護の要否を決定し，それを申請者に文書で通知する．この通知は，申請があった日から14日以内に行わなければならないが，特別な理由がある場合は延長し30日以内に行うこととなっている．保護の要否や程度は，保護基準によって定められたその世帯の最低生活費と収入認定額とを対比させることによって決められる．そこで認定された収入が保護基準によって定められたその世帯の最低生活費を満たしていない場合に，その不足分を扶助費として給付する．

③生活保護制度における対人援助

生活保護制度は，被保護者に対して最低生活の保障を行うとともに，その人の**経済的自立**のみならず広く**社会的自立**に向けた援助・支援活動を行う．被保護者の生活課題は，主として経済的問題を基底にしながらも，生活の様々な側面において多様な問題をもっており，またいくつもの問題が重なりあって現れているのが一般的である．そこで，援助・支援にあたっては，被保護者がどのような状態ならびに意向をもっているかの情報収集と生活課題の検討（アセスメント）を行い，それに基づいた援助・支援計画を立て（プランニング），被保護者とともに自立に向けた援助・支援活動を展開していく（インターベンション）．そして，被保護者の状況の見守り・観察（モニタリング）や援助・支援活動の評価，見直し（エバリュエーション）が行われ，再び介入などを経て最終的に自立へとつなげていく．そこでは，被保護者があくまでも課題解決の主体であり，「利用者主体」の視点に立っている．

4. 社会福祉の法律と施策および運用

わが国の社会福祉に関係する法律は，大きくは，分野別のサービス給付に関する法律（生活保護法，福祉5法，介護保険法，障害者総合支援法など）と，分野を横断するサービス給付に共通する理念，組織，人材などを規定する法律（社会福祉法，民生委員法，社会福祉士及び介護福祉士法など）に分類される．以下，社会福祉法と社会福祉各法について概説する．

（1）社会福祉法

社会福祉法は，「この法律は，社会福祉を目的とする事業の全分野における共通的基本事項を定め，社会福祉を目的とする他の法律と相まつて，福祉サービスの利用者の利益の保護及び**地域における社会福祉**（以下，地域福祉）**の推進**を図るとともに，社会福祉事業の公明かつ適正な実施の確保及び社会福祉を目的とする事業の健全な発達を図り，もつて社会福祉の増進に資することを目的とする」（第1条）としている．

ここで全分野に共通する基本事項とは，社会福祉事業の範囲，福祉事務所，社会福祉主事，**社会福祉法人**，福祉サービスの適切な利用，地域福祉の推進，共同募金，社会福祉協議会などを指している．

（2）福祉6法

福祉6法は，公的扶助制度の中心的制度である生活保護法と，児童，障害者，高齢者などの対象別に分かれている**福祉5法**（児童福祉法，老人福祉法，身体障害者福祉法，知的障害者福祉法，母子及び父子並びに寡婦福祉法）を指す．ここでは，前述した生活保護法を除く福祉5法について概説する．

①児童福祉法

児童福祉法は，児童家庭福祉の基本となる法律であり，「全て児童は児童の権利に関する条約の精神にのつとり適切に養育されること，その生活を保障されること，愛され保護されること，その心身の健やかな成長及び発達並びにその自立が図られることその他の福祉を等しく保障される権利を有する」（第1条）としている．同法でいう児童とは，満18歳に満たない者である．

同法は，原理として，「国と地方自治体は，児童の保護者とともに，児童を心身ともに健やかに育成する責務を負う」（第２条第３項），「前２条に規定するところは，児童の福祉を保障するための原理であり，この原理は，すべて児童に関する法令の施行にあたつて，常に尊重されなければならない」（第３条）としている．

同法に規定される機関として，次の諸機関がある．児童福祉審議会は，地方自治体に設置し，児童に関する調査・審議を行う．**児童相談所**は，都道府県・指定都市に設置義務が課され，希望する中核市・特別区に設置される．児童に関し家庭その他からの相談に応じ，児童とその家庭に必要な調査ならびに判定，必要な指導，児童の一時保護などを行う．保健所は，身体障害児などの診査または相談に応じ，必要な療育の指導を行う．福祉事務所は，所管する地域の児童一般の相談・指導などを行っている．

同法に規定される福祉の保障として，療育指導など，入院による療育の給付，居宅の障害児通所給付費等の支給，助産施設，母子生活支援施設および保育所の利用，障害児入所給付費・特定入所障害児食費等給付費・障害児入所医療費等の支給，障害児相談支援給付費等の支給，要保護児童の保護措置等がある．また同法の規定する事業として障害児通所支援事業，障害児相談支援事業，児童自立生活援助事業，放課後児童健全育成事業などがあり，里親制度も規定されている．また，児童福祉施設として，要保護児童施策として設置される助産施設，乳児院，児童養護施設，児童自立支援施設，児童家庭支援センター，児童健全育成施策として設置される児童厚生施設，保育施策として設置される保育所，母子福祉施策として設置される母子生活支援施設，障害児施策として設置される障害児入所施設，児童発達支援センター，児童心理治療施設がある．

②老人福祉法

老人福祉法は，高齢者に関わる福祉の基本となる法律である．同法の目的は，「老人の福祉に関する原理を明らかにするとともに，老人に対し，その心身の健康の保持及び生活の安定のために必要な措置を講じ，もつて老人の福祉を図ること」（第１条）としている．ここでいう基本原理には，基本的理念に掲げる敬愛，生活保障および国，地方公共団体の責務が挙げられる．必要な措置は，居宅における介護や老人ホームへの入所などの福祉の措置全般を指す．

同法の理念として，「老人は，多年にわたり社会の進展に寄与してきた者として，かつ，豊富な知識と経験を有する者として敬愛されるとともに，生きがいを持てる健全で安らかな生活を保障されるものとする」（第２条），「老人は，老齢に伴つて生じる心身の変化を自覚して，常に心身の健康を保持し，又は，その知識と経験を活用して，社会的活動に参加するように努めるものとする」（第３条第１項），「老人は，その希望と能力とに応じ，適当な仕事に従事する機会その他社会的活動に参加する機会を与えられるものとする」（第３条第２項），「国及び地方公共団体は，老人の福祉を増進する責務を有する」（第４条第１項）としている．その他同法では，「老人の日及び老人週間」（第５条第１項）を設けている．

福祉の措置の実施者である市町村は，老人の福祉に関して必要な実情の把握を行うこと，老人の福祉に関して必要な情報の提供を行い，ならびに相談に応じ，必要な調査および指導を行い，これらに付随する業務を行うこと，としている．

福祉の措置は，**老人居宅生活支援事業**として，老人居宅介護等事業，老人デイサービス事業，老人短期入所事業，小規模多機能型居宅介護事業，認知症対応型老人共同生活支援事業などを，また必要に応じて**養護老人ホーム**，特別養護老人ホームへの入所支援を，さらには老人福祉増進事業として，教養講座，レクリエーションなどの老人健康保持事業，老人クラブへの援助を行う，としている．

市町村，都道府県は，老人居宅生活支援事業および老人福祉施設による事業の供給体制を確保する老人福祉計画の策定が義務づけられている．なお，介護保険制度の制定・施行に伴い，訪問介護や特別養護老人ホームへの入所などの介護サービスは，原則として介護保険制度を通じて提供されている．

③**身体障害者福祉法**

身体障害者福祉法は，身体障害者に関わる基本となる法律である．同法の目的は，障害者総合支援法と相まって，「身体障害者の自立と社会経済活動への参加を促進するため，身体障害者を援助し，及び必要に応じて保護し，もつて身体障害者の福祉の増進を図ること」（第1条）と規定している．

同法では，身体障害者を，身体障害者福祉法の別表に掲げる身体上の障害のある18歳以上の者であって，都道府県知事から身体障害者手帳の交付を受けた者をいう．

身体障害者手帳は，障害者総合支援法に基づく障害福祉サービスの利用や障害者総合支援法以外の法律を根拠とする交通運賃の割引，税の優遇措置などにおいて活用される．

また，同法で規定する**身体障害者更生相談所**は，都道府県が必ず設置し，そこには身体障害者福祉司が配置され，主として入所などの措置に関わる市町村間の連絡調整・情報提供など，専門的相談・指導，医学的・心理学的・職能的判定，補装具の処方・適合判定，障害者総合支援法における支給決定時における専門的意見などを行っている．

同法では，身体障害者社会参加施設として身体障害者福祉センター，補装具製作施設，盲導犬訓練施設，視聴覚障害者情報提供施設について規定している．

④**知的障害者福祉法**

知的障害者福祉法は，知的障害者に関わる基本となる法律である．同法の目的は，障害者総合支援法と相まって，「知的障害者の自立と社会経済活動への参加を促進するため，知的障害者を援助するとともに必要な保護を行い，もつて知的障害者の福祉を図ること」（第1条）と規定している．

同法の対象とされている**知的障害者**は18歳以上であるが，知的障害の定義は規定されていない．知的障害者においては，支援給付の要件ではないが，他の障害者手帳（身体障害者手帳，精神障害者保健福祉手帳）と同様に**療育手帳**がある．手帳交付対象者は，「児童相談所又は知的障害者更生相談所において知的障害児（者）と判定された者」とされている．

また，同法で規定する**知的障害者更生相談所**は，都道府県が必ず設置し，そこには知的障害者福祉司が配置され，主として入所などの措置に関わる市町村間の連絡調整・情報提供など，専門的相談・指導，医学的・心理学的・職能的判定，障害者総合支援法における支給決定時における専門的意見などを行っている．

⑤**母子及び父子並びに寡婦福祉法**

母子及び父子並びに寡婦福祉法は，母子家庭等・寡婦に関わる基本となる法律である．同法の目的は，「母子家庭等及び寡婦に対し，その生活の安定と向上のために必要な措置を講じ，もつて母子家庭等及び寡婦の福祉を図ること」（第1条）を目的としている．同法の対象としている「母子家庭等」とは母子家庭及び父子家庭を，また「寡婦」とは配偶者のない女子で，かつて母子家庭であった母を，さらには「児童」とは20歳未満の者を指している．

同法では，福祉事務所を設置する自治体において母子・父子自立支援員を配置し，相談や求職活動の支援，母子家庭等及び寡婦の自立支援のために自立促進計画を策定することとなっている．福祉の措置としては，**母子及び父子並びに寡婦福祉資金**の貸付，母子・父子家庭自立支援給付金の支給，母子・父子家庭生活向上事業などが行われている．母子・父子福祉施設には，母子・父子福祉センターと母子・父子休養ホームの2種類がある．

(3) 関係・関連法律

福祉5法以外の各福祉分野関係・関連法律には，次のものが挙げられる．

①**児童・家庭福祉**

関係の法律として，少子化対策基本法，**こども基本法**，**子ども・子育て支援法**，**児童虐待の防止等に関する法律（児童虐待防止法）**，次世代育成支援対策推進法，子ども・若者育成支援推進法，就学前の子どもに関する教育・保育等の総合的な提供の推進に関する法律（認定こども園法），売春防止法，配偶者からの暴力の防止及び被害者の保護に関する法律（DV法），子どもの貧困対策の推進に関する法律，困難な問題を抱える女性への支援に関する法律などがある．また教育に関連する法律として，教育基本法，学校教育法，特別支援学校への就学奨励に関する法律などが，さらには青少年の健全育成や司法に関する法律として，少年法，少年院法，児童買春・児童ポルノに係る行為等の処罰及び児童の保護等に関する法律，インターネット異性紹介事業を利用して児童を誘引する行為の規制等に関する法律，青少年が安全に安心してインターネットを利用できる環境の整備等に関する法律などがある．この他，保健医療および地域保健に関する法律として，母子保健法，成育基本法，学校保健法，地域保健法などが，労働に関して，育児休業・介護休業等育児又は家族介護を行う労働者の福祉に関する法律（育児・介護休業法），青少年の雇用の促進等に関する法律（若者雇用促進法）などがある．

②障害者福祉

基本法として**障害者基本法**，関係の法律として**障害者総合支援法**，**精神保健及び精神障害者福祉に関する法律**，発達障害者支援法，障害者虐待防止法，障害者差別解消法などがある．また雇用・労働関係として，障害者の雇用促進に関する法律，あん摩マッサージ指圧師，はり師，きゅう師等に関する法律などが，交通・建築に関して，高齢者，障害者等の移動等の円滑化の促進に関する法律（バリアフリー新法），身体障害者補助犬法，身体障害者旅客運賃割引規則・知的障害者旅客運賃割引規則などが，通信・放送に関して，身体障害者の利便の増進に資する通信・放送身体障害者利用円滑化事業の増進に関する法律などが，権利に関して，障害のある児童及び生徒のための教科用特定図書等の普及の促進等に関する法律などがある．

③高齢者福祉

基本法として高齢社会対策基本法，関係の法律として，**介護保険法**，地域における公的介護施設等の計画的な整備に関する法律，高齢者虐待の防止，**高齢者の養護者に対する支援等に関する法律（高齢者虐待防止法）**などがある．また，雇用・労働関係として，高年齢者等の雇用の安定等に関する法律（高年齢者雇用安定法）などが，医療に関して，高齢者の医療の確保に関する法律，地域における医療及び介護の総合的な確保の促進に関する法律などが，住環境に関して，高齢者の住居の安定確保に関する法律（高齢者住まい法），高齢者，障害者等の移動等の円滑化の促進に関する法律（バリアフリー新法）などがある．

（4）主要な障害者福祉関係法

わが国における障害者に関わる福祉関係法は，主として1947年児童福祉法，1949年身体障害者福祉法，1950年精神衛生法（現・精神保健及び精神障害者福祉に関する法），1960年精神薄弱者福祉法（現・知的障害者福祉法）が対応してきた．各法には，理念の違いやサービスの質量に差があったため，1970年に心身障害者対策基本法が制定され，さらにはそれを発展させ，1993年に障害者基本法が制定された．また2000年には身体障害者福祉法，知的障害者福祉法，児童福祉法が改正され，サービス利用に障害者支援費制度が導入された．2005年には身体・知的・精神障害の3障害を一元化しサービス給付を行う障害者自立支援法が制定，翌年から実施された．2012年6月には，「地域社会における共生の実現に向けて新たな障害保健福祉施策を講ずるための関係法律の整備に関する法律」が公布され，これにより，2013年4月に「障害者自立支援法」は「障害者総合支援法」となった．以下では，福祉5法以外の主要な障害者福祉関係について概説する．

①障害者基本法

障害者基本法は，障害者の自立および社会参加の支援策に関する基本的理念ならびに，障害者の自立および社会参加の支援等のための施策の基本となる事項を定め，障害者の自立および社会参加の支援等のための施策を総合的かつ計画的に推進することを目的にしている．基本的施策としては医療・介護等，年金等，教育等の充実に努めなければならないとしている．

そこで障害者の定義は，「身体障害，知的障害，精神障害（発達障害を含む）その他の心身の機能の障害がある者であつて，障害及び**社会的障壁**により継続的に日常生活又は社会生活に相当な制限を受ける状態にあるものをいう」（第２条）としている．基本的理念としては，「全ての障害者が，障害でない者と等しく，基本的人権を享有する個人としてその尊厳が重んぜられ，その尊厳にふさわしい生活を保障される権利を有することを前提としつつ」「社会を構成する一員として社会，経済，文化その他あらゆる分野の活動に参加する機会が確保されること」（第３条），「何人も障害者に対して，障害を理由として，差別することその他の権利利益を侵害する行為をしてはならない」（第４条）と規定している．

国および地方公共団体は，「障害者の自立及び**社会参加**の支援等のための施策を総合的かつ計画的に実施する責務を有する」「国民の理解を深めるよう必要な施策を講じなければならない」（第6，7条）とされる．そして，国民は，**地域共生社会実現**，すなわち「障害の有無によって分け隔てられることなく，相互に人格と個性を尊重し合いながら共生する」「社会の実現に寄与するよう努めなければならない」としている（第1，8条）．

②障害者総合支援法

障害者総合支援法の目的は，「障害者基本法の基本的な理念にのっとり，身体障害者福祉法，知的障害者福祉法，精神保健及び精神障害者福祉に関する法律，児童福祉法その他障害者及び障害児の福祉に関する法律と相まって，障害者及び障害児が基本的人権を享有する個人としての尊厳にふさわしい日常生活又は社会生活を営むことができるよう，必要な障害福祉サービスに係る給付，地域生活支援事業その他の支援を総合的に行い，もって障害者及び障害児の福祉の増進を図るとともに，障害の有無にかかわらず国民が相互に人格と個性を尊重し安心して暮らすことのできる地域社会の実現に寄与すること」（第１条）としている．

同法で定義する障害者とは，「身体障害者福祉法第４条で規定する身体障害者，知的障害者福祉法にいう知的障害者のうち18歳以上である者及び精神保健及び精神障害者福祉に関する法律第５条に規定する精神障害者（発達障害者を含み，知的障害者福祉法にいう知的障害者を除く）のうち18歳以上である者，治療方法が確立していない疾病その他の特殊の疾病であって政令で定めるものによる障害の程度が厚生労働大臣が定める程度である者であって18歳以上であるもの」（第４条），「障害児」とは，「児童福祉法第４条第２項に規定する障害児」と規定している．

また，障害者に対する障害者福祉サービスの必要性を明らかにするため，**障害支援区分**（障害の多様な特性その他の心身の状態に応じて必要とされる標準的な支援の度合いを総合的に示すもの）を設定している．

障害者の自立を支援するにあたり，義務的経費として位置づけられる**自立支援給付**と裁量的経費として位置づけられる**地域生活支援事業**に大きく分けられる（図 2）．

自立支援給付として，介護給付（居宅介護，重度訪問介護，行動援護，同行援護，重度障害者等包括支援，療養介護，生活介護，短期入所，施設入所支援），訓練等給付（自立訓練，就労移行支援，就労継続支援，就労定着支援，自立生活援助，共同生活援助），自立支援医療（更生医療，育成医療，精神通院医療），補装具，地域相談支援給付（地域移行支援，地域定着支援），計画相談支援給付（サービス利用支援，継続サービス利用支援）がある．

地域生活支援事業として，市町村の必須事業には，相談支援，意思疎通支援，日常生活用具給付，移動支援，成年後見制度利用支援などが，また都道府県の必須事業は，専門性の高い相談支援，広域支援，人材育成などがある．

障害福祉サービス（介護給付，訓練給付）の支給給付決定のプロセスは，次の通りである．給付を受けようとする障害者は，市町村に申請する．支給申請を受けた市町村は，福祉サービスの必要性を総合的に判定するために，障害者の心身の状況，社会活動や介護者，居住などの状況，サービスの利用意向，訓練・就労に関する評価を行い，支給を決定する．

その場合の利用者負担は，応能負担を原則とし負担上限月額が設定されている．定められた負担の上限月額よりもサービス費の１割相当額が低い場合には低い方の額を負担する．

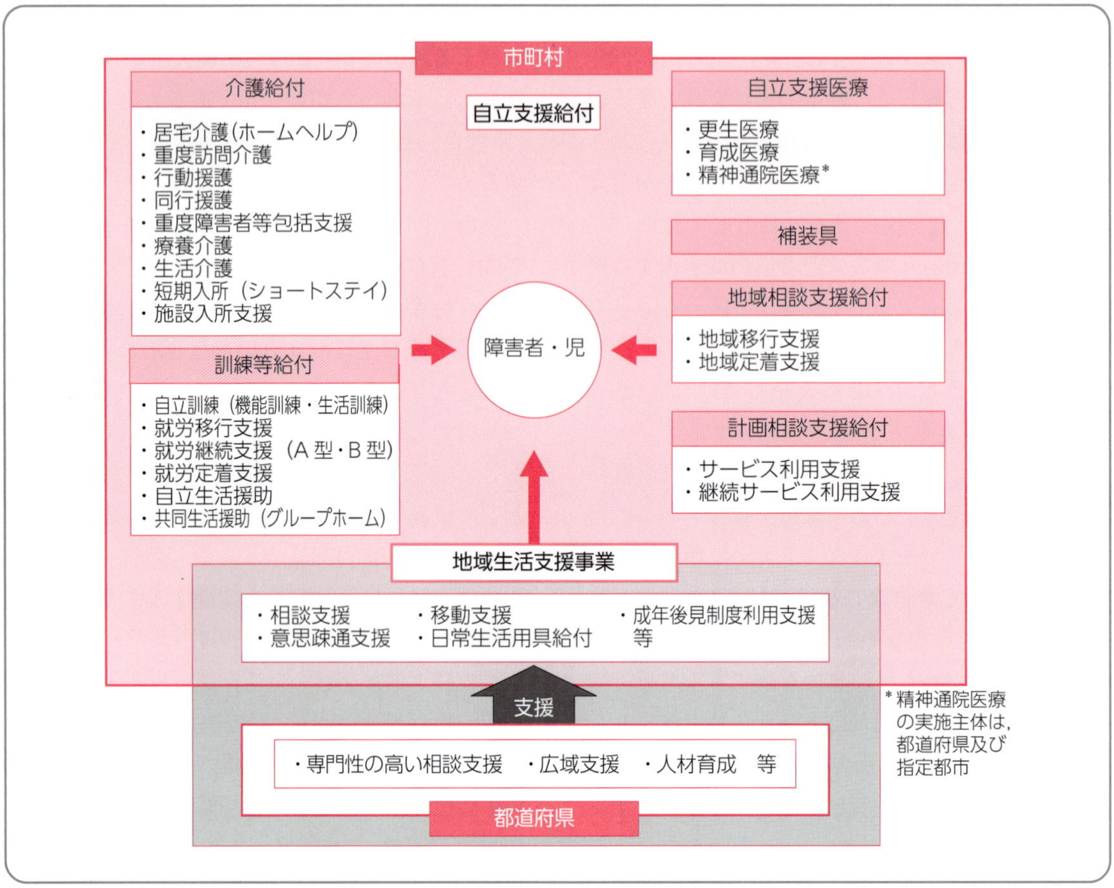

図 2　障害者総合支援法のサービス体系[2)]

③**精神保健福祉法**

精神保健及び精神障害者福祉に関する法律は，「精神障害者の医療及び保護を行い，障害者総合支援法と相まつてその社会復帰の促進及びその自立と社会経済活動への参加の促進のために必要な援助を行い，並びにその発生の予防その他国民の精神的健康の保持及び増進に努めることによつて精神障害者の福祉の増進及び国民の精神保健の向上を図ることを目的とする」(第 1 条) としている．このため，国および地方公共団体は，医療施設，教育施設の充実をはじめ，精神障害者の医療および保護，保健，福祉に関する施策を総合的に実施することで「精神障害者が社会復帰をし，自立と社会経済活動への参加に努めなければならない」(第 2 条) としている．

精神障害者の定義は，「統合失調症，精神作用物質による急性中毒又はその依存症，知的障害，精神病質その他の精神疾患を有する者」(第 5 条) としている．

同法の実施体制の中心として**精神保健福祉センター**があり，精神保健の向上および精神障害者の福祉の増進を図るための機関として都道府県に設置を義務づけている．また，同法では精神保健指定医，登録研修機関，精神科病院など，また，医療及び保護（任意入院，指定医の診察及び措置入院，医療保護入院等，精神科病院における処遇等），保健及び福祉（**精神障害者保健福祉手帳**，相談指導等）などを規定している．

④**発達障害者支援法**

発達障害者支援法は，2004 年に成立，2005 年に施行された．発達障害とは，自閉症，アスペルガー症候群その他の広汎性発達障害，**学習障害** (LD)，**注意欠陥多動性障害** (ADHD)，その他これに類する脳機能の障害を指し，同法ではこれら障害を有する人への支援を目的としている．発達障害児については特別支援教育の対象に位置づけている．また，支援の中核機関として，発達障害者センターを都道府県は設置することができる．

5. 障害者福祉に関する施策の実施

（1）手帳制度（身体障害者手帳など）体系

身体障害者福祉法では，身体障害者を「別表に掲げる身体上の障害がある18歳以上の者」（第4条）としており，その障害は，視覚障害，聴覚または平衡機能の障害，音声機能，言語機能またはそしゃく機能の障害，肢体不自由，心臓，じん臓，呼吸器，ぼうこうまたは直腸，小腸の機能障害，ヒト免疫不全ウイルスによる免疫機能障害，肝臓機能障害である．障害程度等級は「身体障害者福祉法施行規則別表第5号」によって1級から7級まで定めているが，手帳は1級から6級の人に交付される．

知的障害者福祉法では，知的障害者の定義を行っていないが，厚生省（現・厚生労働省）の通知（1973年）「療育手帳制度について」においては，「児童相談所又は知的障害者更生相談所において知的障害であると判定された者」を知的障害児（者）と規定し，さらに「療育手帳制度の実施について」（1973年）により，療育手帳の発行基準として障害の程度を2段階に規定し，重度を「A」，重度以外の者を「B」としている．

精神障害者保健福祉手帳における障害等級は，1級から3級までとなっている．

（2）障害認定

上記手帳は，次の手続きにより交付される．

身体障害者手帳の場合は，身体に障害がある者が，都道府県知事の定める身体障害者指定医の診断書を添付し都道府県知事（指定都市および中核市の長を含む）に手帳の交付の申請を行う．身体に障害がある者が15歳未満の場合は，保護者が代わって交付の申請を行う．

療育手帳は，18歳未満の者に対しては児童相談所で，18歳以上の者に対しては知的障害者更生相談所で判定を行い，都道府県知事または指定都市の長が交付している．

精神障害者保健福祉手帳は，精神保健指定医等の診断書，障害年金証書の写しのいずれかを添付し，都道府県知事または指定都市の長に申請を行う．

（3）福祉用具（補装具，日常生活用具など）

補装具とは，身体障害者の失われた部位や機能を補い，日常生活や職業生活を容易にする用具を指しており，障害者総合支援法の自立支援給付の補装具費として給付が行われている．義肢，車いす，補聴器，盲人安全つえ，装具などがそれにあたる．

日常生活用具とは，障害者の日常生活の便宜を図るための用具を指しており，障害者総合支援法の市町村地域生活支援事業の一環として給付または貸与されている．介護・訓練支援用具，自立生活支援用具，在宅療養等支援用具，情報・意思疎通支援用具，排泄管理支援用具，居宅生活動作補助用具（住宅改修費）がある．

その他，聴覚，言語機能，音声機能，視覚などの障害のため，意思疎通を図ることに支障がある者とその他の者の仲介を行うための意思疎通支援事業としての手話通訳や要約筆記，点訳などを行う者の派遣事業や，屋外での移動が困難な障害者に対し，外出のための移動支援事業などがある．

（4）障害者基本計画

国連（UN）は，1981年を国際障害者年とし，1983～1992年度までを「国連・障害者の十年」とした．それが終了すると，わが国においては1993年度から10年間の方向性を提示した「障害者対策に関する新長期計画」と，それを具体化した「障害者プラン（ノーマライゼーション7カ年戦略）」（1996～2002年度）の国内行動計画が策定された．その後，第2次（2003～2012年度），第3次（2013～2017年度），第4次（2018～2022年度），第5次（2023～2027年度）の障害者計画が提示されている．

6. 介護保険

介護保険法の目的は，「加齢に伴って生ずる心身の変化に起因する疾病等により要介護状態となり，入浴，排せつ，食事等の介護，機能訓練並び

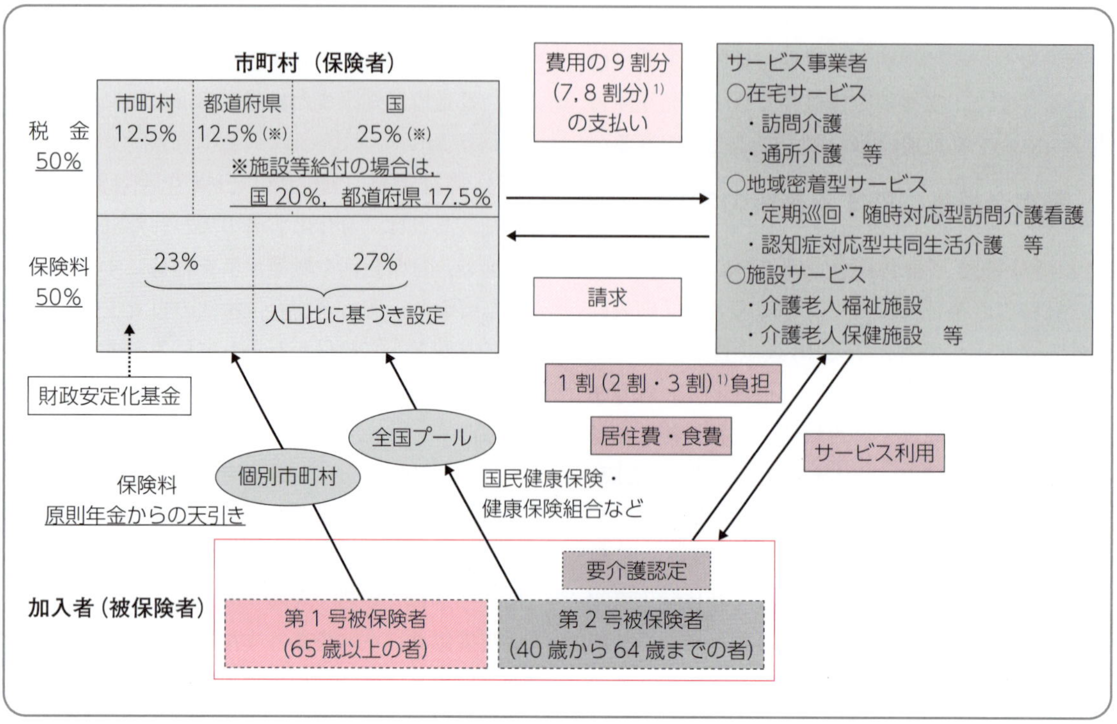

図 3　介護保険制度の概要[1]（文献 1 より一部改変）

1）2015 年 8 月以降，一定以上所得者については，費用の 8 割分の支払いおよび 2 割負担である．2018 年 8 月以降，特に所得の高い層は費用の 7 割分の支払いおよび 3 割負担である．

に看護及び療養上の管理その他の医療を要する者等について，これらの者が尊厳を保持し，その有する能力に応じ自立した日常生活を営むことができるよう，必要な保健医療サービス及び福祉サービス給付に係る給付を行うため，国民の共同連帯の理念に基づき介護保険制度を設け，その保険給付等に関して必要な事項を定め，もって国民の保健医療の向上及び福祉の増進を図ること」（第 1 条）である．

以下では，介護保険制度の概要（保険者，被保険者，要介護（要支援）認定のプロセス，保険給付等）を概説する（図 3）．

（1）保険者

介護保険者制度を運営する主体である保険者は，**市町村**および**特別区**である．国，都道府県，医療保険者等が市町村等を重層的に支える構造となっている．

（2）被保険者

被保険者は，市町村の区域内に住所を有すること（外国人登録をしている人を含む）を前提とし，65 歳以上の者であることを要件とする**第 1 号被保険者**と，40 歳以上 65 歳未満の者であること，医療保険加入者であることを要件とする**第 2 号被保険者**に分かれている．

（3）介護保険給付の対象者

介護保険給付の対象者は，要介護状態または要支援状態と認定された被保険者である．**要介護状態**とは，身体上または精神上の障害があるために，入浴，排せつ，食事等の日常生活における基本的動作の全部又は，一部について，6 か月以上にわたり継続して常時介護を要すると見込まれる状態であって，要支援状態に該当せず，要介護 1 から要介護 5 の区分のいずれかに該当するものを指す．

要支援状態とは，身体上もしくは精神上の障害があるために，入浴，排せつ，食事等の日常生活における基本的動作の全部もしくは一部について，6 か月以上にわたり継続して常時介護を要する状態の軽減もしくは悪化の防止に特に資する支援を要する，又は日常生活を営むのに支障があると見込まれる状態であって，要支援 1 もしくは要支援2の区分のいずれかに該当するものを指している．第1号被保険者において要介護状態もしくは要支援状態となる発生原因を問われることはないが，第2号被保険者はその発生原因が特定疾病によるものであることを要件としている．

(4) 要介護（要支援）認定のプロセス

要介護（要支援）認定を受ける者は，申請書に介護保険の被保険者証を添付して保険者である市町村に申請しなければならない．申請を受けた市町村は，認定調査員として職員を派遣し訪問面接調査を行う．新規申請は市町村職員が行うことが原則である．認定調査は，指定の調査項目（ADL，IADL，認知症の状態など）について行われる．申請を受けた市町村は，認定調査と併せて申請者の主治医に対し「意見書」の提出を求める．**1次判定**の結果と主治医の意見書は，介護認定審査会に提出し，**2次判定**が行われる．介護認定審査会は，1次判定結果を前提に認定調査票の特記事項や意見書に記載されている医師の意見などをもとに，国が定める認定基準に照らして，要介護者状態または要支援状態に該当するかどうか，該当する時には，介護の必要の程度に応じて認定基準で定める区分（要介護・要支援レベル）のどのレベルに該当するか審査判定を行う．市町村は，介護認定審査会による審査判定通知を受けて認定を行い，申請した被保険者にその結果を通知する．

(5) 保険給付

介護保険給付には，介護給付，予防給付，市町村特別給付がある．**介護給付**は，要介護1から要介護5の認定を受けた被保険者（要介護者）が利用できるサービスであり，居宅介護支援，居宅（在宅）サービス，施設サービス，地域密着型サービス，住宅改修がある．**予防給付**は，要支援1または要支援2の認定を受けた被保険者（要支援者）に給付されるサービスであり，介護予防支援，介護予防（在宅）サービス，地域密着型介護予防サービス，介護予防住宅改修がある．**市町村特別給付**は，介護給付，予防給付以外の市町村が独自に条例を定めて給付するサービスである．介護給付や予防給付に独自に上乗せ・横出しするサービスがそれにあたる．

(6) 介護報酬

介護報酬とは，介護サービスの提供に対し対価として支払われる報酬で国が定めている．指定事業者などは，通常**1割を利用者負担**として利用者から徴収，9割を保険者である市町村に請求を行う．

(7) 介護保険事業計画

介護保険は**3年間を1期**として運営される．市町村は，厚生労働大臣の提示する基本方針に即して介護保険事業計画を，また，都道府県は介護保険事業支援計画を策定することになっている．

(8) サービスの質の確保と権利救済

利用者に介護サービスを適切・円滑に提供できるようにするため，介護サービス情報の公表を介護サービス事業者に義務づけるとともに苦情対応を事業者に義務づけている．介護保険法では，介護サービスを利用した要介護者のサービスに関する苦情・相談等については，各都道府県に設置されている国民健康保険団体連合会（国保連）が処理することとされている．さらには要介護・要支援認定の決定や保険料等に不服のある場合，都道府県の介護保険審査会に審査請求することができる．

7. 社会福祉援助技術

障害のある人々の自立支援や住民が主体となった地域福祉推進など，利用者や関係者に対して専門職が働きかける援助活動を社会福祉援助あるいは社会福祉援助活動という．また，その援助活動には優れて社会福祉の固有の視点に立った援助技術が用いられることとなる．この援助技術は，利用者の特性などに応じて直接援助技術と間接援助技術およびそれらを支援する関連援助技術に区分される．

(1) 直接援助技術

直接援助技術は，援助者が利用者に直接働きかけ援助活動を行う場合に用いられる技術であり，それは，個別援助技術と集団援助技術に分けられる．

①個別援助技術（ケースワーク）

個別援助技術は，援助者（ケースワーカー）が利用者（クライエント）の抱える生活課題に対し個別に対応する援助技術である．ソーシャル・ケースワークとも呼ばれる．その技術にはケースワークの原則を樹立した「Biestek（バイステック）の7原則」が用いられる．また，援助の過程は，問題の受理（インテーク）→アセスメント→援助計画の策定実施→モニタリング→終結として展開されるのが一般的である．福祉事務所のケースワーカーによる生活保護受給世帯の援助などがその例である．

②集団援助技術（グループワーク）

集団援助技術は小集団に対する援助技術である．集団援助技術を定義したKonopka（コノプカ）によれば，ソーシャル・グループワークはソーシャルワークの一方法で，意図的なグループ経験を通じて人々を援助するものである．例としては断酒会の活動などが挙げられる．

(2) 間接援助技術

間接援助技術は，利用者を間接的に援助する技術であり，下記のように細分化される．

①地域援助技術（コミュニティワーク）

地域住民を対象として，地域の客観的な分析，地域住民の組織への参加促進，地域における課題の設定と解決法のための実践などの諸過程を支える技術となる．

②社会福祉調査法（ソーシャルワークリサーチ）

社会福祉の領域でニーズ分析を行って援助活動を推進する役割をもつ技術である．地域福祉や福祉計画策定などには不可欠である．

③社会福祉運営管理（ソーシャルアドミニストレーション）

援助活動の拠点となる施設や関連組織，社会福祉行政の実施体制などの管理・運営に関する技術である．

④社会活動法（ソーシャルアクション）

社会福祉の充実のための制度創設などを目標に，住民や関係者を組織化して行政機関などに働きかける技術である．

(3) 関連援助技術

①ケアマネジメント

多様なニーズをもつ人々に，フォーマルな資源とインフォーマルな資源を結びつけ適切なサービスを継続的に提供できるよう調整を図る援助技術である．障害者や高齢者福祉領域などに用いられていることが多い．

②スーパービジョン

査察指導とも呼ばれている．経験・熟練度を有する援助者（**スーパーバイザー**，スーパーバイズを行う者）が経験の少ない援助者（**スーパーバイジー**，スーパーバイズを受ける者）に専門的な相談援助活動が有効に行っていけるよう支援していくことを指す．そこでは，①業務を円滑に行うことができるように業務管理すること（**管理的機能**），②相談援助活動を十分に行うことができるよう専門的な価値・知識・技術などの教育を行うこと（**教育的機能**），③相談援助活動を行っている個々の援助者の不安や自信喪失などの気持ちを支えていくこと（**支持的機能**）を行う．援助者個人に対して行う個人的スーパービジョンと，ケースカンファレンスなど援助者集団に対して行う集団的スーパービジョンの2つの方法がある．

③カウンセリング

面接を中心に，主に心理的問題を取り扱う援助技術である．援助者（カウンセラー）が利用者（クライエント）と面談し，主として言語を媒介として信頼感を確立し，自由に表現させ自己洞察を高めることを特徴としている．心理的側面に着目しており，具体的なサービス提供や社会資源の活用，社会環境の改善などを図るソーシャルワークとは異なる．

④ネットワーキング

ネットワークとは，人々の連携や関係性を活用することを意味する．ネットワークを作っていく過程をネットワーキングと呼ぶ．自然発生的なネットワークである「**インフォーマルネットワーク**」や専門職によるネットワークである「フォーマルネットワーク」などを活用し，利用者のそれぞれの地域生活を支える「**ソーシャルサポート・ネットワーク**」を作り出していく技法である．

⑤その他

家族療法：利用者の問題・症状が，家族の問題・症状の発生要因となっている場合，家族を改善することによりその問題・症状を治すことができるとして行われる治療方法で，診断や治療を家族単位で考え行うことが特徴である．医師，ケースワーカーなどが個別あるいは協力して行われる．

コンサルテーション：専門職が他の専門職にアドバイスを受けることを指す．スーパービジョンと違い，専門的知識や技術の伝達を行うなど教育すること（教育的機能）を主眼としている．管理的機能は含まれず，また支持的機能が行われることも少ない．直接的権限のある組織で行われず（所属組織内で行われることもある），組織外で行われることが多い．

8. 社会保障の実施体制

（1）社会保険

国の行政組織において，社会保険に関する大部分の行政は**厚生労働省**の4つの内部部局（労働基準，職業安定，保険，年金）が担っている．保険局では健康保険，国民健康保険，船員保険を，年金局では国民年金，厚生年金を，労働基準局では労災保険を，職業安定局では雇用保険を担っている．

都道府県労働部局は，労災保険と雇用保険事業の管理業務を担当している．そして，労災保険の実施機関として，都道府県労働部局は保険の適用と徴収事務を，労働基準監督署は給付に関する事務を取り扱う．雇用保険の実施機関として，公共職業安定所が適用と給付に関する事務を取り扱う．なお，2008年10月より社会保険庁の再編成に伴い，地方厚生（支）局の事務移管ならびに地方厚生（支）局設置の所在道府県を除く各都道府県に都道府県事務所の設置，ならびに2010年1月から日本年金機構の設立に伴い，大幅な再編成が行われ管理・企画を行う本部の下，ブロックごとに都道府県事務センター，年金事務所が設置されている．

（2）公衆衛生

公衆衛生の運営実施体制は，一般衛生行政においては，国（厚生労働省）－都道府県（衛生主管部局）－**保健所**－市町村（衛生主管課）の下に行われている．**保健所**は，都道府県ならびに地域保健法施行令により指定された市と東京都23区特別区に設置することになっている．その場合，国（厚生労働省）－政令市・特別区（衛生主管部局）－保健所となる．

労働衛生行政においては厚生労働省労働基準局安全衛生部が，また地方組織としては厚生労働省直轄の都道府県労働局が本省（労働基準局）の指揮監督を受け，管内の労働基準監督署を指揮監督している．

環境保健行政においては国（環境省）が，また地方組織としては都道府県が地方環境事務所を設置している．

学校保健行政においては，文部科学省初等中等教育局・健康教育食育課が主管し，都道府県では，公立学校について教育委員会の学校健康教育主管課が，私立学校について知事部局の私学担当課が，それぞれ担当している．

（3）社会福祉（図4）

社会福祉の運営実施体制は，国の行政と地方の行政に区分できる．**国の組織**においては，厚生労働省の**社会・援護局**が，社会福祉法，民生委員法，日本赤十字社法，社会福祉士及び介護福祉士法，生活保護法，生活困窮者自立支援法，消費生活協同組合法，災害救助法，災害弔慰金の支給等に関する法律，戦傷病者特別援護法，戦傷病者戦没者遺族等援護法などを所管・施行している．また同局におかれている**障害保健福祉部**は，障害者総合支援法，身体障害者福祉法，特別児童扶養手当等の支給に関する法律，知的障害者福祉法，精神保健及び精神障害者福祉に関する法律，発達障害者支援法などを所管・施行している．**老健局**は，老人福祉法，介護保険法，高齢者虐待防止法などを所管・施行している．また，これまで**子ども家庭局**が行っていた児童家庭福祉，障害者保健福祉部が行っていた障害児支援については，2023年4月より子ども家庭庁へ移行した．児童福祉法，児童扶養手当法，児童手当法，児童虐待防止法，次世代育成支援対策推進法，子ども・子育て支援法，母子及び父子並びに寡婦福祉法，母子保健法，母体保護法などを所管・施行している．

一方，**地方公共団体の組織**において，都道府県

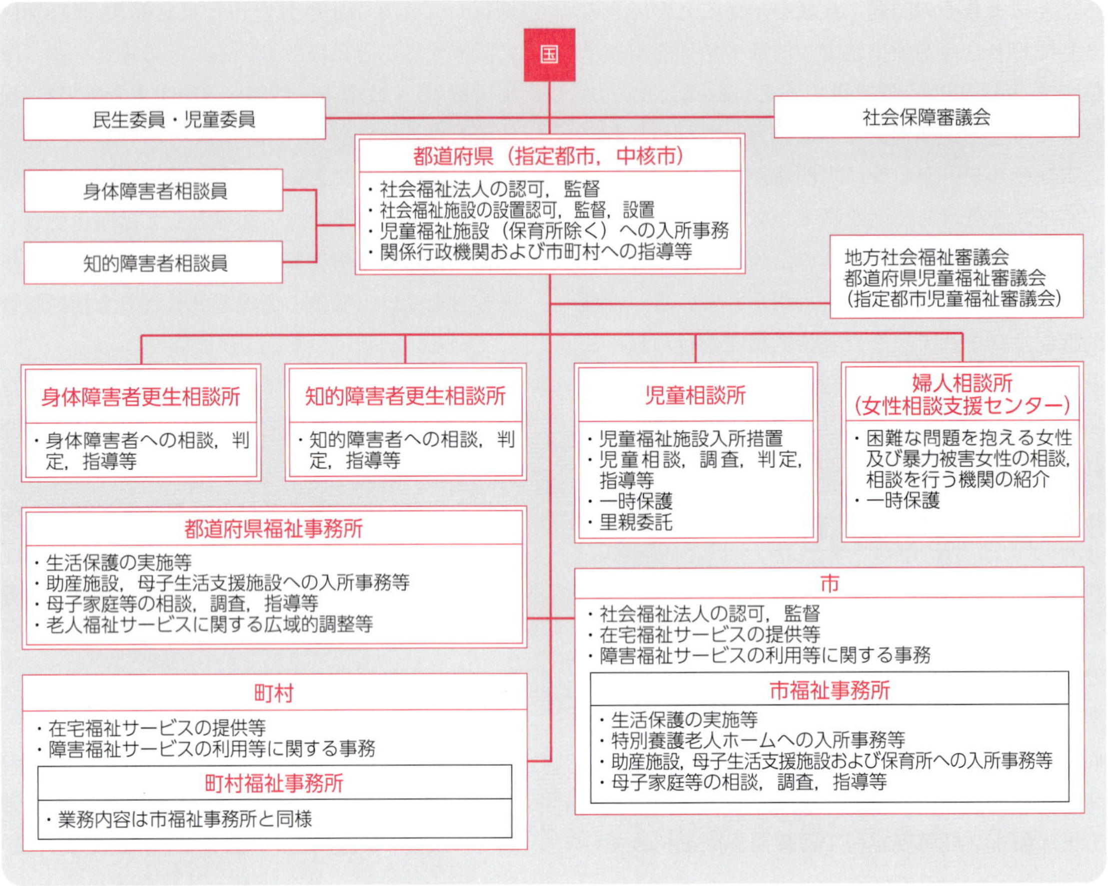

図 4　社会福祉の実施体制[2]（文献 2 より一部改変）

二重線囲いは都道府県機関を示す．児童相談所は政令指定都市・中核市にも設置されている．また，身体障害者更生相談所と知的障害者更生相談所は，政令指定都市において設置しているところもある．

では知事の事務部局として保健福祉部，民生部，民生労働部，生活福祉部などの社会福祉関係部局が，そしてその部局の下に社会課，児童課，福祉課などがおかれている．そして，知事の下に，社会福祉に関する専門行政機関として，**福祉事務所**，**児童相談所**，**身体障害者更生相談所**，**女性相談支援センター（旧・婦人相談所）**，**知的障害者更生相談所**が設置されている．また指定都市と中核市においては，一部の例外を除き都道府県とほぼ同様の組織となっている．一般の市，特別区，町村においては，市区町村長の事務部局として必要な部課が，また福祉事務所は，市・特別区では義務設置，町村では任意設置となっている．

2｜リハビリテーション概論

1. リハビリテーションと障害論

（1）リハビリテーション概論

①リハビリテーションの概念

リハビリテーション（rehabilitation）（以下，リハ）は，社会復帰，更生，再建，回復の意味で用いられるが，その本来の意味は権利の回復にあり，今日では単に治療・訓練を通して機能回復を図るだけでなく，障害のある者が社会の中で生活することができるよう「**全人間的な復権**」（人間らしく生きる権利の回復）を目指す働きかけを総称し使用している．すなわち，障害のある者が，自己の能力の回復・維持・向上を図り，社会の中で生活を選択・決定し，その人らしい生活を送れるよう支援していくことにあり，ノーマライゼーションの理念を具現化するものの一つとして位置づけられる．

②リハビリテーションの主要分野

リハの過程は広範囲であり，それを包括する概念として**総合的リハ**がある．また，障害者のもつ個別のニーズに対応して各分野でリハが分かれて行われている．主として**医学的リハ**，**社会的リハ**，**教育的リハ**，**職業的リハ**などがある．

世界保健機関（WHO）は1968年に「リハビリテーションとは，医学的，社会的，教育的，職業的手段を組み合わせ，かつ相互に調整して，訓練あるいは再訓練することによって，障害者の機能的能力を可能な最高レベルに達せしめることである」と定義している．これにより，リハには前記主要4分野があることが認識され，その後リハ分野は地域リハなど広がりをもつことになる．

③リハビリテーションの「目標」

当初，リハの目標は，職業的自立としており，そのため身の回りのことを自分で行う身辺自立を図れるようにすることであった．この身辺自立は，「日常生活動作」(activities of daily living：ADL) という用語を使用し，リハはADLの自立を目指すことであった．その後，ADLを超えてどれだけ人間らしい生活を送れるかを示す「**生活の質**」(quality of life：QOL）がリハの目標に変化し，その支援の内容や方法も変わってきている．

(2) 障害論

リハの対象となる障害の考え方について，WHOは，次のような見解を出している．

まず，1980年には**国際障害分類**（International Classification of Impairments, Disabilities and Handicaps：ICIDH）を発表している．そこでは，障害を機能障害（impairment），能力障害（disability）社会的不利（handicap）の3つのレベルに分類している．障害の原因となる「病気」や事故による「変調」により，機能障害，能力障害，社会的不利のそれぞれのレベルでの障害とそこで対応する支援の明確化が図られ，障害の軽減・解消が図られることになった．

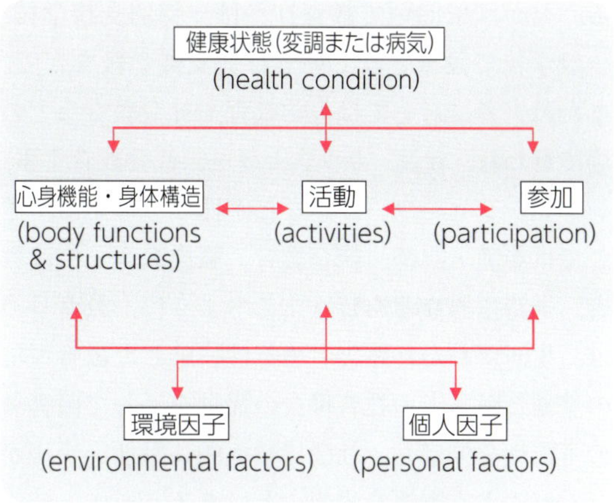

図5　国際生活機能分類（ICF）の関係性[3)]

しかしながら，ICIDHは，病気や事故を契機に機能障害が能力障害を発生させ，その結果社会的不利を生み出すという固定的・直線的な見方や社会的・環境的視点が不十分などの批判が出され，これらに応えるために2001年にWHOはその分類を発展させ「**国際生活機能分類**」(International Classification of Functioning, Disability and Health：ICF）を発表した（図5）．ICFでは，これまで使用していた概念を，機能障害を**心身機能・身体構造**（body functions & structures）へ，能力障害を**活動**（activities）へ，社会的不利を**参加**（participation）へと変更している．この変更は，これまでのマイナスの表現を用いた概念を中立的な表現に改めた上で，これまでの一方向の関係でなく双方向の関係にあることを明示している．また，障害の原因が個人の疾病・変調の状態ではなく，すべての人々の健康状態を分類の出発点としていること，さらには障害の背景因子として**環境因子**と**個人因子**を設定し，これらに因子によって心身機能および身体構造の機能障害，活動の制限，社会参加の制約が生じることが示されたことが大きな特徴である．

2. リハビリテーションの分野

(1) 教育リハビリテーション

教育リハは，障害者の教育的側面に関わり，障害者の能力向上や潜在能力の開発を図り，障害者の能力と適性が発揮できるよう支援することにある．わが国において教育リハは，特別支援学校，一般学校で設置されている特別支援学級などで，また障害者に対しては大学教育や社会教育などの場で行われ，教員，カウンセラー，社会教育主事，レクレーションワーカーなどが関わっている．そこでは養護・訓練，統合教育，職業教育，交流教育，進路指導などを行う．このように，教育リハは，生涯にわたり障害者の特性に応じた教育環境の整備と障害者の教育機会の提供を通して障害者の可能性を伸ばし，社会に積極的に参加・交流が行われるよう支援をすることにある．

(2) 職業リハビリテーション

職業リハは，障害者の職業的側面に関わり，障害者が職業を通して社会参加や経済的自立の機会などを提供・支援していくことにある．

これについて，国内外では次の規定がされている．**ILO（国際労働機関）**では，「継続的かつ総合的リハビリテーション過程のうち，障害者が適当な就業の場を得，かつそれを継続することができるようにするための職業的サービス，例えば，職業指導，職業訓練，および選択的職業紹介を提供する部分をいう」（1955 年第 99 号勧告）と規定している．また 1983 年の「障害者の職業リハビリテーション及び雇用に関する条約」（第 159 号条約）では，その目的を「障害者が適当な雇用（employment）に就き，それを継続し，かつ，それにおいて社会への統合または再統合を促進することにある」としている．わが国では，「障害者の雇用の促進等に関する法律」において，職業リハを「障害者に対して職業指導，職業訓練，職業紹介その他この法律に定める措置を講じ，その職業生活における自立を図ること」と規定している．

わが国において職業リハは，リハセンター，障害者職業センターなどの場で，指導員，職業カウンセラー，作業療法士，ソーシャルワーカーなどが関わっている．そこでは，職業評価，職業相談，職業訓練，職業前訓練，職業紹介，雇用・就労，フォローアップなどを行う．このように，職業リハは，障害者が働くための支援を行うことにあり，障害者特性に応じた雇用・就労環境の整備と，障害者の雇用・就労機会の提供を通して障害者の可能性を伸ばし，社会に積極的に参加・交流が行われるよう支援することにある．

(3) 社会リハビリテーション

社会リハは，障害者の社会的側面に関わり，社会生活力を習得・維持・向上することを目的としている．

これまで社会リハは，「障害者が家庭，地域社会，職業上の要求に適応できるように援助したり，全体的リハビリテーションの過程を妨げる経済的・社会的な負担を軽減し，障害者を社会に統合または再統合したりすることを目的としたリハビリテーション過程の部分である」（WHO，1968 年）とされていた．しかし近年では，**RI（rehabilitation international）社会委員会**（1986 年）の規定，すなわち「**社会生活力**（social functioning ability：SFA）を身につけることを目的としたプロセスである」と捉えるのが一般的である．ここでいう社会生活力とは，「様々な社会的状況の中で，自分のニーズを満たし，最も豊かな社会参加を実現する権利を行使する力を意味する」とされている．

わが国においては，各種施設や家庭・地域などの場で，ソーシャルワーカー，心理職をはじめ教育，医療，保健などの多くの専門家が関わり，障害者個々の社会生活力を高めるための訓練，指導，援助，支援などを行っている．このように，社会的リハは，障害者が社会生活力の取得・維持・向上を果たすことにより，障害のない者と同様の諸権利を行使することができるよう支援することにある．

(4) 医学的リハビリテーション

医学リハは，障害者の医療的側面に関わり，障害者の機能・能力回復などを行うことを目的としている．

これについて，1986 年に WHO が発表した定義では，「個人の身体的機能と心理的能力，また必要な場合には，補償的な機能を伸ばすことを目的にし，自立を獲得し，積極的な人生を営めるようにする医学的ケアのプロセスである」と規定している．近年においても，この考え方を基点としてリハ諸分野と連携・協働して行われている．

詳細については，「第Ⅰ章第7節　リハビリテーション医学」（84頁）に詳述されているので，そちらを参照されたい．

(5) 地域リハビリテーション

地域リハは，障害者・高齢者およびその家族が地域生活が送れるよう医療・保健・福祉などがリハの観点から支援を行うことを目的としている．そこでは，地域に在宅生活を実現・継続できるよう支援システムを作っていくことが必要となる．地域リハの具体的な活動として，介護保険や障害者総合支援法にみられるような訪問あるいは通所リハなどを通して地域生活の支援を行うことなどが挙げられる．

3 | 医療福祉教育・関係法規

(1) 医事法規

法規とは憲法や法律，命令，規則などの総称である．医事法規とは，厚生労働省医政局が所管する法規を中心に，健康局，医薬・生活衛生局，社会・援護局，老健局，子ども家庭局，保険局などが所管する関連法規を指している．

(2) 言語聴覚士法

これまで言語障害や難聴などの言語機能や聴覚のリハが行われてきた．また，近年では高齢化の進展などに伴いリハの対象が拡大することとなった．そのため音声機能，言語機能，聴覚のリハの担い手にふさわしい専門職を確保することが必要であるとの観点から，1997（平成9）年に言語聴覚士法が制定され，翌年9月に施行された．

言語聴覚士法は，音声機能，言語機能または聴覚に障害のある者を対象に，その機能の維持向上を図るための訓練，検査・助言，指導・援助を行う他，診療の補助として嚥下訓練，人工内耳の調整などを業務としている．資格取得には，①高校卒業後養成施設を修了して国家試験に合格，②大学等で所定の科目を修めた後（2年以上），養成機関（1年以上）に進学し国家試験に合格，の2つの方法がある．

(3) 医療関係職種と法規

医療関係職種とその根拠となる法規については，医師法（1948年），歯科医師法（1948年），保健師助産師看護師法（1948年），診療放射線技師法（1951年），臨床検査技師法（1958年），薬剤師法（1960年），理学療法士及び作業療法士法（1965年），視能訓練士法（1971年），義肢装具士法（1987年），救急救命士法（1991年）などがある．

(4) 保健・福祉関係職種と法規

保健・福祉関係職種とその根拠となる法規については，保健師助産師看護師法（1948年），**社会福祉士及び介護福祉士法**（1987年），**精神保健福祉士法**（1997年）がある．なお，保育士は児童福祉法（1947年）に規定される．

(5) 教育関係職種と法規

小中学校及び障害児学校教員の根拠となる法規は，学校教育法（1947年）である．

●文献

1）厚生労働統計協会編：保険と年金の動向　2023/2024，厚生労働統計協会，2023，p168，229．
2）社会福祉の動向編集委員会編：社会福祉の動向 2024，中央法規，2023，p27，227．
3）厚生労働省社会・援護局障害保健福祉部：国際生活機能分類―国際障害分類改訂．中央法規出版，2002．
4）蟻塚昌克，朝日雅也：社会福祉・教育学．言語聴覚士テキスト（廣瀬 肇・監修），医歯薬出版，2005，pp196-220．

（岡部　卓）

V

言語聴覚障害学総論

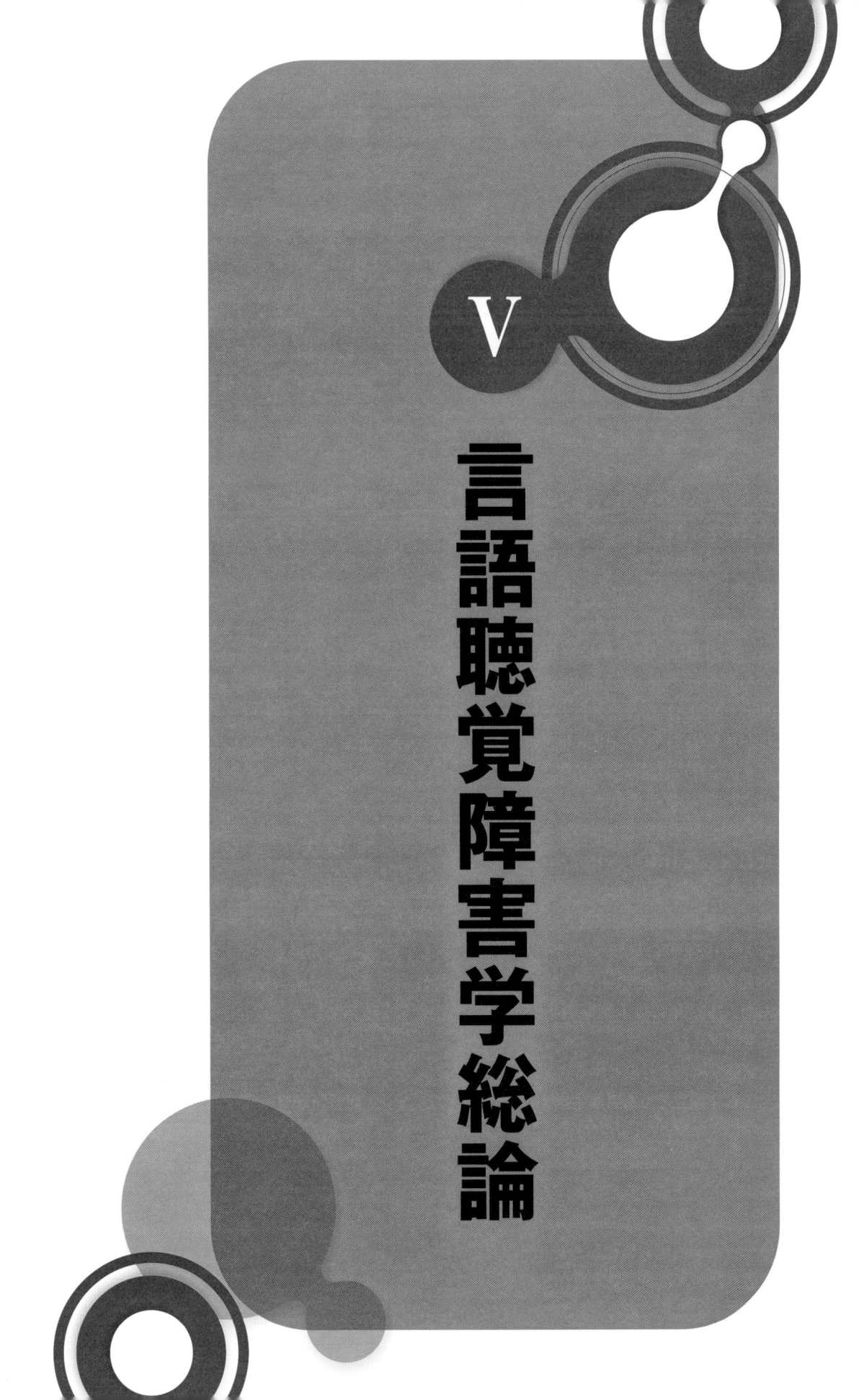

言語聴覚障害学総論

1 | 言語聴覚士の歴史と現状

1. 歴史

言語聴覚障害学の歴史は古く，19 世紀には Broca（ブローカ），Wernicke（ウェルニッケ）が言語中枢の局在について報告した．耳鼻咽喉科領域における音声言語医学に関する臨床・研究も同時期より盛んになってきた．1924 年には国際音声言語医学会（International Association of Logopedics and Phoniatrics：IALP）が発足している．米国では，1925 年に言語聴覚士の職能団体（American Speech-Language-Hearing Association：ASHA）が設立されている．

わが国においても，1930 年前後に九州大学，東京大学に音声言語障害の治療・研究部門が設けられた．1950 年代に日本オージオロジー学会（1951 年），日本音声言語医学会（1956 年），1960 年代に入って日本リハビリテーション医学会（1963 年）が設立された．学校教育領域では，1878 年には京都盲唖院が設立され，聾教育が始まった．1934 年に難聴学級が開設し，戦後も 1958 年の学校保健法改正後，難聴学級の設置が進んだ．1953 年には千葉県の小学校に言語治療教室も開設した．

言語聴覚障害を対象とする言語聴覚療法の提供は，1958 年**国立ろうあ者厚生指導所**（後の国立聴力言語障害センター）の開設に始まる．1971 年には同センター附属**聴能言語専門職員養成所**（現・国立障害者リハビリテーションセンター学院言語聴覚学科）が開設され，わが国における養成教育が始まった．国家資格化についても 1960 年代から検討されてきたが，養成教育と業務の独立性の問題に関する意見の相違で実現しなかった．

1980 年代には高齢社会の到来に向けゴールドプラン（1989 年）が策定された．その後の高齢社会の到来は急速であり，「脳卒中等による言語機能障害や先天的難聴等の聴覚障害を有する者等に対するリハビリテーションについては，…その必要性，重要性が高まってきている．これらのリハビリテーションの推進を図るためには，その従事者の確保及び資質の向上が喫緊の課題となっている．…このような現状を踏まえ，音声機能，言語機能及び聴覚に関するリハビリテーションを行う専門職として言語聴覚士の資格を定め，その資質の向上を図るとともにその業務が適正に運用されるよう規律し，もって医療の普及及び向上に寄与すること」（厚生省健康政策局長通知 1998 年 9 月 1 日付）を目的として，1997 年 12 月に**言語聴覚士法**が制定され，1998年9月1日より施行された．そして，1999 年 3 月には第 1 回言語聴覚士国家試験が実施された．

2. 現状

有資格者は毎年増加し，2024 年 3 月末にはその総数が 41,000 名を超えた．所属する機関は医療機関が最も多く，介護老人保健施設や特別養護老人ホーム，福祉施設，学校教育，養成校の順となっている．最近は介護老人保健施設や通所・訪問の介護保険事業所に勤務する者が急増しており，この分野でのニーズの高さがうかがえる．第 1 回言語聴覚士国家試験実施後，わが国における言語聴覚士の職能・学術団体として 2000 年 1 月に**日本言語聴覚士協会**が発足し，2009 年 9 月には一般社団法人となった．

2｜言語聴覚士の業務と職業倫理

1. 業務

言語聴覚士法第２条に「言語聴覚士とは厚生労働大臣の免許を受けて，言語聴覚士の名称を用いて，音声機能，言語機能又は聴覚に障害のある者についてその機能の維持向上を図るため，言語訓練その他の訓練，これに必要な検査及び助言，指導その他の援助を行うことを業とする者をいう」と定義されている．ここでは，言語聴覚士が国家資格であること，言語聴覚療法の対象と業務の内容が示されている．

また，言語聴覚士は基本は医療職であり，**第42条**には「言語聴覚士は，保健師助産師看護師法第三十一条第一項及び第三十二条の規定にかかわらず，診療の補助として，医師又は歯科医師の指示の下に，嚥下訓練，人工内耳の調整その他厚生労働省令で定める行為を行うことを業とすることができる」と，**診療の補助業務**について定められている（表1）．

表１　厚生労働省令で定める行為

一	機器を用いる聴力検査（気導により行われる定性的な検査で次に掲げる周波数及び聴力レベルによるものを除く） イ　周波数千ヘルツ及び聴力レベル三十デシベルのもの ロ　周波数四千ヘルツ及び聴力レベル二十五デシベルのもの ハ　周波数四千ヘルツ及び聴力レベル三十デシベルのもの ニ　周波数四千ヘルツ及び聴力レベル四十デシベルのもの
二	聴性脳幹反応検査
三	眼振電図検査（冷水若しくは温水，電気又は圧迫による刺激を加えて行うものを除く）
四	重心動揺計検査
五	音声機能に係る検査及び訓練（他動運動若しくは抵抗運動を伴うもの又は薬剤若しくは器具を使用するものに限る）
六	言語機能に係る検査及び訓練（他動運動若しくは抵抗運動を伴うもの又は薬剤若しくは器具を使用するものに限る）
七	耳型の採型
八	補聴器装用訓練

2. 連携

言語聴覚障害がある時，運動障害などの他の障害を合併している場合も多い．共通の理解と目標設定のもと，医師を含むリハビリテーション（以下，リハ）スタッフや病棟スタッフが関与することになる．また，家庭復帰，職場復帰においては，医療ソーシャルワーカー，介護支援専門員などとの連携が必要となる．小児においても，幼稚園・保育園，学校などの教育機関や療育機関との連携を密にしなければならない．言語聴覚士法**第43条**では，医師，歯科医師その他の医療関係者との緊密な連携を図ること，主治医がいる場合は主治医の指導を受けること，福祉担当者その他の関係者との連携を保つことが定められている．

3. 職業倫理

言語聴覚療法の実施が言語聴覚士法に則るものであることは元よりである．例えば，業務上知りえた人の秘密は言語聴覚士でなくなった後においても漏らしてはならない（**守秘義務**）．同時に提供する言語聴覚療法は倫理原則に則るものでなければならない．自らの意見の主張に困難を感じる言語聴覚障害者の意見を十分にくみ取り，対象者の利益を最優先して言語聴覚療法は提供されるべきものである．対象者に十分な説明を行い，対象者，家族の同意を受けてサービスを提供する．さらに対象者にとって，最も安全で効果的な内容を最も効果的な方法で提供できるよう，言語聴覚士には自らの知識や技能を向上させる不断の努力が求められる．

4. 障害者の権利

「障害者の権利に関する条約」が 2006 年 12 月に第 61 回国連総会で採択され，2008 年 5 月に発効した．わが国でも国会で条約締結に向けた議論が始まり，2013 年 12 月に承認され，2014 年 2 月に発効した．発効に先立ち，国内法の整備が行われ，「障害者基本法」が改正（2011 年），「障害者の日常生活及び社会生活を総合的に支援する法律（障害者総合支援法）」（2012 年）と「障害を理由とする差別の解消の推進に関する法律（障害者差別解消法）」（2013 年）が制定された．さらに，2022

年には，「障害者による情報の取得及び利用ならびに意思疎通に係る施策の推進に関する法律（障害者情報アクセシビリティ・コミュニケーション施策推進法）」が成立した．

このように，障害の有無によって分け隔てられることなく，互いに人格と個性を尊重しながら**共生社会**の実現を目指し，政策が進められている．言語聴覚療法においても，患者・対象者に丁寧な説明をし，その意思を尊重するなど患者の権利と尊厳を守ることが重要である．

5. リスクマネジメント

言語聴覚療法領域においては，「転倒・転落」「誤嚥・窒息・肺炎」に関するインシデント・アクシデント報告が最も多い．この時の報告事例はハイリスク要因を伴っている場合が多く，訓練実施にあたっては「多職種・スタッフとの協力・連携」体制を事前に整えておくことが重要である[1]．各施設で作成されているリスクマネジメントマニュアル遵守し，アクシデント発生の防止に努めるとともに，アクシデント発生時には適切に行動できるようにしておくことが重要である．

3 | 言語聴覚障害，摂食嚥下障害の特徴と種類

1. 特徴

コミュニケーションは，人が社会生活を円滑に営む上で重要なものである．自らの意志や感情，考えを相手に伝達し，相互に理解することによって社会生活は成立している．コミュニケーションには，言語的コミュニケーションと非言語的コミュニケーションがあるが，言語聴覚障害は言語的コミュニケーションが障害されるだけでなく，表情や動作による表現も障害されることがある．さらに発声発語器官の障害は，話しことばの障害をきたすと同時に，摂食嚥下障害も生じることが多い．コミュニケーションが円滑に行われないこと，経口摂取ができないことは**生活の質**を大きく損なう．

また，言語聴覚障害は他者には見えにくい障害であり，社会の無理解に苦しむことがある．コミュニケーションにおける失敗体験や自信のなさは，コミュニケーション場面からの回避につながり，**社会参加**を阻害する要因になる．

人は，言語・コミュニケーション能力を社会の中で長年かけて学習していく．特に乳幼児期は言語・コミュニケーション能力の学習にとって重要な時期である．この時期に言語学習を阻害する要因が存在すると，その影響は非常に大きい．高齢者においても脳血管障害などで言語機能に障害が生じた場合は，その再学習に長期間を要する場合が多い．

表2 言語聴覚障害の分類

分類		
Ⅰ．コミュニケーション障害		
1．聞こえの障害		
	聴覚障害	
2．言語の障害		
	言語発達障害	
	失語症	
3．話しことばの障害		
	構音障害	機能性構音障害
		器質性構音障害
		運動障害性構音障害
	吃音	
	音声障害	
4．高次脳機能障害		
Ⅱ．摂食嚥下障害		

2. 種類，原因

表2は，主な言語聴覚障害の大まかな分類である．小児においては，言語発達障害，機能性構音障害，器質性構音障害（唇顎口蓋裂など），運動障害性構音障害（脳性麻痺など），吃音などが主にみられる．成人では，失語症，高次脳機能障害，運動障害性構音障害，器質性構音障害（舌・口腔癌術後など）がみられる．聴覚障害，音声障害，摂食嚥下障害は小児と成人の両方でみられるものである．

小児における言語聴覚障害は原因不明のものが多く，成人では脳血管障害を中心とした大脳病変，中枢神経系疾患によるものが中心となっている．

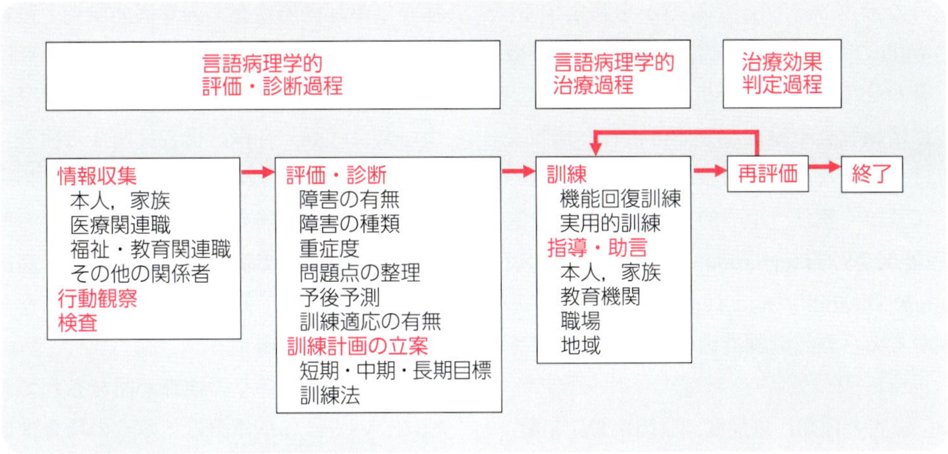

図 1　医療領域における言語聴覚療法の流れ

治療・訓練により正常なレベルまで回復するもの，完全には回復しなくとも実用レベルとなるもの，実用レベルまで到達しないものなど，その予後は様々である．

3. 発生率，有病率

わが国における言語聴覚障害の**発生率**，**有病率**に関する正確な統計はほとんどない．1997 年の厚生省健康政策局医事課のまとめでは，患者総数は，音声障害 17 万人，構音障害 51 万人，吃音 70 万人，失語症 33 万人，言語発達遅滞 87 万人，脳性麻痺 17 万人，聴覚障害 248 万人の計 523 万人であり，このうちの言語聴覚療法の対象は 105 万人と推定されていた．この報告の注釈にもあるように，言語聴覚障害は「患者調査」などのデータからは得にくいため，限られた資料から推計し，おおよその目安を示したものであり注意が必要である．この中には摂食嚥下障害が含まれていないこと，発達障害に伴う言語発達障害への援助が増加していること，超高齢社会となり加齢を原因とする言語聴覚障害が増加していることなどから，対象者数はこの推定数より多いと考えられる．言語聴覚士が少なく，言語聴覚療法の提供が限られていたこの時期の集計は，対象者数が少なく見積もられていると考えるべきであろう．

4 | 言語聴覚療法の実際

1. 評価・診断

(1) 評価・診断の目的

言語聴覚療法の流れは所属機関によっても異なるが，医療においては一般的に図 1 のようになる．評価・診断の過程では，言語聴覚障害や摂食嚥下障害の有無の判定，障害の種類と重症度の判定，問題点の整理，予後予測，訓練適応の有無の判定，訓練計画の作成を行う．評価・診断の過程は，客観的な事実に基づいて障害の判定や予後予測，訓練計画の作成が行われなければならない．事実に基づいた（**客観性**）情報，何度行っても誰が行っても同じ結果であり（**信頼性・再現性**），測定したいと思っているものを測定している（**妥当性**）検査データを得ることが重要である．

障害の有無の判定は，地域，年齢，性別，環境などを考慮し，平均的な状態（正常値・基準値）から逸脱しているかいないかで判定する．平均的な状態はバラツキをもって存在しており（個人差），これからの逸脱の判定は，質的評価（構音の誤り，嗄声の評価など），あるいは量的評価（知能指数など）で行われる．質的評価は，その障害特有の症状をどれだけ把握できるかが重要である．

障害の種類の判定は，先にあげた言語聴覚障害のどの種類に分類されるのか，またその障害の中のどのようなサブタイプとなるのかを判定する．対象者の症状，検査結果と各言語聴覚障害の特徴を照らし合わせて判定することになる．

問題点は情報収集や検査などで得られた情報から拾い上げ，様々な視点から整理する．各症状の発現機序に基づく整理（中心的問題の抽出）や**国際生活機能分類**（International Classification of Functioning, Disability and Health：ICF）に基づく整理が考えられ，訓練計画に直接的に反映される．

予後は，障害の種類，重症度，原因疾患，年齢，意欲や学習能力などの対象者側の要因，家族の協力や治療者側の条件などの環境要因など様々な要因の影響を受ける．予後予測は，訓練適応の有無と関係する．訓練により改善が見込める場合は，絶対的適応がある．訓練による改善がほとんど見込めないと考えられる場合でも，試験的に訓練を実施してその効果を確認することは意義がある．

訓練計画の立案は，短期目標，中期目標，長期目標の設定，訓練法の決定などからなる．長期目標は実現可能かつ具体的でなければならない．その長期目標を実現するために短期目標，中期目標は設定される．この時，各々の目標達成までの期間と各段階での訓練法を緻密に組み立てる必要がある．また，ICFの心身機能・身体構造，活動，参加という視点から訓練計画を立案することも重要である．

（2）評価・診断の方法

情報収集は，本人・家族から主訴，現病歴（生育歴），既往歴，家族歴，現在の症状などを聴取する．医師，歯科医師からは医学的情報（医学的診断名，医学的検査結果）を，看護師からは病棟における情報を，理学療法士と作業療法士からは上下肢の運動や生活能力に関する情報を得る．臨床心理士，社会福祉士や教育・療育関係者からも関連する情報を得ることが重要である．

検査は，障害の有無や重症度（能力）を客観的に示すことができる．言語聴覚士は，聴覚機能，言語機能，発声発語機能，摂食嚥下機能に関する様々な検査を実施する．聴覚機能については乳幼児から成人までの聴力検査と障害部位の鑑別診断検査（中耳機能検査，内耳機能検査，後迷路機能検査），言語機能については語彙発達や言語学習能力に関する検査と失語症検査，発声発語機能については呼吸，音声，構音に関する検査，摂食嚥下機能については改訂水飲み検査やフードテスト，嚥下内視鏡検査や嚥下造影検査など多岐にわたる検査を用いて評価する．さらに，高次脳機能検査，発達検査，知能検査，学力検査なども実施して総合的に評価する．

個々の領域で多くの検査が開発されており，詳細については各章に譲る．多くの場合は最初に**スクリーニング検査**を行い，対象となる障害の存在の可能性について判定する．次に標準化された**鑑別診断検査**を実施して障害像を把握する．その後に言語の諸側面（語彙，統語，意味，語用など）の**掘り下げ検査**や関連する領域の検査（知能検査，発達検査，高次脳機能検査，心理検査など）を実施し，言語病理学的診断を行う．検査には病態診断のための情報だけでなく，訓練の参考となる情報も含まれている．構音障害に対する構音類似運動検査や被刺激性検査，体位や姿勢，食物の性状を変化させて行う嚥下造影検査などの結果は訓練のよい指標となる．

2. 訓練，指導，助言，その他の援助

（1）原則

①訓練への積極的参加促進

評価・診断の結果と立案した治療方針を本人や家族に説明し，十分な理解と同意のもとで積極的に訓練に取り組んでもらう．本人の訓練への積極的参加意欲なしには，訓練効果は期待できない．

②予後予測に基づく目標設定と訓練法選択

言語聴覚障害，摂食嚥下障害には，完全に回復するもの（治癒），完全には回復しないが改善するもの，進行するものがある．この障害の種類によって訓練の目標は異なってくる．また，成人においては発症前の状態が，小児においては対象児の生活年齢における平均的言語能力が目標設定の一つの目安となる．言語聴覚障害，摂食嚥下障害における機能障害は残存する場合が多いので，予後予測に基づく個別的，具体的，かつ現実的な目

標を設定する．その目標達成に向けてスモールステップで訓練計画を立てる．訓練が機能回復や発達促進のためなのか，機能維持のためなのか，残存する障害に対する補助具の使用や代償的手段の獲得などによる実用的コミュニケーション能力の向上のためなのかによって，とりうる方法が異なる．

③訓練以外の援助

言語聴覚療法は，言語聴覚障害や摂食嚥下障害のある者に活動制限や社会参加制約のない充実した生活を送ってもらうことを目的として提供される．その目的達成のために，訓練だけでなく，本人や家族，関係者への指導や助言，環境調整，その他様々な援助を総合的に提供する．

（2）方法

①訓練法の種類

訓練法は，障害の種類によって様々な方法が提案されている．失語症においては，刺激法，機能再編法，認知神経心理学的アプローチ，実用的コミュニケーション法などがあり，言語発達障害においては，行動療法やインリアルアプローチ，国リハ式〈S-S 法〉，自閉スペクトラム症におけるTEACCH プログラムなどが挙げられる．各々の訓練法には背景となる理論があり，理論的根拠に基づいた訓練法の選択が必要である．

②訓練の形態

訓練の形態としては，個別訓練と集団訓練がある．言語聴覚障害や摂食嚥下障害の訓練は，対象者の個別の評価に基づいて行われるものであり，個別訓練が基本である．集団訓練では，個別訓練で獲得した機能を応用した日常的コミュニケーション能力の改善，同障者同士の支え合いの場，個別訓練への動機づけなど幅広い効果がある．障害の種類，機能回復の程度や心理面なども考慮して訓練形態を選択する．

③病期と訓練法

脳血管障害のような急性発症による言語聴覚障害では，急性期と回復期においては言語機能や摂食嚥下機能の機能回復に重点をおいた集中的訓練を行う．退院が視野に入る時期になれば，実用的コミュニケーション訓練と社会参加に向けた支援を行うことになる．生活期（維持期）では，機能の維持と社会参加を促すための支援が中心となる．社会参加の促進は，コミュニケーション機能の維持にも役立つ．また，発声発語器官の廃用が起こらないように，予防的取り組みを通院・通所時だけでなく，自宅でも日常的に取り組めるよう本人や家族に指導することも重要である．進行性疾患では，その病期の進展度によって対応が異なるが，常に早めの取り組みが必要である．機能維持，廃用の予防に努めること，日常的コミュニケーションの成立を図るために拡大・代替コミュニケーション手段の獲得を促すことが取り組みの中心となる．小児においては，幼児期前半では日常生活面の自立や遊びを通じたコミュニケーション活動の指導を基盤におき，幼児期後半では個々の言語機能，認知機能，コミュニケーション機能に焦点を当てた訓練を行う．

以下に訓練，指導などに関するいくつかの項目について説明する．

機能訓練：機能障害に対する直接的アプローチである．聴覚障害児，言語発達障害児に対する語彙獲得訓練，文法構造訓練（助詞の使用など），失語症に対する語彙，構文，文字，音韻に関する訓練，構音障害に対する構音訓練と発声発語器官の運動訓練，吃音に対する流暢性促進訓練，音声障害に対する発声訓練，摂食嚥下障害に対する嚥下訓練などが該当する．

実用的コミュニケーション訓練：活動制限に対するアプローチである．言語発達障害や構音障害に対するAAC 訓練，失語症に対するPACE 訓練などがある．小集団での会話訓練や日常場面における伝達能力の向上訓練も該当する．

拡大・代替コミュニケーション（AAC）の獲得訓練：実用的コミュニケーションを促進するための取り組みの一つである．言語発達障害に対するサインやシンボル，コミュニケーションボード，VOCA（音声出力コミュニケーションエイド），失語症におけるコミュニケーションノート，構音障害における文字盤，パソコン，意志伝達装置などを用いたコミュニケーションが該当する．また，聴覚障害における補聴器や人工内耳，喉頭摘出者に対する人工喉頭もこの範疇に入れてよいだろう．

機能維持：高齢の言語聴覚障害，摂食嚥下障害患者は，機能維持のための取り組みを意識的に行わないと廃用を生じる．社会参加ができているグループは，コミュニケーションをとる機会が多く，また身体（発声発語器官を含め）も動かしているため，認知面や身体面の廃用を生じる危険性はより少なくなる．集中的訓練終了後は，社会参加を促す支援，機能を維持する在宅での取り組みを計画することは重要である．

心理的サポート：心因性失声症や心因性難聴などの心理的要因が言語聴覚障害の原因となる場合や，吃音のように心理的要因がその症状に大きく関与する場合があり，心理的サポートは直接的治療の側面をもつ．精神科医や心療内科医，心理職と協力して支援にあたる．突然，あるいは徐々に言語聴覚障害を生じた場合，本人や家族の精神的不安は大きなものである．その不安を解消し，心理的支えとなることは，言語聴覚士の務めである．発症早期から患者，家族の声を十分に聞き，その思いを理解した上でサポートしなければならない．一つひとつの不安を解決していくこと，何よりも適切な訓練の実施によって早期に改善させることが不安の大きな解消になる．また，集団訓練や友の会活動などを通して，同じ障害のある仲間と引き合わせることも効果的である．

指導，助言：直接的訓練を行わない場合や訓練を効果的に進めるために，本人や関係者に対して指導，助言を行う．対象は，本人や家族，リハ関連職や病棟スタッフ，幼稚園や学校の教諭，保育園の保育士，病前の職場関係者などである．本人や家族に対しては，家庭学習の指導，進学や就職，復職に関する助言，摂食時の注意事項やコミュニケーションのとり方の指導，社会参加に関する支援などを行う．幼稚園や学校の教諭，保育園の保育士に対しても障害についての正しい理解を促すことは重要であり，その上で教育場面における指導内容，方法について助言する．成人においては，職場関係者に障害についての理解と働く環境の調整に関する助言などを行う．家庭や教育場面での取り組みについて指導・助言するのみで症状が改善する場合もあり，また訓練で獲得（回復）した機能・能力を日常生活レベルで定着させるためにも，家庭，学校，職場の関係者への指導，助言は重要である．

(3) 記録

言語聴覚療法を実施した際には，その実施時間，内容，結果などをその都度記録することが求められている．また，コミュニケーション障害の症状を客観的に記録するためには，発話の録音記録，表情や動作，行動などを記録する録画記録は重要である．初回評価時，再評価時など節目節目における記録は，質的評価に客観性をもたせる上で意義がある．なお，記録に際してはプライバシーへの配慮や記録情報の保護に努めなければならない．

(4) 再評価，効果判定

初回評価は**診断仮説**とそれに基づく**訓練仮説**を設定する段階である．訓練はその仮説を検証する過程である．設定した訓練の後に検査などによる再評価を行い，予想された効果が得られれば，仮説が正しかったことになり次の段階に進む．もちろん正常レベルや本人，家族の要求レベルに到達した場合は，終了となる．一方，効果が不十分な時はその原因を考察し，新たな訓練仮説を立てることになる．しかし，訓練効果を判定することは容易でない．必ず時間的要因が影響し，訓練期間中の病変の自然治癒，環境の変化や訓練以外の場面での影響など，多様な要因が症状の改善には影響するからである．働きかけと症状改善の関係を理論的に実証する力が要求される．

●文献

1）佐場野優一：リハビリテーションにおけるリスクマネジメント．リハビリテーション医療における安全管理・推進のためのガイドライン（日本リハビリテーション医学会診療ガイドライン委員会編），医歯薬出版，2006，pp62-66．

（深浦順一）

Ⅵ

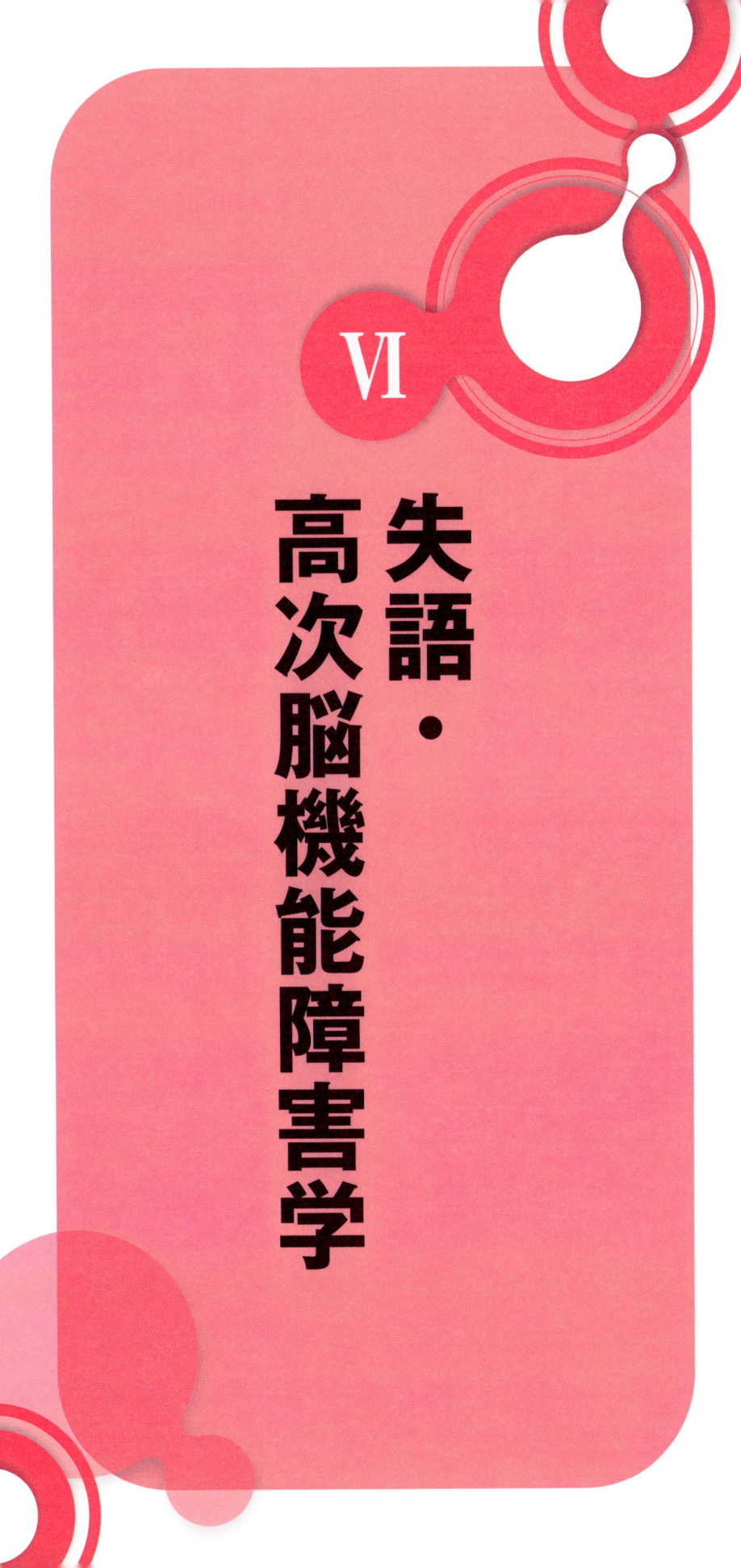

失語・高次脳機能障害学

1 失語症

1 | 失語症の定義

失語症とは，いったん獲得された言語機能が，大脳の**言語中枢**をはじめとした特定領域の損傷によって障害を受けた状態である．このため，意識障害，認知症などの全般的認知機能の低下，失行，失認，構音障害，無言症，失声症，心因性，発達性障害，右半球病変によるコミュニケーション障害，統合失調症などの影響による言語障害などとは鑑別される．失語症は，「話す」「聞く」「読む」「書く」というすべてのモダリティ（様式）に程度の差はあるが障害が生じる．

2 | 失語症の原因疾患と病巣

原因として最も多いのは，脳梗塞や脳出血などの脳血管障害である．脳腫瘍や脳炎などの感染症，頭部外傷やてんかんなどでも生じる．また近年では，変性疾患による進行性失語の報告も増えている．

失語症の責任病巣は様々存在し，病巣部位によって出現する失語症状も大きく異なる．代表的な**言語野**は，前頭葉の**ブローカ（Broca）野**を中心とした中心溝より前方に位置する**前方言語領域**，側頭葉の**ウェルニッケ（Wernicke）野**と頭頂葉の角回・縁上回を中心とした中心溝より後方に位置する**後方言語領域**である（図1）[1]．

ブローカ野は，左下前頭回の弁蓋部（44野），三角部（45野）を指す．典型的なブローカ失語であれば，これらの病巣に加えて中心前回中～下部の損傷が含まれる．

ウェルニッケ野は，左上側頭回（22野）の後方部を指す．典型的なウェルニッケ失語であれば，病巣がこの領域から縁上回などの上方に伸展している場合や，角回などの後方への伸展，そして深部白質への伸展が多い．

この他の言語関連領域としては，左前頭葉の補足運動野，左側頭葉前方部，左中側頭回，左被殻を中心とした基底核，左視床などが挙げられる．

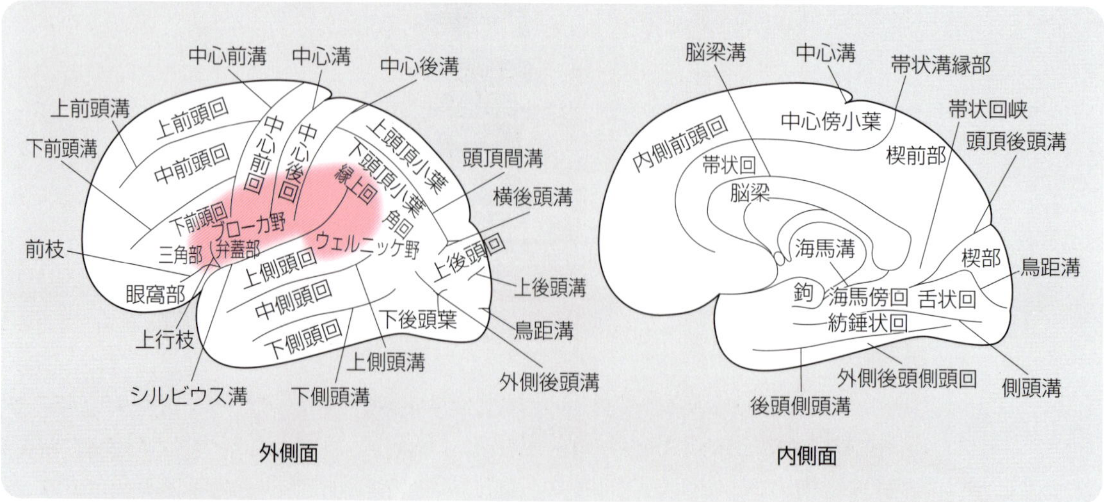

図1 環シルビウス言語野[1]

また，言語情報の把持・消去・複数作業のマネージメントには中前頭回が，一時的な音韻の把持（音韻ループ）には上側頭回後部〜縁上回〜中心後回が関与しているとされる．

言語機能面から脳部位を捉えると，音韻処理に重要な役割を果たしている**環シルビウス言語野**（図1）と，意味処理に重要な役割を果たしている環シルビウス言語野の周辺（**環々シルビウス言語野**）が挙げられる．

環シルビウス言語野は，文字通り**シルビウス溝**を囲む領域であり，言語野であるブローカ野とウェルニッケ野，そしてそれらをつないでいる**弓状束**，左中心前回や左中心後回を含んでいる．これらの領域の損傷による失語症候群として，ブローカ失語，伝導失語，ウェルニッケ失語，純粋語唖が挙げられる．

一方，環シルビウス言語野の周辺は，環シルビウス言語野を取り巻く領域全体を指しており，この周辺の側頭葉，頭頂葉，前頭葉を含む領域である．これらの領域の損傷による失語症候群として，超皮質性運動失語，超皮質性感覚失語，超皮質性混合型失語が挙げられる．

大脳半球は形態的には左右対称であるが，左右の半球間で存在する機能に明らかな差がみられる．これは**半球優位性**あるいは**機能の側性化**と呼ばれる．言語機能はほとんどの人で左半球が優位となる．一方，視覚性注意，空間性注意などは右半球優位である．このような優位性は**利き手**と深い関係性があることが知られており，右利きの98%，非右利きの約68%に，左半球損傷により失語症が生じるとされる．

3 | 言語症状と失語症候群

1. 発話面の障害

発話の**流暢性**（fluency）は，失語症の特徴を表す重要な概念であり，失語症のタイプ分類にあたっても重要な基準となっている．小児領域では，吃音，クラタリングを指すが，これらとは独立した概念である．問題となるのは流暢性の判断基準である．

数多くの諸家の説があるが，代表的なのはBenson（ベンソン）ら[2]ボストン学派による流暢評価尺度である．言語（language）と発語（speech）の問題を分けずに，①発語量（1分間の語数），②プロソディ，③発音（構音），④句の長さ，⑤発話開始時の努力性，⑥発話間の休止時間，⑦発語衝迫の有無（多弁），⑧保続，⑨語の選択，⑩錯語を含めて総合的評価を行うとしている．

一方，**発語失行**の有無をもって，流暢か非流暢かの判断をする立場もある[3]．非流暢になる原因が発語失行による構音とプロソディの障害なのか，それとも内言語障害としての語彙や音韻想起の障害なのかを見極めることを重視した考え方である．なぜならば，それにより訓練計画が大きく異なってくるからである．

（1）発語失行（失構音，アナルトリー，anarthrie）

発話運動（構音）のプログラミングの障害であり，失語症とは発生機序の異なる発話障害の一つである．中核症状は，一貫性の乏しい構音の歪み，音の途切れ・引き延ばし（連結不良），アクセントや抑揚の異常である．責任病巣は，左中心前回の中〜下部あるいはその皮質下とされている．一方，**外国語様アクセント症候群**（foreign accent syndrome：FAS）と呼ばれる，アクセントや抑揚の障害のみを呈する症状も存在する．母国語を話しているにもかかわらず，聞き手に外国人がしゃべっているような印象を与える発話症状である．

（2）喚語障害（anomia）

失語症の中核症状の一つといえる重要な症状で，語を喚起することの障害である．失語症タイプを問わず，多くの失語症者に様々なレベルで認められる．文字通り喚語が困難で言えないという症状が代表的だが，数秒待てば喚語に至る遅延反応や，語や音のレベルで言い間違える各種の錯語，適切なことばの周辺の語彙で説明するような発話（**迂言**）など，出現する症状は様々である．左前頭葉，左側頭葉，左前頭葉内側面などの損傷で生じる．

(3) 語性錯語(verbal paraphasia)

語(語彙)レベルの錯語である. 語彙選択の水準の問題で, 発語が別の実在する日本語に誤る. 目標語との意味的関連性の有無によって, 意味性錯語, 混合性錯語, 無関連錯語, 記号素性錯語, 迂言などに分類される. 責任病巣は左下前頭回, 左側頭葉あるいはその皮質下である.

(4) 音韻性錯語(phonemic paraphasia)

音韻(音節, 音素)レベルの錯語である. 音韻選択・配列の水準の問題で, 置換や付加, 転置, 省略などが認められる. 音節性錯語, 音素性錯語, 字性錯語などと呼ばれることもある. 形式性錯語も類似症状であることもわかってきている. 音韻性錯語は伝導失語の中心症状であり, 責任病巣は**縁上回**およびその皮質下であるが, 左上側頭葉後部や中心後回, その皮質下でも認められる.

(5) ジャルゴン(jargon)

聞き手が意味理解できない発話の総称である. 意図した単語を推定することができないほど音韻の誤りが著しい錯語を**新造語**と呼ぶ. 音韻性錯語や新造語が頻発し, 発話の内容がもはや全くわからない場合を新造語ジャルゴン, 語性錯語がその大部分である場合を意味性ジャルゴンと呼ぶ. また, 音韻にも歪みが大きく, 文章の切れ目などもわからない歪んだ音の羅列で, 切れ目なく発話する場合を表記不能型ジャルゴン, あるいは未分化ジャルゴンと呼ぶ. 責任病巣を限定することは難しいが, 中大脳動脈支配領域広範損傷例や後方言語領域損傷例に認められることが多いため, ウェルニッケ野を中心とした様々な脳部位が関与していると考えられる.

(6) 再帰性発話(recurring utterance)や残語

全失語や重度ブローカ失語などの重度失語症の発話症状の代表的なものである. 再帰性発話は言語としての意味の有無にかかわらず, 無意識的・不随意的に発せられる持続的・常同的な言語表出である. **残語**は, ほとんど発話がなく無言のような状態でありながら, 例外的に発せられるごく僅かなことばのことである. 基本的には, 自発話, 呼称, 復唱などの発話様式を問わず出現し, 多くは単調な表出にとどまらず, 多様なイントネーションを伴って感情や意図を伝達することが多い.

(7) 非失語性呼称障害(非失語性呼称錯語)(nonaphasic misnaming)

意識障害の回復期にみられることが多い症状で, 注意障害や見当識障害, 作話, 情動障害, 病識欠如などの非失語性の要因により, 一過性に出現する呼称障害である. 左半球損傷による失語症の呼称障害と比べると, 明らかな失語症が存在しない状況において, 無関連性錯語や記号素性錯語などが目立つことが特徴とされている.

(8) 談話障害

脳損傷により, 話題が次々と変化しまとまりがない話をする, 場にそぐわない話題を選ぶ, 聞き手の不快感を考慮しない, 話の真意が理解できないなどの症状により, 内容をうまく組み立てて正確に情報を伝えることが困難となる状態である.

(9) 統語障害

文を理解・表出する過程におけるいずれかの機能や, 関連する機能が低下することによって生じるものである. 構文の理解障害(統語理解障害)は, 統語解析した文法カテゴリーに意味役割を**マッピング**するレベルの障害であり, 左シルビウス溝周辺の病変で生じるとされている. 表出面の障害は**失文法**(agrammatism)と呼ばれ, 助詞, 接続詞, 助動詞, 動詞の活用形などの機能語が発話において脱落することが特徴である. この症状はいわゆるブローカ失語などの前頭葉病変例に出現することが多いとされている. 一方, **錯文法**(paragrammatism)は, 動詞も機能語も存在し, 文としての形式は保たれているが, その機能語が誤った使われ方をしている場合を指す. この症状は左側頭葉病変例でみられることが多い.

2. 聴覚的理解面の障害

他者の口から発せられた音声(単語)は, 様々な段階を経たのちに意味理解へと到達する. 語音認知障害によるいわゆる**語聾**(word deafness)は, いくつかの段階に分けられる.

語音聾(word sound deafness)は, 音響分

析レベルで語音の認知ができず，環境音は理解できるのに，言語音の認知や同定ができない状態である．一方，**音韻聾**（phonological deafness）は，正しく聞き取った語音を音韻と照合させることができず，日本語のどの音韻であるのか確定できない状態である．語彙と意味に関する障害は，これ以降の段階で生じる．**語形聾**（word form deafness）は，聞き取った音韻を正しく語彙照合させることができない状態で，**語義聾**（word meaning deafness）は，語彙照合できた音韻列を意味照合させることができない状態である．単語の意味理解障害には，単語の使用頻度や心像性，親密性，カテゴリー特異性などが関連する．

責任病巣は，左中前頭回と，左上～中側頭回後部（＝ウェルニッケ野）あるいはその皮質下である．文の理解では，聞こえてきた文章が正しい文になっているかどうかを分析するパーシングと呼ばれる処理を経たあと，名詞と格助詞の意味役割を解析するマッピングと呼ばれる処理を行う．単語の意味理解に加え，述語がとる項構造の数・種類，語順，補文構造の有無や，言語性短期記憶も関与することになる．また，発話速度や文脈も影響することがわかっている．

3. 復唱の障害

復唱は他者から与えられた言語刺激を聞き取って同様に発話するものである．環シルビウス言語野の損傷による失語症では，復唱障害が生じることが多い．復唱は，聴覚的理解と発話で用いられる能力を利用したものであり，入出力の音韻辞書・語彙辞書の問題，**言語性短期記憶**などの影響により，単音，単語，短文と様々なレベルで障害が生じる．

反響言語（エコラリア，echolalia）は，相手が言ったことばを繰り返す症状である．復唱が良好な超皮質性失語でみられることが多い．相手の発話をそのまま繰り返す復唱形式の発話を完全型反響言語，完全な復唱ではなく，ことばの一部を適切に変化させて聞き返すようなものを減弱性反響言語，刺激語句の最終シラブルのみを繰り返す発話を部分型反響言語と呼ぶ．

補完現象は，一定の聴覚的言語刺激に対して，それに続く内容を補完する形で補って発話することである．例えば，言語聴覚士が「犬も歩けば…」と話し始めると，自動的に「棒に当たる」と補完するような現象である．

4. 読字の障害

読字とは文字を読むことであり，文字列を意味と結びつける**読解（視覚的意味理解）**と，文字を声に出して読む**音読**がある．失語に伴う失読は，失語性失読と呼ばれ，音読と読解の成績が乖離している場合が少なくない．また，漢字と仮名文字で異なる障害を示すことが多い．ある文字を他の文字に読み誤る錯読には，形態の似た他の字に誤る**視覚性錯読**，音韻の誤りを反映した**音韻性錯読**，意味的に近いものに誤る**意味性錯読**がある．そして神経心理学的モデルに基づく音読障害の質により，次の３つに分類される．

音韻失読（phonological alexia）は，単語の音読は可能だが非語の音読が困難になる．語彙性効果と同音擬似語効果がみられる．

表層失読（surface alexia）は，規則語や非語の読みは可能だが，不規則語の音読が困難となる．超皮質性感覚失語，語義失語などによくみられる．文字と音韻の対応の一貫性に影響を受けるため，仮名の音読は保たれ，漢字の音読は読みの一貫性が低いほど低成績となる．

深層失読（deep alexia）は，非語と単語の音読が困難になる．非語音読の障害が音韻失読よりも重篤で，心像性効果が認められ，意味性錯読が生じることが特徴とされている．責任病巣は，後頭葉，角回，側頭葉後下部，ウェルニッケ野など様々であり，これらを経由する複数の処理経路があることがわかっている．

5. 書字の障害

失語症者が有する書字障害を失語性失書と呼び，発話障害や意味理解障害など書字以外の症状も伴うものをいう．失語症で一般的に最も重篤に障害されるモダリティである．

書くべきことばを想起してこれに対応する文字

を想起して書く自発書字，聴覚的に聞き取ったことばの文字を想起して書く書き取りの障害がある．重度であれば文字想起困難となるが，軽度であれば誤った文字を書く錯書が認められる．形態的に似た文字に誤る**形態的錯書**，意味的に似た文字に誤る**意味性錯書**，音韻的な誤りを反映した**音韻性錯書**がある．神経心理学的モデルに基づく書字障害の質により，**表層失書**（surface agraphia），**意味性失書**（lexical agraphia），**音韻性失書**（phonological agraphia），**深層失書**（deep agraphia）に分類される．

責任病巣として，左中前頭回後部（Exner の書字中枢）や左頭頂葉が想定される．純粋例であれば，左側頭葉後下部損傷で漢字失書，左頭頂葉損傷で仮名の純粋失書が生じる．

6. その他の一般症状

前述した言語症状には，脳損傷で現れる一般症状も関与することがある．**保続**（同じ動作や発話が繰り返しみられる反応）は，いったん賦活された心理過程が不必要に持続する状態であり，知覚，意味処理，構え（行為意図），行為実行のそれぞれのレベルで観察される．失語症では発話や書字課題でしばしばみられる．また，**意図性と自動性（非意図性）の乖離**が問題となることが多い．この乖離は，Baillarger-Jackson の原理と呼ばれる．失語症者は言語を命題的，随意的，意図的，知性的に使用することができない一方，自動的，感情的に使用することは可能であるとされているが，詳細なメカニズムは不明である．

7. 古典的失語症候群（失語症タイプ分類）

Wernicke が提唱した，聴神経・音響言語中枢・運動言語中枢・運動神経からなることばの復唱の過程をモデル化したものに，Lichtheim（リヒトハイム）が概念中枢を加え，古典的失語モデルの原型が完成された．2つの言語中枢〔運動言語中枢（M），感覚言語中枢（A）〕と概念中枢（B）という3つの中枢と，それらを連絡する神経経路から構成されている．言語理解は a→A→B，発話は B→M→m，復唱は a→A→M→m という経路を通る．Lichtheim はこのモデル上の7か所に番号を付し，それぞれの箇所が障害された際に生じる失語を7タイプに分類した（図 2）[4]．例えば，6 を損傷すれば復唱良好だが，意味理解が障害される超皮質性感覚失語が生じることになる．このような言語中枢とその連合を仮定する失語症分類は，古典的失語症分類と呼ばれる．さらに Wernicke によって用語の変更が加えられたものが，現在一般的に呼ばれる失語症の古典分類である．古典的失語は流暢性と聴覚的意味理解，復唱を軸に分類される．古典的失語をはじめとした各症候群を表 1 にまとめる．

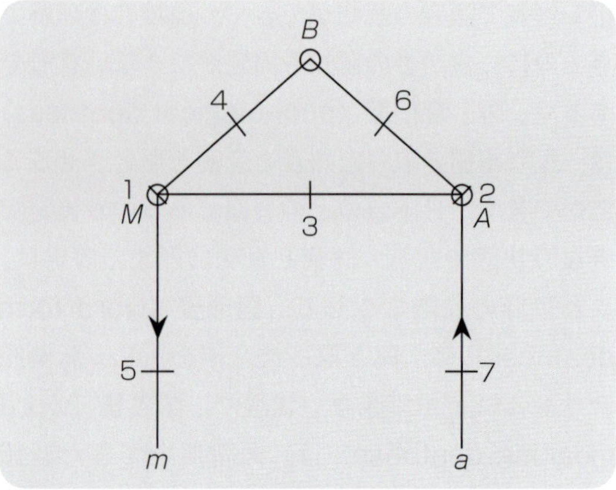

図 2　Wernicke-Lichtheim の失語モデル[4]
A：感覚言語中枢，M：運動言語中枢，B：概念中枢，a：聴覚，m：運動．
1. 皮質性運動失語，2. 皮質性感覚失語，3. 伝導失語，4. 超皮質性運動失語，5. 皮質下性運動失語，6. 超皮質性感覚失語，7. 皮質下性感覚失語．

（1）ブローカ失語

重症度によっても出現する症状は異なるが，必須症状としては，発語失行，喚語困難，音韻想起障害，文の処理障害である．発話は，発語失行の影響により，自発話や復唱，音読などモダリティを問わず非流暢である．理解面は，単語レベルは基本的には良好であるが，病巣の広がり方により重症度は異なり，文レベルの障害は必発である．病巣は少なくとも中心前回下部と下前頭回（ブローカ野）を含む．

（2）ウェルニッケ失語

発話は流暢で，音韻性錯語や語性錯語，重篤な場合は新造語ジャルゴンや，意味性ジャルゴンが

表 1　失語症のタイプ分類と特徴

古典的失語症タイプ		流暢性	聴覚的意味理解	復唱
非流暢性失語	全失語	不良	不良	不良
	ブローカ失語	不良	良好	不良
	混合型超皮質性失語	不良	不良	良好
	超皮質性運動失語	不良	良好	良好
流暢性失語	ウェルニッケ失語	良好	不良	不良
	伝導失語	良好	良好	不良
	超皮質性感覚失語（語義失語含む）	良好	不良	良好
	失名辞失語（健忘失語）	良好	良好	良好
その他の失語症など		**特徴**		
皮質下性失語	視床失語	声量低下，急速な回復		
	被殻・内包失語	構音障害，急速な回復		
その他	語義失語	復唱良好，単語の意味理解障害		
	交叉性失語	右半球損傷による失語症		
	非右手利き失語	左右どちらの大脳半球損傷でも失語症が生じることがある		
	後天性小児失語	小児期の大脳損傷による後天性の失語症		
原発性進行性失語	非流暢／失文法型	構音プログラム障害，失文法		
	意味型	語性錯語，単語の意味理解障害		
	ロゴペニック型	喚語困難，音韻性錯語，復唱障害		
純粋型	純粋失読	読みだけの障害		
	純粋失書	書字だけの障害		
	純粋語聾	聴覚的言語理解障害のみ		
	純粋語唖	構音プログラム障害のみ		
文字言語のみ	失読失書	読みと書字の障害		

みられる．理解面も重篤な理解障害が認められることが多く，入力面の音韻照合，語彙照合，意味照合の障害が混在することが一般的である．錯語の影響もあり，話す量に比べて情報量が少なくなることや（**空虚な発話，empty speech**），**病識に乏しい**ことも特徴である．病巣は上側頭回後方部，ウェルニッケ野を中心とした部位である．流暢タイプではあるが，臨床現場ではあまり多弁でない症例も相当数存在することに留意したい．

（3）全失語

「話す」「聞く」「読む」「書く」すべての言語機能がほとんど廃絶した場合に，全失語と分類される．単語レベルの意味理解がある程度保たれたり，偶発的に挨拶ことばが表出されたりすることもある．左中大脳動脈支配領域全域の損傷などで認められる．そのまま全失語にとどまる場合と，改善に伴い重度ブローカ失語に移行する場合がある．病巣が広範なことが多いため，観念運動失行などの高次脳機能障害の合併は頻繁にみられる．

（4）伝導失語

縁上回を中心にした限局病巣で生じる失語症で，音韻の選択・配列の障害による音韻性錯語が主たる症状である．病初期はごく軽い意味理解障害を認めることもあるが，早期に回復することが多い．音韻の想起や配列の障害は発話と書字のどちらにも出現する．発話では音韻性錯語に対する**自己修正**を繰り返し，目標音に近づこうとする**接近行為**がよくみられる．

（5）超皮質性感覚失語

中核症状は語彙の意味理解と語彙想起の障害である．音韻形式の処理機能は保たれているため，復唱は良好である．重度では重篤な意味理解障害を認め，質問された文章の復唱は可能だが，その意味が理解できない．軽度では，普段は文レベルの理解が良好にもかかわらず，時に単語レベルの意味理解障害を認める．損傷は環シルビウス言語野の周辺が中心で，シルビウス溝周辺領域を含まずに側頭葉から後方下部にかけての損傷によるものと，左前頭葉（左中前頭回から下前頭回）の損傷によるものがある．

(6) 超皮質性運動失語

基本的には発語失行を認めず発話は流暢であるが，**発話開始困難**や，自発話が極めて少ないこと，自分からは話そうとしないことなどが特徴であり，この点をもって非流暢であると判断されることが多い．必須条件としては，発話の減少，短い発話，良好な復唱と考えられる．責任病巣は左前頭葉背外側（中前頭回）または前頭葉内側面（前大脳動脈領域）である．

(7) 混合型超皮質性失語（言語野孤立性症候群）

構音は明瞭ではあるが，自発話の減少，発話発動性の低下，発話開始困難，重篤な呼称障害を呈する一方，復唱が比較的良好に保存されていることが特徴である．質問されるとそれをそのまま，あるいは一部を繰り返す反響言語や補完現象を認める場合や，意味を伴わない無意味語の復唱が可能な場合もある．聴覚・視覚的理解面の障害も重度で，簡単な単語レベルから困難なことが多い．読み書きも重篤に障害される．この失語は環シルビウス言語野の周辺が広範に損傷される一方で，ブローカ野，ウェルニッケ野とそれらを結ぶ領域，すなわち環シルビウス言語野が孤立することで起こると考えられている．

(8) 失名辞失語（健忘失語）

症状としては喚語困難のみで，意味理解障害は伴わない．結果的に失名辞失語となった失語症としては，ウェルニッケ失語や超皮質性感覚失語がごく軽度になった場合が当てはまる．責任病巣は特定されない．

8. その他の失語症

(1) 語義失語

古典的には超皮質性感覚失語に含まれる失語症である．言語の音韻的側面は保たれており，復唱および仮名の操作は良好である一方，言語の意味的側面が障害されており，単語の聴覚的意味理解障害を呈する．また，意味がわからないと正しく読めない，書けないという漢字の特徴を反映し，漢字の**類音的錯読**（例：海老をかいろうと読む），**類音的錯書**（例：理解を利海と書く）が頻発する．意味型進行性失語でも同様の症状が現れる．認知神経心理学的モデルに基づいた考え方で捉えれば，語義失語は意味と記号（言語）の双方向のアクセス障害が中心となるが，意味型進行性失語はこれに加えて意味そのものの崩壊が関与する．認知神経心理学的モデルに基づいた考え方で捉えれば，進行性失語は意味そのものの崩壊が関与することに対し，語義失語は意味と記号（言語）の双方向のアクセス障害である．

(2) 皮質下性失語

左半球の基底核や視床などの皮質下性の病変によっても失語症が生じる．皮質下病変により皮質領域の血流が低下し，さらに皮質の言語野への線維連絡の遮断により失語症状が生じるという考えが一般的である．皮質性病変の失語症とは若干異なる特徴をもつ．

①視床失語

左視床に限局した損傷で生じる失語症で，初期にはすべての言語様式に障害を示すが，症状は急速に回復を示すことが多い．自発話はやや減少し，発話時の声量低下，プロソディ障害や構音障害が出現することもある．意味理解障害や音韻処理障害は比較的速やかに改善し残存しないことが多い．一方，軽度な計算や書字の障害が残存することは少なくない．

②被殻・内包失語

左被殻・内包を中心とする基底核損傷により生じる失語で，意味理解障害や書字障害だけでなく，特徴的な症状として，著明な構音障害が認められる．意味理解障害や喚語困難は急速に改善することが多いが，構音障害は軽減したとしても残存しやすい．病巣の大きさや伸展状況によって，予後は大きく異なる．

(3) 交叉性失語

小児期に脳損傷や左手利きの素因がない右手利きで，右半球損傷によって出現する失語症である．非流暢型失語が多く，言語理解面は比較的良好で，**ジャルゴン失書**や失文法が代表的な症状である．病巣部位と症状の対応関係が左半球損傷例と同様の場合には，**鏡像型失語**（mirror image crossed aphasia），そのような対応関係がみられない場合には，**異常型失語**（anomalous crossed aphasia）と区別される．

（4）非右手利き失語

左手利きでは，左右どちらの大脳半球損傷でも失語症が生じることがある．左大脳半球損傷後に失語症が現れることが多いようだが，失語症状は比較的軽度で，回復は良好であるとされている．

9. 後天性小児失語

正常な言語発達をしていた小児期に，大脳に損傷を受けることによって生じた後天性の失語症である．臨床像に影響する要因は，発症時年齢，原因疾患，発達段階など多様である．言語発達障害，自閉スペクトラム症，構音障害などとは区別される．頭部外傷によるものが最も多く，他に痙攣発作に伴うもの，脳炎，脳腫瘍，脳梗塞などが挙げられる．

失語症タイプや責任病巣は，成人と類似しているものが多いが，言語発達途上である点は異なる．頭部外傷の場合は，脳がびまん性にも損傷されるため，記憶障害や注意障害など多彩な症状を合併することも多い．

成人に比べると，緘黙や自発話の低下が頻繁にみられ，日常会話レベルの口頭言語は速やかに回復することが多いが，文字言語の獲得と文法能力には障害が残存することが多い．

評価は基本的には成人で行う検査に準ずる．標準失語症検査や標準読み書きスクリーニング検査（STRAW-R）が有用である．認知能力については，知的機能はレーヴン色彩マトリックス検査，視覚性記憶能力についてはRey-Ostherrieth複雑図形検査などが用いられている．さらに，成育歴やもともとの意図的動作の巧緻性，注意力，社会性などの情報収集は必須であり，これらの情報から総合的に診断することになる．

言語訓練の展開と援助については，成人と同様に計画を立案し実施するが，小児であるための習熟度を考慮した言語発達からの視点と，高次脳機能障害に対する視点とを併せもった長期的な取り組みが重要となる．

10. 原発性進行性失語（primary progressive aphasia：PPA）

原発性進行性失語は，失語症で始まりこれだけが目立って進行する認知症である．言語症状は様々であるが，脳萎縮が進行する部位に応じて，次の3つのタイプで分類される．

（1）非流暢/失文法型原発性進行性失語（non-fluent variant PPA：nfvPPA）

前頭側頭葉変性症に起因する失語のうち，発語失行による音の歪みや引き伸ばし，あるいは失文法で始まるPPAである．左中～下前頭葉（ブローカ領域を含む弁蓋部から中心前回領域）を中心とした萎縮，同部位の血流低下を示す．病理学的所見はタウ蛋白が蓄積するFTLD-tauが多いとされている．

なお，発語失行のみを示す場合には，**原発性進行性発語失行**（primary progressive apraxia of speech：PPAOS）と呼ばれる．

（2）意味型原発性進行性失語（semantic variant PPA：svPPA）

前頭側頭葉変性症に起因する失語のうち，喚語困難や語性錯語，単語の意味理解障害を中心とした症状で始まるPPAである．左優位の側頭葉前方部の著明な萎縮，同部位の血流低下を示す．病理学的所見では，TDP43という蛋白が蓄積するFTLD-TDPが多いとされている．

（3）ロゴペニック型原発性進行性失語（logopenic variant PPA：lvPPA）

喚語困難や音韻性錯語，復唱障害を中心とした症状で始まるPPAである．単語の理解は保たれて，発語失行や失文法は認めない．左環シルビウス言語野（左上～中側頭回後部，下頭頂小葉）の萎縮，同部位の血流低下を示す．原因疾患は，ほとんどは**アルツハイマー病（AD）**である可能性が高いとされている．

11. 純粋型

臨床的には内言語障害を伴う症例も少なくないが，基本的には独立した高次の言語障害である．

(1) 純粋語聾

聴性脳幹反応は正常を示し，聴覚障害，聴覚失認などに起因しない，聴覚的言語理解だけの障害である．言語音が選択的に聴取できないため，結果的に聴覚的理解，復唱，書き取りが障害される．文脈的手がかりや口唇の動き（読唇）によっていったん語音の同定ができれば，文法の複雑さや語彙の頻度などに影響されず意味理解は可能である．母音に比べ，子音がより障害される．話者の発話速度を低下させることで理解力の改善がみられることが多い．責任病巣は両側側頭葉，左側頭葉と脳梁線維などが挙げられる．

(2) 純粋語唖（純粋発語失行）

左中心前回（4 野）中下部の病巣が多いが，他に運動前野，ブローカ領野，島などでも生じるとされる．内言語障害は極めて軽微あるいは認めないにもかかわらず，構音プログラムの障害で構音ができないという症状である．発語失行の程度には差異があり，重篤な場合は全くしゃべれない（語唖）状態に至る．発話可能なレベルに至ると，構音の誤りが前景に現れる．特徴的な症状は構音の歪みや置換，音の連結不良や引き伸ばしであり，結果的にプロソディの障害を伴う．

(3) 純粋失読

視覚障害，視覚失認，注意障害などに起因しない読みだけの障害である．すなわち，聴覚的理解や発話に障害がなく，書字にもほぼ障害がない一方で，文字の読みだけが困難となる障害である．原則として音読も読解も同程度に障害されるが，いったん音読できれば，意味は正しく理解できることが多い．重度であれば，自分が書いた文字も読むことができない．見ても読めない文字について，指でなぞると読めることがある（**運動覚促通効果**）．軽度であれば，**逐次読み**（letter by letter reading）がみられることもある．音読に要する時間は文字数に比例しており，**語長効果**が認められる．軽度の喚語困難，漢字の書字障害，右同名半盲を合併することがある．責任病巣は，左後頭葉と脳梁膨大部，左側脳室後角後部下から左角回間の白質が挙げられる．

(4) 純粋失書

運動障害，失行，構成障害，注意障害などに起因しない書字のみの障害である．自発書字や書き取りにおいて文字想起困難や書き誤りを示すが，写字や文字構成は基本的には保たれている．また，運筆が困難となる場合もある．漢字と仮名文字で障害の程度が異なることもあり，症状は病巣により異なる．主な責任病巣は，左頭頂葉角回近傍，左側頭葉後下角，左上頭頂小葉，左中前頭回後部（エクスナーの書字中枢）などが挙げられる．

(5) 失読失書

読みと書きのみの障害で，失読と失書が一つの病巣によって生じる．失読と失書の回復の程度が異なることもある．責任病巣は左頭頂葉角回近傍と左側頭葉後下部であり，左頭頂葉角回近傍では漢字と仮名の両方に障害がみられ，左側頭葉後下部では漢字の障害が仮名に比べて重篤である．

4 | 失語症の評価・診断

1. 評価・診断過程

(1) 収集する情報の種類

失語症者との面接の前に，カルテから医学的情報や社会的情報を得ておく．特に，原因疾患や合併疾患，発症からの経過や神経放射線学的所見による病巣の位置と大きさの確認は，失語症の診断や予後予測に重要である．また，その他の神経心理学的所見，心理面や社会環境の情報についても確認しておきたい．

2. 評価法

(1) インテーク面接

失語症者とのインテーク面接時には，主訴などの確認，信頼関係の構築（**ラポールの形成**）を進める．それと並行して，効率的な評価とリハビリテーション（以下，リハ）の指針を得るために，各種検査を実施することが多い．検査実施にあたっては，検査の内容とその必要性を説明し，検査への同意を得て（**インフォームド・コンセント**）から始める．また，面接時の会話から医学的情報や社会的環境などの情報を得ながら，失語症者の反応や行動などを評価して様々な高次脳機能障害に関する情報を得ること，大枠の障害像の当たりをつけることも重要である．

（2）総合的失語症検査

①標準失語症検査（Standard Language Test of Aphasia：SLTA）

日本国内の失語症臨床における評価指標の一つとして広く使用されている検査である．「聴く」「話す」「読む」「書く」「計算」の5領域26下位検査で構成されている．検査刺激は多くの下位検査が言語様式間で単語，文レベルともに同一の課題を使用しており，これによって言語様式間の比較検討が行えるように配慮されている．また，成績から**SLTA総合評価法得点（重症度）**を算出することができる．

なお，SLTAでは把握しきれない軽度失語症の症状の把握を目的として作成された，**標準失語症検査補助テスト（SLTA-ST）**も存在する．

②失語症鑑別診断検査（D.D.2000）

多数の課題からなる包括的な検査で，「聞く」「読む」「話す」「書く」「数と計算」の5つのモダリティを測定し，重症度尺度，モダリティ別プロフィール，Z得点プロフィールを算出することができる．

③WAB失語症検査

英語圏で広く用いられているWestern Aphasia Battery（WAB）の日本語版である．検査は自発話，話し言葉の理解，復唱，呼称，読み，書字，行為，構成の8つの下位検査，38の検査項目から構成される．失語症の重症度の目安となる失語指数（AQ），動作性指数（PQ），認知機能の概要を示す大脳皮質指数（CQ）が算出できる．口頭言語面の得点から失語症のタイプ分類が可能なことが特徴の一つである．

④重度失語症検査

重度の失語症者のコミュニケーションの残存能力を言語・非言語の両側面から評価し，治療的アプローチの手がかりを得ることができる．検査は導入部とPart Ⅰ～Ⅲまでの下位検査で構成されている．それぞれ独立して標準化されており，必要なPartだけ検査できる．また，日常生活でどのような意思疎通が行われているか，障害の全体像を捉えることも可能である．

（3）特定の側面（言語機能）の検査

①失語症語彙検査（A Test of Lexical Processing in Aphasia：TLPA）

脳損傷患者の単語（語彙）の表出・理解機能を認知神経心理学的視点で多面的に分析する検査である．語彙判断検査，名詞・動詞検査，類義語判断検査，意味カテゴリー別名詞検査からなり，語彙知識に関する掘り下げテストである．検査語の使用頻度や親密度，心像性が可能な限り統制されており，これらの変数や下位検査間の成績の違いから，各症例の障害機序を推定できる．

②SALA失語症検査

認知神経心理学的アプローチに基づき，日本語の音韻体系や正書法，文の処理などを考慮して作成された包括的な失語症の検査である．単語や文の理解・産生，復唱，音読，書取など40の下位検査からなる．単語の親密度，心像性，モーラ数，表記文字タイプ，読みの規則性など，心理言語学的変数が統制されている点が特徴である．

③新版失語症構文検査（Syntactic Processing Test of Aphasia -Revised：STA）

失語症者の構文能力，統語機能を客観的に評価し，訓練・指導の手がかりを得ることを目的とした検査である．理解検査では，意味ストラテジー，語順ストラテジー，助詞ストラテジー，助詞ストラテジー（補文あり）の聴覚・視覚的理解のレベルを評価する．産生検査では，文産生の難易度に基づいて産生可能な文を評価することができる．

④トークンテスト

失語症の聴覚的言語理解過程の障害を評価する検査である．特に非日常的なトークン（札）を用いて，軽微な聴覚的理解障害を検出できることが特徴である．検査は，2種類の形，2種類の大きさ，5種類の色の組み合わせで，合計20個のトークンを用いて，検者の口頭指示に従って被検者がポインティングや操作を行う．難易度別にA～Fの6項目が設定されている．検査が進むにつれて徐々に注目する要素が増し，F項目では文法的処理も必要になる．

⑤**標準抽象語理解力検査（The Standardized Comprehension Test of Abstract Words：SCTAW）**

語義理解障害の評価・抽出を目的に，抽象語のみが使用された検査である．軽度理解力障害の検出には非常に有用で，小児や失語症の臨床現場で幅広く用いられている．45語の抽象語について，音声刺激および文字刺激に対応する絵を6者択一で選択する．

（4）活動・参加の検査

①**日常コミュニケーション能力検査（CADL）**

日常生活における患者のコミュニケーション能力を評価する検査である．実際の生活用品を用いた検者との相互のやり取りを通じて，言語学的正確性よりも情報伝達の実用性が評価される．総合得点から5段階（レベル1：全面介助，2：大半介助，3：一部介助，4：実用的，5：自立）のコミュニケーションレベルが判定される．

（5）関連する認知能力の検査

言語機能以外にも，非言語的な知的能力や，失行，失認，注意，記憶についても評価する場合がある．各種検査実施とその解釈にあたっては，患者に失語症が存在していることを十分考慮する．**知的能力の評価**には**レーヴン色彩マトリックス検査**，**コース立方体組み合わせ検査**，**WAIS-Ⅳ動作性検査**，失行の評価には**標準高次動作性検査**，失認の評価には**標準高次視知覚検査**，注意の評価には**標準注意検査法**，記憶の評価には**ウェクスラー記憶検査**などがよく用いられる．

（6）医学的情報の収集

適正に評価・訓練を進める上で，失語症者の医学的情報を収集し，これに応じたリスク管理を行うことが重要である．実際の臨床では，意識レベルや血圧，脈拍などのバイタルサイン，運動麻痺の進行状況などを確認する．中止基準に該当する場合には，訓練実施を見送る．

（7）心理・社会的側面の情報収集

失語症者本人からの聴取や，前院からの報告，家族・他の医療スタッフからの情報も含めて，人格，心理面，家族関係，経済的状況，職場環境，社会環境面などの情報収集を行うことが必須である．

3. 評価のまとめ（評価サマリー）

ここまでで得られたカルテ情報や，インテーク面接での情報，各種検査結果をもとに，評価サマリーを作成する．詳細な言語障害の所見に加え，意識，認知，行為，精神症状の概要も記載する．このサマリーをみれば，どのような症例であるかを端的に理解できる内容であることが求められる．

4. 診断手続き

（1）鑑別診断

病巣の位置や大きさ，各種神経心理学的検査の結果の解釈，誤り反応などの症状分析をもとに，総合的に評価して失語症の鑑別診断を行う．

（2）経過と予後

失語症の予後に重要な因子は複数ある．まず疾患要因として，原因疾患，病巣の位置や大きさ，初期の失語症の重症度，失語症のタイプなどがあり，特に病巣の位置や大きさにより，回復経過は大きく変わる．次に生物学的要因として，利き手，発症年齢，性別，言語機能に関わる大脳半球側性化の個人差などがあり，特に発症年齢は機能回復に大きく影響する．さらに社会的要因として，言語訓練の有無，教育年数，社会環境などがある．

（3）訓練・援助の方針決定

評価結果に基づいて訓練・援助の方針を決定する．急性期から回復期，生活期に至るまで，失語症状だけでなく，その失語症者がおかれている社会的な状況を考慮して方針を考える．

5｜失語症の訓練・援助

1. リハビリテーション過程

（1）障害の諸側面への対応

失語症者をICFモデルで捉えると，**心身機能・身体構造**障害として言語機能の低下，**活動制限**としてコミュニケーション活動の低下が生じ，これらの障害の影響により，**参加制約**や心理的問題が起こる．このため，心理的支持を行いながら，心身機能・身体構造障害に対しては言語機能回復訓練，活動制限に対しては実用コミュニケーション能力訓練，参加制約に対しては環境調整などを行う．また，家族などに対し，障害に対する理解を深める指導も行う．

（2）リハビリテーションの流れ

急性期では，原因疾患への治療が最優先される．状態の安定に伴い，言語機能回復訓練が開始される．回復期では，機能回復を目指しながら，並行してQOL（quality of life）の向上や，社会参加を意識した訓練と指導を行う．生活期では，これまでと同様に機能回復の可能性を追求しながら，一方で，機能維持のための検討や，積極的な社会参加などの環境調整を行う．

（3）チーム連携

それぞれの時期に，言語聴覚士と医師，看護師，理学療法士，作業療法士，臨床神経心理士，公認心理師，臨床心理士，社会福祉士など，様々な他職種とのチーム連携が必要である．

2. 言語訓練の理論と技法

（1）刺激法・刺激ー促通法（stimulation approach）

失語症はすでに獲得された言語機能が，その解剖・生理学的基盤が損傷されたために低下したものであり，ある特定の語が失われた状態ではなく，アクセスできなくなった状態であるという考え方を前提にした訓練技法である．代表的なものとしてSchuell（シュール）によって確立された刺激法があり，言語処理の根本である「(聴覚的)理解」を繰り返し刺激する技法である．

（2）遮断除去法（deblocking method）

失語症者では，言語理解，呼称，復唱，音読，読解，書字などの言語モダリティによって言語情報処理能力に差があるが，残存している良好な言語モダリティで正答した後，一定時間内であれば障害されたモダリティでも正答が可能となるという遮断除去（deblocking）現象を利用した訓練技法である．Weigl（ウィーグル）が提唱した技法である．一般的な訓練では，良好なモダリティと不良なモダリティを組み合わせることが多い．

（3）機能再編成法（reorganization）

損なわれた言語情報処理過程自体の直接的修復を目指すのではなく，病前とは異なる手順で目的とする言語情報の回収を図ろうとする技法である．代表的なものがLuria（ルリア）の機能再編成法である．失語症においては，呼称障害に対するバイパスルート（対象物→書称→音読という経路）の開設や，仮名訓練における**キーワード法**などがある．

（4）プログラム学習・行動変容法（programmed instruction）

報酬と罰といった強化因子による反応の操作，刺激の順序と段階づけ，刺激の与え方の統制を行う，Skinner（スキナー）のオペラント条件づけの原理を，失語症訓練に導入した技法である．単一症例に合わせた個別の訓練プログラムの必要性を指摘したという点でも功績がある．

（5）認知神経心理学的アプローチ

障害メカニズムを推定する際に，**言語情報処理の認知神経心理学的モデル**（図3）[5] に沿って症状分析を行い，障害のレベルを同定し，改善あるいは再編成が期待できる経路を考察しながら訓練を展開する技法である．情報処理システムは，プロセス（矢印）で互いに結ばれた独立したモジュール（箱）からなっているとする，**モジュール仮説**を前提にしている．

（6）語用論的アプローチ

語用論は，状況的・社会的文脈における言語使用について研究する学問分野であり，語用論的アプローチは，この考え方に基づきコミュニケーション能力に焦点を当てた訓練法である．代表的なものにPACE（Promoting Aphasic's Communicative Effectiveness）がある．Davis（デイビス）らが提唱した「失語症者のコミュニケーション能力促通法」で日常の会話を重視し，**代償手段**を含めたコミュニケーションの促進を目的とした訓練法である．

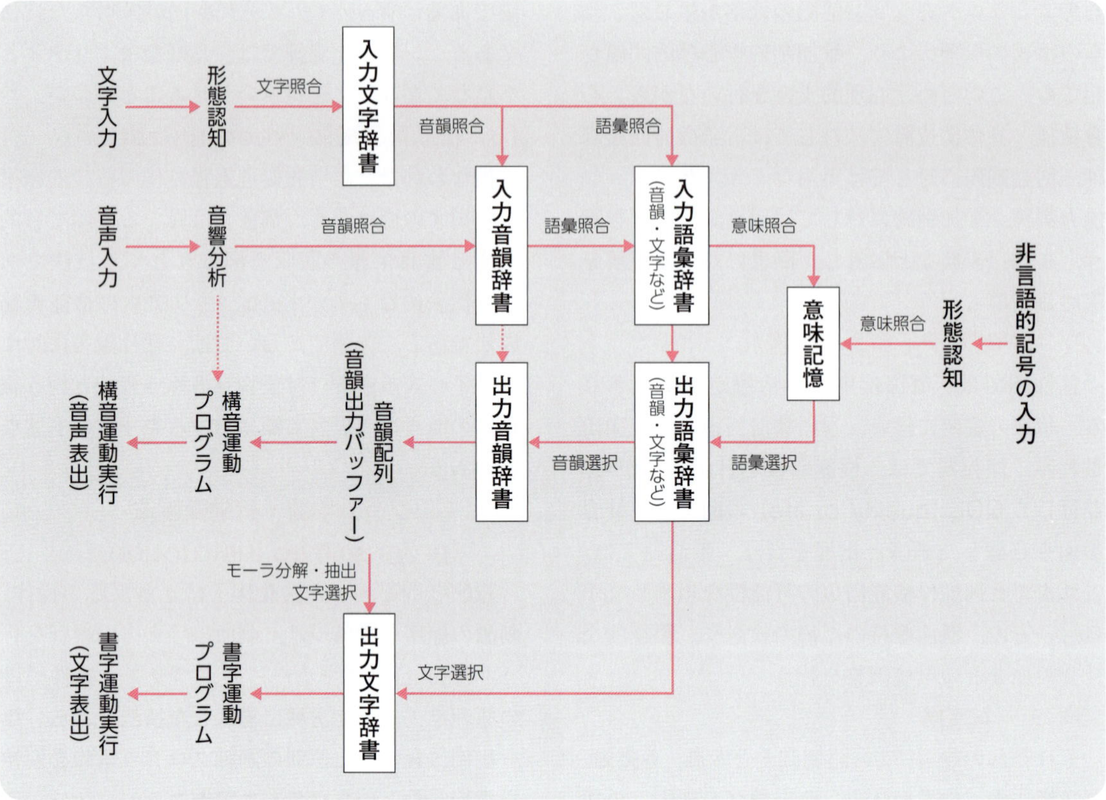

図3 言語情報処理の認知神経心理学的モデル[5)]

(7) 拡大・代替コミュニケーション (Augmentative and Alternative Communication：AAC)

コミュニケーションに障害のある患者に対して，コミュニケーション上の工夫や，支援機器・器具の利用などにより，障害の軽減や機能の改善・維持などを目的としたものである．失語症へのアプローチでは，言語を含めてすべての利用可能な手段，例えばジェスチャー，文字，表情，描画，電子機器などを使って，コミュニケーション能力の改善を目指す．

3. 訓練・援助の方法

(1) 機能回復訓練

失語症の回復の順序性について，言語理解の上に発話，書字の能力が位置する階層的構造が提唱されている[6,7)]．これを念頭におきながら，失語症状を言語情報処理モデルなどで分析し，それぞれの重症度に合わせた訓練を行う．その際，前述した様々な技法を用いながら，単語レベルの訓練，構文の訓練，文字の訓練，談話の訓練，発語失行の訓練などを行う．また，各訓練を単独で行うだけでなく，組み合わせることもできる．例えば，意味理解に対する訓練を行いながら，単語レベルの表出訓練を行うなどである．

(2) 実用的コミュニケーション訓練

言語機能訓練で回復した機能を，実用的コミュニケーション訓練において活用することで，日常生活でのコミュニケーション能力を改善させることも重要である．周囲の人々とのコミュニケーションの質的向上を目指す．例えば，PACE を用いた会話訓練などがある．

(3) 心理・社会的アプローチ，家族へのサポートなど

失語症者の家庭状況，職業状況，経済状況などの社会的背景は，言語訓練の展開に大きく関わる．家族内でのコミュニケーションの量や質も，能力回復に大きな影響を与える．狭義の言語訓練

だけでなく，心理的支持，家族の協力の確保，コミュニケーション場面の拡充，就労や職業訓練へつなげるなど，生活全般の活性化と再建のための支援が必要である．

4. 訓練計画

(1) 一般原則

まず，広義のリハ計画を立案する．発症から極めて間もない時期から，集中的な機能回復訓練を受ける時期，就労や就学など社会復帰を進める時期，機能維持や緩やかな回復を目指す発症から長期間経過した時期など，それぞれの時期でリハ展開の留意点は異なる．さらに失語症者の年齢や社会的立場など，その時におかれている社会的な状況も考慮する．

(2) 適応と予後の予測

どのような失語症のタイプ，重症度であっても，基本的には2〜3年の長期にわたって訓練を行うことが理想的である．**予後予測**に関しては，2年以上訓練を継続していた失語症者121例の解析から，発症年齢，ウェルニッケ野を含む左上側頭回病変の有無，発症3か月のSLTA成績（総合評価法合計得点，漢字・単語の理解成績，仮名1文字の音読成績）で予測できることが報告されている[8]．

(3) 目標設定と訓練プログラム作成

目標設定は，言語機能，コミュニケーションレベル，参加の3段階で行う．訓練プログラム作成においては，神経学的データと認知神経心理学的モデル論を組み合わせて考察し，障害構造の分析と回復が期待できるルートの仮説を立て，これに基づき質的量的に適正な訓練方法を策定し実行する．さらに，訓練を行いながら仮説を検証し，症状改善にあわせて訓練方針を適宜再考する．

5. 各期の訓練・援助

(1) 急性期の訓練・援助

言語聴覚士には，失語症を含めた高次脳機能障害の鑑別診断を行うとともに，最低限のコミュニケーションルートを確保して，病棟カンファレンスなどで関係者へ伝達することが求められる．並行して失語症者に丁寧に対応しながら信頼関係を構築する．さらに，医師と連携し，家族へ失語症についての説明を行う．

(2) 回復期の訓練・援助

一般的には，失語症の機能回復訓練が最も効率的に展開しやすい時期とされている．また，この時期に失語症ついて，失語症者や家族の理解が進むことは多い．一方，現実生活の中での社会的問題や家庭内の問題が顕在化してくることも多い．障害への気づきから生じる**精神心理的問題**にも注意しなければならない．

(3) 生活期の訓練・援助，地域リハビリテーション

集中的な機能回復訓練の頻度を減らし，中核的な機能障害への訓練に絞った課題展開，自立的な訓練への移行などを目指す時期である．また，コミュニケーション能力の応用・実践の拡大を図るために，就労を含めた社会参加や患者の会への参加などを促進する時期でもある．**失語症者向け意思疎通支援事業**や失語症会話パートナー派遣事業などにも期待したい．

●文 献

1) 紺野加奈江：失語症言語治療の基礎，診断と治療社，2001，p3，100，184．
2) Benson DF：Fluency in aphasia：Correlation with radioactive scan localization. *Cortex*, **3**：373-394, 1967.
3) 中川良尚・他：実践！失語症のリハビリテーション－症例から学ぶ訓練プランの組み立て方－，新興医学出版社，2022，pp12-27．
4) Lichtheim L：On aphasia. Brain, **7**：433-484, 1885.
5) 小嶋知幸・他：なるほど！失語症の評価と治療，金原出版，2010，p12．
6) 種村　純・他：標準失語症検査（S.L.T.A.）の構造と失語症臨床評価との関連について；因子分析による検討．失語症研究，**4**(2)：629-639，1984．
7) 中川良尚・他：失語症の長期経過－改善不良群を中心に－．高次脳機能研究，**26**(4)：348-353，2006．
8) Nakagawa Y, et al.：Prognostic factors for long-term improvement from stroke-related aphasia with adequate linguistic rehabilitation. *Neurol Sci*, **40**：2141-2146, 2019.

（中川良尚）

2 高次脳機能障害

1｜高次脳機能障害

1. 高次脳機能障害とは

(1) 高次脳機能障害とは

高次脳機能障害とは，脳血管障害や脳外傷などにより，大脳が損傷されたことに起因する失語，動作・行為障害，失認，視空間障害，記憶障害，注意障害，遂行機能障害などの総称である．高次脳機能障害は神経心理学的症状ともいわれる．

(2) 神経心理学の基本概念

①局在と側性化

脳の特定の部位に**局在**する機能は，その部位の損傷によりその機能に限局した障害が生じる．ある機能が左右半球の一方に偏在することを**側性化**という．言語機能は側性化が強く，失語症の大半が左半球損傷で生じる．

②離断

高次脳機能障害の中には，同一半球内または左右半球間の脳部位をつなぐ神経線維の損傷により，特定の部位に局在する機能と，別の部位に局在する機能との連絡が断たれることによって生じるものがある．神経線維の損傷により機能間の連絡が絶たれた状態を**離断**と呼ぶ．特に，左右の半球をつなぐ脳梁の損傷により現れる様々な症候を半球離断症候群（脳梁離断症候群）という[1]．

③意図性と自動性の乖離

脳の損傷によって生じる症状は，場面によって変化することがある．**意図性と自動性の乖離**とは，発話や行為を意図的に行うことが難しくても自動的に行うことは可能であることをいう[1,2]．

2. 背景症状

(1) 意識障害

意識障害は，高次脳機能検査の成績に影響を及ぼす．意識レベルの評価には，Japan Coma Scale（JCS），Glasgow Coma Scale（GCS）がよく用いられる．

(2) 見当識障害（失見当識）

見当識とは，時間的，空間的に自己を定位する能力であり，意識，思考，記憶を基盤とする．このため，意識障害，記憶障害，思考能力の低下は見当識障害を生じさせる．

(3) 感情障害

脳損傷後に**抑うつ状態**や**感情失禁（情動失禁）**がみられることが知られている．感情失禁は，感情をコントロールできずに，小さなきっかけや理由で，たやすく泣いたり笑ったりすることをいう．

2｜動作・行為の障害

失行とは，麻痺や失調などの運動障害，失語による指示の理解障害，失認による対象の認知障害がないにもかかわらず，目的に合った運動ができない病態をいう．

1. 上肢の失行

(1) 障害像と病巣

①観念運動性失行

基本概念・症状：観念運動性失行は，**慣習的動作**（例：さよならと手を振る）および**道具使用の身振り**（例：櫛を持ったつもりで髪をとかす真似をする）が困難な状態を指す（表1）．誤りは両手に生じる．動作を口頭命令にしたがって行う場合，模倣する場合のいずれにおいても誤りが生じるが，口頭命令よりも模倣の場合に成績がよいこ

表1　観念運動性失行と観念性失行

失行の種類	症状	障害される動作の例
観念運動性失行	慣習的動作の障害	さよならと手を振る
	道具使用の身振りの障害	櫛を持ったつもりで髪をとかす真似をする
観念性失行	道具使用の障害	櫛で髪をとかす

とが多い．一方，日常場面で手を振るなどは自然に行うことが可能である（意図性と自動性の乖離がある）．誤反応は，錯行為，無定形反応，保続などの他，BPO（body part as object；指を櫛に見立てるなど，身体の一部を道具として用いる反応）が認められる．

病巣：左頭頂葉の損傷によって両手に症状が出現する．

②観念性失行

基本概念・症状：観念性失行は，道具を正しく使用する（例：櫛で髪をとかす）ことが困難な状態を指す（表1）．従来，観念性失行は複数物品の系列的操作の障害と考えられてきたが，最近では**道具の使用障害**と考えられるようになっている[2]．道具の使用障害は両手に生じ，検査場面と日常場面のどちらにおいても認められる．

病巣：左頭頂葉の損傷によって両手に症状が出現する．

③肢節運動失行（大脳性の拙劣症）

基本概念・症状：手指の習熟動作が拙劣になる病態である．硬貨をつまむ，本のページをめくる，ボタンをはめることなどが困難になる．言語命令，模倣命令にしたがう動作，自然状況下の動作のいずれにおいても認められる．

病巣：右半球または左半球の中心領域（中心溝をはさむ前後の領域）の損傷によって，病巣と反対側の手指に症状が現れる．すなわち，右半球損傷の場合には左手に症状が出現し，左半球損傷の場合には右手に症状が出現する．

(2) 検査・評価

失行の検査としては，標準高次動作性検査（SPTA）とWAB失語症検査日本語版の下位検査（行為）が知られている．

(3) リハビリテーション

日常生活場面で深刻な問題となるのは観念性失行である．日常生活において必要性が高い動作を，単純なものから複雑なものへと順に訓練を進める．

2. 口舌顔面失行（口部顔面失行）

(1) 障害像と病巣

基本概念・症状：口部および顔面の意図的な動作が障害された状態を指す．開口や口唇をなめたりする動作を指示にしたがって行うことに困難を示すが，食事など自然な場面では可能である（意図性と自動性の乖離がある）．軽度の患者では，舌打ちや咳払いの際に音声による表現（verbalization）（例：「チッ」「ゴホンゴホン」）がみられることが多い．

病巣：左半球の中心前回弁蓋部を含む前方病巣，頭頂葉を主体とする後方病巣のいずれでも生じる．したがって，非流暢性失語，流暢性失語どちらにも合併しうる．

(2) 検査・評価

SPTAとWABの下位検査は，顔面動作に関する項目を含んでおり，これらを用いて評価することができる．

(3) リハビリテーション

発語失行（失構音）と口舌顔面失行（口唇や舌の動作の障害）は，合併することは多いが独立した症状である．ただし，発語失行の訓練においては，口唇や舌などを意図的に動かせないことが問題となるため，口舌顔面失行の合併の有無を調べておく必要がある．口舌顔面失行が，食事場面で問題となることは少ない．

3. 着衣障害

(1) 障害像と病巣

基本概念・症状：衣服を着ることの障害である．衣服の左右，上下と身体部位を正しく関連づけることができない．検査場面と日常場面のどちらにおいても認められる．着衣障害は，衣服の左右両側の上肢や下肢を衣服に通すことが困難な「両側性の」障害であり，半側空間無視，半側身体失認による「一側性の」障害（病巣と反対側の上肢や下肢を衣服に通さない障害）とは異なる．

病巣：右半球の損傷によって生じることが多い．

(2) 検査・評価

SPTA は，着衣動作に関する項目を含んでおり，これを用いて評価することができる．

(3) リハビリテーション

患者が日常生活において衣服を正しく着られるようにするためには，実際的な着衣訓練と環境調整が重要である．

4. その他

(1) 把握現象

患者の意思とは関係なく，手に触れた刺激を握ったり，視野に入った刺激に手を伸ばして握ったりする現象を指す．把握反射と本能性把握反応の2種類に分けられる．両者は合併してみられることが少なくない．

①把握反射

手掌を遠位方向に圧迫しながらこする刺激によって起こる指の屈曲・内転反応を指す．前頭葉内側面の損傷で対側の手に生じる．

②本能性把握反応

触覚刺激があると，刺激の方に手を向け，握ろうとする反応を指す．また，視覚刺激によって誘発されることもある．前頭葉内側面の損傷で対側の手に生じる．

(2) 動作・行為の抑制障害

①道具の強迫的使用

右手が自分の意思に抗して眼前にある物品を強迫的に使用する現象をいう．左手は意思を反映して，右手の動作を止めようとする．右手に把握反射や本能性把握反応を伴っている．左前頭葉内側面と脳梁膝部の両方の損傷によって生じる．

②拮抗失行

右手が意思にしたがい動作を開始すると，左手が反対目的の動作（例：右手で服を着ようとすると左手が脱がす）あるいは無関係の動作を行う現象である．脳梁の損傷によって生じる．

(3) 運動無視

病巣と反対側の上下肢の運動や使用が減少する症状をいう．患側上肢を積極的に使うように励ますと，動作が改善する．前頭葉内側面の損傷で生じることが多いが，視床など他の部位の損傷で生じたとする報告もある．病巣の反対側の上下肢に生じる．

(4) 運動維持困難

閉眼，開口，挺舌などの動作を維持できない症状をいう．右半球の前方病巣が重視されているが，その他の部位の損傷で生じたとする報告もある．

3 | 失認

失認とは，特定の感覚を介して提示された対象の認知障害で，感覚障害，知的機能の低下，意識障害，注意障害などでは説明できないものをいう．

1. 視覚性失認

(1) 障害像と病巣

視覚性失認は，古くから統覚型と連合型の2つのタイプの存在が知られてきたが，近年は統合型を加えた3タイプに分けて考えられるようになっている[3]．

①統覚型視覚性失認

基本概念・症状：視力，視野が保たれ，明暗，色や動きを知覚することもできるが，対象の形態認知が成立しない．そのため，視覚刺激を模写することが困難である．また，形態の異同弁別（同じか異なるかを判断する）やマッチング（見本と同じものを選択肢の中から選ぶ）も困難である．

病巣：両側の後頭側頭葉の損傷によって生じる．一酸化炭素中毒によるものが多い．

②連合型視覚性失認

基本概念・症状：対象の形態認知が成立しており，異同弁別，マッチングが可能である．視覚刺激の模写が素早くでき，提示時間を短くしても模写の成績は良好である．しかし，対象の形態を意味と結びつけることができないため異同弁別，マッチング，模写が可能でも，それが何かを同定できない（呼称できない，身振りで示すことができない）．視覚刺激の意味が理解できないため，カテゴリー分類（動物，乗り物などに分類する）や意味的連合（見本と関連の深いものを選択肢の中から選ぶ）が困難である．

病巣：両側の後頭側頭葉の損傷によって生じる場合と，左側の後頭側頭葉内側面の損傷によって生じる場合がある．左一側性損傷の場合，紡錘状回，舌状回，海馬傍回が損傷部位に含まれることが多い．

③統合型視覚性失認

基本概念・症状：視力，視野が保たれ，明暗，色や動きの知覚が可能である．視覚刺激の模写が可能であるが，部分を一つひとつ描き写す方法で，時間がかかり正常とはいえない．したがって，模写がある程度可能であっても，形態認知が正常に保たれているとはいえない．

病巣：両側または左側の後頭側頭葉の損傷によって生じる．

(2) 検査・評価

視覚性失認の診断においては，視力や視野の障害，知的機能の低下，失語症，意味記憶障害などの可能性を除外することが重要である．失語症との鑑別のポイントを表2に示す．

視覚性失認が疑われる患者には，包括的な検査である**標準高次視知覚検査（VPTA）**を実施し，必要に応じてより詳細な検査を実施する．視覚性失認のタイプ分類のポイントを表3に示す．

(3) リハビリテーション

①保たれた聴覚や触覚による代償手段の利用を促す訓練，②視覚認知そのものの機能改善を目指す訓練，③日常・社会生活への適応訓練を行う．

2. 相貌失認

(1) 障害像と病巣

基本概念・症状：熟知しているはずの人の顔を視覚的に認識できない病態である．顔を見て，人の顔だとはわかるが，誰かがわからず名前や職業を言うことができない．しかし，人物が誰であるかの記憶は保たれており，声や髪型などの特徴によって，人物が誰かを同定することは可能である．

病巣：右側あるいは両側の後頭側頭葉の損傷によって生じる．紡錘状回が損傷部位に含まれる．街並失認を合併することが多い．

(2) 検査・評価

相貌失認の患者は，熟知している家族や知人の顔写真に対する人名呼称（顔写真を見て名前を言う）や，人名に対する顔写真の指示（名前を聞いてそれに対応する顔写真を選択肢の中から指さす）の成績が不良である．一方，声や髪型を手がかりに人名呼称すること，人物の職業や特徴を聞いて人名呼称すること，人名を聞いて職業や特徴を述べることは可能である．

相貌認知の検査としては，VPTA の相貌認知に関する項目がある．VPTA の**熟知相貌検査**のうち「有名人の顔」については，2015年に「熟知相貌検査　第2版（VPTA-FFT ver.2）」として改訂された．

表2　視覚性失認と失語症の鑑別のポイント

	視覚性失認	失語症
基本的な視覚機能	障害なし	障害なし
視覚刺激に対する呼称	障害あり	障害あり
触覚刺激に対する呼称 言語的定義に対する呼称	障害なし	障害あり
視覚刺激のカテゴリー分類 意味的連合	障害あり	障害なし

表3　視覚性失認のタイプ分類のポイント

	統覚型	統合型	連合型
図形の異同弁別・マッチング・模写	困難	可能	可能
線画・実物の模写	困難	可能だが時間を要する	可能
瞬間提示した図形・網掛け図形の認知[3)] 錯綜図の認知	困難	困難	可能

(3) リハビリテーション

声，髪型，ひげ，眼鏡などが人物同定の有効な手がかりとなるため，積極的な使用を促す訓練を行う．相貌認知そのものの改善を目的とした訓練としては，顔の構成要素をもとに人物を同定させる方略を獲得させるものがあるが，実用レベルの効果が十分に検証されているとはいえない．

3. 聴覚性失認

(1) 障害像と病巣

①環境音失認（狭義の聴覚性失認）

基本概念・症状：言語音の認知は保たれるが，日常物品（例：電話，時計），乗り物（例：自動車，電車），動物の鳴き声，自然界の音（例：風，雷，水の流れ）のような環境音を聞いてもそれが何の音であるか認知できない病態である．

病巣：両側性の側頭葉損傷による**皮質聾**（重度の聴力低下を認める状態）が改善した後に，環境音失認を呈することがある．一側性の損傷の場合は右半球損傷で生じることが多い．

②純粋語聾

基本概念・症状：重度の聴力低下がなく，環境音の認知が可能であるにもかかわらず，言語音の認知が障害された病態である．失語症とは異なり，純粋に言語を聴覚的に理解することの障害である．読解の障害は認められない．話者の口の動きを見ることで，聴覚的理解が改善する場合がある．

病巣：純粋語聾は聴覚情報がウェルニッケ野（左上側頭回後半部）に達しないために生じる．両側の側頭葉損傷によって生じることが多いが，左一側性損傷でも生じうる．

(2) 検査・評価

純音聴力検査において重度の聴力低下がないことを確認する．加えて，**聴性脳幹反応（ABR）**にも異常はみられないことを確認する．

純粋語聾では，**語音聴力検査**において著明な低下が認められる．失語症と鑑別するためには，失語症検査において，聴覚的理解，復唱，書取には障害がみられるが，それ以外の下位項目に明らかな低下が認められないことを確認する．

(3) リハビリテーション

純粋語聾のリハビリテーション（以下，リハ）は，聴覚的理解をどのような方法で補うかが重要である．口形を手がかりとすることができる患者に対しては読話訓練を行う．一方，純粋語聾が重度で，読話の効果がみられない患者に対しては，文字を用いたコミュニケーションが必要になる．

環境音失認のリハの方法は確立されていない．

4. 触覚性失認

(1) 障害像と病巣

基本概念・症状：体性感覚が保たれているにもかかわらず，手で触った物品が何であるのかを認知できない病態である．目で見たり，音を聞いたりすれば何であるかを認知できる．

病巣：右または左半球の頭頂葉下部の病変によって，反対側の手に触覚性失認が生じる．純粋な触覚性失認の患者は少なく，発現機序はよくわかっていない．

(2) 検査・評価

触覚性失認では，表在感覚（触覚・痛覚・温度覚），深部感覚（位置覚・振動覚）の検査では異常を示さないが，目隠しをして触覚を手がかりに物品を同定する検査において異常を示す．また，触覚を手がかりに，口頭で指示された物品を複数の選択肢の中から選ぶ検査においても困難を示す．

(3) リハビリテーション

一側の手の触覚性失認が日常生活において大きな問題となることは少なく，リハの方法は確立されていない．

5. 身体失認・片麻痺に対する病態失認

(1) 障害像と病巣

①身体部位失認

基本概念・症状：口頭で指示された身体部位（耳，肩など）を示すことができない症状である．身体部位失認が手指のみで観察される場合を手指失認という．手指失認は，左右どちらの手指にも出現し，指の名称（親指，小指など）を述べることができず，口頭で指示された手指を示すことにも困難を示す．閉眼で指を触られても，どの指を触られたかを同定できない．患者は，自分自身の手指だけでなく，他者の手指についても障害を示す．

病巣：左半球の頭頂葉の損傷によって両側の身体図式が障害されると考えられている．

②左右障害

基本概念・症状：自己および対面した他者の身体の左右の理解に困難を示す状態である．口頭指示にしたがって左右を示すことができないだけでなく，非言語的な課題においても左右の混乱を示す．

病巣：左半球の頭頂葉の損傷によって生じる．

③ゲルストマン（Gerstmann）症候群

基本概念・症状：手指失認，左右障害，失算，失書の4症候からなる症候群である．

病巣：左角回の損傷によって生じる．

④片麻痺に対する病態失認

基本概念・症状：病態失認とは病的な状態を認知できない症状を指す．病態失認は，高次脳機能障害の様々な病状に対して認められるが，片麻痺の存在を無視または否認する症状は片麻痺に対する病態失認と呼ばれる．患者は手足の状態についての質問に対して，「問題ない」「動く」と言語的に麻痺を否定する．右半球の脳血管障害の急性期に左片麻痺に対してみられるものが大半である．左半側空間無視とともにみられることが多い．

病巣：右半球の頭頂葉を含む広範な損傷によって起きることが多い．

(2) 検査・評価

①身体部位失認，左右障害

WABは口頭で指示された身体部位・手指，左右の理解を調べる項目を含んでおり，書字，計算の項目と併せてゲルストマン症候群のスクリーニングに用いることができる．

②片麻痺に対する病態失認

患者が麻痺を自発的に訴えることがないため，質問によって確認する．

(3) リハビリテーション

①身体部位失認，左右障害

リハの方法は確立されていない．日常生活の中で身体の位置関係や左右を認知するための方略を身につけさせる．

②片麻痺に対する病態失認

急性期にみられる症状であり，慢性期まで持続することは少ない．

4 | 視空間障害

1. 半側空間無視

(1) 障害像と病巣

基本概念・症状：大脳半球の病巣と反対側に提示された刺激を報告すること，刺激に反応すること，刺激の方向に向くことが障害される病態である．左右いずれの大脳半球損傷でも生じるが，症状が重く持続するのは右半球損傷による左半側空間無視である．日常生活では，左側においたものをみつけられない，左側の人やものにぶつかるなどが生じる．また，患者は左側を見落としていることに対する問題意識が乏しい．

病巣：左半側空間無視は，右半球の下頭頂小葉，下前頭回，上側頭回．視床，内包後脚，基底核などの損傷によって生じる．近年では，右半球の頭頂葉と前頭葉を結ぶ上縦束の損傷が左半側空間無視の出現に関与すると考えられている[4]．

(2) 検査・評価

半側空間無視の標準化された包括的検査として，**BIT行動性無視検査日本版（BIT）**が一般的に用いられる．BITは，通常検査と行動検査で構成される．通常検査は，線分抹消試験，模写試験，線分二等分試験，描画試験など6つの下位検査からなり，半側空間無視の有無を診断するために用いることができる．行動検査は，写真課題，メニュー課題，音読課題，時計課題など9つの下位検査からなり，日常生活における問題や訓練課題を考えるために用いることができる．

(3) リハビリテーション

半側空間無視に対する訓練としては，**視覚走査訓練**，**プリズム順応**，**後頸部筋振動刺激**などが知られている．また，机上訓練だけでなく，患者ごとの必要性や問題点を念頭においたADLの向上を目指す訓練を行うことが必要である[4]．

2. 地誌的失見当（地誌的見当識障害）

（1）障害像と病巣

地誌的失見当とは，熟知している場所で道に迷う症状である．街並失認と道順障害が代表的である．

①街並失認

基本概念・症状：熟知しているはずの建物や風景を視覚的に認識することができない病態をいう．視覚性失認に含まれる病態である．ランドマーク失認とも呼ばれる．患者は屋内外を移動する際に，目印となる熟知しているはずの建物や風景を同定することができず道に迷う．自宅や近所の風景を見ても既知感がなく，誰の家か，どこの風景であるかがわからない．しかし，建物の用途や何のための場所（例：病院，学校，郵便局）かの同定は可能である．建物の写真の異同弁別（同じ建物かどうかを判断する）やマッチング（見本と同じ建物を選択肢の中から選ぶ）も可能である．相貌失認を合併していることが多い．

病巣：右半球の後頭側頭葉（海馬傍回，舌状回，紡錘状回）の病変によって生じる．

②道順障害

基本概念・症状：目印となる固有の建物や風景は認知できるが，それに基づいてどの方向に進めばよいのかわからない病態である．現在地と目的地の位置関係がわからない．よく知っている土地の地図を描くことや，よく知っている建物の位置を地図上に示すことができない．

病巣：右半球の後部帯状回（脳梁膨大後域）（ブロードマン 30 野）の病変によって生じる．

（2）検査・評価

地誌的失見当の検査としては，VPTA の地誌的見当識に関する項目がある．街並失認，道順障害の検査は高橋[5]による方法（熟知した街並の同定，熟知した街並の外観の想起，熟知した建物の位置・道順の想起，見取り図の描画）が知られている．

①街並失認

熟知した街並の同定（熟知しているはずの自宅や建物・風景の写真を見て，誰の家か，何の建物，どこの風景かを答える）に困難が認められる．また，熟知した街並の外観の想起（熟知している建物や風景の外観を口述あるいは描画で説明する）が困難であることが多い．

②道順障害

熟知した建物の位置の想起（熟知している地域の地図上に主要な建物を記入する）や熟知した道順の想起（ある場所から別の場所までの道順を口述する）に困難が認められる．また，自宅や病院の見取り図の描画が困難である．

（3）リハビリテーション

①街並失認

街並を構成する電柱，看板などの認知は可能で，文字を読むことも可能であるため，言語を用いた方略（例：市役所前と書いてある看板を目印にする）を身につけさせる．広い範囲を移動する場合は，地図に目印（例：市役所前と書いてある看板）を記入して用いる．

②道順障害

自分の位置を地図上に定位することが困難であるため，地図を有効に用いることができない．目的地までの道順をすべて言語化したメモを作成し，それにしたがって移動する方法が有効である．

3. バリント（Bálint）症候群

（1）障害像と病巣

基本概念・症状：①精神性注視麻痺，②視覚性注意障害，③視覚失調 optische Ataxie の 3 徴候からなる症候群である．

①精神性注視麻痺（眼球運動失行）

視線を対象に意図的に移動させることが難しく，またその対象を固視し続けることができない症状である．

②視覚性注意障害（同時失認）

視野の中心で 1 つの対象しか見ることができない症状である．ある対象を見ている時には，その周囲にあるものが見えない．すなわち，2 つの対象を同時に認知することができない．

③optische Ataxie

対象を中心視野で捉えても，手でつかむことができない症状である．注視している対象をつかみ損ねるが，自分の身体部位を触ることは体性感覚を用いて可能である．ataxie optique は，バリント症候群の optische Ataxie とは異なる症状である．バリント症候群の optische Ataxie が中心視野にある対象をつかみ損ねる症状であるのに対し，ataxie optique は周辺視野にある対象をつかみ損ねる症状のことをいう．

病巣：両側の頭頂後頭葉の損傷によって生じる．

（2）検査・評価

精神性注視麻痺は，患者に人差し指，ペンなどの視覚刺激を注視させた後に，それらを左右上下に動かして視線移動が可能か否かで評価する．視覚性注意障害の検査としては，患者に片方の人差し指を注視させた上で，もう一方の人差し指を近づけて，2 番目の指の存在に気づくかどうかで評価する．紙面上に一定の間隔で配置した複数の丸印を数える課題なども用いられる．精神性注視麻痺と視覚性注意障害のどちらがあっても，複数の丸印を数えることは困難である．optische ataxie は，目の前にペンや指を提示して，それに手を伸ばしてつかむよう指示し，できるか否かで評価する．

（3）リハビリテーション

視空間機能を改善する訓練と，生活に適応するための訓練（外出訓練，公共交通機関の利用訓練など）を並行して行う．また，読字や書字に対するアプローチも必要である．

4. 構成障害

（1）障害像と病巣

基本概念・症状：視知覚や運動能力自体には明らかな障害がないにもかかわらず，対象の構成部分の関係を把握して全体的なまとまりのある形態を形成する課題（図形の模写，積木構成など）に困難を示す．構成課題は半側空間無視や知的機能の低下の影響を受けやすく，これらがあると困難になる．

病巣：右半球損傷，左半球損傷のいずれでも生じるが，症状の現れ方が異なる．右半球損傷の構成課題における誤りは視空間障害による側面が強い．また，模写における piecemeal approach（細部を逐次描いてゆく反応）も，右半球損傷患者の特徴的な反応である．左半球損傷の構成課題における誤りはプランニングの困難さによる側面が強い．

（2）検査・評価

図形の模写，コース立方体組み合わせテストなどを用いて評価することができる．図形の模写では，立方体透視図がよく用いられる．

（3）リハビリテーション

右半球損傷で半側空間無視が構成障害の原因となっている場合には，半側空間無視に対してアプローチする．左半球損傷の場合には，手順を示し学習させる．

5｜記憶障害

1. 記憶の分類

（1）保持時間に基づく分類

2 通りの分類が用いられる．臨床では**即時記憶**，**近時記憶**，**遠隔記憶**に分けて考えることが多く，心理学では**短期記憶**と**長期記憶**に分けて考えることが多い．両者の内容と関係は図 1 の通りである．短期記憶は，単に情報を保持するだけでなく，心的操作を加えるワーキングメモリ（作業記憶）〔「7｜前頭葉機能障害」（292 頁）参照〕を含んでいる．

（2）記憶内容に基づく分類

①陳述記憶・非陳述記憶

Squire（スクワイア）[6] によると，長期記憶は陳述記憶（宣言的記憶）と非陳述記憶（非宣言的記憶）に分類される（表 4）．陳述記憶は言語やイメージで表現できる記憶で，**エピソード記憶**と**意味記憶**が含まれる．

非陳述記憶は言語やイメージでは表現できない記憶で，**手続き記憶**（技能・習慣），**プライミング**，古典的条件づけ，非連合学習が含まれる．

②顕在記憶・潜在記憶

顕在記憶は先行する出来事について意識的・意図的に思い出すことを必要とする記憶である．エピソード記憶は顕在記憶に分類される．潜在記憶

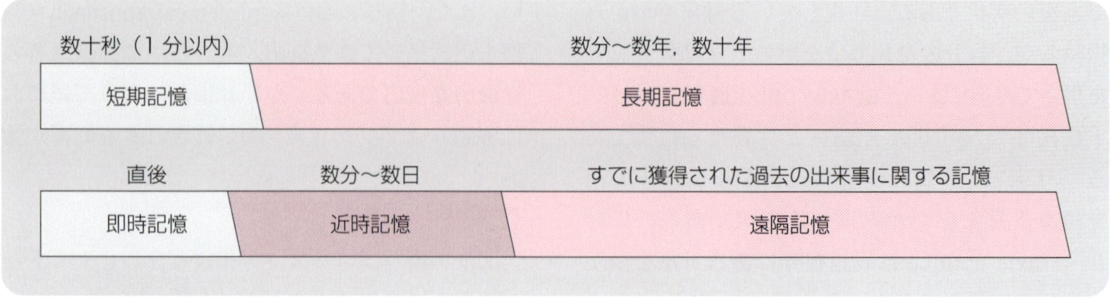

図 1　記憶の保持時間に基づく分類

表 4　長期記憶の分類

陳述記憶	エピソード記憶	特定の時間や場所で個人が経験した出来事に関する記憶 例：昨日の昼食はカレーだった．大学の食堂で友人と一緒に食べた
	意味記憶	単語の意味，事物の概念など，いわゆる知識に相当する記憶 例：鉛筆は字を書くための道具である
非陳述記憶	手続き記憶	反復することにより習熟する技能 例：自動車の運転（運動技能の例），鏡映描写（知覚技能），ハノイの塔（認知技能）
	プライミング	先行する刺激が後に行う課題の処理に与える促進効果 例：先行刺激が「バナナ」「みかん」の場合，「赤」から連想される語として「りんご」の反応が多くなる．一方，先行刺激が「ひまわり」の場合，「赤」から連想される語として「バラ」の反応が多くなる
	古典的条件づけ	無条件刺激（生理的な反応を生じさせる刺激）と条件刺激（本来は生理的な反応を生じさせない刺激）を対にして与え続けると，条件刺激だけで生理的な反応が生じるようになる現象 例：子どもが注射をされた経験から，医者をみるだけで恐怖を感じる
	非連合学習（馴化・感作）	馴化（慣れ）とは，ある刺激を繰り返し与えることにより，反応が徐々にみられなくなる現象 例：目覚まし時計のアラームは，はじめは大きな音に感じるが徐々に感じなくなる 感作とは，ある刺激を繰り返し与えることにより，反応が強くなる現象 例：暗闇で聞こえる足音に対し敏感になる

は先行する出来事について意識的・意図的に思い出すことを必要としない記憶である．手続き記憶，プライミングは潜在記憶に分類される．

③言語性記憶・視覚性記憶

言語性記憶とはことばで覚えている記憶（例：単語）をいい，視覚性記憶とは視覚的イメージで覚えている記憶（例：図形のイメージ）をいう．

④展望記憶

これから行うこと，起きる出来事に関する記憶は展望記憶と呼ばれる．

2. 記憶の神経回路

パペッツ（Papez）回路：エピソード記憶に関わる最も重要な神経回路として知られる．海馬→脳弓→乳頭体→視床前核→帯状回→海馬傍回→海馬の回路である．

ヤコブレフ（Yakovlev）回路：情動に関わる回路であり，記憶との関連が強いといわれている．扁桃体→視床背内側核→前頭眼窩皮質→（鉤状束）→側頭葉皮質前部→扁桃体の回路である．

3. 記憶障害の種類

後述する**健忘症候群**が代表的である．健忘症候群以外には，**意味記憶障害**が知られており，側頭葉前方下部の病変によって生じる．その他には，一過性全健忘と呼ばれる病態がある．**一過性全健忘**は，前向性健忘と逆向性健忘が数時間から 24 時間で回復する発作性の病態で，意味記憶障害は認められない.

4. 健忘症候群

(1) 障害像と病巣

基本概念・症状：健忘症候群は，エピソード記憶障害を呈し，知的機能の低下を伴わない病態である．**前向性健忘**（発症後の出来事を記銘することができなくなる症状）を特徴とし，**逆向性健忘**（発症以前の出来事が想起できなくなる症状）も認められる．即時記憶は保たれる．意味記憶，手続き記憶にも障害は認められない．

病巣：健忘症候群を引き起こす損傷部位としては，①海馬を中心とする**側頭葉内側部**，②**間脳・視床**，③**前脳基底部**がよく知られている．以下に述べる通り，損傷部位によって症状に違いが認められる．その他，脳弓，脳梁膨大後域，内包膝部の損傷でも記憶障害が生じる．

①海馬を中心とする側頭葉内側部

前向性健忘，逆向性健忘がみられる．即時記憶と手続き記憶は保たれる．健忘に対する病識は比較的保たれ，「思い出せない」と述べる．

②間脳・視床

コルサコフ（Korsakoff）症候群：アルコール多飲に伴うビタミン B_1 欠乏症が原因で生じる．前向性健忘，逆向性健忘がみられる．即時記憶，手続き記憶，意味記憶は保たれる．**作話**（嘘をつく意図はないが，事実とは異なることを話すこと）がみられるが，空想的な内容であることは稀である．

視床梗塞：前向性健忘がみられる．逆向性健忘の程度は様々である．

③前脳基底部

前交通動脈瘤破裂によるくも膜下出血によって生じることが多い．前向性健忘，逆向性健忘が認められる．個々の情報は記銘できるが，それらを関連づける（顔と名前を関連づける，出来事を時間や場所と関連づける）ことができない．再生よりも再認の成績が良好である．また，手がかりを与えると，再生および再認の成績が向上する．また，作話が高頻度に認められ，しばしば空想的な内容が自発的に発せられる．

④その他

脳梁膨大後域病変による記憶障害は，病変が左半球にある場合に生じ，前向性健忘が主体である．病変が右半球にある場合には，道順障害（288 頁参照）が生じる．

(2) 検査・評価

代表的な記憶検査を以下に示す．

①総合的な検査バッテリー

日本版ウェクスラー記憶検査（WMS-R）：言語性記憶，視覚性記憶，一般的記憶（言語性記憶と視覚性記憶を総合した記憶），注意／集中力，遅延再生の指標を得ることができる．

②近時記憶検査

言語性記憶検査：標準言語性対連合学習検査（S-PA），レイ聴覚言語性学習検査（RAVLT），三宅式記銘力検査

視覚性記憶検査：ベントン視覚記銘力検査，レイ-オステライト（Rey-Osterrieth）複雑図形検査

③遠隔記憶検査

コペルマン（kopelman）自伝的記憶検査[7]，慶応版自伝的記憶検査[8]

④手続き記憶の検査

ハノイの塔，鏡映描写課題

⑤意味記憶の検査

Pyramids and Palm Trees Test（PPT）[9]

⑥日常記憶の検査

日本版リバーミード行動記憶検査（RBMT）：日常生活における記憶の問題を得るための検査バッテリーで，展望記憶を評価する項目を含んでいる．

(3) リハビリテーション

記憶障害のリハは，発症初期には機能そのものに対してアプローチすることが必要であるが，効果を実証する資料に乏しく限界がある．そのため，外的補助手段（日記，メモ，スマートフォン，アラームつき腕時計など）の活用訓練，内的ストラテジーの活用訓練（PQRST 法，視覚イメージ法など），環境調整を中心に行う．どのような方法を用いる際にも，患者に新しい事柄や手続きを学習させる際の原則は，エラーレスラーニングであ

る．

エラーレスラーニング：誤りをさせない学習法を用いることが重要である．これは，患者が誤った反応が潜在記憶として学習することを避けるためである．

PQRST法：文章を記憶する際に，Preview（P：全体にざっと目を通し），Question（Q：内容に関する質問を読み），Read（R：質問に答えることを念頭に文章を読み）」，State（S：内容を要約して表現し）」，Test（T：質問に答えられるようになっているか確認する）の手順を用いる．

視覚イメージ法：単語などを覚える際にそれをイメージと結びつける方法である．

6 | 注意障害

注意は，全般性注意と方向性注意に分けられる．本項で述べる注意障害は全般性注意の障害である．方向性注意の障害は半側空間無視として現れるため別項で述べた．

全般性注意は複数の側面をもつ機能である．加藤[10]は，全般性注意は，注意の選択機能（選択性注意），覚度・アラートネスまたは注意の維持機能（持続性注意），注意による制御機能（転換性注意，分配性注意）の3つのコンポーネントからなるとしている．

（1）注意機能とその障害

①注意の選択機能

選択性注意と呼ばれ，多くの刺激の中から特定の刺激または要素に反応する機能である．選択性注意の障害は，目標の刺激の見落としや，目標以外の刺激への反応として観察される．

②覚度・アラートネスまたは注意の維持機能

加藤[10]によれば，アラートネスは刺激に対する受容性または感度に関わり，覚度とは生体の反応性を保つ能力のことである．覚度・アラートネスを維持する働きが**持続性注意**である．持続的注意の障害があると，課題に対して一定の反応を維持することが困難になり，時間経過とともに誤りが多くなる．

③注意による制御機能

転換性注意と分配性注意が含まれる．注意による制御機能は，遂行機能の一部でもある．

転換性注意：一定の刺激に注意を向けつつ，他のより重要な刺激に反応することが必要な際に，注意を切り換える機能である．転換性注意が障害されると，複数の課題を交互に行うことが困難になる．すなわち，課題が変わっても，反応を変えることができない．

分配性注意：2つ以上の刺激ないしは2つ以上の要素に注意を向ける機能である．分配性注意の障害は複数の作業を同時に行うことを困難にする．

（2）検査・評価

改訂版 標準注意検査法（CAT-R）は注意機能を評価する総合的な検査バッテリーである．その他，**Trail Making Test 日本語版（TMT-J）**，仮名拾い検査などもよく知られている．

（3）リハビリテーション

注意機能の障害された特定の側面に対する訓練としては，Attention Process Training（APT）[11]が知られている．APTは，注意の選択性，持続性，転換性，分配性に分け，それぞれに段階的に働きかける訓練プログラムである．

7 | 前頭葉機能障害

（1）前頭葉機能とその障害

①遂行機能とその障害

遂行機能は，目的をもった一連の活動（目標の設定→行為の計画→計画の実行→効果的な行動）を成し遂げるために必要なすべての機能である．遂行機能には，ワーキングメモリ，概念ないしセットの転換（認知機能の柔軟性），ステレオタイプの抑制，流暢性などが含まれる．

ワーキングメモリ（作業記憶）：ワーキングメモリは複雑な認知作業を行う際に，情報を一時的に保持し，操作するためのシステムである[12,13]．ワーキングメモリ障害は，繰り下がりのある暗算など，情報を保持しながら処理を行う課題を困難にする．Baddeley（バドリー）は中央実行系，音韻ループ，視空間スケッチパッドからなるワーキングメモリモデルを提唱し[12]，後にエピソードバッファを追加した[13]．このモデルでは，中央実行系が他のシステムを制御・監視する役割を担っている．中央実行系の働きは前頭葉の前頭前野背外側部との関連が強いことが示唆されている．

概念ないしセットの転換（認知機能の柔軟性）：セットとは「構え」のことをいう．新たな情報が加わった場合や，変更された場合には，既存の情報に基づく「構え」をシフト（転換）する必要がある．セットの転換障害は，この「構え」を転換できない状態をいい，保続性の誤りを生じる．セットの転換機能は，前頭葉の前頭前野背外側部が担うとされている．

ステレオタイプの抑制：ステレオタイプとは，日常的，習慣的な反応傾向のことである．例えば，青いインクで「赤」と書かれた語については，インクの色と語の意味が干渉する．インクの色を答えるためには，語を読むという習慣的な反応傾向を抑制しなくてはならない．ステレオタイプの抑制障害とは，このような習慣的な反応を抑制することが困難な状態をいう．

流暢性：流暢性とは特定の基準にあう対象を自らの方略によって表出する能力をいい，発散的思考を必要とする．流暢性の低下は前頭葉の損傷で生じやすい．

②行動障害

利用行動（使用行動）：目の前に置かれた物品を，指示が与えられないのに使用してしまう現象をいう．両手で自然に使用する．

模倣行動：目の前にいる相手の行動や仕草を模倣してしまい，模倣することを禁じても模倣をし続ける現象をいう．

③人格・情動の障害

脱抑制，易刺激性などが認められる．また，感情失禁が出現することが知られている．

(2) 検査・評価

代表的な遂行機能障害の検査を以下に示す．

①総合的な検査バッテリー

BADS 遂行機能障害症候群の行動評価日本版

②前頭葉機能のスクリーニング

前頭葉機能検査（FAB）

③概念ないしセットの転換（認知機能の柔軟性）

KWCST 慶應版ウィスコンシンカード分類検査

④ステレオタイプの抑制能力

Modified Stroop Test

⑤流暢性

言語流暢性検査

⑥ワーキングメモリ

CAT-R の PASAT，記憶更新課題

(3) リハビリテーション

遂行機能障害に対するリハとして，問題解決訓練，自己教示訓練などが知られている．

問題解決訓練：複雑な課題について，内容を分析すること，いくつかの工程に分けて実行すること，各工程での結果を評価し誤りがあれば訂正することを練習する．

自己教示訓練：訓練課題の実行前や実行中に思考や行動を言語化し，それによって思考を望ましい方向に変容させ，行動も統制する方法である．

8 | 半球離断症候群

1. 左右半球の機能分化

左右の半球はそれぞれ異なる機能を有する（図2）．半球離断症候群は，脳梁の切断によって，左右半球の機能間の連絡が絶たれることによって生じる．

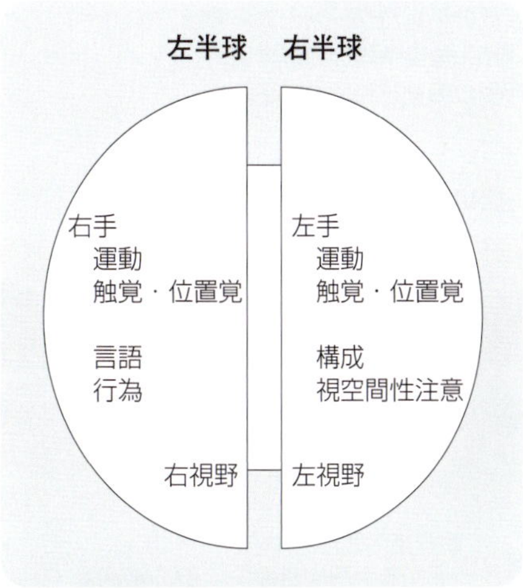

図2　左右半球の機能分化

2. 半球離断症候群

(1) 左半球機能の伝達障害 (表5)

言語や行為に関する処理は主に左半球で行われ，左手の運動や左視野の視知覚の処理は右半球で行われる．このため脳梁が切断されると左手，左視野などが関与する言語および行為の反応に障害が生じる．

(2) 右半球機能の伝達障害 (表5)

構成，視空間性注意に関しては右半球が優位である．脳梁が切断されると左半球が支配する右手の反応に障害が生じる．

(3) 左右半球間の情報伝達障害 (表5)

脳梁が切断されると右手と左手の間で情報伝達に障害が生じる．

(4) 拮抗失行

右手が意思にしたがい動作を開始すると，左手が反対目的の動作あるいは無関係の動作を行う現象である (284頁参照).

表5 主な半球離断症状

左半球機能の伝達障害	右半球機能の伝達障害
左手の失書 左手の失行（脳梁失行） 左手の触覚性呼称障害 左手の触覚性失読 左視野の呼称障害 左視野の失読（半側失読） 左耳の言語音消去	右手の構成障害 右手の反応における半側空間無視
左右半球間の情報伝達障害	
左右手間の手指パターンの対応障害 左右手間の触覚情報の対応障害 左右手間の触覚定位覚の対応障害	

9 | 認知症

(1) 認知症とは

認知症は，「一度正常に達した認知機能が後天的な脳の障害によって持続的に低下し，日常生活や社会生活に支障を来たすようになった状態を指し，それが意識障害のないときにみられる」[14] とされる．

(2) 認知症の症状

認知症では，記憶障害，遂行機能障害，失語，視覚認知障害など複数の認知機能の低下が生じる．また，行動・心理症状（BPSD）も出現しうる．行動・心理症状には幻覚・妄想，不安・焦燥，抑うつ，アパシー，睡眠障害，興奮，徘徊，脱抑制などが含まれる．**アパシー**は，行動，認知，情動，社会的側面に関して目標に向けた行動が減った状態をいい，意欲低下と訳されることもある．

認知症と間違われやすい病態に**せん妄**がある．せん妄は注意・意識・認知の障害で，数時間から数日のうちに急性に発症し，症状の変動が大きいことが特徴である．

(3) 認知症の病型

アルツハイマー型認知症（AD），血管性認知症（VaD），レビー小体型認知症（DLB），前頭側頭葉変性症（FTLD）が代表的である（表6）．

①アルツハイマー型認知症

記憶障害が初発かつ最も顕著な症状であり，保持時間に基づく分類では近時記憶の障害，記憶内容に基づく分類ではエピソード記憶の障害がみられる．進行とともに見当識障害が出現し，言語障

表6 認知症の病型と特徴

	アルツハイマー型認知症	血管性認知症	レビー小体型認知症	前頭側頭葉変性症		
				行動障害型前頭側頭型認知症	意味性認知症	進行性非流暢性失語
特徴的な症状	エピソード記憶障害 見当識障害 もの盗られ妄想	病変部位により様々	幻視 注意・覚醒度の変動 パーキンソニズム レム睡眠行動異常症	脱抑制 共感の喪失 常同行動	意味記憶障害 語義失語	発語失行 失文法
画像所見	側頭葉内側部を中心とする大脳皮質の萎縮	脳血管病変	後頭葉領域の血流低下	前頭葉/側頭葉前方部の萎縮	前部側頭葉の萎縮	左側シルビウス裂周囲/頭頂葉の萎縮

害や視空間障害などその他の症状がみられる．アルツハイマー型認知症に特徴的な行動・心理症状は物盗られ妄想である．

②血管性認知症

脳血管障害が原因となる認知症の総称であり，病変部位や発症機序により症状や経過が様々である．

③レビー小体型認知症

視空間障害が記憶障害よりも顕著である．幻視がみられることが特徴である．注意や覚醒度の変動が大きく，パーキンソニズムが認められる．レム睡眠行動異常症を伴うことが多い．

④前頭側頭葉変性症

前頭葉と側頭葉に変性を生じる病理学的に多様な疾患群の総称である．**行動障害型前頭側頭型認知症（bvFTD）**，**意味性認知症（SD）**，**進行性非流暢性失語（PNFA）**の３つのサブタイプに分けられる[15]．行動障害型前頭側頭型認知症は脱抑制，共感の喪失，常同行動などが特徴的である．意味性認知症は意味記憶障害と語義失語によって特徴づけられる．進行性非流暢性失語に特徴的な症状は非流暢な発話（発語失行，失文法）である．

（4）原発性進行性失語（primary progressive aphasia：PPA）[16,17]

原発性進行性失語は，神経変性疾患を原因とし，発症時および病初期には失語症が前景に立ち，それが日常生活活動の障害の主な原因であり，全般的な認知障害を認めない臨床症候群である〔「第Ⅵ章第１節　10. 原発性進行性失語」（275頁）参照〕．

原発性進行性失語は，臨床症状に基づいて非流暢／失文法型 PPA，意味型 PPA，ロゴペニック型 PPA の３つのサブタイプに分類される[18]．非流暢／失文法型 PPA，意味型 PPA は，それぞれ前頭側頭葉変性症の進行性非流暢性失語（PNFA），意味性認知症（SD）に対応する．

（5）検査・評価

①スクリーニング検査

改訂長谷川式簡易知能評価スケール（HDS-R）：年齢，日時・場所の見当識，単語の記銘，計算，数字の逆唱，語想起を評価する９項目からなる．

Mini-Mental State Examination（MMSE）：日時・場所の見当識，記憶，計算，呼称，復唱，言語理解，書字，図形模写を評価する 11 項目からなる．

②検査バッテリー

ADAS 日本語版（ADAS-Jcog）：アルツハイマー病の認知機能を評価するための検査で，記憶，言語，行為・構成に関する 11 項目からなる．特に，記憶の評価に重点がおかれている．

③行動観察による評価

Clinical Dementia Rating（CDR）：認知症の重症度を評定するための尺度である．記憶，見当識，判断力と問題解決，社会適応，家族状況および趣味・関心，介護状況の６項目からなる．家族または介護者からの情報をもとに各項目を５段階で評価し，それらを総合して，健康（CDR：0），認知症の疑い（CDR：0.5），軽度認知症（CDR：1），中等度認知症（CDR：2），高度認知症（CDR：3）を判定する．

Functional Assessment Staging of Alzheimer's Disease（FAST）：アルツハイマー病の進行度を７段階（1：認知機能の低下なし～7：非常に高度の認知機能の低下）で評価するための尺度である．日常生活の状態に関する情報を，各段階の臨床的特徴と照らし合わせて評価する．

（6）リハビリテーション

認知症の治療はパーソン・センタード・ケア[19]の理念に基づいて行うことが大切である．治療には薬物療法と非薬物療法があり，生活の質（QOL）を向上することが目標となる．非薬物療法としては，**リアリティー・オリエンテーション**（Reality Orientation：RO）[20]，**回想法**[21]などが知られている．

リアリティー・オリエンテーション：見当識障害に働きかける訓練で，現実見当識訓練と訳される．月日，曜日，時間，場所などを反復練習し，見当識障害による行動や精神的な問題の軽減を図る手法である．

回想法：認知症者においても遠隔記憶は比較的保たれていることを利用した手法である．過去の思い出を肯定的に振り返ることを通して自尊心の回復や情緒面の安定を図る．

10 外傷性脳損傷の高次脳機能障害

(1) 障害像

外傷性脳損傷は，交通事故や転倒などにより脳に損傷が生じた状態である．外傷性脳損傷では，散在性・びまん性に損傷が生じやすいこと，前頭葉眼窩面，側頭葉前部を中心とした損傷が生じやすいこと，びまん性軸索損傷が高頻度で生じることなどが知られている．

このような病態を反映して，外傷性脳損傷の高次脳機能障害は，注意障害，記憶障害，遂行機能障害，社会的行動障害（意欲・発動性の低下，情動コントロールの障害，対人関係の障害，依存的行動，固執性）など多彩であり，患者が複数の障害を併せもつことが特徴である[22,23]．外傷性脳損傷後には，認知コミュニケーション障害（注意，記憶，遂行機能などの低下から派生するコミュニケーション障害）が問題となることも多い．

(2) 検査・評価

外傷性脳損傷後に伴う高次脳機能障害は多彩であるため，複数の神経心理学的検査および課題を用いて全体像を把握する必要がある．社会的行動障害については，行動観察および家族，職場の上司や同僚，学校教師などからの情報聴取に基づいて評価を行うことが必要である．

(3) リハビリテーション

将来的な目標とそれに向けての課題をリハチームで共有し，障害された機能に対する訓練，代償手段の活用訓練，環境調整を行う．意欲・発動性の低下，情動コントロールの障害などの問題に対しては，効果的な対応を模索する．復職や再就職にあたっては患者の状況に応じた支援を行う．

●文献

1) 山鳥　重：神経心理学入門．医学書院，1985，pp1-8.
2) 中川賀嗣：行為・動作の障害．高次脳機能障害学（第3版）（阿部晶子・吉村貴子編）．医学書院，2021，pp133-155.
3) 平山和美：視覚認知の障害．高次脳機能障害学（第3版）（阿部晶子・吉村貴子編）．医学書院，2021，pp47-71.
4) 石合純夫：高次脳機能障害学 第3版．医歯薬出版，2022，pp157-179.
5) 高橋伸佳：街並失認と道順障害の評価．神経心理学評価ハンドブック（田川皓一編）．西村書店，2004，pp249-253.
6) Squire LR：Declarative and nondeclarative memory：Multiple brain systems supporting learning and memory. *J Cogn Neurosci*, **4**：232-243, 1992.
7) Kopelman MD, et al.：The autobiographical memory interview：a new assessment of autobiographical and personal semantic memory in amnesic patients. *J Clin Exp Neuropsychol*, **11**：724-744, 1989.
8) 吉益春夫・他：遠隔記憶の神経心理学的評価．失語症研究，**18**：205-214，1998.
9) Howard D, Patterson K：Pyramids and Palm Trees：A test of semantic access from words and picture. Thames Valley Test Company, 1992.
10) 加藤元一郎：注意の概念－その機能と構造．PTジャーナル，**37**(12)：1023-1028，2003.
11) Sohlberg MM, Mateer CA：Attention Process Training. Association for Neuropsychological Research and Development. Washington DC, 1986.
12) Baddeley AD：Working memory. Oxford University Press, New York, 1986.
13) Baddeley AD：The episodic buffer：a new component of working memory? *Trends Cogn Sci*, **4**：417-423, 2000.
14) 和田健二：認知症とは．認知症ハンドブック 第2版（中島健二・他編）．医学書院，2020，pp4-5.
15) Neary D, et al.：Frontotemporal lobar degeneration. A consensus on clinical diagnostic criteria. *Neurology*, **51**：1546-1554, 1998.
16) Mesulam MM：Slowly progressive aphasia without generalized dementia. *Ann Neurol*, **11**：592-598, 1982.
17) Mesulam MM：Primary progressive aphasia. Differentiation from Alzheimer's disease. *Ann Neurol*, **22**：533-534, 1987.
18) Gorno-Tempini ML, et al.：Classification of primary progressive aphasia and its variants. *Neurology*, **76**：1006-1014, 2011.
19) Kirwood T：Dementia reconsidered：the person comes first. Open University Press, Maidenhead, 1997.
20) Spector A, et al.：Reality orientation for dementia：a systematic review of the evidence of effectiveness from randomized controlled trials. *Gerontologist*, **40**：206-212, 2000.
21) Butler RN：The life review：an interpretation of reminiscence in the aged. *Psychiatry*, **26**：65-76, 1963.
22) 厚生労働省社会 援護局障害保健福祉部 国立障害者リハビリテーションセンター：高次脳機能障害者支援の手引き（改訂第2版），2008. http://www.rehab.go.jp/application/files/7016/7461/6002/5369b8c1e096d2fb1ae33cb308cb64ed.pdf.（2024年8月21日閲覧）
23) 青木重陽：TBI後の高次脳機能障害（総論）．臨床精神医学，**48**(4)：461-467，2019.

（阿部晶子）

Ⅶ

言語発達障害学

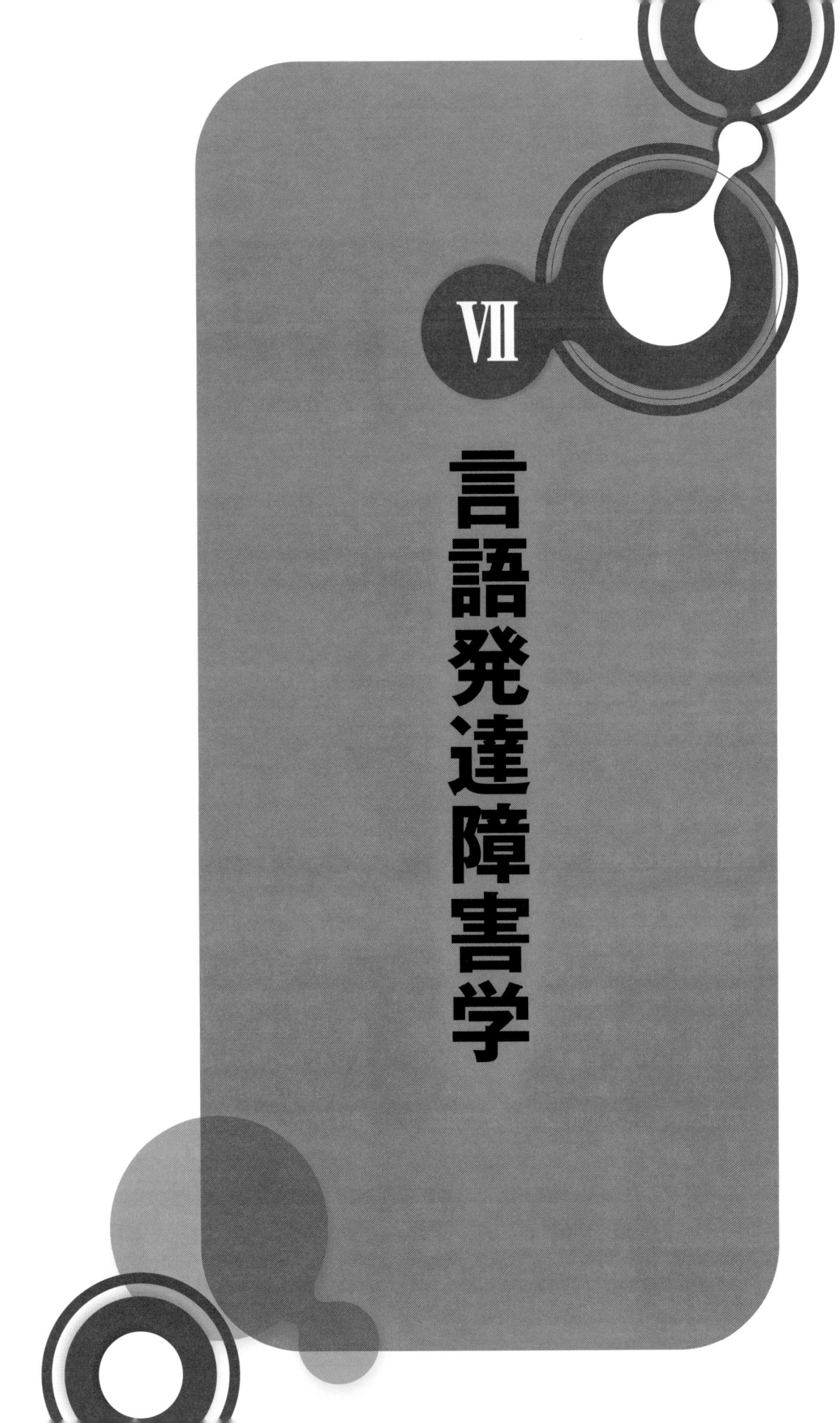

1 言語発達障害

1 | 言語発達障害とは

言語発達障害とは，言語発達が年齢から期待されるレベルよりも著しく遅れ，通常の発達から逸脱し，コミュニケーション，学業，社会生活などに支障をきたしている状態をいう．子どもの発達上の心配ごととして，ことばの遅れは最もよくある問題の一つで様々な原因によって生じる．知的発達症（知的能力障害），自閉スペクトラム症，聴覚障害など，それらのいずれがあってもことばの問題が生じる．一方，そのどれにも当てはまらず，ことばのみに遅れが生じることもある．ことばの遅れは包括的に**言語発達遅滞**とも呼ばれる．知的発達症，自閉スペクトラム症，聴覚障害などを原因とする言語発達遅滞は，狭義の言語発達障害には通常含まないが，言語発達の指導・支援は，原因にかかわらず幅広く行われる．

1. 言語の構造と過程

ことばは音韻，形態，統語，意味，語用の５つの側面からみることができる．言語学の分野として，**音韻論**はことばを構成する要素である音の体系や構造などを扱う．**形態論**は語の構造を扱う．形態素は意味をもつ言語の最小単位であり，形態素から語が構成される．**語彙**とは特定の個人がもつ語の総体をいう．語が配列され文が作られる．これを統語と呼び，その規則を扱うのが**統語論**である．また，語は記号表現（意味するもの）と記号内容（意味されるもの）という２つの面から捉えることができる．両者の関係や意味の構造を扱うのが**意味論**である．そして，**語用論**はことばと文脈の関係，社会的状況の中でのことばの含意などを扱う．音韻論，形態論，統語論はことばの形式・構造の側面に，意味論は内容の側面に，語用論は使用の側面に関係する．

ことばを聞いて理解する過程においては，まず音が語音として聞き取られる．これを音韻知覚という．聞き取られた音韻系列は統合され，語の形態として同定される．そして語から表象が喚起され，意味理解がなされる．ことばを話す過程では，伝えたい内容に適した語が脳の語彙貯蔵庫から選択され，音韻形式に符号化される．さらに統語規則に従って語から文が産生される．統語規則は文の意味理解においても適用される．そして，ことばは社会的状況や文脈との関係において使用され理解される．

2. 言語発達障害および関連する障害

（1）言語発達障害

精神医学の標準的な診断基準である『**精神疾患の診断・統計マニュアル（DSM-5-TR）**』[1]には，**神経発達症群**の中に**コミュニケーション症群**という下位カテゴリーが設定されている．コミュニケーション症群の中で，**言語症**（表１）と**社会的（語用論的）コミュニケーション症**（表２）が言語発達障害に相当すると考えられる．

DSM-5-TR の言語症に該当する言語発達障害は，**『国際疾病分類（ICD-11）』**では**発達性言語症**という名称で記載されている．DSM-5-TR と ICD-11 の用語の対応関係を表３に示した．言語症，発達性言語症は，言語病理学で**特異的言語発達障害**（Specific Language Impairment：SLI）と呼ばれているものと類似した状態と考えられる．近年では SLI の概念が見直され，**発達性言語障害**（Developmental Language Disorder：DLD）という概念が提唱されるようになった．SLI は非言語性知能（動作性知能）が 85 以上（－1 SD 以上）を判定基準の一つにしている[2]のに対し，DLD は知的発達症に該当しない範囲で非言語性知能の遅れ

表 1　言語症の診断基準（DSM-5-TR） [1]

A.	複数の様式の（すなわち，話す，書く，手話，あるいはその他）言語の習得および使用における持続的な困難さで，以下のような言語理解または言語産出の欠陥によるもの (1) 少ない語彙（単語の知識および使用） (2) 限定された構文（文法および語形論の規則に基づいた文章を形成するために，単語と語の末尾を配置する能力） (3) 話法（1 つの話題や一連の出来事を説明または表現したり，会話をしたりするために，語彙を使用し文章をつなげる能力）における障害
B.	言語能力は年齢において期待されるものより本質的かつ量的に低く，効果的なコミュニケーション参加，学業成績，または職業的能力の 1 つまたは複数において，機能的な制限をもたらしている
C.	症状の始まりは発達期初期である
D.	その困難さは，聴力またはその他の感覚障害，運動機能障害，または他の身体的または神経学的疾患によるものではなく，知的発達症（知的能力障害）または全般的発達遅延によってはうまく説明されない

［日本精神神経学会（日本語版用語監修），髙橋三郎，大野　裕（監訳）：DSM-5-TR 精神疾患の診断・統計マニュアル，医学書院，2023，p45］

表 2　社会的（語用論的）コミュニケーション症の診断基準（DSM-5-TR） [1]（文献 1 より一部改変）

A.	言語的および非言語的コミュニケーションの社会的使用における持続的な困難さで，以下のうちすべてによって明らかになる (1) 社会的文脈に適切な様式で，挨拶や情報の共有のような社会的な目的のために，コミュニケーションを用いることの欠陥 (2) 遊び場と教室で話し方を変えるような，文脈や聞き手の求めるものに合わせてコミュニケーションを変える能力の障害 (3) 会話で相づちを打つ，誤解されたときに言い換える，相互関係を調整するための言語的および非言語的な合図の使い方を理解するなど，会話や話術のルールに従うことの困難さ (4) 明確に示されていないことや，字義どおりでなかったりあいまいであったりする言葉の意味を理解することの困難さ
B.	それらの欠陥は，効果的なコミュニケーション，社会参加，社会的関係，学業成績，および職業的遂行能力の 1 つまたは複数に機能的制限をもたらす
C.	症状は発達期早期より出現している
D.	その症状は他の医学的または神経疾患，および言語の構造や文法の領域における能力の低さによるものでなく，自閉スペクトラム症，知的発達症（知的能力障害），全般的発達遅延，および他の精神疾患ではうまく説明されない

［日本精神神経学会（日本語版用語監修），髙橋三郎，大野　裕（監訳）：DSM-5-TR 精神疾患の診断・統計マニュアル，医学書院，2023，p52］

表 3　DSM-5-TR と ICD-11 の診断名の対応

DSM-5-TR	ICD-11
知的発達症（知的能力障害）	知的発達症
言語症	発達性言語症
社会的（語用論的）コミュニケーション症	（発達性言語症）
自閉スペクトラム症	自閉スペクトラム症
注意欠如多動症	注意欠如多動症
限局性学習症	発達性学習症

を除外していない[3]．

　また，社会的（語用論的）コミュニケーション症は，言語病理学で**語用性言語障害**（Pragmatic Language Impairment：PLI）[4] と呼ばれる状態とほぼ同等のものと考えられる．ICD-11 でこの障害に相当するものは「主に語用に障害がある発達性言語障害」として，発達性言語障害の下位項目になっている．

（2）知的発達症（知的能力障害）

　DSM-5-TR で**知的発達症**（知的能力障害）は，

発達期に発症し，概念的，社会的，および実用的な領域における知的機能と適応機能両面の欠陥を含む障害と定義されている．原因が明確な知的発達症には，染色体異常によって発症するダウン症候群がある．ダウン症候群では構音障害がよくみられ，聴覚障害を伴うことも多い．また，音韻記憶の弱さも指摘されており，言語発達の阻害因子になっていると考えられる．その他，視覚障害や心疾患も伴いやすく，医学的なケアが必要になる．

(3) 自閉スペクトラム症（自閉症スペクトラム障害）(Autism Spectrum Disorder：ASD)

DSM-5-TR で**自閉スペクトラム症**は，①相互の対人的－情緒的関係の欠落，対人的相互反応で非言語的コミュニケーション行動を用いることの欠陥，人間関係を発展・維持し，それを理解することの欠陥など，複数の状況で**社会的コミュニケーションおよび対人的相互反応における持続的な欠陥**があること，②常同的または反復的な身体の運動，同一性への固執や習慣への頑ななこだわり，限定され執着する興味，感覚刺激に対する過敏さまたは鈍感さなど，**行動，興味，または活動の限定された反復的な様式**がみられることなどによって診断される．言語面では，会話のやりとりに困難が生じ，過度に字義通りのことばの理解や表出など，語用面の問題が特徴としてみられる．

(4) 限局性学習症（限局性学習障害）

DSM-5-TR で**限局性学習症**は，学習や学業的技能の使用に困難があり，不正確または速度が遅く，努力を要する読字，読んでいるものの意味を理解することの困難さ，綴字の困難さ，書字表出の困難さ，数字の概念，数値，または計算を習得することの困難さ，数学的推論の困難さなどの症状によって診断される．ICD-11 では**発達性学習症**の名称で記載されている．文部科学省は学習障害を「基本的には全般的な知的発達に遅れはないが，聞く，話す，読む，書く，計算する又は推論する能力のうち特定のものの習得と使用に著しい困難を示す様々な状態」と定義している．2 学年以上の遅れが著しい困難の目安とされる．学習障害のうち読み書きに困難を生じるものは，**発達性ディスレクシア**（発達性読み書き障害）と呼ばれることもある．

(5) 注意欠如多動症（注意欠如・多動性障害）(Attention Deficit Hyperactivity Disorder：ADHD)

DSM-5-TR で**注意欠如多動症**は，学業，仕事，または他の活動中に，しばしば綿密に注意することができないなどの不注意および／または，席についていることが求められる場面でしばしば席を離れる，しばしば質問が終わる前に出し抜いて答え始めてしまうなどの多動性-衝動性の持続的な様式で，機能または発達の妨げになっていること，それらの症状が 12 歳になる前から 2 つ以上の状況において存在すること，社会的，学業的，または職業的機能を損なわせている，またはその質を低下させていることなどによって診断される．

2 | 言語発達障害の病態

1. 発達の生理学

神経系の発達には，神経回路の形成と神経線維の髄鞘形成が重要な役割を果たしている．髄鞘形成とは，神経線維の周囲が髄鞘で覆われることである．髄鞘形成によって神経伝達速度が増し発達が進む．髄鞘形成は胎児期から始まり，脊髄から皮質に進んでいく[5)]．脳は神経細胞（ニューロン）とグリア細胞からなる．神経細胞は細胞体，樹状突起，軸索の 3 つからなり，軸索は他の神経細胞と情報をつなぐ働きをする．他の細胞と軸索終末部との結合部をシナプスと呼ぶ．最初に興奮性シナプスが形成され，次いで抑制性シナプスが形成される．小児期に必要な神経結合が増加し，不要な結合は除去されていく．脳の大きさには個人差があり，新生児の脳重量は約 400 g で，5 歳で成人のほぼ 8 割の大きさに達し，成人では 1,200～1,500 g 前後となる[6)]．

2. 発達病理

中枢神経系の障害・疾患は，発生時期によって以下のように整理される[6)]．受精以前に発生するものに遺伝子病と神経発達症がある．遺伝子病にはアミノ酸代謝異常症であるフェニルケトン尿症などがある．受精時に発生するものは染色体異常症と分類され，ダウン症候群，ターナー症候群，プラダー・ウィリー症候群，ウィリアムズ症候群などが含まれる．胎芽・胎児期に発生するものには，先天性風疹症候群，胎児性アルコール症候群，先天性梅毒，先天性サイトメガロウイルス感染症，クレチン症などがある．周生期に発生するものには脳性麻痺などがある．出生後に発生するものは後天性の疾患であり，急性脳症，てんかん，髄膜症，脳炎，頭蓋内出血などがある．

3. 脳機能

失語症など後天性の言語障害においては，ブローカ野が損傷されると発語に主な障害が生じるブローカ失語（運動性失語）が発症し，ウェルニッケ野が損傷されると言語理解に主な障害が生じるウェルニッケ失語（感覚性失語）が発症するなど，責任病巣と言語機能との関係が明確である．それに対し，発達性の言語障害の場合，画像診断技術を用いた研究によって脳の部位と機能との関係について様々な知見が集積されているものの，責任病巣という捉え方では原因の説明ができない．近年では脳の**非定型発達**の問題であるという見かたがされるようになった．発達途上にある脳の問題は，すでに形成された脳の疾患とは異なる枠組みでみる必要があり，非定型発達という観点から言語発達障害の諸タイプと脳の関係について定説が確立されるには，さらなる研究の進展が待たれる．

3 | 言語発達障害の評価

1. 情報の収集

(1) 主訴

主訴とは，相談者が気にかかっていることばやコミュニケーションの問題のことをいう．子どもの場合は保護者によって訴えがなされる．語られた内容は解釈や言い換えなどをせず，できるだけ語られたまま記録する．

(2) 現病歴

主訴にいつ頃どのように気づいたのか，具体的なエピソードも併せて聞き取りを行う．その問題がどのように推移し，どのような対応を行ってきたか，専門機関への相談や受診をいつどこに行ったかなども含めて情報を得る．これまでの経過を背景として，今回なぜ来談したかの理由についても聞き取る．

(3) 発達歴

出生時の体重や，定頸，定座，始歩の時期などの粗大運動および微細運動，睡眠，食事，排泄，衣服の着脱などの生活習慣，保護者との愛着関係や人見知りなどの対人関係について聞き取る．視線の追従や指差しへの応答などの言語的コミュニケーション行動についての情報は重要である．言語発達については，初語の時期とその後の表出語彙数の変化や二語文の有無や出現時期などに関する情報を得る．

(4) 既往歴

現在までに罹患した疾患について聴取する．妊娠中の喫煙，飲酒，感染症などの胎児に影響を与えるリスク要因や，周産期の状況などについても情報を得る．また，中耳炎などの耳疾患や，痙攣，脳炎，髄膜炎，頭部外傷なども言語発達に関係する重要な情報である．

(5) 家族歴

家族構成と家族が罹患した疾患や障害について情報を得る．神経発達症は遺伝的な要因が関与していることが多いため，家族，親族に関する情報は現症を理解するための手がかりとして重要である．

(6) 関連情報

言語発達に関して聴力の情報は特に重要である．医療機関などですでに聴力検査を受けている場合は，情報提供を依頼する．また，画像検査の所見がある場合も提供を求める．

(7) 行動観察

対象となっている子ども自身，そして子どもと保護者との関わり場面の行動観察は，子どもの問題に対する見立てのために重要である．自由遊び場面での自発的な行動や遊具の扱い方，保護者とのやりとりなどを観察し記録する．その際に，子どもに対する保護者の関わり方も重要な情報になる．チェックリストなどを用いると効率的に情報を得られる．

(8) 環境調査

家庭環境，居住環境，生活環境などについて情報を得る．保護者の子どもへの関わり，祖父母やきょうだいとの関係などについて聴取する．学校や保育者などから，友人関係や遊びの場などについての情報も取得する．また，外国にルーツをもつ子どもにおいては，家庭での言語環境や，その家族の地域とのつながりなどについての情報も重要である．

2. 検査法

(1) 発達検査

新版K式発達検査2020：姿勢・運動（P-M），認知・適応（C-A），言語・社会（L-S）の3領域の発達を評価する．1歳代以降の項目では，検査の実施順序に決まりはないため，子どもが興味をもちそうな課題から始められ，遊び感覚で検査できる．発達年齢と発達指数が求められる．適用年齢は0歳～成人．

遠城寺式乳幼児分析的発達検査：運動，社会性，言語の3領域について発達を評価する．さらに，運動は移動運動と手の運動，社会性は基本的習慣と対人関係，言語は発語と言語理解について評価する．テスト形式で子どもの反応を評価する項目と，養育者から情報を得て評価する項目からなる．短時間で実施でき，子どもの行動も観察できる点で有用である．発達年齢が求められる．適用年齢は0歳～4歳8か月．

津守・稲毛式乳幼児精神発達診断法：運動，探索・操作，社会，食事・排泄・生活習慣，理解・言語の5領域について発達状態を評価する．主要な養育者と面接して回答を求める．発達年齢が求められる．検査用紙は1～12ヵ月，1～3歳，3～7歳の3種類ある．

KIDS乳幼児発達スケール：子どもの発達を運動，操作，言語（理解），言語（表出），社会性（対成人），食事の6領域について評価するタイプA（0歳1か月～11か月用），それに概念，社会性（対子ども），しつけの3領域を加えた9領域を評価するタイプB（1歳0か月～2歳11か月），9領域から食事を除いた8領域を評価するタイプC（3歳0か月～6歳11か月）からなる．発達に遅れのある子ども向けで9領域を評価するタイプT（0歳1か月～6歳11か月）もある．養育者などと面接して回答を求める方法や，養育者が直接記入する方法で実施する．発達年齢が求められる．

(2) 知能検査

田中ビネー知能検査Ⅴ：知能は統一的な一般的能力であるという考えに基づいている．米国で標準化されたスタンフォード・ビネー知能尺度改訂版に基づいて日本で作成されたものが田中ビネー知能検査である．田中ビネー知能検査では課題が年齢ごとに設定されており，各年齢級の課題の通過数から子どもの精神発達の水準が何歳何か月レベルであるかを求め，さらに精神年齢と生活年齢の比から知能指数を求めることができる．現在使われているものは第5版で，14歳以上（成人級）は偏差値に基づいて知能指数が算出される．適用年齢は2歳～成人．

ウェクスラー式知能検査：知能は総合的・全体的能力であり，単一の能力ではないという考えに基づいている．

・**WPPSI-Ⅲ**は，2歳6か月～7歳3か月の幼児に適用される．2歳6か月～3歳11か月では，「全検査IQ（FSIQ）」と「言語理解指標（VCI）」「知覚推理指標（PRI）」「語い総合得点（GLC）」の合成得点が求められる．4歳0か月～7歳3か月では，FSIQ，VCI，PRI，GLCに加え「処理速度指標（PSI）」の合成得点が求められる．

・**WISC-Ⅴ**は，5歳0か月～16歳11か月の児童に適用される．「全検査IQ（FSIQ）」と「言語理解指標（VCI）」「視空間指標（VSI）」「流動性推理指標（FRI）」「ワーキングメモリー指標（WMI）」「処理速度指標（PSI）」の合成得点が求められる．

・**WAIS-Ⅳ**は，16歳0か月～90歳11か月の青年と成人に適用される．「全検査IQ（FSIQ）」と「言語理解指標（VCI）」「知覚推理指標（PRI）」「ワーキングメモリー指標（WMI）」「処理速度指標（PSI）」の合成得点が求められる．

DAM グッドイナフ人物画知能検査：人物画で知能を評価する．言語的応答を要せず，人物の絵を描くことを求める検査であるため，低年齢の子どもにもなじみやすく反応が得られやすい．ほとんどの子どもは5分以内に描画を終えるため負担もかからず，他の検査へのウォーミングアップとして使用できる利点もある．適用年齢は3歳～8歳6か月．

(3) 言語発達検査

絵画語い発達検査（PVT-R）：語の理解力を評価する．4枚の絵カードから音声言語で提示された語に相当する絵を選ぶことを求める課題で，医療から療育，教育まで言語検査の定番として広く使用されている．語い年齢（VA）を算出できる．適用年齢は3歳0か月～12歳3か月．

国リハ式〈S-S 法〉言語発達遅滞検査：言語記号を記号形式－指示内容関係という観点から捉え，言語発達を5段階に区分し，理解と表出の段階を評価する．段階1は事物・事態の理解困難，段階2は事物の基礎概念，段階3は事物の記号，段階4は語連鎖，段階5は統語である．言語獲得の基盤になる記号操作の力を評価できる点に特色がある．適用年齢は1歳前後～小学校就学前後．

質問－応答関係検査：会話的なやりとりにおける文の理解力と表出力を評価する．日常的質問，なぞなぞ，仮定，類概念，語義質問，理由，説明，系列絵，物語の説明，文章の聴理解の項目からなる．言語のコミュニケーション的側面に焦点を当てており，記号的側面を評価する〈S-S 法〉を補完する検査である．適応年齢は2歳～就学前．

LC-R スケール，LCSA：

・言語コミュニケーション発達スケール［改訂版］（LC-R スケール）は，語彙，文法，語操作，対人的なやりとりなどを評価し，言語コミュニケーション年齢（LC 年齢）と言語コミュニケーション指数（LC 指数），下位領域である「言語表出」「言語理解」「コミュニケーション」の LC 年齢と LC 指数を求めることができる．適用年齢は0～6歳．

・学齢版言語・コミュニケーション発達スケール（LCSA）は，LC スケールの学童版であり，言語・コミュニケーションの発達指数（LCSA 指数）およびリテラシー指数が求められる．適用年齢は6歳0か月～10歳11か月．

J.COSS 日本語理解テスト：文の理解力を評価する．4枚の絵カードから音声言語で提示された文に相当する絵を選ぶことを求める．文理解の発達レベルが幼稚園年少から小学6年生までのどの学年に相当するかを評価できる．適用年齢は3歳～成人．

(4) 学習認知検査

日本版 KABC-Ⅱ：Luria（ルリア）の神経心理学理論およびキャッテル-ホーン-キャロル（CHC）理論に基づく認知発達検査である．継次尺度，同時尺度，学習尺度，計画尺度からなる認知尺度と，語彙尺度，読み尺度，書き尺度，算数尺度からなる習得尺度から構成されている．認知能力とことばや読み書きなどの学習状況との関係を分析できる．適用年齢は2歳6か月～18歳11か月．

DN-CAS 認知評価システム：Luria の神経心理学モデルから導き出された Das（ダス）の PASS 理論に基づいており，4つの PASS 尺度（プランニング，注意，同時処理，継次処理）と認知機能全体の指標である全検査尺度が求められる．適用年齢は5歳0か月～17歳11か月．

改訂版標準読み書きスクリーニング検査（STRAW-R）：音読の流暢性（速読），音読と書取の正確性（聴写），自働化能力を測定する RAN（Rapid Automatized Naming）課題，計算を評価する．ひらがな，カタカナ，漢字の比較ができる．適用年齢は小学1年生～高校3年生．

Reading-Test 全国標準読書力診断検査：読字力，語彙力，文法力，読解力の4つの下位テストからなり，読書力を評価する．読書についての意識や行動を質問紙形式で評価する「読書についてのアンケート」も含まれている．小学1･2年生用，3･4年生用，5･6年生用と中学生用からなる．

(5) コミュニケーション検査

M-CHAT：発達初期に ASD のリスクのある人を見分けるための質問紙形式のスクリーニング検査である．養育者が回答する．1歳6か月健康診査でも使われている．共同注意がみられないことなど，ASDの特性を検出するための行動特徴を評価できる．適用年齢は16～30か月．

CARS2 日本語版：ASDの診断評価と重症度の判定ができる．行動観察と保護者からの情報によって評価する．標準版とIQ 80以上で流暢に話ができる6歳以上の児を対象とする高機能版の2種類がある．標準版はASDと知的発達症の鑑別に有効である．適用年齢は2歳以上．

日本版 PEP-3 自閉症・発達障害児 教育診断検査［三訂版］：発達に関する6つの領域（認知／前言語，表出言語，理解言語，微細運動，粗大運動，視覚-運動模倣）と，特異的な行動に関する4つの領域（感情表出，対人的相互性，運動面の特徴，言語面の特徴）からなる．ASDの発達特徴を評価できる．「芽生え反応」という採点基準があり，援助があればできるレベルがわかるため，指導目標を立てるのに役立つ．適用年齢は2～12歳．

対人コミュニケーション行動観察フォーマット（FOSCOM）：発達障害やそのリスクのある就学前の子どもを対象として，対人コミュニケーション行動の相互性とプロセス，他者への注目・距離・表情変化，特徴的なコミュニケーション行動について行動観察によって評価する．

CCC-2 子どものコミュニケーション・チェックリスト：言語の構造的側面に関する項目（音声，文法，意味，首尾一貫性），語用的側面に関する項目（場面に不適切な話し方，定型化された言葉，文脈の利用，非言語的コミュニケーション），ASDに特徴的な側面に関する項目（社会的関係，興味関心）からなる．養育者や教師が回答する質問紙検査で，コミュニケーションにASDの特徴があるかどうかを評価できる．適用年齢は3～15歳．

心の理論課題：次のような場面を人形などで演じてみせる．人物Aが物を容器Xに入れて立ち去る．人物Bがその物を容器Xから容器Yに移し，その場を去る．そして，戻った人物Aはその物をとるために容器XとYのどちらを探すか質問する．他者の視点に立てるかどうかを評価し，誤信念課題とも呼ばれる．ASDの評価によく用いられる．

3. 評価のまとめ

(1) 情報の整理・統合

主訴や現病歴，発達歴など対象児の現症について収集した情報と行動観察や発達検査などの情報を整理・統合して評価を行う．聞き取りによって得たインフォーマルな情報と検査によって得たフォーマルな情報は，相互補完的な関係にある．情報収集の過程で問題に関する仮説を立て，その仮説を検査データから検証する．聞き取りや行動観察などによる質的評価と標準化された検査による量的評価を併せて，対象児の問題に関する総合的な判断を行う．

(2) 指導・支援の方針，目標，プログラムの設定

評価の結果から，標準的な発達に比べてどの側面にどの程度の遅れや逸脱があるかを見定め，対象児の問題と発達目標について仮説を立てる．そして障害の特性も考慮し，問題解決に適した指導技法を選択して指導計画を立てる．子どもの場合，発達レベルにあった目標の設定は特に重要である．指導計画に沿って一定期間の指導を行い，その効果を確かめ，必要に応じて目標や指導法を再検討する．その過程を繰り返す．また，目標の設定は年齢に合わせて変えていく必要もある．低年齢の頃は発達促進やスキル獲得など，ボトムアップ的アプローチが重要であるが，年齢が上がるとともに代替ツールを使ったり特定の問題を解決したりするためのトップダウン的アプローチの重要度が増していく．

(3) 家族指導・多職種連携の方針，目標の設定

子どもとのコミュニケーションに困難を感じている保護者には効果的なコミュニケーション方法についての助言，子どもの行動問題に苦慮している保護者には子どもの行動に対する見方を変え，効果的に関わるための知識やスキルの習得を支援するペアレント・トレーニング，子どものケアに過重な負担を抱える保護者にはレスパイトサービスの情報提供，地域の福祉資源にアクセスできない外国にルーツをもつ家族にはソーシャルワーカーにつなぐサポートを行うなど，家族の問題に

応じた支援も必要に応じて計画する．医療，福祉，教育，保育など複数の関連機関で支援を受けることもあるため**多職種連携**が重要となる．

4 | 言語発達障害の指導・支援

1. 療育・教育・就労支援体制

(1) 早期発見・早期療育

発達上の問題を早期に発見するシステムとして**乳幼児健康診査**（以下，健診）がある．乳幼児健診は母子保健法で定められており，**1歳6か月児健診**や**3歳児健診**などが地域の保健センターなどで行われる．健診では，子どもの発育が身体面や行動面など様々な側面からチェックされるが，ことばの遅れやコミュニケーションの問題は発達障害を発見するための重要な徴候となる．

1歳半頃はことばの獲得のための土台となる認知やコミュニケーションの発達にとって大切な節目となる時期である．発達に問題のない子どもの場合，大人の指さした方向を見るなどの共同注意行動が1歳代前半に現れる．共同注意はコミュニケーションやことばの発達に重要で，発達障害を早期発見する指標の一つである．また，1歳代後半になると語彙が急増する．1歳6か月健診では，言語発達について発語の有無や語にあった絵を選べるか，簡単な言語指示に従えるかなどがチェックされる．

3歳児健診では，自分の名前や年齢が言えるか，二語文が話せるか，色，形，大小，長短などの理解ができるかなどがみられる．

3歳児健診においてことばの遅れがみられた場合は，その問題に応じて，医療機関や療育機関の紹介や経過観察がなされる．

健診によって発達障害が疑われる子ども，発達が気になる子どもを発見するとともに，子育て相談などが自治体によって行われている．「ことばの教室」などを設置し，言語発達に関する相談・指導を行う自治体もある．

(2) 療育，保育，教育，就労

医療と福祉の機能が統合された療育のための専門機関（療育センター）が自治体には設置されており，障害のある子どもたちへの発達支援が行われている．発達障害が疑われる子どもは保健センターなどの健診で問題を発見され，フォローアップや保護者に対する助言や指導がなされる．その後，必要に応じて地域の療育センターに紹介され，医学的診断や発達評価が行われた上で支援が開始される．療育センターでは医師の他に言語聴覚士，理学療法士，作業療法士，心理士，ソーシャルワーカーなどの専門職種が連携し，子どもの発達支援を行っている．

保育所などの子育て支援機関では，厚生労働省の発達障害者支援施策の一つとして巡回支援専門員による**巡回相談支援**が行われている．専門員には言語聴覚士も含まれる．地域の保健センター，保育所などを巡回し，子どもの行動観察や支援法についてコンサルテーションを行う．

教育においては，子どもの発達や障害の状態に応じて，特別支援学校，通常の学校の特別支援学級などに就学し，教科の教育とともに**自立活動**と呼ばれる特別な教育課程による指導を受ける．また通常の学級に在籍しながら**通級による指導**を受ける教育形態もある．通級による指導では，言語障害通級指導教室，通称「ことばの教室」と呼ばれる場所で自立活動の指導が行われる．通常の学級においては**特別支援教育**を支えるシステムとして**校内委員会**や**特別支援教育コーディネーター**がある．校内で問題が解決しない場合には，専門性を有する**巡回相談員**による支援を求める．また，障害者差別解消法により**合理的配慮**が義務化されており，特別支援教育の専門性をもたない教員であっても障害のある子どものニーズに応じ，無理なくできる範囲で支援を行わねばならない．

就労については，障害者総合支援法における就労系障害福祉サービスとして，就労移行支援，就労継続支援A型，就労継続支援B型，就労定着支援がある．**就労移行支援**は，就労を希望する障害者で一般企業に雇用されることが可能と見込まれる者に対して，一定期間就労に必要な知識および能力の向上のために必要な訓練を行うものである．

2. 言語発達段階に即した指導・支援

子どもの発達には，自力でできること，援助があればできること，援助があってもできないことのようなレベルがある．自力で難しくとも大人からの援助があれば達成できるレベルが最適な発達目標になる．Vygotsky（ヴィゴツキー）は，子どもの現在の発達レベルよりも一歩先の援助があれば達成できる発達のゾーンを**発達の最近接領域**と名づけた．そして，自力でできないことを大人が子どもと協同して達成させる援助を**足場かけ**という．発達の最近接領域への足場かけが発達支援の原則である．

（1）前言語期

乳児の初期のコミュニケーションにおいては，他者への伝達意図はまだ存在しない．子どもは大人と関わる中で自己の行為が他者に効果を与え他者を動かし欲求充足できることや，他者と経験を共有することで自己を快適な情動状態に置けることなどに気づく．この時期の支援のポイントは，コミュニケーションへの気づきをどう促すかにあり，そのために重要となるのは**共同注意**である．他者が注意を向けている対象に自分の注意を合わせたり，自分が注意を向けている対象に他者の注意を向けさせたりするなど，注意の対象を他者と共有することを共同注意という．定型発達の子どもの場合，生後9～10か月頃に視線や指さしなどによって他者を意識した伝達意図をもったコミュニケーションがみられるようになる．大人と物を交互に見る行動は，共同注意の明確な現れである．大人と子どもの注意の焦点があった場面でことばの学習はなされるが，子どもの注意を引いてことばを教える方法よりも，子どもの注意に寄り添ってことばを教える方法のほうが学習されやすい．

また，乳幼児はイナイイナイバーなど大人と共同でなされ，一定のパターンが繰り返される遊びを好む．大人と子どもとの相互のやりとりがパターン化されたものを**フォーマット**と呼ぶ．明確な構造をもつ定型的なパターンの繰り返しによって，子どもは最初にどのような場面が現れ，次に何が起こるか，その後どのようなことが続き，最後にどのように終結するか，といった活動の展開への見通しをもつことができる．コミュニケーションは相互のやりとりで，伝え手と受け手の役割交替を基本的な形式とする．話し手は次に聞き手になり，聞き手は次に話し手になる．フォーマット遊びは，そのようなコミュニケーションにおける基本ルールを学ぶ機会になる．

（2）幼児前期

子どもは大人や年長者などの発話をモデルとしてことばの学習をする．大人は幼児に対して，大人同士で話すのと同じようには話しかけない．子どもの発達レベルに合わせ，子どもにとって理解しやすく興味をもちやすいように話しかける．大人は子どもに対し，自然で日常的な場面で音声言語を学びやすくするための足場を意識せずに作っているのである．このような子どもに対して，母親や大人がかける特徴あることばは**マザリーズ**と呼ばれる．短い句や文でゆっくり明瞭に話す，擬音語をよく使う，単純で繰り返される，抑揚が誇張されている，子どもが言ったことを模倣するなどの特徴がある．マザリーズにおいては，子どもの言語発達水準にあった統語的・意味的複雑さをもつ言語入力がなされる．

子どもとのコミュニケーション場面でことばを教える方法として，言語マッピング，代弁（パラレルトーク），拡張模倣，リキャストなどがある．**言語マッピング**は，子どもの注意の対象を言語化することである．**代弁**は，子どもの行動を言語化することである．**拡張模倣**は，子どもの発話の内容と形式を広げ，その子の発達レベルより少し進んだ言語モデルを返すことである．**リキャスト**は，子どもの不完全で不正確な発話を，完全で正確な表現に直して返すことである．拡張模倣やリキャストによって，子どもは自分が表現したいことの意図や意味を保持しながら，より正確で進んだ言語表現を学ぶことができる．

また，この時期には，ことばの発達の土台になる**象徴機能**が発達する．それまでは目の前にある物だけが子どもの世界のすべてであったのが，目の前にないものについても想像できるようになる．想像されるイメージのことを表象という．ふり遊びは表象に支えられており，象徴機能を反映する行動である．象徴機能はことばの意味の基盤となる．

(3) 幼児後期

この時期には複数の文の連鎖である談話が可能になっていく．出来事が時間的・因果的につなげられ，そのことへの考えや感情などが加えられた語りを**ナラティブ**という．「○○したら（原因），○○になったから（結果），○○だと思った（考え）」のような表現のことである．ナラティブの発達促進には，子どもと語る場面を設定し，大人が子どもの語りを引き出す機会を作ることが効果的で，「それからどうしたの？」「それはどうして？」などオープン質問や，出来事の背景や理由などの説明を求める質問を行う．

新たな語や文型の学習は，子どもがなじんだ場面や活動の中で行うと学びやすくなる．習慣的に繰り返される一連の行為や出来事についての表象や知識のことを**スクリプト**という．子どもは日常生活や遊びを通してスクリプトを獲得していく．ごっこ遊びではスクリプトがよく使われる．例えば，お店屋さんごっこでの，入店時の挨拶，商品の選択，支払い時のやりとりなどの一連の過程はスクリプトからなる．そのような大人と共同で活動するルーチンのある場面を作り，そこで使われる語句や文のモデルを示す形で指導を行う．スクリプトはことばに意味を与える文脈を提供し，ことばを新たに学ぶための足場となる．

また，読み書きに重要な心理機能である**音韻意識**もこの時期に発達する．音韻意識とは語を構成する音を意識することである．4歳頃に芽生え，4歳半頃に「つくえ」を「つ」「く」「え」に分けるなどの音韻分解ができる．次いで4歳後半に「つくえ」の語頭音「つ」を取り出すような音韻抽出ができ，5歳後半に「いか」を「かい」というような2モーラ語の逆唱ができるようになるといった発達をたどる．音韻意識の獲得は読み書きスキルの前提条件になる．しりとりができることは音韻意識の具体的な現われで，しりとりなどのことば遊びは音韻意識の発達を促進する．また，文字が読めるようになる少し前に，絵本を読むふりをしたり，丸暗記した文を読むふりをしたりするなど**プレリテラシー**と呼ばれる行動がみられるようになる．絵本の読み聞かせはプレリテラシーの発達を促進する．

(4) 学童期

主に小学生の時期である学童期には生活言語の確立とともに学習言語が発達していく．ことばをことばから学ぶという言語習得の方法が主流となる．そして，読み書きのスキルが獲得され，学習は話しことばから書きことば中心になっていく．作文の技術はこの時期に習得される．

日常コミュニケーションのための生活言語から抽象概念を含む学習言語への移行期が9歳頃である．聴覚障害児教育の領域では読み書きの力が9歳レベルで停滞する現象がよく知られ，「**9歳の壁**」と呼ばれている．9歳の壁は基礎的な音声言語能力の獲得が不十分なため，具体的な水準から抽象的な水準の言語の世界への移行がうまくいかずに生じる．この問題は自分を客観視するメタ認知能力とも関係すると考えられており，今日，聴覚障害児領域のみならず，学童期における学習や心理面の様々な問題を説明する概念になっている．この時期の支援としては，語を一つひとつ教えるのでなく，意味がわからない語を辞書で調べる，指導者とともに意味を考えるなどメタ言語的な指導が有効である．

(5) 青年・成人期

青年期以降の支援は，言語やコミュニケーションの直接的な指導よりも，進路や就労の支援，福祉資源についての情報提供などが中心となる．就労の支援に関しては，ハローワークの活用や**ジョブコーチ**による支援などがある．ジョブコーチについては職場適応援助者（ジョブコーチ）支援事業が利用できる．この事業では職場にジョブコーチが出向き，専門的な支援を行い，障害のある人の職場適応を図る．ジョブコーチは障害のある人に対して，職務の遂行に関する支援，職場内のコミュニケーションに関する支援，体調や生活リズムの管理に関する支援などを行う．

3. 障害別指導・支援

(1) 特異的言語発達障害／発達性言語障害

語彙の拡充，文の理解や産生の促進，会話スキルの獲得などが目標になる．新たな語の習得を目標とする指導においては，語を単独で教えるよりも語彙の意味ネットワークに関連付けられるように教えることが効果的である．そのような指導の一例として，既知の語をいくつか（例えば，自転車，ヘリコプター，船），未知の語を1つ（例えば，モノレール）選択肢として設定し，語を提示してそれにあった絵を選ぶ課題がある．これは新奇語マッピング[7]と呼ばれる語の習得原理を応用した指導法である．モノレールは未知の語であるが消去法で正答することができ，さらに乗り物のカテゴリーのメンバーとして認知されることで意味ネットワークに結びつけられる．

文の産生の指導は，認知的負荷を減らすことがポイントになる．文の産生においては，語を想起し，想起した複数の語を保持し，語を配列するといった一連のプロセスが遂行される．語の配列の他に語想起やワーキングメモリーに認知的な負荷がかかる．語の配列が目標であるなら，指導においてはその他の負荷をできるだけ減らす工夫ができるとよい．例えば，名詞，動詞，助詞などの単語が書かれた文字カードを利用する．カードを配列して文を組み立て，それを見ながら発語する状況を設定すれば，語想起や記憶にかかる負荷が取り除かれ，語の配列にのみに集中できる．文字単語の理解が十分でない場合は，絵カード，写真カード，アイコンなどを適宜用いる．

言語指導には暗黙的指導と明示的指導がある[8]．**暗黙的指導**とは，代弁，拡張模倣，リキャストなどの技法を用いた指導である．**明示的指導**とは，文法規則を明示して指導する方法である．単語の意味役割をアイコンで視覚化し，構文のモデル図を提示する天野の言語教育プログラム[9]は明示的指導の例である．この指導法では文法規則への自覚を形成しながら，動詞述語構文や受動文，授受表現などを段階的に教えていく．明示的指導としては他に，文を構成する各品詞と色を対応づけ，色によってその語の文法的な役割や他の語との関係を意識させる指導などもある．暗黙的指導は低年齢の子どもに，明示的指導はメタ認知能力が発達する小学校・中学年以降に行われることが多い[10]．

(2) 知的発達症

言語未獲得あるいは言語発達が初期段階の子どもに対しては，全般的な認知発達の促進がまず必要である．感覚運動的段階から象徴機能の獲得に向けた指導が特にポイントとなる．物の機能的な操作，物の弁別や分類，マッチングなどの課題から始める．マッチング課題は型はめから始め，提示された見本にあったものを選ぶ課題などに進めていく．型はめは見本を型にはめる試行錯誤ができるため，表象操作は要求されない．提示された見本を見て選択肢から選ぶ課題では，見本と選択肢を見比べることが必要となる．選択肢を見ている時に見本から目が離れるため，見本の視覚像を表象として保持しなければならない．それは象徴機能の発達を促進する．言語未獲得の子どものコミュニケーション支援については，身振りや絵カードなど，子どもにとって意味が理解しやすい手段を用いて意思伝達の指導を行う．身振りやカードを子どもに提示する際や子どもが身振りやカードで表現する際に，音声言語を添えることで言語表出の促進につなげることもできる．

(3) 自閉スペクトラム症（ASD）

英国自閉症協会は，ASDの支援のポイントをSPELL（Structure：構造化，Positive：肯定的なアプローチ，Empathy：共感，Low arousal：刺激の低減，Links：連携）としてまとめている．構造化では，環境の中の不要な情報を取り去り，どこで何をするか，何をどのような順序で行うかなどがわかりやすい環境設定をする．肯定的なアプローチでは，対象者の自尊感情に配慮し強さに目を向け，それを伸ばすことを目標とする．共感は，ASDの人たちの感じる世界を想像して寄り添うなど共感的な姿勢で関わることである．刺激の低減は，音や光などへの過敏性に配慮し，それを和らげる環境調整をする．そして，連携は家族や支援者など関係者が情報を共有し，一貫したサポートを行うことである．

また，ASD児の指導において優先順位の高いものとして，機能的で自発的なコミュニケーション，様々な場面での社会性の指導，仲間との遊びのスキルの指導，認知発達と般化の指導，問題行動への介入，機能的なアカデミックスキルの指導の6項目が推奨されている[11]．対人コミュニケーションと共同注意や心の理論など，その基盤になるものに重点を置いた指導が基本である．

(4) 限局性学習症

限局性学習症のうち，**発達性ディスレクシア**では，音韻処理の問題へのアプローチがポイントとなる．音韻意識を形成する指導法として，手を叩きながらことばを拍に区切る，ことばの拍にあわせて積木を並べるなどがある．そして，読みに重要な2つのプロセス，すなわち文字に対応する読み方の解読（デコーディング）と語や語句をまとまりとして認識すること（チャンキング）に焦点を当てた，以下のような指導法がある[12]．デコーディングでは，清音，濁音・半濁音の音読の練習から始める．促音，撥音，拗音，拗長音などの特殊音節は，親密度の高い語を使って音読の練習を行う．チャンキングには，文節の区切りを指導する方法と，語彙を豊富にして語形体の認識力を高める方法がある．語形体の指導法としては，語や語句を指導者の範読に続いて音読させ，その語や語句の意味を教え，それらを使った例文を完成させることなどを行う．

また，書字の指導については，認知特性にあわせた指導などがある．同時処理が強い子どもには，漢字の象形的な特徴を活かし視覚的な形態の類似性から文字を印象付ける方法や，漢字を偏と旁などのパートに分け，組み合わせパズルのような教材で教える方法がある．継次処理が強い子どもには，語呂合わせを作り，それを唱えて漢字の書き方を教える方法がある．そのような読み書きスキルの指導とともに，PCやタブレット端末などICT機器などによって読み書きの困難を補うツールの使い方を教えることも重要である．

そして，算数障害に対する指導においては，数詞・数字・具体物の三項関係を成立させることなどが目標となる[13]．課題の例として，数詞→数字では「ハチはどう書きますか？」，数字（カード）→具体物では「8個とってください」，数字（カード）→数詞では「105はいくつって言いますか？」，具体物→数詞では「これは何個でしょう？」といった発問がなされる．

(5) 注意欠如多動症（ADHD）

言語発達の問題に加え，ADHDが併存する場合，指導においてはその特性に応じた配慮が必要になる．ADHDの子どもは目の前の刺激に影響されやすいため，落ち着いて学習するためには余計な刺激を取り除くことが重要である．また，興味を引かない活動には注意が向きにくいため，興味を引く活動とあまり引かない活動を交互に行うなど，指導にメリハリをつける．そして指導中の声がけは「課題に戻ってください」などのように簡潔に行う．それから，逸脱した行動を頻繁に注意されると自尊感情を低下させやすいため，些細なことでも達成できた時に「いいですね，○○くん」のように肯定的なフィードバックを行うことも大切である．

4. 働きかけの諸技法

(1) 意味・統語重視の指導法（〈S-S法〉）

〈S-S法〉は言語行動を，記号形式－指示内容関係（記号と事物・事態との対応），基礎的プロセス（弁別・記銘・模倣産生などの基礎的能力），コミュニケーション態度（他者との相互交渉や機能の分化）の3側面から捉える[14]．言語未習得児において，単語の意味を理解できない場合，音声・身振りと事物の関係のみならず，事物と事物の関係も記号－指示関係と捉える．例えば，封筒とハサミとの機能的な対応づけなどである．事物の基礎概念は，機能的操作，ふるい分け，選択の順に進めていく．次の段階として，身振り記号の習得が目標となる．身振りを示して関係する事物を選択する理解と，提示された事物からそれを意味する身振りを産生する指導が行われる．その後に，音声記号の習得が目標となる．聞いた単語に相当する絵を選ぶ理解と，絵を見て語を表出する産生の指導が行われる．最後に統語レベルの指導が行われる．二語連鎖，三語連鎖，助詞の理解と産生の指導が行われる．

(2) 語用論的アプローチ

言語・コミュニケーションの指導・支援における語用論的アプローチには，対人的・伝達的な側面に焦点を当てるものや，ターン・テーキング，すなわち聞き手と話し手の役割交替や伝達の失敗の修復などの会話スキルに焦点を当てるものなどがある[15]．前者は例えば，手の届かないところに子どもが好きな玩具を置くなどの要求行動が生起しやすい場面を設定し，要求伝達の仕方を教示する指導などが行われる．後者は例えば，話を聞く際に相手の方を見たり相槌を打ったりなどの応答をすること，会話において話を終えたら間を置くこと，相手が話し始めたら話を聞くなど交互に話すこと，相手の話がわからない時に聞き返すことなどの会話スキルを教える．

(3) 拡大・代替コミュニケーション（AAC）

拡大・代替コミュニケーション（Augmentative & Alternative Communication：AAC）は，多様なコミュニケーション手段を活用し，参加を広げることを目的とする．ジェスチャーや身振りサインなど特別なツールを必要としない方法や，写真や絵カードなどのツールを使う方法がある．身振りサインとしては，特別支援学校などで知的発達症の子どもによく使われている**マカトン**（Makaton）があり，これは手話が簡略化されたものである．絵カードで意思伝達することを教えるAACの指導法としては，**PECS**（The Picture Exchange Communication System，絵カード交換式コミュニケーションシステム）がある．子どもが好きな物の絵カードを相手に手渡して相手から好きな物を受け取るというコミュニケーション形式を基本とする．PECSではコミュニケーションの相手を探し，その相手に向けて自発的にコミュニケーションを開始することに重点が置かれ，ASDの子どもの指導に適している．また，**VOCA**（Voice Output Communication Aids）と呼ばれる音声が表出される電子的コミュニケーション補助装置は，今日タブレット端末のアプリで使えるものが増え，利用が広がっている．

(4) TEACCHプログラム

TEACCHではASDの認知特性に配慮した支援が行われる．**構造化**はTEACCHの中心的な技法である[16]．課題を行う場所であるワークエリア，遊びの場所であるプレイエリア，次の活動への移行の中継場所であるトランジションエリアなど，特定の活動が行われる空間を視覚的にわかりやすく区分けする．また，何をどのような順序で行うかをスケジュールや手順表などによって示したり，開始と終了をわかりやすくしたりするなど，活動の見通しがもてるようにする．見ればわかるように環境を整えたり，課題遂行を促進するための視覚的な手がかりを提示したりすることを**視覚支援**という．

(5) 応用行動分析（ABA）

応用行動分析（Applied Behavior Analysis：ABA）はSkinner（スキナー）の学習理論に基づき，オペラント条件付けを現実の問題の解決に利用する臨床技術である．適応的な行動を増やすことや新しい行動を獲得することなどを目標とする．行動分析では，先行条件（弁別刺激）－行動（反応）－結果という3つの項目の関係から，行動の変化の要因を考える（三項随伴性）．行動の直後に本人の報酬になる結果が生じると行動は増え，事後に得られる報酬により行動が増えることを強化という．

(6) ソーシャルスキル・トレーニング（SST）

他者と良好な関係を築き，円滑な社会生活を送るために有用な技能をソーシャルスキルと呼ぶ．対人関係や社会的適応に問題を抱えている人に対してソーシャルスキルの獲得のために行われる訓練を**ソーシャルスキル・トレーニング**（Social Skills Training：**SST**）という．SSTは，教示，モデリング，リハーサル，フィードバック，般化からなる．教示は，目標とする行動の意義や方法を教えることである．モデリングは，目標とする行動の見本を示すことである．リハーサルは，繰り返し練習することで，ロールプレイがよく行われる．フィードバックは，目標とする行動が適切にできているかどうかのふり返りをする．般化は，指導場面で獲得した行動を日常生活の様々な場面で様々な人に対して行うことを目指す．

(7) インリアル・アプローチ

インリアル（INREAL）・アプローチでは，SOUL

(Silence：静かに見守る，Observation：よく観察する，Understanding：深く理解する，Listening：耳を傾ける）が原則とされ，子どもの発達レベルにあわせること，会話や遊びの主導権を子どもにもたせること，相手が始められるよう待ち時間を取ること，子どものリズムにあわせること，ターン・テイキング（やりとり）を行うこと，会話や遊びを共有しコミュニケーションを楽しむことなどが推奨されている[17]．子どもと大人のやりとりをビデオ録画し，子どもの意図が大人に適切に理解されているか，大人の意図が子どもに伝達されているかなどを，ビデオを見ながら検討し，効果的なコミュニケーションの方法を探ることがインリアル・アプローチの中心技法である．

5. 環境調整

(1) 言語環境調整

子どもの発達レベルやコミュニケーションニーズにあわない「ことばのシャワー」は，子にとってストレスになりがちである．コミュニケーションが心地よく楽しいと感じられる環境づくりがまず大切である．また，感覚の過敏さをもつ子どもの場合には，環境の中に子どもにとって強すぎる聴覚的，視覚的な刺激がないかなどを点検し，それを取り除いたり和らげたりすることの必要性を助言する．

(2) 保護者支援

ことばの遅れのある子どもに対し，保護者はことばの発達を促そうとするあまり，無理に教え込もうとしたり過剰に言い直させたりするなど，図らずも訓練的な関わりになってしまいがちである．子どもとうまく関われないことや上手に遊べないことに悩みを抱える保護者は多い．どのような発達レベルのどのような興味関心をもつ子どもに，どのような場面でどのように関わるかといったことや，音声言語だけでなく身振りや実物など子どもが理解できる手段でコミュニケーションすることなどを助言する．また，子どもの発達の問題を子育ての失敗と考えたり，そのような偏見をもたれたりして傷つく保護者も少なくない．保護者の話を傾聴し，心情を共感的に受け止めるカウンセリングマインドが支援者には求められる．

(3) 地域や多職種との連携

発達に遅れがある場合，地域の児童発達支援センターや通園施設での療育の他，放課後等デイサービスや学童保育などもよく利用される．子どもが居住する地域にあるこれらの支援の場・機関の間で連携がとられる必要がある．対象児に関わる専門家の多職種連携は重要であり，効果的な連携には他領域の専門職にも理解できるように専門用語はできるだけ平易に言い換えるなど，コミュニケーションの工夫がポイントになる．

●文献

1) 日本精神神経学会（日本語版用語監修），高橋三郎，大野　裕（監訳）：DSM-5-TR 精神疾患の診断・統計マニュアル，医学書院，2023.
2) Leonard LB：Children with Specific Language Impairment. MIT Press, Cambridge, Massachusetts, 1998.
3) Bishop DVM：Pragmatic language impairment：A correlate of SLI, a distinct subgroup, or part of the autistic continuum? Speech and language impairments in children：Causes, characteristics, intervention and outcome (Bishop DVM, Leonard L (ed)), Psychology Press, Hove, UK, 2000, pp99-113.
4) Bishop DVM, et al.：Phase 2 of CATALISE：a multinational and multidisciplinary Delphi consensus study of problems with language development：Terminology. *Journal of Child Psychology and Psychiatry*. **58**：1068-1080, 2017.
5) 麻生誠二郎：小児の発達・成長．小児科学・発達障害学　第3版（宮尾益知編），医学書院，2019，pp3-16.
6) 稲垣真澄：言語発達障害の医学的背景．言語発達障害学　第3版（深浦順一・他編），医学書院，2021，pp38-49.
7) Mervis CB, Bertrand J：Acquisition of the novel name-nameless category (N3C) principle. *Child Development*, **65**：1646-1662, 1994.
8) 伊藤敬市，藤野　博：特異的言語発達障害および発達性言語障害児に対する文法指導法の現状．東京学芸大学紀要 教職大学院，75，2024，pp89-104.
9) 天野　清：学習障害児に対する言語教育プログラム．聴能言語学研究，**10**：183-189，1993.
10) Baron LS, Arbel Y：An implicit-explicit framework for intervention methods in developmental language disorder. *American journal of speech-language pathology*. **31**：1557-1573, 2022.
11) National Research Council：Educating children with autism. National Academy Press, Washington DC, 2001.
12) 小枝達也・他：治療的介入2 鳥取大学方式．特異的発達障害：診断・治療のための実践ガイドライン（稲垣真澄編），診断と治療社，2010，pp50-54.
13) 熊谷恵子：「計算する・推論する」の指導．田中容子・梅永雄二・金森克浩（編）特別支援教育の理論と実践Ⅱ指導　第4版．金剛出版，2023，pp93-111.
14) 小寺富子：〈S-S法〉からみた言語発達遅滞．音声言語医学，**40**：372-377，1999.
15) 大井　学：語用論的アプローチによる言語指導．特殊教育学研究，**32**：67-72，1995.
16) 佐々木正美：自閉症児のためのTEACCHハンドブック，学研，2008.
17) 竹田契一，里見恵子：インリアル・アプローチ―子どもとの豊かなコミュニケーションを築く，日本文化科学社，1994.

（藤野　博）

2 小児の重複障害（脳性麻痺・重症心身障害など）

1 | 小児の重複障害

本稿では，複数の障害が合併した小児に関する近年の知見および支援の考え方について概説する．主に様々な障害を合併しうる脳性麻痺や重症心身障害についてまとめ，近年注目されている医療的ケア児についても簡単に触れる．

こうした子どもは，同じ疾患や診断名をもっていても一人ひとりの様相は大きく異なり，支援のあり方も個別のニーズに即したものでなくてはならない．支援を考えるにあたっては，対象となる子ども個人の機能にばかり注目するのではなく，ICF の考え方に沿って，対象児を取り巻く環境要因に対する評価やアプローチも非常に重要である．

1. 脳性麻痺

脳性麻痺は個別的に定義された疾患名ではなく，病因論的に多様な症状を含有する包括的な用語である[1]．わが国では「受胎から新生児（生後 4 週間以内）までの間に生じた，脳の非進行性病変に基づく，永続的な，しかし変化しうる運動および姿勢の異常である．その症状は満 2 歳までに発現する．進行性疾患や一過性運動障害，又は将来正常化するであろうと思われる運動発達遅延は除外する」とする定義が一般的である（厚生省脳性麻痺研究班，1968 年）[2]．

一方，近年国際的な専門家チームによって作成された定義では「脳性麻痺は，運動と姿勢の発達に永久的な障害があり，活動制限を引き起こすもので，発達中の胎児や乳児の脳に生じた非進行性の障害に起因する．脳性麻痺の運動障害は，感覚，知覚，認知，コミュニケーション，行動の障害や，てんかんおよび二次性の筋骨格系の問題を伴うことが多い」[3] とされている．この定義では，子どもの社会的予後に大きく影響する合併症について触れられている他，ICF の概念で説明される活動制限が脳性麻痺によって引き起こされることを明記している[1]．

2. 重症心身障害

重症心身障害は医学用語ではなく，福祉行政を施行するための用語である．「重度の知的障害及び重度の肢体不自由が重複している児童」と定義される（児童福祉法　第 7 条 2 項）．18 歳を超えたものについては法律上の規定はないが，重症心身障害児の受け入れを行っている医療型障害児入所施設が，療養介護事業所としても認可を受けて成人の受け入れも行っていることがほとんどであり，重症心身障害児（者）と表現されることが一般的である[4,5]．

重症心身障害児（者）の重症度の判定基準として，大島分類[6] が用いられることが多いが，医療の発展や近年の支援ニーズの多様化に対応するため，より実際の支援に応用しやすい横地分類[7] や富田分類[8] も提案されている．

3. 医療的ケア児

医療的ケアとは，「人工呼吸器による呼吸管理，喀痰吸引その他の医療行為」であり，「日常生活および社会生活を営むために恒常的に医療的ケアを受けることが不可欠である児童」を**医療的ケア児**と呼ぶ．

2 | 脳性麻痺

1. 発生率

脳性麻痺の平均発生率は，出生 1,000 人あたり 1.5 ～ 3.0 人と推定されているが，これは背景とな

表1　分娩前から分娩後における主なリスク因子[16]（文献16より一部改変）

分娩前		分娩時		分娩後	
脳奇形	13.4%	新生児仮死	50.2%	髄膜炎	1.7%
染色体異常	6.5%	胎便吸引症候群	3.0%	脳炎	1.3%
遺伝子異常	4.3%	頭蓋内出血	17.7%	乳幼児突発性危急事態（ALTE）	4.3%
先天性代謝異常	0.4%	低酸素性虚血性脳症	18.2%	虐待	0.4%
その他の先天異常	10.4%	脳質周囲白質軟化症	28.6%	その他の外傷	0.4%
子宮内感染	6.9%	脳梗塞	4.3%	その他の疾患など	10.4%
		呼吸窮迫症候群	26.4%		
		新生児一過性多呼吸	8.7%		

数字は各疾患の割合であり，重複している．
国際的には，危険因子を「妊娠前」「出生前」「周産期」「新生児期および乳児期」の４つの時期で捉える分類も提案されている[1]．

る危険因子によって変化しうる[1]．脳性麻痺の危険因子に早産や低出生体重が挙げられるが，例えば，妊娠28週以前に生まれた乳児では1,000人あたり111.8人，出生体重が1,000～1,499 gの乳児では1,000人あたり59.18人の発生率であるという報告がある[9]．また，1995年以降に出生した脳性麻痺児の有病率調査に対するメタ分析では，高所得国（日本も含む）の有病率は，2010年以降1,000人あたり1.6人であり，それ以前に比べて減少したことが示された[10]．

2. 危険因子

早産や低出生体重の他，多数の要因が指摘されている．近年では，従来重要視されてきた周産期の要因よりも，出生前の因子の方が脳性麻痺の発生により関与するという報告もある[11]．脳性麻痺の危険因子は，主に「分娩前」「分娩時」「分娩後」と大きく3つに分類できる（表1）．

3. 病型分類

脳性麻痺の病型は，筋緊張の異常と麻痺の身体分布によって分類されることが一般的である．筋緊張の異常による分類では，「痙直型」「アテトーゼ型」「失調型」「低緊張型」「混合型」など，麻痺の身体分布による分類では，「両麻痺」「片麻痺」「四肢麻痺」「対麻痺」などに分けられる（表2）．

表2　脳性麻痺の病型分類

筋緊張の異常による分類	
痙直型	筋緊張および腱反射が亢進し，自由に四肢を動かせず動きが少ない
アテトーゼ型	筋緊張の頻繁な変化が起こり，姿勢が定まらない．全身に症状が現れ，不随意運動が生じる
失調型	筋緊張が低下し，協調運動が障害され，震えが生じる
低緊張型	筋緊張が低下しており，抗重力姿勢が困難である
混合型	これらが様々に合併して生じる
麻痺の身体分布による分類	
両麻痺	上肢よりも両下肢の運動障害が強い
片麻痺	一側性の上下肢の運動障害で，上肢の麻痺が強い
四肢麻痺	上肢下肢ともに麻痺が強く，重症度が高い
対麻痺	両下肢にのみ麻痺が生じる

わが国では表2のような病型分類が用いられているが，欧州の脳性麻痺専門家による国際的調査プロジェクトチームであるSCPE（the Surveillance of Cerebral Palsy in Europe）は，病型を大きく3つのグループに分ける単純な分類を提唱している[12]．この分類では，脳性麻痺を痙性（片側または両側），運動障害（ジストニックまたはコレアテトーシス），運動失調の3つに分ける．痙性の分類が単純化され，上肢と下肢の運動障害の重症度をGMFCSやMACSなどを用いることで，症状に関する情報が得られる．

4. 特徴と合併症

脳性麻痺の臨床像は，運動障害がごく軽度で日常生活活動（ADL）にほとんど制限のないものから，生命維持のために持続的に医療的ケアが必要なものまで多様である．また，様々な合併症が伴うこともあり，一人ひとりの症状に応じた支援が必要である．

(1) 運動[13)]

姿勢反射の残存，筋緊張の異常（亢進・低下・動揺），四肢・体幹の筋緊張の不均衡，立ち直り反応やバランス反応などの正常な姿勢反応の獲得の遅れなどがある．異常姿勢や異常運動が日常的に繰り返され，それが習慣化することにより運動発達が偏る．さらに麻痺によって四肢・体幹の多様な動きが妨げられ，型にはまった常同的・強制的な動きに制限する．筋緊張の不均衡が関節に異常な力を与え続け，関節拘縮・脱臼・変形を引き起こし，進行性ではないものの重度化しやすい．

(2) 感覚

すべての脳性麻痺児に対して，聴覚や視覚，知的発達，言語発達，口腔運動機能を評価することが推奨される[14)]．

難聴の合併は定義や頻度にばらつきがあるものの，中等度から高度難聴で4～13%，重度難聴で2～12%という報告がある[15)]．また，新生児医療の進歩により増加した超低出生体重児では，難聴の合併率が高いことが指摘されている[16)]．

視覚障害では，屈折異常や弱視などの視力の障害，斜視などの眼位の障害，視神経萎縮，随意的な眼球運動障害などがみられる．さらに，頭頸部や体幹が安定しないため，対象物に視線を向け，注視し続けながら手を伸ばすといったことが困難で，視覚経験や目と手の協調運動が制限されやすい．

(3) 知的発達[13)]

正常範囲から重度まで重症度は多様である．脳性麻痺に知的発達症（知的能力障害）を合併する子どもは40～65%と推定されている[1)]．日本3県における悉皆調査では79.7%との報告[17)]があるが，調査方法の違いが影響していると考えられる．知的発達症の有無と重症度は，脳の病変部位と広がりをある程度反映している．痙直型の場合，運動障害が重度である四肢麻痺では知的発達症も重度であることが多く，両麻痺では知的発達症が軽度または正常であることが多い．片麻痺では知的発達症が正常から重度まで幅がある．アテトーゼ型では知的能力はあまり影響を受けないとされるが，運動障害が重度であると知的能力の評価は難しい．

また，てんかんを合併する場合，知的発達症も併せもつ可能性が高いことが指摘されている[18)]．てんかんの合併は多く，わが国では41.1%に合併するという報告がある[17)]．

脳性麻痺児は脳に病変がありながら発達していくという背景から，能力に不均衡が認められることがある．特に**脳質周囲白質軟化症（PVL）**による痙直性両麻痺は，言語性知能と動作性知能の乖離があることが知られている．PVLでは視覚認知に障害が現れやすく，言語性知能に比べて動作性知能が低下することが多い．

(4) 言語発達[13)]

言語発達には，感覚・知覚・認知の歪みや，知的発達の遅れ，発声発語器官の運動障害のみならず，社会性発達の遅れや歪み，運動機能の制限による経験の偏りや不足，養育者の関わり方を含む環境要因などが複雑に絡み合い影響する．言語発達に問題のないものから言語発達障害が重度で言語理解が全くできないものまで様々である．

(5) 発話[13)]

発話には，呼吸およびそれに伴う喉頭運動，口蓋帆咽頭の運動，構音運動が複雑に連動する．脳性麻痺はこれらに障害をもつことが多く，発声，共鳴，構音，プロソディ，流暢性の異常として発話症状が現れる．

低緊張による円背や，過緊張による体幹の伸展傾向は，胸郭の可動性を低下させ，十分な呼気が得られにくく，発声は途切れがちである．また，発声の随意性は低下し，特に過緊張があると，絞り出すような努力性の声になりやすい．

痙直型では，構音時に歪み音が多いが，構音の誤りに一定の傾向がある場合には，聞き手が慣れれば聞き取りやすい．片麻痺では声の問題はないが，構音障害がみられることがある．四肢麻痺では努力性の発声がみられ，ゆっくりとした抑揚の少ない単調な話し方となる．

アテトーゼ型では，不随意運動の影響で呼吸・

発声のリズムが不規則に崩れ，起声困難や爆発的発声がみられることがある．声の大きさや高さが浮動的に変化し，努力性の発声がみられる．

失調型では，低緊張により十分な声量が得られず，声のピッチが揺れることがある．構音は不明瞭で，ゆっくりした単調な話し方や断綴性発話（一音一音を区切った話し方）を認め，爆発的発声を伴うこともある．

（6）摂食嚥下[13]

四肢麻痺を中心に摂食嚥下障害が生じる．口腔の哺乳反射が離乳期にも残存したり，口，鼻呼吸の分離が進まないと，随意的な口唇での取り込みや，下顎・舌・口唇の協調運動としての咀嚼に影響を与えたりする．また，緊張性の咬反射や舌突出などが摂食を困難にする．自立した摂食が困難で介助されて摂食する人の場合には，介助のタイミングのずれや不適切な関わりが，むせこみや摂食拒否の原因となることがある．

3｜重症心身障害

1．発生率と危険因子

重症心身障害児（者）の有病率は，1,000 人あたり 0.3 人程度と推計されている[4]．重症心身障害は「重度の知的障害及び重度の肢体不自由が重複」していると定義されるため，前述した脳性麻痺も多く含まれる．

発生数は医療の進歩により増加しており，以前は低出生体重児や重症仮死産などにより死亡していたものを救命できるようになったことが関連していると考えられている[19]．また，脳性麻痺の定義に当てはまらない後天的な疾患や外傷によって障害を負ったものも重症心身障害となる場合がある．脳炎などの外因性障害，てんかんなどの症候性障害に加え，幼児期の溺水事故や交通事故の後遺症，虐待に起因するものも多くなっている[20]．

2．特徴

知的発達症と肢体不自由の重複以外に様々な疾患や障害が合併し，臨床症状は多岐にわたる．舌根沈下や喉頭・気管軟化症などによる気道閉塞や狭窄がある場合には，気管切開や経鼻咽頭エアウェイなどの医療的ケアが必要となる．また，嚥下障害による誤嚥性肺炎への対応として，経鼻経管栄養，胃瘻の増設，気管喉頭分離術などが挙げられる．重症児（者）の 60～70％にてんかんが合併し，難治性であることが多い[19]．

4｜医療的ケア児

1．発生率と危険因子

近年，母親の出産時平均年齢は上昇しており，ハイリスク妊産婦，ハイリスク新生児の割合が増加している．一方で，周産期医療，小児医療の進歩によって，NICU での高度な新生児集中治療が行われるようになった．急性期を脱した後も，呼吸器管理などの医療的ケアが必要な状態で，在宅に移行する子どもが急増している[22,23]．

2017 年に，20 歳未満では 1,000 人あたり 0.7 人が医療的ケア児に該当すると報告されている[20]．2018 年には，過去 10 年で医療的ケア児は 2 倍となり，そのうち人工呼吸器を使用する子どもは 10 倍以上に増加している．特に 0～4 歳までの増加が顕著である[21]．

2．特徴

医療的ケア児の 60～70％は重症心身障害児であるとされるが，一方で，運動障害が軽度で知的発達も比較的良好の者や，運動障害は重度であっても知的発達症が軽度もしくは知的発達に問題のない者も存在する[22]．運動障害および知的発達が比較的良好な児は「動ける医療的ケア児」と呼ばれ，生活年齢や発達年齢に応じた集団生活の場や学習環境の検討が必要である〔「Column 医療的ケア児支援法」（321 頁）参照〕．

5｜評価

ここでは脳性麻痺および重症心身障害に焦点を当て，評価について概説する．それぞれ臨床症状は多様であり，また，小児期は発達的な要因が重なるため，ライフステージにより支援の優先度は異なる．さらに，ICF の考えに沿えば，環境因子としての家族，所属集団，住んでいる地域住民が，子どもの症状や疾患をどのように捉えているのかによって支援のあり方も変化する．そのため，多様かつ包括的な視点で評価を行い，支援につなげる必要がある．評価に使用されるツールは，どの支援者が用いても，どの地域であっても，共通した視点で評価できるものでなくてはならない．

1. 運動面の評価

運動障害の重症度を評価するために，様々な尺度が開発されている．GMFCS（gross motor function classification system，粗大運動能力分類システム）は，最も一般的な運動機能評価尺度であり，子どもの移動能力を中心とした粗大運動の機能を5段階に分類する．GMFM（gross motor function measure，粗大運動能力尺度）は，粗大運動の継時的な変化や治療，リハビリテーションの効果を判定するために開発された評価尺度である．MACS（manual ability classification system，手指操作能力分類システム）は，上肢の運動機能を評価する尺度である．これらは，脳性麻痺児の運動能力の臨床像を，異なる立場の支援者間で共有するために活用できる．

2. 聴覚の評価[13)]

新生児聴覚スクリーニングの普及率が向上し，難聴は生後早期に発見，対応されるようになった．しかし，脳性麻痺児や重症心身障害児では，周産期および新生児期に救命治療が優先され，聴覚評価が十分に行われていなかったり，対応開始が遅れたりする可能性がある．自覚的検査における応答方法の工夫や，認知発達レベルに応じた適切な検査方法の検討など，言語聴覚士の役割は大きい．自覚的聴覚検査が困難な場合には，ABR や ASSR などの他覚的聴覚検査の結果は重要な情報となる．しかし，他覚的聴覚検査で無反応の場合でも，BOA や COR で反応がみられることがあり，日常的な聴性行動の把握は必須である．

3. 発達面および知的能力の評価[13)]

発達全体を評価するものとして，遠城寺式乳幼児分析的発達検査，新版 K 式発達検査，Bayley-Ⅲ乳幼児発達検査，KIDS 乳幼児発達スケールなどがある．知的能力の評価には，WISC などの知能検査や，K-ABC Ⅱや DN-CAS などが用いられる．

4. 言語・コミュニケーション面の評価

言語聴覚士は，重複障害児の臨床において言語・コミュニケーション面の評価と支援に重要な役割をもつ．

脳性麻痺児は，乳幼児期より言語やコミュニケーションの発達に遅れを生じる．知的発達が比較的順調な場合でも，運動や姿勢の異常による表出制限は言語コミュニケーションの発達に影響を及ぼす．また，わが子に障害があること知らされた保護者の心理的なショック，それに続いて生じる育児上の不安や焦り，悲しみ，時には「この子を自立させなければならない」という強い使命感も，子どもの言語やコミュニケーションの発達に影響するかもしれない．

運動機能の制限ゆえに，言語発達やコミュニケーション発達の段階を適切に評価することは難しく，子どもを取り囲む支援者の間で正しく情報共有するためには，工夫と努力が必要である．言語聴覚士は，その専門性で子どもの発達段階を正しく評価し，子どもを取り囲む環境内で，統一された適切な言語発達支援が行われるようコーディネートする役割をもつ．

発話の評価[13)]では，全身の異常な筋緊張や異常姿勢が呼吸や発声発語に影響するため，配慮を要する．頭頸部のコントロールや胸郭の可動性を高めるような姿勢は，呼吸や発声発語しやすくするため，理学療法士や作業療法士と連携し，安定した姿勢の確保に努める．発声では，発話明瞭度に影響する声の大きさや開鼻声の有無などを評価する．構音では，発話時の姿勢も含めた情報を記録する．会話が可能な場合は，会話明瞭度の評価を行う．

言語発達の評価[13)]では，問診票や行動観察などから大まかな言語発達の段階を判断する．直接評価を行う場合は，上肢の運動障害や視知覚認知，課題の難易度などに基づき，安定した姿勢を確保し，図版の配置，選択の際の応答方法（視線，yes-no，指差しなど），検査課題の順番，制限時間などを設定する．言語検査としては，PVT-R や〈S-S 法〉言語発達遅滞検査，LC-R などがある．

脳性麻痺児，重症心身障害児のコミュニケーション行動全般を評価して情報共有する手法として，わが国では富田分類が提案されている[8]．これは，子どものコミュニケーションを Bates（ベイツ）らの発達段階[24]で分類し，さらに移動能力との2軸で子どもの発達状況を理解しようとするものである．各コミュニケーション段階に関連して，拡大・代替コミュニケーション（AAC）などの具体的支援への提案もなされているため，現場では使いやすい（図1）．

一方海外では，脳性麻痺児の言語コミュニケーション面の評価を国際的に標準化しようとする動きが出てきている．SCPE は，脳性麻痺児の発話明瞭度を評価するためにバイキング・スピーチ・スケール（Viking Speech Scale）を，さらに広範なコミュニケーション能力を評価するために CFCS（Communication Function Classification System，脳性麻痺児・者のコミュニケーション機能分類システム）もしくは FCCS（Functional Communication Classification System）を使用することを推奨している[25]．このうち，CFCS は日本語版が公開され[26]，妥当性と信頼性の検証がなされている[27]．

コミュニケーション能力				
言語期	13	14	15	16
命題伝達段階	9	10	11	12
意図的伝達段階	5	6	7	8
聞き手効果段階	1	2	3	4
移動能力	寝たきり	床移動可能	車椅子移動	歩行

命題伝達段階	子どもが大人に対して，意味のある言語を用いてコミュニケーションを行う
意図的伝達段階	子どもが大人に対して，意図的に非言語的な表出（身振り，指差し，提示，視線，発声など）を用いてコミュニケーションを行う
聞き手効果段階	子どもの情動表出や発声，動き，視線の変化などに対して，大人が伝達意図があるものとして反応を返すことでコミュニケーションが成立する

図1　富田分類[8]と Bates のコミュニケーション発達段階（文献8より一部改変）

5. 摂食嚥下の評価

摂食時の呼吸状態，姿勢，哺乳反射などの口腔反射の有無，摂食機能やコミュニケーションの発達段階，食形態，過敏の有無などについて評価する．子どもへの摂食障害へのアプローチでは，機能障害や発達段階の分析と同時に，保護者の関わり方も検討する．

6 | 支援

わが子に障害があると診断された保護者は，子どもの心身の機能が少しでも改善し「普通」に近づくことを願う．それは親として当然尊重されるべき願いである．その願いに少しでも応えることこそが専門家の役割であるという意識や医療パターナリズム，「努力」「がんばること」が美徳とされる社会文化などが相まって，療育やハビリテーションは機能訓練によって障害を克服することを重視する時代が長く続いた．

しかし，2001 年に WHO で採択された ICF の概念に代表されるように，障害は個人因子と環境因子との相互作用の中にあり，障害児本人の機能を改善させることのみが専門家の役割ではないことが明示されるようになった．療育やハビリテーションの目的は，子どもを取り巻く人的環境，物理的環境，制度的環境の変容も含め，本人がよりよく成長していくための発達支援へと変化してきた．

脳性麻痺や重症心身障害は，生涯にわたって続く障害である．障害そのものの治癒は多くの場合不可能であり，個人内の機能改善ばかりに焦点を当てた治療・訓練は，かえって自立を妨げ，QOL を下げる可能性も孕んでいる．

本人だけでなく，子育ての中心となる保護者や家族，集団生活を過ごす保育所や幼稚園・療育機関・学校などの支援者（保育士，指導員，教員など）も対象とし，子どもを取り巻く環境全体に対するアプローチが必要である．そして，障害のある子どもやその家族に努力や負担を強いるのではなく，その地域社会の問題として，子どもをどのようにサポートしていくかを考えていく発想が重要である．

各障害における機能面への具体的アプローチは他書に譲り，ここでは支援の基本的な考え方を述べる．

1. 運動障害への支援

理学療法士や作業療法士が専門とする移動支援や ADL 支援についても言語聴覚士は重要な役割を担う．移動や ADL の支援を考える際には，機能的側面だけでなく「何のために」移動し，「何のための」日常生活動作なのかを子どもの気持ちに沿って考える視点が重要である．乳幼児にとっては，それぞれの認知発達に応じた「楽しみ」のために移動し，生活動作を獲得していくべきであるし，学童期，青年期以降の場合には「どう生きたいのか」「どのように暮らしたいのか」という本人，家族の思いによって支援は変化しうる．言語聴覚士は，対象となる子どもの認知や言語コミュニケーションをよく理解し，思いを表現するための通訳者としての役割を担うことができる．

2. 聴覚障害への支援

たとえ重度の重複障害があっても，難聴が確定した場合には，できる限り早期に聴覚補償を行う．脳性麻痺や重症心身障害は臨床症状の複雑さゆえに聴覚評価は非常に難しく，ABR などの他覚的聴覚検査と実際の聴性行動に乖離がみられることもある．言語聴覚士は，丁寧な観察と相互交渉を重ねながら子どもの聴性行動を評価し，補聴器や人工内耳を検討するための情報を提供する．

ただし，特に乳幼児期には，生命を維持するための医療的ケアや，保護者の身体的・心理的な負担，子ども自身の感覚異常（過敏など）を考慮し，子どもの日常生活全体の中で何を優先するのかを包括的に考える必要がある．小児の聴覚補償の目的は，言語発達やコミュニケーション発達の基盤となる他者との心地よい相互交渉を経験することである．聴覚の機能改善のみに着目して，かえってこの目的を損なうことのないよう心がける．

3. 摂食嚥下障害への支援

安全な摂食姿勢の確保と食事介助の仕方，摂食機能の発達段階に合わせた食形態の調整，コップやスプーンなど食具への配慮などが必要である[13]．

摂食機能の改善を目的とする支援では，食事場面がつらい，苦痛の場にならないことが何よりも重要である．子どもにとって食事は保護者や介助者をはじめとする他者とのコミュニケーションの場，楽しみの場でもある[13]．一方で，経口摂取は保護者にとって切なる願いであり，それを獲得することは医療的ケアを軽減させ，家族の負担を減らすことにつながる．しかし「口から食べる」ことに強い思いをもつあまり，家庭で過度にがんばらせたり，食事に過剰な時間をかけることにより，かえって乳幼児期に保証されるべき楽しく，心地よいコミュニケーションの場，親子の愛着形成の場が阻害されてしまうこともある．

言語聴覚士は，摂食嚥下機能の専門性をもつからこそ，子どもの生活全般と発達予後を見据え，包括的な視点で支援を行う必要がある．

4. 能動的なコミュニケーションを育むための発達支援

脳性麻痺や重症心身障害をもつ子どもは，運動障害，知的発達の程度，多彩な合併症が複雑に影響しあい，多様なコミュニケーションの形態をとる．音声言語でやりとりが可能な者もいれば，AAC を用いての要求や報告が可能な者，表情変化や視線の動き，発声，四肢の動きや緊張の変化など，関わり手の推測を加えなければ意思が読み取れない者もいる．言語聴覚士は，子どもの機能面，そして，子どもを取り囲む人的，物的環境を総合的に評価しながら，どのような関わりであればより確実な相互交渉が引き出せるかを考える．

特に運動障害や知的発達症が重度の子どもへの支援を考えるにあたっては，子どもが能動的に他者とコミュニケーションをとろうとしているかどうかを評価することが重要である．障害が重度ゆえに日常的に手厚いケアを受けることで，日々の関わりはすべて周囲から始発され，本人が自分から能動的にコミュニケーションをとって環境を変化させていく経験に乏しいことが多い．

その際，定型発達児のコミュニケーション発達段階を踏まえると整理しやすい．Bates らの発達段階（図 1）は，重度のコミュニケーション障害の子どもの発達支援を考える際に参考となる．

（1）発達段階に応じた支援の考え方

聞き手効果段階では，子どもが表出する無意識的な表情変化や動きなどに大人の側が反応を返し，行動に意味づけを行うことで，子どもの能動的コミュニケーションを引き出せるよう関わっていく．この時期は，子どもが快と感じられる活動（例えば，歌唱，抱き揺らし，身体接触遊びなどの感覚的な遊び）を中心に展開する．家族や他職種と丁寧に情報交換しながら，子どもが確実に楽しめる活動を掘り起こし，考案し，繰り返し実施していくことが必要である．繰り返し遊びを子どもが確実に楽しめるようになったら，成立したルーティンの中のタイミングをずらしたり，変化をつけたりして，子ども側から「もっとやって！」「違うよ！」などの意図をもった能動的表出を引き出す．

意図的伝達段階以降は，子どもの認知発達や運動能力を考慮してコミュニケーション手段を検討していく．発声や発語をコミュニケーション手段とする場合もあれば，身振りやサイン，絵カードや写真カード，VOCA（Voice Output Communication Aid，音声発信型コミュニケーションエイド）などの AAC を活用する場合もある．知的発達が保たれている場合には，タブレットなどの ICT を用いて子どもの考えや気持ちを表出する方法を模索していくことも重要である．また，個人音声合成の技術が発展し，発話困難な脳性麻痺児の発声を変換し「自分の声」として合成音声として出力することもできるようになりつつある[28]．これらは，どれか一つではなく様々な方法を組み合わせて使用することを検討する．

（2）コミュニケーション発達を促すための支援と連携

言語とコミュニケーションは，子どもの生活全般を通して発達していく．月に数回程度の個別ハビリテーションで劇的に言語コミュニケーションが伸びることはない．むしろ日々の家庭での生活行為，集団の場で繰り返される活動など，当たり前の「暮らしの楽しみ」の中でいかに質の高いコミュニケーション発達支援を提供できるかが重要である．そのため言語聴覚士は「個別訓練」の枠や，「医療」「教育」「福祉」といった分野の枠を超えて，子どもを取り囲むコミュニケーション環境を積極的にコーディネートしていく役割を担うことが求められる．

保護者，家族はもちろん，日々の生活に携わる保育士や指導員，学校教諭などと積極的に連携をとる．その際，保護者・支援者の関わり方や指導方針に批判的，指導的な立場をとるのではなく，現状行われている関わりが子どものどの側面を伸ばしているのかを整理し，どのような視点が加わると子どもの QOL がさらに向上するのかを共に考える協働の姿勢をとる．

AAC の検討を含め重複障害児のコミュニケーション手段支援を検討する際，その支援が何を目的としているのか，大きく 3 つのカテゴリーに分けて考えると整理しやすい（図 2）．養育者や支援者は子どもへの愛情，そして自立を願う気持ちゆえに「指示・見通し」を目的としたコミュニケーション支援に偏っている場合が多い．また，「要求」の支援では，大人からコミュニケーションを開始して，子どもに応答させる手続きをとっていることがよくみられる．これらは重要なスキルではあるが，言語発達を考える際には，子どもが「伝えたい」という気持ちをもとに，自発的，能動的にコミュニケーションを開始できるよう支援を組み立てることが必要である．子どもの普段の生活の中で，能動的な要求行動ができるような場面や，自発的に他者と共感を求めることができるような場面がないか情報をもち寄る．本人にとって当たり前のルーティンになっていることや，情動を動かすような楽しい活動は，そのきっかけになる．それらが見当たらない場合には，まずは「この子が楽しいと感じるのはどんな活動だろうか」ということを軸に支援を考え，チームでシェアしていく．日常的な楽しい活動をまず保障し，そこにコミュニケーション手段の検討を加えていく．これはどのようなAACを用いる場合でも，音声言語を使用できる場合でも，共通である．

(3) 家族支援

支援を進めるにあたり，家族の障害理解や心理的支援は重要な要素となる．家族会などのピアカウンセリングの場は，保護者をはじめとする家族の心理的支援に大きな効果をもたらす．また，知的発達が比較的順調な場合には，本人の障害理解に対する支援も必要となる．これらは，「障害について理解させ，受容を促す」という視点でのトップダウン的な支援ではなく，日常的な課題達成，集団活動やピアグループへの参加による楽しい経験，社会参加での成功体験などを基礎として，ゆっくり達成されていく場合が多い．この点からも，乳幼児期から続くそれぞれのライフステージにおいて，障害があっても楽しく社会参加できることを目指した支援を考えていくことが重要である．

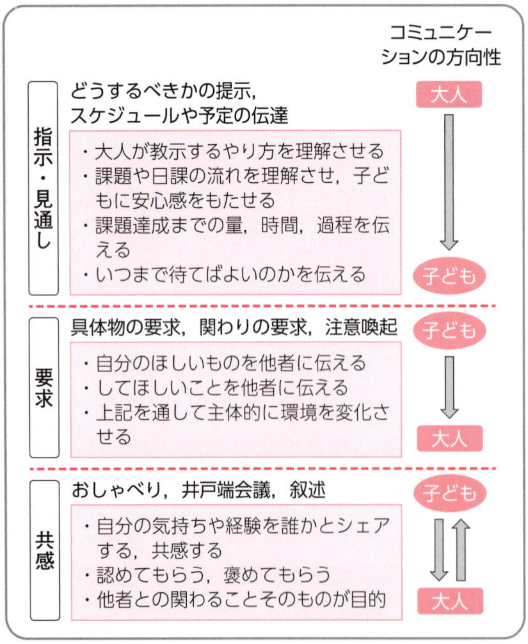

図2 コミュニケーション支援を考える際の3つのカテゴリー

●文献

1) Małgorzata S et al：Cerebral Palsy：Current Opinions on Definition, Epidemiology, Risk Factors, Classification and Treatment Options. *Neuropsychiatr Dis Treat*, **16**：1505-1518, 2020.
2) 厚生省：厚生省特別研究「脳性小児麻痺の成因と治療に関する研究」．昭和43年度第2回班会議，1969.
3) Rosenbaum P et al：A report：the definition and classification of cerebral palsy. *Dev Med Child Neurol*, **109**：8-14, 2007.
4) 岡田喜篤：世界唯一の重症心身障害児医療福祉の今日的意味．日本重症心身障害学会誌，**38**(1)：3-9，2013.
5) 望月葉子：重症心身障害児（者）の移行医療．神経治療，**39**(2)：78-83，2022.
6) 大島一良：重症心身障害の基本問題．公衆衛生，**35**：648-655，1971.
7) 横地健治：「改訂大島分類横地案」記載マニュアル．重症心身障害の療育，**3**：245-246，2008.
8) 富田麻太郎：富田分類から学ぶ障害の思い子どもへのコミュニケーション支援：いつでも・どこでも・誰でも・すぐにできる，学苑社，2022.
9) Oskoui M et al：An update on the prevalence of cerebral palsy：a systematic review and meta-analysis. *Dev Med Child Neurol*, **55**(6)：509-519, 2013.
10) Sarah M et al：Global prevalence of cerebral palsy：A systematic analysis. *Dev Med Child Neurol*, **64**：1494-1506, 2022.
11) Reddihough D, Collins KJ：The epidemiology and causes of cerebral palsy. *Aust J Physiother*, **49**(1)：7-12，2003.
12) Cans C et al：SCPE Collaborative group. Recommendations from the SCPE collaborative group for defining and classifying cerebral palsy. *Dev Med Child Neurol suppl*, **109**：35-38, 2007.
13) 齊藤吉人：小児の重複障害（脳性麻痺・重症心身障害など）．言語聴覚士テキスト 第3版，医歯薬出版，2018.
14) Ashwal S et al：Practice parameter：diagnostic assessment of the child with cerebral palsy：report of the Quality Standards Subcommittee of the American Academy of Neurology and the Practice Committee of the Child Neurology Society. *Neurology*, **62**：851-863, 2004.
15) Susan MR et al：A population-based study and systematic review of hearing loss in children with cerebral palsy. *Dev Med Child Neurol*, **53**：1038-1045, 2011.
16) 加我君考・他：脳性麻痺に伴う感音性難聴の原因と補聴器，人工内耳による支援．重症心身障害の療育，**7**(1)：9-17，2012.
17) 公益財団法人日本医療機能評価機構 脳性麻痺児の実態把握に関する疫学調査プロジェクトチーム：脳性麻痺児の実態把握に関する疫学調査報告書，2018.
18) Reid SM：Intellectual disability in cerebral palsy：a population-based retrospective study. *Dev Med Child Neurol*, **60**(7)：687-694, 2018.
19) 中川栄二：重症心身障害児のリハビリテーション医療．リハビリテーション医学，**57**：617-622，2020.
20) 厚生労働省障害者政策総合研究：「医療的ケア児に対する実態調査と医療・福祉・保健・教育等の連携に関する研究」平成29年度研究報告書，2017.
21) 厚生労働省障害者政策総合研究：「医療的ケア児に対する実態調査と医療・福祉・保健・教育等の連携に関する研究」平成30年度研究報告書，2018.
22) 公益財団法人日本訪問看護財団：学校における医療的ケア実施対応マニュアル．文部科学省令和元年度学校における医療的ケア実施体制構築事業，2020.
23) 中村和夫：医療的ケア児に対する省に在宅医療の現状と将来像．*Organ Biology*，**27**(1)：21-30，2020.
24) Bates E et al：The acquisition of performatives prior to speech. *Merrill-Palmer q*, **21**(3)：205-226, 1975.
25) Virella D et al：Classification systems of communication for use in epidemiological surveillance of children with

cerebral palsy. *Dev Med Child Neurol*, **58**：285-291, 2016.
26) 清野緒珠・他：脳性麻麻痺児・者のコミュニケーション機能分類システム．http://cfcs.us/wp-content/uploads/2018/11/CFCS_Japanese.pdf（2024 年 1 月 12 日閲覧）
27) Nishibu H et al：Psychometric evaluation and distribution of classification systems in children with cerebral palsy in Japan. *J Pediatr Rehabil Med*, **16**(1)：223-233, 2023.
28) 国立研究開発法人新エネルギー・産業技術総合開発機構：障害のある話者の声で明瞭な発音を生成する技術を開発．https://www.nedo.go.jp/news/press/AA5_101537.html（2024 年 1 月 15 日閲覧）

（遠藤俊介）

Column 医療的ケア児支援法

2021 年に国会において「医療的ケア児及びその家族に対する支援に関する法律（医療的ケア児支援法）」が施行された．この法律の基本理念には，「医療的ケア児及びその家族に対する支援は，医療的ケア児の日常生活及び社会生活を社会全体で支える」こと，「医療的ケア児が医療的ケア児でない児童と共に教育を受けられるよう最大限に配慮」すること，そのために一人ひとりの子どもの状況に応じて「医療，保健，福祉，教育」を担う関係機関が連携して切れ目のない支援を行うこと，そして居住する地域にかかわらず「医療的ケア児及びその保護者の意思を最大限に尊重」しなければならないことが明記されている．これらを叶えるために，国や地方自治体が必要な施策を実施するための責務を負うことも示された．

それまで在宅の医療的ケア児は，呼吸管理や喀痰吸引などの医療行為が必要であることから，社会参加が非常に制限されてきた．保育所や幼稚園はもちろん，療育サービスを提供する施設であっても，医療的ケアを実施できる看護師などのスタッフがいないため，受け入れを拒否せざるを得ない状況であった．また，たとえ知的に正常で，運動機能が保たれていたとしても，医療的ケアがあるという理由だけで，看護師が在職している肢体不自由支援学校しか入学できない地域があった．就学後も送迎バスを利用することができず，片道 1 時間以上の距離を保護者が毎日送迎したり，学校種別によっては終日校内に保護者が付き添ったりしなければならないなど，保護者に過度の負担がかかっていた．重度重複障害の場合は，夜間の吸引や呼吸管理の必要などから，保護者の睡眠時間が極端に短くなってしまう状況や，母親が自身の復職や社会参加を犠牲にして子どもに四六時中付き添わなければならない状況があった．

この法律によって，社会参加が制限されたり，保護者に過度の負担がかかったりしないよう，行政が責任をもって必要な措置を行うことが期待される．しかし，実際の地域の現場では，看護師などの専門職の人材不足により，すべての子どもと家族に適切な支援が行きわたっていないのが現状である．

言語聴覚士は，医療的ケア児の呼吸や発声，摂食嚥下，コミュニケーションに関して専門的なアセスメントを実施することができ，社会参加を望む子どもとその家族にとって最適な支援方法，もしくは新しい支援の工夫を提案できる専門職である．医療的ケア児は年々増加しており，彼らの社会参加のために言語聴覚士の活躍が期待される．

（遠藤俊介）

Column 難聴の遺伝子診断

感音難聴に関連する遺伝子は100以上存在するといわれている．難聴の原因診断として用いる健康保険適用の遺伝学的検査としては，まず先天性難聴の遺伝学的検査として日本人に頻度の高い13遺伝子46バリアントの網羅的解析を行う．検査法が確立され[1]，2012年から健康保険の対象となった．2015年からは19遺伝子154バリアントに対象が拡大され，さらに2024年9月からは51遺伝子1,140バリアントの解析が可能となった．また，40歳未満に発症し進行性が特徴である若年発症型両側感音難聴の遺伝学的検査も可能であり，当初は7遺伝子が検査対象だったが，現在は11遺伝子が対象となっている．

これらの健康保険適用検査の基礎となっている共同研究の成果として，全国から集められた10,047検体を用いて既知の63遺伝子について解析した結果をUsamiらが2022年に報告し，全検体のうち38.8％で原因遺伝子が同定された[2]．その内訳は*GJB2*遺伝子が最も多く，続いて*CDH23*遺伝子，*SLC26A4*遺伝子，*STRC*遺伝子が多く認められた．

発症年代別で結果をみると，5歳以下では49％で原因遺伝子が同定され，*GJB2*遺伝子，*SLC26A4*遺伝子，*CDH23*遺伝子が多く認められた[2]．若年発症型両側性感音難聴に大部分が当てはまる6歳以上40歳未満の発症では，*KCNQ4*遺伝子，m.3243A＞Gバリアント，*GJB2*遺伝子，*CDH23*遺伝子が多くみられ，同定率は39％であった．40歳以上の発症でも18％で原因遺伝子が同定されており，最も多い原因遺伝子は*CDH23*遺伝子であった[2]．

また，難聴の重症度別分類では，高度・重度難聴では*GJB2*遺伝子，*CDH23*遺伝子，*SLC26A4*遺伝子が多いのに対して，中等度難聴では*GJB2*遺伝子，*STRC*遺伝子，ミトコンドリア遺伝子m.3243A＞Gバリアント，軽度難聴では*GJB2*遺伝子，*KCNQ4*遺伝子，*WFS1*遺伝子が多いことが示された[2]．

難聴の原因診断が得られる時，研究レベルでは遺伝子治療が成果を上げつつあるが，まだ臨床的に治療には結びついていない．そのような現状での難聴原因診断のメリットとしては，まず適切な介入方法・治療方法の選択ができることが挙げられる（例：*GJB2*遺伝子バリアントでは人工内耳装用の効果が高い[3]）．さらに難聴の進行度予測（例：*GJB2*遺伝子バリアントは非進行性症例が多い[4]），合併症状の発症予測（例：先天性重度難聴における*MYO7A*遺伝子バリアントは網膜色素変性症の発症に配慮する），難聴の進行や発症を予防する（例：m.1555A＞Gバリアント患者にはアミノ配糖体系抗菌薬を用いない）などがある．

このように難聴原因遺伝子を同定することで，遺伝カウンセリングを通して個々の患者に最も適した治療方針を示すことが可能であり，今後の原因別個別化医療に有用なツールとなると考えられる．

●文献

1) Abe S, et al.：Application of deafness diagnostic screening panel based on deafness mutation/gene database using invader assay. *Genet Test*, **127**(12)：1292-1297, 2007.
2) Usami SI, Nishio SY：The genetic etiology of hearing loss in Japan revealed by the social health insurance-based genetic testing of 10K patients. *Hum Genet*, **141**(3-4)：665-681, 2022.
3) Fukushima K, et al.：Better speech performance in cochlear implant patients with GJB2-related deafness. *Int J Pediatr Otorhinolaryngol*, **62**(2)：151-157, 2002.
4) Tsukada K, et al.：A large cohort study of GJB2 mutations in Japanese hearing loss patients. *Clin Genet*, **78**(5)：464-470, 2010.

（石川浩太郎）

Ⅷ 聴覚障害学

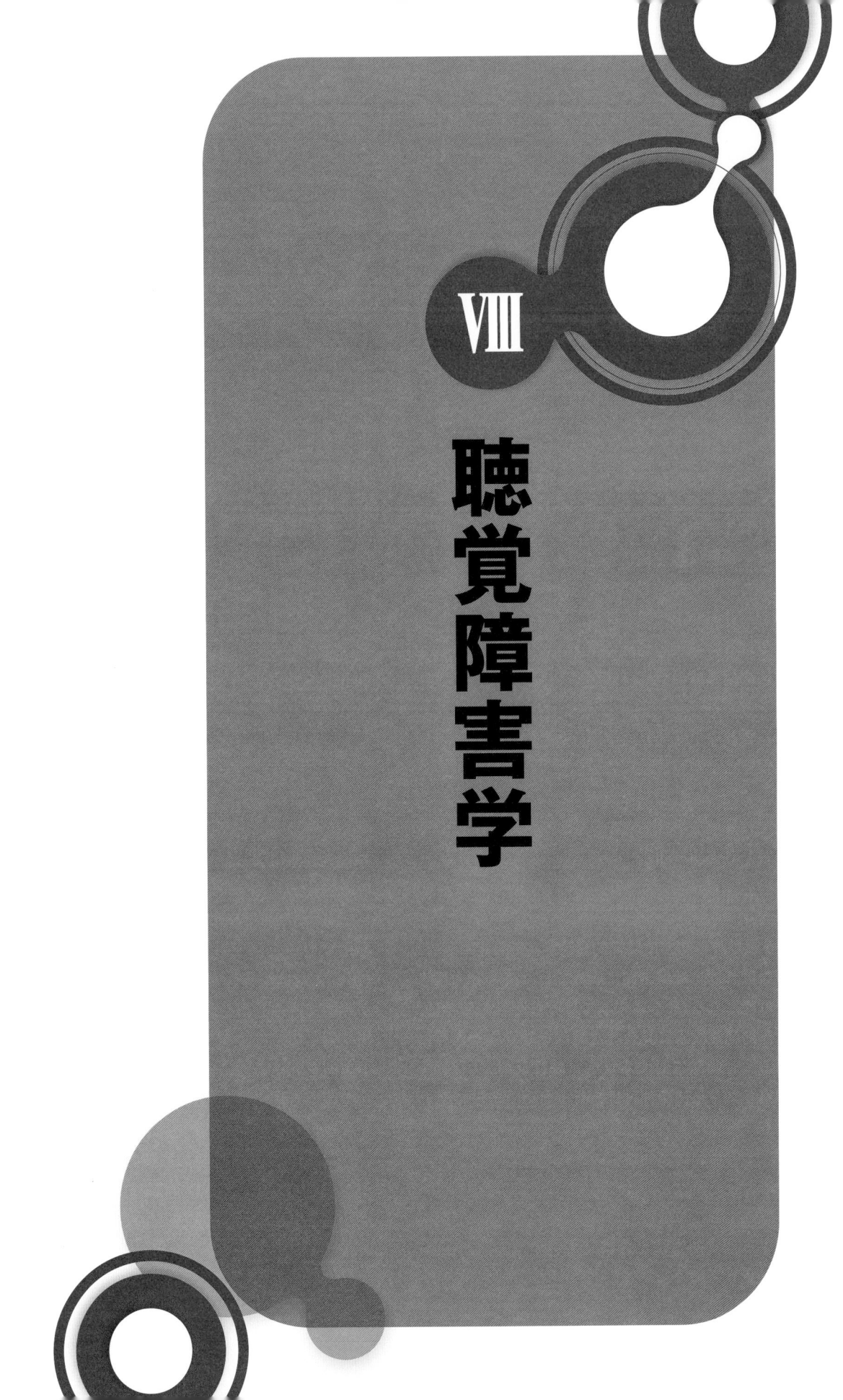

1　聴覚と平衡機能の検査

A．聴覚検査と評価

1｜小児聴覚検査

1．検査法の適用と鑑別・目的

社会生活をするのに重要な言語，コミュニケーション機能は出生後に外界から多くの刺激を受けることにより発達していく．難聴は聴覚的認知機能や言語の発達を阻害する．特に言語獲得期前の難聴は音声言語の発達に重大な影響を及ぼす．聴覚検査は難聴の程度，病因に対する情報を提供する．身体的，精神的に発達途上にある小児では，特に難聴の早期発見，早期介入により正常な発達を促すことが聴覚検査の目的である．生後1か月までに新生児聴覚スクリーニングを行い，3か月までに難聴を診断し，6か月までに補聴を開始する（1-3-6ルール）．

2．小児聴覚検査と種類

5歳以降の幼児では知的発達症（知的能力障害）がなければ，ほぼ全例に成人で行う純音聴力検査が可能となるが，5歳未満ではそれぞれの精神的，身体的発達段階に見合った特殊な聴覚検査が行われる．音刺激に対する反応（聴性反射），行動を観察し，さらに条件付けを行うという方法で行われる．検査によっては片耳ずつの評価ができないが，その場合は良聴耳（よく聞こえる側の耳）の反応と捉える．1種類の検査で正確に聴覚レベルを評価することは難しく，電気的な誘発反応を検出する他覚的方法と合わせて判定する（cross-check）．

（1）聴性行動反応聴力検査（behavioral observation audiometry：BOA）

被検児の見えないところから楽器などの音や音声を聞かせて，その時の行動反応（例：振り向く，泣き出すなど）をみることにより，聴覚検査を行う．生後3か月頃まではモロー反射などの原始反射が観察に用いられる．検査者や場面により提示する音の強さにばらつきが生じる可能性があり，正確な聴力の測定はできないが，正常児の月齢別の平均値として，70 dB（1か月），64 dB（3か月），48 dB（9か月），34 dB（12か月）という報告もある[1]．

（2）条件詮索反応聴力検査（conditioned orientation reflex audiometry：COR），視覚強化式聴力検査（visual reinforcement audiometry：VRA）

視覚刺激によって音に対する探索反応，定位反射を強化，条件付けする．

CORでは被検児の左右に人形など小児の興味を示す対象とスピーカを置き，スピーカから音（震音または純音）が出た時にその方向の対象物が照明で照らし出されるように設定する．これを繰り返すことにより，被検児は音がしただけでその方向を向くように条件付けられる．これを利用して聴力を測定する（図1）．生後6か月以上で検査可能で，主に1～2歳児に行われる．

欧米ではCORと同様の原理の検査であるVRAが行われている．この設定はCORと若干異なり，正面に置かれた1つの絵などの対象が，側方に置かれた1つのスピーカから提示される音とともに照らし出される方式である．適応年齢はCORよりやや低い．

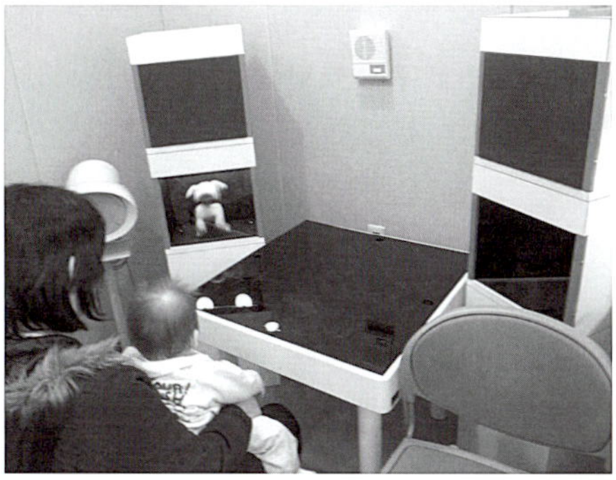

図1　条件詮索反応聴力検査（COR）風景

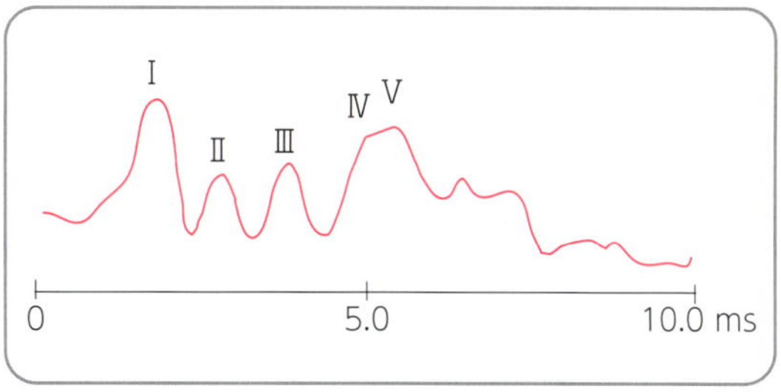

図2　ABR波形とその起源

ABRの起源については，蝸牛神経（Ⅰ波），蝸牛神経核（Ⅱ波），上オリーブ核（Ⅲ波），外側毛帯（Ⅳ波），下丘（Ⅴ波）といわれている．

(3) ピープショウ検査（peep-show test）

被検児は音が聞こえている間スイッチを押すと，その報酬としてのぞき窓から楽しい風景を見ることができる．このような装置で，はじめは聞こえるであろう強い音を与えて条件付けを行った後，閾値を測定する．スイッチを押す動作が必要となり，2～3歳が適応となる．一側耳ずつの検査も可能である．

(4) 遊戯聴力検査（play audiometry）

おはじき，サイコロ，数遊び玩具などを使い，音が聞こえたら玩具の玉を一つ動かすという遊びの要素を取り入れた条件付けを行った上で，音を聞かせて被検児が玉を動かすかどうかで聴力閾値を測定する．おおむね3歳以上で可能である．**ピープショウ検査**と同様に聴力検査としての信頼性は高い．状況に応じて受話器を用いて一側耳ずつの検査も可能である．

(5) 他覚的聴覚検査（聴性誘発反応検査）

聴力検査は被検児の協力のもとに行われるが，何らかの理由により，通常の聴力検査では信頼性のある結果は得られないと見込まれる場合に，被検児の応答を要せずに測定できる他覚的聴覚検査が行われる．アブミ骨筋反射やOAEも音刺激に対する反応を得られ，他覚的に聞こえる，聞こえないを判別する手がかりとすることができるが，一般に他覚的聴覚検査で用いられるのは音刺激に対する脳波上の変化を指標とする聴性誘発反応である．

①聴性脳幹反応（auditory brainstem response：ABR）

頭頂部反応には頭頂部中間反応，緩反応などがあるが，1970年にABRが発見されると，その後の研究の急速な進展とともにこれがもっぱら臨床的に用いられるようになった．音刺激により10 ms以内に5～7個のピークをもった波形が得られる（図2）．なお，反応は微弱であり，明瞭な波形を得るためには500～2,000回の加算処理が必要である．波形は蝸牛神経から脳幹部聴覚伝導路までの電気活動に由来する．刺激音圧を小さくしていくと各波形の振幅は小さくなり，かつ，潜時が延長していく．そして各波は消失し，最後にⅤ波が消失する．波形の確認できる最小音圧をもって反応閾値とする．聴覚伝導路が刺激されて活動すれば，ABR波形が出現するため，乳幼児の聴力閾値の推定や詐聴の評価などに用いられる．その他，脳幹部の腫瘍や脳血管障害でも重要な臨床的情報を提供する．クリック音は広い周波数成分を含み，ABRの刺激音として用いられることが多い．クリック音では，2～4 kHz〔Hz（ヘルツ）：1秒間の振動数を示す単位〕の成分が最もよく反映されるため，低周波成分は反映されず，低音域の聴力の評価はできない．ABRで反応があっても内耳から脳幹まで電気的興奮が達したということしか言えず，「聞こえている」ということにはならない．しかし，重度の知的，精神的，身体的障害を有する場合，その聴力を推定するのに有用である．

②聴性定常反応
(auditory steady-state response：ASSR)

高い繰り返し頻度の音刺激によって得られる脳の誘発反応である[7]．クリック，トーンピップ，正弦波的振幅変調音（sinusoidally amplitude-modulated tone：SAM），混合変調音（mixed modulated tone：MM），CE-Chirp 音などを刺激音として用いることができる．ABR と同様に被検児の意思が介入し得ない他覚的聴覚検査であるが，周波数特異性のある応答が得られるため，オージオグラムのような聴力像を推定できる（図 3）．ABR では評価できない低周波数成分を評価できるのは利点である．ABR と同様に加算処理が必要になるが，その回数はずっと少ない（例えば 16 回）．刺激の繰り返し周波数により発生源が異なり，40 Hz は大脳皮質，80～100 Hz は脳幹の由来とされる．80～100 Hz では睡眠時に良好な反応が出るので，睡眠下で実施する乳幼児の他覚的聴覚検査としてよく用いられる．

(6) 耳音響放射 (otoacoustic emission：OAE)

蝸牛の中にある外有毛細胞は，刺激音に合わせて高頻度に収縮・伸長運動をすることにより，特定部位の基底板振動を振幅増大させることができ，周波数弁別能も向上する．この時の振動が中耳を経て外耳へと放射され，OAE として検出できる．OAE の低下，消失は**外有毛細胞**の機能障害または内リンパ電位の低下を示す．しかし，**内有毛細胞**，聴神経の機能を反映しない．なお，刺激音は外耳道から中耳を経て内耳に入力され，OAE は中耳，外耳道を経て検出される．そのため，中耳，外耳の異常があると検出できないことがある．また，低音域では生体雑音の影響があるので，通常は 1 kHz 以上の帯域を検査する．

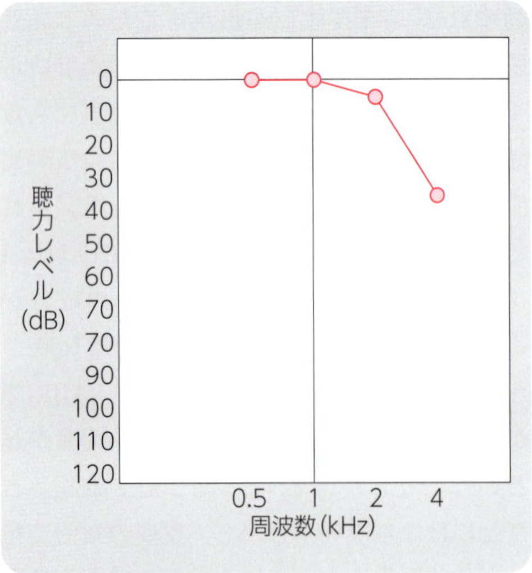

図 3 ASSR 結果例
ASSR は周波数別に聴力を推定できる．本例は 0 歳児右耳の結果で，4 kHz の閾値上昇を認める．

OAE は簡便に短時間に測定することができる．臨床的に応用されるのは，誘発耳音響放射（evoked OAE：EOAE）と歪成分耳音響放射（distortion product OAE：DPOAE）であり，他覚的聴覚検査，感音難聴の部位診断（蝸牛性か後迷路性か），新生児聴覚スクリーニングに用いられる．

①誘発耳音響放射（EOAE）

クリックやトーンバーストの音刺激の後，一定の潜時（5～15 ms）で外耳道から記録される．約 30 dB 以上の難聴になると検出困難となる．

②歪成分耳音響放射（DPOAE）

周波数の異なる 2 音で同時に刺激すると全く別の周波数の音が外耳道から検出される．特に刺激音 F1, F2 に対して周波数 $2f_1-f_2$ の音が最も振幅が大きいため，これが検出の対象となる．EOAE より高音域まで測定できるので周波数別の所見を捉えやすい．F1, F2 の音圧，周波数比を一定にして各周波数で測定したものを DP グラムという（図 4）．

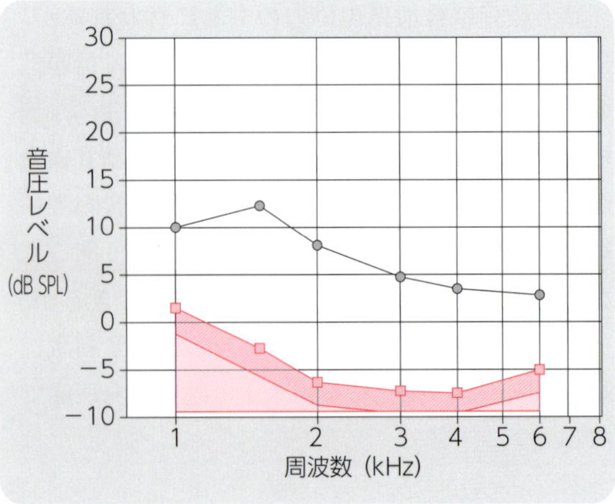

図 4 DP グラム

(7) 新生児聴覚スクリーニング

新生児期の高度難聴の頻度は約0.1%といわれている．新生児マススクリーニングの対象であるクレチン症では4,100人に1人，フェニルケトン尿症では12万人に1人であるのと比べると，難聴は極めて高頻度に生じる．小児難聴は早期発見，早期治療・療育が原則である．検査機器としては**自動ABR**あるいは**OAE**が用いられている．分娩取扱医療機関の95%以上でこれらの機器を有しており，産科入院中にスクリーニングが行われる．なお，OAEは安価で，操作が簡便なため広く普及したが，内耳の**外有毛細胞**機能のみを反映するので，**内有毛細胞**機能はわからず，また，後迷路性難聴も検出できない．そのため，現在はスクリーニング機器として推奨されていない．

初回スクリーニングは生後3日までに実施し，要再検（Refer）となった場合は，生後1週間までに確認検査を行うのが望ましい[2]．スクリーニングで要再検と判定されると，耳鼻咽喉科医のもとで各種精密検査（ABRなど）を行う．また，出生直後のスクリーニングで反応あり（Pass）となっても，**先天性サイトメガロウイルス感染症**をはじめとする進行性・遅発性難聴のリスクはあるので，その後の聴覚検診は重要である．

なお，**新生児聴覚スクリーニング**は難聴児の早期発見に貢献しているが，乳幼児聴覚検診と異なり，法制化されておらず，検査は任意，有償で行われる．そのため，施設，地域によって実施率が異なる．

(8) 乳幼児聴覚検診[3,4]

1990年10月から**3歳児健康診査**において聴覚検査が実施されるようになった．これは就学前に行われる最後の健康診査であり，言語習得に遅れをもたらす両側中等度～高度難聴の発見を目標としている．就学時のことばの遅れを予防あるいは軽減することを目指す．聴覚検診は，「保護者によって記入された質問票を参考として，専門医師が診察を行う」となっており，質問票と保護者による自己検査（ささやき声検査）が実施される．保護者は郵送されてきた用紙に所定事項，検査結果を記入し健康診査時に提出する．

1997年度から**1歳6か月児健康診査**が法制化された．3歳児健康診査と同じく，両側中等度～高度難聴の発見がその目標であり，ことばの遅れを最小限にとどめることを目指す．質問票とささやき声検査で判定する．

3. 聴覚の発達（聴覚発達質問紙）（図5）

乳幼児期の聴覚障害は言語習得に大きな影響を及ぼす．早期発見が重要であり，まず，新生児聴覚スクリーニングが行われるが，結果に異常がなくても，その後も難聴児の早期発見の努力は行われている．現在，配布される母子健康手帳には聴覚発達質問紙[5]が挿入され，家庭で保護者が児の状態をチェックすることができ，難聴児の早期発見に役立っている．

2 | 成人聴覚検査

1. 検査法の適用と鑑別・目的

われわれが日常聞いている音は，外耳道から入り，鼓膜を振動させ，耳小骨（**ツチ骨**，**キヌタ骨**，**アブミ骨**）を伝わり内耳へと到達する．**内有毛細胞**が振動エネルギーを電気信号に変換し，聴神経を伝達して大脳皮質聴覚野に到達する．この経路のどの部位が障害されても聴覚に異常をきたす．ヒトは出生時に難聴を有する確率はおおよそ0.1%といわれる．出生以後も難聴の原因となる様々なリスクにさらされ，さらに年を経るとともに，全身の加齢変化の一つとして加齢性難聴をきたす．つまり，難聴は生涯にわたりあらゆる場面で起こりうる日常的な障害である．これを検査する方法が聴覚検査であり，その目的は聴覚障害の量的，質的評価を行うことである．耳疾患の診断の中核的な検査であり，その治療法の決定，予後判定に重要な役割を果たす．それぞれの検査の特徴については以下に述べる．

2. 純音聴力検査

音は空気などの媒体中を進行する波であり，複数の正弦波から構成されている．単一の正弦波か

月齢	番号	項目
0か月児	1	突然の音にビクッとする（モロー反射）
	2	突然の音に眼瞼がギュッと閉じる（眼瞼反射）
	3	眠っているときに突然大きな音がすると眼瞼が開く（覚醒反射）
1か月児	4	突然の音にビクッとして手足を伸ばす
	5	眠っていて突然の音に眼をさますか，または泣き出す
	6	眼が開いているときに急に大きな音がすると眼瞼が閉じる
	7	泣いているとき，または動いているときに声をかけると，泣き止むかまたは動作を止める
	8	近くで声をかける（またはガラガラを鳴らす）とゆっくり顔を向けることがある
2か月児	9	眠っていて，急に鋭い音がすると，ピクッと手足を動かしたりまばたきする
	10	眠っていて，子どものさわぐ声や，くしゃみ，時計の音，掃除機などの音に眼をさます
	11	話しかけると，アーとかウーと声を出して喜ぶ（またはニコニコする）
3か月児	12	眠っていて突然音がすると眼瞼をピクッとさせたり，指を動かすが全身がピクッとなることはほとんどない
	13	ラジオの音，テレビのスイッチの音，コマーシャルなどに顔（または眼）を向けることがある
	14	怒った声や，やさしい声，歌，音楽などに不安そうな表情をしたり，よろこんだり，またはいやがったりする
4か月児	15	日常のいろいろな音（玩具，テレビの音，楽器音，戸の開閉など）に関心を示す（振り向く）
	16	名を呼ぶと，ゆっくりではあるが顔を向ける
	17	人の声（特に聞きなれた母親の声）に振り向く
	18	不意の音やききなれない音，珍しい音に，はっきり顔を向ける
5か月児	19	耳もとに目覚し時計を近づけると，コチコチいう音に振り向く
	20	父母や人の声，録音された自分の声など，よく聞き分ける
	21	突然の大きな音や声に，びっくりしてしがみついたり，泣き出したりする
6か月児	22	話しかけたり，歌をうたってやるとじっと顔を見ている
	23	声をかけると意図的にサッと振り向く
	24	テレビやラジオの音に敏感に振り向く
7か月児	25	となりの部屋の物音や，外の動物の鳴き声などに振り向く
	26	話しかけたり，歌をうたってやると，じっと口もとを見つめ，ときに声を出して答える
	27	テレビのコマーシャルや，番組のテーマ音楽の変り目にパッと向く
	28	叱った声（メッ！　コラッ！　など）や，近くで鳴る突然の音におどろく（または泣き出す）
8か月児	29	動物の鳴き声をまねるとキャキャといってよろこぶ
	30	気嫌よく声を出しているとき，まねてやると，またそれをまねて声を出す
	31	ダメッ！　コラッ！　などというと，手を引っ込めたり，泣き出したりする
	32	耳もとに小さな音（時計のコチコチ音など）を近づけると振り向く
9か月児	33	外のいろいろな音（車の音，雨の音，飛行機の音など）に関心を示す（音の方にはってゆく，または見まわす）
	34	「オイデ」「バイバイ」などの人のことば（身振りを入れずにことばだけで命じて）に応じて行動する
	35	となりの部屋でも音をたてたり，遠くから名を呼ぶとはってくる
	36	音楽や，歌を歌ってやると，手足を動かしてよろこぶ
	37	ちょっとした物音や，ちょっとでも変った音がするとハッと向く
10か月児	38	「ママ」「マンマ」または「ネンネ」などの人のことばをまねていう
11か月児	39	気づかれぬようにして，そっと近づいて，ささやき声で名前を呼ぶと振り向く
	40	ラジオやレコードの音楽のリズムにあわせて身体を動かす
	41	「……チョウダイ」というと，そのものを手渡す
	42	「……ドコ？」と聞くと，そちらを見る
12～15か月児	43	となりの部屋で物音がすると，不思議がって，耳を傾けたりあるいは合図して教える
	44	簡単なことばによるいいつけや，要求に応じて行動する
	45	目，耳，口，その他の身体部位をたずねると，指さす

図5　聴覚発達質問紙[5]（文献5より一部改変）

月齢による乳児の聴覚発達に関するチェック項目が記載されている．現在，母子健康手帳に表が挿入され，保護者が確認できるようになっている．

らなる単純な音を純音という．**純音聴力検査**は最も基本的な聴力検査法で，純音による聴力閾値を測定する．検査は防音室でオージオメータ（図6）を用いて行う．

（1）気導聴力検査

気導とは図7の経路Aに示すように，外耳道から入った音が中耳，内耳を経て伝わる音の伝導形式である．ヒトは16～20,000 Hzの範囲の周波数

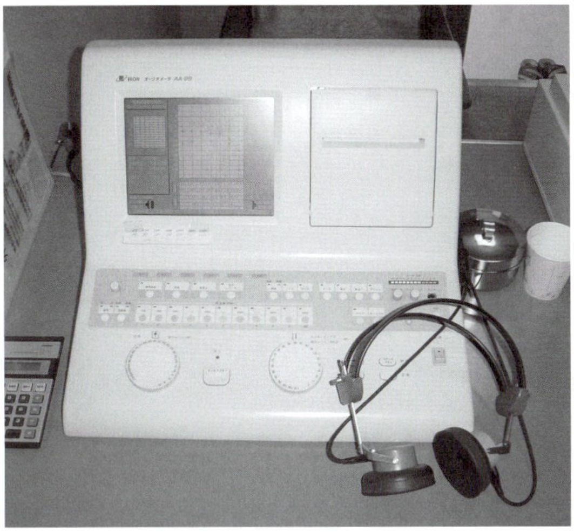

図6　オージオメータ
リオン社製 AA-98 型オージオメータ．モニターにはオージオグラムのテンプレートが表示されている．手前右側にはレシーバがあり，これを被検者に装用させる．

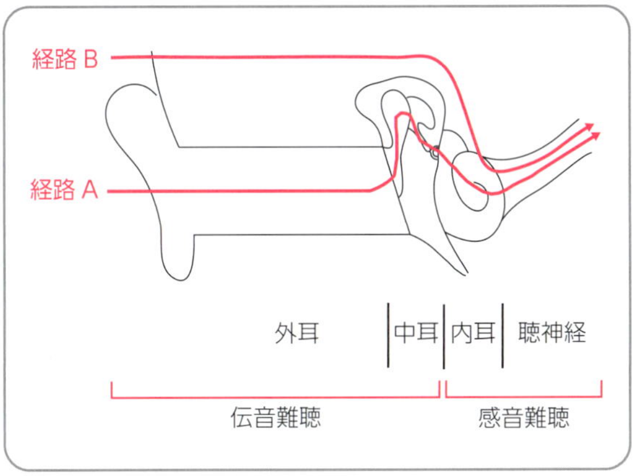

図7　気導・骨導の経路
外界の音は外耳道に入り，鼓膜を振動させ，耳小骨を伝わって内耳に入る．そこで振動エネルギーが電気的エネルギーに変換されて聴神経を通って中枢へと到達する．この経路が気導（A）である．同時に音は頭骨を振動させ，そのエネルギーが外耳，中耳を介さずに直接内耳に伝わる．この経路が骨導（B）であり，気導と骨導の差を検討することにより，聴覚障害の原因が外耳・中耳の伝音系にあるのか，あるいは内耳や聴神経の感音系にあるのかを知ることができる．

の音を聞くことができるが，純音聴力検査では通常125～8,000 Hzの間で，125, 250, 500, 1,000, 2,000, 4,000, 8,000 Hz の 7 周波数について測定する．

ヘッドフォン状の気導受話器を装着後，検査音を提示する（図8）．検査音は原則として断続音である．小さい音から徐々にレベルを上げていく（**上昇法**）．被検者は検査音が聞こえた時，聞こえ

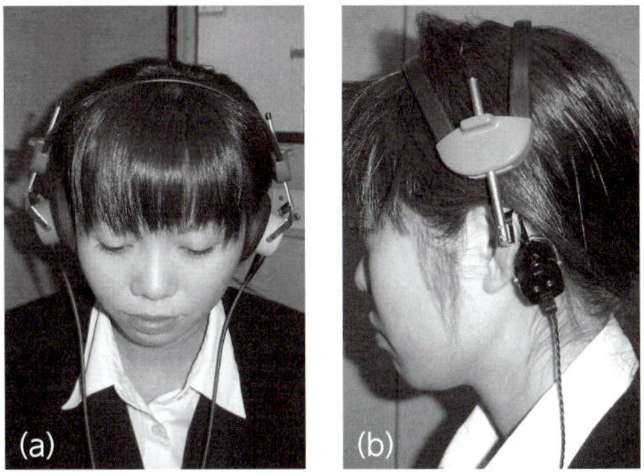

図8　気導受話器と骨導受話器
(a) 気導聴力検査で，受話器を被検者に装着させた状態である．受話器は色分けされており，赤色受話器を右耳に，青色受話器を左耳に密着させる．
(b) 骨導聴力検査では，レシーバを耳介後方の乳様突起表面上にあてる．

なくなった時にただちに応答する．原則として1,000 Hz から検査を始め，順次高い周波数，再度1,000 Hz を検査した後に低い周波数を測定する．なお，検査は一側ずつ，良聴耳から行う．

(2) 骨導聴力検査

音の伝導には気導とは異なった別のルートが存在する（図7の経路B）．このルートが骨導である．音は外耳，中耳に関係なく直接内耳に入るので，骨導閾値は外耳，中耳の状態を反映しない．気導閾値と骨導閾値の差（**気導骨導差**，air-bone gap：A-B gap）は伝音障害の程度を示す．

骨導閾値は 250, 500, 1,000, 2,000, 4,000 Hz の 5 周波数で測定する．骨導聴力検査の時は図8のように骨導受話器を耳後の乳突部に装着する．

検査結果の記載法─オージオグラム（図9）：**オージオグラム**（audiogram）はオージオメータで測定した結果を記載する定められた形式の図である．右気導は○，左気導は×，右骨導は右開きカギ括弧［，左骨導は左開きカギ括弧］で表示する．気導は隣り合った周波数同士を線で結ぶが，骨導は線で結ばない．高度難聴で聴力レベルが測定不能の場合，例えば，右気導1,000 Hz であるオージオメータの最大出力 100 dB の音でも反応がみられない場合には，オージオグラム上 100 dB の位置に○を記し，その直下に斜め下向き矢印を表

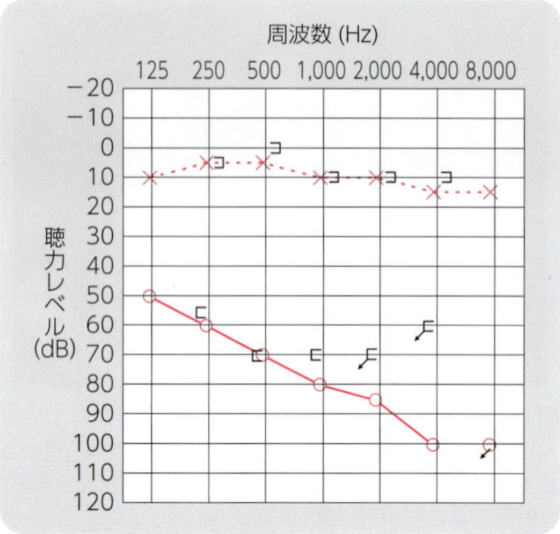

図 9　オージオグラムの 1 例
右高度感音難聴の 1 例である.

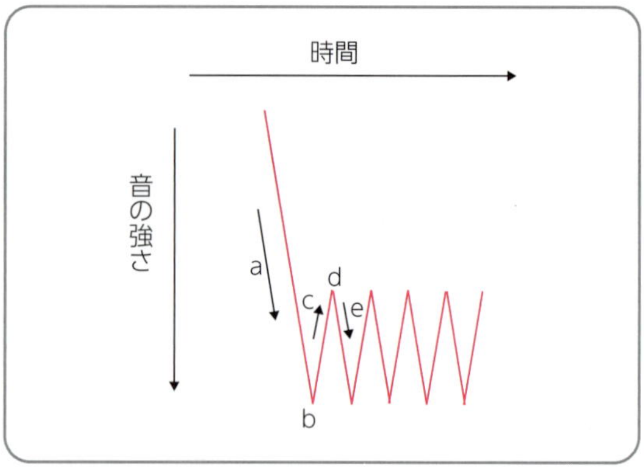

図 10　Bèkèsy 原理
検査音が出ると同時に，自動的にペンが動き記録を開始する．音は徐々に強くなり（a），被検者が音を感知しスイッチを押す（b）と，音は徐々に小さくなり（c），やがて聞こえなくなったところで被検者はスイッチを離す（d）．すると音は徐々に大きくなる（e）．このような繰り返しにより鋸歯状の波形ができる.

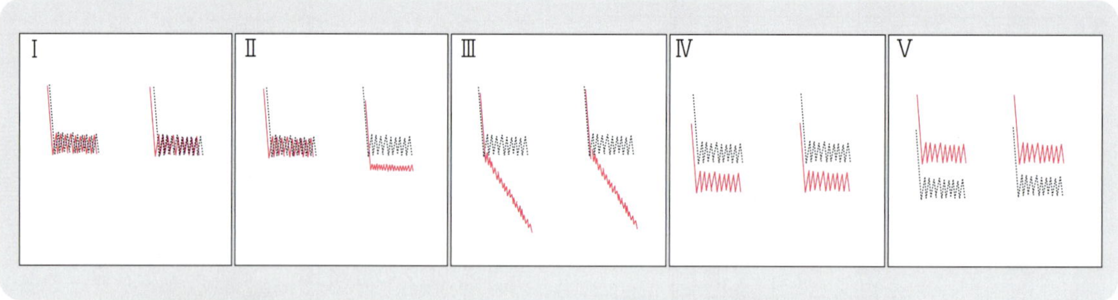

図 11　Jerger 難聴型分類
それぞれのグラフの左側は低音，右側は高音での固定周波数による結果である．色線は持続音，黒線は断続音を示す．なお，連続的に周波数を変化させて検査する方法もあるが，原理は同じである.
Ⅰ型：持続音と断続音とで結果が重なり合う．正常耳や伝音難聴にみられる.
Ⅱ型：中～高音域で持続音が断続音よりも 5～20dB ほど閾値上昇する．なお，図では波形の振幅が小さくなっているが，これは補充現象による．内耳性難聴にみられる.
Ⅲ型：持続音では徐々に閾値上昇をきたす（一過性閾値上昇）．後迷路性難聴にみられる.
Ⅳ型：Ⅲ型に類似するが，持続音での閾値上昇が低音域でもみられる．後迷路性難聴にみられる.
Ⅴ型：断続音が持続音よりも悪化．機能性難聴（詐聴や心因性難聴）でみられる.

示し，隣接周波数との間を線で結ばない.

(3) 自記オージオメトリ

1947 年に Bèkèsy（ベケシー）は検査音を被検者に聞かせながら閾値を自動的に記録するオージオメータを開発した．検査音の強さや周波数を自動的に変化させこれをオージオメータに接続した自記装置で記録する．記録の原理を図 10 に示す．検査音には**持続音**，**断続音**の 2 種類があり，それぞれに鋸歯状の波形が記録される．Bèkèsy の原法は検査音を低周波数から高周波数まで連続的に変化させる方法（連続周波数記録）であり，純音聴力検査で測定しない周波数の閾値も連続的に知ることができるが，測定に時間がかかるため特定の周波数だけ記録する方法（固定周波数記録）も用いられる．Jerger（ジャガー）は持続音，断続音での波形を比較することにより難聴を 5 型に分類した（図 11）．機能性難聴の時にⅤ型がみられることは有名である．持続音刺激で徐々に閾値上昇がみられることがある．この**一過性閾値上昇**は断続音刺激ではみられず，後迷路障害を示唆する

67-S 語表

数字語音表（語音聴取閾値測定用）

5	2	4	3	7	6
7	4	6	5	2	3
2	7	3	6	5	4
3	5	2	4	6	7
6	3	7	2	4	5
4	6	5	7	3	2

ことばの語音表（語音弁別検査用）

1表 ア キ シ タ ニ ヨ ジ ウ ク ス
ネ ハ リ バ オ テ モ ワ ト ガ

2表 キ タ ヨ ウ ス ハ バ テ ワ ガ
ア シ ニ ジ ク ネ リ オ モ ト

3表 ニ ア タ キ シ ス ヨ ク ジ ウ
オ ネ バ ハ リ ガ テ ト ワ モ

4表 テ ネ ヨ ア キ ジ ハ モ シ ウ
リ ワ タ ク バ ト ニ ス オ ガ

5表 ネ ア チ ヨ ハ キ モ ジ リ シ
ワ ウ バ タ ト ク オ ニ ガ ス

6表 ニ ク リ モ テ ア ジ ハ ト ガ
ワ ネ ウ オ バ ス ヨ シ タ キ

7表 ワ バ ス タ ニ ト リ ジ ア キ
モ ネ ウ シ ヨ ガ ハ オ チ ク

8表 チ キ ワ タ ガ ア モ シ ト ニ
ヨ ハ ウ バ ス ネ ジ リ ク オ

57-S 語表

数字語音表（語音聴取閾値測定用）

5	2	4	3	7	6
7	4	6	5	2	3
2	7	3	6	5	4
3	5	2	4	6	7
6	3	7	2	4	5
4	6	5	7	3	2

ことばの語音表（語音弁別検査用）

1表 ジ ラ ホ オ ワ エ ア ニ ト テ
バ リ カ コ ケ ル ロ ツ ヒ ミ
メ ド シ ネ ク イ ウ ス ユ レ
ソ キ ズ セ ヨ ガ ム ナ タ サ
ゴ ノ ヤ モ ダ フ ハ マ デ チ

2表 ラ ヤ ハ サ エ ア カ ム ク チ
ル ワ オ シ バ ジ テ ト ダ ユ
ケ メ イ ガ ゴ ツ ソ ミ レ ウ
ロ ヒ マ ス ヨ ド ネ モ セ ズ
タ ナ キ フ コ リ ニ ホ ノ デ

3表 ソ ワ フ ヤ イ ヒ ク ゴ ヨ ア
ガ マ ツ エ ノ ケ ミ チ サ タ
ニ ナ リ キ モ ト ル コ ダ ユ
ド レ ジ ハ バ ラ ズ デ ム ネ
シ メ カ ホ ス セ テ ウ ロ オ

4表 バ ネ マ デ ホ ワ ム ノ ニ ハ
ミ ウ ア ク コ ヤ フ タ ジ オ
ソ モ キ ナ ケ ダ シ ガ レ チ
ズ ユ リ ト カ ル ド ヨ テ セ
メ エ ヒ ゴ ス ラ イ ロ ツ サ

5表 ミ ヒ ダ ヤ エ ソ ド ニ バ コ
ユ モ ツ ズ ワ ク ル ス フ メ
レ ナ ホ オ ト リ ケ セ シ イ
ヨ ハ ア マ ロ タ サ ガ キ カ
ム チ デ ウ テ ジ ゴ ラ ノ ネ

図 12　語音聴力検査に用いる検査語表（67-S 語表と 57-S 語表）
検査語表は語音了解閾値検査（語音聴取閾値検査）用の数字語音表と語音弁別検査用の単音節のことばの語音表からなる．

所見である（Ⅲ型）．なお，一過性閾値上昇を調べる検査として tone decay 検査も知られている．

3. 語音聴力検査[6)]

われわれが普段コミュニケーションに使用していることばを検査音として用いる．オージオメータに録音再生機（テープまたはCD）を接続し，検査語表（図 12）に基づく語音を気導受話器から聞かせる（図 13）．67-S 語表を用いた検査例を図 14 に示す．なお，検査は以下の２つの手法からなる．

(1) 語音了解閾値検査（語音聴取閾値検査）

１桁数字語音表を用いる．各音圧レベルでの正答率を百分率で示す（明瞭度）．測定値を点線で結び，50％以上の明瞭度を示す最小の検査音レベルを**語音了解閾値**とする．これは純音聴力検査で求められた平均聴力レベルとほぼ同じ値となるため，検査が省略されることも多い．しかし，純音閾値の結果を確認する意義もあり，心因性難聴や後迷路性難聴を疑う場合は，鑑別診断目的で行われる．

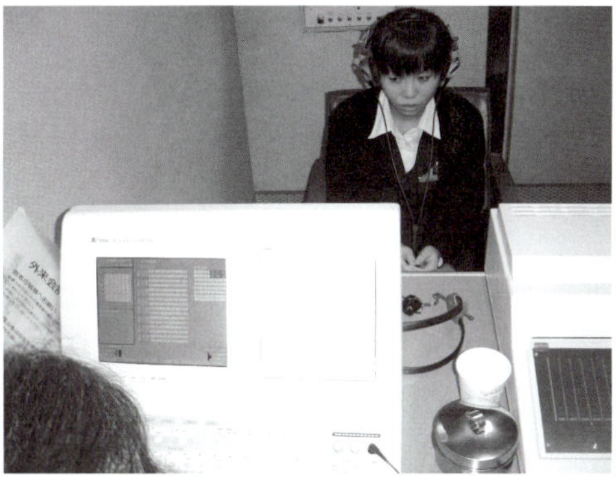

図 13　語音聴力検査
純音聴力検査と同型のオージオメータを使用しているが，モニターには 67-S 語表が表示されている．

(2) 語音弁別検査・語音明瞭度検査

単音節のリスト（ことばの語表）を用いる．音圧レベルを変えて正答率（明瞭度）を算出し，**語音明瞭度曲線**を描く．最高語音明瞭度（％）は**語音弁別能**と呼ばれ，語音能力の指標として重要である．語音了解閾値検査と異なり，語音を閾値上

氏　名　　　　　　　　　　　　（　　歳）男　　女

気　導

検耳：右耳

67-S 単音節　2表	マスキングノイズ　−10 dB								
聴取レベル　45dB	㋖ き	た	よ	う	す	×は	ば	て	わ	が

67-S 単音節　2表	マスキングノイズ　−10 dB									
聴取レベル　45dB	き	た	よ	う	す	×	ば	て	わ	が
明　瞭　度　95%	あ	し	に	じ	く	ね	り	お	も	と

67-S 単音節　3表	マスキングノイズ　−10 dB									
聴取レベル　35dB	に	あ	×	き	し	×	よ	く	じ	う
明　瞭　度　90%	お	ね	ば	は	り	が	て	と	わ	も

67-S 単音節　4表	マスキングノイズ　−10 dB									
聴取レベル　25dB	て	ね	よ	あ	き	×	×	も	×	う
明　瞭　度　80%	り	わ	た	く	ば	と	に	×	お	が

67-S 単音節　5表	マスキングノイズ　−10 dB									
聴取レベル　15dB	ね	あ	て	よ	×	×	も	×	り	×
明　瞭　度　60%	×	う	ば	た	と	×	お	×	が	×

67-S 単音節　6表	マスキングノイズ　−10 dB									
聴取レベル　5dB	×	×	×	×	×	×	じ	は	と	が
明　瞭　度　0%	わ	ね	う	お	ば	す	よ	し	た	き

67-S 数字 語音聴取閾値 15dB マスキングノイズ −10dB						
	⑤	②	×4	×3	×7	×6
	⑦	④	×6	×5	×2	×3
	②	⑦	③	×6	×5	×4
	×3	⑤	×2	×4	×6	×7
	⑥	③	⑦	×2	×4	×5
	④	⑥	⑤	×7	×3	×2
聴取レベル（dB）	25	20	15	10	5	0
明　瞭　度（%）	83	100	50	0	0	0

図 14　語音聴力検査結果例

正常人の右耳の結果を示す．数字を聞かせる語音聴取閾値検査では 50％の正答率となった 15 dB を聴取閾値とする．また，単音節を用いた語音明瞭度検査では 45 dB で 95％の明瞭度を示しているが，ここでは 50 dB 以上で検査を行っていない．

の強さで聞かせ，どれだけ正確に聞くことができるかを調べる閾値上検査であり，被検者の聴取能力の社会適応の指標となり，補聴器装用の可能性，装用耳の選択，人工内耳の評価などに用いられる．また，語音聴力は純音聴力よりも後迷路機能が大きく関与するので，感音難聴の部位診断（内耳性か後迷路性か）にも役立つ．

4. マスキング（図 15）

聴覚検査は左右それぞれ別に検査を行うため，検査時に対側耳の影響を受けると正しい結果が得られない．例えば，左右聴力に大きな差がある場合，聞こえの悪い耳の聴力検査をする時に被検者は反対側のよい耳で検査音を聞いている（**陰影聴取**，shadow hearing）．そのため，反対側の耳に雑音を聞かせ陰影聴取を防止する．これをマスキング（masking）という．通常，気導聴力測定では検査音は対側耳に約 50 dB 減衰して伝わるためこれ以上の聴力左右差があればマスキングが必要となる．この理解のために 1 例を示す．

例えば，被検者の真の右聴力閾値が 80 dB で，70 dB の検査音が右耳に入っているとする．80 dB の高度難聴のため，70 dB の音は聞こえないはずである．しかし，左耳が 10 dB の聴力閾値を保っていた場合は，70 dB の検査音が 50 dB 減衰して 20 dB の強さで左耳に到達するため，被検者は実際には右耳では聞こえていないにもかかわらず反応する．この時，左耳に 40 dB の雑音を入れていれば，右耳から左耳に伝わった検査音は雑音に妨

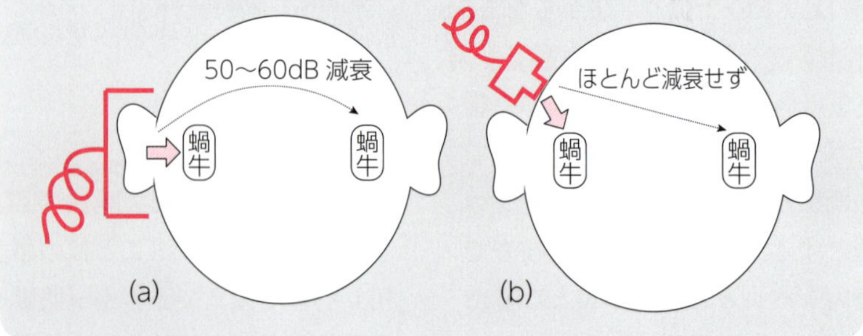

図 15　マスキング

(a) 気導聴力検査では，検査音は対側耳に 50〜60 dB 減衰して伝わる．
(b) 骨導聴力検査では，検査音は対側耳にほとんど減衰せずに到達する．

害されて聞こえない．また，この雑音は減衰しつつ右耳に伝わるため，右耳の検査に影響しない．マスキング雑音が大きすぎると，検査耳での検査音聴取に支障をきたす（**オーバーマスキング**）．なお，骨導聴力の測定については，音は対側耳にほとんど減衰せずに伝わるため，マスキングは常に考慮しなければならない．

5. インピーダンスオージオメトリ

密閉した外耳道に検査音を入れ，鼓膜に反射して戻ってきた音圧を測定する．インピーダンスとはいわば抵抗であり，中耳の伝音機構が外から入力された音を妨害している程度を評価する．測定にはインピーダンスオージオメータ（図 16）を使用する．

(1) ティンパノメトリ（tympanometry）

外耳道に耳栓をした状態で，外耳道内を加圧・減圧するとともにスピーカから純音（通常は 226 Hz）を外耳道内に入れ，小型マイクロホンで鼓膜から反射してきた検査音の音圧を計測する．結果は横軸に外耳道圧，縦軸にコンプライアンスをとったティンパノグラムで示される（図 17）．コンプライアンスは等価空気容量でインピーダンスの逆数と考えてよい．波形は一つのピーク（コンプライアンスの最大点）をもつ山形になり，病態によってこのピークが偏位あるいは消失する．中耳に異常がなければ A 型を示す．しかし，鼓室内が陰圧になると波形のピークは陰圧側に偏位する（C 型）．鼓膜の癒着，鼓室内貯留液の存在により鼓膜の可動性が著しく制限されるとピークは消失し B 型となる（表 1）．ティンパノメトリは臨床的には幼小児の滲出性中耳炎の発見や経過観察に頻繁に用いられる．

(2) アブミ骨筋反射

中耳にはアブミ骨筋（顔面神経支配），鼓膜張筋（三叉神経支配）という 2 つの耳小骨筋がある．音刺激による反射で収縮するが，鼓膜張筋の反射閾値は高いので検査ではアブミ骨筋反射を測定する．外耳道内に強大音を与えた時に反射的に収縮

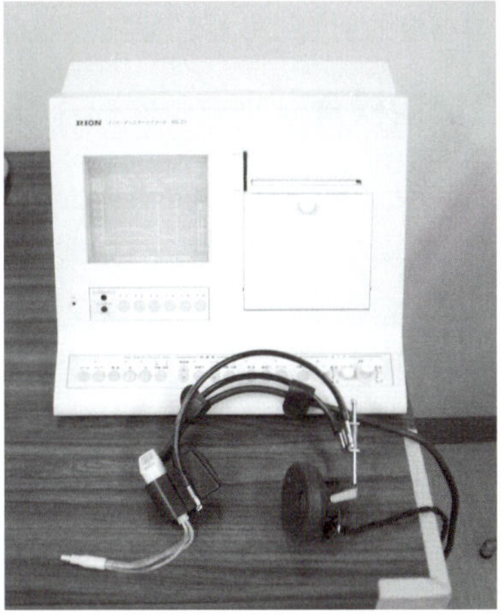

図 16　インピーダンスオージオメータ
リオン社製 RS-21 型インピーダンスオージオメータ．器械前面左側のモニターにティンパノグラムが表示され，結果は印刷される．

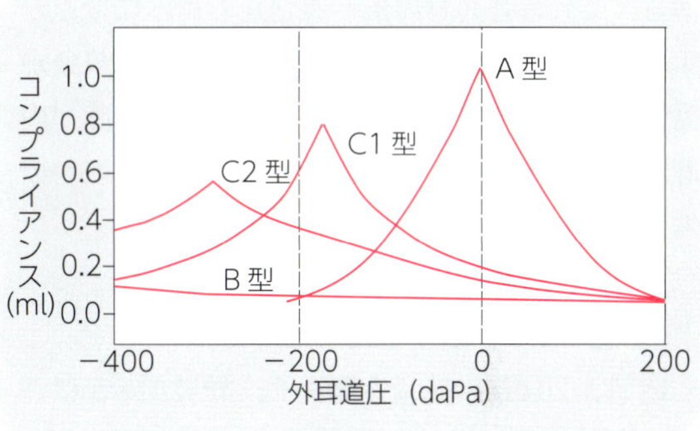

図 17　ティンパノグラム
ティンパノメトリの結果はティンパノグラムという，横軸に外耳道圧，縦軸にコンプライアンスをとったグラフで示される．正常耳では A 型を示すが，中耳病態により B 型，C1 型，C2 型となる．

表 1　ティンパノグラム型分類

型	定義	主な病態
A 型	外耳道圧が−100～＋100 daPa でコンプライアンスが最大となる Ad 型（A 型のうちでピークが大きい） As 型（A 型のうちでピークが小さい）	正常人 感音難聴 耳小骨連鎖離断 耳硬化症
B 型	ピークがなく平坦な波形	滲出性中耳炎 癒着性中耳炎
C 型	外耳道圧が−100 daPa 以下でコンプライアンスが最大となる C1 型（−100～−200 daPa） C2 型（<−200 daPa）	滲出性中耳炎 耳管狭窄

するアブミ骨筋の動きをインピーダンスオージオメータでコンプライアンスの減少として記録する．反対側からの音刺激でも反応は得られる．耳小骨の固着，離断などの診断に使われる．顔面神経が反射の遠心路となっているため，顔面神経麻痺では反射がみられなくなるので，顔面神経麻痺に対する検査によく用いられる．また，簡便な他覚的聴覚検査として機能性難聴や小児難聴の補助診断に応用される．ただし，ティンパノメトリで異常（B型やC2型）を示す場合には，アブミ骨筋反射が起きてもコンプライアンスが変化しないため測定できない．

6. 内耳機能検査

難聴者では小さい音は聞こえないが，音を少し大きくしただけでかえって過大に聞こえることがある．これは音の物理量と感覚量の対応に歪みが生じた結果であり，**補充現象**という．補充現象が陽性の場合は，内耳障害を考える．感音難聴が内耳障害によるものか，後迷路障害によるものかの鑑別に役立つ．

(1) SISIテスト（short increment sensitivity index test）

閾値上20 dBの純音を聞かせ，短時間（5秒ごとに1回300 ms）に1 dBだけ強い音を聞かせた時に，その変化を何回聞き取れるかを%で示す．補充現象により蝸牛障害では音の強さの変化をより鋭敏に聞き取れる．Jergerの判定基準では60%以上を補充現象陽性，15%以下を陰性とする．

(2) MCL検査，UCL検査

音を徐々に大きくしていくと，閾値を超え，そのうちに快適に聞こえるレベルになる．これを**快適レベル**（most comfortable loudness level：MCL）という．さらに音を大きくするとうるさく不快な音になる．これを**不快レベル**（uncomfortable loudness level：UCL）という．正常耳ではMCLは50～60 dB，UCLは90 dBである．個人差が大きいが，補聴器適合の際に役立つ．

(3) バランステスト（図18）

ABLBテスト（alternate binaural loudness balance test）ともいわれる．純音を左右交互に提示し，同じ大きさに聞こえる音のレベルを求める．一側耳が正常であることが前提である．左右の聴力差が大きくなりすぎると**陰影聴取**の影響を受け，結果の信頼性に欠ける．

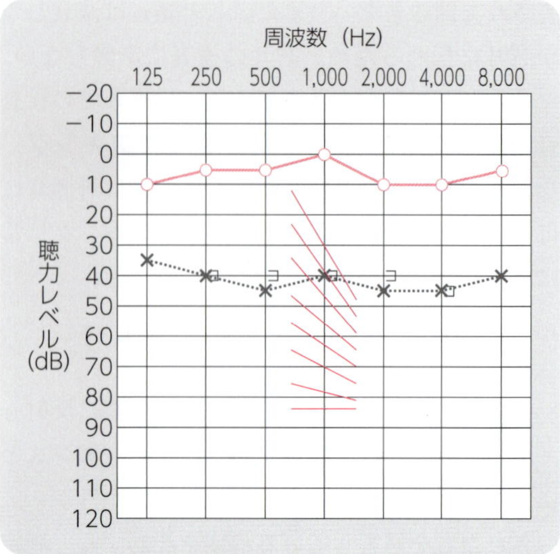

図18 バランステスト
1,000 Hzで左右で音が同じくらいに聞こえる強さを線で結ぶ．線の勾配は下に行くとだんだんなだらかになり，水平となる．補充現象陽性である．

7. 他覚的聴覚検査

「(5) 他覚的聴覚検査」(325頁) 参照.

8. 耳音響放射（OAE）

「(6) 耳音響放射」(326頁) 参照.

9. 耳管機能検査

耳管は鼓室と上咽頭を結ぶ長さ約3.5 cmの管性構造物で，中耳の圧平衡・排泄・防御などの機能を有し，中耳の恒常性維持に重要な役割を果たす．正常な耳管は通常閉鎖しているが，嚥下などの際に短時間開放する．開放が十分にできない（耳管狭窄）と，鼓膜陥凹，中耳腔圧の陰圧化，中耳内貯留液という現象が生じ，伝音難聴となる．逆に普段から開放するようになる（耳管開放）と，開放している耳管を通して鼻咽腔圧，音声が中耳腔に到達するため，自声強聴，自己呼吸音聴取といった煩わしい症状に悩まされる耳管開放症となる．耳管機能検査には以下の4種類の測定モード

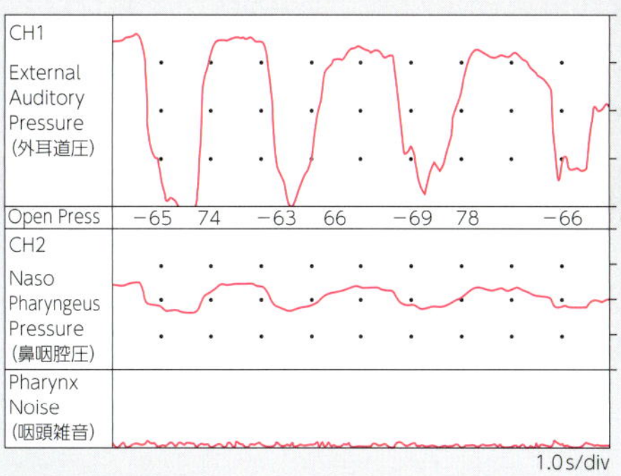

図 19 TTAG

深呼吸時に鼻咽腔圧（CH2）は変動するが，開放している耳管を介してその圧変化が中耳腔に伝わるので，外耳道圧（CH1）がそれと同期した波形を示す．耳管開放症の典型的な所見である．

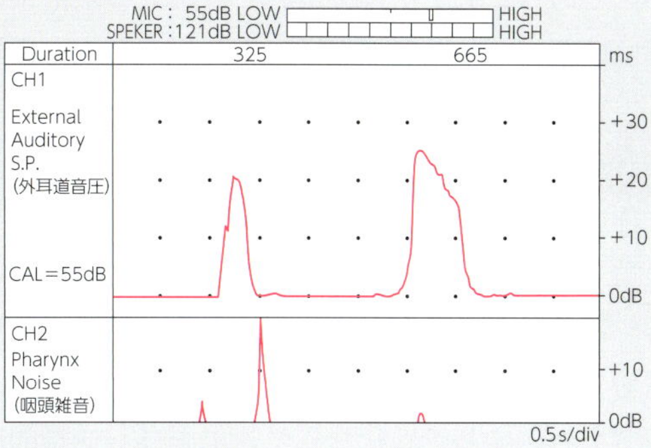

図 20 音響耳管法

嚥下により耳管が開放すると，鼻腔から提示していた外耳道音圧が上昇する．本例では 2 回の嚥下によって山型の波形が検出されている（CH1）．CH2 は嚥下に伴う咽頭雑音を記録している．

があり，耳管の開大・閉鎖を評価する．

(1) 耳管鼓室気流動態法（tubotympanoaerodynamic graphy：TTAG）

外耳道に挿入した圧トランスデューサで，鼻咽腔側から中耳側への圧の伝達を調べる検査である．被検者にバルサルバ法で圧負荷をかけ中耳腔圧の変化をみることにより，耳管狭窄の有無を調べたり，耳管開放症では鼻深呼吸時に鼻咽腔圧変化に同期した外耳道圧変化を検出したりできる（図 19）．

(2) インピーダンス法

TTAG と似ている検査法であるが，TTAG が鼓膜を介した外耳道圧として中耳腔圧を検出するのに対して，インピーダンス法では中耳腔圧変化が引き起こす鼓膜の動揺を鼓膜のコンプライアンスの変化を測定することにより評価している．診断的意義は基本的に TTAG と同等である．耳管機能検査機器で外耳道圧センサーのない機種では，TTAG のかわりに本法が用いられる．なお，鼓膜穿孔のある症例では測定できない．

(3) 音響耳管法（sonotubometry）

鼻腔に音を負荷した状態で嚥下を行うと，耳管を経由して中耳に伝わった負荷音が外耳道で聴取できる．この現象を利用した検査が音響耳管法である．耳管機能検査法の中では最も広く施行されている．嚥下時に耳管が開くと，検出される外耳道音圧は上昇する（図 20）が，正常人でも音圧変化が記録されない例は少なくないため，これがそのまま耳管狭窄を示すのではない．

(4) 加圧・減圧法

外耳道側より中耳腔に陽圧・陰圧を加え，耳管の開大能をみる検査である．耳管の能動的開大能と圧負荷時の受動的開大能を知ることができるが，鼓膜穿孔のない症例では施行できない．

10. 耳鳴検査

耳鳴は外からの音刺激がないのに感じる異常な音の感覚である．筋収縮や血管拍動など体内に音源がある場合は，本人以外でもその音を聴取できることもある（他覚的耳鳴）が，多くの場合，明らかな音源はなく，本人以外は聴取できない（自覚的耳鳴）．そのため，問診により患者自身のことばで表現してもらい医学的に評価するが，客観的に以下の方法で評価する[8]．

(1) ピッチ・マッチ検査

検査装置から様々な周波数の純音，バンドノイズ，ホワイトノイズを提示し，患者自身が感じる耳鳴のピッチを見出そうとする検査である．

(2) ラウドネス・バランス検査

ピッチ・マッチ検査で得られた耳鳴ピッチをもとに純音あるいは雑音を提示する．提示音の強さを変え，自身の耳鳴と比較することにより，耳鳴の大きさを調べる検査である．

(3) 遮蔽検査

ピッチ・マッチ検査で耳鳴周波数が得られる

が，このバンドノイズを用いて遮蔽できる最小の耳鳴遮蔽レベルを調べる検査である．

11. 詐聴の検査

詐聴は機能性難聴の一つである．難聴を装うことにより自身が利益を得ることを目的としている．詐聴を疑う場合には，まず純音聴力検査を日を変えて複数回行う．その結果が変動したり，診察室での応答と矛盾したりする場合は，他覚的聴覚検査が必要となる．他覚的聴覚検査としては，ABR，ASSR，耳小骨筋反射，OAE などがあるが，身体障害認定基準では ABR が義務付けられている[9]．

発話中に突然ノイズを負荷すると，声量が増大することをロンバール現象という．この現象を利用し，被検者に本を読ませて，ノイズを聞かせ，それが聞こえていれば声が大きくなる．これにより負荷したレベルの音が聞こえているかどうかを調べることができる．これを**ロンバールテスト**という．

他に，詐聴のために考案された検査として，**遅延側音検査**，**ステンゲルテスト**がある．

B. 平衡機能の検査と評価

1 | 平衡機能検査

平衡機能検査として最も重要なのが，眼振の有無を含め眼球運動の観察である．めまい患者に対しては，まず最初に**注視眼振検査**を行い，正面および上下左右で眼振の有無を観察する．その後に**頭位眼振検査**，**頭位変換眼振検査**を行う．頭位変換眼振検査には，座位と懸垂頭位を交互に行う Stenger 法と，座位と右下懸垂頭位，座位と左下懸垂頭位を交互に行う Dix-Hallpike 法がある[10]．

head impulse test は，急速に頭部を動かし前庭動眼反射を誘発する．左右の半規管を別々に評価できる．

なお，眼振を観察するために**フレンツェル（Frenzel）眼鏡**が昔から使用されている．15～20 D の凸レンズによって被検者の固視機能を減弱し，眼振を誘発する．現在，眼振の詳細な解析には眼振電図（electronystagmography）検査，あるいはビデオ眼振検査が行われる．

（1）眼振電図（electronystagmography）検査（電気眼振検査）

眼球は角膜がプラスに，網膜がマイナスに帯電している（角膜・網膜電位）．そのため，眼球が偏位すると電位が変化する．これを利用して眼振を電気的に記録する．眼振を定量的に解析できるが，水平成分，垂直成分の 2 次元的記録になり，回旋性眼振の記録はできない．

ヒトの生理的眼球運動は，視刺激あるいは温度刺激により誘発される．視刺激では滑動性眼球運動，急速眼球運動，視運動性眼球運動が誘発される[10]．温度刺激検査は**カロリックテスト**（Carolic test）と呼ばれる．カロリックテストでは左右の半規管機能を個別に評価できる．刺激には冷水・温水の他に空気も使用される．

（2）ビデオ眼振検査

最近ではゴーグルに赤外線ランプと CCD カメラを取り付けた装置で，眼球運動のビデオ画像を解析できるようになった．眼振電図と異なり，被検者に電極を貼付する必要はなく，操作が簡便である．また，回旋性眼振も検出できる．しかし，瞳孔のビデオ画像を記録するため，眼裂が狭い場合は正確な記録ができない．また，閉眼時の記録もできない．

（3）重心動揺検査

重心動揺検査は開眼時および閉眼時の直立姿勢における身体の動揺を足圧中心の動揺として捉え，それを測定・分析することにより，立位時の体位平衡を客観的に把握する検査である[11]．

（4）前庭誘発筋電位（vestibular evoked myogenic potential：VEMP）検査

強大な音響により前庭を刺激すると筋電位が誘発される．胸鎖乳突筋の誘発筋電位を記録する前庭誘発頸筋電位（cervical VEMP：cVEMP）と，外眼筋（下斜筋）の誘発筋電位を記録する前庭誘発眼筋電位（ocular VEMP：**oVEMP**）がある．cVEMP は同側の球形嚢からの反応，oVEMP は対側の卵形嚢からの反応を示す．

2 | リハビリテーション

めまいのリハビリテーション（以下，リハ）には，前庭機能障害に対する前庭リハと，**良性発作性頭位めまい症**に対する理学療法（耳石置換法）がある[12]．

前庭リハには，適応，馴化，代用が関連する．これらのメカニズムを利用して平衡訓練を行う．良性発作性頭位めまい症は，卵形嚢斑から脱落した耳石膜あるいは耳石が半規管内に入ることにより，めまいを引き起こす疾患である．自然治癒が見込める疾患であるが，半規管内に迷入した耳石膜あるいは耳石を卵形嚢に戻すことにより，早期にめまいを改善させることができる．**Epley 法**，Semont 法などの手法がある．

●文献

1) 船木フキ子：未熟児と低出生体重児の聴力の研究（聴性行動反応検査の応用）．*Audiol Jpn*，**21**：38-51，1978．
2) 片岡祐子：新生児聴覚スクリーニングの現状と今後の課題．日耳鼻，**122**(12)：1552-1554，2019．
3) 日本耳鼻咽喉科頭頸部外科学会福祉医療・乳幼児委員会：難聴を見逃さないために．1 歳 6 カ月児健康診査，2023．https://www.jibika.or.jp/uploads/files/hearing_loss-you_2.pdf（20204 年 1 月 17 日閲覧）
4) 日本耳鼻咽喉科頭頸部外科学会福祉医療・乳幼児委員会：難聴を見逃さないために．3 歳児健康診査，2023．https://www.jibika.or.jp/uploads/files/hearing_loss-ai_3.pdf（2024 年 1 月 17 日閲覧）
5) 田中美郷・他：乳児の聴覚発達検査とその臨床および難聴児早期スクリーニングへの応用．*Audiol Jpn*，**21**(1)：53-73，1978．
6) 山下公一：語音聴力検査．聴覚検査の実際（日本聴覚医学会編），改訂 3 版，南山堂．2009，pp69-84．
7) 青柳　優：聴性定常反応（ASSR）．*Audiol Jpn*，**49**：135-145，2006．
8) 日本聴覚医学会編：疾患特異的検査：耳鳴検査とその表示法．耳鳴診療ガイドライン 2019 年版，金原書店，2019，pp31-36．
9) 小林一女：詐聴の診断と対策，日耳鼻，**120**：856-857，2017．
10) 岩崎真一：眼振の見方について．日耳鼻，**124**：150-152，2021．
11) 岩崎真一：重心動揺検査によるめまい・平衡障害の診断：ラバー負荷検査と周波数解析を用いて．*Equilibrium Res*，**77**：271-279，2018．
12) 藤本千里：めまいのリハビリテーション．日耳鼻，**125**：312-316，2022．

（大島猛史）

2 補聴器（聴覚・情報保障支援システム含む）

A. 補聴器

補聴器は，聴覚障害者の聴覚補償をするための携帯機器であり，医薬品医療機器法で**管理医療機器（クラスII）**に分類されている．聴力像や訴えを参考に，**音響利得**や**最大出力音圧**などの調整や機能設定などを行う．近年は補聴器本体の小型化に加えて，機能と利便性の向上が進められている．

1｜補聴器の構造と機能

1. 信号処理方式による分類

①**アナログ式補聴器**：マイクから出力されたアナログ信号を，そのままアンプで増幅してレシーバーから出力する．

②**デジタル式補聴器**：マイクから出力されたアナログ信号を，デジタル信号に変換してからデジタルシグナルプロセッサで信号処理を行い，レシーバーから出力する．

2. 音の伝導方式による分類

①**気導補聴器**：気導経路（外耳道→中耳伝音系→内耳）を利用した補聴器で，音はレシーバーから出力される．流通している補聴器のほとんどはこのタイプである．

②**骨導補聴器**：骨導経路（頭蓋骨→内耳）を利用した補聴器で，音は骨導振動子から出力される．気導補聴器の使用が難しい外耳道閉鎖症や外耳道狭窄症などが良い適応となる．出力可能な音圧に制限があることから高度難聴以上には不適である．

③**軟骨伝導補聴器**：軟骨伝導路（耳軟骨→内耳）を利用した補聴器で，音は軟骨伝導振動子から出力される．骨導補聴器と同様に，気導補聴器の使用が難しい場合に良い適応となる．軟骨伝導振動子は圧着が不要で痛みが生じにくいが，振動子の固定には工夫が必要である．

3. 型式による分類

①**ポケット形（型）**：本体を胸ポケットなどに固定し，イヤホンを装着して使用する補聴器である．安価で操作性がよく電池寿命も長いが，ケーブルの断線や衣擦れ音が入りやすいなどの問題がある．イヤホンを交換することで適応範囲を広げることができ，適応範囲は中等度～重度難聴と広い．大半がアナログ式補聴器であるため，山型や谷型などの複雑な聴力型には不向きである．

②**耳かけ形（型）**：本体を耳にかけて耳栓を装着して使用する補聴器である．種類が豊富で，価格や機能などの選択の幅が広い．適応範囲も軽度～重度難聴と広いが，器種によって異なるため，聴力図とテクニカルデータを照らし合わせて選択する必要がある．眼鏡やマスクの邪魔になりやすく，電話をする際には受話器を当てる位置をずらす必要がある．

③**耳あな形（型）**：耳甲介腔に本体を挿入して使用する補聴器である．本体のサイズで名称が異なり，小型なものから順に，IIC（Invisible In the Canal）→ CIC（Completed In the Canal）→ ITC（In The Canal）→ ITE（In The Ear）がある．本体のサイズが大きくなるほど増幅量が大きくなるため，IIC と CIC が軽度難聴，ITC が中等度難聴まで，ITE が高度難聴までが適応範囲となる．小型で目立ちにくく，眼鏡やマスクの邪魔になりにくい．電話は受話器をずらさずに受けられるが，手先が不自由な方には不向きである．

④**その他の型式**：メガネ形（型）やカチューシャ形（型），外マイク形（型）などがある．

4. RIC（Receiver In the Canal）補聴器

耳かけ形（型）の1種で，レシーバーを本体の外に出すことで小型化を実現した補聴器である．レシーバーを交換することで適応範囲を広げることができ，適応範囲は軽度～高度難聴と広い．本体とレシーバーは極細のワイヤーでつながっており，見た目に装用していることがわかりづらい．着脱時に無理に引き抜くとワイヤーが断線することがある．

5. CROS 補聴器

患側の音や音声を健側に転送して聞く補聴器であり，送信器（患側）と受信器（健側）の2台1組になっている．補聴器間はデジタルワイヤレス通信で連絡しており，音の増幅は行わないので調整は不要である．患側に補聴器を装用しても効果が乏しい一側性高度～重度感音難聴が良い適応である．受信側にも難聴がある場合には，増幅も行える BiCROS 補聴器を用いるが，これは音の増幅を行うので調整を必要とする．いずれも見た目には両耳装用だが両耳聴にはならないので，集団や雑音下での語音聴取や音源方向覚の改善は得られにくい．型式には耳かけ形（型）と耳あな形（型）がある．

6. 補聴器の構成要素

耳かけ形（型）の構成要素は図1の通りである．耳あな形（型）やポケット形（型），RIC 補聴器の構成要素は，耳かけ形（型）とほぼ同じで配置のみ異なる．

7. 補聴器の機能

①**ノンリニア増幅**：入力音の強さに応じて増幅量を調整する機能であり，感音難聴や聴覚過敏などの**ダイナミックレンジ**が狭い患者に有効である．これに対して入力音の強さに比例して増幅するのがリニア増幅である．

②**帯域分割**：マイクに入った音や音声を複数の

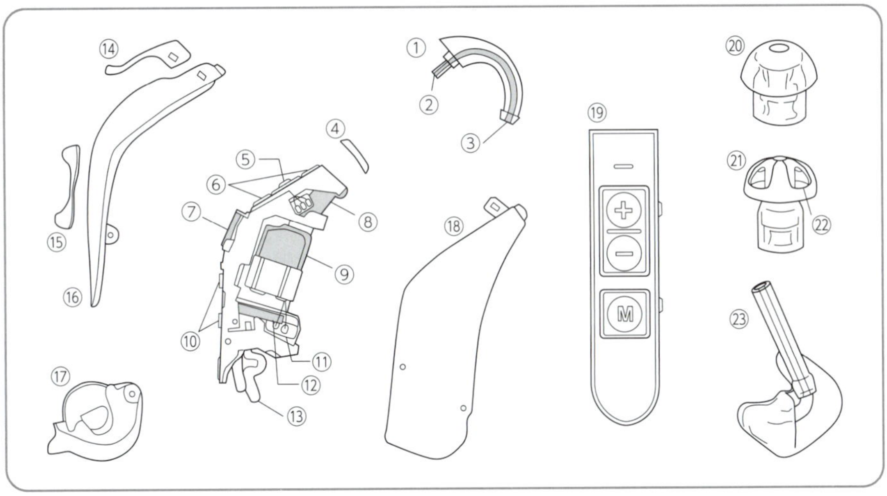

図1　耳かけ形（型）の構成要素

①フック
②ダンパー
③音道
④ノズルロック
⑤プログラム切り替えボタン
⑥マイク
⑦テレコイル
⑧イヤホンチューブ
⑨イヤホン（レシーバー）
⑩ボリューム
⑪本体基盤
⑫ DSP（アンプ）
⑬電池切片
⑭マイクカバー
⑮アップダウンボタン
⑯上ケース
⑰電池蓋
⑱下ケース
⑲リモコン
⑳密閉型耳栓
㉑オープンドーム型耳栓
㉒ベント
㉓イヤモールド

周波数帯域に分割して，増幅と信号処理を行う機能である．この帯域をチャンネルやバンドと呼び，数が多いほど細かい調整が可能となる．

③**指向性機能**：装用者の後方や側方からの音や音声を抑えて，前方からの音や音声を聞き取りやすくする機能である．指向特性を**ポーラパターン**と呼び，1つのパターンを選択する固定型と，複数パターンを自動で切り替える環境適応型がある．

④**雑音抑制**：マイクに入った音や音声から会話音以外を識別して抑える機能である．一般的には定常雑音を抑えるが，非定常雑音を抑えるものもある．抑える雑音の種類によって**衝撃音抑制**や**風切り音抑制**などがあり，語音強調機能もこれに含まれる．

⑤**ハウリング抑制**：発生原因となった周波数の音圧を下げて，ハウリングを抑える機能である．この他に，逆位相の抑制音を用いるものや，原因となった周波数をシフトするものがある．

⑥**プログラム自動選択**：補聴器が周囲の音を分析して，場面に応じて最適なプログラムを自動選択またはミックスする機能である．

⑦**オープンフィッティング**：大きな**ベント**が開いたオープンドーム型耳栓を用いて，外耳道を密閉せずに行うフィッティングであり，ハウリング抑制の技術向上により2000年代に実用化された．補聴器装用による耳閉感や自声強調が起こりにくく，軽中等度高音障害型難聴が良い適応である．

2 補聴器の周波数特性（周波数レスポンス）の測定と調整

1. 補聴器特性測定装置

補聴器の**電気音響的特性**を測定するための機器であり，補聴器性能の測定（工業的測定）や，補聴器特性の測定（臨床的測定）に用いられる．この装置はモニターと測定器，防音箱で構成されており，防音箱の中には検査音出力用のスピーカと2つのマイク（校正用と測定用），**音響カプラ**（**2 cm^3 カプラ**または**密閉形疑似耳**）が備え付けられている．2 cm^3 カプラは外耳道容積を 2 cm^3 として作られており，密閉形疑似耳は音響特性を正常な人の耳に近似させて作られている．

2. 補聴器性能の測定（工業的測定）

補聴器の工業製品としての性能評価を行うことが目的であり，測定結果はテクニカルデータとして製品カタログに掲載されている．測定方法は**JIS**（**日本工業規格**）で定められており，2015年に改正されている（JIS C5512：2015）．下記の①～⑤を測定する際には，信号音に用いる純音に影響を与える補聴器の機能をすべて切る必要がある．

①**高周波数平均値**（**High-Frequency Average：HFA**）：1,000 Hz，1,600 Hz，2,500 Hzの利得または音圧レベルの平均値であり，補聴器の性能を示す値として用いられる．JIS規格改正前までは，規準周波数（1,600 Hzまたは2,500 Hz）の値が用いられていた．

②**90 dB入力最大出力音圧レベル**（**Output SPL for 90 dB input SPL：OSPL90**）：利得調整を最大にして測定した90 dBSPL入力時の出力音圧レベルであり，その補聴器の出力の上限を示している．患者に適した最大出力に対して，調整可能な器種を選択する際に活用する．

③**最大音響利得高周波数平均値**（**High-Frequency Average Full-On Gain：HFA-FOG**）：利得調整を最大にして測定した50 dBSPL入力時の高周波数平均値（HFA）であり，その補聴器の利得の上限を示している．患者に適した周波数レスポンスに対して，調整可能な器種を選択する際に活用する．

④**基準利得**（**Reference Test Gain：RTG**）：**利得調整の規準の設定**（**Reference Test Setting of the gain control：RTS**）で測定した60 dBSPL入力時の高周波数平均値（HFA）であり，補聴器の標準的な利得を示している．利得調整の規準の設定（RTS）とは，60 dBSPL入力時の高周波数平均値（HFA）が，HFA-OSPL90 − 77 dBSPL ± 1.5 dBSPLの範囲になるようにした際の利得調整の設定を指す．

⑤**規準周波数レスポンス曲線**：利得調整の規準の設定（RTS）で，純音を用いて測定した60 dB SPL入力時の周波数レスポンスであり，補聴器の標準的な周波数レスポンスを示している．

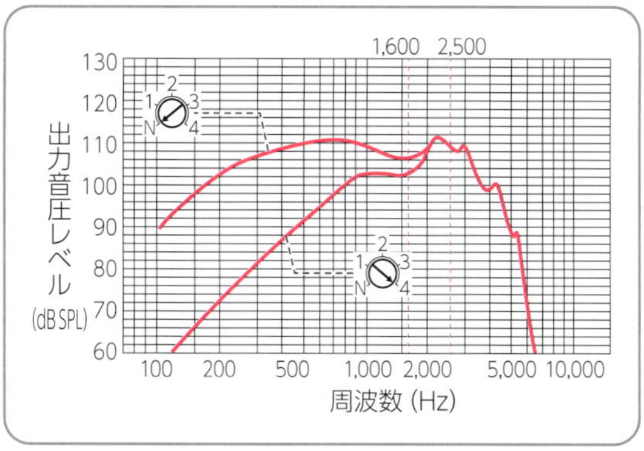

図 2　音質調整器の効果（N：規準の状態，4：音質調整器の効果）

⑥**音質調整器の効果**：規準の状態から音質調整器のみ最大（例：Tone H：4）にして測定した周波数レスポンスである（図 2）．「規準の状態」とは，アナログ式補聴器で入力をマイクロホン，音質調整器を N，最大出力制限を作動しないようにした状態である．これは 2015 年の JIS 規格改正前のものであり，当時の規準周波数レスポンス曲線は，この状態で規準周波数（1,600 Hz または 2,500 Hz）における 60 dB SPL 入力時の出力音圧レベルが，「最大出力－15 dB SPL」となるように調整して測定した周波数レスポンスである．

⑦**入出力特性**：補聴器の入力音圧レベルと出力音圧レベルの関係を示したグラフである．利得や**圧縮（コンプレッション）**，**ニーポイント**だけではなく，**最大出力制限**や**エクスパンション**の効果なども確認できる．

3 | 補聴器のフィッティング

1. 補聴器特性の測定（臨床的測定）

患者が使用している補聴器の状態評価を行うことが目的であり，補聴器の機能をすべて切った状態で純音を用いて周波数特性を測定する．測定結果から故障の有無や聴力像に適した**音響利得**や**最大出力音圧**であるかなどを確認する．ボリュームやプログラムを使用している場合には，ボリュームの最小／最大の状態やプログラムごとの測定も行う必要がある．使用状態（機能を入れた状態）の補聴器を評価する場合には，**国際音声試験信号（ISTS）**を用いる．この信号音は音声に近い信号音として開発され，補聴器の機能の影響を受けずに測定が行うことができる．

2. 実耳測定

実耳測定には，**実耳挿入利得の測定（鼓膜面音圧の測定）**と，**音場での補聴器装用閾値の測定（ファンクショナルゲインの測定）**がある．狭義には前者のみを指すが，いずれも**補聴器適合検査の指針（2010）**の参考検査項目である．

（1）実耳挿入利得の測定（鼓膜面音圧の測定）

使用状態の補聴器で，音や音声がどれだけ増幅されて鼓膜面上に到達しているかを評価する他覚的検査である．測定には，**プローブチューブマイクロホン**による測定ができる補聴器特性測定装置が必要である．ISTS などの信号音をスピーカから提示して，**裸耳利得（オープンイヤゲイン，Real Ear Unaided Gain：REUG）**と**実耳装用利得（Real Ear Aided Gain：REAG または実耳補聴利得：real-ear in situ gain）**を測定する．**実耳挿入利得（Real Ear Insertion Gain：REIG）**は，実耳装用利得から裸耳利得を引くことで算出できる（REIG＝REAG－REUG）．

（2）補聴器装用閾値の測定（ファンクショナルゲインの測定）

使用状態の補聴器で，装用閾値を評価する自覚的検査である．測定には，オージオメータとスピーカが必要であり，信号音には**震音（ウォーブルトーン）**を用いる．ファンクショナルゲインは，装用閾値から非装用閾値を引くことで算出できる．

3. 補聴器の選択方法

補聴器の選択方法には**比較選択法（直接法）**と**規定選択法（間接法）**があり，臨床的には両者を併用して補聴器を選択する場合が多い．

比較選択法（直接法）：複数の補聴器を試聴して検査結果に基づいて器種を選択する方法である．

規定選択法（間接法）：聴覚機能検査の結果から処方式で目標値を算出し，それに合うように補聴器を設定する方法である．

4. イヤモールドの作成・調整と耳型採取

イヤモールドは，患者の耳型を採取して作成したオーダーメイドの耳栓であり，ハウリング予防や補聴器の脱落防止，音響特性の安定化などのメリットがある．耳型採取は，耳鼻咽喉科医の立ち合いが必要であり，術後耳の場合には病的な耳に対する処置となるため，言語聴覚士が行ってはならない．

耳型採取の手順としては，まず耳鏡で耳内を確認してから外耳道内にイヤブロックを挿入する．印象材の主剤と硬化剤を混ぜて，それをシリンジに詰めて外耳道内に充填する．印象材が硬化したことを確認して，外耳道内に強い陰圧がかからないように取り出し，最後に耳鏡で耳内を確認する．副損傷は**耳内異物**が最も多く，この他に**外耳道出血**や**外耳道炎**，**鼓膜損傷**などがある．

4 | 補聴器適合検査

補聴器適合検査は，補聴器装用効果を評価するための検査の総称であり，実施方法と評価方法は補聴器適合検査の指針（2010）にまとめられている．算定は，聴力像に対して電気音響的に適応と思われる補聴器を選択の上，音場での補聴器装用実耳検査を実施した場合に行うと定められている．また，厚生労働大臣が定める施設基準（ア・イ）に適合しているものとして，地方厚生局長などに届け出をしている必要がある．

ア．耳鼻咽喉科を標榜している保険医療機関であり，厚生労働省主催**補聴器適合判定医師研修会**を修了した耳鼻咽喉科を担当する常勤の医師が1名以上配置されている．
イ．当該検査を行うために必要な次に掲げる装置・器具（ⅰ～ⅲ）を常時備えている．
ⅰ．音場で補聴器装着実耳検査に必要な機器並びに装置（スピーカ法による聴力検査が可能なオージオメータ等）
ⅱ．騒音・環境音・雑音などの検査用音源又は発生装置
ⅲ．補聴器周波数特性測定装置

1. 必須検査項目

(1) 語音明瞭度曲線または語音明瞭度の測定

補聴器装用時と非装用時の語音聴取成績を比較し，補聴器を効果的に活用できているかを評価するための検査である．検査音には**67-S語表**と**57-S語表**があり，評価の目的に応じて選択をする．

67-S語表：**語音明瞭度曲線の測定**に用い，大きさの異なることばの聞き取りを評価することができる．

57-S語表：**最高語音明瞭度の測定**に用い，異聴マトリックス分析や語音聴取に対する機能の影響を評価するのに適している．

(2) 環境騒音の許容を指標とした適合検査

補聴器を装用をして会話を聞く際に，環境騒音が妨げとなって補聴器を使用できないことがないかを評価するための検査である．検査結果は最大出力制限や機能設定，器種選択などに活用する．

2. 参考検査項目

(1) 調整値を評価するための検査

「ア．**実耳挿入利得の測定（鼓膜面音圧の測定）**」「イ．**挿入形イヤホンを用いた音圧レベル（SPL）での聴取閾値・不快レベルの測定**」「ウ．**音場での補聴器装用閾値の測定（ファンクショナルゲインの測定）**」「エ．**補聴器特性図とオージオグラムを用いた利得・装用閾値の算出**」が含まれる．「ア」はプローブチューブマイクロホンによる測定が可能な補聴器特性測定装置，「イ」は**挿入形イヤホン**による測定が可能な**SPLメーター**といった専用の機器が必要である．「ウ・エ」はオージオメータと補聴器特性測定装置とスピーカがあればよく，補聴器適合検査の施設基準に適合した医療機関であれば実施できる．一般的に「ア～ウ」のいずれかと「エ」を併用して評価が行われる．

(2) 雑音を負荷した時の語音明瞭度の測定

雑音なしと雑音ありで語音明瞭度の測定を行

い，雑音が語音聴取に与える影響を評価する．検査音は57-S語表，雑音は加重不規則雑音を用い，検査結果は器種選択などに活用する．

(3) 質問紙による適合評価

補聴器装用前と装用後（調整と装用が安定した時点）に評価を行い，患者の補聴器装用効果に対する主観的評価を効率的に得ることができる．指針に掲載されている「きこえの評価―補聴前・補聴後―」は，日常生活で遭遇する10の状況でどの程度聞き取れるかを5段階評価する．

3. 語音了解閾値検査

検査音に1桁の数字語表を用いて，**語音了解閾値**（SRT，**語音了解度**が50％となる最小の語音聴力レベル）を求める検査である．

4. 問診

補聴器適合を図る上で必要な情報の確認と掘り下げを行う．具体的には，難聴による不自由の有無やその詳細，補聴器装用の意志や補聴器に関する希望（装用側や型式，価格）などである．得られた情報を踏まえて補聴器装用を行うか判断し，器種の選択肢や装用指導の内容を検討する．再調整時には，補聴器による聞こえの特徴（響く，割れる，こもるなど）や現状の問題点，装用効果の詳細と改善したい点を確認する．これらは調整や装用指導の参考とするだけでなく，環境調整や聴覚・情報保障支援システムを検討する際にも活用する．

5. 装用指導

狭義には補聴器の着脱指導を指すが，広義には補聴器適合を図る上で必要な説明と指導を指す．補聴器装用前には，補聴器適合の流れと装用目標を確認し，補聴器と電池の取り扱いや注意点，装用により得られる効果と起こりうる問題などの見通しについて説明する．装用後には，その時々に応じて必要な説明と指導を行うとともに，聴力や生活の変化に合わせたコミュニケーション指導や，**聴覚・情報保障支援システム**の案内をする．患者が乳幼児や高齢者の場合には，両親や配偶者などのキーパーソンに対する装用指導が欠かせない．

B. 聴覚・情報保障支援システム

1 | 補聴援助システム

広義には聴覚代替支援システムと情報保障・支援システム全般を指す．ここでは狭義として，マイクに入った音声の伝達効率を上げる機器について解説する．

1. FM補聴システム

送信器付きのマイクに入った音声をFM電波で送信し，受信器が付いた補聴器で聞くシステムである．電波干渉や混信が起こりやすいが，距離や雑音などのある環境での補聴援助ができる．

2. デジタル無線システム

デジタル通信用周波数を使用した無線通信システムであり，専用の送信器付きのマイクと受信器が必要である．FM補聴システムと比べて音質が向上し，電波干渉や混信が起こりにくい．

3. 赤外線補聴システム

マイクに入った音声を増幅して赤外線で専用の受信器に送り，ヘッドホンで聞くシステムである．接続アダプターを用いれば，補聴器や人工内耳でも利用できる．電波干渉や混信を起こさず，広範囲に対して同時に伝達できるが，送信器と受信器の間に障害物があると受信障害が起こりやすく，屋外での使用には向かない．

4. 磁気誘導（ループ）システム

マイクに入った音声を敷設したループアンテナに送信し，補聴器や人工内耳のテレコイルで受信して聞くシステムである．アンテナとの距離や磁界強度の影響を受けやすく，近くで磁気ループを使用していると混信しやすい．

5. Bluetooth

デジタル無線システムの１種であり，Bluetoothを搭載した機器であればマイク以外の機器（スマートフォンやテレビ，パソコンなど）とも接続できる．同時接続できる受信器の数に制限があるため，集団システムとしての利用には不向きである．

2 | 聴覚代替支援システム

広義には補聴援助システムに含まれるが，ここでは狭義として，マイクに入った音声の伝達効率を上げる機器以外について解説する．

1. 屋内信号装置

着信音や警報音などの日常生活や緊急時に必要な音を，光や振動などに変換して知らせる機器である．日常生活用具給付制度の給付対象項目に該当するため，聴覚障害者２級に該当する場合は居住市区町村の福祉課へ支給申請ができる．

2. 筆談支援機器

簡便に利用できるものとして，ホワイトボードや磁気式筆談ボードがある．磁気式は消耗品がないのでランニングコストがかからない．最近はタブレット端末が利用されることも増えている．

3. 音声認識ソフトウェア

マイクに入った音声を，パソコンやスマートフォン上で文字変換するソフトウェアである．

4. 文章音声化コミュニケーション支援ソフト

パソコンやスマートフォン上の文字情報を音声に変換するソフトウェアである．構音障害がある場合に有用である．

3 | 情報保障・支援システム

すべての人が対等に「場」への参加を保障するためのシステムであり，聴覚障害者と健聴者の双方が利用するものである．

1. 手話通訳

聴覚障害者と健聴者の間で様々な手話言語を翻訳して，相互のコミュニケーションを仲介することである．いずれも音声に近い速度で通訳ができるため，質疑応答などの素早いやり取りに向いている．

2. 要約筆記

聴覚障害者に対して，音声を即時的に文字にして伝える**筆記通訳**のことである．発話速度は書字速度より速いため，すべてを文字にすることは難しく，話を要約して書くことから要約筆記と呼ぶ．要約筆記者は聞いてから書き，聴覚障害者はそれを読んで把握するため，内容を把握するまでにタイムラグが生じる．

3. ノートテイク

2～3名の**ノートテイカー**が聴覚障害者の横に座り，紙に要約文を書き，聴覚障害者はそれを見ることで情報を得る．パソコンを用いた**パソコンノートテイク**もあり，いずれも講義の通訳に適している．

4. 字幕放送

テレビ番組の音声を字幕データにして，映像と同期させてから受信器（テレビ）に送り，それをテレビが読み取って字幕にして画面上に出すシステムである．

（鈴木大介，新田清一）

3 人工聴覚器（人工内耳・人工中耳）

人工聴覚器は，感音難聴や難治性の中耳炎など既存の手術では聴力を改善できない疾患や，補聴器では十分な効果を得られない高度・重度感音難聴に対応する補聴機器で，体内に手術で植込んで様々な聴覚機能を代替あるいは拡張する機器として開発され，わが国にも導入されてきた．

1 | 人工内耳

人工内耳は，補聴器装用でも十分な効果が得られない高度・重度感音難聴に対して聴覚補償を行うための人工聴覚器である．

1983年に現在用いられている多チャンネル型人工内耳が発売され，わが国でも1985年から多チャンネル型人工内耳の臨床応用が始まった．以後，その装用者は徐々に増加しており，2019年時点で，世界では約74万人[1]，わが国では約1万4千人[2]が装用している．

1．構造と機能（図1，図2）

（1）体内機と体外機[3]

外耳道，鼓膜，中耳，内耳，蝸牛神経と続く聴覚路（図1）のうち，人工内耳は内耳の代替を行う機器である．つまり，外部の音を取り込んで蝸牛神経を刺激できるように電気信号に変換し，蝸牛内にある蝸牛神経の細胞体に電流を流して外部の音情報を神経に伝える（図1，人工内耳）．

人工内耳は，体内に植込んで蝸牛神経を刺激するための体内機と，音を捉えて電気信号に変換する体外機の2つの機器で構成される（図1，人工内耳）．

①体内機

体内機は蝸牛に挿入する電極と，それに連なるリード，さらに本体と受信コイルからなっており，受信コイルの中心には磁石が配置されている．機種によっては，蝸牛外電極が本体内になく，蝸牛内電極とは別に本体からリードに連なって外に配置されている場合がある．体内機は，2～3時間程の全身麻酔手術で，体内に植込まれる．電極は蝸牛の鼓室階に挿入され（図1，蝸牛断面），蝸牛軸近くに存在する蝸牛神経の細胞体（らせん神経節細胞）の近傍に留置され，本体や受信コイルは耳介の後上部の側頭骨の骨膜下に留置される．体内機には蝸牛外電極とメーカーによって，12，16，22と異なる数の電極が配置され，電極と蝸牛外電極が蝸牛神経を電気刺激するためのチャンネルを形成する．電極は15～31.5 mmと蝸牛の状態に応じて様々な長さに配置されたものを選択することができる．高音は蝸牛底，低音は蝸牛頂に配置される蝸牛内電極で刺激され，電極の蝸牛内の位置で音の高さを，電極かららせん神経節細胞に放出される電荷量で音の大きさを表現する．

近年は電極の形状も多様化しており，蝸牛外側壁近くに電極が配置されるストレート型，蝸牛軸近くに電極を配置できる蝸牛軸近接型などがある．体内機の本体もメーカーによって異なるが，そのサイズは縦横が24～31 mm×46～56.2 mm，厚さは3.9～4.5 mmである．体内機には磁石が含まれるため，磁場に入る必要のあるMRIの撮像をする際は注意が必要であるが，近年の体内機の磁石はMRI対応となっている．ただし，磁石周囲の頭部の画像は得ることはできない．

②体外機

体外機には，耳かけ型とコイル一体型の2つの形態がある．

耳かけ型：本体ユニットとケーブルで接続される送信コイル（磁石を中心部に有する）から構成

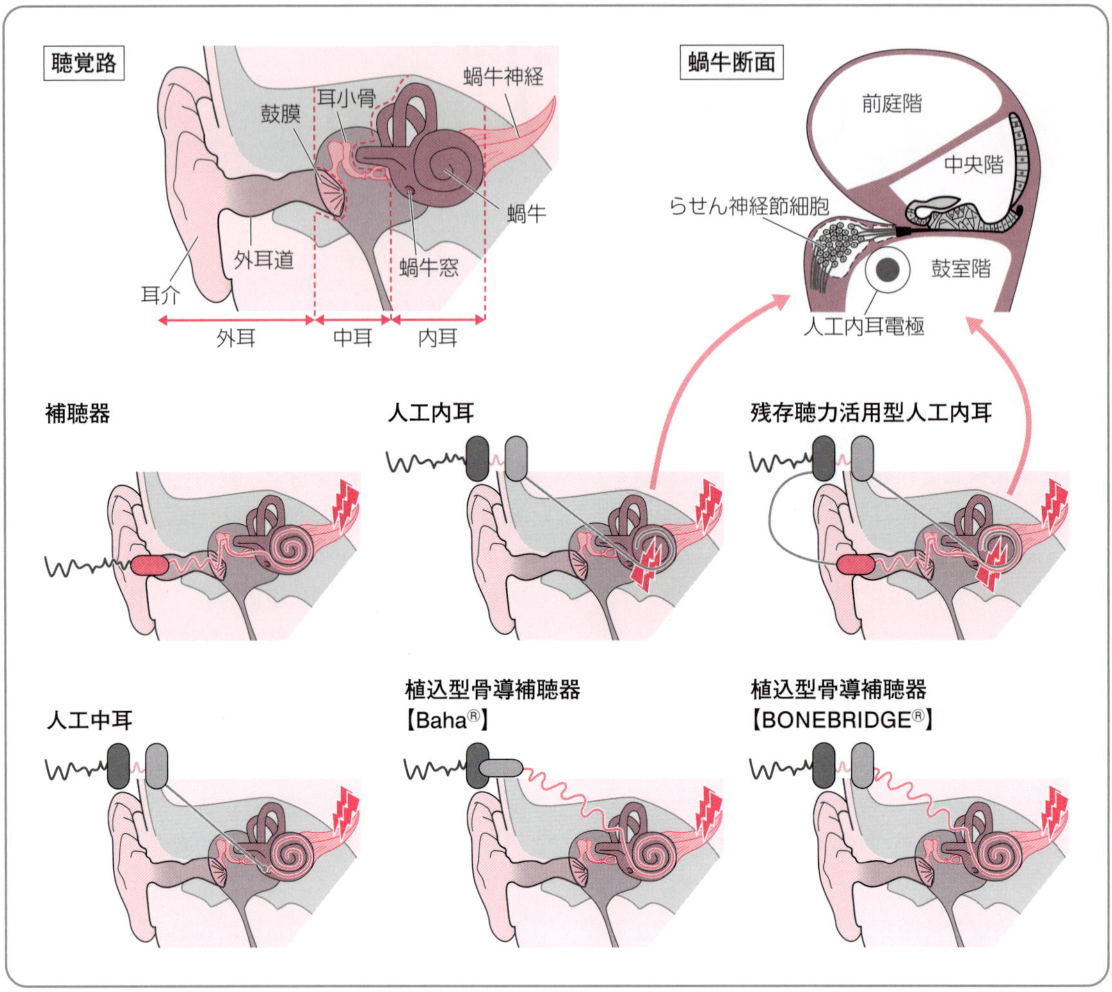

図 1　聴覚路，蝸牛の断面と人工聴覚器の比較

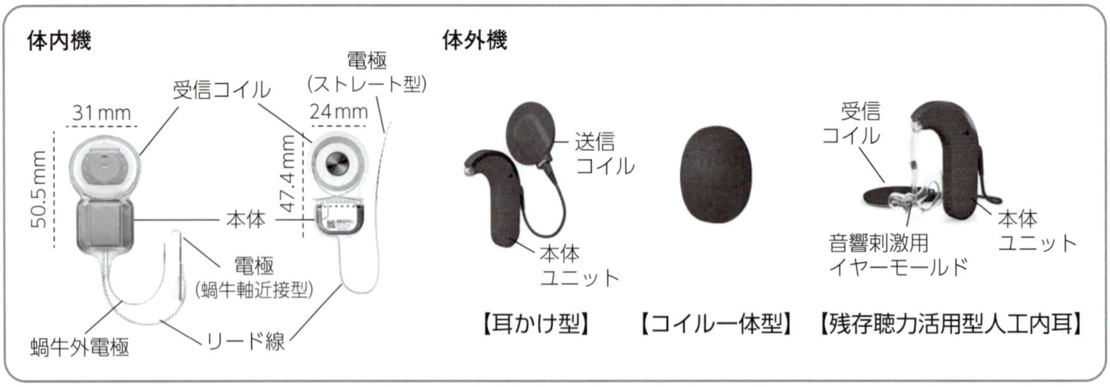

図 2　人工内耳構成機器
〔体内機左側の画像提供：日本コクレア社〕

される．本体ユニットにはマイクを備えており，マイクで捉えた音を処理して電気信号に変換する音声処理装置が入っている．本体ユニットの形状は補聴器と類似している．

コイル一体型：送信コイル，磁石，本体ユニット内のマイクと音声処理装置が一つの円筒形の機器に収められている．体内機と体外機はそれぞれのコイルの磁石によって皮膚を介して送信コイルと受信コイルとが位置を合わせられるようになっている．

体内機を駆動させる電源は，体内機には組み込まれておらず，体外機の電源から送信コイルを介して体内機の受信コイルに駆動用のエネルギーが供給される．このため，体内機は心臓のペースメーカーのように電池交換の手術を行う必要がなく，故障や感染を起こさない限りは1度の植込み手術のみで，生涯使用することができる．入浴の際には補聴器を外すのと同様体外機を外し，洗髪なども行うことができる．

近年の体外機は防水・防塵性能が高く，ある程度の生活防水は可能であるが，水泳などをする時は専用の防水ケースを用いて装用する．

現在わが国で保険収載されている人工内耳機器のメーカーは，アドバンストバイオニクス社，コクレア社，メドエル社の3社である．

(2) 人工内耳における音情報の伝達

体外機本体で捉えた音を元に電気信号が生成されると，送信コイルを経由して，体内機の受信コイルにそのシグナルを伝送する．シグナルに応じた刺激パターンが電極に伝えられ，らせん神経節細胞が刺激されることにより，音情報を聴覚路に伝える（図1）．

らせん神経節細胞への電気刺激のパターンをマイクで捉えた音から生成するアルゴリズムは音声符号化（コード化）法と呼ばれ，体外機内の音声処理装置で駆動される．各社様々なコード化法を採用していて，そのパラメーターや電極からの電荷量を装用者に適するように調整する必要がある．成人の装用者の場合は装用者の聞こえ方を確認しながら，小児の場合は装用者の聴性行動を観察しながら調整する（マッピング）[4]．

2. 適応と術前検査

(1) 人工内耳の適応基準

わが国の人工内耳適応基準には，成人の適応基準（2017年）[5]，小児の適応基準（2022年）[6]，後述する残存聴力活用型人工内耳の適応基準（2023年，成人・小児で共通）[7]の3つが存在する．基準は定期的に改定されている．

成人の適応基準は18歳以上が対象で，年齢に上限はなく，純音聴力検査による500, 1,000, 2,000 Hzの閾値の平均が70 dB以上かつ適切な調整を行った補聴器装用下の最高語音明瞭度が50％以下であるか，同周波数の閾値の平均が90 dB以上の聴力を人工内耳の適応としている．

小児の適応基準は，年齢が1歳以上であるか体重が8 kg以上であることが，人工内耳植込術を行う条件とされており，聴力は裸耳での聴力レベルが90 dB以上または適切な補聴器装用を6か月以上行っても装用閾値が45 dBよりも改善しない，あるいは装用下の最高語音明瞭度が50％以下であることが条件である．

これらの他に，成人・小児の適応基準ともに，蝸牛に人工内耳を挿入できるスペースが確認できること，活動性の炎症がないことが条件に入っており，重複障害や内耳奇形，中枢性聴覚障害（後迷路難聴）などの場合は，慎重に判断することとなっている．また，髄膜炎後の蝸牛骨化がある場合や，高度難聴をきたしうる難聴遺伝子のバリアントが確認された場合などは上記の条件を満たさなくても，例外的に人工内耳植込術を行うことがある．このため，様々な検査を行って人工内耳の適応を決定することとなる．近年の適応基準では，人工内耳の両側装用について言及されている．

(2) 人工内耳適応決定のための検査（表1，表2）

①聴力検査

成人の場合は，自覚的検査として純音聴力検査，裸耳での語音聴力検査，補聴器装用下の閾値検査，語音聴力検査を行う．小児の場合は，自覚的検査として聴性行動反応聴力検査（BOA），条件詮索反応聴力検査（COR），補聴器装用下の閾値検査を行う．他覚的検査として聴性脳幹反応（ABR），聴性定常反応（ASSR），歪音耳音響放射（DPOAE）の測定を行う．

②画像検査

CT検査では内耳や中耳の形態を確認し，電極を蝸牛に挿入可能かを確認する．MRI検査では蝸牛神経の有無，内耳内の液体の有無，大脳や小脳

表 1　人工内耳植込術前の評価項目

聴力検査	自覚的検査（成人）	純音聴力検査，語音聴力検査（裸耳，補聴器装用下），補聴器装用閾値
	自覚的検査（小児）	聴性行動反応聴力検査（BOA），条件詮索反応聴力検査（COR），遊戯聴力検査，補聴器装用閾値
	他覚的検査	聴性脳幹反応（ABR），聴性定常反応（ASSR），歪音耳音響放射（DPOAE）
画像検査	CT（蝸牛骨化・内耳奇形・内耳道奇形・中耳炎の有無，顔面神経・血管走行，乳突腔発育） MRI（蝸牛神経，内耳内の液の有無，大脳・小脳の皮質）	
平衡機能検査	カロリックテスト，前庭誘発筋電位（VEMP）	
遺伝子検査	先天性難聴（51 遺伝子 1,140 バリアント） 若年発症型両側性感音難聴（11 遺伝子）	
問診	家族歴，成人の場合は失聴期間，難聴の進行の速さ，家族構成，小児の場合は出生体重，先天性サイトメガロウイルス感染の有無	

表 2　人工内耳装用前後の小児発達評価

全般発達検査	KIDS 乳幼児発達スケール 新版 K 式発達検査 2001，新版 K 式発達検査 2020 遠城寺式乳幼児分析的発達検査 津守・稲毛式乳幼児精神発達検査
聴覚活用や聴性反応の発達評価（質問紙検査）	categories of auditory performance (CAP) LittlEARS® infant toddler meaningful auditory integration scale（IT-MAIS）
言語検査	PVT-R 絵画語彙発達検査 （3～12 歳 3 か月） 教研式新読書力診断検査 （小学校 1 年 2 学期～中学校 3 年 3 学期） 国リハ式〈S-S 法〉言語発達遅滞検査 （1 歳前後～小学校就学前）
知能検査	WPPSI-Ⅲ（2 歳 6 か月～ 7 歳 3 か月） WISC-Ⅳ（5 歳 0 か月～ 16 歳 11 か月）
発話検査	Speech intelligibility rating（SIR） Meaningful use of speech scale（MUSS）

などの病変の有無を確認し，人工内耳の効果や蝸牛への電極挿入の可否を確認する．

③平衡機能検査

術後の合併症としてめまいが起こる場合に備えて，術前の機能を評価する．

④発達検査

重複障害の有無は，特に小児の場合は人工内耳の装用効果に影響するので，言語発達障害の評価のみならず，認知面や運動面などを含む全体的な発達の評価や他疾患の有無の確認を術前に行っておく．また，補聴器装用による聴覚の発達評価を infant toddler meaningful auditory integration scale（IT-MAIS）や LittlEARS®，categories of auditory performance（CAP）などの聴性反応や理解の検査，総合的な発達検査を用いて行い，人工内耳適応決定の材料とする．

⑤遺伝子検査

先天性難聴の約 50％は，特定の遺伝子のバリアントが原因となる遺伝性難聴であるといわれている．難聴の原因となる遺伝子バリアントは，その種類によって合併症や内耳奇形の有無，人工内耳装用効果などが異なっているので，術前に難聴の原因遺伝子が判明していると予後の予想がしやすく，場合によっては早期に人工内耳植込術を行うことができ，より大きい効果を得ることができる[8]．

⑥問診

家族歴をはじめ，成人の場合には失聴期間，難聴の進行の速さ，独居か家族と同居か，小児の場合には出生体重，先天性サイトメガロウイルス感染の有無など，人工内耳適応や術後の人工内耳装用効果に関連する項目についての問診を行う．

3. 手術

（1）手術操作

人工内耳植込術は，基本的に全身麻酔で行われる．耳後部皮膚の切開を行い，側頭骨を露出して，骨を削開して本体を留置するくぼみを作成する．また，電極を入れる蝸牛を明視下におくために，乳突腔をドリルで削開し，その後，顔面神経と鼓索神経との間の骨を除去する（後鼓室開放）．蝸牛を明視できるようになれば，蝸牛をドリルで削って蝸牛窓を露出させるか，蝸牛窓よりも前下方の鼓室階に開窓をする．側頭骨表面に作成したくぼみに本体を留置・固定した後に，破った蝸牛窓あるいは鼓室階の開窓部から電極を挿入する．

（2）術中検査

手術終了前に，X線あるいはCTで電極が適切に蝸牛に挿入されていること，電極のインピーダンスの測定により各電極が使用可能であることを確認する．また，人工内耳は蝸牛神経の刺激だけでなく，神経の活動電位を記録できる（テレメトリー機能）ことを利用して，電極を駆動させた際の蝸牛神経の反応（電気誘発複合活動電位：ECAP）を記録することにより，機器の機能を確かめるとともに，蝸牛神経が反応する閾値を記録して，術後の機器調整（マッピング）の参考資料とする．ECAPの測定方法は各社が独自に開発していて，それぞれART（メドエル社），NRI（アドバンストバイオニクス社），NRT（コクレア社）など，名称が異なる．

（3）手術合併症

人工内耳植込術の合併症として，内耳障害による耳鳴やめまい，後鼓室開放に伴う味覚障害（鼓索神経障害），顔面神経麻痺などがあるが，最も留意すべき合併症は体内機への感染である．小児の場合には，特に中耳は感染を起こしやすい部位であり，人工物である体内機は感染に弱いからである．感染が制御できない場合は，体内機をいったん抜去した後，感染が治まってから再手術を行う．

4. 術後の調整（マッピング）と装用効果の評価

（1）マッピング

人工内耳では，各電極でどのように蝸牛神経を刺激するかを設定する必要があり，その調整をマッピングという．術後1週間ほどで開始することが多い．

マッピングの際，コクレア社の場合には，各電極の刺激を与えた時に音を感知し始める最小の刺激量（電荷量）であるTレベルと，音を聞いても不快感を生じない最大の刺激量であるCレベルを設定する．アドバンストバイオニクス社とメドエル社の場合には，快適と感じる最大の刺激量であるMCレベルを設定する．

これらの設定は，成人の場合には，本人に音の検知の有無やラウドネスの大小を確かめながら行う．一方，小児（特に乳児）の場合には，刺激に対する表情の変化など，聴性反応や聴性行動を観察しながら行う[4]．また，術中に測定したECAPの閾値も参考にする．小児の場合，不快閾値を超えるような刺激量を設定し，一度不快さを体験してしまうと，以後マッピングの際に協力を得られないので，初期の刺激量の設定には十分な配慮が必要である．

さらに，各チャンネルに可聴周波数のどの範囲を担当させるかを割り振り，刺激する電極の組み合わせ（刺激モード），1回の刺激時間（パルス幅），どのコード化法を用いるか，各コード化法特有の設定（刺激の頻度や一度に刺激を行うチャンネルの数など）なども適宜設定する．

①刺激モード

電気刺激のための電流をどの2つの電極を選択して組み合わせるかを決めるものである．蝸牛外電極を不関電極，蝸牛内の電極を関電極として用いるモノポーラモード，蝸牛内のある一定の距離をあけた2つの電極を用いるバイポーラモード，蝸牛内のある特定の1電極とその他の電極とを用いるコモングラウンドモードなどがある．電気効率や刺激効率の観点から，モノポーラモードが用いられることが多い．

②コード化法

コード化法で多く用いられているのは，時間変動する音情報から得られる要素のうち，振幅包絡（エンベロープ）を帯域フィルターによって各周波数帯を担当するチャンネルに分離して，刺激を生じさせるチャンネルと，その強さを決定するアルゴリズムである．狭帯域分析を行って周波数分解能をあげるもの（コクレア社のSPEAK法やACE法など）と，広帯域分析を行って時間分解能を重視するもの（各社採用のCIS法）がある．また，近年は，低周波数の音情報を，時間変動する音情報から得られるもう一つの要素である時間微細構造を反映したシグナルに基づき刺激を行うコード化法（メドエル社のFSP法）や，物理的な電極で実現可能なチャンネル数よりも多い仮想チャンネルを形成させるコード化法（current steering，アドバンストバイオニクスのHiRes Fidelity 120）なども実用化されている．これらのコード化法では，電極の刺激頻度や使用チャンネル数，1度の刺激で使用するチャンネルの数などを指定する必要がある．

(2) 装用効果の評価

装用効果の評価は，成人の場合は聴覚の再獲得が目標であるので，音場での装用下聴力閾値検査や，装用下の語音検査などを行う．語音検査のうち，単音節の検査として67-S語表やCI-2004が，単語・文章の検査としてわが国ではCI-2004が用いられる[9]．

小児の場合は，先天性難聴であれば，聴覚のみならず言語能力の獲得が人工内耳の目標となる．このため，成人で行う聴覚の評価だけでなく，発話能力や語彙，全般発達検査（表2）なども評価する必要がある．

両側人工内耳装用の場合は，両耳加算効果，頭部遮蔽効果，スケルチ効果などの両耳聴の効果を認める．具体的には，音源定位の向上や雑音下での聴取成績の向上が期待できるため，これらの検査によって両側装用の効果を判定する．

また，近年は体外機の装用時間や装用場面を記録できるようになっており，これらのデータを活用することにより，人工内耳の装用効果の向上につなげることができる．

5. 小児の術後（リ）ハビリテーション

小児の人工内耳術後の療育や（リ）ハビリテーションは，難聴の原因などから，聴覚音声活用を主体とするのか，視覚を聴覚と併用して活用するのかなどを判断して進めていく．また，発達障害を合併する場合は，その程度や特徴に合わせて進めていく[4]．人工内耳の管理を行う医療者と療育・教育機関とは術前から十分なコミュニケーションをとり，各患者の方針について術前から共通の認識をもっておくことが重要である．

人工内耳装用により聴覚音声によるコミュニケーションが可能になっても，健聴者と比べると雑音下での聴取能が悪く，音楽の聞き取りは困難である．また，人工内耳装用中の聴取能は個人差もある．そのため，装用者の就学や就職の際には，雑音の生じにくい環境の整備や，文字による情報保障，補聴補助機器の使用などが必要となる．就学先や就職先への医療者からの情報提供が重要である．

2 | 残存聴力活用型人工内耳 (electric acoustic stimulation：EAS)

残存聴力活用型人工内耳は，1999年にIllbergらが提唱した人工内耳の概念であり，比較的温存されやすい低音の残存聴力が十分にある場合には，低侵襲の電極を低侵襲の手術手技を用いて蝸牛に挿入し，低音は補聴器と同様の音響刺激により，高音は人工内耳を用いた電気刺激により，聴覚の補償を行うものである．通常の人工内耳で困難なピッチの聞き取りや，雑音下での聴取能が向上することが期待される．わが国では，2014年から本機器が薬価収載され，通常の人工内耳と同様に，手術や術後のリハビリテーションに健康保険を使用できるようになった．

1. 構造と機能（図1，図2）

体内機は，電極が細く蝸牛構造の温存を考慮した柔らかいものであること以外は，通常の人工内耳と違いはない．電極の長さは，通常の人工内耳と同じか，短いものが用いられ，患者の蝸牛の状態に応じて使い分ける．

体外機は，通常の人工内耳の耳かけ型と同様の形状で，人工内耳用の音声処理装置から送信コイルにシグナルを送り，体内機に電気刺激のシグナルを送るのに加えて，イヤーモールド（図2）を通して，補聴器と同様の音響刺激を外耳道経由で加えることができるようになっている（図1）．

2. 適応と術前検査

残存聴力活用型人工内耳（EAS）の適応基準[7]

は，小児と成人で共通である．聴力の条件は，植込予定の耳の気導純音聴力検査の閾値が125，250 Hzで65 dB以下，2，4，8 kHzでそれぞれ，65，75，85 dB以上であり，補聴器装用下の静寂下単音節語音聴力検査の成績が65 dB SPLで60%以下である．必要な術前検査は，通常の人工内耳と同様である．

3. 手術

電極の挿入方法以外は通常の人工内耳と同様である．電極の挿入は残存聴力を温存するために，低侵襲に行う．鼓室階への開窓を伴う方法は行わず，蝸牛窓を露出した後，蝸牛窓から挿入する．また，電極挿入前には，副腎皮質ホルモンの投与や局所への副腎皮質ホルモン含有生理食塩水の散布などを行い，挿入時には電極を入れるスピードを遅くするなど，蝸牛への傷害を可能な限り少なくする．

4. 術後の調整（マッピング）と装用効果の評価

残存聴力活用型人工内耳では，音響刺激も用いるので術後の鼓室内への液貯留による伝音難聴が改善する術後4週間頃よりマッピングを開始する．マッピングでは，周波数割り当ての際に術後聴力が65 dBHLに相当する周波数（クロス周波数）よりも低音を音響刺激により，高音を電気刺激により，刺激するように設定する．音響刺激部分のフィッティングは，補聴器のフィッティングと同様，裸耳気導聴力から，基本的にハーフゲイン法で目標利得を算出して設定する．電気刺激（人工内耳による刺激）は，クロスオーバー周波数以上の周波数について，あるいは通常の人工内耳と同様にマッピングを行う．装用効果の評価は通常の人工内耳と同様である．

3 | 人工中耳

広義には，次項で解説する植込型骨導補聴器も人工中耳に含まれるが，本項では耳小骨あるいは内耳窓に直接振動を伝えるactive middle ear implantを扱う．2016年に保険収載されたメドエル社のVibrant Soundbridge®（VSB）が，現時点ではわが国で唯一の人工中耳である．気導補聴器と比較して，歪みの少ない音の伝達が可能である．

1. 構造と機能（図1，図3）

人工内耳と同様に，体内機と体外機から構成される．

体内機は，人工内耳の体内機と同様に本体と受信コイルがあり，受信コイルの中心には磁石が配置されている．それに連なるリードの先には，人工内耳と異なり体外機から受信コイルを通して受信したシグナルに対応した振動を生じる電磁式の振動子であるfloating mass transducer（FMT）が接続されている．FMTは耳小骨あるいは蝸牛窓，前庭窓（アブミ骨底板）に設置する．

体外機は，人工内耳のコイル一体型体外機と形状が似ており，内蔵のマイクで捉えた音を，電気シグナルに変換して，送信コイルを通して体内機に送信する．シグナルを受信コイルで受け取った体内機は，シグナルに応じてFMTを振動させる．人工内耳と同様，体内機の駆動用の電力を体外機から送信コイルを通して供給する[10]．

2. 適応と術前検査

植込予定耳が伝音または混合難聴で，純音による骨導閾値が500 Hzで45 dB，1 kHzで50 dB，2，4 kHzで65 dB以下であり，既存の治療を行っても改善が困難で，各種補聴器（気導，骨導，軟骨伝導）を装用できないあるいは適合不十分と判断されることが適応条件である[11]．活動性の炎症や急速な難聴の進行がある場合は禁忌である．具体的な対象疾患は，鼓室形成術やアブミ骨手術を行っても十分な聴力改善の得られなかった鼓室硬化症，耳硬化症，外耳道閉鎖症などである．術前には，純音聴力検査やCTによる中耳・側頭骨の画像評価を行う．

3. 手術

全身麻酔で行う．FMTの設置場所によって，手術で明視下におく構造が変わる．人工内耳と同様に本体の設置場所を側頭骨に作成した後に，基

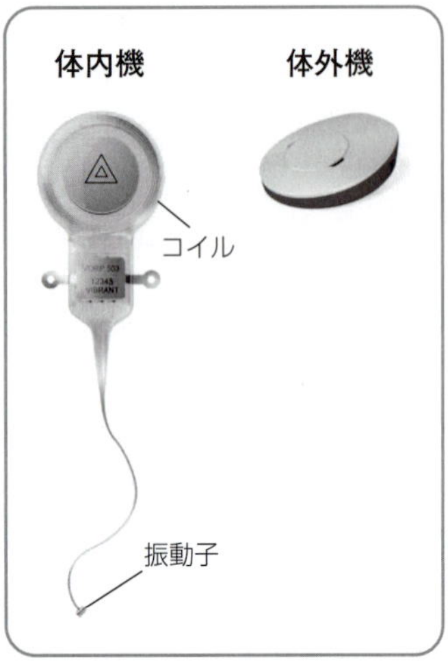

図 3　人工中耳構成機器

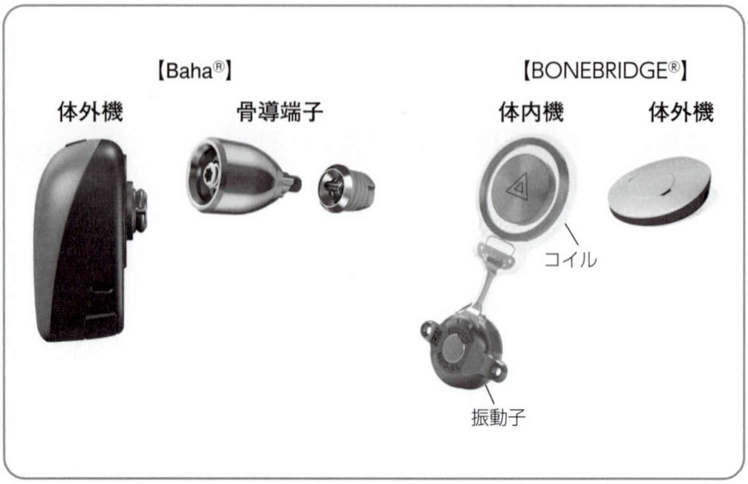

図 4　植込型骨導補聴器構成機器
〔Baha® の画像提供：日本コクレア社〕

本的には乳突削開を行う．蝸牛窓やアブミ骨にFMT を設置する場合は後鼓室開放を行う．

4. 術後の調整と装用効果の評価

調整は，FMT 周囲が安定する術後 8 週目以降に開始する．デジタル補聴器用のフィッティング装置に接続し，利得の設定を行う．各周波数で指定した強さで FMT を振動させ，装用者の聴取閾値や不快閾値を測定する vibrogram によって，目標とする利得を設定する．装用効果の評価は装用閾値や装用下語音検査で評価する．

4 | 植込型骨導補聴器

植込型骨導補聴器は，側頭骨に骨導端子を植込み，体外機で捉えた音響信号を振動に変換して側頭骨の骨導端子に伝え，側頭骨から骨導で蝸牛にシグナルを伝える機器である．

気導補聴器と比べると，外耳道を塞がずに音を伝えることができる．また，通常の骨導補聴器と比べると，皮膚を介することなく骨に直接シグナルを伝達するので，シグナル伝達の効率がよく，皮膚の圧迫がないため，骨導補聴器の長期装用で生じうる皮膚潰瘍の可能性がない．VSB と比べると，骨導で蝸牛にシグナルを伝えるため，両側の蝸牛にシグナルを伝えることができる．VSB は中耳まで骨を削開する必要があり，中耳の感染があると適応にはならないが，植込型骨導補聴器は，側頭骨表面に骨導端子を設置するだけなので，手術は VSB と比べると容易で，中耳に炎症があっても適応となる．

植込型骨導補聴器には 2 種類あり，骨導端子が皮膚を貫く percutaneous な植込型骨導補聴器 Baha®（コクレア社）は 2013 年，体外機と骨導端子とが皮膚を介してコイルで通信する transcutaneous な植込型骨導補聴器 BONEBRIDGE®（メドエル社）は 2021 年に保険適用となった．

1. 構造と機能 (図 1，図 4)

植込型骨導補聴器は，側頭骨に植込む機器と，音の処理を行う体外機から構成される．側頭骨植込機器の骨導端子あるいはスクリューの材料はチタンであるため，骨と癒合（osseointegration）しやすく，より効率的に骨にシグナルを伝えることができる．

(1) Baha®

Baha® の側頭骨植込機器は，骨導端子のみで機械的な要素はなく，骨に植込まれ，体外機との結合部分は皮膚を貫いて体外に出ている．皮膚を貫いて体外に出ている骨導端子と体外機とを直接結合させる．体外機が音を増幅して振動に変換し，骨導端子に振動を伝え骨導で蝸牛までシグナルを送る．受動型骨導インプラントともいわれる．

(2) BONEBRIDGE®

BONEBRIDGE® の側頭骨植込機器（体内機）は，人工内耳や VSB と同様に体外機からの信号や電力を受信するための受信コイルと本体および電磁式の振動子（FMT）から構成され，体内の側頭骨に植込まれてチタン製のスクリューで骨に固定される．BONEBRIDGE® の体外機は，VSB と共通のもので，内蔵のマイクで捉えた音を，電気シグナルに変換して，送信コイルを通して体内機に送信する．受信コイルでシグナルを受け取った体内機は，そのシグナルに応じた振動を振動子に生じさせて骨導で蝸牛までシグナルを送る．能動型骨導インプラントともいわれる．

2. 適応と術前検査

Baha®，BONEBRIDGE® のいずれも補聴器が装用困難，あるいは補聴効果が不十分な例で，①先天性および後天性外耳道閉鎖症，②外耳・中耳からの持続性耳漏，③適切な耳科手術で聴力改善が望めないないしは得られなかった症例，④対側がろうあるいは高度難聴で耳科手術の合併症のリスクを避けたい症例が適応[12,13]となる．

Baha® の適応聴力は，両側の聴覚障害があり，少なくとも一側耳の骨導聴力レベルが体外装置の薬事認可適応範囲である，55 dBHL 以内である．植込み部位の骨の厚みが 3 mm に満たない場合や，骨質が不良な場合は適用できない[13]．

BONEBRIDGE® の適応聴力は，植込側耳における 500 Hz，1 kHz，2 kHz，4 kHz の骨導聴力レベルが平均 45 dB 以内である[12]．振動子（FMT）を収めるため，直径 16 mm，深さ約 9 mm の円柱状のスペースと，その周囲に FMT を固定するスクリューを設置できる骨の厚さが必要である．

3. 手術

手術の麻酔は，Baha® は全身麻酔でも局所麻酔でも可能であり，BONEBRIDGE® は全身麻酔で行う．いずれも，耳介に体外機が干渉しない位置に骨導端子が設置できるように皮膚切開をデザインし，側頭骨を露出して手術を行う．Baha® の骨導端子や BONEBRIDGE® のスクリューや振動子を十分設置できる場所を，術前に CT で確認しておく必要がある．その他の術前検査としては，純音聴力検査を行い，適応聴力であることを確認する．

4. 術後の調整と装用効果の評価

Baha® の調整は，術後 12 週経過して骨と骨導端子が接合してから開始する．デジタル補聴器用のフィッティング装置に接続して，純音聴力検査の骨導閾値あるいは Baha® からの刺激で得られる閾値をもとに利得の設定を行う．

BONEBRIDGE® の調整は，術後数週間経過して開始するが，方法は VSB と同様である．

装用効果の評価は装用閾値や装用下語音検査で評価する．

● 文 献

1） National Institute on Deafness and Other Communication Disorder：Cochlear Implants. https://www.nidcd.nih.gov/health/cochlear-implants（閲覧日 2024 年 1 月 24 日）．
2） 日本耳鼻咽喉科頭頸部外科学会：人工内耳について．https://www.jibika.or.jp/modules/hearingloss/index.php?content_id=3.（閲覧日 2024 年 1 月 15 日）．
3） 山本典生：【ここまで進化した補聴器と人工内耳診療】人工内耳の最新情報 人工内耳と電極とスピーチプロセッサの進歩．*JOHNS*，**38**：172-174，2022．
4） 諸頭三郎，内藤 泰：人工内耳小児のハビリテーション．*Audiology Japan*，**63**：494-508，2020．
5） 成人人工内耳適応基準（2017）．https://www.otology.gr.jp/common/pdf/seijinjinkounaiji.pdf（閲覧日 2024 年 1 月 24 日）．
6） 小児人工内耳適応基準（2022）．https://www.otology.gr.jp/common/pdf/pcic2022.pdf（閲覧日 2024 年 1 月 24 日）．
7） 残存聴力活用型人工内耳 EAS（electric acoustic stimulation）適応基準（2023）．https://www.otology.gr.jp/common/pdf/eas2023.pdf（閲覧日 2024 年 1 月 24 日）．
8） 北尻真一郎・他：【私の新しい耳鼻咽喉科診療スタンダード-10～20 年前とどう変わったか-】遺伝性難聴の診断と治療の進歩．*ENTONI*，7-16，2020．
9） 射場 恵・他：語音聴取評価検査「CI-2004（試案）」を用いた人工内耳装用者の聴取能．*Audiology Japan*，**54**：277-284，2011．
10） 大崎康宏，土井勝美：補聴器・人工聴覚器による難聴へのアプローチ Vibrant Soundbridge．日本耳鼻咽喉科頭頸部外科学会会報，**126**：7-11，2023．
11） 人工中耳 VSB（Vibrant Soundbridge®）の適応基準．https://www.otology.gr.jp/common/pdf/vsb2019.pdf（閲覧日 2024 年 1 月 24 日）
12） 骨導インプラント BONEBRIDGE® の適応基準（2020）．https://www.otology.gr.jp/common/pdf/bonebridge2020.pdf（閲覧日 2024 年 1 月 24 日）．
13） 骨固定型補聴器（Baha® システム）の適応基準（2023）．https://www.otology.gr.jp/common/pdf/baha2023.pdf（閲覧日 2024 年 1 月 24 日）

（山本典生）

4 小児聴覚障害（視覚聴覚二重障害含む）

1 | 小児聴覚障害と発達への影響

聴覚の障害によって，**コミュニケーション**や**言語習得**への影響，さらには，**情緒・社会性**の発達，**認知**の発達など，様々な側面に影響を及ぼすことが知られている．

乳児期のコミュニケーションは，親子が互いに働きかけたり，応えたりすること（相互作用）によって成立する．親子の相互作用は，「情緒的コミュニケーション」とも呼ばれ，その積み重ねによって「愛着」が形成されていく．聴覚障害によって環境音や音声の入力が制限されると，親からの働きかけや，自らの音声にも気づくことができず，「**情緒的コミュニケーション**」や「**愛着の形成**」が困難となる．

幼児期の言語習得には，乳児期からの豊かな言語環境が重要であり，対人関係の成立には，他者の行動の背後にある意図や要求の理解が必要になる．聴覚経由の情報入力に制限があると，話しことばの理解や音声言語の表出，さらには自分が置かれている**状況の把握**や**環境認識**にも困難をきたし，言語習得や情緒・社会性の発達に大きな影響を及ぼす．

学童期には，社会とのつながりが大きく広がることから，聴覚情報の制限により，**書記言語**（日本語リテラシー）や，抽象的・論理的思考，教科学習，友人関係，障害認識，**セルフアドボカシー**など，そのライフステージで必要な広範な能力に影響を及ぼす．

2 | 小児聴覚障害の原因と病態

先天性難聴は，1,000 人の出生児のうち 1～2 人に認められ，先天性難聴と小児期発症難聴を合わせた 60～70%に遺伝子が関与するとされている[1]．また，周産期の難聴のハイリスクファクターとして，Major Factor と Minor Factor（頻度の違いによる分類）が示されている．Major Factor には，①超低体重児，②胎内感染〔サイトメガロウイルス（CMV）〕，③細菌性髄膜炎，④ダウン症候群，⑤奇形症候群（小耳症を含む），⑥難聴遺伝子変異の 6 項目があり，Minor Factor には，①人工換気（低酸素障害），②耳毒性薬物，筋弛緩剤，③ CMV 以外のウイルス感染，④新生児高ビリルビン血症，⑤ダウン症候群以外の染色体異常，⑥内耳奇形，⑦その他の 7 項目がある[2]．小児聴覚障害の原因と病態を以下に示す．

1. 先天性難聴

（1）遺伝性難聴

遺伝性難聴は，約 30%が難聴以外の随伴症状がある**症候群性**であり，約 70%が難聴以外の随伴症状がない**非症候群性**である．また，遺伝形式により，常染色体顕性（優性）遺伝，常染色体潜性（劣性）遺伝，X 連鎖性遺伝，ミトコンドリア遺伝に分類される（表 1）．

非症候群性難聴における原因遺伝子として日本人に最も多いのが，*GJB2* 遺伝子変異であり，次に *SLC26A4* 遺伝子変異が知られている．遺伝子変異が同定され，変異型から聴力レベルやその進行の有無などが予測できることもあり，遅発性の合併症や一定の薬剤使用の回避による難聴の悪化を防ぐこともできる．主な遺伝性難聴を表 1，表 2 に示す．

（2）胎児期性難聴（経胎盤感染）

①**先天性サイトメガロウイルス（cytomegalovirus：CMV）感染症**：先天性あるいは遅発性の両側性感音難聴が認められる．また，子宮内発育不全による低出生体重，脳室周囲石灰化，黄疸，出

表 1　遺伝性難聴における症候群性難聴[1]（文献 1 を参考に作成）

			遺伝子変異	難聴	随伴症状
症候群性難聴	常染色体顕性遺伝	鰓耳腎（BOR）症候群（branchio-oto-renal）	*EYA1* ほか	伝音難聴，感音難聴，混合難聴	耳瘻孔，外耳・中耳・内耳奇形，腎奇形
		ファン・デル・フーフェン症候群	*COL1A1*	耳硬化症類似の伝音難聴，混合難聴，感音難聴	骨形成不全，青色強膜
		ワーデンブルグ症候群	*PAX3* *MITF* ほか	感音難聴	色素異常（虹彩異色，青色虹彩など），部分白子症（白髪化など）
		トリーチャー・コリンズ症候群	*TCOF1* *POLR1D* ほか	伝音難聴	眼瞼形成異常，頬骨部陥凹，小顎症，外耳・中耳奇形（両側外耳道閉鎖症，耳小骨奇形）
		スティックラー症候群	*COL2A1* *COL11A1*		
	常染色体潜性遺伝	ペンドレッド症候群	*SLC26A4*	前庭水管拡大を伴う両側性感音難聴（変動・進行）	甲状腺腫（10 歳以後），めまい
		アッシャー症候群	*MYO7A* *CDH23* *PCDH15* ほか	両側性感音難聴	網膜色素変性症（視覚障害），めまい
		シャーベル・ランゲ・ニーセン症候群	*KCNQ1* *KCNE1*	両側性感音難聴	心拍リズム異常（QTc 間隔延長）
	X 連鎖性顕性遺伝	アルポート症候群（一部常染色体顕性/潜性遺伝）	*COL4A5* （一部 *COL4A3/ COL4A4*）	両側性感音難聴（進行）	腎疾患，眼症状（前円錐水晶体，白内障，高度近視など）
	ミトコンドリア遺伝	ミトコンドリア遺伝子変異（母系遺伝）	3243A → G 変異	感音難聴（遅発・進行）	MELAS，糖尿病

表 2　遺伝性難聴における非症候群性難聴[1]（文献 1 を参考に作成）

		遺伝子変異	難聴	程度/聴力型
非症候群性難聴	常染色体顕性遺伝	*KCNQ4*	両側性感音難聴（進行性）	高音漸傾型，高音急墜型
		WFS1	両側性感音難聴（進行性）	低音障害型→全周波数へ
	常染色体潜性遺伝	*GJB2*	両側性感音難聴	c.235delC 変異　高度～重度難聴
				p.V37I 変異　軽度～中等度難聴
		SLC26A4	前庭水管拡大を伴う両側性感音難聴（変動・進行性） 繰り返しのめまいを伴う場合がある	高度～重度/高音障害型
		CDH23	両側性感音難聴（遅発性，進行性）	高音障害型，高音急墜型
		OTOF	auditory neuropathy spectrum disorder（ANSD）	ABR は無反応か高度低下となり，OAE は正常反応となる．純音聴力に比べて，ことばの聞き取りが極めて困難である
	ミトコンドリア遺伝	ミトコンドリア遺伝子変異（母系遺伝）	感音難聴（遅発性，進行性）	1555A → G 変異 アミノ配糖体抗菌薬に対する内耳の易受傷性（投与による難聴増悪）

血斑，肝脾腫などがみられる．現在のところ有効な予防ワクチンはない．

②**先天性風疹症候群**：妊娠初期の風疹罹患が原因となり，風疹ウイルスの胎児への移行から，両側性感音難聴，先天性心疾患，白内障の発症がみられる．ワクチンによる感染予防が可能である．

(3) 染色体異常

染色体異常では，外耳，中耳，内耳にも異常が現れやすいため，伝音難聴，感音難聴，混合難聴が生じる．先天性難聴での染色体異常はダウン症候群が最も多い[3]．ダウン症候群では，多数が滲出性中耳炎による伝音難聴があり，知的発達症（知的能力障害）や心疾患，特徴的な顔貌，耳介の変形など多彩な臨床像を呈する．

2. 周産期性難聴

周産期の問題には，分娩外傷，低出生体重（1,500 g未満），新生児仮死，新生児高ビリルビン血症などが知られる．新生児仮死では，痙直型もしくはアテトーゼ型の脳性麻痺に，感音難聴が合併する頻度が高くなる．新生児高ビリルビン血症では，核黄疸が生じるとアテトーゼ型の脳性麻痺に感音難聴が合併することがある．

3. 後天性難聴

生後罹患した感染症の後遺症には，細菌性髄膜炎による内耳炎が原因となって生じる高度難聴，単純ヘルペスウイルス感染によるヘルペス脳炎が原因となって生じる両側の中枢性難聴，流行性耳下腺炎による難聴（ムンプス難聴），中耳炎などがある．

ムンプス難聴は，一側性難聴であることが多く，回復は難しく最終的にろう状態になることが多いものの，ワクチンによる予防が可能である．

中耳炎では，滲出性中耳炎の頻度が高く，中耳の炎症と耳管の機能不全が主な原因となり，中耳に滲出液がたまることによって伝音難聴が起こるが，適切な疾患治療によって難聴は回復する．

また，乳幼児期の疾患治療のために使用した薬剤の副作用により，難聴が生じることがある．聴器毒性薬物として，アミノグリコシド系抗菌薬（ストレプトマイシン，ゲンタマイシン，カナマイシン），白金製剤（シスプラチン），ループ利尿剤（フロセミド，トラセミド）などがある．

4. auditory neuropathy spectrum disorder（ANSD）

ANSDは，外有毛細胞機能は正常だが，内有毛細胞以降の機能に障害があると考えられており，純音聴力と比較すると語音明瞭度が低い．検査では，耳音響放射（OAE）がほぼ正常で，聴性脳幹反応（ABR）が異常を示す．内耳性難聴と比べると，人工内耳の効果が低い例が多い[4]．

5. LiD/APD

聞き取り困難症/聴覚情報処理障害（Listening difficulties/auditory processing disorder：LiD/APD）は，純音聴力検査は正常で，1対1の会話や静寂下での聞き取りには困難を生じないが，騒音下での聞き取りや複数人での会話，早口音声の聞き取りなど特定場面で困難を示す状態である[5]．現在のところ，明確な定義・診断基準がないため，LiD/APDの基準を「聞き取り困難の訴えを自覚し，純音聴力検査が正常，両耳の語音明瞭度が正常範囲のものをLiD/APDとする」ことを提唱し，訴えの自覚には聞こえにくさ質問紙，または，聞こえの困難さ検出チェックリストを用いることが示されている．また，**聴覚情報処理検査**（auditory processing test：APT）によって特性の把握はできても，現状では診断にはつながらないため，当事者の困りごとの明確化を目指し，適切な支援のために活用されることが望まれている[5]．

3 | 早期発見と早期療育

生後6か月までに難聴が判明し介入を開始した難聴児は，生後6か月以降に判明し介入を開始した児よりも，言語能力が極めて良好である[6]という報告をもとに，米国のEHDI（Early Hearing Detection and Intervention）プログラムでは，生後1か月までに新生児聴覚スクリーニング（newborn hearing screening：NHS），生後3か月までに追跡診断検査を受け，生後6か月までに早期介入を実施している（**1-3-6ルール**）．わが国でも2021年度には，新生児聴覚スクリーニングの実施率が91.0％（初回検査の受検者数を集計している1,707市区町村における児の受検状況による）となり[7]，2022年には厚生労働省から「難聴児の早期発見・早期療育推進のための基本方針」が出され，1-3-6ルールが推奨されている[8]．

4 言語・コミュニケーションの検査と評価

検査・評価の目的は，子どもの現状を把握することに加えて，支援・指導の必要性，その方向性を定めること，指導・支援の計画立案に役立てることである．検査・評価の実施にあたっては，子どもの本来の力が十分に発揮できるように，まず，子どもが積極的に評価に向き合える環境が保たれているか（環境調整）を確認し，検査・評価の実施中には，よく聞こう（見よう）としているか，集中力が保たれているかを観察する．また，検査・評価に関する教示や応答，子どもとのやり取りには，音声言語が用いられるものが多いことに留意し，聴覚障害が結果に及ぼす影響をできる限り取り除く（もしくは，その旨の記録を残す）必要がある．

1. 関連情報の収集

聴覚障害児の評価を行うにあたっての情報収集には，**間接的方法**と**直接的方法**があり，両方の結果を比較することによって，場面による児の反応の違いや，保護者の捉え方がわかり，その後の情報共有や支援の際の参考となる．

間接的方法には，保護者からの聞き取りや調査書記入などによる情報収集，質問紙による検査がある．直接的方法には，観察ややりとりから，コミュニケーション態度や能力，その手段，言語理解・表出力を把握する方法や，標準化された検査を直接実施することによって，語彙年齢や IQ などを算出する方法がある．

2. 全般的発達検査

質問紙法による検査として，KIDS 乳幼児発達スケール（Kinder Infant Development Scale），乳幼児精神発達診断法があり，直接実施する検査として，新版 K 式発達検査 2020，遠城寺式・乳幼児分析的発達検査などがある．

3. 言語の検査と評価

言語検査には，絵画語い発達検査（Picture Vocabulary Test-Revised：PVT-R），J.COSS 日本語理解テスト（JWU, Japanese Test for Comprehension of Syntax & Semantics：J.COSS），国リハ式〈S-S 法〉言語発達遅滞検査（改訂第 4 版），質問－応答関係検査，教研式 Reading-Test（読書力診断検査），新版 構文検査-小児版-，STC（Syntactic Processing Test for Children-Revised）などがある．また，書く力の評価では，作文能力を文法的・内容的観点から分析し，書く力の指導ポイントとするなど（統一されているものではない），施設や地域の特性に合わせて独自に用いられている手法もある．

4. 言語・非言語的コミュニケーションの検査と評価

コミュニケーションにおける語用的側面の評価は，子どものコミュニケーション・チェックリスト（The Children's Communication Checklist Second Edition：CCC-2）を用いて測定できる．会話や遊びを共有できる場面があれば，観察によって「他者への関心」「話者に対する注目度」「共同注意」「模倣行動」「働きかけに対する応答」「要求行動」などの確認を行う．同時に，保護者（コミュニケーションパートナー）の働きかけも確認しておく．さらに，使用しているコミュニケーションモダリティや，コミュニケーションストラテジーについても，観察・聞き取りによる評価を行う．

5. 言語・非言語刺激の聴取検査と評価

新生児聴覚スクリーニング検査をはじめ，乳幼児期からの聴力検査〔聴性行動反応聴力検査（BOA），条件詮索反応聴力検査（COR），視覚強化式聴力検査（VRA），ピープショウ検査，遊戯聴力検査など〕による測定を行う．

聴覚発達質問紙として，乳児の聴覚発達チェック項目（リスト）がある[9]．本リストは，現在，日本耳鼻咽喉科学会発行の「新生児聴覚スクリーニングマニュアル」[10] に掲載されており，「家庭でできる耳のきこえと言葉の発達のチェック表」として広く知られている．

聴性行動の評価としては，IT-MAIS（Infant-

Toddler Meaningful Auditory Integration Scale), MAIS (Meaningful Auditory Integration Scale) が用いられる．聴覚補償機器装用後の話声域の聞こえを検査者の音声を用いて測定する Ling 6 sounds（リング6音）は，音の検知（on-off），音の識別の測定が可能である．

聞こえの評価においては，日常生活における通常の環境音に対する反応や，特定の音や声に対する反応の観察から収集する情報も貴重であり，検査結果と観察情報が一致しているか（解釈にズレがないか）どうかが，評価の最終判断の重要なポイントとなる．

6. 発声発語の検査と評価

聴覚情報入力の制限が子どもの発声発語面に与える影響は大きく，コミュニケーション場面の観察から，発声，構音の状態を聴取し評価する．新版構音検査には，単語検査，音節検査，文章検査などが含まれ，適用可能なレベルに合わせて用いることができる．

7. 知能の検査と評価

知能検査として，田中ビネー知能検査V，Wechsler 式検査として WPPSI-Ⅲ 知能検査，WISC-V 知能検査などがあり，幅広い側面の評価をすることができる．あわせて，本人とのやりとりの中や，日常生活での行動観察から，言語発達遅滞の原因特定を検討する必要がある．

8. 行動，情緒，パーソナリティ，社会性などの検査と評価

行動，情緒，パーソナリティ，社会性などの検査・評価は，その症状が聴覚障害による二次障害なのか，重複障害によるものなのかを鑑別する場合に実施する．また，専門的機関への紹介，相談などの検討も必要となる．自閉スペクトラム症のスクリーニングができる乳幼児期自閉症チェックリスト修正版（Modified Checklist for Autism in Toddlers：M-CHAT）や，支援ニーズを評価する広汎性発達障害日本自閉症協会評定尺度（Pervasive Developmental Disorders Autism Society Japan Rating Scale：PARS）などがある．

5 | 小児聴覚障害の指導・支援

1. 言語・認知発達指導

健聴児の発達段階を大久保[11]にならって分類し，言語発達を年齢，発話/出現品詞，語彙数/その他に分け，発達段階に合わせて難聴児の言語指導支援例[12]を示した（表3）．

2. コミュニケーション指導

コミュニケーションの基礎は心のやりとりである．感情や経験を共有することで，**相互的信頼関係**が形成される．そのため，乳児期のコミュニケーションでは，児に対する保護者の働きかけ（応答を含む）が重要であり，保護者に対する指導・支援に丁寧に取り組む．児の動きに対して気をつけることは，「笑顔」「豊かな表情」「児の視界内（声かけの位置）」「アイコンタクト」「スキンシップ」「（ジェスチャープラスでの）話しかけ」「（子どもの声や動きに対する）反応」「意図の読み取り・代弁（応答）」「双方向やりとりの繰り返し」などがあり，見本を見せながら指導する．

話しかける際には，子どもに向けられた発話である CDS（child-directed speech）の特徴を強調するように，「ゆっくりしたテンポ」「高いピッチ」「豊かな抑揚」「短く」「（音や節の）繰り返し」などに注意する．

3. 発声発語指導

補聴器のデジタル化や人工内耳の技術革新による，いわゆる**聴覚的フィードバック**の改善に伴い，難聴が重度であっても聴覚活用が可能となり，発話明瞭度も一定に保たれる例が増えている．しかしながら，日常生活での音声コミュニケーションは可能であっても，声の翻転や低音化，発話速度の亢進やプロソディの平板化などがみられ，聴力型によっては，母音部の構音の崩れや，高音領域の子音部の省略などが観察されることもある[13]．

指導は，音韻分析が可能となり，一定程度（4

表 3　健聴児の言語発達段階と難聴児の指導・支援例[11,12]（文献 11, 12 を参考に作成）

発達段階	健聴児の言語発達例[10]			難聴児の指導・支援例[11]
	年齢	発話/出現品詞	語彙数/その他	
ことばの準備期	0 歳〜			・親子間の相互作用（情緒的コミュニケーション）の成立 ・愛着の形成 ・子どもの視野内からの声かけ ・指差し・表情・身振りを用いたやりとり
1語文期	1 歳 1 か月〜 1 歳 5 か月	終助詞「の」「て」 （1 歳 6 か月）	360 語 （1 歳 1 か月〜1 歳 11 か月） ・時制（過去）	・指さし・視線・身振りを用いたやりとり ・初語，語彙の習得 ・2 語文のモデル提示
2語文期	1 歳 6 か月〜 1 歳 11 か月 第一質問期 （1 歳 8 か月〜）	助動詞「ない」「た」 格助詞「が」「は」「に」「の」「と」など （1 歳 10 か月） 疑問詞「何」「誰」「どこ」		・語彙数の拡大 ・3 語文のモデル提示 ・助詞入り文のモデル提示と使用（格助詞） ・疑問文（疑問詞使用）のモデル提示と使用
多語文・従属文期	2 歳〜 2 歳 10 か月 第二質問期 （2 歳 6 か月〜）	格助詞使用の安定 接続助詞「から」「たら」「のに」「けど」など 接続詞「そうしたら」 助動詞「れる」「られる」「せる」「させる」 疑問詞「どうして」「どれ」「どんな」「どっち」	1,029 語 （2 歳〜2 歳 11 か月） ・従属文 例：「風邪ひいたら困るでしょ」 「またケンカするから嫌なの」 ・過去の経験報告 ・自他の行動説明 ・連体修飾語	・語彙の拡大 ・3 語文以上のモデル提示と使用 ・助詞の拡大，助詞入り文のモデル提示と使用（接続助詞，副助詞） ・疑問詞の拡大，疑問文（疑問詞使用）のモデル提示と使用 ・従属文のモデル提示と使用 ・やりもらい文（授受表現）のモデル提示と使用
文章構成期	2 歳 11 か月〜 3 歳 11 か月	接続詞「そして」「それから」「だから」など 形容詞 副詞 疑問詞「なぜ」	1,544 語 （2 歳 11 か月〜3 歳 11 か月） ・時間的順序で文をつなぐ ・時制（過去，現在，未来） ・「順番」「掃除」「理由」などの熟語を使用	・語彙の拡大（形容詞，副詞） ・重文のモデル提示と使用 ・接続詞使用のモデルの提示 ・受動態，仮定文，使役文のモデル提示と使用 ・書記言語の導入（言語指導法によっては，さらに早期に導入する）
おしゃべり期	4 歳〜 4 歳 11 か月	疑問詞「どうして」「何」 例：「被告って何？」 「通貨って何？」 「いつ」「いくら」	2,160 語（〜4 歳 11 か月） ・空想と現実が混ざったおしゃべり ・物語を聞きたがる ・仮名文字の一部が読める	・語彙の拡大（副詞の拡大，抽象語の使用） ・複文の理解と使用 ・ことばによる（ことばの）説明 ・ルール説明 （例：社会ルール，ゲームルールなど） ・会話（聴覚→音声）
大人ことば模倣期	5〜6 歳	遊びも大人の模倣 ことばも大人の模倣 仮名文字 46 清音が読める	3,182 語	・社会事象や地域のことを家族で話し合い（例：職業，災害，電気代値上げ，地域の行事など） ・計画立案や調べ物 （例：旅行計画，上下水道の違いなど） ・物語の要約（聴覚→音声，読解→書字） ・物語の作成（音声，書字）

歳程度以上）の言語力が確認されたら開始する．声→構音→プロソディの順で個々の問題にあたるが，聴覚的フィードバックが困難な部分については，代替の構音動作や正音の繰り返し動作から獲得につなげる方法もある．

4. 聴覚活用指導

重度難聴であっても，補聴器や人工内耳を装用することにより，聴覚活用・聴覚的フィードバックが一見容易にみえ，日常生活における音声言語のやりとりが無理なくできる例も少なくない．しかしながら，それらの対象は聴力面が軽度難聴レベルに改善したにすぎず，単感覚法，多感覚法を問わず，継続的な聴覚活用指導が欠かせない．

乳児期には，まず補聴器を装用し，装用時間を徐々に延長することから始める．装用している時は，楽しいことばかりの時間にする．保護者がにこやかに話しかけたり，ゆっくり歌ったり，抱っこして音楽に合わせて踊ったりする．音への気づきがある時は，表情豊かに「はっ！聞こえたね」と驚きと喜びを共有し繰り返す．また，音に対しての発声がある時には，必ず保護者の応答をわかりやすく示す．それによって，児の受け身の発声が，自発的な発声に変化する．

幼児期には，日常生活の中の音が意味するもの（例：車のエンジン音→父が帰る，電子レンジの「チン」→おいしいものが出てくる）の学習から，音声が意味するもの（語彙，文，文章，会話）の学習へと拡大する．日常生活，遊び，会話の中で，学習すべき「音」「音声（語彙，文，文章，会話）」を繰り返し聴取させるように，保護者に対する指導が重要である．

5. 社会性の発達指導

社会性の発達には**他者との関わり**が重要である．

乳児期から情緒的コミュニケーションを繰り返すことにより，他者とのつながりに気づき，他者の意図・感情理解につながる．

幼児期から**他者理解**「○○ちゃんは，どんな気持ちだったかな？」「○○だったら，どうする？」「○○がしてもらって嬉しいことは？」など，やりとりの経験と相手の立場を考えた表出モデルの提示を積み重ねることによって，相手の気持ちを理解し，その考え方を汎化させる．それと同時に，自分の感情を言語化して**自己認識**し，感情を相手に伝えることを段階を踏んで進めていく．

学童期には，経験のない事象についても考えて解決しなければならない場面が増え，友人とのトラブルや感情を抑え込むことによる体調不良などが発生しないように幅広く支援を進める．

6. 書記言語指導

書記言語は，思考のための手段であり，**教科学習**には極めて重要なツールとなる．音声言語の先行がある中で書記言語の学習を開始する場合（健聴児と同様）には，読みについては，「文字を音に変換する」過程を速く，確実に，繰り返し行うことで，1文字→単語→文→文章の理解の土台ができる．また，語彙や知識が拡充することが文章全体の推察・理解につながる．

7. セルフアドボカシー，障害認識の指導

セルフアドボカシーとは，「自分を価値ある人間として大切にすること，他の人に尊重されること，自律すること，自分で判断して決めること，勇気をもつこと」とされている[14)]．「**自己権利擁護**」ともいわれ，障害や困難のある当事者が，自分の利益や欲求，意思，権利を自ら主張することを意味している．わが国では，聴覚障害児に対する体系化されたセルフアドボカシー指導法はまだないが，近年進められている研究では，幼児期から学童期を通じて，「聞こえないことの認識」→「聞こえるために必要なことの認識」→「聞こえればできることの認識」→「社会の制度についての認識」を学んでいくことが重要とされている[15)]．

8. ライフステージ別の指導上の要点

（1）乳児期

コミュニケーションの成立に重点をおくが，保護者の障害受容や受け入れ態勢に細心の注意を払う．その上で，やりとりや共感を示す遊びのモデルを提示し，保護者を中心とした周囲の大人との安定したコミュニケーションを目指す．

（2）幼児期

生活言語の獲得に重点をおくが，使用するコミュニケーションモダリティに合わせた方法を用いればよい．コミュニケーションの対象は，周囲の大人から子どもへと拡大させていく．

（3）学童期

学習言語の獲得に重点をおき，ことばを用いた

表4　コミュニケーションモードと指導法

言語指導方法		コミュニケーションモード	
		受容	表出
聴覚口話法（auditory-oral-therapy）		聴覚・読話	音声
聴覚音声法（auditory-verbal-therapy） ※単感覚法		聴覚	音声
文字音声法	幼児期前半	聴覚・読話，ジェスチャー 書記単語	音声，ジェスチャー
	幼児期後半	聴覚・読話	音声
トータルコミュニケーション法		手話，指文字 聴覚・読話	手話，指文字 音声
キュードスピーチ法		キューサイン 聴覚・読話	キューサイン 音声
		子音は手指，母音は口形	
日本手話		日本手話	日本手話
バイリンガル-バイカルチュラル法 二言語二文化法		日本手話，書記言語は日本語	
日本語対応手話		日本語対応手話 指文字	日本語対応手話 指文字

ことばの説明や，人間関係の広がりにあわせたことばの使い方，同意味語の拡大など，日本語の質を高めていく．子ども同士の話し合いや検討など，やりとりも日常のコミュニケーションを超えたところで，問題解決を図る．

9. コミュニケーションモードと指導法

コミュニケーションモードは，聴覚（listening），読話（speech reading），音声（spoken speech），ジェスチャー（natural gestures），書記単語，手話〔日本手話（japanese sign language），日本語対応手話（signed japanese）〕，指文字，キューサイン（cueing）など多様である．コミュニケーションモードの違いによる指導法を表4に示す．

コミュニケーションモードによらない指導として，構成法と自然法がある．

構成法：系統的・計画的な指導法であり，言語指導プログラムによって，年齢，教材，コミュニケーションモード，内容を検討し，①簡単なものから難しいものへ，②単純なものから複雑なものへ，③短いものから長いものへ，④必要度の高いものから低いものへ，⑤使用頻度が高いものから低いものへという原則に沿って指導するものである．

自然法：自然な場面でのコミュニケーションを通してことばを教える指導法である．自分の気持ちや考えをことばで表し，相手に伝え，ことばで相手の気持ちや考えを理解するという言語の機能を学ぶことも意図されている[16]．

6 | 視覚聴覚二重障害に対する評価・支援

視覚聴覚二重障害は，独自の困難をもつ状況と捉え「盲ろう（deafblind）」と表されているが，わが国には「盲ろう」の法的な定義はまだない．「盲ろう」は，「盲」プラス「ろう」ではないため，「盲ろう」によってもたらされる困難を独自のものとして理解した上で，先天性盲ろう児と関わる必要がある．

1. コミュニケーションモード

特別支援学校に在籍する視覚聴覚二重障害の児童生徒が用いるコミュニケーションモードは，言語発達段階としては前言語期のモードが多いものの，言語期のモードも使われている．発信モードでは，泣き声や表情（61.6%），身振り（36.8%），実物を示す（16.8%），話しことば（23.2%），手話

(18.7%)，指文字（13.7%）などがある．受信モードでは，児童生徒に直接触れてガイド（69.2%），身振り（50.2%），実物を示す（54.6%），話しことば（60.6%），手話（27.67%），指文字（15.67%）などがある[17]．視覚聴覚二重障害に知的発達症を併せもつ児も多く，コミュニケーション関係の基盤をつくるためには，前言語期の関わりに重要な触れ合い，身振り，実物提示などを有効に活用する必要がある．

2. 先天性盲ろう児の評価と訓練・支援とコミュニケーションモード

相互コミュニケーションを成立させるためには，関わり手の存在が重要であり，先天性盲ろう児にとってのよい**コミュニケーションパートナー**になることから始める必要がある[18]．

コミュニケーションパートナーは，子どもと触覚を通じて触れ合いながら**共同活動**，**共同身体運動**などを行うことからスタートする．その中で，コミュニケーションの意図のない子どもの行動を，意図のあるコミュニケーションに連続させていくために，パートナーは子どもの表情や，身体の向きなどの自発的な動きの中から意味を深く読み取り，コミュニケーションの意図を加えて応じていく．応じる過程で，パートナーはコミュニケーションを子どもに提案し，子どもが了承することによって，非言語コミュニケーションが成立していくことになる．

子どもの発信行動から，コミュニケーションにつながる例として，足を揺らした遊びの後，子どもが同じように足を揺らしたら（子どもからの発信），パートナーは足をそっとさわり（意図が「わかった」というフィードバック），遊びを繰り返す（コミュニケーションの成立）．

子どもの受信を促す例として，活動の予告（キュー）を示すことで，見通しと安心を提供する．キューの例を示す．

タッチキュー：抱き上げる前に，脇の下をさわり（タッチする），間をおいてから抱き上げる．

オブジェクトキュー：①入浴前に，お風呂で使用するスポンジにふれさせ，間をおいてから服を脱がせ，入浴する．②ブランコに乗る前に，ブランコロープをさわらせ，間をおいてからブランコに乗る．

●文献

1) 日本聴覚医学会（編）：遺伝子難聴の診断の手引き 2016 年版．金原出版，2016．
2) 加我君孝：周産期の難聴のハイリスクファクターの新分類と診断・治療方針の確立 研究報告書（概要版），厚生労働科学研究費補助金疾病・障害対策研究分野 難治性疾患克服研究，2011．https://mhlw-grants.niph.go.jp/project/18515（閲覧日 2024 年 3 月 11 日）
3) 坂田英明：染色体異常，新生児・幼小児の難聴—遺伝子診断から人工内耳手術療育教育まで—．診断と治療社，2014，pp30-32．
4) 松永達雄：Auditory Neuropathy Spectrum Disorder，新生児・幼小児の難聴—遺伝子診断から人工内耳手術療育教育まで—，診断と治療社，2014，pp26-29．
5) 阪本浩一：LiD/APD の概念．LiD/APD の診断．LiD/APD 診断と支援の手引き，2024，p3，7．
6) Yoshinaga-Itano C et al. Language of early- and later-identified children with hearing loss. *Pediatrics*. **102**：1161-1171, 1998.
7) 厚生労働省子ども家庭局母子保健課：令和 2 年度および令和 3 年度「新生児聴覚検査の実施状況等について」の調査結果を公表します，2023．https://www.mhlw.go.jp/stf/newpage_32451.html（閲覧日 2024 年 3 月 11 日）
8) 厚生労働省社会・援護局障害保健福祉部企画課：難聴児の早期発見・早期療育推進のための基本方針，p1．2022．https://www.mhlw.go.jp/content/12401000/000902484.pdf（閲覧日：2024 年 9 月 7 日）
9) 田中美郷，小林はるよら：乳児の聴覚発達検査とその臨床および難聴児早期スクリーニングへの応用．*Audiology Japan*，**21**：52-73，1978．
10) 一般社団法人 日本耳鼻咽喉科学会　福祉医療・乳幼児委員会：新生児聴覚スクリーニングマニュアル—産科・小児科・耳鼻咽喉科医師，助産師・看護師の皆様へ—，2016，,pp32-33．
11) 大久保愛：一幼児の言語生活の記録：幼児言語の発達，東京堂出版，1967，pp191-30．
12) 能登谷晶子，原田浩美：言語発達遅滞児，難聴児の言語聴覚療法：子どものことばを育てる－聞こえの問題に役立つ知識と訓練・指導－，協同医書出版，2021，pp93-121．
13) 折戸真須美，能登谷晶子：難聴児の構音訓練：子どものことばを育てる－聞こえの問題に役立つ知識と訓練・指導－，協同医書出版，2021，pp123-126．
14) Paul Williams & Bonnie Shoultz：セルフ・アドボカシーの起源とその本質－私たちは主張する－（中園康夫監訳），ふくろう出版，1999，p6．
15) 野田哲平：聴覚障害児のセルフアドボカシー指導と合理的配慮について．日耳鼻，**126**：1273-1276, 2023．
16) 文部科学省：聴覚障害教育における言語指導の変遷「構成法」と「自然法」，聴覚障害教育の手引き－言語に関する指導の充実を目指して，2020，pp7-8．
17) 厚生労働科学研究費補助金「先天性および若年性の視覚聴覚二重障害に対する一体的診療体制に関する研究」班：視覚聴覚二重障害児におけるコミュニケーション法と支援について：先天性および若年性の視覚聴覚二重障害の原因となる難病の診療マニュアル（第 1 版），2018．https://dbmedj.org/manual/contents/（閲覧日 2024 年 3 月 11 日）
18) 菅井裕行：先天盲ろう児のコミュニケーション発達，手話学研究，**25**：17- 29，2016．

（原田浩美）

5 成人聴覚障害（視覚聴覚二重障害含む）

1 ライフステージと発症時期による難聴者の特徴

青年期から成人期は，家庭生活や友人関係を超えて，仕事を通した社会的な関係が広がり，自己の役割が確立する重要な時期である．小児とは異なる発達課題をもつ（表 1）ため，難聴の影響は，教育，職業，結婚，経済，介護など，多岐にわたる．

高齢期は，自己の老化を受け入れながら，家族や身近な地域での交流を深める時期であるが，難聴により交流しにくくなると，社会的に孤立したり，認知症の発症につながったりするとされる．このため，成人聴覚領域に関わる言語聴覚士は，聴覚症状だけでなく，幅広い視点からの支援が必要といえる．

なお，難聴の発症時期（先天性，後天性），種類（感音難聴，伝音難聴，混合難聴）とその程度〔軽度（25～39 dB），中等度（40～69 dB），高度（70～89 dB），重度（90 dB 以上）〕，聴取能，現在の年齢，それまでの家庭生活や学校生活の違いにより，青年期以降の難聴者では多様な臨床像を示す．難聴の発症時期により，青年期まで，成人期，高齢期の 3 つに分け，その特徴と具体的な支援内容を表 1 に示す．

表 1　成人期の難聴者の特徴と必要とされる支援内容

難聴の発症時期	時期の特徴	難聴の影響	支援内容
青年期までに発症した難聴	〈思春期まで〉 「第Ⅷ章第 4 節　小児聴覚障害」（354 頁）参照	〈言語獲得前に発症した難聴〉 難聴の種類や程度，コミュニケーション方法，言語発達経過，家庭環境，教育などにより，臨床像は異なる．成人期にも言語発達上の課題が残存する場合もある	・聴覚管理 ・必要に応じて言語・発声発話面の評価と支援 ・学校や職場でのコミュニケーションなど社会生活を円滑に保つための支援 ・障害理解と受容に関する支援
	〈青年期〉 ・アイデンティティの確立 ・自己への問い ・経済的，精神的自立 ・友人との交流による社会適応	〈言語獲得後に発症した難聴〉 難聴の程度やその後に獲得したコミュニケーション方法などにより，臨床像は異なる．就職や結婚など将来設計に対する不安を抱えることがある	
成人期に発症した難聴	〈成人期〉 ・自己確立 ・経済的な安定 ・多くの人との交流 ・家庭や社会の中での役割確立	急な聴力低下により，音による情報が得られにくくなり，これまでの家庭生活や社会生活の変更を余儀なくされることもあり，心理・社会的な影響が大きい．難聴を受容する心的過程（表 2）には個人差がみられる	・残聴を最大限に生かすための聴覚活用支援 ・聴覚以外の手法を利用するためのコミュニケーション支援 ・補聴援助システムの利用と活用に関する支援 ・心理的変化への対応と障害理解のための支援 ・日常生活および社会生活の適応のための支援
高齢期に発症した難聴（加齢性難聴）	〈高齢期〉 ・社会生活からの引退と生活面の変化 ・体力面での衰えと老化の受入 ・地域での役割や交流	聴力低下は高音域から加齢とともに少しずつ進行するため，本人自身の自覚が生じにくい．聴力低下だけでなく，ことばの聞き取りも不良となりやすい（表 3）．補聴に抵抗感を抱えたり，コミュニケーションが困難で社会的に孤立したりすることがある	・聴覚の経年的変化に対応する聴覚管理 ・補聴機器の使用と活用に関する支援 ・補聴援助システムの利用と活用に関する支援 ・本人の障害理解と家族や友人の理解の促進 ・日常生活の中でのコミュニケーション方法や対処方法の支援

表 2　中途失聴者の心理的な状態と介入方法[1]（文献 1 より一部改変）

受容の段階	心理的な状態	介入方法
ショック期（失聴直後）	・混乱した心境となりやすい ・「なぜ難聴になったのか」と自問自答して苦しむ ・会話に苦痛を感じ，人との関わりを拒む ・医療による回復を期待する ・耳鳴り，めまい，頭痛などに悩まされる	・医療的な介入 ・心理療法の適応
あきらめ期	・回復への期待は断念しながらも悲嘆，不安，抑うつ，攻撃など，様々な心理的葛藤が生じ，悩まされる ・コミュニケーションの不全により，人との関わりを避けたり，消極的になったりする	・心理療法の継続 ・本人の可能なコミュニケーション手段を用いて交流を重ねる （言語聴覚士として十分な介入を行う時期）
再適応への萌芽期	・苦悩の末，障害をもったまま生きる決断をする ・少しずつ周りの人との関わりを持ち始める ・徐々に将来の生活にも関心を向け，新しいコミュニケーション手段の獲得を検討する	・交流が深まった後に，本人から積極的に語りかけてくることに対して対応する ・新しいコミュニケーション手段の導入
再適応への努力期	・社会復帰に向けて積極的に努力する ・同障者に親近感を感じる ・相手にあわせたコミュニケーション方法も獲得し始め，少しずつ心の余力をもてるようになる	・同障者との交流 ・新しいコミュニケーション手段に習熟するよう支援 ・社会復帰に必要な手続きや環境調整
再適応期	・家庭や職場で新たな役割をもち，社会の中で活動し始める ・健聴者も同障者も区別なく付き合う	・相手にあわせてコミュニケーション手段を使い分けられるように支援する ・地域の中途失聴者協会を紹介する ・聴覚支援機器や情報保障手段の利用についての情報提供

1. 青年期までに発症した難聴者

難聴の発症が，先天性あるいは乳幼児期の言語獲得前の失聴であるか，あるいは言語獲得後の失聴であるかにより，成人期での臨床像は異なる．

言語獲得前に発症した失聴では，特に言語やコミュニケーションに影響し，成人期にも音声言語だけでなく書記言語でも話し手の意図の読み取りに困難が生じることがある．学校や職場での人間関係の問題から不適応を起こし，休学や休職に至る場合や，難聴を含めた自己のアイデンティティの確立過程で葛藤する場合もあり，心理・社会的な問題への対応が求められることがある．

言語獲得後に発症した失聴では，状況により異なるが，就職や結婚などの将来設計に不安を抱える例もみられる．

2. 成人期に発症した難聴者

社会的な活動が安定する成人期に発症する難聴では，それまで利用できていた音情報が活用できなくなり，築き上げてきた社会生活や家庭生活での困難と，大きな**心理的葛藤**が生じる場合が多い．障害受容の心理過程とそれに対する介入方法を表 2 に示す．しかし，心理的な葛藤は再適応期に至っても，仕事や友人関係での問題が生じると再び前の段階に戻ることもあるため，気持ちに寄り添った長期的な支援が重要となる．

3. 高齢期に発症した難聴者

高齢期に発症した難聴は，加齢に伴うものであり，**加齢性難聴**（老人性難聴）といわれる．

一般的に，65 歳以上の約 40％で難聴がみられ，加齢とともに徐々に増加する．難聴は，主観的な幸福感を阻害する要因の一つと考えられ，適切な対応が取られなければ，認知症のリスクも高まるとされている．加齢性難聴の原因（表 3）は，主に内耳の変化としてみられやすく，聴力の低下やことばの聞き取りの低下など，聞き取りに広く影響しうる．聴力については，30 歳代から徐々に高音域より低下が始まり，中音域，低音域へと聴力低下が広がる[2]（図 1）．このような聴力と語音聴力の低下は，加齢とともに徐々に生じてくるた

表3　加齢性難聴の原因・特徴・配慮事項

原因	特徴	特徴に応じた話し方や配慮事項
〈末梢聴覚系（内耳）の変化〉 ・蝸牛における有毛細胞の脱落 （特徴：高周波数域の閾値上昇） ・基底板の弾性低下 （特徴：高音漸傾型，高音と低音の聴力差 50 dB 以上） ・血管条の萎縮 （特徴：水平型もしくは軽度高音漸傾型） ・蝸牛神経の変性・消失 （特徴：純音聴力に比して語音明瞭度が不良）	〈聴力低下〉 ・高音域から低下し始め，中（会話）音域，低音域へと広がる ・進行性，両側性で，左右耳の聴力差が少ない ・男性は高音急墜型，女性は高音漸傾型が多い 難聴の程度は女性の方が軽度 〈語音明瞭度の低下〉 ・聴力の低下に伴い語音明瞭度も低下する （聴力から推定される明瞭度より低いことがある）	・聴力型や聴力レベルをもとに，適切にフィッティングされた補聴器を利用する ・はっきり口を動かして話す ・対面で話し，口元の情報が見えるようにする ・雑音下を避け，聴取環境のよい場所での会話に努める ・話速度を落とし，ゆっくり話す ・繰り返して話す（一度聞きとれなかった情報も繰り返すことで補われる） ・注意を喚起して話す ・急な内容の変更を行わず，テーマを確認しながら話す
〈中枢聴覚系の変化〉 脳幹または聴覚皮質に至る聴覚伝導路における構造的・機能的変化	〈雑音下聴取能の低下〉 ・雑音下で語音明瞭度が顕著に低下	
〈認知系の低下〉 注意や記憶などの認知能力の低下	〈時間分解能や周波数分解能の低下〉 ・時間分解能の低下に伴い，早口が聞き取れない ・認知機能低下に伴う聴取能や理解力，コミュニケーションの疎通性が低下する	

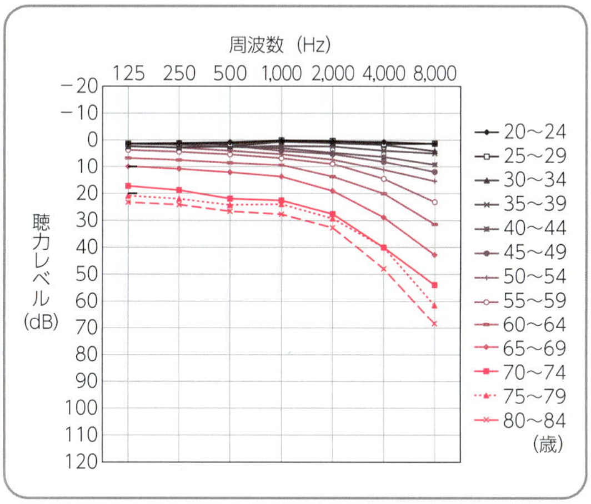

図1　加齢によるオージオグラムの変化[2)]

め，当事者本人に難聴の自覚がない場合も多い．まずは自身の難聴を理解し，補聴器や人工内耳による聴覚補償を行い，人とのコミュニケーションができるようにすることが重要である．

2｜難聴者の評価

多様な臨床像をもつ成人難聴者の評価においては，関連する情報を収集した上で，基本となる聴覚機能，難聴の影響がみられるコミュニケーション，障害理解・受容という3つの柱で行うこととなる（表4）．評価により，個々に抱える基本的な聴取能力やコミュニケーション能力，当事者を取り巻く家庭，社会などの状況を的確に捉え，支援の内容と方法を検討することが重要である．

1. 聴覚機能

聴力検査や語音聴力検査のような客観的な評価に加えて，難聴者自身がどのように聞き取っているのかという主観的な側面も，同時に評価する必要がある．聴覚検査の種類は多いため，検査状況（静寂下—雑音下，その S/N 比など），検査素材の種類（検査音—肉声／単音—単音節—単語—文など），その他の条件（聴覚のみ—視覚・聴覚併用／裸耳—補聴器または人工内耳装用下など）を組み合わせ，目的に合う検査状況を設定して実施することが必要である．

2. コミュニケーション

難聴者の使用するコミュニケーションモードの種類は多様であり，用いる手段は難聴者により異なる．補聴器や人工内耳により残聴を利用した聴覚活用以外に，読話や手話などの視覚などを利用したコミュニケーション手段がみられる（表5）．これらのコミュニケーション手段を，どのような

表 4　難聴者に対する評価と支援内容

	評価内容	支援内容
聴覚機能	〈客観的な評価〉 ・純音聴力検査 ・語音聴取の検査〔57-S，67-S，CI-2004（単音，単音節，単語，文），TY-89（単語，日常生活文）〕 ・補充現象に対する検査（SISI 検査，MCL 検査など） ・雑音下の聴取検査（HINT-J，OLSA） ・補聴器・人工内耳の効果測定 （装用閾値の測定，装用下の語音聴取検査，雑音下の聴取検査，補聴器適合検査の指針 2010*，Ling6 音など） 〈主観的な評価〉 質問紙（聞こえについての質問紙 2002，HHIE，SSQ など）	・聴覚検査により現在の聴取状況とその限界について説明 ・補聴器・人工内耳の適切な調整 ・補聴援助システム（Roger，赤外線など）の利用に関する指導 ・聴覚活用指導 ・情報保障機器の説明とその活用方法に関する指導
コミュニケーション	・コミュニケーション能力の評価 （コミュニケーションモード，手段の併用の仕方，態度，手段，情報伝達度，話し方など）	・本人に対して，補聴器や人工内耳を用いた聴覚活用とその限界を理解した対応方法の支援 ・読話や手話などの聴覚を補う視覚情報の活用に関する支援 ・家族や職場などの周りの人とのコミュニケーションが可能なように，その具体的な方法について説明・支援
障害理解・受容	・面接 ・質問紙（聞こえについての質問紙 2002，心理・精神面の評価）	・障害認識を促す関わりによる支援 （聞こえの状態，聞こえにくさに伴う問題を理解し，聞こえにくい自らの状況を受け止めていけるよう支援する）

***補聴器適合検査の指針 2010**：①語音明瞭度曲線または語音明瞭度の測定，②環境騒音の許容を指標とした適合評価，③実耳挿入利得の測定（鼓膜面音圧の測定），④挿入形イヤホンを用いた音圧レベル（SPL）での聴覚閾値・不快レベルの測定，⑤音声での補聴器装用閾値の測定（ファンクショナルゲインの測定），⑥補聴器特性図とオージオグラムを用いた利得・装用閾値の算出，⑦雑音を負荷した時の語音明瞭度の測定，⑧質問紙による適合評価．①と②が必須項目であり，③～⑧は参考項目である．
言語獲得前に発症した難聴の場合には，上記以外にも言語獲得状況や発声発話の評価，読解力などの評価が必要となることがある．

表 5　聴覚外のコミュニケーション手段とその利点と課題[3)]（文献 3 を参考に作成）

	特徴	利点	課題
読話（speech reading）	・話し手の音声言語を視覚的に受容する自然な視覚的情報源 ・話し手の口の動き，表情，身振り，会話状況に加え，前後の文脈，話し手の関係などをヒントに推測し，話の内容を理解する ・話し手の話し方，場の明るさ，距離，話題，読話者の言語能力などにより，読話の難易度は変化する	・音声中心の健聴者中心の社会では受け入れられやすい	・集中力を要し，負担が大きい ・同口型異音語が多く，誤解が生じやすい
手話	・手と指の動きや形態（位置，形，両手の組み合わせ，動きの方向性や速度など）に加え，顔の表情や身体の動きなどで表現する方法 ・**日本語対応手話**：音声言語に対応させて手指で表現する方法 ・**日本手話**：音声言語（日本語）とは異なる言語体系をもち，ろう者の文化から生まれた言語．音声言語との併用はできず ・豊かな写像性や音声言語にはない同時性が特徴	・意味と対応しているため，語源を理解すると覚えやすい ・感情表現まで可能となる	・すべての人が使用しているわけではないため，誰に対しても利用できる手段ではない ・高齢者にとっては覚えにくい
指文字	・日本語の 50 音の音韻に対応した手指記号 ・長音，促音，濁音，拗音なども動きや形態により表現可能 ・固有名詞や新しいことば，外来語などの語音を正確に伝えたい時に使用 ・手話と併用されることが多い	・手話に比べて覚えやすい ・音韻対応で細かな内容を伝えることができる ・読話に比べると精神的な疲労度が少ない	・指文字でのやりとりに慣れるまでは，伝達や読み取りに時間を要す ・高齢者にとっては覚えにくい
文字	・筆談や空書などによるコミュニケーション方法 ・手話や指文字ができない中途失聴者や難聴者にはすぐに使用できる手段 ・講演や授業での情報保障として，逐語的筆記（省略せずにできるだけ文字に変換する）あるいは要約筆記（要点を伝える）が用いられている	・話の細かい内容を伝達することができる ・アプリを利用すれば，発信・受信する双方に疲労感が少ない	・伝達速度が遅く，感情表現が難しい ・書く方の負担が大きい ・最近は音声認識アプリが用いられることがあるが，難しい表現などは誤変換されることがある

場面でどのような人との間で使用しているのか，その使用・併用方法などを評価することは，社会生活の中でのコミュニケーションの状態を理解することにつながる．コミュニケーション評価では，態度，情報の伝達度，声の大きさや抑揚などの話し方も含めて評価をするが，成人期の場合には，どのように聞き取ろうとしているか，聞き取れない場合の**訂正方略**（聞き返しの方法）の使用やその心情にも着目して評価することが重要である．

3. 障害理解や受容

難聴者自身が自らの聞こえをどの程度理解して受け入れているかは，人とのコミュニケーションや社会生活においての基礎となりうる．このような点は，難聴によって生じる心理・行動・社会性への影響と関係する．難聴者によって，発症時期と失聴期間が異なるため，個々の状況は多様である．まずは面接により，聞こえの捉え方，コミュニケーションの困難さに伴う心理的な状態を聴取する．面接以外にも，きこえについての質問紙2002の一部の心理項目，精神的健康度などの自記式の質問紙を用いて心理状態を客観的に把握するなど，障害理解・受容の状況を測ることで，社会生活上の問題点の原因を知ることにもつながる．

4. その他

先天性難聴では，成人期の段階でも言語獲得上の問題が積み残しされている場合がある．職場での指示理解や議論における意思疎通の問題が生じていると考えられる場合には，言語力の到達度について，言語評価を行うことも一つである．また，音声中心の一般社会において，発話の明瞭度が求められ，成人期の段階でも構音指導を希望する例もみられる．その場合には音韻，韻律両面からの構音評価を行うなど，対象とする難聴者の状況にあわせた評価プログラムが必要である．

3 | 難聴者の指導・支援

難聴者への指導や支援は，難聴者自身のニーズを把握することから始まる．面接や質問紙，聴覚検査などから得られた難聴者の生活状況や，コミュニケーションの現状をもとに，最優先されるニーズを抽出し，短期目標を立てることとなる．職場や家庭で多くの難聴者が抱える困難さは，難聴によるコミュニケーション上の問題で生じることが多い．このため，まずは補聴器や人工内耳の調整などを介した支援を行い，その上でこれらの機器を使用したコミュニケーションの改善までの指導・支援プログラムを考えることが重要である．

1. 補聴器や人工内耳の適合

難聴者の抱える聴覚情報から補聴器や人工内耳のいずれかの利用が検討される．図2に示すように，それぞれの適合過程は異なるものの，本人の主訴を聴取しながら最適の状態になるようにフィッテイング／マッピングを繰り返し，装用効果を確認することは同じである．

補聴器の場合には，調整の過程では購入が決定していないため，本人自身の難聴としての自覚や購入意思がはっきりしない段階から関わっていくこととなる．特に高齢期の難聴者では，自身の障害理解が低く，老人のイメージが強いといって，補聴器の装用に否定的になることがある．試聴段階での障害理解と補聴器を通した聴覚活用を進めることが重要となる．

一方で，人工内耳の場合には，手術が決定した段階ですでに難聴の自覚をもち，障害を受容しているといえる．生涯利用していくこととなる人工内耳の装用と活用を前提にマッピングに向き合うこととなり，補聴器試聴者とは心の準備状況が異なることを理解しておく必要がある．

2. 聴覚を活用した聴取向上に向けた指導

語音聴取改善のために積極的な指導が必要な場合に行われる指導である．

(1) 要素的訓練

語音の聴取情報の違いに注目し，分析的な視点で要素的に学習を進めて，聞き取りに活かす方法であり，語音の情報処理におけるボトムアップ処

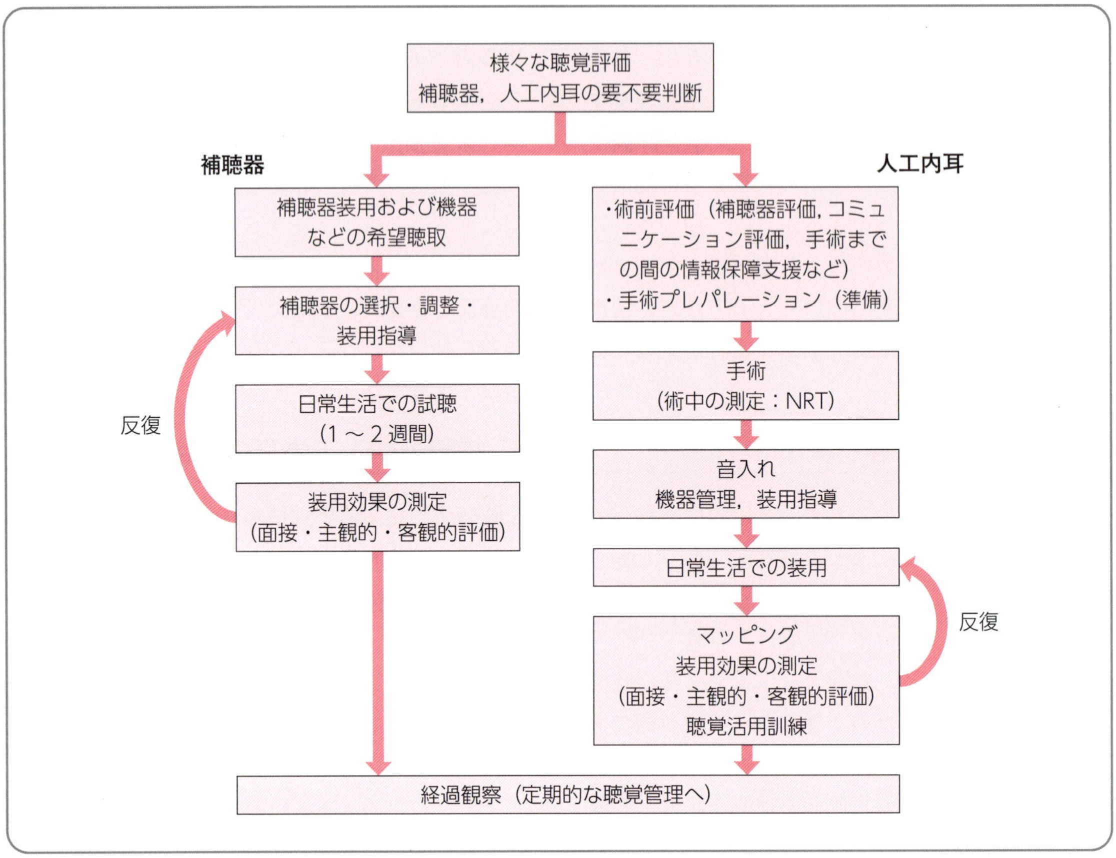

図 2　補聴器および人工内耳の適合と（リ）ハビリテーション過程

理を想定している．主に人工聴覚器の装用後の訓練として行われることが多い．特に人工聴覚器の装用後は，その機器を通した音に慣れて活用できるまでに時間がかかるケースもみられる．対象者の聴取状況に応じて訓練素材の難易度を調整して実施する．表 6 に一例を示す．

（2）統合的訓練

話の前後における文脈やそのテーマから語や文の意味を推測して，総合的に話を理解していこうとする訓練である．文の追唱（speech tracking）訓練や電話訓練などがあり（表 6），総合的な聞き取りを向上させることを目的としている．

3. 視覚を活用した聴取向上に向けた指導

ことばを聞き取るためには，聴覚だけに頼らず，視覚的な情報の活用も重要である．特に口型を読み取る読話能力は，聴覚情報を助ける手段である．

（1）読話訓練

読話には，表情や構音動作などの話し手側，細かな動きを判断する鋭敏さやコミュニケーションの構えなどの読話者側，周りの明るさや話し手の人数などの環境，話される内容や構文構造の複雑さなどの要因が関与しうる．日本語の音節は 110 語であるが，口型で表すと，「母音（開唇音）」の 5 種類と「閉唇音」の 6 種類，それらの組み合わせの計 15 種類とされている．このため口型記号を覚えても，同口型異義語が多いために聞き間違いが生じることがある．口元だけでなく，表情や身体の動きにも目を向け，概略をつかむ気持ちで構える，残聴を活用する，文脈から推測するなど，総合的な支援が必要である．

4. コミュニケーション指導

円滑にコミュニケーションを行うためには，環

表 6　要素的訓練と統合的訓練の例[3]（文献 3 を参考に作成）

	訓練の例
要素的訓練	・ことばの長さの違う単語の弁別・同定（例：あたま vs せんたくき）
	・ことばの長さが同じだが，音響特徴の違う単語の弁別・同定（例：あそび vs くるま）
	・子音間の弁別・同定 対象者の状況にあわせて，以下を参考に刺激を組み合わせて課題を作成する ＊弁別しやすい音の種類 ・無声破裂音 vs 鼻音（例：/p/ vs /m/） ＊弁別しづらい音の種類 ・無声破裂音間（例：/p/ vs /t/ vs /k/） ・有声破裂音間（例：/b/ vs /d/ vs /g/） ・摩擦音間（例：/h/ vs /s/ vs /z/） ・鼻音間（例：/n/ vs /m/）
統合的訓練	・文の追唱（speech tracking）訓練 意味のあるまとまりごとに読み上げられた句や文を復唱する 対象者の追唱能力に応じて，速度や文節の区切り方，内容の親密度，提示条件を変えて難易度を調整する
	・電話訓練 聞き手に「はい」「いいえ」で答えるように質問をする 「いつ，どこ，だれ，なに，なぜ，どのように」の 5W1H の確認ができるようにする

境面の整備，話し手側の配慮，聞き手側の工夫の3つの側面が適切にそろうことが重要である．

環境面の整備：騒音や反響が少ない，話し手からの距離が適度で表情が見えやすく明るいなど，聴取条件が良好となるよう環境調整を行う．

話し手側の配慮：口型を動かして，ゆっくりはっきりと話すように，話し方に気を付ける．文と文の間を大事にする，アクセントやイントネーションなどの韻律情報を活用できるようにする，使用する語を容易にする，大事なところは繰り返すなど，表現の面での工夫も重要である．

聞き手側の工夫：聴取環境の悪いところでは話し手に近づくなど，自ら環境を変える努力をする，最近の時事ニュースや話題を調べておいたり，聴取場面で推測力が働くようにする，聞き取れない時には場面にあわせて訂正方略を適切に使用するなど，工夫する．コミュニケーションは話し手と聞き手の双方の理解があってこそ成立するものであるため，これらのコミュニケーションストラテジーに関わる点は，難聴者だけでなく，その家族への指導が重要となる．

5. 障害理解・受容を促す支援

先天性および後天性どちらにおいても，必要とされる支援である．自らの聞こえを正しく理解し，聞こえにくさを乗り越えて自己を理解して生きる力を備えていく．

先天性難聴で，幼児期から補聴器や人工内耳を装用していても，自らの聞こえにくさから，情報を聞き逃したり十分に理解できなかったりして，社会生活の中で人間関係がうまくいかなくなることもある．聞き取りにおいては，自ら得た情報が情報のすべてであると感じやすく，逃した情報には気づきにくい．補聴援助システムを積極的に利用して，コミュニケーションの工夫ができるように，面接を進めていくことが必要である．

成人期発症の難聴者では，表 2 に示すように難聴がわかってからの複雑な心理過程がみられる．心理的な状況にあわせて必要な支援を提示していくことが大事である．

高齢期の場合には，自覚がないと補聴器の装用が進みにくい場合もみられる．補聴器を装用することで，装用前後での聞こえ方の違いに気づき，自覚が芽生える場合もある．補聴器適合とあわせて，本人の難聴の受け止め方を面接などで把握し，理解を深めるよう当事者本人と家族への支援を行っていく．

表７　視覚聴覚二重障害者のコミュニケーション方法

	先天性疾患→言語獲得後疾患	コミュニケーション方法	
	盲ろうの状況	受信	送信
先天性全盲ろう		指点字など	指文字など
先天性視覚障害	先天性全盲→ろう	点字，指点字	音声
	〃　→難聴	補聴機器を介した音声，点字	
	先天性弱視→ろう	拡大文字	
	〃　→難聴	補聴機器を介した音声，拡大文字	
先天性聴覚障害	先天性ろう→全盲	触手話，指文字，手書き文字	手話，指文字
	〃　→弱視	弱視手話，拡大文字	
	先天性難聴→全盲	補聴機器を介した音声，手書き文字	音声
	〃　→弱視	補聴機器を介した音声，拡大文字	
後天性	後天性盲ろう	手書き文字	音声
	後天性弱視・難聴	補聴機器を介した音声，拡大文字	音声

＊「ろう」では聴覚を活用しない場合として示す．重度難聴で人工内耳を装用している場合には「難聴」のカテゴリーとして考えることとする．
＊発達状況や環境により，用いられるコミュニケーション方法は異なることに留意する．

6. その他

先天性難聴で成人期になった場合に，社会生活の中で読み書きの問題を抱え，読解力の向上を図りたい，あるいは改めて構音指導に取り組みたい，というニーズがみられることもある．当事者のニーズに寄り添い，どのあたりを到達目標とするのかを相互に確認しながら，指導内容について検討することが必要である．

また，支援にあたっては，関連する機関の職員や専門職との連携も不可欠となる．教育機関，就労先，地域など，多方面からの支援を考えることが重要である．

4 視覚聴覚二重障害に対する評価・支援

視覚聴覚二重障害は，遺伝子変異（アッシャー症候群やCHARGE症候群），母体感染（先天性風疹症候群），後天性の疾患（髄膜炎，糖尿病）などにより生じる．身体障害者手帳を所持する者が14,000人（2012年度全国盲ろう者協会による実態調査[4]）とされている．これ以降の全国調査は，2024年11月時点では行われていないが，手帳を所持していない者も含めると，視覚聴覚二重障害者はさらに多いと考えられる．

視覚障害は全盲と弱視，聴覚障害はろうと難聴に大きく分けられる．さらに先天性か後天性か，どちらの障害が先に生じたのかによっても状況は異なる．コミュニケーション時の受信と発信に分けて，コミュニケーション方法の例を表７に示した．発達状況や環境によって，用いられるコミュニケーション方法が異なることにも配慮する．また，実際の関わりにおいては，①話しかける際には名前や腕に触れて注意喚起する，②話をする部屋の明るさや距離などに配慮する，③自らの名前を名乗り，周りの状況などを伝える，④移動の際には肩や腕などに触れてもらう，⑤その場を離れる時には伝えてから移動するなどについて留意する．

●文献

1）東京都心身障害者福祉センター聴覚言語障害科：中途失聴者に対するコミュニケーション指導．東京都心身障害者福祉センター研究報告集，**12**：55-74，1981．
2）立木　孝・他：日本人聴力の加齢変化の研究．*Audiology Japan*，**45**：241-250，2002．
3）城間将江：第５章 成人聴覚障害．言語聴覚士のための聴覚障害学（喜多村健編），医歯薬出版，2002，pp147-186．
4）社会福祉法人全国盲ろう者協会：平成24年度盲ろう者に関する実態調査報告書．2013．

（小渕千絵）

IX

発声発語・摂食嚥下障害学

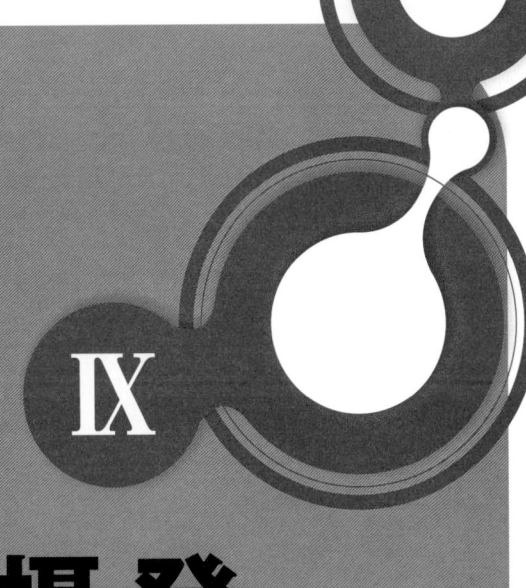

1 音声障害

1 | 声の特性と機能および調節

1. 声の特性

(1) 声の機能

肺からの呼気によって声帯粘膜の振動を引き起こし，この時に空気が振動して疎密波（人の声）が作られ，呼気エネルギーが音響エネルギーに変換される．この過程で，声の高さや大きさ，声質や持続性によって，コミュニケーションに必要な様々な情報が伝達される．

(2) 声に含まれる情報

人の声は，コミュニケーションにとって，言語情報を伝えるという重要な機能を果たすだけでなく，話し手の感情や心理状態など個人性に関する多彩な情報を伝えることもできる．このように，人の声には**言語情報**と**非言語情報**が含まれている．言語情報には，子音・母音のような言語音としての分節的特徴と話しことばとしてのアクセントやイントネーション，休止などの超文節的特徴が含まれている．一方，非言語情報には，喜怒哀楽の感情や性別，年齢，社会的背景など個人性が推測できる情報が含まれている．

(3) 声の可変性

言語情報や非言語情報を構成するには，声の高さ，大きさ，声質（音質），長さ（持続）に関する知覚的情報と物理的情報が必要となる．表1に声の可変性とその生理学的メカニズム，使用する筋を示す．

①**声の高さ**（pitch）：声の高低で表現される．物理的指標としては**基本周波数**（Hz）で表され，1秒間の声帯振動数によって規定される．

②**声の大きさ**（loudness）：声の大小で表現される．物理的指標としては音圧レベル（SPL dB）で表され，単位時間に単位面積を通過する音のエネルギーとして定義され，**声の強さ**と呼ばれる．

③**声質**（voice quality）：声のかすれと表現され，病的な声質を**嗄声**と呼ぶ．直接的に対応する物理学的指標はない．

④**声の持続**（duration）：声の長短で表現される．物理的指標としては**発声持続時間**（sec.）で表され，発声時平均呼気流率や気道抵抗で規定される．

2. 発声の物理的特徴

(1) 音声生成の物理的基礎

肺からの呼気は声帯粘膜を振動させ，声門の開閉が起こる．その際，声門を通過する空気には断続的で微細な圧力変化が生じる．これが，喉頭原音となる空気の**疎密波**であり，いわゆる音声である．

音声生成は，**声門下圧**と**声門抵抗**および声門を通過する呼気流量（声門体積流）によって規定される．声門下圧が上昇すると気流は流れやすくな

表1　声の可変性と生理学的メカニズム

声の可変性		生理学的メカニズム	使用する筋
声の高さ（高－低）		声帯粘膜のスティフネス	輪状甲状筋，甲状披裂筋
声の大きさ（大－小）		肺内圧	呼吸筋
声質	緊張度（気息性－喉詰め）	声帯上唇部の内転	外側輪状披裂筋，後輪状披裂筋，甲状披裂筋，披裂筋
	粗糙性（滑－粗）	弱いカップリング	内喉頭筋（不均衡な活動）
持続（長－短）		肺容量	呼吸筋

り，逆に声門抵抗が上昇すると気流は流れにくくなる．

(2) 声帯振動

声帯振動とは，声門下側から声門上側へ伝播する声帯粘膜の進行波を意味する．声帯振動には，①適度な声門閉鎖と声門下圧，②**ベルヌーイ効果**，③声帯粘膜の物理的性質（声帯粘膜の湿潤性）が必須条件となる．声帯粘膜は粘膜上皮と粘膜固有層からなる**層構造**を呈し，**粘膜上皮**と**粘膜固有層**が振動体として，声帯振動を伝播している．

(3) 共鳴

共鳴とは，喉頭原音が，共鳴器官を通過する際，ある周波数帯域が強調される現象を意味している．共鳴器官とは，声道と呼ばれる口腔，咽頭腔，鼻腔の共鳴腔を指している．共鳴器官で強調された周波数帯域を**フォルマント**と呼ぶ．周波数の低い順に第一フォルマント，第二フォルマントと呼ばれ，母音の弁別は第一フォルマントと第二フォルマントでほぼ可能である．

(4) 発声の効率

肺からの呼気の空気力学的エネルギーが，声門で音響エネルギーに変換されることによって音声は生成される．この過程の変換効率がいわゆる発声の効率と呼ばれる．すなわち，効率のよい声とは，少ない声門下パワーで，いかに大きな音響パワーに変えられるかということを意味している．

3. 発声の生理とその調節

(1) 神経系の制御

大脳のブローカ野などで発声の企画が行われ，この指令は大脳皮質の中心前回（運動野）に伝えられる．さらに延髄疑核を介して，発声器官の各筋に伝えられる．小脳，錐体外路系，大脳基底核なども発声器官の運動の修飾・調整を行う．大脳皮質から延髄疑核への投射線維は両側性なので，一側性の大脳の障害が**声帯麻痺**の原因となることはない．

発声器官である喉頭の各筋への指令伝達は，**迷走神経**を介して行われる．迷走神経は頭蓋外へ出ると，**上喉頭神経**に分枝し，さらに上喉頭神経内枝と外枝に分かれる．外枝は輪状甲状筋の運動を支配する．迷走神経はさらに下降し，右は鎖骨下動脈，左は大動脈弓を反回する**反回神経**に分枝し，後輪状披裂筋，披裂筋，外側輪状披裂筋，甲状披裂筋の運動を支配する．反回神経は左右で長さが異なり，左側の方が長いので声帯麻痺は左側で起こりやすい．披裂筋以外は一側性支配である．

(2) 呼気調節

安静時の呼吸では，横隔膜と外肋間筋の収縮によって胸郭が拡張して吸気が行われ，横隔膜と肋間筋の弛緩による胸腔の縮小と肺の弾性線維の復元力および前腹壁筋の緊張によって呼気が行われる．安静時の呼吸リズムは，**呼気相**と**吸気相**がほぼ同じであるが，発声時の呼吸運動では，吸気相よりも呼気相が長い．

(3) 喉頭調節

喉頭の5つの内喉頭筋（輪状甲状筋，甲状披裂筋，外側輪状披裂筋，披裂筋，後輪状披裂筋）が声帯の位置や形，物理的性質を変化させながら，声の高さや大きさ，声質を変える（表2）．

2 | 音声障害の発生メカニズムと分類

1. 病的音声と正常音声の区別

病的音声は，発声者の年齢や性別，文化社会的

表2　各内喉頭筋の働き[1]（文献1より一部改変）

		輪状甲状筋	甲状披裂筋	外側輪状披裂筋	披裂筋	後輪状披裂筋
声帯の位置		副正中位	内転（主に膜様部）	内転（全体），下降	内転（主に軟骨部）	外転（全体），挙上
声帯の長さ		伸長	短縮	やや伸長	わずかに短縮	伸長
声帯の厚さ		薄くする	厚くする	やや薄くする	わずかに厚くする	やや薄くする
声帯粘膜の物性	質量	減少	増加	やや減少	わずかに増加	やや減少
	硬さ	増加	減少	やや増加	わずかに減少	やや増加

背景，さらには加齢などの生理的変化を勘案しても，音声の4要素（高さ，大きさ，声質，持続）のうち1要素以上が正常範囲を逸脱している状態と定義される．

2. 障害の判定における留意点

発声障害という用語は音声障害よりも広義に用いられ，発声障害には発声動作に関連する障害も含まれている．多くの場合は音声障害を伴うが，発声中の咽喉痛や息苦しさ，音声疲労などのみで，音声障害を伴わない場合もある．

声の高さ（**話声位・声域**）は，年齢や性別によって異なる．声の強さも疾患（特に神経疾患）によって異なり，特徴的である．声質はほとんどの音声障害で**嗄声**を呈し，声が出ない場合は**失声**と呼ぶ．声の持続性は，声門閉鎖不全や呼吸器疾患，神経疾患などで短縮する．

3. 発声機構と障害のメカニズム

声帯振動が起こる条件は，適度な声門閉鎖と声門下圧，ベルヌーイ効果，声帯粘膜の物理的性質（声帯粘膜の湿潤性）が必須である．ここでいう適度とは，声門下圧との関連で決められる．つまり，声門下圧の大きさに対応して一定範囲の声門閉鎖が必要となる．また，呼気が高速で声門を通過する際に呼気流に直交する方向に陰圧が生じるベルヌーイ効果には，声帯粘膜の物理的性質が影響する．つまり，声帯粘膜の物理的性質が硬いとベルヌーイ効果は減弱する．さらに，両側声帯粘膜の物理的性質もほぼ左右対称でなければならない．

発声に必要な**声門閉鎖**，**声帯粘膜の硬さ**（物理的性質），**声帯粘膜の対称性**，**呼吸**（呼気流），**共鳴腔**（閉鼻，開鼻），**発声様式**（心理的要因含む）などの障害によって，声の高さ，声の大きさ，声質，声の持続に異常をきたす．そして音声障害となる．

音声障害は，音声の4要素から分類する方法や，年齢や性別などから分類する方法などがある．それぞれ，鑑別や治療をもとに考え出されたものである．国内では，2018年に日本音声言語医学会と日本喉頭科学会編集の『音声障害診療ガイドライン』が刊行され，表3に示すような分類法が用いられるようになった．

3 | 音声の検査・評価・診断

音声障害の診断は，まず問診で患者の主訴の聞き取りと患者の自覚的評価（音声障害の自覚的評価）を行う．その際に，患者の問診の声を聞きながら，「聴覚心理的評価」も同時に行う．この段階で約7割の患者の疾患は診断できるといわれている．さらに，「内視鏡検査」を行って喉頭視診を実施すれば，ほぼ診断が確定する．加えて，治療経過や重症度を把握するために，「音響分析による検査」や「発声の能力と機能の検査」を実施し，患者の音声の定量的評価を行う．場合によっては喉頭筋電図などの特殊な検査も行うことがある．また，患者による音声障害の自覚的評価も実施する．

1. 検査の種類と目的および基本的な検査の方法

(1) 内視鏡検査

内視鏡検査には，経鼻的に声帯を観察できる**軟性内視鏡**（ファイバースコープ）と，経口的に声帯を観察できる**硬性内視鏡**がある．軟性内視鏡は，経鼻的に挿入するので，鼻咽腔の所見も確認でき，さらに構音運動の影響を受けにくい．一方，硬性内視鏡は，経口的に舌を固定して挿入するので，舌の構音運動時に声帯の観察はできない．また，咽頭反射が強い患者には不向きである．しかし，軟性内視鏡に比べ画像が明るいという利点がある．内視鏡検査では，喉頭全体の形態的異常，声門の形態的異常，声帯および披裂部の可動性の異常，発声時の声門間隙の有無などが観察できる．しかし，声帯振動は観察できない．声帯振動の観察には，ストロボ発光を利用した**ストロボスコピー**が必要である．ストロボ光を声帯振動の周期と少しずらして発光させることで，声帯が見かけ上ゆっくりと動いているように観察できる．これによって，声帯粘膜の病変の大きさや病変の侵

表3　音声障害の分類[2]（文献2より一部改変）

喉頭の組織異常	喉頭の腫瘍性病変・異形成	異形成（白板症を含む），喉頭悪性腫瘍，喉頭乳頭腫
	声帯粘膜の異常	声帯結節，声帯ポリープ，声帯嚢胞，ポリープ様声帯，声帯瘢痕，声帯溝症，喉頭肉芽腫
	声帯の血管病変	声帯出血，声帯の血管拡張性病変
	先天性あるいは成長・加齢に伴う喉頭異常	喉頭横隔膜症，喉頭軟弱症，加齢性声帯萎縮
	喉頭の瘢痕・狭窄	声門下狭窄，声門狭窄
喉頭の炎症性疾患	喉頭粘膜の急性炎症	急性喉頭炎，急性声門下喉頭炎，急性喉頭蓋炎
	咽喉頭逆流症	
	喉頭知覚過敏	
	輪状披裂関節炎，輪状甲状関節炎	
喉頭の外傷	喉頭枠組み内部の外傷	喉頭粘膜外傷，披裂軟骨脱臼症
	喉頭枠組みの外傷	
全身性疾患	内分泌・代謝性疾患	甲状腺機能低下症，甲状腺機能亢進症，性ホルモン障害，成長ホルモン分泌亢進症
	免疫疾患	上気道のアレルギー性疾患，後天性免疫不全症候群，膠原病
	筋骨格系の疾患	線維筋痛症
	脱水症	
音声障害をきたす呼吸器・消化器疾患	呼吸器疾患	気管支喘息，慢性閉塞性肺疾患
	消化器疾患	胃食道逆流症
	呼吸器感染症疾患	肺炎，結核，真菌症
心理的疾患・精神疾患	身体症状症および関連症群	心因性発声障害
	抑うつ障害群	うつ病，大うつ病性障害，その他の抑うつ障害群
	性別違和（性同一性障害）	
神経疾患	末梢神経・神経筋接合部障害	上喉頭神経麻痺，片側声帯麻痺，両側声帯麻痺，重症筋無力症
	中枢神経障害	内転型痙攣性発声障害，外転型痙攣性発声障害，混合型痙攣性発声障害，音声振戦，パーキンソン病
その他の音声障害（機能性発声障害を含む）	筋緊張性発声障害	過緊張性発声障害，低緊張性発声障害
	変声障害	
	仮声帯発声	
	奇異性声帯運動	

襲度が推測できる．しかし，ストロボスコピーによる声帯振動は，実際の声帯振動ではない．また，声帯振動が不規則で振動周期が安定していない時は，ストロボスコピーによる声帯振動の観察はできない．

（2）聴覚心理的評価

日本音声言語医学会が推奨する声質の聴覚心理的評価として，**GRBAS評価**がある．音声障害患者に，5母音をアイウエオの順に1音ずつ息をついて，自然な高さと大きさで，1音を約2秒間の長さで発声してもらう．声質全体の異常度を示す嗄声度（G：grade），ガラガラ，ゴロゴロで表される粗糙性（R：rough），シャーシャーと息漏れのする気息性（B：breathy），声の弱々しさを示す無力性（A：asthenic），気張って無理をしている印象の努力性（S：strained）の5項目について，0〜3の4段階で評価する．3が重度，0が正常を表している．また，全体の嗄声度Gは，R，B，A，Sの重症度よりも評価が低くなったり高くなったりすることはないので注意する．

聴覚心理的評価は，患者に心身上の苦痛を与えることがなく，録音すれば何度でも繰り返し評価できる．また，患者の声を聞いて，その異常がどのような機構で生じているか推測し，喉頭疾患の診断に役立てることができる．さらに嗄声のみが唯一の症状であるか，初発症状である場合には，疾患の早期発見にも寄与しうる．しかし，評価の再現性が評価者の熟練度に依存したり，評価者間で尺度の解釈に差異が生じたりするという問題もある．

(3) 音響分析による検査

音響分析は，音声信号を解析して嗄声の客観的評価を行う方法である．嗄声度の客観的評価や同一患者の治療前後での音声の客観的評価には向いているが，正常音声との鑑別や喉頭疾患の鑑別には適さない．

嗄声の音響的特徴は，①平均基本周期の変化，②周期の不規則な変動の増大，③周期内ピーク振幅の周期ごとの不規則な変動の増大，④声門で発生する雑音の増大とスペクトル特性の変化などが挙げられる．実際の臨床場面では，Praat などのフリーソフトウェアを用いて，同一母音で，ある一定時間以上（100 波形以上）の安定した波形部分を分析する．

嗄声の音響分析パラメータとして，音声の基本周期や振幅のゆらぎをみる**周期変動指数（PPQ）**や**振幅変動指数（APQ）**，あるいは喉頭雑音に着目した**音声の調波成分と雑音成分のエネルギー比（HNR）**，**規格化雑音エネルギー（NNE）**などが用いられる．

聴覚心理的評価の GRBAS 評価の G（嗄声度）と音響パラメータの PPQ，APQ，NNE との相関は高く，嗄声度が高ければ，これらの音響パラメータも高い数値を示す．

音響分析はすべての嗄声に適応できるわけではない．嗄声の程度が著しく，ピッチ同期が困難な患者の分析には適さない．近年，ピッチ同期の抽出が難しい嗄声や会話音声の音響分析が可能なケプストラム分析が利用されるようになってきた．ケプストラム分析の指標としては，基本周波数に対応する**ケプストラムピーク卓立度（CPP）**が用いられている．

(4) 発声の能力と機能の検査

発声の能力と機能の検査は，音声障害の有無，音声障害の程度，治療効果の判定などを目的として実施する．発声時の呼気の使用状態を示す**空気力学的検査**（**最長発声持続時間**，**発声時平均呼気流率**）と発声能力を示す声の高さと強さの検査がある．これらの検査は，同一の機器（発声機能検査装置）を用いて同時に測定することが多い．

①**最長発声持続時間（MPT）**：音声障害患者に深吸気をさせて楽な高さと大きさで母音/a/をできるだけ長く発声させ，その発声持続時間を 0.5 秒単位で測定する．同じ方法で 3 回測定し，最大値を最長発声持続時間とする．簡便な検査であり，音声障害の臨床では必須の測定項目である．臨床的に最長発声持続時間が 10 秒以下であれば，日常会話の持続に支障をきたすとされている（表 4）．

②**発声時平均呼気流率（MFR）**：発声中に呼出する単位時間あたりの平均呼気流量（ml/sec）を意味している．楽な声の高さと大きさで発声し，測定は 3 回行い，中央値を採用する．発声時平均呼気流率の測定は，声門閉鎖不全を病態とする疾患では有用である（表 4）．

表 4　各検査項目の正常平均値

検査項目	正常値（平均）	棄却限界
最長発声持続時間		
男性	約 30 sec	約 14 sec
女性	約 20 sec	約 9 sec
話声位		
男性	130 Hz	100〜150 Hz
女性	220 Hz	200〜250 Hz
生理的声域		
男性	70〜600 Hz	50〜400 Hz
女性	130〜780 Hz	100〜500 Hz
強さ域（20 cm）	60〜100 dBSPL	
話声位における強さ	70〜80 dBSPL	
発声時平均呼気流率		
男性	101 ml/sec	46〜222 ml/sec
女性	92 ml/sec	43〜197 ml/sec
VHI	6.7	5.1〜8.4
VHI-10	3	2.4〜3.6
V-RQOL	95.6	94.4〜96.9

③**声の高さと強さの検査**：日常会話における声の高さ（**話声位**）および生理的上限と下限の範囲（**生理的声域**），日常会話における声の強さおよび生理的上限と下限の**声の強さ域**を測定する．ほとんどの喉頭疾患では，生理的声域上限が低下，生理的声域が縮小，声の強さ域上限が低下，声の強さ域が縮小することが多い．声の高さの測定には，電子機器（ピッチメータ）や鍵盤楽器を用いる．声の強さは，騒音計（C 特性）もしくは**発声機能検査**装置を用いる．鍵盤楽器を用いて測定する場合は，音名表記してから周波数と対応させる．騒音計を用いる場合は，口唇からの距離（20 cm）を常に一定にする．

これらの測定で大切なことは，音声障害患者の発声の生理的上・下限を測定することであり，患者が意図的に調節しないように留意する（表 4）．

(5) 音声障害の自覚的評価

喉頭視診（内視鏡検査），聴覚心理的評価や発声の能力と機能の検査，音響分析などの他覚的評価尺度に対して，近年，患者の生活の質という側面から様々な自覚的評価尺度が開発された．つまり，これまでの治療者の視点にたった他覚的評価尺度だけでなく，音声障害が患者の生活の質にどのような影響を及ぼしているか，患者の視点にたった尺度が必要であるというニーズから生まれた．

現在，音声障害の自覚的評価尺度としては，VHI（Voice Handicap Index），VHI-10，V-RQOL（Voice-Related Quality of Life）などがある．日本音声言語医学会・音声情報委員会による VHI，VHI-10，V-RQOL の日本語版は，どちらも 5 段階の選択方式の質問紙法による評価なので実施は簡単である．VHI および VHI-10 は，得点が高いほど，音声障害の日常生活に及ぼす影響が大きいことを示している．一方，V-RQOL は得点が高いほど，音声障害の日常生活に及ぼす影響が小さいことを示している．また，各評価法とも日常生活での機能的側面や感情的側面などの下位項目別にも検討できるようになっている（表 4）．

2. 特殊な検査とその臨床的意義

特殊な検査は，特定の喉頭疾患に対してのみ実施する．

①**喉頭筋電図検査**：内喉頭筋の筋線維が興奮する際の活動電位を記録できるので，内喉頭筋およびその支配神経の病態を診断することができる．安静時と活動時（発声時，嚥下時）の経時的変化を観察することにより，声帯運動障害の原因が麻痺か関節固着か，麻痺の場合には神経原性か筋原性かの鑑別診断と，予後予測が可能である．

②**喉頭の画像検査**：喉頭高圧撮影や CT，MRI 撮像を行う．喉頭内視鏡では観察が困難な声門下腔の状態の観察や，腫瘍性疾患の腫瘍の進展度を診断する際に用いられる．

③**声帯振動の検査**：声帯振動を観察する喉頭ストロボスコピー以外に超高速度撮影検査とグロトグラフィがある．**超高速度撮影検査**は，デジタルハイスピードカメラを利用して高速度で声帯振動を撮影できる．そのため，実際の声帯振動をスローで再生し観察することができる．これに対して，喉頭ストロボスコピーは，声帯振動周期から少しずらした周期での点滅（ストロボ）光を用いた見かけ上の声帯振動が観察できる．**グロトグラフィ**は，声帯の開閉パターンや開閉タイミングを測定することができる．両側声帯の電気的インピーダンスの変化を計測する電気グロトグラフィ（electroglottography：EGG）と声門を通過する光量を計測する光電グロトグラフィ（photoglottography：PGG）がある．

④**心理検査**：心因性失声症など発声に関する心理的要因が疑われる場合には，質問紙法を用いて標準化された検査を行い，問題があれば公認心理師や精神科に紹介する．よく用いられる検査には，CMI 健康調査表，SDS（Self-rating Depression Scale），MMPI（Minnesota Multiphasic Personality Inventory），POMS（Profile of Mood States），BDI（Beck Depression Inventory）などがある．

3. 評価と診断

(1) 各種の情報の整理と統合と鑑別診断

音声障害の診断では，詳細な問診を聴取し，問診の際に患者の声を聞きながら聴覚心理的に評価することで，疾患のおおよその検討がつく．その予測に基づいて，喉頭内視鏡による視診を行うことでほとんどの疾患の鑑別診断が可能である．音響分析や発声の能力と機能の検査などは，診断の補助的な意味合いが強く，音声障害の重症度や治療効果の客観的な判定に用いられる．

疾患によっては，特定の検査で一定の傾向を示すこともある．例えば，変声障害は声の高さの検査で話声位が男性成人の正常範囲（100～150 Hz）よりも高い，片側声帯麻痺は発声時平均呼気流率が高く 220 ml/sec を超えることが多いなどである．

4｜音声障害の治療

1. 治療法の種類：外科的治療と保存的治療

音声障害の治療は，耳鼻咽喉科医による**医学的治療**と，言語聴覚士による（発声）行動そのものに介入する**行動学的治療**に大別できる．さらに，耳鼻咽喉科医による医学的治療は，外科的治療と薬物治療に分類され，外科的治療は音声外科とも呼ばれる．耳鼻咽喉科医が行う薬物治療と，言語聴覚士が行う音声治療（行動学的治療）を合わせて保存的治療と呼び，外科的治療と分けることもある（図 1）．

2. 音声治療の種類と理念

音声治療とは，言語聴覚士が行う行動変容法に基づく行動学的治療を意味している．すなわち，音声障害を引き起こす機能的要因の改善を目的とする**発声行動の変容法**と定義できる．音声障害を引き起こす機能的要因とは，声帯の器質的疾患の有無にかかわらず，誤った発声習慣や技術的に誤った声の出し方（声の乱用や誤用）などの不適切な発声行動（様式）を意味している．

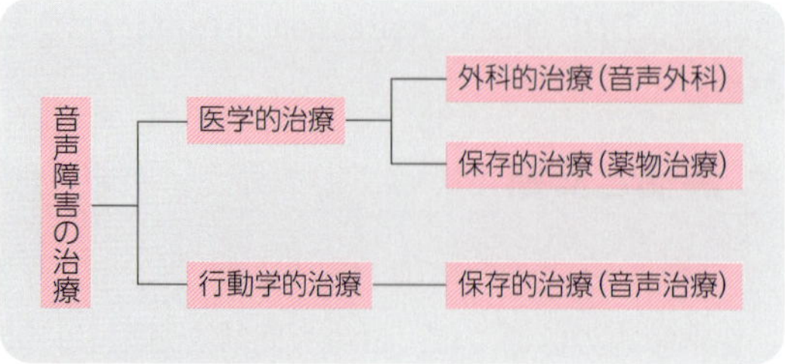

図 1 音声障害の治療法

音声治療は，誤った発声習慣にまつわる生活指導を行う**間接訓練**と，実際に発声しながら発声様式を改善する**直接訓練（音声訓練）**に大別される．間接訓練は，「**声の衛生指導**」とも呼ばれる．直接訓練（音声訓練）はさらに，**症状（病態）対処的訓練**と**包括的訓練**に分けることができる．

3. 声の衛生指導

声の衛生指導は，発声時の両側声帯の衝撃応力を小さくするために，声帯粘膜の粘弾性や保湿性，声帯の質量の対称性などを維持することを目的に，発声行動全般にわたる生活指導を行う．適正量を超えた声の使い方や誤った発声様式，つまり声の乱用と誤用を，音声障害患者自らが日常生活の中で正しい知識に基づいて改善することを促す．

（1）発声に関する基礎的理解の促進

音声障害患者に喉頭の構造と機能について，基礎的な知識と発声の仕組みを正しく理解させた上で，患者自身の発声で何が起こっているのか，声の問題はどこにあるのか自覚を促す．

（2）誤った発声行動および生活習慣の修正

日常生活の中で，①大声を控えること，②騒音下や長時間の声の使用を控えること，③不自然な高さの声を使用しないこと，④声の使用量を控えること，⑤話す時に身体や喉頭に力を入れないこと，⑥咳払いを控えること，⑦りきみ声を避けること，⑧胃食道逆流症を管理すること，⑨適正量の水分摂取など，個々の患者に応じて現実的に実行できる方法を指導する．また，急性炎症や喉頭微細手術後に対して声の安静を指導する場合もある．声の安静には，1～3 日程度完全沈黙する**絶対安静**と，発声量を制限した**部分的安静**がある．

4. 音声訓練の種類，目的，適用

音声訓練は，声帯の器質的疾患の有無にかかわらず，機能的要因すなわち発声法に起因する音声

障害の改善を目的としている．具体的に機能的要因としては，①精神心理的要因あるいは性格傾向（内向型・神経症的傾向）による喉頭周囲筋の過緊張あるいは喉頭筋の活動抑制，②緊張を伴う場面での発声の誤用や乱用，③上気道炎に伴う発声の誤用，④胃食道逆流症による咽喉頭筋の過緊張に伴う誤った発声，⑤ストレスによる自律神経の不調，⑥発声時の不良姿勢，⑦発声時の呼吸調整の問題などが挙げられる．

音声訓練の適応条件は，①耳鼻咽喉科医による喉頭視診が終わり，診断が確定していること，②音声障害の機能的要因が存在していること，③耳鼻咽喉科医と言語聴覚士の間で，眼前の患者の音声訓練の有効性について見解が一致していること，④喉頭視診中に試験的音声訓練による効果が認められること，⑤音声訓練のために通院加療できる時間的・経済的条件が整っていること，⑥患者自身の音声訓練に対するニーズが高くかつアドヒアランス（訓練に対して患者が積極的に関わり，訓練方針に沿った訓練を受けること）が高いことなどが挙げられる．

5. 音声訓練の方法

音声訓練の目的は，声帯振動の適正化と日常会話への汎化である．音声訓練は，音源・フィルター理論をもとに，呼吸器と発声器（喉頭）と共鳴器（声道）をそれぞれ3つの独立したシステムと仮定して，それぞれの症状や病態に合わせた症状（病態）対処的訓練と，独立したシステムではなく相互作用のある全体システムとみなした包括的訓練に分けることができる．

（1）症状（病態）対処的訓練

①声質改善

声質は，声帯上唇部の内転や内喉頭筋相互のカップリングによって規定される．つまり，内喉頭筋相互の緊張度によって声質は決まる．したがって，声質改善では，発声時の内喉頭筋の適正な緊張を目的とする．

声帯の緊張を高めるためには，**硬起声**や**咳払い**，甲状軟骨側板の外部からの圧迫（**指圧法**）などがある．

声帯の緊張を緩めるには，**あくび・ため息法**，**軟起声**，**咀嚼法**，甲状軟骨を下げたり背側に押す指圧法，喉頭周囲筋（外喉頭筋）をマッサージする**喉頭マッサージ**などがある．

②声の高さと強さの調整

声の高さは，輪状甲状筋と甲状披裂筋の拮抗作用による声帯粘膜の物性によって規定される．輪状甲状筋の異常な緊張によって話声位が高くなることがある．この場合，咳払いや硬起声，あるいは甲状軟骨縁に母指をかけて甲状軟骨全体を下方に押して輪状甲状筋の緊張を弛緩させて声を低くする **Kayser-Gutzmann（カイザーグッツマン）法**（指圧法）を用いる．

声の強さは，声門の状態と呼気によって規定されるので，声帯の緊張を高める訓練と呼吸訓練を併用する．

③共鳴の調整

共鳴とは，声帯振動がより大きな共鳴腔に伝わり共鳴することで，より人が聞きやすい音声に変化することである．すなわち，声帯振動単独の時よりも，聴覚上大きな音声が得られる．したがって，共鳴腔（声道）の形態を変えて伝達特性を変化させることで，特定のフォルマント周波数帯域の調波成分が強められる．共鳴腔の形態を変える方法としては，**ハミング（声の配置法）**，（口唇，舌）**トリル**があり，鼻梁や口唇付近に響きのある声（振動）を知覚できるようにする．

④呼吸の調整

発声のための呼吸は，吸気相が短く呼気相が長いので，長い呼気相に合わせて発声する訓練が必要である．

（2）包括的訓練

包括的訓練とは，声質や声の高さと強さや共鳴あるいは呼吸の各要素に焦点を絞らずに，全体としてすべてを調整させる訓練である．例えば，呼吸訓練を意識しながら，声の高さや強さを変える**アクセント法**（Accent Method）や，共鳴を意識しながら声質や声の高さや強さを変える **LMRVT**（Lessac-Madsen Resonant Voice Therapy），一定の声の高さを維持しながら発声持続時間を伸ばす **VFE**（Vocal Function Exercise）などである．

さらに一定の長さと内径のガラス管やストローをくわえて発声する**チューブ発声法**がある．チューブ発声法は，人工的に声道を延長し，さらに口唇を狭めて発声することによって声道形態を変えて共鳴を調整し，声帯振動を適正化する．これらの包括的訓練は，共鳴腔の形態変化が声帯振動や呼気のコントロールに影響するという音源とフィルターの相互作用の原理をもとにしている．Semi-occluded vocal tract exercises（SOVTE）とも呼ばれている．

5 | 無喉頭音声

1. 喉頭摘出後の呼吸・発声・発語のメカニズム

喉頭の機能は，①声門開大時の気道確保，②喉頭閉鎖による気道防御，③声門閉鎖と呼気による発声である．喉頭全摘出後には，気道と食道を分離することで，呼吸と嚥下が完全に分離する．さらに，手術後は気管孔による**気管孔呼吸**となり，声帯音源を喪失する．したがって，呼吸器系では鼻呼吸の喪失に伴う**嗅覚障害**，気管孔呼吸による気管粘膜の乾燥や炎症，喉頭絞扼機能の喪失による咳払いや痰の喀出困難，息こらえやいきみができないために排便困難や上肢の力の減弱が起こりやすい．さらに口呼吸ができないために熱い食物を吹いて冷ましたり，麺類などをすすったりすることができない．**嗅覚障害**に伴って**味覚異常**が起こることもある．発話機能では，有声・無声の出し分け，喉頭摩擦音の生成，韻律による超文節的要素の調整などが困難となり，日常のコミュニケーションに支障をきたす．

2. 喉頭摘出患者に対する話しことばの検査と評価

基本的に**無喉頭音声**は，音源振動の周期性が乏しく，持続性や安定性に欠ける．さらに駆動エネルギーとなる気流動態が特異的である．したがって，無喉頭音声の評価には音声障害の評価や検査をそのまま使うことができない．発話の品質つまり，発話明瞭度として5段階で評価するか，文章了解度として評価することが多い．さらに日常生活での支障度を評価するために前述のVHIやV-RQOLを用いることもある．

3. 無喉頭音声の種類と特徴および選択基準

音源として器具を使用するのは**人工喉頭**で，**電気式**と**笛式**がある．近年，笛式人工喉頭は使用頻度が減少している．食道内の新声門を音源とするのが，**食道発声**と**気管食道瘻発声**である（図2，表5）．

喉頭摘出患者は，3級の身体障害者手帳が交付されるので，必要な手続きを経て，人工喉頭の購入費の支給を得ることができる．

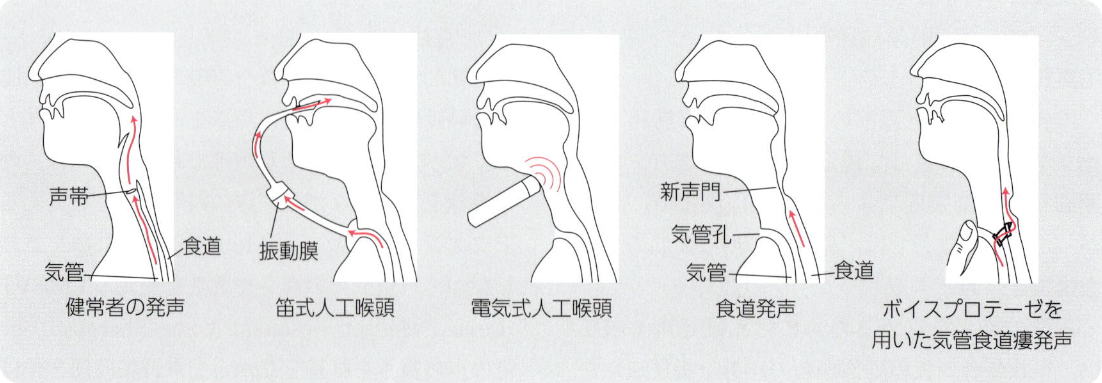

図2　健常者の発声と各無喉頭音声による発声[3)]

表５　各無喉頭音声の特徴

	笛式人工喉頭	電気式人工喉頭	食道発声	気管食道瘻発声
振動駆動	呼気	電気	食道内に摂取した空気	呼気
振動体	金属板などのリード	ブザー	食道粘膜	下咽頭，食道粘膜
音源の周期性	周期性（呼気圧で可変）	周期性（固定）	準周期性―不規則	準周期性―不規則
雑音	小	小	大（音源由来）	大（音源由来）
発声持続	喉頭音声に匹敵	無制限	2～3 秒の発声と最大 120～100 ml の空気摂取の反復	喉頭音声に匹敵
音量	十分	十分	騒音下での会話には不足	十分
手の使用	片手	片手	なし	片手
器具の使用	あり	あり	なし	なし
習得の難易度	易	易	難（通常 1 年以上）	易
適応	気管孔の変形では不適	頸部組織全体の硬化では不適	独学は困難	気管孔変形や呼気圧形成困難では不適

4. 音声訓練の方法

患者の全身状態，呼吸機能，新声門の狭窄の有無，構音障害の有無，聴覚障害の有無，気管孔の状態，頸部の状態，患者の訓練意欲，コミュニケーションの緊急性，訓練可能な時間的条件などと，各音声の特徴を総合的に判断し，できるだけ短期間で何らかの無喉頭音声を習得することが望ましい．また，電気式人工喉頭と食道発声を並行して訓練することもある．

(1) 人工喉頭の訓練

電気式人工喉頭の訓練は，まず電気式人工喉頭の仕組みと取り扱い方法について正しい知識を得る．次に電気式人工喉頭を当てる頸部の適切な場所を決定し，音声の高さと大きさを設定する．スイッチの on-off と発話のタイミング，フレージングの訓練を開始する．さらに，適切な発話速度に調整しながら，気管孔からの雑音に注意する．

(2) 食道発声の訓練

食道発声とは，食道に取り込んだ空気を下咽頭食道接合部の新声門に逆流させ，食道粘膜を振動させる発声法である．喉頭摘出後の解剖学的・生理学的変化および食道発声の原理について理解を促した後，食道への空気摂取を習得させる．空気摂取の方法は，**注入法**と**吸引法**，**嚥下法**（**お茶のみ法**）があり，さらに補助的な**子音注入法**がある．嚥下法は，導入には効果的であるが，実用的ではないので習慣化させないことが重要である．空気摂取が可能になれば，空気の吐出による発声を試みる．この際，**咽頭発声**や**口腔囁語**にならないように気をつける．また，空気摂取時や発声時に雑音が最小となるように注意する．母音発声が可能となれば，できるだけ発声持続できるようにし，次に母音の組み合わせ練習やフレージングの練習を行う．最後に奥舌破裂音や摩擦音のような構音が難しい音，あるいは有声・無声の出し分けなど，高度な練習も習得状況に応じて訓練する．

(3) 気管食道瘻発声（TE シャント発声）の訓練

外科的に気管と食道との間に皮弁あるいはボイスプロテーゼでシャントを作成する．したがって，気管孔から肺に取り入れた空気をシャントに通過させ，新声門を振動させて発声する．そのため，発声時には気管孔を指でふさぐ必要がある．ただし，一部の特殊な人工鼻を装着すれば指でふさぐ必要はない．習得は比較的容易で，数回の指導で発声が可能となることが多い．必要に応じて発話明瞭度を上げるために構音訓練を行うこともある．また，**ボイスプロテーゼ**は定期的な交換と毎日の清掃が必要である．

6｜気管切開患者への対応

気管切開は，①上気道閉塞・高度狭窄がある時，

②下気道の分泌物貯留の処置と予防が必要な時，③呼吸不全がある時に，気管を開創し気道を作成する．気管切開を施術すると声を出すことができず，日常のコミュニケーションに支障をきたす．さらに喉頭の機能低下のために喉頭摘出患者と同様に，嗅覚障害や息こらえができないなどの問題も起こる．

1. コミュニケーション手段の種類と選択

コミュニケーション手段は，音声にこだわる必要はない．患者の意識レベルや全身状態，言語機能，発声発語機能，コミュニケーション意欲，四肢の運動機能などをチェックする．その上でコミュニケーションボードなどによる最低限の意思表出手段や筆談から，スピーチカニューレや電気式人工喉頭などによる音声コミュニケーションまで，患者の状態に応じて選択する．

2. 気管切開チューブ（気管カニューレ）についての基礎知識

気管カニューレは，頸部にカニューレを固定する紐を止める**ネックフランジ**，カニューレの外側についた風船のような**カフ**，カフ圧を調整する**パイロットバルーン**などが付属している．カフのないタイプの気管カニューレもある（図3，図4）．

3. 気管切開患者の管理

気管切開孔は痰などが貯留しやすく感染症や肉芽形成の原因となることがあるので，常に清潔を保つ．また，人工呼吸器が装着されている場合，カニューレが蛇管に引っ張られて抜去されることがあるので，常に固定できるようにする．さらに気管から気道分泌物や痰などを気管吸引で取り除く．

7 | 音声障害患者の社会復帰

音声障害の頻度について国内でのまとまった報告はないが，米国では人口の3分の1が過去に音声障害を経験したことがあり，約7%が現時点で何らかの音声障害をもっているという報告がある[5]．さらに，この約7%が音声障害のために過去1年以内に仕事を休んだ経験をもつことから，音声障害による経済的損失は大きいとされている[5]．したがって，音声障害患者の社会復帰は社会的急務でもある．

1. 社会復帰の問題点

（1）社会復帰の条件と当事者のニーズ

音声障害患者の社会復帰には，音声障害の原因疾患，重症度，コミュニケーション全般での問題の程度，性別，年齢，職業，就労環境などが相互に複雑に関連している．特に，音声障害が職業に影響する度合いによっては，社会復帰の条件は異なってくることが多い．仮に音声障害が残存する場合には，家族や職場の上司・同僚などへの情報提供や助言，家庭環境，職場環境の改善などが必要となる．

（2）動機づけと環境調整

治療や訓練を通して，病前の生活に戻ることができるという希望が，音声障害患者の社会復帰への強い動機づけとなる．逆に動機づけが弱い場合には，治療や訓練への取り組みも消極的で，時には非協力的になることもある．したがって，言語聴覚士は音声障害患者が社会復帰への動機づけに重要な役割を担っている．言語聴覚士は訓練終了後の社会参加のレベル（訓練のゴール）をどのよ

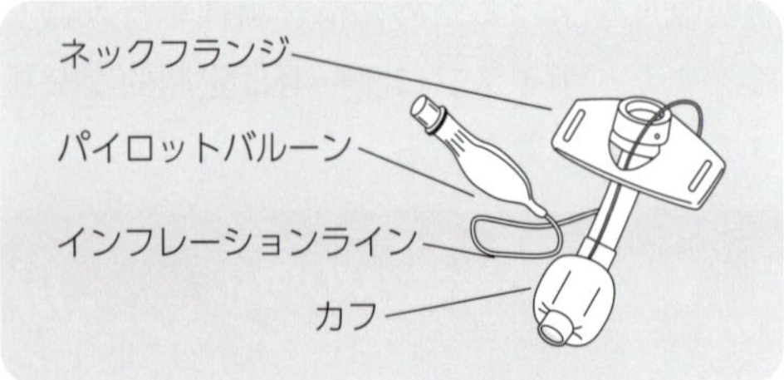

図3　気管切開チューブの基本構成[4]

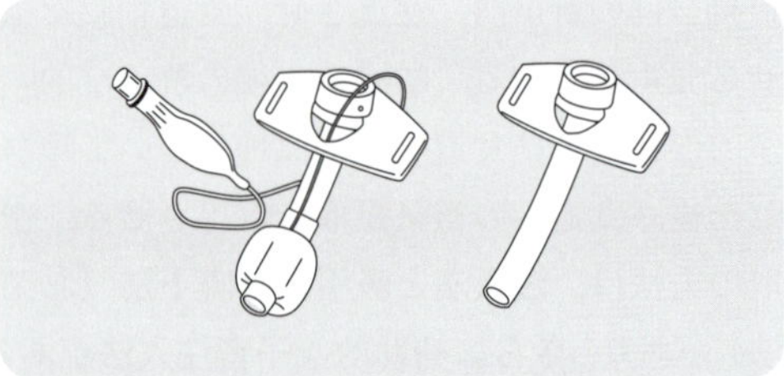
図4　カフつき（左）とカフなし（右）[4]

うに設定し，音声障害患者にどのように説明するか熟慮が求められる．

2. 社会復帰のための言語聴覚士の役割

言語聴覚士は，治療初期から社会復帰までという長い期間にわたって音声障害患者の訓練・指導，助言，その他の支援などを担う．特に就労や日常生活のコミュニケーションに支障をきたすような音声障害が残存する場合，言語聴覚士は積極的に社会的環境の調整を図る必要がある．

●文献

1） 日本音声言語医学会（編）：新編 声の検査法　第2版，医歯薬出版，2024，p22.
2） 日本音声言語医学会，日本喉頭科学会（編）：音声障害診療ガイドライン　2018年版，金原出版，2018.
3） 小池美奈子：音声障害．言語聴覚士テキスト，第2版（廣瀬 肇監修），医歯薬出版，2011，pp348-355.
4） 大森孝一（編）：言語聴覚士のための音声障害学，医歯薬出版，2015，p182.
5） Schwartz SR, et al.；Clinical practice guideline：hoarseness（dysphonia）. *Otolaryngol Head Neck Surg*, **141**（3 Suppl 2）：1-31, 2009.

（城本　修）

2 小児構音障害

1 | 小児構音障害の概念と理論

1. 小児の構音障害の分類

構音とは，喉頭で産生された音源を，構音器官の運動により声道の形を変化させ語音を作り出すことであり，構音障害とは，語音が固定化，習慣化した誤りを指す．

わが国では，構音障害をその発生機序に基づき，発語器官の形態や機能に起因する器質性構音障害，発語の実行過程に関わる神経・筋系の病変に起因する運動障害性構音障害，発語器官の形態や機能の異常がなく，原因が明らかでない機能性構音障害に分類することが多い．

小児の構音障害は，言語獲得途上での誤学習により，年齢や属しているコミュニティの中で期待される構音から逸脱している状態であり，**機能性構音障害**は小児の言語臨床で高頻度にみられる．2022 年に改訂された米国精神医学会の『精神疾患の診断・統計マニュアル（DSM-5-TR）』[1]では，Speech Sound Disorder（**語音症**）が日本の機能性構音障害に相当する．

2. 音韻と構音の発達

音韻意識とは，話しことばの意味的な側面ではなく，音韻的な側面に注目し，話しことばの音韻構造を理解し，その中の音韻的な単位に気づき，識別し，操作する能力である[2]．定型発達児では 4 歳頃から発達が進み，語のモーラ分解や，語頭音の抽出ができるようになる．

構音発達については，個人差はあるものの一定の順序性がある．母音は 3 歳頃に実用的なレベルに達し，子音は 6～7 歳頃に完成する．獲得が早いのは鼻音，接近音，両唇音であり，一方，[s] [ts] [dz] [r] は獲得が遅く，90％以上の子どもが正しく発音できるようになるのが 5 歳以降[3]である．[k] [g] は他の破裂音と同様，4 歳半までに 90％以上が正しく構音できるようになるとの研究結果が多い[3]が，[ki] [ke] [gi] [ge] は 5 歳以降も自然治癒せず，誤りが残存することがある[4]．

3. 小児にみられる誤り

構音の誤りは，聴覚的に**省略**，**置換**，**歪み**に分類できる．省略は，子音が抜けて母音のみが聴取される誤りである．置換は，ある音が他の子音に置き換わって聴取される誤りである．歪みは，省略にも置換にも該当しない誤りである．歪みの程度は軽度なものから日本語に聴取できないものまで様々であり，鼻音化，非鼻音化，破裂性・摩擦性などの弱音化，母音の中性母音化，側音化構音，口蓋化構音，鼻咽腔構音などが歪みの例である[5]．

小児にみられる誤りは，省略，置換，歪みの分類の他に，音韻発達に関連する誤りと，構音の誤りに分けて説明することができる．

（1）音韻発達に関連する誤り

音韻意識が未熟な発達段階では，語に含まれる音・音節の配列の誤りを認めることがある（**語の音の配列の誤り**，表 1）．語の音の配列の誤りは，言語発達に伴い自然改善することが多い．

（2）構音の誤り

小児にみられる構音の誤りは，**発達途上の構音の誤り**と，それ以外の誤りに分けられる[6]．

①発達途上の構音の誤り

構音獲得途上の子どもが，[s] [ts] [dz] [r] などの獲得の遅い音を構音位置や構音方法に近い音に置き換えたり，省略したりする誤りである（表 2）．

②それ以外の誤り

日本語にはない特異な構音操作により産生される誤り（**特異な構音操作の誤り**）と，その他の誤

表 1　語の音の配列の誤り

誤りの種類	内容	例		
音節の脱落	単語内の音節が脱落し，語全体が縮小される	とけい [toke：]	→	けい [ke：]
同化	目標音が隣接する音に影響され，類似音や同一音になる	はっぱ [happa]	→	ぱっぱ [pappa]
音位転換	2 つの音・音節の位置が入れ替わる	こっぷ [koppu]	→	ぽっく [pokku]
同音反復	音節あるいは音節の一部が繰り返される	めがね [megane]	→	めめ [meme]
付加	余分な音・音節が挿入される	でんわ [deɴwa]	→	でんわん [deɴwaɴ]

音声表記は，新版 構音検査[5] の表記を使用した

表 2　発達途上の構音の誤り

子音	誤り方	子音	誤り方
s	ɕ	tɕ	t
	tɕ	dʑ	d
	t	r	d
	ts	r（語中）	省略，j に近い歪み
	θに近い歪み	k	t（後続母音 i，e，拗音では tɕ の時もあり）
dz	dʑ		
	d	g	d（後続母音 i，e，拗音では dʑ の時もあり）
ts	tɕ		
	t	h，ç，ɸ	省略
ɕ	tɕ		
	t		

音声表記は，新版 構音検査[5] の表記を使用した

りに分けられる[6]．

特異な構音操作の誤り：誤り方の構音動態がすでに解明されている特異な構音操作の誤りを表 3 に示す．**声門破裂音**，**咽（喉）頭摩擦音・破擦音**，**咽（喉）頭破裂音**は，鼻咽腔閉鎖機能不全の**代償構音**として産生されるが，声門破裂音は機能性構音障害でもみられる．**口蓋化構音**は，口蓋裂術後に多くみられ，上顎形態や口蓋瘻孔との関連が示唆されている．**側音化構音**は，機能性構音障害に多く，小児だけでなく成人でもみられる誤りである．**鼻咽腔構音**は，鼻咽腔閉鎖機能不全による開鼻声や呼気鼻漏出による子音の歪みと聴覚印象が似ているが，構音操作の誤学習により生じる誤りである点に留意する．

その他の誤り：エ列の中性母音への歪み，歯茎音の軟口蓋音化，歯茎音の唇歯音化などがある[6]．

2 | 評価

小児の構音障害を診断するためには，構音の評価だけでなく，①聴覚性の原因・要因（例：聴覚障害），②運動性の原因・要因（例：脳性麻痺），③器質性の原因・要因（例：口蓋裂），④認知性（言語性）の要因〔例：知的発達症（知的能力障害）〕などの背景因子を，情報収集や検査から明らかにすることが必要である．

1. 情報収集

主訴，現病歴，現症，既往歴，発達歴，家族歴，言語指導・相談歴などの情報収集を行い，構音障害の原因や関連要因について確認する．小児の構音障害は，知的発達症や言語発達障害，吃音を伴うことも多い．

食べこぼし，丸のみ，口腔への食物のためこみなど，食事面での舌運動の問題や，粗大運動・微細運動の拙劣さを呈する場合は，生活場面の様子を養育者から聴取する．鼻咽腔閉鎖機能不全が疑われる場合には，乳児期から現在までの飲食物の鼻漏れの有無と頻度，シャボン玉や笛などを吹く動作，ストローで吸う動作ができるかを聴取する．

2. 構音・音韻の評価

（1）構音の評価

構音検査の目的は，構音障害の評価・診断，構

表3 特異な構音操作の誤り[7]（文献7を参考に作成）

構音障害の種類	構音操作の特徴	誤りやすい音	聴覚的印象	評価のポイント
声門破裂音	声帯と仮声帯を強く閉鎖，開放することで産生される	[p, t, k, tɕ, ts] に多い．摩擦音や有声音にみられることもある	喉頭に力を入れて母音を強く発声したような音	口唇・舌での構音操作が観察されない*．音節を連続産生させて，ブツブツ途切れて聞こえたら声門破裂音，母音の連続に聞こえたら子音の省略
咽（喉）頭摩擦音・破擦音	舌根あるいは喉頭蓋と咽頭壁との狭めによって産生される	[s, ɕ, ts, tɕ]	喉の奥から絞り出すようなサ行音や「ヒ」に近い音	舌先の動きが観察されず，舌根部が咽頭後壁に引かれる．音節を連続産生させると喉を締めつける聴覚印象が強くなる
咽（喉）頭破裂音	舌根あるいは喉頭蓋と咽頭壁とで閉鎖・解放して産生される	[k, g]	喉の奥で構音される [k,g] に近い音	奥舌の挙上がみられず，舌が後方に引かれる
口蓋化構音	歯茎音の構音位置が後方移動し，舌背中央部と硬口蓋後端で産生される	[t, d, n, s, ts, dz, r]	[t,d] はカ行音・ガ行音に近い歪み音．[s] は「ヒ」に近い独特の歪み音	構音時，舌先での構音操作はみられず，舌が緊張し舌背が盛り上がる．呼気は口腔の正中から流出する
側音化構音	舌が口蓋のほぼ前面に接し，舌側縁と臼歯部付近で産生される	母音 [i]，イ列音，拗音，[s, ts, dz]．[ke, ge] にみられることもある	誤り音全体が頬側部からの気流雑音を伴う歪み音．[ɕi] は「ヒ」，[tɕi] は「キ」，[dʑi] は「ギ」に近い歪み音	舌，下顎，口角の偏位がみられることがある．呼気は側方から流出するので，呼気の流出方向を鼻息鏡で確認する
鼻咽腔構音	舌が口蓋のほぼ前面に接し，軟口蓋と咽頭壁との狭めまたは閉鎖によって産生される	母音 [i] [u]，イ列音，ウ列音，[s, ts, dz]	「ン」や「クン」のような歪み音	呼気はすべて鼻腔から流出する．外鼻孔を閉鎖すると音が産生できない

音声表記は，新版 構音検査[5]の表記を使用した
*適正音と声門破裂音の二重構音になっている場合は，口唇・舌の動きが観察されることがある．

音治療の適応を判断し，構音治療の内容について具体的方針を得ることである．小児の臨床では**新版 構音検査**[5]が広く用いられている．新版 構音検査は，会話の観察，単語検査，音節検査，音検査，文章検査，構音類似運動検査で構成されている．聴覚的に誤り音と判定した音については，構音操作や呼気の流出方向を確認する．構音検査の結果は，誤り音の有無や誤り方の条件，語内位置や音声環境，言語単位（音節，単語，文）によって違いがあるのか，誤りの一貫性や**被刺激性**（誤り音について，強力な聴覚刺激あるいはその他の手がかりを与えることにより正しい音に変化するかどうか[5]）の有無などの視点で分析する．

機器を用いた検査を実施することで，舌運動の動態をより詳細に観察できる．**エレクトロパラトグラフィ（Electropalatography：EPG）**は，複数の電極が配置された人工口蓋床を装着して発話することで，舌と口蓋の接触パターンや接触範囲を観察できる．

（2）音韻の評価

モーラや音節など，音韻的側面に意識を向け，ことばの中のモーラの数や順序を理解し，操作する能力（**音韻意識**）について評価を行う．

構音障害のある子どもの場合，適正音（目標音）と自己の誤り音との弁別が困難な場合があるため，**語音弁別能力**の評価を行う．語音弁別能力には，他の人が産生した音の聞き分けを行う**外的弁別能力（外的モニタリング）**と，自分自身が産生した音の聞き分けを行う**内的弁別能力（内的モニタリング）**があり，構音障害のある子どもの中には，内的弁別能力の弱さが原因で般化が進まず，訓練が長期化する場合がある．

3. 原因や関連要因に関する評価

（1）発語器官の形態と機能

安静時，機能時の発語器官の形態や機能につい

表4　構音器官の評価項目[8]（文献8より一部改変）

	安静時	機能時*
顔面	対称性**，症候群にみられる特徴の有無**，流涎	習慣的な呼吸の状態（口呼吸・鼻呼吸の分離）
口唇	左右差**	丸め，突き出し，引き
下顎	大きさ（上顎とのバランス）	開閉運動，開口量
舌	大きさ，舌小帯短縮の有無と程度	前方挺出・後退，舌尖挙上・左右運動
硬口蓋	高さ，幅，口蓋骨後端のV字型欠損の有無，瘻孔の有無・大きさ・位置**	
軟口蓋	長さ，正中部の菲薄化の有無，瘻孔の有無・大きさ・位置**	[a:] 発声時の動き
口蓋垂	口蓋垂裂の有無	
歯・歯列	齲歯，欠損歯，過剰歯，癒合歯など	
咬合	不正咬合の有無	

* 機能時は，運動の可動範囲，正確さ，動作の維持，連続運動時の巧緻性を評価する
** 口唇裂・口蓋裂のある場合に評価する

て評価する[8]（表4）．鼻咽腔閉鎖機能不全が疑われる場合は，鼻咽腔閉鎖機能の評価（401頁参照）を行う．粘膜下口蓋裂は，発話不明瞭の相談で発見されることがあるため，口腔視診時には**カルナン（Calnan）の3徴候（口蓋垂裂，口蓋骨後端のV字型欠損，軟口蓋正中部の菲薄化）**に留意する．

（2）聴力

乳幼児期の中耳炎の既往歴，他院での聴力検査実施の有無とその結果，日常生活場面での聞こえの様子で気になることがないかを情報収集する．臨床場面での音への反応を観察し，必要に応じて聴力検査を行う．軽度の聴覚障害は，構音障害がきっかけで発見されることがあるので注意する．

（3）発達面

知的発達や言語発達の遅れが発話不明瞭の関連要因となる場合があるため，発達面の評価を実施する．

3｜評価のまとめ・治療方針立案

1. 評価のまとめ

情報収集と実施した検査の結果をまとめる．発話に関する問題点を整理し，構音障害に何らかの原因・要因があるかを検討する．聴覚障害や口蓋裂，脳性麻痺など発話障害の明らかな原因となる疾患や，反復性の中耳炎や発語器官の協調運動の問題など発話障害の明らかな原因であるとは断定できないが，発話障害に関連していると推測される要因についてまとめる．口唇口蓋裂が発話障害の原因である場合は器質性構音障害，構音障害の原因や関連要因がない場合は機能性構音障害と分類できる．

2. 訓練適応の判定

発話の状態，心理社会的問題の有無，発達年齢，課題への取り組み姿勢などから，総合的に構音訓練の適応を判定する．適応がない場合には言語環境の調整と経過観察を行う．

（1）発話の状態

誤り音と誤り方，誤り音の種類と数，誤りの一貫性，被刺激性，発話の明瞭性などを考慮する．発達途上の構音の誤りが多く，浮動性や被刺激性がある場合には，言語発達に伴い自然改善する可能性が高いが，特異な構音操作の誤りは，自然改善が困難なことが多い．誤り音が多いと，発話明瞭度が低下し，コミュニケーションに支障をきたす．誤りに一貫性があり，固定化，習慣化している場合は，自然治癒しにくいので訓練を検討する．

（2）心理社会的問題の有無

構音の誤りを自覚して話すのを避ける，構音の誤りを指摘され，保育園・幼稚園や学校への行き渋りがあるなど，二次的問題が生じている場合には，低年齢でも訓練を検討することがある．

(3) 発達年齢

発達年齢4歳以上が望ましい．理由として，音韻意識や口腔・顔面の随意運動の発達が進むこと，課題態度なども含め構音訓練を行う態勢が整うことが挙げられる．誤り音が多く，明瞭度が不良な場合は，年齢にかかわらず早期介入を検討する．

(4) 課題態度

構音訓練では言語聴覚士の指示や，見本となる音声をよく聴き，唇や舌の動きをよく見て模倣することが必要となる．そのため，30分程度集中して検査や訓練課題に応じられることが望ましい．発達年齢が4歳以上でも，新しい場所や人に慣れにくく緊張が高い場合や，個別訓練への拒否感がある場合は，発達が進んで課題態度が改善するまで経過観察を行う．

3. 予後予測

機能性構音障害は，適正な音を無意識に日常生活で使用できるまで改善できることが多い．一方，原因や関連要因があると，重症度によっては無意識に使用できるレベルまでの改善は難しいことがある．聞き返された時や，人前での発表など，本人が意識して話すことで適正な音が出せるレベルを訓練目標にする場合がある．

4. 訓練計画の立案

(1) 訓練頻度

週に1回，子どもの集中力や発達段階に合わせて30～40分で実施するのが望ましい．定期的に訓練が実施されないと，学習した内容が定着せず，構音の改善に時間がかかる．

(2) 訓練の形式

個別訓練で行い，保護者に同席してもらうとよい．家庭では訓練でできるようになった課題を保護者と一緒に練習してもらう．

(3) 訓練の順序

誤り音の種類や数，一貫性や被刺激性の有無などの構音評価のまとめをもとに，児の年齢や構音獲得の順序性を考慮しながら，訓練プログラムを立案する．誤り音が複数の場合は，構音位置や構音操作が近い音のグループ（**音群**）に分け，音群の代表となる音を確実に訓練すると効果が他の音に般化しやすい．例えば，[s] [ts] [dz]（歯茎摩擦音・破擦音の音群）であれば [s] から，母音 [i] とイ列音の側音化構音であれば [i] から訓練すると，般化により音群内の他の音の習得期間は短くなる．

4 | 構音訓練

1. 目的

構音訓練の目的は，適正な構音操作や音の産生方法を学習し習慣化させることである．小児の構音訓練では，原則として適正音が日常生活で無意識に使用できることを最終目標とするが，子どもの能力，構音障害の原因や関連要因の影響度を考慮して訓練目標を設定する．

2. 訓練方法

目標音の基本操作を習得させ，音・音節，単語，句，文，会話へ進めていく**系統的構音訓練**が行われる．訓練段階は，音の習得の段階，音をことばに移行する段階，日常場面への移行の段階に分けられる[7,9,10]．

構音の問題が主な場合には音の産生訓練を中心に行うが，語音知覚（弁別）の問題も伴う場合には聴覚弁別訓練を同時に行う．目標音と誤り音の外的・内的モニタリングの訓練や，子どもの誤り方に合わせた音の**最小対弁別訓練**（例：[k] が [t] に置換する場合の「か い（貝）[kai]」と「た い（鯛）[tai]」の最小対）を行う．

構音障害のある子どもの中には，舌の随意運動の未熟さや，舌を出したまま維持することができずにすぐ引っこめる，舌が平らに出せずに過緊張で舌背中央が盛り上がるなど，特異な舌運動が観察されることがある．このような場合は，構音の基本操作や音の訓練に入る前に，**舌運動訓練**[11]を行う．ただし，舌運動訓練だけでは構音は改善しないことに注意し，舌運動に改善がみられたら音の産生訓練に進む．

(1) 音の習得の段階[7)]

構音の基本操作を習得させ，基本音節形V，CV，VCVで随意に安定して産生できるようにすることが目的である[10)]．

①構音基本操作の誘導

基本操作の誘導は，**聴覚刺激法**，**構音位置づけ法**，**漸次接近法**を組み合わせて行う．

聴覚刺激法（模倣訓練）：目標音の聴覚モデルや構音操作を提示し，子どもに口元を見ながら音をよく聴いて模倣するように促す方法である．被刺激性がある場合に有効であるが，誤りが固定化している場合にはこの方法だけでは改善が難しいため，他の方法と組み合わせて訓練を行う．

構音位置づけ法：目標音を産生する際に使用する構音位置や構音方法を示して音を導く方法である．口頭で説明するだけでなく，構音時の構音器官の動きを図示する，鏡で見せる，構音位置を舌圧子やストローで触れるなど，子どもが理解できる示し方を工夫する．

漸次接近法：子どもが産生可能な音や動作から目標とする音や動作を導く方法である．例えば，[ts]の摩擦部分を強化して[s]を導く方法や，[ke]の母音部分[e]の舌と口蓋の距離とを徐々に狭くし，[i]に近づけて[ki]を導く方法などがある．

子どもに合わせたステップ（訓練目標）を設定し，目標音が，随意に安定して産生できるまで反復練習する．適正な音や動作のモデルを聴覚的・視覚的に提示し，望ましい反応が得られたら**即時強化**する．望ましくない反応や誤反応では修正し，望ましい反応を引き出すためのヒントを与えるなど，適切な**フィードバック**をしながら音の定着を図る．

②音節・無意味音節の訓練

語音産生の基本単位であるV，CV音節形を十分に安定させる．発話では語音は先行音をもつ条件で産生されることが多いので，VCV形をもう一つの基本単位として習熟させる[10)]．

(2) 音をことばに移行する段階[7)]

音節・無意味音節で安定した目標音をことばで使用できるようにすることが目的である．

訓練音の語内位置，語中に含まれる訓練音の数，語の長さの長短，発話のスピード，言語単位（単語，句，文）などで難易度を調整し，スモールステップで実施しながら習熟させる．

(3) 日常場面への移行の段階[7)]

習得した構音を日常会話に定着させることが目的である．

適正音が会話に般化しない場合は，構音操作のスピードが日常会話に対応しているか，適正音と誤り音の内的モニタリングができているか，無理な構音操作を習得させていないか（例：歯間音で会話訓練に進むなど），意識を逸らされても習得した構音操作が維持できるかを確認する．必要に応じて前の段階に戻って再度訓練を行う．

5 | 口唇裂・口蓋裂とその類似疾患に伴う発話障害

1. 口唇裂・口蓋裂に伴う問題とチームアプローチ

口唇裂・口蓋裂に伴う問題は多岐にわたる（表5）．これらの問題の予防や治療には，出生直後から成人に至るまで医師（形成外科，耳鼻咽喉科，小児科），歯科医師（口腔外科，矯正歯科，小児歯科，補綴歯科），言語聴覚士，看護師，公認心理師など多職種の専門家による**チームアプローチ**が不可欠である．

2. 言語管理

チームの中での言語聴覚士の役割は，3～6か月ごとに言語発達，鼻咽腔閉鎖機能，構音などの経過をみながら，各発達段階で必要な支援（**言語管理**）を実施することである．

乳児期～2歳頃は，口唇形成（3～6か月）や口蓋形成（1歳6か月前後）の手術が行われる時期である．哺乳改善と顎矯正の目的で，口蓋形成までHotz床などの口蓋床を使用する場合がある．哺乳・離乳食の摂取状況，全体発達，聞こえなどに注意しながら，言語環境の整備や保護者の心理社会的支援を行う．

幼児期（口蓋形成術後）は，鼻咽腔閉鎖機能の早期獲得と，ことばの問題の予防に対する支援を

表5 口唇裂・口蓋裂により起こりうる問題点

起こりうる問題	主な内容
鼻咽腔閉鎖機能の問題	鼻咽腔閉鎖機能不全
ことばの問題	共鳴の問題（開鼻声，閉鼻声），声質の問題（嗄声），構音障害，言語発達表出面の遅れ（3歳頃までに多い）
哺乳・摂食の問題	口腔内を陰圧にできないことに起因する哺乳困難，飲食物の鼻漏れ
顔面の形態・整容性の問題	手術後の瘢痕，変形，非対称
歯科的問題	不正咬合，不正歯列
耳鼻咽喉科的問題	滲出性中耳炎，中耳炎に起因する伝音難聴
心理社会的問題	養育者：子の疾患に対するショックや不安，子への疾患の告知に対する悩み
	患（児）者：複数の問題に起因する自己肯定感の低下，集団生活への不適応（不登校・行き渋りなど）

表6 口蓋裂に伴う発話の症状

	発話の症状
声質	**嗄声**：鼻咽腔閉鎖機能不全の場合，発声時に呼気の減弱化を補おうとして声帯を強く閉鎖することが習慣化するために嗄声が生じることがある
共鳴	**開鼻声**：鼻咽腔閉鎖機能不全により，鼻腔共鳴が過剰な状態．鼻にかかった弱い声に聴取される **閉鼻声**：鼻炎やアデノイド肥大，咽頭弁形成術などの影響で，鼻腔共鳴が過少な状態．[m] が [b]，[n] が [d] に近い音に歪む **混合性鼻声**：開鼻声と閉鼻声の要素が混合した状態
構音	1．鼻咽腔閉鎖機能と関連が大きい誤り
	呼気鼻漏出による子音の歪み：口腔内圧が高い破裂音・破擦音・摩擦音の弱音化，鼻音化 **特異な構音操作の誤り**：声門破裂音，咽（喉）頭摩擦音・破擦音，咽（喉）頭破裂音
	2．鼻咽腔閉鎖機能との関連が少ない誤り
	特異な構音操作の誤り：口蓋化構音，側音化構音，鼻咽腔構音 **その他の誤り**：発語器官の形態異常に伴う音の歪み，発達途上の構音の誤りなど

中心に行う．3歳頃までは，呼気を口腔側に誘導するための吹く動作や，[p] [b] の**模倣**を遊びの中で積極的に行う．検査に応じられるようになったら鼻咽腔閉鎖機能と構音の評価を定期的に行い，チームで治療方針を検討する．

学童期以降は，歯科矯正の構音への影響や，成長に伴う鼻咽腔閉鎖機能の悪化に注意しながら，言語面だけでなく心理社会面の支援を行う．

適切な言語管理は，子どもの心身の健やかな発達を促し，構音障害を予防する．チームアプローチによる治療と言語管理のみで，系統的な構音訓練をせずに適正な構音を獲得できる割合は50％前後[12]である．

3. 発話の症状（表6）

口唇裂のみで発話障害が起こることは少ない．口蓋裂の手術後に鼻咽腔閉鎖機能不全が残存すると，**開鼻声**，**呼気鼻漏出による子音の歪み**，**声門破裂音**，**鼻雑音**，**鼻渋面**などの症状がみられることがある．また，上顎形態の問題（**反対咬合**や**歯列狭窄**，**口蓋瘻孔**など）との関連が示唆される**口蓋化構音**がみられることも多い．幼児では，これらの誤りと発達途上の構音の誤りが混在することがある．口蓋裂類似疾患である**粘膜下口蓋裂**や**先天性鼻咽腔閉鎖不全症**では，共鳴の問題や鼻咽腔閉鎖機能に関連した構音の誤りが出現する．開鼻声や声門破裂音などが聴取された場合は，口腔内を精査し専門病院を紹介する．

4. 評価

臨床の流れは機能性構音障害と同様であるが，**鼻咽腔閉鎖機能**の評価は必ず実施する．

（1）鼻咽腔閉鎖機能の評価

鼻咽腔閉鎖機能の検査には，言語聴覚士が臨床場面で簡便に実施できる検査（①〜③）と，機器を用いる検査（④〜⑥）がある．①〜③には**口蓋裂言語検査**（言語臨床用）[13]が多く用いられている．鼻咽腔閉鎖機能は，複数の検査結果から良好，ごく軽度不全，軽度不全，不全の4段階で総合的に判定し，治療方針を決定する．

①**音声言語の聴覚判定**：開鼻声や呼気鼻漏出による子音の歪みの有無・程度を判定する．開鼻声は，母音に着目すると聴取しやすく，呼気鼻漏出による子音の歪みは破裂音，摩擦音，破擦音などの高圧子音の子音部分に着目すると聴取しやすい．口蓋裂言語検査では，開鼻声では単母音［a］［i］と短文・会話を，呼気鼻漏出による子音の歪みでは［pa（ba）］［ka］［sa］と短文・会話を，聴覚的に4段階（なし，軽度あり，中等度あり，重度あり）で判定する[13]．

②**ブローイング検査**：ソフトブローイング検査は，ストローで水を静かに泡立て，鼻息鏡を用いて呼気鼻漏出の有無や程度を測定する．ソフトブローイング検査が実施できない低年齢児は，笛やラッパを用いたハードブローイング検査を行う．

③**口腔内視診**：安静時の軟口蓋の長さや口蓋咽頭間距離，［a］発声時の軟口蓋の動きを評価する．

④**側面頭部X線規格写真（セファログラム）**：安静時および構音時の軟口蓋の長さや動き，口蓋咽頭間距離を測定する．

⑤**鼻咽腔内視鏡（ファイバースコープ）検査**：外鼻孔からファイバースコープを挿入し，発話時の鼻咽腔閉鎖の程度や閉鎖動態を鼻腔側から観察する．

⑥**ナゾメーター**：口腔と鼻腔の音響エネルギーから求められる nasalance score（鼻音化率）により，開鼻声を定量的に評価する．

（2）構音の評価

発話の誤りが，鼻咽腔閉鎖機能不全や口蓋瘻孔の影響による**受動的な誤り**（例：呼気鼻漏出による子音の歪み，鼻雑音など）なのか，構音操作の誤学習による**能動的な誤り**（例：特異な構音操作の誤り）なのか[14]の観点も必要である．受動的な誤りは構音訓練だけでは改善しないため，医学的治療を検討する．

5. 治療・訓練

（1）鼻咽腔閉鎖機能

鼻咽腔閉鎖機能がごく軽度不全の場合は経過観察し，軽度不全，不全の場合には医学的治療（外科的治療，補綴的治療）を検討する．

外科的治療（手術）では，**口蓋再後方移動術**（re-pushback 法）や**咽頭弁形成術**が行われる．口蓋再後方移動術は軟口蓋の動きは良好だが長さが短い症例，咽頭弁形成術は軟口蓋の動きが不良な症例や咽頭腔が深い症例に適応となる．

補綴的治療では，**バルブ型スピーチエイド**や**軟口蓋挙上装置**などを装用して訓練を行う．バルブ型スピーチエイドは軟口蓋が短く咽頭腔が深い症例，軟口蓋挙上装置は軟口蓋の長さは適正だが動きが不良な場合に適応となる．

鼻咽腔閉鎖機能がごく軽度不全や軽度不全の場合や低年齢児に対しては，**口腔内圧を高める**（例：口唇を閉じて頬に呼気をためた後，一気に開放し破裂させる）などの機能訓練が適応となる場合がある．重度の鼻咽腔閉鎖機能不全は，機能訓練だけでは改善が困難なため，医学的治療と併行する．

（2）構音

鼻咽腔閉鎖機能不全を伴う場合は，原則として鼻咽腔閉鎖機能の治療を優先し，改善後に構音訓練を行う．

瘻孔の影響で呼気鼻漏出による子音の歪みや口蓋化構音が生じている場合は，**瘻孔閉鎖術**や，一時的に瘻孔を閉鎖する**口蓋閉鎖床**の使用について担当医と相談する．

重度の反対咬合や口蓋瘻孔などの上顎形態の影響で，日常会話への般化が困難な場合は，本人が意識して話すことで適正音が出せる状態で一旦終了し，経過観察を継続する．青年期以降の歯科矯正や外科的顎矯正（骨切り術など）が終了すると構音しやすくなり，般化が進む場合がある．

●文 献

1) 日本精神神経学会（日本語版用語監修），髙橋三郎，大野 裕（監訳）：DSM-5-TR 精神疾患の診断・統計マニュアル，医学書院，2023，pp48-49.
2) 原 恵子：健常児における音韻意識の発達．聴能言語学研究，**18**：10-18，2001.
3) 中西靖子・他：構音検査とその結果に関する考察．東京学芸大学特殊教育研究施設報告，**1**：1-19，1972.
4) 高見 観・他：小児の構音発達について．愛知学院大学心身科学部紀要，**5**：59-65，2009.
5) 今井智子・他：新版構音検査．千葉テストセンター，2010.
6) 今井智子：小児の構音障害 多様性への対応．音声言語医学，**57**：359-366, 2016.
7) 今井智子：小児構音障害．言語聴覚士テキスト 第３版（大森孝一・他編），医歯薬出版，2018，pp377-385.
8) 佐藤亜紀子：第４章 構音障害 Ⅱ評価と訓練 1．機能性構音障害．音声言語認定医・認定士テキスト（日本音声言語医学会編），インテルナ出版，2021，pp63-65.
9) Bernthal JE et al.：Speech sound Disorders in Children：Articulation & Phonological Disorders 9th ed. Brookes, 2020.
10) 船山美奈子，竹下圭子：機能性構音障害．新編 言語治療マニュアル（伊藤元信，笹沼澄子編），医歯薬出版，2002，pp85-101,.
11) 山下夕香里・他編著：わかりやすい側音化構音と口蓋化構音の評価と指導法 舌運動訓練活用法，学苑社，2020.
12) 加藤正子：第５章 口蓋裂言語と治療．口蓋裂の言語臨床 第３版（岡崎恵子・他編），医学書院，2011，pp75-90.
13) 日本コミュニケーション障害学会口蓋裂言語委員会：口蓋裂言語検査（言語臨床用），インテルナ出版，2007.
14) Harding A, Grunwell P：Active versus passive cleft-type speech characteristics. *Int J Lang Commun Disord*, **33**：329-352, 1998.

（佐藤亜紀子）

Column 運動障害性構音障害とテクノロジーの発達

近年の急激なテクノロジーの発達は，運動障害性構音障害の研究，臨床に大きな影響を与えている．運動障害性構音障害の音声の明瞭度評価は人の耳に頼ってきた．しかし，聴取者の主観的な判断には，慣れによる予測の問題が常に存在している．それならば，**自動音声認識技術**（automatic speech recognition：ASR）を使い，機械に判断させるというという解決策が当然考えられる[1)]．

また，運動障害性構音障害患者の支援の観点からは，音声認識に技術を使用し運動障害性構音障害患者の音声から本来どのような発話を意図していたのかを予測する試み，つまり運動障害性構音障害患者の音声を翻訳する試みもなされている．身体機能にも重度障害をもつ場合には，音声入力がより正確に行えるならば環境制御や文字入力の道が開けてくる．運動障害性構音障害の評価，支援に関係する ASR 技術の研究は進んでいるものの実用性の高い方法の商用化は未だなされていない[2)]．

AAC の分野では，センシング技術の発達が進んでいる[3)]．**アイトラッキング**によるコンピュータ操作や文章作成が実用的となり，商用化され普及が進んでいる．また各種センサー類の発達と AI 技術との融合により，スイッチ使用者の意図的な運動と不随意運動などによる誤動作を峻別し，反応精度を高めるような研究も進んでいる．センシング技術のさらに進んだものは Brain Machine Interface（BMI）で，脳内の信号を検知することでコンピュータなどを操作することが試みられている．神経組織を流れる電気信号や，脳の血流などの活動パターンを AI 技術によってデコードする技術が急速に発展している．

●文 献

1) Huang A, et al.：A review of automated intelligibility assessment for dysarthric speakers, 11th Int Conf Speech Technol Human-Computer Dialogue, 2021, pp19-24.
2) Qian Z, et al.：A survey of technologies for automatic Dysarthric speech recognition. *Eurasip J Audio, Speech, Music Process*, **48**：1-19, 2023.
3) Fager SK, et al.：New and Emerging Access Technologies for Adults with Complex Communication Needs and Severe Motor Impairments：State of the Science. *Augment Altern Commun*, **35**(1)：13-25, 2019.

（椎名英貴）

3 成人構音障害

1 コミュニケーションと話しことばの障害

コミュニケーションとは，社会生活を営む人の間で行われる情報や感情，思考の伝達や共有を意味し，言語的または非言語的な手段によって行われる．言語的コミュニケーションは，「音声」を用いる音声言語と，「読み書き」による文字言語に大別できる．

音声言語の産生をそのプロセスからたどると，①思考・感情・意思のレベル，②言語化のレベル，③発話運動の生成のレベルから成り立つ．われわれは発話に至る最初の段階において，対象となるものごとに対しての思考過程や感情の知覚があり，他者への発話意図に基づき言語化が行われる．言語化の過程では，適切な語彙の選択と文法規則の適応による文章化がなされ，さらにアクセント，イントネーションなどの超文節的な情報の付与が行われる．

機能障害の観点からこのプロセスを概観すると，感情・思考・意思のレベルには精神機能全般が関与する．このレベルでの障害として認知症，高次脳機能障害，精神障害などが挙げられる．言語化の過程の障害は，失語症による障害である．これに対して**話しことば**（speech）の運動実現に関する問題，**発声発語の問題**を本章では取り上げる．

2 分類と原因

発声発語の障害は，種々の原因によって生じる．大別すると，形態異常を背景とする発声発語の障害は**器質性構音障害**，神経・筋系の問題から発声発語に問題を生じるものは**運動性構音障害**（motor speech disorders），形態上の問題，神経・筋系の問題によらないものは**機能性構音障害**[*1]として分類される．成人の場合，器質性構音障害の代表的なものは，舌癌の腫瘍摘出後の構音の問題である．機能性構音障害は，主に発達期に問題となり，構音運動および音韻の習得の問題と考えられている．

この他，発話に関連する問題としては様々な原因による音声障害，吃音，聴覚障害者の構音の問題などがあるが，これらは他章にゆずる．

Darley（ダーレー）は，発話運動の生成を発話運動のプログラミングと発話運動の遂行に分け，前者の障害を**発語失行**（apraxia of speech），後者の障害を**運動障害性構音障害**（dysarthria）とし，両者を含めたカテゴリーとしてmotor speech disordersという障害概念を提案した[1]．言語聴覚療法の中でDarleyの考え方は理論的には広く指示されている．一方臨床的には，純粋な発語失行の発現頻度は少なく，多くは失語症，特にブローカ失語の発話症状の一部として出現する場合が多い[2,3]．

発話の生理学的プロセス（**発声発語**）は，呼気の産生（exhalation），声帯での音声への変換（phonation），構音（articulation）に分けて説明される．運動障害性構音障害（dysarthria）は，神経・筋系の障害に起因するこのプロセスのいずれか，または複数の異常である[*2]．

[*1] 米国ではfunctional speech sounds disorderの用語が使用される．https://www.asha.org/practice-portal/clinical-topics/articulation-and-phonology/#collapse_9

[*2] dysarthriaおよびmotor speech disordersの訳語として様々な提案がなされているものの統一は得られていない．この間の歴史的な経緯などは西澤[5]に詳しい．

A. 運動障害性構音障害

1 発声発語の神経生理と運動障害性構音障害のタイプ

運動障害性構音障害は，発声発語に関わる神経経路の損傷部位の違いにより，ある共通する発話特徴をもったタイプに分類することが可能である[4)]（表1）.

口腔，咽頭，喉頭の運動神経核は延髄にあり，その多くが両側性の支配である.

運動神経核以下の経路（運動神経核，末梢神経，筋接合部，筋）の障害による発声発語障害は，**弛緩性構音障害**と呼ばれている．弛緩性麻痺を特徴とし，延髄の脳神経核の損傷による球麻痺や，神経筋接合部の障害である重症筋無力症などが代表である.

これに対して運動神経核に至る上位運動ニューロンの損傷による発声発語の障害には，両側性の上位運動ニューロンの損傷による**痙性構音障害**がある．また，一側性病変の上位運動ニューロンの損傷により発声発語障害が生じる場合があり，**一側上位運動ニューロン性（unilateral upper motor neuron：UUMN）構音障害**と呼ばれる．痙性構音障害は発声発語器官の痙性麻痺や反射の異常が特徴である．UUMN構音障害は痙性構音障

表1　運動障害性構音障害の病型分類

病型分類	神経学的基盤	発話特徴	発声発語器官	代表疾患
痙性構音障害	上位運動ニューロン（両側）	・嗄声 ・開鼻声 ・構音の歪み（中～重度） ・発話スピードの低下 ・抑揚の乏しさ	・痙縮 ・病的反射 ・筋力低下 ・運動範囲減少 ・反復運動の速度低下 ・巧緻性の低下 ・流涎・嚥下障害	・脳血管障害 ・外傷
UUMN構音障害	上位運動ニューロン（片側）	・嗄声 ・構音の歪み（軽度）	・筋力の低下 ・反復運動の速度低下～加速	・脳血管障害
運動低下性構音障害	基底核	・嗄声 ・声の小ささ ・声のふるえ ・構音の歪み ・発話の速化傾向 ・抑揚の乏しさ	・固縮 ・振戦 ・仮面様顔貌 ・運動開始困難 ・運動範囲減少	・パーキンソン病 ・多系統萎縮症の一部（MSA-P）
運動過多性構音障害	基底核	・努力性の吸気・呼気 ・発声の停止 ・構音の不規則な歪み ・発話速度の変動	・不随意運動 ・反復運動の不規則性 ・反復運動の速度低下 ・運動範囲制限あり～過大	・ハンチントン病 ・ジストニア
失調性構音障害	小脳および小脳系	・一貫性のない誤り ・リズムの乱れ ・爆発性 ・断綴性発話	・反復運動の不規則性 ・反復運動の速度低下 ・測定異常	・脊髄小脳変性症 ・脳血管障害
弛緩性構音障害	末梢神経・筋	・嗄声 ・開鼻声 ・構音の歪み ・発話スピードの低下	・筋力の低下 ・反射の減弱	・重症筋無力症 ・ミオパチー
混合性構音障害	複数の神経経路	・症状の混合 痙性麻痺＋失調性 失調性＋弛緩性　など	・損傷部位により多様	・筋萎縮性側索硬化症 ・外傷

害に比べ，軽度で口腔領域の痙性麻痺や異常反射などは明確ではない．両者ともに脳血管障害が代表的な原因である．

基底核は姿勢や筋緊張などを調整する役割をもつが，基底核を障害されることによる発話の障害には，不随意運動が出現し発話運動のコントロールが難しくなる**運動過多性（hyperkinetic）構音障害**と，緊張が亢進し，運動域の狭小化，発話速度の亢進などを特徴とする**運動低下性（hypokinetic）構音障害**がある．運動過多性構音障害の代表としてはハンチントン病やジストニア，運動低下性構音障害の代表としては変性疾患としてのパーキンソン病や多系統萎縮症の中でパーキンソン症状が目立つ MSA-P が挙げられる．

小脳は，末梢器官からの感覚情報および運動野からの運動指令を照合し，大脳運動野へ内部フィードバックを行うことで正確で滑らかな運動実現に寄与している．小脳系の障害により断綴性の発話や爆発的な起声，発話リズムの障害を特徴とする**失調性構音障害**が生じる．脊髄小脳変性症や脳血管障害が代表的な疾患である．

以上のように損傷部位が単独で障害されるもの以外に，複数部位が障害されることで，複数の構音障害の特徴を併せもつ**混合性構音障害**が発現する．例えば，筋萎縮性側索硬化症の場合は，運動神経核および上位運動ニューロンの障害により，痙性構音障害と弛緩性構音障害を合併する．また頭部外傷で広範囲の脳損傷がある場合は，痙性構音障害や失調性構音障害，弛緩性構音障害を合併する．

2 | 評価

運動障害性構音障害の評価の目的は，生じている発話の特徴を客観的に記述し，正常な発声発語からの逸脱の程度を測ること，また発話特徴が生じる原因を推論し，言語治療計画を立案することである．評価は，①発声発語運動の最終的な帰結である音響としての発話の評価と，②発声発語器官の運動の評価に大別できる．

1. 発話の評価

発話の評価は，発話の様々な側面を評価者が聴取して評価する聴覚心理学的評価と，何らかの発話課題を課して計測を行う定量的な測定に分類できる[6]．

（1）聴覚心理学的評価

聴覚心理学的評価として，**発話明瞭度**，発話の**自然度（異常度）**の評価がある．前者は発話者の発話内容がどの程度正確に伝達できるか，後者はその発話が自然なものとして聴取されるかを評価する．

より詳細に発話の様々な側面を分析的に聴取する**発話特徴の抽出検査**も，聴覚心理学的評価の一つである．抽出すべき発話の側面は発声（大きさ，持続，ピッチ，声質）の要素，構音（母音，子音），共鳴の要素（開鼻声），プロソディ，発話速度などである．これらの聴覚心理学的な評価では，評価者がサンプルとなる音声データを聴取し 4～5 段階程度の順序尺度による評価を行う．評価の信頼性を担保するためには評価者が基準となる音声サンプルを使用して聴取トレーニングを行うなどの「耳合わせ」をしっかりしておく必要がある．

（2）定量的な測定

定量的な発声発語機能の能力評価として，機器を使用しないものとしては**最長発声時間（maximum phonation time：MPT）**と **oral diadochokinesis** がある[7]．MPT は，できるだけ長く母音を発声させ，発声持続時間を計測するものである．oral diadochokinesis は，ある音節を一定時間の中でできるだけ多く反復させ，単位時間あたりの反復回数を測定する．

発話の音響的な特性について機器を使用して評価する方法[8]としては**サウンドスペクトログラム**，開鼻声の評価である nasometer などがある．

2. 発声発語器官の運動評価

発話時の発声発語器官の視診による評価は，臨床的な手がかりを得るためには有用であるが，定性的な評価に留まること，何より口腔内の運動が直接観察しにくいことが難点である．

非発話時の発声発語器官の評価は，当該器官の運動の諸側面を評価することで，発話時の運動の困難さを推測する手がかりとなる．またそこで得られる神経徴候は，運動障害性構音障害の原因となる損傷部位の推測，運動障害の本態を考察する手がかりとなる．

評価する要素としては**発声発語器官の形態，筋緊張，運動可動域，筋力，運動時のスピード，運動の分離性**などが評価要素となり，下顎，舌，口唇，軟口蓋などの器官ごとにこれらの運動要素を評価する．また発声発語器官の感覚，反射などの評価も含まれる．これらの評価方法は，評価者の目視や徒手的評価が主となるため，評価の方法，評価基準については習熟が必要である．一部舌圧などは舌圧測定のための機器が開発されており，臨床応用も可能である[9]．

3. 総合的な評価

これらの評価項目を集約した総合的な評価として，わが国では**標準ディサースリア検査**(assessment of motor speech for dysarthria：AMSD)がある[10]．AMSDは標準化の手続きが施されており，広く使用されている．この他，評価として音声言語医学会による運動障害性（麻痺性）構音障害 dysarthriaの検査法-第一次案[11]とその短縮版[12]，SLTA補助検査[13]などがある．

3 | 言語聴覚療法

1. 介入の原則

(1) 言語聴覚療法の目標設定とリハビリテーション計画

言語療法の目標や治療計画は，原疾患の特徴，合併症，病期，対象者のおかれている社会的環境などにより，柔軟に考える必要がある．同等の発話明瞭度であっても，職場復帰を計画している若年者と定年退職後の高齢者では発話に要求される水準が異なる．原疾患のうち，脳卒中や外傷などの急性発症のものは，発症後に何らかの改善が認められて機能改善を目指すが，神経変性疾患のような進行性のものは，機能の維持，進行の低減が焦点となる．また，現時点では音声言語の練習を集中的に行っていても，将来的には**拡大・代替コミュニケーション（Alternative Augmentative Communication：AAC）**の使用も視野に入れて，治療計画を立てる必要がある．さらに病期によっては，発声発語の練習よりも摂食嚥下への対応が主となる時期もある．

(2) 機能改善と代償的アプローチ

運動障害性構音障害のリハビリテーション介入は，発声発語運動の機能障害に対して機能改善そのものを目指すアプローチと，代償的アプローチに大別できる[14]．**機能改善を目指すアプローチ**は，患者の発声，構音，プロソディーに対してより正常に近い状態に近づけようとするものである．これに対して**代償的アプローチ**は，代償的な発話方法や補助装置，代替的な機器を使用することで，コミュニケーションの実用性を保障しようとする方法である．実際のアプローチはどちらか一方に限定されるわけではなく，2つのアプローチの配分を考慮しながら進める（表2）．

(3) プログラムの立案と運動学習

機能改善を目指す場合も代償的な方法の習得を目指す場合も，何らかの行動変容が生じるための学習が必要である．効率的，効果的な練習のためには，運動学習の観点からプログラムを立案する必要がある．練習を実施する場合には，呼吸，発声，構音といった要素をどのような配分で練習するのか，発話練習の単位を音節レベル，単語レベル，文レベルのいずれに設定するのか，また発話を要求する手段として復唱，音読，自由会話のいずれを選択するのか，といった問題がある．さらに**フィードバック**の方法をどのように設定するのか，練習時間と頻度をどのように設定するのかなど，学習に影響する要因は様々である．言語聴覚士は患者に応じて最も学習が成立しやすい条件を勘案する必要がある[15]．

2. 機能改善を目指すアプローチ

発声発語運動の生理的なプロセスは，呼気の産生，喉頭での音声への変換，構音に大別できる．

表 2　運動障害性構音障害へのアプローチ

心身機能	活動・参加	
【生理学的プロセス】 【呼気の産生】 ■姿勢の調整 ■胸郭の可動性改善 ■体幹筋・コアコントロールの強化 【発声】 ■声帯内転促通 ・pushing exercise ・硬起声発声 ■声帯の過内転抑制 ・徒手的操作 ・あくび・ため息法 ・軟起声発声 ・ハミング ■包括的音声治療の応用 ■声量増大 ・LSVT 【構音・共鳴】 ■CPAP （鼻音腔閉鎖機能不全に対して） ■NSOMEs ■構音練習 ■構音ドリル ・対照的生成ドリル ・明瞭度ドリル	【話し方の変更】 ■発話速度の低下 ・ペーシングボード ・フレージング法 ・リズミックキューイング法 ■声量の増大 ・LSVT ■明瞭な話し方（clear speech） ・Be Clear ■フレージングの強調 【AAC】 ■文字盤 ■VOCA ■PC，タブレット入力支援装置 【補装具など】 ■腹帯 ■PLP ■PAP ■拡声装置 【発話環境の調整】 ■静かな環境 ■対面：表情・ジェスチャー情報	【実際場面での練習】 ■コミュニケーション場面のシミュレーション練習 ・電話 ・会議 ・来客 【家族指導】 【自助グループ】

アプローチ方法はICF分類の複数の領域（例えば，心身機能と活動，活動と参加の両方）に関与する場合があるため，表の分類は厳密なものではない．

どのプロセスがどのような重症度で障害されているかは多様なバリエーションがある．各要素の練習の配分は発話症状の特徴，重症度によって判断する[16]．

（1）呼吸発声に対するアプローチ

発話のための呼気のコントロールには，安静時呼吸に比して，より持続的で変化に富んだ呼吸筋の活動が要求される．発話の呼気コントロールのためには体幹は重力に抗して伸展位を保ち，胸腹部の運動が自由に行われる必要がある．このような活動に対する機能訓練として，体幹の姿勢コントロールの練習を行う．椅子，机などの環境の調整や，呼気の支えのために補助的に腹帯を用いる場合もある．理学療法士との協働が要求される分野である．

喉頭コントロールの問題は，声帯の筋活動が低下し気息性，無力性が出現する場合と，声帯の**異常共同運動**としての過剰な内転による努力性を特徴とする場合に大別できる．声帯の活動低下に対しては，声帯内転が生じやすいように，胸郭，頭頸部の安定性を高め，より強い大きな声を誘導する．声門閉鎖を増強する手技としてpushing exerciseがあるが，努力性嗄声を増強させる可能性があるため，注意が必要である．喉頭の過緊張に起因する発声に対しては，体幹，頸部からの過緊張の影響を取り除きながら，よりリラックスした声帯の運動を導入する．姿勢的な前提に加えて，徒手的な**喉頭マッサージ**や**あくび・ため息法**などの発声様式の変化などにより，最適な声帯振動を得られるようにし，順次条件を変化させながら良好な声帯振動の得られる範囲を広げていく．

発声の練習の遂行，日常生活への般化については，音声障害に対する包括的音声治療[17]の方法も参考となる．

パーキンソン病の発声の問題に対して，声の大きさに集中的に取り組む**リー・シルバーマン法**（Lee Silverman Voice Treatment®：LSVT）[18] が挙げられる．プログラムに基づき，できるだけ大きな声による発声を求めるもので，エビデンスレベルで高い評価を受けている．リー・シルバーマン法はパーキンソン病以外の疾患に対する効果や，嚥下障害に対しても効果があるとの報告がある．発声に関してはリー・シルバーマン法以外に speak out®[19] や音楽療法[20] が提唱されている．

（2）構音・共鳴に対するアプローチ

重症例で構音の構え自体が困難な場合には，構音の構えを作りやすくするために口腔器官の運動練習を実施する．口腔器官の可動域拡大や筋力向上を目的とした練習，軟口蓋挙上を目的としたブローイング練習などがこれにあたる．練習は本人の随意的運動を促すのみでなく，言語聴覚士による筋緊張の調整，運動の誘導など，徒手的な手技も用いる[21,22]．これら発話を伴わない発声発語器官の運動練習（non-speech oral motor exercises：NSOMEs）は広く行われているものの，発話に対してどの程度効果をもたらすかは議論があるところである[23]．いずれにせよ発話を伴わない練習のみに終始するのは問題であり，常に実際の構音につなげていく必要がある．

発話明瞭度が相対的に高い患者では，実際の発話の練習の比重は増大する．練習は難易度を調整しながら，段階的に誤りやすい構音運動の要素を導入し，実際の構音を行うことで練習を積み重ねていく．ターゲットとなる音が含まれる単語，短文などからなる**構音ドリル**などを用いることで，集中的な練習が行える．対立する音素を明瞭に出し分けるための**対照的生成ドリル**（contrastive production drill）は，困難な音の要素を集中的に練習することができフィードバックも得られやすい[24]．

（3）プロソディに対するアプローチ

実際の発話では音の高さ，音の強さ，リズムによる**プロソディ**が重要な意味情報を付与する．音の高さ，音の強さの変化は発声機能に多く依存する．このため発声練習の中では声の高さ，強さの変化が十分に起こるような練習を実施していく．また実際の発話，会話練習の中で実用的なプロソディの付与の練習を行う．

3. 代償的アプローチ

発話機能をより正常に近づけるような機能回復のアプローチと並行して，現存の能力のままであっても実用性を高めるような**代償的なアプローチ**が考えられる．発話スピードを低下させることはその代表的な方法で，通常の発話スピードの中では実現しにくい発語器官の運動変換や十分な可動域をもった運動が実現できる．**ペーシングボード**，**モーラ指折り法**，**フレージング法**などの技法がある[25]．どのような方法が適しているかは個人差があり[26]，重症度や上肢機能，認知機能などにより異なる．試験的な導入の後に実用的な練習を行うとよい．発話速度に加え，発話方法を変更する手段として，より意図的にはっきりとした構音動作を促す方法（clear speech）も提唱されている[27]．

より重症で発話のみでは十分な実用性が得られない場合，AAC の導入を考慮する必要がある．筆談，50 音表のように機器を使用しないものから，入力用の装置のついたパソコンやタブレットを使用したハイテク機器まで多様な種類が開発されている[28]．

発話の改善のための補助的な装置としては**軟口蓋挙上装置**（palatal lift prosthesis：PLP）や**舌接触補助床**（palatal augmentation prosthesis：PAP）がある．PLP は軟口蓋挙上が不十分で開鼻声の強い症例に用いる．弛緩型の軟口蓋挙上不全で，発声，構音機能の障害が軽度の場合に良い適応となる[29]．PAP は舌の運動域が不十分な場合に上顎に装着する口腔内装置で，口蓋部を肥厚させることで口蓋と舌の接触を容易にするものである[30]．この他，声の小ささを補うためのピックアップマイクの使用などもある．

●文献

1) Darley FL, et al.：運動性構音障害（柴田貞雄訳），医歯薬出版，1982，pp1-2.

2) 笹沼澄子：Apraxia of Speech の再検討：発話症状と構音動態を中心に．神経心理学，**21**(3)：157-171，2005．
3) 大東祥孝：純粋語唖．脳血管障害と神経心理学（平山惠造，田川皓一編），医学書院，2013，pp113-118．
4) Duffy JR：運動性構音障害　基礎・鑑別診断・マネージメント（苅安　誠監訳），医歯薬出版，2004，pp2-12．
5) 西澤典子・他：Dysarthria の翻訳名称について．音声言語医学，**64**(1)：24-32，2023．
6) 椎名英貴，苅安　誠：Dysarthria の評価．音声言語医学，**60**(4)：286-294，2019．
7) Kent RD, et al.：Maximum performance tests of speech production. *J Speech Hear Disord*, **52**(4)：367-387, 1987.
8) 苅安　誠：検査法（機器を用いた評価）．図解 言語聴覚療法技術ガイド（深浦順一　編），文光堂，2014，pp361-366．
9) 武内和弘・他：嚥下障害または構音障害を有する患者における最大舌圧測定の有用性－新たに開発した舌圧測定器を用いて－．日本摂食・嚥下リハビリテーション学会雑誌，**16**(2)：165-174，2012．
10) 西尾正輝：標準ディサースリア検査（AMSD），インテルナ出版，2004．
11) 伊藤元信・他：運動障害性（麻痺性）構音障害 dysarthria の検査法―第１次案．音声言語医学，**21**：194-211，1980．
12) 日本音声言語医学会運動障害性構音障害小委員会：「運動障害性（麻痺性）構 音障害 dysarthria の検査法１第一次案」短縮版の作成．音声言語医学，**40**：164-181，1999．
13) 日本高次脳機能障害学会 Brain Function Test 委員会：SLTA-ST 標準失語症検査補助テスト（日本高次脳機能障害学会編），新興医学出版社，2011．
14) 田中康弘・他：dysarthria 患者に対するリハビリテーション―国際生活機能分類の枠組みで見た音声言語治療―．音声言語医学，**60**：190-195，2019．
15) Maas E, et al.：Principles of Motor Learning in Treatment of Motor Speech Disorders. *AJSLP*, **17**：277-298, 2008.
16) Spencer K, et al.：Behavioral management of respiratory/phonatory dysfunction from dysarthria：A flowchart for guidance in clinical decision making. *J Med Speech Lang Pathol*, **2**(11)：xxxix-lxi, 2003.
17) 城本　修：包括的音声治療．ST のための音声障害診療マニュアル（廣瀬　肇監修），インテルナ出版，2008，pp123-148．
18) 倉智雅子：リー・シルバーマンの音声治療（LSVT）：その誕生から最近の動向まで．ディサースリア臨床研究，**1**(1)：13-18，2012．
19) Behrman A, et al.：The effect of speak out! and the loud crowd on dysarthria due to parkinson's disease. *Am J Speech Lang Pathol*, **29**(3)：1448-1465, 2020.
20) Tamplin J：A pilot study into the effect of vocal exercises and singing on dysarthric speech. *Neuro Rehabilitation*, **23**：207-216, 2008.
21) 長谷川和子：構音に対しての治療．アドバンスシリーズ／コミュニケーション障害の臨床 第４巻 運動性構音障害（日本聴能言語士協会講習会実行委員会編），協同医書出版社，2002，pp100-107．
22) Clark HM：Neuromuscular Treatments for Speech and Swallowing：A Tutorial. *Am J Speech Lang Pathol*, **12**(4)：400-415, 2003.
23) 椎名英貴：Dysarthria の臨床―過去・現在・未来．言語聴覚研究，**19**(2)：95-105，2022．
24) Yorkston KM, et al.：Management of motor speech disorders in children and adults. Pro-Ed, 1999, pp456-460.
25) 西尾正輝：発話速度の調節法．ディサースリアの基礎と臨床　第３巻　臨床応用編（西尾正輝著），インテルナ出版，2006，pp127-145．
26) Van Nuffelen G, et al.：The effect of rate control on speech rate and intelligibility of dysarthric speech. *Folia Phoniatr Logop*, **61**(2)：69-75, 2009.
27) Park S, et al.：Be Clear：A New Intensive Speech Treatment for Adults with Nonprogressive Dysarthria. *J Speech, Lang Hear Res*, **25**：97-110, 2016.
28) 西尾正輝：拡大・代替コミュニケーション．ディサースリアの基礎と臨床　第３巻　臨床応用編（西尾正輝　著），インテルナ出版，2006，pp159-195．
29) Yorkston KM, et al.：Evidence-Based Practice Guidelines for Dysarthria：Management of Velopharyngeal Function. *J Med Speech Lang Pathol*, **9**(4)：257-274. 2001.
30) 公益社団法人 日本補綴歯科学会，一般社団法人 日本老年歯科医学会：摂食嚥下障害，構音障害に対する 舌接触補助床（PAP）の診療ガイドライン，2020．https://www.hotetsu.com/files/files_536.pdf（2024 年２月４日閲覧）

（椎名英貴）

B．器質性構音障害

1 | 口腔・中咽頭切除後の発話の症状

口腔・中咽頭切除後の発話障害は，構音器官の**切除部位**や**切除範囲**の大きさにより症状や重症度が異なる．

1．舌・口腔底切除

舌部分切除では歪みは軽度であることが多いが[1)]，切除範囲[2)]（図１）が大きくなると構音障害が重度になる．**舌可動部半側切除**までは前腕皮弁などで再建すれば日常会話に支障がない場合も多い．**舌可動部（亜）全摘，舌半側切除，舌（亜）全摘**では，腹直筋皮弁などで再建された舌のボリュームが大きく，残存舌の可動性がみられる場合は発話明瞭度が高い．しかし，経時変化により皮弁が縮小すると発話明瞭度は著しく低下する．**側方型切除例**では，舌全体は細くなるが，構音に必要な舌の前方から後方の部位は残存するため発話明瞭度は保たれる．**前方型切除症例**では発話明瞭度が著しく低下する[3)]．

構音障害の特徴としては，舌が口蓋に接触する歯茎音や軟口蓋音の発話明瞭度が低下する[1)]．歯茎音［t］［d］は両唇音［p］［b］に，軟口蓋音［k］［g］は母音や声門音［h］に異聴されやすい[4)]．摩擦音の発話明瞭度は比較的保たれるが，破裂音，破擦音の発話明瞭度が低下する．術直後は，残存舌や皮弁が動かないため発話明瞭度が著しく低下するが，徐々に改善がみられ術後６か月～１年で安定する[1)]．

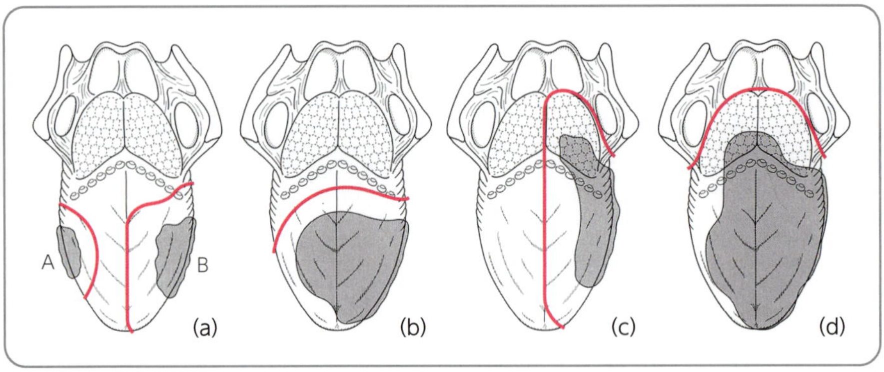

図 1　舌の切除範囲 [2]

(a) 舌部分切除術（A），舌可動部半側切除術（B）：舌可動部の一部の切除，あるいは半側に満たない切除
(b) 舌可動部（亜）全摘術：舌可動部の半側を超えた切除（亜全摘），あるいは全部の切除
(c) 舌半側切除術：舌根部を含めた半側切除
(d) 舌（亜）全摘術：舌根部を含めた半側以上の切除（亜全摘），あるいは全部の切除

2. 中咽頭切除

軟口蓋あるいは中咽頭側壁の欠損に伴って鼻咽腔閉鎖機能不全が生じ，**開鼻声**と**呼気鼻漏出による子音の歪み**が生じる[1]．構音障害の重症度は軟口蓋，咽頭側壁の切除範囲に比例する．切除範囲が舌根に及ぶ症例では，舌後方部の挙上運動が障害されるため，軟口蓋音が著しく低下する．

軟口蓋半側切除までは，前腕皮弁や腹直筋などで再建されれば日常会話程度の発話明瞭度が得られるが，軟口蓋（亜）全摘出以上では十分な鼻咽腔閉鎖機能が得られず，構音障害が残存する[1]．

3. 顎切除

上顎切除では，**口腔鼻腔瘻（瘻孔）**から呼気が鼻腔へ流出するために**開鼻声**と**呼気鼻漏出による子音の歪み**が生じる．重度の場合は［b］が［m］に近く聴取される[4]．

下顎切除では，下顎の偏位や開口量の減少などに伴い歪み音が聴取される[4]．

2 | 評価

1. 情報収集

基本情報（言語に関する主訴，年齢，職業，家族）に加えて，がんの原発部位や治療内容・経過（切除範囲，**再建方法**，**頸部郭清術**の有無，**放射線療法・化学療法**の有無）などの現病歴を聴取する．

2. 構音器官の形態と機能の評価

口唇，顎，舌，口蓋，歯について，安静時，機能時の評価を実施する．安静時は，手術による切除範囲や再建後の形態の評価が重要である．機能時は，運動の可動範囲や偏位，連続運動時の巧緻性などを評価し[4,5]（表 3），動画として保存しておくとよい．中咽頭切除や，上顎切除で切除範囲が軟口蓋に及ぶ場合は，鼻咽腔閉鎖機能を評価する．

3. 構音の評価

（1）構音

音節検査を行い，切除範囲や再建方法などの事前情報に基づいて構音の状態を聴覚的，視覚的に評価する．舌の可動域の低下を口唇や下顎などで代償することがあるので構音操作の観察は重要である．必要に応じて単語や文など，課題の長さや音環境の違いによる構音の状態を評価する．**スタティックパラトグラフィー**を用いると，残存舌・再建舌と口蓋の接触状態が評価でき，**舌接触補助床**（palatal augmentation prosthesis：PAP）の調整時に有効である[1]．

表 3　構音器官の形態と機能の評価[4,5]

	安静時	運動時
口唇	形態，閉鎖状態，偏位	突出，丸め，口角引き
舌*	残存舌と再建舌の形態，ボリューム，偏位	舌挺出，舌尖挙上，後方挙上，左右口角接触，残存舌と再建舌の協調性
下顎	形態，偏位	開閉運動時の偏位，上下顎間の開口域の測定
軟口蓋	形態，偏位	[a] 構音時の挙上
歯	残存歯数，義歯装着の有無	

*舌運動を観察する時は十分に開口させた状態で行い，下顎での代償に留意する．

(2) 発話明瞭度

会話明瞭度検査や**音節明瞭度検査**を実施し，発話がどのくらい聞き手に伝わるかを評価する．

会話明瞭度検査は，患者と会話を行い，5 段階（1：よくわかる，2：時々わからない語がある，3：聞き手が話題を知っていればわかる，4：時々わかる語がある，5：全く了解不能）で評価する．

音節明瞭度検査は，日本語 100 音節をランダムに配置したリストを患者に音読させ，録音したものを普段患者に接していない 3～5 名が聴取し，書きとる．正しく聴取された音節の平均正答率を算出し，構音位置別明瞭度，構音方法別明瞭度について分析する[4]．

(3) その他

オーラルディアドコキネシス検査（交互反復運動検査）は，[pa] [ta] [ka] を 5 秒間でできるだけ反復させ，1 秒間あたりの反復回数を求める．構音器官の運動性の経時変化が評価できる[1]．

4. 鼻咽腔閉鎖機能の評価

中咽頭切除や，軟口蓋まで切除範囲が及ぶ上顎切除の際には，鼻咽腔閉鎖機能検査を実施する．音声言語の評価では，開鼻声は単母音 [a] [i]，呼気鼻漏出による子音の歪みは高圧子音（[p] [b] [k] [s] など）の弱音化・鼻音化の程度を聴取し，参考として鼻息鏡で呼気鼻漏出の程度を測定する．後天性の鼻咽腔閉鎖機能不全は，口蓋裂や関連疾患（粘膜下口蓋裂など）に伴う鼻咽腔閉鎖機能不全より重度の場合が多いので，呼気鼻漏出の程度より聴覚印象の程度を優先させる[4]．

5. 評価時期と治療方針の決定

術後経過に伴って口腔環境が変化するため，構音評価は，術直後，6 か月，1 年と定期的に行う．

情報収集結果（がん治療の状況，全身状態，訓練に対する本人の意欲，退院や社会復帰の希望・時期）と実施した検査の結果（発話の状態や構音器官の組織欠損・運動機能）を総合して，**補綴的発音補助装置**や**構音訓練**の適応について担当医・歯科医師・言語聴覚士で協議し，治療方針を決定する．発話明瞭度の重症度によっては，音声言語によるコミュニケーションと併用して，AAC を検討する場合がある．

3 | 治療・訓練

1. 治療・訓練の目的

適正音を目指すのではなく，術後の構音器官の状態を考慮し，適正音に近く聴取される音を多く産生させること，音声言語をコミュニケーションの手段として積極的に用いることである．

2. 治療・訓練の内容

治療には，外科的治療（切除部位の再建），補綴的治療，言語治療があり，切除部位や切除範囲，構音障害の重症度などから方針を立案する．

(1) 治療・訓練の種類

①外科的治療

口腔癌切除術後，切除範囲が大きい場合には，再建手術が適用される．再建手術には，舌，口腔

表4 口腔・中咽頭切除後に使用する補綴的発音補助装置

補綴物の種類	補綴物の例	目的	適応
顎補綴	顎義歯	呼気鼻漏出や構音点の異常による構音障害，摂食嚥下障害の改善	上顎切除後の組織欠損
鼻咽腔部補綴	バルブ型スピーチエイド	軟口蓋の形態や機能の異常による共鳴・構音障害や摂食嚥下障害の改善	中咽頭切除後の組織欠損
	軟口蓋挙上装置		中咽頭切除後の運動障害
舌接触補助床		舌の口蓋への接触困難による構音障害，摂食嚥下障害の改善	舌・口腔底切除後の運動障害・組織欠損

底，頬粘膜など，柔軟な組織を必要とする場合には**前腕皮弁**，広範な顔面欠損や舌（亜）全摘出など，厚く大きな組織を必要とする場合には**腹直筋皮弁**，下顎骨を含む欠損の場合には**骨付皮弁**を適用する[6]．中咽頭の再建手術は，欠損範囲により前腕皮弁と腹直筋皮弁を使い分ける[6]．

②補綴的治療

補綴的発音補助装置を作成する場合は，歯科医師と連携して発話時や嚥下時の機能改善の状態を評価する．発話の聴覚印象や視診，機器を用いた検査結果，患者の装着感などを総合し，複数回に分けて調整を行う．主な種類や適応を表4に示す．

③言語治療

訓練は個別で週1回程度，時間は患者の全身状態や疲労も考慮して決定する．音の歪みの程度や発話明瞭度への影響，本人の発音しにくさなどから訓練音と訓練順序を検討する．訓練による発話明瞭度の改善を患者自身が実感し，訓練意欲を高められるよう，改善しやすい音から始め，徐々に改善が難しい音に進めるのも一つの方法である．

訓練開始時に，構音が難しい音と術後の構音器官の状態との関連について，わかりやすく患者に説明し，訓練への動機づけを高める．訓練は，**構音器官の基礎的運動訓練**と**音の訓練**を実施する．初めに構音器官の可動範囲の拡大や筋力強化を目的とした運動訓練を実施し，改善の程度に応じて音の訓練に移行する．音の訓練では，鏡を見せたり，舌圧子で構音位置に触れたりして，聴覚刺激だけでなく視覚，触覚刺激も併用する．構音訓練は音・音節から単語，文，会話の順に系統的に実施する．

(2) 切除部位による治療・訓練

①舌・口腔底切除

切除範囲が少ない場合や，再建した舌のボリュームが保たれている場合は，舌負荷訓練や舌の可動範囲の拡大を目的とした**舌運動訓練**[1]と構音訓練を行う．舌のボリューム減少や舌の可動性低下がみられる場合は，PAP（図2ab）を作製・装着し訓練を行う．組織欠損が大きく構音器官の可動範囲の拡大が期待できない場合は，**代償構音の利用**（例：[k][g]を咽（喉）頭破裂音で代償するなど）を検討する．

②中咽頭切除

手術後，重度の鼻咽腔閉鎖機能不全の場合は，**バルブ型スピーチエイド**，**軟口蓋挙上装置**（palatal lift prosthesis：PLP）などの**鼻咽腔部補綴**（図2cd）を作成・装着し，ブローイング訓練や口腔内圧を高める機能訓練を行う．

③顎切除

上顎切除の場合，**顎義歯**（図2e）を装着する．切除範囲が軟口蓋に及ぶ場合には鼻咽腔部補綴も併用する．装置が十分に適合していれば，呼気の鼻漏出が減少し，構音の歪みが顕著に改善されることが多い．下顎切除では下顎義歯を適応させる．

4 口腔・中咽頭切除後に生じうる問題とチームアプローチ

口腔・中咽頭切除後に生じうる問題は，外科療法後の見ための変化，摂食嚥下機能や言語機能の障害，放射線療法後の口腔乾燥・味覚障害・ニューロパチー・瘢痕拘縮[7]など頭頸部領域の後遺症にとどまらず，がん再発や，職場・地域社会への復

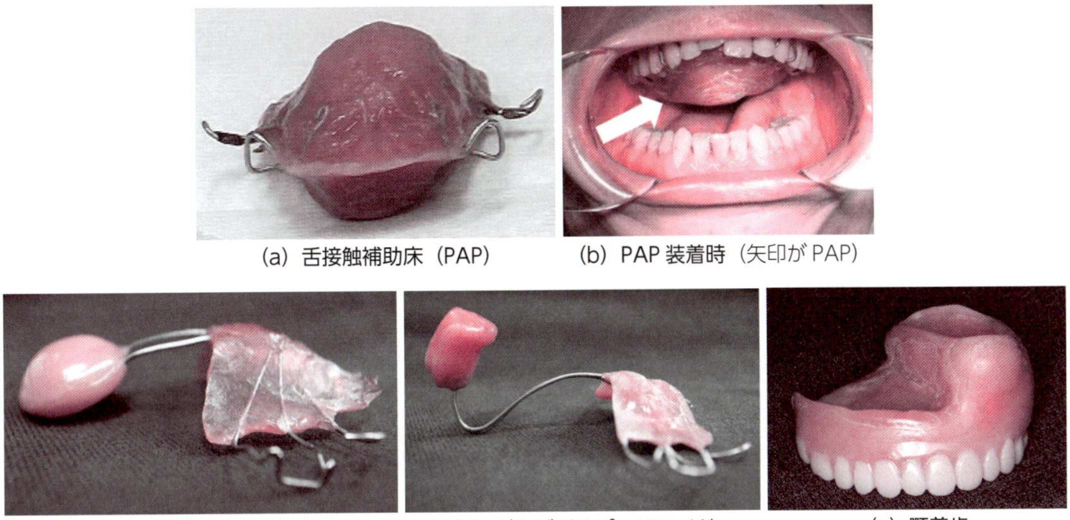

(a) 舌接触補助床（PAP）　(b) PAP 装着時（矢印が PAP）

(c) 軟口蓋挙上装置（PLP）　(d) バルブ型スピーチエイド　(e) 顎義歯

図 2　補綴的発音補助装置

（昭和大学歯科病院リハビリテーション室より提供）

帰に関する不安など，多岐にわたる．患者の QOL を向上させるためには，医師，歯科医師，看護師，歯科衛生士，言語聴覚士，公認心理師などの多職種からなるチームで包括的に治療を行うことが大切である．

●文 献

1）今井智子，山下夕香里：第 7 章 構音障害．言語聴覚士のための臨床歯科医学・口腔外科学―器質性構音障害　第 2 版（道健一他編），医歯薬出版，2016，pp199-263.

2）口腔がん診療ガイドライン改訂合同委員会編：第 4 章 原発巣の治療．口腔癌診療ガイドライン 2019 年版．金原出版，2019，pp69-71.

3）道脇幸弘・他：口底癌再建症例の術後の構音機能に関する他施設共同研究．口腔腫瘍，**10**(2)：63-70，1998

4）山下夕香里：成人構音障害 B．器質性構音障害．言語聴覚士テキスト　第 3 版（大森孝一他編），医歯薬出版，2018，pp392-395.

5）佐藤亜紀子：第 4 章 構音障害 Ⅱ評価と訓練．3. 器質性構音障害（口腔・中咽頭がん）音声言語認定医・認定士テキスト（日本音声言語医学会編），インテルナ出版，2021，pp66-69.

6）赤澤　登・他：第 1 章 口腔・中咽頭がんの基礎的理解．口腔・中咽頭がんのリハビリテーション 構音障害，摂食・嚥下障害（溝尻源太郎，熊倉勇美編著），医歯薬出版，2000，pp2-39.

7）口腔癌診療ガイドライン改訂合同委員会編：第 7 章 支持療法とリハビリテーション．口腔癌診療ガイドライン 2019 年版，金原出版，2019，pp133-148.

（佐藤亜紀子）

4 吃音

1 吃音・流暢性障害の定義と鑑別診断

吃音には，そのほとんどが幼児期に発症する発達性吃音と，一般的に思春期以降，特定の神経損傷や医学的疾患，精神疾患と関連して非流暢性の症状を発症する獲得性吃音とがある．また，発達性吃音とは異なる発話特徴をもつ流暢性障害としてクラタリング（早口言語症）がある．

1. 発達性吃音

語の一部の繰り返しと，引き伸ばし，ブロック（阻止）を中核症状とし，発達期早期に発症するとされる．DSM-5-TRでは**児童期発症流暢症（吃音）**といわれ，「A. その人の年齢に不適切な，会話の正常な流暢性と時間的構成における困難」があり，「B. 話すことの不安，または効果的コミュニケーション，社会参加，学業的または職業的遂行能力の制限のどれか1つ，または複数の組み合わせ」を引き起こし，症状の始まりは「C. 発達期早期」で，「D. その障害は言語運動，感覚器の欠損，神経損傷に関連する非流暢性または，医学的疾患によるものでない」という条件を診断基準としている[1)]．

2. 獲得性吃音

獲得性吃音は，脳梗塞やパーキンソン病などの神経学的疾患罹患後に生じる**神経原性吃音**（症候性吃音ともいう）と，そのような神経学的疾患がなく，重大な心理的問題を発端として生じる**心因性吃音**とに分かれる．発達性吃音によくみられる適応性効果（何度も音読するうちに吃音症状が軽減する現象）や一貫性効果（何度，音読しても同じ場所や音で吃音が生じる現象）があまりみられず，状況による変動性も小さいとされる．

心因性吃音は，原因となる心理的問題が解決すると，吃音の症状も消失する場合もあり，精神科医師や心理職との連携は必須である．

3. クラタリング（早口言語症）

クラタリングは以下のような特徴をもち，吃音と併存している場合も多い．

①発話速度が速い，もしくは不規則な速度で時に衝動的に速くなる．②挿入や言い直し，中止など吃音の中核症状とは異なる発話の非流暢性を多用する．③音の省略や過剰な調音結合により，不明瞭さが目立つ．④言語構造の乱れや，統語の困難性を含む．⑤症状に対する自覚や恐れが少ない．

4. 他の障害と併存する吃音・流暢性障害

吃音の約60％は，構音障害や発達遅滞などの合併症を有するとされている．臨床の現場ではこのような複数の問題を併せもつ症例に出会うことも多いが，個別性が大きいため，様々な側面から評価し，何が最もコミュニケーションを阻害する要因になっているかを見極める必要がある．

多くの研究者があげている発達性吃音と獲得性吃音，クラタリングの相違を表1に示す．

2 吃音の疫学的データ

1. 発症率・有症率・男女差

最近の研究では，平均の発吃年齢は33か月（2歳9か月）と以前よりも早くなり，発症率も5～8％とやや高いデータが報告されている[2,3)]．就学後の有症率は1％程度といわれている[2,3)]．発吃から初期の低年齢の間の男女比は小さいとされる

表 1　発達性吃音（小児期発症流暢症）と獲得性吃音，クラタリングの比較

		発達性吃音	獲得性吃音		クラタリング ＊発達性吃音と合併することもあり
			神経原性吃音	心因性吃音	
発症		突発的・漸次的	原因疾患あり	突発的	漸次的？
発症時期		幼児・学童期	一般的に青年期以降	一般的に青年・成人期	幼児？　学童期
発症原因		不明	神経学的疾患罹患	心理社会的原因	不明
吃症状	症状特徴	音・モーラ・語の一部の繰り返し・引き伸ばし・ブロックが中核症状	繰り返し 引き伸ばし ブロック	繰り返し 引き伸ばし ブロック	速い発話速度（変則的）・衝動的な話し方 挿入・言い直し・語句の繰り返し（その他の非流暢性）が多い 構音の誤り・まとまりのない文章構成
	症状生起位置	文頭・語頭が多い	語中や語尾も	語中や語尾も	語間
	変動性	日や状況によりあり	なし	ある場面に特異的	あり（緊張場面の方が良好）
	課題間差 歌 斉読 DAF/マスキング	あり 改善 改善 改善多い	なし 変化なし 変化なし 改善少ない	なし 変化なし 変化なし 変化なし	あり（慣れていない教材の音読の方が良好） — — 変化なし・悪化？
	適応性効果（音読）	あり	なし	なし	—
	一貫性効果（音読）	あり	なし	なし	—
認知情緒	自覚	あり	あり	あり	ない場合が多い
	予期不安	あり	なし	なし	なし
	2 次的症状	回避・情緒性反応あり	なし	少ない	なし
治療法		環境調整 流暢性形成訓練・吃音緩和法・統合的訓練 DAF カウンセリング	薬物療法・手術 ペーシング・ボード モーラを区切る発話 リズム発話 DAF・マスキング	精神科医・心理職と要連携 カウンセリング 治療希望少ない 言語訓練効果少ない	自己の発話に対するモニター力の向上 発話速度の低下 言語力の向上など
治癒		自然治癒あり	治癒率低い	様々	治癒率低い？

が，就学後には 3～5 倍ほど男児の方が多いとされている[2,3]．

2. 自然治癒率

発吃後，特に介入をしなくても自然に吃音が消失する子どもが75～85％程度といわれている[2,3]．自然消失に関わる要因として，いくつかの報告がみられる．

①**性別**：女児の方が男児よりも軽快しやすい．

②**家族歴**：軽快した家族歴のある子どもの方が，持続している家族歴をもつ子どもよりも自然消失しやすい．

③**併存する問題**：併存する問題（音韻障害など）のない子どもの方が自然消失しやすい．

自然消失の有無にかかわらず，発吃から半年くらいは吃音の頻度は高く，差がみられない．半年～1 年くらいの間に，吃音が消失する子どもは吃頻度が大きく軽減し，持続する子どもはその軽減率が少ない[4]．これらのデータの多くは欧米圏の研究に基づくものであり，人種や民族，文化による違いは明確にはなっていない．

3　吃音の発症メカニズムと理論的背景

吃音の原因をめぐって，様々な研究がなされてきた．現在では，吃音は体質的な素因をもちなが

ら，様々な要因が複雑に関与して発症，進展すると考えられている．

1. 遺伝との関連

家系研究，双生児研究が古くから行われ，最近では遺伝子研究が話題となっている．研究の多くは吃音と遺伝との関連を示唆しており，約7割が素因を有しているとされている．

2. 脳科学研究との関連

1930年代にOrton（オートン）とTravis（トラビス）は，利き手の研究により，吃音者には左利きや両手利きが多いという**大脳半球優位説**を唱えた．その後，反証が出され，その主張は否定されたが，1990年代以降には脳機能画像などの技術革新により，脳科学領域の研究が盛んになっている．吃音者は言語表出課題時に，非吃音者と異なり脳の両半球に及ぶ過活動が観察されるという報告が複数みられる．佐藤ら[5]は近赤外分光法を用いた研究で，非吃音児と比較すると，吃音児は脳の側性化が明確ではないと報告している．最近の研究では，脳の発話ネットワークに関連する神経線維が少ないという報告もみられるが，個人差が大きく，一定の結論には至っていない[3]．

3. 聴覚フィードバックに関する研究

Lee（リー）の聴覚遅延フィードバック装置（DAF）による研究以来，吃音の発症には，聴覚フィードバックの異常が関与するという説がある．非吃音者がDAFを使用すると，いわゆる人工吃といわれる吃音様の状態が生じるが，一部の吃音者がDAFを用いると吃が軽減するという事実がある．海外では補聴器と同程度に小型化したDAFを用いた治療が行われている．

4. 言語力との関連

2～4歳という急速に言語発達する時期に発吃するため，言語獲得と吃音との関連を調べた研究は多い．吃は語頭・文頭で生じやすい．長い語や文，複雑な文ほど起こりやすく，現前事象の説明よりも非現前事象の説明の方が吃音が生じやすい[3,6]．これらは，両親へのコミュニケーション指導や，発話誘導，直接的訓練の段階設定の根拠となっている．

5. 社会環境との関連

1930年代後半からJohnson（ジョンソン）は，正常な非流暢性を示す子どもに対し，親が「吃音である」と考えて対応したことによって，本当に吃音になってしまったとする**診断起因説**を唱えたが，母親を責めるかたちとなったこの説は，完全に否定されている．

一方，Starkweather（スタークウェザー）らは，子どもの能力以上の要求を行うことで，吃音が生じるという**D-Cモデル（Demands & Capacities Model，要求能力仮説）**[7]を提唱し，現在の幼児期の治療の理論的背景となっている．

さらに，吃音に対する指摘やからかい，あるいは吃音に対するスティグマ（偏見）により，吃音児者は自尊心を傷つけられ，会話を必要とする社会的場面を回避するなどの進展につながることが知られている．

6. 多因子複合モデル

吃音の発症，進展には，単独要因のみならず，様々な要因が複雑に関連しあっている．

Healey（ヒーリー）は，**CALMS**（カルムズ）モデル[8]を提唱し，吃音の知識・認識，心理・感情，言語能力，口腔運動技能，社会性・社交性の各要因が複雑に影響しあい，吃音児の症状を形成しているとして，その特徴を捉える適切な評価とアプローチの必要性を唱えている．Smith（スミス）[9]らは，発話運動，言語や感情を支える神経ネットワークが相互作用しながら急速に発達する時期に吃音発音は生じ，そのアンバランスにより進展するという**多因子ダイナミック経路理論**（The Multifactorial Dynamic Pathways Theory）を唱えた．

4 | 吃音症状の特徴と進展

吃音の症状には，1次的症状としての非流暢な

表 2　吃音症状および非流暢性の分類[10)]

	略号	症状	説明
吃音の中核症状	SR	音・モーラ・音節の繰り返し (sound, mora and syllable repetition)	特定の音・モーラ・音節に聴取できるほどに音声化されて反復する 反復する間に「挿入」「間」などが入らない 1モーラ語もこれに含める（例：手，目）
	PWR	語の部分の繰り返し (part-word repetition)	語の一部が音声化されて反復する 間に「挿入」「間」などが入らない
	Pr	引き伸ばし (prolongation)	子音部・半母音部・母音部または，1モーラ全体が音声化され，不自然に引き伸ばされる 強調や個人の発話特徴ではないもの
	Bl	阻止・ブロック (block)	構音運動の停止．発話運動企画がありながら，音声化直前に構音運動を停止させてしまった場合とする．語頭・語中・語尾のいずれでも生じる 持続時間は，停止の瞬間から明確な目的音が音声化されるまでとする 緊張性を伴うことが多い ＊阻止には，以下のような特徴を伴う場合もあるので，付記すると臨床上有用である ・準備〔preparation（Pre）〕：発話開始前の構音器官の準備的構えや運動，不完全な音声化 ・強勢〔stress（St）〕：顕著な強勢・暴発 ・歪み〔distortion（Ds）〕：発話努力の結果生じる音の歪み ・異常呼吸〔abnormal respiration（AR）〕：発話直前の急な呼吸，随伴症状
その他の非流暢性	WR	語句の繰り返し (word and phrase repetition)	語句以上のまとまりの反復．強調や感動の表現でないもの 間に「挿入」「間」が入らないこと
	Ij	挿入 (interjection)	「えー，えっと，うーん，あのー，あのね」など文脈からはずれた意味上不要な語音，語句の挿入
	Ic・Rv	中止・言い直し (incomplete・revision)	語・文節または句が未完結に終わった場合，または，音声上の誤り，文法上の誤り，読み誤りなどを，正しく言い直した場合 表現内容を変更して言い直した場合も含む（間に挿入が入る場合もある） 言い間違え（読み間違え）ても，言い直さない場合は数えない
	Br	とぎれ (break)	語中や文節中の音の連続性の瞬間的な遮断と把握されるもの 緊張性を伴わない
	Pa	間 (pause)	語句の前または間の不自然な無言状態．発話意図はありながら，発話運動が認められない．話者の発話の流れにおいて不自然な場合とする（通常2秒以上とするが話者の年齢，言語能力も考慮する）．緊張性を伴わない

発話症状と，そこから派生する2次的症状（2次的行動）とがある（表2）．

非流暢な発話症状には，吃音児者によくみられる**吃音中核症状**と，非吃音児者にもみられる**その他の非流暢性（正常範囲の非流暢性）**がある．

1. 非流暢な発話症状（1次的症状）

(1) 吃音中核症状

吃音中核症状は，**「繰り返し（連発）」「引き伸ばし（伸発）」「阻止・ブロック（難発）」**である．発吃直後の幼児は，「繰り返し」が最も多くみられ，やや遅れて「引き伸ばし」が出現する．1回だけの繰り返しは非吃音児者にもみられるが，3回以上の繰り返しはほとんどみられない．また「お・お・お・おーーーかあさん」のように繰り返しと引き伸ばしが複合した症状を示すこともある．

「阻止・ブロック」は，発話に力が入り，緊張性が高まった症状で，吃音が進展してくると現れる

表 3 吃音の進展段階[10]

項目	吃音症状	吃音症状が生起する場	自覚および情緒性反応
第 1 層	・モーラ・音節・語の部分の繰り返し ・引き伸ばし ・流暢な時期もあり	・コミュニケーション上の圧力下 ・特に興奮時や長い話をする時 ・文頭の語	・吃ることに気づいていない ・情緒性反応，恐れ・困惑は，基本的にない ・すべての会話で自由に話す ・非常に強い症状が出て発話が中断することに対してフラストレーションを示すことがある
第 2 層	・繰り返し ・引き伸ばし（緊張あり，持続時間が長くなる） ・ブロック ・随伴症状 ・慢性化	・家，学校，友人など，同じように吃る ・特に，興奮時や速く話す時 ・話しことばの主要な部分	・吃ることに気づいているが，自由に話す ・いつもより話しにくい瞬間以外は吃ることをほとんど気にしていない
第 3 層	・緊張性にふるえが加わる ・解除反応，助走，延期を巧みに使う ・語の置き換え ・慢性的	・いくつかの特定の場面が特に困難で，それを自覚している ・困難な語音がある ・予期の自覚が生じることがある	・吃音を自覚し，欠点・問題として捉えている ・強く吃る時に，憤り，いら立ち，嫌悪感をもつが，恐れ，深い困惑に悩まされている様子はない
第 4 層	・繰り返しや引き伸ばしは減る ・語の置き換え以外の回避が加わる ・解除反応，助走，延期，回避を十分発展させる ・慢性的	・特定の音や語，場面，聞き手に特に困難 ・困難な場面への持続的なはっきりした予期	・深刻な個人的問題とみなす ・強い情緒性反応 ・特定場面の回避 ・恐れ・困惑

が，初期からブロック症状を示す子どもも存在する．いずれの症状も繰り返しの回数や持続時間の増加，緊張性の増加により，重症度が増してくる．

(2) その他の非流暢性

非吃音児者にもよくみられる，「挿入」「語全体の繰り返し」「言い直し・中止」「とぎれ」「間」の症状は，その他の非流暢性，あるいは正常範囲の非流暢性とされ，中核症状とは区別して評価される．先に述べたクラタリングは，この正常範囲の非流暢性を多く示す．

2. 2次的症状

2次的症状には，吃音から逃れ，何とかことばを発しようとする際に起こる**随伴症状**（本来発話時には不必要な手足の振り下ろし，前屈，のけぞり，渋面，舌突出，瞬き，呼吸の乱れなど）や，吃音を隠そうとするために行われる**工夫**（言いやすいことばに置き換える，挿入を必要以上に多く入れて助走をつけるなど）があり，吃音前後の情緒や意識状態を表すような**情緒性反応**（赤面・目をそらす・咳払いをするなど）が生じることもある．

随伴症状は，吃音の自覚が明確でない幼児にも現れる．工夫は，吃音の自覚が明確になる学童期以降に生じることが多いが個人差が大きい．また，吃音を指摘されるなどの経験をすることで「また吃ったらどうしよう」という**予期不安**が強くなると，話すことを避ける（**発話回避**），吃が起こりそうな場面を避ける（**場面回避**）ようになり，否定的な自己概念から，日常生活に支障をきたす場合も出てくる．吃音の進展は，言語症状・随伴症状のみならず，このような心理的反応にも注意を向ける必要がある．吃音の進展段階を表 3 に示す．

5 | 吃音の評価

吃音は発話面，心理面，認識面，環境面，合併

表 4　吃音検査法の重症度プロフィール[10)]

	0 正常範囲	1 ごく軽度	2 軽度	3 中等度	4 重度	5 非常に重度
吃音中核症状頻度（生起数）	なし ごくまれ （0～3 未満）	たまに （3～5 未満）	時々 （5～12 未満）	ほぼ文ごとに 1 症状 （12～37 未満）	文ごとに 複数症状 （37～71 未満）	ほとんどの 文節 （71 以上）
持続時間	ほぼ 0	0.5 秒未満	0.5 秒～ 1 秒未満	1 秒～ 5 秒未満	5 秒～ 10 秒未満	10 秒以上
緊張性（吃音中核症状内の割合）	なし	まれに	ときどき	しばしば	ほぼすべて	ほぼすべて 非常に強い
随伴症状	なし	注意深く観察 すれば気づく	何気なくみて いても気づく	目立つ	とても 目立つ	著しく 目立つ
工夫・回避	なし	まれに	ときどき	しばしば	よく	非常によく

する問題の有無など，複数の側面から評価を行う必要がある．面接による情報聴取，質問紙，行動観察，発話分析などを実施する．

1. 情報聴取から得られる内容

本人，家族との面接により評価する．

（1）基本情報

年齢，性別，家族構成，吃音の家族歴，生育歴（言語発達，運動発達など），神経学的徴候の有無（知覚過敏，不器用さ，注意集中，粗大運動など），合併する問題，性格傾向（緊張のしやすさ，繊細さ，興奮しやすさ，内向性など），生活の流れ，言語力（理解，表出，構音，交互運動，発話量，音韻操作，コミュニケーション態度など），社会環境（家族の対応，園や学校担任の対応，友人関係，職場環境，仕事内容，同僚や上司の理解など）．

（2）吃音に関する情報

発吃年齢，発吃時の状態と経過，変動性，変動のきっかけ，場面による差異，言語症状，随伴症状，工夫，情緒性反応の有無，吃音の自覚，予期不安の有無，吃に対する自己評価，感情，周囲の対応など．

2. 発話サンプルからの評価

自由会話場面や単語呼称，状況絵の説明，音読などのいくつかの課題場面の発話サンプルから，症状のタイプと頻度，緊張性，随伴症状の有無を評価する．吃音検査法　第 2 版[10)] の重症度プロフィールを表 4 に示す．訓練室と家庭での症状が異なる，特定の場面の困難を訴えるなどの場合には，家庭場面の録画サンプルを持参してもらう，苦手場面を再現してもらうなど，複数場面から分析することが望ましい．吃音中核症状頻度は，吃音中核症状が 100 文節中にどの程度含まれるかにより算出する（吃音中核症状頻度＝吃音中核症状数/総発話文節数×100）．

3. 環境面の評価（現状の把握と支援）

（1）家庭環境の把握

特に幼児期から学童期は，家庭でのコミュニケーション指導に用いるため，親子の会話場面の観察などにより，養育者の姿勢，発話速度，発話内容の難易度などを把握する．

（2）園・学校・職場に関する情報収集

何に困って来室したのかを，本人や保護者に丁寧に聞き取る必要がある．園や学校であれば，吃音に対してのからかいやいじめがないか，教員はどのように対応しているか，学業成績や活動に問題が生じていないかなどの情報を収集する．就職面接や苦手な仕事内容，電話応対など）の有無や対応を確認する．

4. 吃音に対する認識と心理面の評価

吃音をどのように理解し，捉えているかは重要な情報である．行動観察や面接での応答，質問紙により評価することができる．発話に対する姿勢，自己についての感情を分析する．CAT（コミュニケーション態度テスト）や改訂版エリクソンコミュニケーション態度尺度，包括的な質問紙としてオアセス（OASES）[11] などがある．

6｜吃音の指導・訓練

年齢や進展段階，気質，吃音の理解の程度，環境など個人の状況により，指導目標や内容は異なる．自然な流暢性を目指す場合もあるが，コントロールされた流暢性，または受容可能な吃音を目指す場合も多い．いずれの場合も，吃音が生活の困り事にならない，発話に前向きなコミュニケーションの担い手になることを目標とする．発話面だけでなく，心理面，環境面への働きかけも必要である．発話に直接的に働きかける場合（直接的方法）と，発話に直接的には働きかけない方法（間接的方法）がある．

1. 幼児期～学童初期

幼児期は，発話運動技能も言語力も発達途上であり，少しのことでも負荷となり（例えば，疲れた，興奮した，難しい文を話し始めたなど），吃音は増加しやすい．一方，神経ネットワークも成熟途上であるので，この時期に，子どもが流暢な発話体験を多く行うことにより，自然な流暢性の獲得に近づく可能性が高くなる．

幼児期に治療効果があるとされる代表的な吃音治療は，以下の通りである．

(1) D-C モデルに基づいた環境調整

発話運動面，言語面，感情面など，子どものもっている力に合わせて，親の働きかけを調整していくことで，子どもの流暢な発話を導く方法である．言語聴覚士は，セラピー場面でゆったりとしたやわらかい楽な発話モデルを用いて，子どもの言語力と同程度かやや簡単な言語レベルの声かけを行い，子どもの流暢な発話を導く．同様の方法を用いて，家庭でも親が毎日 15 分程度のスペシャルタイムを実施する．発話そのものにアプローチは行わない間接訓練である．この環境調整によっても，吃音の軽減が見られない場合に，子ども自身の発話運動を向上させる練習や，楽な発話方法に変更する方法などを段階的に加えていくのが，RESTART DCM（リスタート DCM）である．Franken（フランケン）らにより提唱され，HP 上にマニュアル[12] が提供されている．

(2) リッカムプログラム (Lidcombe Program)

オーストラリアで Onslow（オンスロー）らによって開発された学習理論に基づく吃音治療である．吃音のない発話と，明らかに吃音のある発話に対して，決まった方法でフィードバック（**言語的随伴刺激**）を与える直接訓練である．毎日 15 分「練習タイム」として，楽しく遊びながら実施する．この練習タイムには，遊びを**構造化**して，吃音がほとんど出ないように調整する．親は 11 段階の重症度尺度を毎日記録する．言語聴覚士は，記録を確認しながら，フィードバックの方法や遊びのバリエーション，構造化の方法，会話への汎化の方法などを管理，助言指導する．1 週間に 1 回言語聴覚士と面談しながら，吃音の消失またはほぼ消失を目指すステージ 1 と，面談の頻度を減らしながら，吃音のない状態を維持し，ぶり返しを防ぐステージ 2 がある．

リッカムプログラムと RESTART-DCM は，ランダム化比較試験により治療効果が報告されている．

(3) 心理面・環境面へのアプローチ

心理面・環境面についても幼児期からの対応は重要である．4 歳頃から他者との違いに気がつくようになる．周囲の子どもが吃音に対して指摘や真似を始めるため，**園などへ対応の依頼**が必要である．子どもが指摘によって不安になり，力の入った吃音症状に進展しないように支援することが大切である．年齢に応じて，子どもと吃音の話を行い，吃音は悪いことではないことを伝えていく．子ども自身が受容され，自信をもてる体験を積み重ねてレジリエンスを育てていくことが重要である．

2. 学童期

吃音症状や，吃音に対する感情・態度に個人差が大きい時期である．学童児への介入や対応は，通級指導教室の教員が担当する場合が多い．学級担任をはじめとした教員への吃音の理解啓発や，クラスの友人への理解授業などにより，吃音のある子どもが安心して過ごせる場を用意することが大切である．子ども自身も，吃音について正しい知識を学び，吃音についての悩みなどを話題にすることで，吃音に対する過敏性や不安感を軽減することができ，発話や生活に前向きな姿勢を促すことができる．これは，吃音のある児童同士の**グループ指導**が有効である．

発話面の問題が大きい場合には，**小児版の流暢性形成訓練**が実施できる．子どもにわかりやすく発声発語の仕組みを教え，力の入らない楽な話し方や，ゆっくりとした話し方の比喩（やわらかい人形，眠い時の話し方など）を用いて教示し，単語から短文，文章と系統的に難易度を上げながら流暢な発話を導いていく．この他にも斉読を用いて流暢な発話を体験し，言語聴覚士が徐々に声を弱めていく**斉読法**などもある．

3. 思春期以降～成人

進展段階の第3層から第4層になってくる．繰り返しを出さないように，力を入れたブロックが増える，あるいは言いやすいことばに置き換える工夫を行うことで，発話症状は目立たなくなるが，言いたいことが伝えられない不全感が増えたり，発話場面自体を避けたりするなど，社会生活上の困り感が大きくなってくる．中高生は相談先が少ないというのも大きな問題である．発話面，心理面，環境面のすべてに配慮した働きかけが必要であることは同様だが，個々の問題にあわせた優先順位が必要となる．手法は様々であり，現在も治療効果の検証が続いている．

代表的なものを以下に紹介する．

（1）流暢性形成訓練（fluency shaping therapy）

スモールステップのプログラム学習法により，流暢な発話を形成していく直接訓練である．①軟起声，②やや引き伸ばす発話，③発話速度の低下，④軽い構音接触，⑤適度なフレージングを用いて発話し，系統的に課題の難易度を上げていく．最初は訓練室内で，言語聴覚士の援助で実施するが，徐々に支援を減らし，訓練室外への般化を目指していく．非常にゆっくりの引き伸ばした発話から開始するが，徐々に自然な速さに変えていく．否定的感情などへの対応については扱わない．

（2）吃音緩和法（stuttering modification therapy）

Van Riper（ヴァン・ライパー）により提唱された直接訓練である．流暢な発話を目指すのではなく，緊張が高く苦しそうな吃音症状を，楽な軽い吃音へと緩和する方法であり，吃音への不安や恐怖心，回避行動を軽減・消去することを目指す．技法としては，①吃音の状態がどのようになっているかを認識する（吃音の自己確認），②吃音の恐怖や否定的な自己観を除去する（脱意識化），③より楽な吃音で話す方法を習得する，④日常生活へ安定化させるという4段階がある．楽な吃音で話す手法としては，弛緩した「準備的構え」をつくってから発話を開始し，吃ったら「引き出し法」や「消去法」を用いて，最後まで話す．意図的に吃り（随意吃）ながら，生活場面に向き合うことで，発話をコントロールできる手応えをもちつつ，恐怖や緊張を軽減することを目指す．

（3）統合的訓練（integrated approach）

流暢性形成訓練と吃音緩和法のそれぞれの特徴を取り入れた訓練法である．系統的な発話訓練により流暢性の形成を目指すが，ブロックになった時には，吃音緩和法の技法を用いる．吃音に対する心理面の対応も行う．

（4）自然で無意識な発話への遡及的アプローチ（RASS）

都築[13]により開発された間接訓練である．実際に声に出す発話訓練は一切行わずに，吃音年表方式や不安階層表を用い，頭の中で想起した場面の中で自然で無意識な発話を行う（**メンタルリハーサル法**）．否定的感情・情動に対して系統的に脱感作を行う．多くの工夫や回避を行い，強い情緒的反応を示すような進展した吃音症例に適しており，獲得性吃音や教示が理解できない場合には適応がないとしている．

(5) 認知行動療法

吃音に対するネガティブな経験がある場合はもちろん，経験がない場合でも，吃音に対する不安や恐怖，吃ったら他者から馬鹿にされるというような思い込みや誤った認識をもっている場合が多い．この否定的な自己認識を変化させることを目的に行われる．発話面のアプローチと同時に行われることが多く，認知再構成，コラム表やマインドフルネス，行動実験などが用いられる．

7 | セルフヘルプグループの意義

吃音をもつ人たちが，自主的に行っている自助グループの活動が盛んになっている．わが国では，言友会が最も歴史が長く全国各地に広がっている．「自分ひとりだけ」という思いや誰にも悩みを打ち明けられない苦しさから解放される意義は大きい．吃音当事者がセルフヘルプグループに参加することで，内面の否定的態度の変容や自己効力感の向上などが得られるという報告がある．

●文献

1) 日本精神神経学会（日本語版用語監修），髙橋三朗，大野　裕（監訳）：DSM-5-TR　精神疾患の診断・統計マニュアル，医学書院，2023.
2) Yairi E, Ambrose N : Epidemiology of stuttering : 21st century advances. *J Fluency Disord*, **38**(2) : 66-87, 2013.
3) Bloodstein O, Bernstein N : A Handbook on Stuttering (7th ed.), Plural +PLUS, 2021.
4) Yairi E, Ambrose N : Early Childhood Stuttering for Clinicians by Clinicians. Pro-ed, 2005, pp285-311.
5) 佐藤　裕・他：吃音者の聴覚言語処理における左右聴覚野の優位性—近赤外分光法脳オキシメータによる検討．音声言語医学，**45**(3)：181-186，2004.
6) 伊藤友彦：幼児の発話における非流暢性に関する言語心理学的研究，風間書房，1994.
7) Starkweather CW, Gottwald SR : The demands and capacities model Ⅱ : Clinical application. *J Fluency Disord*, **15**(3) : 143-157, 1990.
8) Healey C.（著），川合紀宗（訳）：CALMS：吃音のある学齢期の子どもたちのための評価尺度，学苑社，2019.
9) Smith A, Weber C : How Stuttering Develops : The Multifactorial Dynamic Pathways Theory. *J Speech Lang Hear Res*, **60**(9) : 2483-2505, 2017.
10) 小澤恵美・他：吃音検査法　第２版，学苑社，2016.
11) 酒井奈緒美・他：日本語版 Overall Assessment of the Speaker's Experience of Stuttering for Adults (OASES-A) の標準化—言友会における予備的調査—．音声言語医学，**56**(1)：1-11，2015.
12) Restart-DCM method, 2021. RestartDCM-Method-2021_online.pdf（2024年5月22日閲覧）
13) 都筑澄夫，藤田郁代（監修）：標準言語聴覚障害学　発声発語障害学，医学書院，2010，pp296-304.

（原　由紀）

5 摂食嚥下障害

1 | 摂食・咀嚼・嚥下

1. 摂食嚥下のメカニズム

食べること（摂食）と飲み込むこと（嚥下）は生命維持に欠かせない行為である．摂食嚥下の動態はいくつかの段階に分けると理解しやすく，これまでに複数の摂食嚥下モデルが提唱されている[1,2]（表 1）．

（1）3～5 期モデル

嚥下は，狭義には「食塊を口腔から胃へ送り込む一連の生理学的動作」と定義され，口腔期，咽頭期，食道期の 3 期から構成されると考えられていた．これが **3 期モデル**である．やがて，リハビリテーション（以下，リハ）の観点から，準備期（口腔準備期）や先行期が加わり，**4 期モデル**（図 1），**5 期モデル**が誕生した．3～5 期モデルは，液体やペースト状の食物を一口ずつ飲み込む単独の嚥下（一口嚥下）が対象となる．

①先行期

五感を通して食物を認知し，何を，どれくらい，どのように摂取するのかを決定し，実際に手や食具を用いて摂取物を口まで運ぶ．

②準備期

食塊形成と保持の段階で，食塊は凹んだ舌の上に保持されることが多い．口唇閉鎖，頬筋の収縮，前舌部と口蓋の閉鎖，後舌部と軟口蓋の閉鎖が起こる．

③口腔期

前舌部が口蓋と閉鎖して舌運動の支点（アンカー）を作り，接触を維持したまま舌の前後運動によって食塊が随意的に咽頭に送り込まれる．この間，左右の舌縁部も口蓋と接触し，食塊が舌上に留まるようにしている．

表 1　嚥下モデル

液体やペーストの一口嚥下	5 期モデル					
			4 期モデル			
				3 期モデル		
	先行期		準備期（口腔準備期）	口腔期	咽頭期	食道期
	認知期	捕食期				
	食物を認識する段階	食物を口へ運ぶ段階	口腔に取り込んだ物をひとまとまりの食塊にして保持する段階	舌運動によって食塊を咽頭へ送る段階	咽喉頭の複数の運動によって食塊を食道へ送る段階	蠕動運動によって食塊を胃へ送る段階
固形物の咀嚼を伴う嚥下	プロセスモデル					
	stage I transport（第一期輸送）	processing（食物の粉砕と唾液との混和）／stage II transport（第二期輸送）			咽頭期	食道期
	口腔に取り込んだ物を舌で臼歯部へ移動させる段階	咀嚼によって食塊を粉砕し，唾液と混ぜて食塊を形成し，嚥下に適した状態になった食塊を部分的に咽頭に送り込む段階			咽喉頭の複数の運動によって食塊を食道へ送る段階	蠕動運動によって食塊を胃へ送る段階

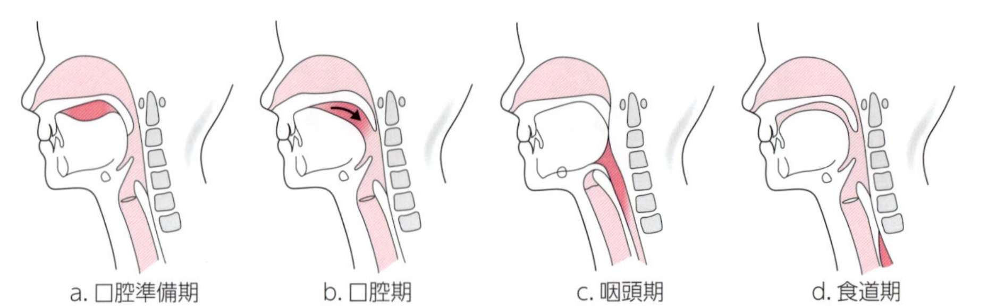

図1　嚥下の4期モデル

④咽頭期

食塊が咽頭に達すると嚥下は反射的な段階に切り換わり，パターン化された咽頭期の運動が開始する．咽頭期には複数の運動（鼻咽腔閉鎖，舌根部と咽頭壁の接触，咽頭壁収縮，舌骨および喉頭の挙上，喉頭閉鎖，食道入口部開大など）が約0.5秒の短い時間に同時に起こる．食道入口部の開大と喉頭閉鎖のメカニズムを正しく理解することは特に重要である．

食道入口部の開大は，通常は緊張状態にある輪状咽頭筋（上食道括約筋）の弛緩，弛緩した筋を引き延ばして食道入口部を広げる喉頭の挙上（前上方移動），食塊を食道に押し込む咽頭の嚥下圧（駆出力）生成によって遂行される．喉頭の前上方移動には舌骨の前上方移動，咽頭の嚥下圧生成には舌根部と咽頭壁の接触（舌根部の上方では舌根部・軟口蓋・咽頭壁が接触）が不可欠である．食道入口部は筋緊張により，通常は大気圧よりも高い圧が生じているが，食道が開大することで食道内の圧が下がり，食塊は咽頭側から押し込まれるだけでなく，食道に引き込まれやすくなっている．

嚥下咽頭期の**喉頭閉鎖**は，声門閉鎖，喉頭前庭の閉鎖，喉頭蓋の反転による3つのレベルで起こる．この中で最も強固で重要なのは，披裂軟骨と喉頭蓋の基部が閉鎖する喉頭前庭レベルの閉鎖である．喉頭蓋の反転は，周辺の嚥下器官の動きに依存し，完了までに時間を要するため，気道防御機構としての信頼度は低い．

⑤食道期

食道の蠕動運動によって食塊が食道を通過する不随意運動の段階で，8～20秒程度かかる．

(2) プロセスモデル

固形物の咀嚼を伴う嚥下には，3～5期モデルを当てはめることができず，プロセスモデルを適用する．咀嚼を伴う嚥下では，口に取り込んだ固形物を臼歯部に移動させるstage I transport（第一期輸送）に続き，食物を粉砕して唾液と混ぜるprocessing（プロセシング）と，食塊を舌で少しずつ中咽頭に送り込むstage II transport（第二期輸送）が重複して起こるのが特徴である．

2. 咀嚼・嚥下・呼吸の神経筋機構

(1) 咀嚼の神経筋機構

咀嚼とは，口に取り込んだ食物を噛み砕き，唾液と混ぜて食塊を形成するまでの段階を指す．唾液については，「1｜口腔・咽頭の構造」「2｜口腔・咽頭の機能」（101頁）を参照．

咀嚼運動はリズミカルな下顎の開閉運動で，下顎を下制させる開口筋と下顎を挙上させる閉口筋が交互に収縮する（表2）．下顎は開閉運動の他，前進，後退，側方運動も可能である．咀嚼には4種類の咀嚼筋以外に3種類の舌骨上筋が加わるため，両者を合わせて広義に咀嚼筋と呼ぶこともある．咀嚼運動は随意的に開始された後は，無意識に継続する半自動的な運動となる．これは咀嚼のリズムを形成する神経細胞の集まりが脳幹（橋～延髄）に存在するためで，この部位は「**咀嚼中枢**」ないし「咀嚼パターン生成器／発生器（central

表 2　咀嚼運動に関わる筋の機能と神経支配

<table>
<tr><th colspan="3">分類</th><th>筋の名称</th><th colspan="2">機能</th><th>神経支配</th></tr>
<tr><td rowspan="8">下顎運動</td><td rowspan="5">咀嚼筋</td><td rowspan="4">閉口筋</td><td>咬筋</td><td colspan="2" rowspan="4">下顎の挙上</td><td rowspan="7">三叉神経（Ⅴ）</td></tr>
<tr><td>側頭筋</td></tr>
<tr><td>内側翼突筋</td></tr>
<tr><td>外側翼突筋（上頭）</td></tr>
<tr><td rowspan="4">開口筋</td><td>外側翼突筋（下頭）</td><td rowspan="4">下顎の下制（舌骨固定時）</td><td rowspan="3">嚥下時／下顎固定時は舌骨が挙上</td></tr>
<tr><td rowspan="3">舌骨上筋</td><td>顎舌骨筋</td></tr>
<tr><td>顎二腹筋（前腹）</td></tr>
<tr><td>オトガイ舌骨筋</td><td>嚥下時／下顎固定時は舌骨が挙上，特に前方へ移動</td><td>舌下神経（Ⅻ）</td></tr>
<tr><td rowspan="4">その他の協調運動</td><td colspan="2" rowspan="2">表情筋</td><td>口輪筋</td><td colspan="2">咀嚼中の食物口腔内保持（口唇閉鎖）</td><td rowspan="2">顔面神経（Ⅶ）</td></tr>
<tr><td>頬筋</td><td colspan="2" rowspan="2">咀嚼中の食物口腔内保持</td></tr>
<tr><td colspan="3">舌筋</td><td>舌下神経（Ⅻ）</td></tr>
<tr><td colspan="3">口蓋の筋</td><td colspan="2">咀嚼中の食物口腔内保持と気道確保</td><td>咽頭神経叢（Ⅸ・Ⅹ）</td></tr>
</table>

pattern generator：CPG）」と呼ばれる[2,4]．

（2）呼吸の神経機構

呼吸は睡眠時を含めて無意識に遂行され，脳幹（橋～延髄）の呼吸中枢（呼吸 CPG）によって調整されている[2,5]．咽頭までは食物の通り道と空気の通り道が共有されるため，嚥下と呼吸は密接な関係にある．健常者の嚥下は，「呼息→嚥下→呼息」のタイミングで起こることが多く，嚥下中は呼吸が停止し（**嚥下無呼吸**），誤嚥を防ぐ．嚥下と吸息・呼息の協調運動が崩れると，食塊の誤嚥を招きやすくなる．咳反射は気道を保護する重要な防御反射であり，気管に侵入した異物を強い呼気によって反射的に排出する呼吸活動である．咳 CPG によって制御され，呼吸 CPG，嚥下 CPG と密接に関わっている[5]．

（3）嚥下の神経機構

嚥下は意識的に起こせる随意運動であると同時に，睡眠中の唾液嚥下のように無意識に生じる反射的な運動でもある．嚥下 CPG は延髄に存在する．反射的な嚥下では，咽喉頭周辺粘膜の感覚受容器（機械受容器，温度受容器，化学受容器など）への感覚刺激が，**舌咽神経**や**上喉頭神経**（迷走神経の分枝）を介して延髄の**孤束核**から嚥下 CPG のニューロンに伝わり，運動核である**疑核**の運動ニューロンを通して嚥下運動が起こる．これが末梢レベルの嚥下の神経機構で，延髄よりも上位の脳の関与を必要としない．末梢から適切かつ十分な感覚情報が嚥下 CPG に伝わると，嚥下指令のスイッチがオンになり（嚥下反射が惹起され），パターン化された運動出力である咽頭期が開始する．

一方，われわれが覚醒している時には，口腔・咽頭・喉頭周辺の様々な感覚は上位の脳に伝わり，嚥下における自身の意欲や意思として，延髄の嚥下 CPG に下行性に入力される．この入力は，上位脳からの嚥下の指令として嚥下反射惹起閾値に影響を及ぼし，結果的に嚥下の効率，正確さ，安全性を左右する．

（4）嚥下関連筋

嚥下運動には非常に多くの筋が関与している．嚥下関連筋の役割と神経支配を表 3，付着部位を図 2～5 に示す．舌の筋については「第Ⅰ章第 8 節の図 4」（101 頁）を参照．

3. 嚥下の年齢的変化

（1）新生児・乳児・小児

新生児は，胎生期に始まる嚥下や一連の原始的な反射（哺乳反射）の発達を経ることで，出生直後から乳汁の摂取が可能となる[6,7]．胎生期に観察される反射には，口唇周辺の触刺激に対して頭

表 3　嚥下に関わる筋の機能と神経支配

分類			筋の名称	機能	神経支配
舌の筋	内舌筋	舌の形を変える	上縦舌筋	舌尖を上にあげる，舌を短くして舌背にくぼみを作る	舌下神経（Ⅻ）
			下縦舌筋	舌尖を下に向ける，舌を短くして舌背を凸にする	
			横舌筋	舌の幅を狭める，舌を伸ばす，舌背を高くする	
			垂直舌筋	舌の幅を広げる，舌を平らに薄くする	
	外舌筋	舌の位置を変える	オトガイ舌筋	舌の突出，舌の下制	
			舌骨舌筋	舌の後退，舌の下制	
			茎突舌筋	舌の後退，舌背の挙上	
軟口蓋の筋	軟口蓋の動き		口蓋帆張筋	軟口蓋を緊張，嚥下時の耳管拡張と空気圧調整	三叉神経（Ⅴ）
			口蓋帆挙筋	軟口蓋を挙上，鼻咽腔閉鎖	咽頭神経叢（Ⅸ・Ⅹ）
			口蓋垂筋	口蓋垂の緊張と短縮，鼻咽腔閉鎖の補助	
			口蓋舌筋	軟口蓋下降，口峡を狭くする，口蓋と舌を近づける	
			口蓋咽頭筋	軟口蓋下降，口峡を狭くする，咽頭側壁を前内方へ牽引	
咽頭の筋	咽頭の収縮		茎突咽頭筋	咽頭を挙上	舌咽神経（Ⅸ）
			耳管咽頭筋		咽頭神経叢（Ⅸ・Ⅹ）
			上咽頭収縮筋	咽頭壁の連続的収縮，咽頭腔を狭くする（咽頭縮小）	
			中咽頭収縮筋		
			下咽頭収縮筋（甲状咽頭筋）		
			下咽頭収縮筋（輪状咽頭筋／上食道括約筋）	食道入口部の緊張と弛緩，下咽頭収縮筋に含めない研究者もいる	
喉頭の筋	内喉頭筋	声帯の動き	輪状甲状筋	声帯の伸展	上喉頭神経（Ⅹ）
			甲状披裂筋	声門閉鎖	反回神経（Ⅹ）
			披裂筋		
			外側輪状披裂筋		
			後輪状披裂筋	声門開大	
舌骨の筋	舌骨上筋群	舌骨の動き	顎舌骨筋	下顎固定時の舌骨挙上（前上方）	三叉神経（Ⅴ）
			顎二腹筋前腹		
			顎二腹筋後腹	下顎固定時の舌骨挙上（後上方）	顔面神経（Ⅶ）
			茎突舌骨筋		
			オトガイ舌骨筋	下顎固定時の舌骨挙上（特に前方移動）	舌下神経（Ⅻ）および C1
	舌骨下筋群		甲状舌骨筋	舌骨と甲状軟骨の距離短縮（嚥下時の喉頭挙上）	頸神経ワナ C1-C3
			（肩甲舌骨筋）	（舌骨の下方移動：嚥下時でなく意図的な低い声での発声時などに働く．嚥下時の喉頭挙上を妨げないようにするため，手術的治療の際に切断されることがある）	
			（胸骨舌骨筋）		
			（胸骨甲状筋）		

舌骨上筋群のうち，顎舌骨筋，顎二腹筋前腹，オトガイ舌骨筋は咀嚼に関わる筋でもあるため，表 2 に示す舌骨固定時の機能との違いに注意が必要である．

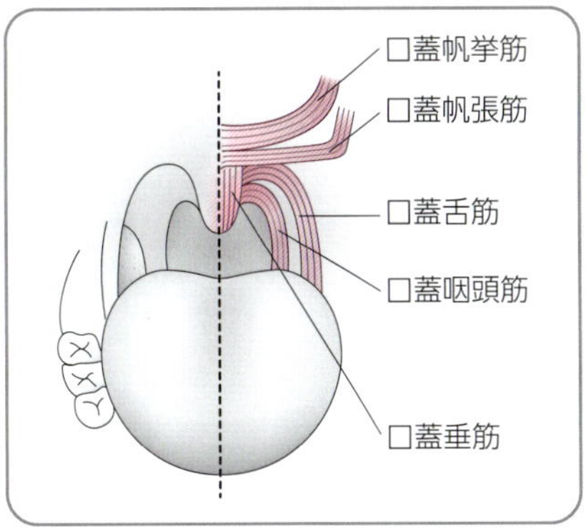

図2　軟口蓋の筋

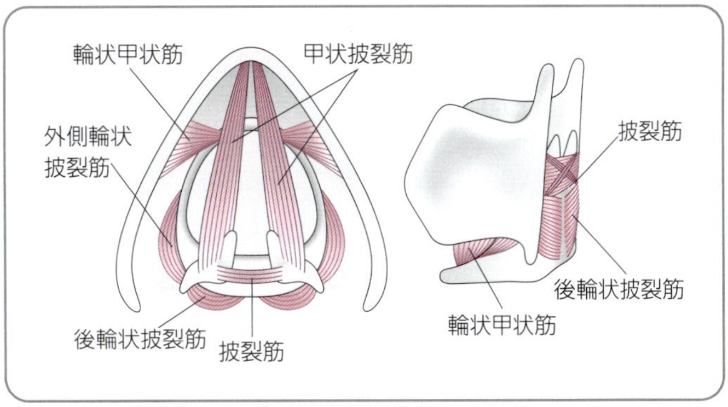

図3　喉頭の筋（内喉頭筋）

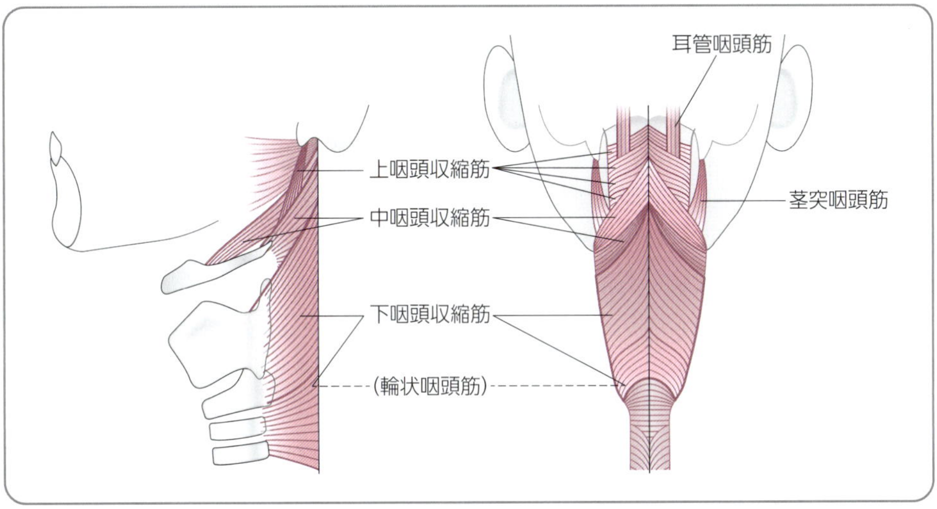

図4　咽頭の筋

上咽頭収縮筋は，翼突咽頭筋，頬咽頭筋，顎咽頭筋，舌咽頭筋より構成される．中咽頭収縮筋は，小角咽頭筋，大角咽頭筋より構成される．輪状咽頭筋は，下咽頭収縮筋とは別に区分されることもある．

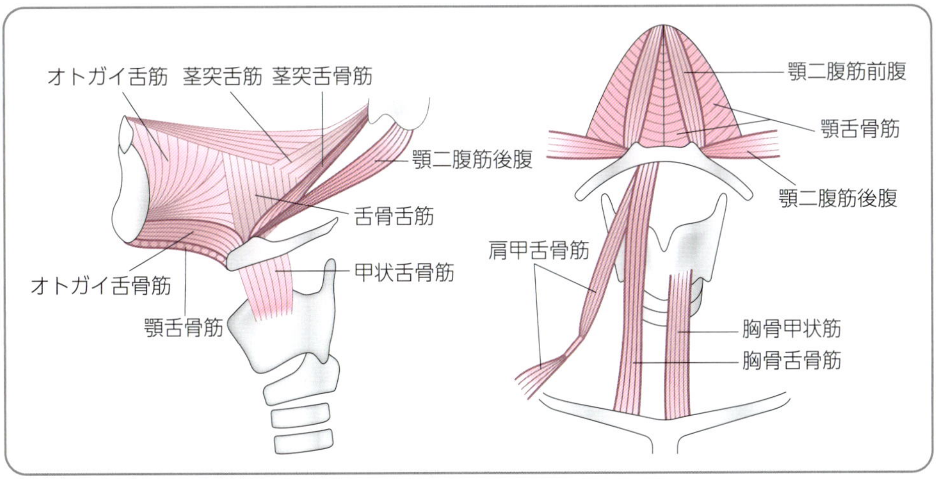

図5　舌骨の筋（舌骨上筋群・舌骨下筋群）と外舌筋

顎舌骨筋，顎二腹筋前腹，顎二腹筋後腹，茎突舌骨筋，オトガイ舌骨筋は，舌骨上筋群である．甲状舌骨筋，肩甲舌骨筋，胸骨舌骨筋，胸骨甲状筋は，舌骨下筋群である．オトガイ舌筋，舌骨舌筋，茎突舌筋は，外舌筋である．

表4 摂食機能獲得段階[7]

段階		特徴的な動き
1	経口摂取準備期	哺乳反射，指しゃぶり，玩具なめ，舌突出（安静時）など
2	嚥下機能獲得期	下唇の内転，舌尖の固定（閉口時），舌の蠕動運動での食塊移送（姿勢の補助）など
3	捕食機能獲得期	顎・口唇の随意的閉鎖，上唇での取り込み（すりとり）など
4	押しつぶし機能獲得期	口角の水平の動き（左右対称），扁平な赤唇（上下唇），舌尖の口蓋皺壁への押しつけなど
5	すりつぶし機能獲得期	頬と口唇の協調運動，口角の引き（左右非対称），顎の偏位など
6	自食準備期	歯がため遊び，手づかみ遊びなど
7	手づかみ食べ機能獲得期	頸部回旋の消失，前歯咬断，口唇中央部からの捕食など
8	食具（食器）食べ機能獲得期 ①スプーン使用 ②フォーク使用 ③箸使用	頸部回旋の消失，口唇中央部からの食器の挿入，口唇での捕食，左右の手の協調など

を向けて口を開く探索反射，口の中に入った刺激を吸引する吸啜反射，口の中にある羊水を飲む嚥下反射が含まれる．乳児では，口腔内に取り込んだ乳首をくわえたまま，吸啜と嚥下を繰り返す動作（乳児嚥下）がみられるようになり，原始反射は徐々に消失する．指しゃぶりや手しゃぶり，玩具や身の回りのものを口に入れながら，口腔内の感覚と各器官の随意的な動きが発達する[7]．

出生後の摂食嚥下機能は，8段階の特徴ある発達がみられる（表4）[7]．摂食嚥下の基本的な機能は3歳頃までに獲得され，成長が著しい小学生から中学生の時期には口腔領域の形態が変化し，摂食嚥下機能も成熟する．乳幼児の口腔は大人に比べると垂直方向に短く，口腔と咽頭は誤嚥が起こりにくい位置関係になっている．

（2）成人

成人では口腔容積が大きくなり，舌骨と喉頭の位置が相対的に下がることで咽頭腔も長く大きくなる．解剖学的に呼吸道と摂食道が交差することとなり，乳幼児に比べると誤嚥の危険性が高くなる〔第Ⅰ章第8節の図5（102頁）参照〕．

（3）高齢者

高齢者では，摂食嚥下器官（口腔，咽喉頭，食道など）の形態的・機能的変化の他，摂食嚥下に関わる中枢神経や末梢神経にも変化が生じる．歯牙の損失，義歯の使用，唾液分泌量の低下，**喉頭の下垂**，嚥下反射の惹起性・嚥下運動の低下，呼吸筋の筋力・肺の浄化作用の低下，呼吸相と嚥下のタイミングのずれ，咳反射の閾値上昇，味覚や嗅覚の鈍化，筋肉の萎縮や筋力低下などが起こる．健常高齢者に起こる老人性の嚥下機能低下は老嚥（presbyphagia）と呼ばれ，背景には**フレイル**（加齢により心身が老い衰えた状態，frailty）や**サルコペニア**（加齢に伴う**骨格筋量の減少**と筋力もしくは身体機能の低下，sarcopenia）があると考えられている[8]．高齢者では**予備能**やストレスに対する回復力が若年者に比べて低下しているため，ささいな体調不良が嚥下障害の顕在化につながり，誤嚥や誤嚥性肺炎に結びつきやすい．フレイルや老嚥は可逆性があり，運動と栄養管理が鍵となる．適切な運動と栄養はサルコペニアの予防効果も期待できるため[8]，高齢者では嚥下障害に至る前の機能低下予防対策が極めて重要といえる．

2 | 摂食嚥下障害発症のメカニズム

1. 嚥下障害の原因と分類

摂食嚥下障害の原因と分類を表5に示す．

2. 嚥下障害の病態と症状

嚥下障害の代表的な異常所見は誤嚥で，むせや咳という症状として観察される．ただし，症状は

表5　摂食嚥下障害の原因と分類

小児	運動障害を伴う疾患	脳性麻痺
	器質性の疾患や問題	口唇・口蓋裂
	神経・筋の疾患や問題	筋ジストロフィー，ミオパチー
	心理・行動上の問題	知的発達症（ダウン症），自閉スペクトラム症　など
成人	摂食嚥下器官の形態や構造に影響する器質性の問題	腫瘍，外傷，炎症，奇形，アカラシア，瘢痕，骨棘，術後の形態変化　など
	神経・筋・神経筋接合部の疾患や問題	脳血管障害，変性疾患（パーキンソン病，筋萎縮性側索硬化症，多系統萎縮症，脊髄小脳変性症，進行性核上性麻痺），炎症性疾患（多発性硬化症，ギラン・バレー症候群），筋ジストロフィー（眼咽頭型筋ジストロフィー，筋強直性ジストロフィー），重症筋無力症，皮膚筋炎，多発筋炎，膠原病（シェーグレン症候群），脳腫瘍，頭部外傷，外科手術後の声帯麻痺　など
	高次脳機能の問題	高次脳機能障害（失行，注意障害，記憶障害，社会的行動障害），認知症　など
	その他の問題	加齢性（フレイル，サルコペニア），廃用性，薬剤性，心因性（精神疾患），呼吸器疾患（COPD）　など

表6　喉頭侵入－誤嚥の重症度尺度（8-point penetration-aspiration scale：PAS）[9]

1	食塊の喉頭侵入はない
2	声門に達しない喉頭侵入があるが，排出される
3	声門に達しない喉頭侵入があり，排出もされない
4	声門に達する喉頭侵入があるが，排出される
5	声門に達する喉頭侵入があり，排出もされない
6	声門下まで食塊が入るが，声門上または気道の外へ排出される
7	声門下まで食塊が入り，努力しても気管から排出されない
8	声門下まで食塊が入り，排出努力がみられない

病態（障害）を示すものではないため，症状につながる理由（嚥下障害の原因）を見極めなければならない．

誤嚥の病態を探るには，程度や発生のタイミングを知ることが役に立つ．誤嚥の程度は，Rosenbek（ローゼンベック）ら[9]の「喉頭侵入－誤嚥の重症度尺度（PAS）」がよく知られている（表6）．誤嚥のタイミングについては，わが国では平野らの分類[10]とLogemann（ログマン）の分類[1]が使用されている（表7）．耳鼻咽喉科医の平野らによる分類は，喉頭挙上運動を指標としており，外科的治療方針（手術の術式）の選択に有用である．Logemannの分類は嚥下の4期モデルを基盤としており，準備期の問題も含めた摂食嚥下の機能療法の選択に実用性を発揮する．

3. 嚥下障害の合併症

（1）誤嚥性肺炎

嚥下障害の合併症には，**誤嚥性肺炎**，**窒息**，**脱水**，**低栄養**が挙げられる．誤嚥性肺炎は飲食物の誤嚥，胃食道逆流，夜間の唾液誤嚥などで発症する．誤嚥性肺炎とは本来，細菌性の肺炎を意味するため，細菌が含まれない食事や水，胃液の誤嚥が細菌性肺炎の直接の引き金になることは実験的にも少ない．特に危険性の高い誤嚥性肺炎の誘発因子は，口腔や咽頭の雑菌が繰り返し気道に取り込まれる夜間の無自覚性の唾液誤嚥と考えられている．誤嚥してもむせや咳が生じない誤嚥は不顕性誤嚥と呼ばれる．

誤嚥性肺炎を発症すると，胸部X線やCTでの肺炎所見，発熱（37.5℃以上），炎症反応（CRP）の異常高値，白血球数（WBC）の上昇，喀痰などが認められる[6]．

（2）窒息

窒息とは，食べ物や異物などが咽頭や気道の入り口を閉塞し，呼吸ができなくなることである．摂食嚥下機能が低下すると窒息のリスクが高まるため，食形態や一口量が患者の機能や能力に合ったものであることが望ましい．

（3）脱水

脱水は，生命の維持に必要な体液が欠乏している状態で，誤嚥のために水分の経口摂取を制限さ

表7 誤嚥の分類（平野らの分類とLogemannの分類の比較）[2, 6]

平野らの分類[6]			
誤嚥のタイプ	誤嚥の起こるタイミング	誤嚥の理由	手術的対応
喉頭挙上期型誤嚥	咽頭期の喉頭挙上時に起こる誤嚥	喉頭閉鎖不全 喉頭閉鎖のタイミングのずれ	喉頭閉鎖強化の術式，喉頭挙上術，輪状咽頭筋切断
喉頭下降期型誤嚥	咽頭期の喉頭下降時に起こる誤嚥	駆出力の低下，鼻咽腔閉鎖不全，舌運動不全，咽頭収縮不全など	咽頭弁形成術，麻痺側咽頭壁の縫縮術，輪状咽頭筋切断術，喉頭挙上術
混合型誤嚥	喉頭挙上期型と喉頭下降期型の誤嚥が混在	上記すべて	上記術式から選択
嚥下運動不全型誤嚥	嚥下反射が惹起されない誤嚥	咽頭期の運動が起こらない	誤嚥防止術
Logemannの分類[2]			
誤嚥のタイプ	誤嚥の起こるタイミング	誤嚥の理由	背景にある障害
嚥下前誤嚥 (aspiration before swallow)	嚥下（反射惹起）前に起こる誤嚥	食塊の早期咽頭流入，嚥下反射惹起遅延	舌運動障害，口腔・咽喉頭の感覚低下，嚥下中枢の障害など
嚥下中誤嚥 (aspiration during swallow)	嚥下（咽頭期）の最中に起こる誤嚥	喉頭閉鎖不全(声門と声門上部)，喉頭閉鎖のタイミングのずれ	喉頭麻痺，嚥下器官の協調運動低下など
嚥下後誤嚥 (aspiration after swallow)	嚥下（咽頭期終了）後に起こる誤嚥	口腔・咽頭の残留	咽頭収縮低下，舌骨と喉頭の挙上（前上方移動）低下，輪状咽頭筋弛緩不全など

れることで発症しやすい．めまい，ふらつき，頭痛，悪心，口や粘膜の渇きの他，重症の場合は意識障害や痙攣も起こるため，必要な成分を含んだ水分の早めの補給（点滴や誤嚥に配慮した経口摂取）が肝心である．

（4）低栄養

低栄養は，生命と身体活動を維持するのに必要な栄養が欠乏した状態で，特にエネルギーとタンパク質の不足を指す．低栄養状態が悪化する状況での筋力増強訓練は不適切とされており，栄養管理は摂食嚥下障害のリハの効果を左右する．サルコペニアの一因には栄養不足があると指摘されており，高齢者に特化した簡易栄養状態評価表（Mini Nutritional Assessment-Short Form：MNA®）などを利用することができる．

3 | 摂食嚥下障害の検査・評価

1. 基本情報の収集

摂食嚥下障害の評価では，まず診療録や看護記録などから患者の基本情報を収集する．主訴，性別，年齢，診断名，現病歴，既往歴，各種検査結果，治療内容，家族背景などから，摂食嚥下障害と関連のある情報を抽出する．さらに，家族や患者に接する医療関係者からも情報収集（問診）し，患者の全体像を把握する．

2. 摂食観察

経口摂取をしている患者では，実際の摂食場面を観察する（表8）．標準化された尺度であるFunctional Oral Intake Scale（FOIS）や摂食状態（eating status scale：ESS）[2]，摂食嚥下状況のレベル（Food Intake Level Scale：FILS）[4]を用いることもできる．

表 8　摂食場面の観察

摂食場面の観察ポイント		背景要因
先行期	・食べようとしているか	意識レベル（覚醒），意欲，認知機能，上肢の運動機能（筋力，失調，失行）
	・集中できているか	
	・一口量と食べる速さ	
	・食具使用	
準備期	・口唇からの摂取物流出	口腔器官の運動機能，認知機能
	・咀嚼運動	
	・口腔へ摂取物のため込み	
口腔期	・送り込み動作（所要時間，頭位など）	舌の送り込み運動
	・口腔内残渣	準備期（食塊形成と保持）の障害
咽頭期	・喉頭挙上のタイミング	嚥下反射惹起
	・むせ，咳	誤嚥（声門／喉頭閉鎖不全，喉頭挙上のタイミングの問題）
	・声質変化	食塊の喉頭侵入，咽頭残留
	・摂取物の鼻孔流出	鼻咽腔閉鎖機能不全
	・嚥下後の残留感	咽頭残留
食道期	・嚥下後の残留感	食道通過障害
	・呑酸・胸やけ	胃食道逆流症
全般	・摂取量	食欲，意欲，運動障害，背景疾患，体力，食事環境
	・疲労	
	・所要時間	

3. 音声・構音検査

摂食嚥下器官は発声発語器官でもあるため，音声や構音の評価から喉頭・口腔・咽頭の機能を知ることができる．気息性嗄声は声門閉鎖不全が疑われる．**湿性嗄声**（痰が絡んだようなゴロゴロした声）や粗糙性嗄声は唾液，痰，食塊の咽頭・喉頭残留，嚥下能力や喀出能力の低下を示す．湿性嗄声が聴取される時は随意的な咳を促す．発声持続時間が短い場合は，声門閉鎖不全以外に呼吸機能低下が疑われる．

構音障害は口唇や舌の筋力低下，可動域の制限，協調運動の問題を示唆し，準備期や口腔期の障害を推測することができる．開鼻声は軟口蓋挙上不全や咽頭収縮不全による鼻咽腔閉鎖機能不全によって生じ，嚥下時には食塊の鼻腔への逆流につながる．咽頭の嚥下圧が不足すると，**咽頭残留**につながる．その他，プロソディ（発話の抑揚，テンポ，リズム），オーラルディアドコキネシス（oral diadochokinesis）の検査により，摂食嚥下器官の運動速度や協調性を評価することができる．

4. 簡易検査

簡易検査（スクリーニングテスト）は，嚥下障害のリスクの有無を調べ，詳細な検査の必要性を判断するものである．簡易テストは簡便で，短時間に実施でき，安価であることが望ましい．以下に代表的な簡易検査を列挙する．

（1）反復唾液嚥下テスト（repetitive saliva swallowing test：RSST）

30 秒間に空嚥下できる回数を喉頭挙上の触診で数え，2 回以下を異常とする．

（2）水飲みテスト

水を用いた簡易検査は複数存在し，使用する水の量は 3～100 ml と幅がある．わが国では 30 ml の水を使う水飲みテストが用いられてきたが，現在は 3 ml の**改訂水飲みテスト**（modified water swallow test：**MWST**）が幅広く用いられている．口腔内に注入した 3 ml の水を嚥下させ，嚥下後，反復嚥下を 2 回行わせる．むせや声の変化に注目して，5段階で評価する（5が問題なし）.

(3) 食物テスト（フードテスト，food test：FT）

手順は改訂水飲みテストと同じ．ティースプーン1杯量のプリンを舌背に置き，嚥下を指示する．嚥下後，反復嚥下を2回行わせる．むせや声の変化に注目して，5段階で評価する（5が問題なし）.

(4) 頸部聴診法

聴診器を頸部に当てて，嚥下音や嚥下前後の呼吸音を聴取し，嚥下音の長さや性状，呼吸音の性状やタイミングによって咽頭期の嚥下機能を評価する．誤嚥や喉頭侵入，下咽頭部の貯留が判定できる．

(5) 咳反射テスト

霧化した咳誘発物質（クエン酸など）を吸入させ，咳反射の有無を通して気道防御機能を評価する．

(6) 質問紙によるスクリーニング

自己記入方式で摂食嚥下障害に関する症状をチェックする方法であり，「聖隷式嚥下質問紙」「嚥下障害リスク評価尺度改訂版」「EAT-10 日本語版」などが使用されている．

5. 嚥下内視鏡検査（videoendoscopic examination of swallowing：VE）

内視鏡を経鼻的に挿入し，嚥下に際しての咽喉頭の様子を観察する方法である．長所は，①放射線を用いないため，長時間かつ頻回に使用できること，②咽喉頭の形態や運動を可視化でき，食塊や分泌物の貯留位置の同定が容易であること，③造影剤が不要であること，④咽頭期前後の誤嚥を観察できることである．短所は，①口腔を観察できないこと，②咽頭期の**ホワイトアウト**によって咽頭期の咽喉頭の観察が困難であること，③咽頭期の最中の誤嚥（aspiration during swallow）がみえないことである．ただし，咽頭期の咽頭収縮や喉頭挙上が低下している症例では，ホワイトアウトが不完全となり，観察不能なはずの咽喉頭がみえることもある．

6. 嚥下造影検査（videofluoroscopic examination of swallowing：VF）

X線透視下で造影剤入りの検査試料（液体，半固形物，固形物）の嚥下を観察する方法である．長所は，①嚥下動態全般が側面および正面から観察できること，②食塊の流れ，嚥下の速度とタイミングが観察できること，③食塊の**喉頭侵入**・誤嚥・残留・逆流の有無と理由が観察できること，④介入の効果を嚥下機能の面から評価できること，⑤嚥下器官の形態・運動異常の発見が可能なことである．短所は，①被曝がある（特に小児への放射線使用は望ましくない）こと，②検査室の制約があること，③造影剤使用が不可欠であることである．

7. その他の検査

(1) 超音波検査（エコー）

超音波のプローブを皮膚の表面に密着させ，音波が組織にぶつかってはね返る音信号を画像化し，嚥下時の深部組織と食塊の動きを観察する検査である．放射線や造影剤が不要で，侵襲性が低く，検査食の制約もなく，舌，舌骨，喉頭の観察が可能である．

(2) 嚥下圧検査（マノメトリー）

圧トランスデューサーを経鼻的に挿入し，嚥下時の咽頭・食道の圧変化や経時的推移を定量的に評価する検査であり，最大の長所は，食道入口部（輪状咽頭筋）の弛緩異常を間接的に調べることができる点である．

(3) 筋電図検査

嚥下に関与する筋の活動を，皮膚の上から貼付する表面電極や，筋に直接刺入する針やワイヤー電極を用いて観察する方法である．最大の長所は，輪状咽頭筋の弛緩不全を唯一直接的に調べることのできる点である．

(4) 嚥下 CT

嚥下動態を連続的に CT で撮影する検査法であり，諸器官の形態と動態評価の定量化（面積，体積の計測），嚥下中の声帯開閉の描出が3次元的に可能である．被曝は避けられない．

(5) 舌圧計測

バルーンタイプの圧プローブを口腔に挿入し，舌を最大筋力で口蓋に押し当てた際の舌圧（最大舌圧）を計測する．嚥下運動全体をみる検査ではないが，舌の筋力を間接的に評価することができる．

8. 嚥下機能検査におけるリスクと対策

嚥下機能検査における最大のリスクは誤嚥と窒息である．液体や食物を使用する検査の前には，唾液嚥下などで嚥下機能をある程度把握しておき，不適切な量や物性の検査試料を使用しないよう注意する．また，検査前には口腔・咽頭が清潔であることを確認し，口腔や咽頭の雑菌が検査食の誤嚥とともに気管支や肺に取り込まれないよう留意する．検査後にも衛生状態の確認を怠らないよう努める．検査室には吸引器を準備し，検査前後での患者の**血中酸素飽和度**（SpO_2）や呼吸音をチェックする．

嚥下内視鏡検査では鼻出血，迷走神経刺激による徐脈や失神，嚥下造影検査や嚥下 CT では被曝もリスクとなる．不用意に放射線の照射時間を延ばさないよう配慮する．その他，感染症対策として防護具の使用や処理も適切に行う．

4 | 摂食嚥下障害の治療・訓練

訓練は，食物を用いない**間接訓練**（**基礎訓練，基礎的嚥下訓練**）と，食物を用いる**直接訓練**（**摂食訓練**）に大別される．訓練（therapy）は，狭義には「嚥下機能・能力・生理学的側面を高めることを目的とした練習」を指し，神経の可塑性や筋の変化をもたらす練習を意味する．それに対し，単に食塊の通行路の形状や位置関係を変える姿勢調整，食塊の物性を変える食品調整，食物摂取の量制限・速度調整などは**代償的手段**（compensatory strategies）であり，訓練手技（therapeutic techniques）とは異なる．しかし，代償的手段は直接訓練に導入されることが多く，嚥下運動を繰り返す練習を可能にするため，広義に訓練と捉えることができる．また，運動学習の観点から，嚥下訓練を「要素別練習」と「課題指向的練習」に分ける考え方もある[11]．要素別練習では摂食嚥下器官の筋力増強や持久力向上，可動域拡大などを目指し，課題指向的練習では「食べる」ことに主眼を置くという違いがある．

1. 間接訓練（基礎訓練）

間接訓練は，患者の「嚥下機能・能力・生理学的側面を高めることを目的とした練習」を指し，食物を使用しないため，誤嚥を認める患者にも施行可能である．摂食嚥下運動そのものを利用したものと，嚥下以外の活動を利用するものに分けられるが，運動の特異性を考えると，嚥下の改善には嚥下を繰り返すことが最良の策である．

嚥下運動を用いる間接訓練には，氷なめ訓練，チューブ飲み訓練，前舌保持嚥下訓練などがあるが，間接訓練のほとんどは嚥下以外の動作を用いた機能訓練である[6,12]．代表的な間接訓練を表 9に示す．嚥下以外の運動を用いた間接訓練では，その運動がどれだけ嚥下機能の改善に寄与できるのかについて十分なエビデンスが得られていない場合が多い．舌の抵抗訓練や頭部挙上訓練，呼気負荷トレーニング（expiratory muscle strength training：EMST）などは，嚥下時の舌圧上昇や舌骨・喉頭挙上の改善に結び付くことが報告されているが，嚥下時の軟口蓋挙上強化目的のブローイング訓練は，その効果が疑問視されている．運動訓練の実施にあたっては，**神経の可塑性原則**や**運動訓練の原則**との整合性を図ることが重要である．

2. 直接訓練（摂食訓練）

食べ物を用いる直接訓練の開始には，①全身状態（呼吸，体温，血圧，炎症症状など）が安定していること，②意識レベルが覚醒していること（JCSが1桁以上），③嚥下反射が惹起されること，④唾液の嚥下後に湿性嗄声がないことが条件とされている[3]．直接訓練の目的は，安全に食べながら嚥下機能を改善することであり，誤嚥や残留のリスクが低い食形態から開始し，機能の改善に合わせて段階的に食物形態を上げていくことを段階

表9 摂食嚥下障害に対する代表的な間接訓練法

目的（改善を目指す機能）	必要な対策	訓練法（手技・手法）	留意点
嚥下反射惹起	嚥下中枢への感覚入力増強	喉のアイスマッサージ	
		前口蓋弓冷圧刺激（thermal-tactile stimulation）	
		氷なめ訓練	
		チューブ嚥下訓練	
口唇閉鎖	口唇閉鎖強化	口輪筋の抵抗訓練，構音訓練（口唇音）	
開口	開口強化	下顎の可動域（ROM）拡大訓練	顎関節症に注意する
咀嚼（下顎）運動	開口・閉口運動強化	閉口筋・開口筋の筋力増強・協調運動訓練	
		下顎の可動域（ROM）拡大訓練	
舌運動	筋力増強	舌の抵抗訓練（等尺性運動）	口蓋押しつけ，綿チップやプローブの押しつぶし　など
	可動域拡大	舌の可動域（ROM）拡大訓練	
鼻咽腔閉鎖	軟口蓋挙上強化	持続的陽圧呼吸（CPAP）療法の鼻腔転用	
		鼻咽腔閉鎖を伴う動作（ブローイングなど）	嚥下時の鼻咽腔閉鎖改善効果は不明．運動機能維持目的として行う
咽頭の嚥下圧生成	舌根部の後退運動強化	舌後退運動訓練，努力嚥下*	*直接訓練にも利用できる嚥下手技
	咽頭収縮強化	前舌保持嚥下訓練	
	舌骨・喉頭の挙上（前上方移動）強化	頭部挙上訓練／シャキア法，メンデルソン法*	*直接訓練にも利用できる嚥下手技
		負荷の小さいシャキア法変法	これまでに多くの変法が提唱されている〔嚥下おでこ体操，chin tuck against resistance（CTAR），頸部等尺性収縮手技（chin push-pull maneuver）など〕
		呼吸トレーニング（呼気負荷トレーニング／負荷を伴うブローイング）〔expiratory muscle strength training（EMST）や異なる負荷量の吹き戻しなど〕	呼気トレーニングは舌骨上筋群の筋力増強効果を有する
喉頭閉鎖	声門閉鎖強化	プッシング・プリング法（pushing/pulling）	
		息こらえ嚥下（supraglottic swallow）*	*直接訓練にも利用できる嚥下手技
	声門上閉鎖強化	強い息こらえ嚥下（super supraglottic swallow）*	*直接訓練にも利用できる嚥下手技
	喉頭蓋反転強化	上記「舌骨・喉頭の挙上強化」「舌後退運動訓練」に同じ	
食道入口部開大	食道入口部拡張	バルーン法	食道入口部開大不全の原因が輪状咽頭筋の弛緩不全である場合に適応となる
	喉頭挙上強化	上記「舌骨・喉頭の挙上強化」に同じ	
	咽頭の嚥下圧増大	上記「咽頭の嚥下圧生成」に同じ	

的摂食訓練という．

直接訓練に用いられる方法を表10，表11に示す．表11の**嚥下手技**（swallow maneuver）は，嚥下動態を随意的に変える方法で，随意的嚥下調整法とも表現できる．本来は摂食時の利用が目的の手技であったが，嚥下器官の筋力増強・可動域拡大効果を有することがわかり，間接訓練としても使用されるようになった．

表 10　摂食嚥下障害に対する直接訓練法で利用できる代表的な代償的手段

	訓練法（手技・手法）	留意点や詳細
姿勢調整	頭部・頸部の屈曲や伸展	頸部前屈（頭部屈曲，頸部屈曲，頭頸部屈曲）
		頭部後屈（頸部伸展）
		頸部側屈
		横向き（頭部回旋／頸部回旋）
		頬杖
	体位や体幹角度調整	仰臥位
		側臥位
		体幹角度（リクライニング位）の調整
	頭位や体位の組み合わせ	上記の組み合わせ
食品調整	物性	「嚥下調整食分類 2021」などの基準あり
	味・匂い	患者の好みや嚥下の起こりやすさを考慮する
	温度	
補綴装置	舌接触補助床（palatal augmentation prosthesis：PAP）	
	軟口蓋挙上装置（palatal lift prosthesis：PLP）	
その他	一口量調整	一口量が少なすぎると嚥下動作が始まらないこともある
	残留除去法	交互嚥下，複数回嚥下
	ペーシング	食べる速さの調整
	鼻咽腔閉鎖不全の代償	鼻つまみ嚥下
	食具の工夫	捕食しやすいスプーン，頸部を伸展させないカップなど

表 11　摂食嚥下障害に対する代表的な直接訓練法

訓練法		意義・目的	適応や留意点
嚥下手技	息こらえ嚥下 (supraglottic swallow) *息止め嚥下，声門閉鎖嚥下とも呼ばれる	嚥下反射が惹起される前（口腔期のうち）に声門を閉鎖して，嚥下中の誤嚥を防ぐ	声門閉鎖能力はあるが，嚥下中に誤嚥が生じる患者（本来は形態的に喉頭前庭の閉鎖が困難な声門上癌術後患者）を対象とした手技
	強い息こらえ嚥下 (super supraglottic swallow) *強い息止め嚥下，喉頭閉鎖嚥下と同義	嚥下反射が惹起される前に声門上部（喉頭前庭）を閉鎖して，嚥下中の誤嚥を防ぐ	喉頭閉鎖能力はあるが，閉鎖の程度やタイミングが不適切で嚥下中に誤嚥が生じる患者が対象
	努力嚥下 (effortful swallow)	嚥下筋の活動を意図的に上げることで嚥下器官の可動域拡大を図り，咽頭期の咽頭収縮（咽頭の嚥下圧生成）や喉頭挙上を促すことによって咽頭残留を軽減させる	咽頭残留(特に喉頭蓋谷) 口腔内の舌と口蓋の接触を強く維持し続ける「アンカー強調嚥下」は同じ効果をもたらす
	メンデルソン法 (Mendelsohn maneuver)	咽頭期の喉頭挙上位を意図的に維持・延長し，食道入口部開大時間の延長を図る	食塊の食道入口部通過不良 梨状陥凹残留
その他	嚥下の意識化	嚥下を意識することで，嚥下運動開始や遂行を確実にし，誤嚥や咽頭残留を減らす	偽性球麻痺，認知症，高齢者 飲み込みのタイミングの問題でむせる場合　など
	K-point 刺激法	K-point の刺激により，開口，咀嚼様運動，嚥下を誘発させる	偽性球麻痺
	スライス型ゼリー丸飲み法	ゼリーを崩さず丸飲みすることで食塊形成困難を補い，残留や誤嚥を防ぐ	食塊形成不全や咽頭残留　など (体位に注意する)
	非侵襲的脳刺激法	大脳皮質を刺激することで脳の可塑的変化を促し，嚥下機能改善を目指す	反復経頭蓋磁気刺激（rTMS） 経頭蓋直流電気刺激（tDCS）
	神経筋電気刺激療法 (neuromuscular electrical stimulation：NMES)	舌骨周囲筋群を電気刺激し，嚥下機能を高める 干渉波で感覚神経を刺激し，感覚閾値を改善する	喉頭挙上低下 嚥下反射惹起遅延

表 12　摂食嚥下障害に対する外科的治療

分類	目的	術式	適応，その他
嚥下機能改善術	咽頭内圧上昇	咽頭弁形成術	鼻咽腔閉鎖不全
		咽頭縫縮術	咽頭収縮不全
	食道入口部開大	輪状咽頭筋切断術	食道入口部開大障害
	喉頭挙上強化	喉頭挙上術	喉頭挙上不全
		舌骨下筋群切断術	
	喉頭閉鎖強化	声帯内方移動術 ・甲状軟骨形成術Ⅰ型 ・披裂軟骨内転術	声門閉鎖不全
		声帯充填術 ・声帯内注入術，筋膜挿入術	
		喉頭蓋管形成術	
誤嚥防止術	気道と食道の分離 ・喉頭レベルの閉鎖 ・気管レベルの閉鎖 ・喉頭音声を温存	・仮声帯縫着術 ・声帯閉鎖術 ・喉頭気管分離術*1 ・気管食道吻合術*2 ・TED with TEP 手術*3	制御できない重度の誤嚥
	喉頭の摘出	喉頭全摘出術	制御できない重度の誤嚥

*1 喉頭下で切断した気管の喉頭側を閉鎖
*2 喉頭下で切断した気管の喉頭側を食道に吻合
*3 ボイスプロテーゼを使用

3. 予後予測

摂食嚥下障害の予後予測は，評価時点での摂食嚥下機能，原因疾患（改善が見込めるのか，進行性か），患者の年齢，身体機能，認知機能，既往歴，本人の意欲，家族の理解や援助の有無，指示の遵守などに左右される．個々の状況に合わせた短期および長期の目標（ゴール）を設定し，訓練治療を効率的に進める．まずは現実的な短期ゴールに基づいた介入を一定期間施し，どの程度目標が達成できたかを再評価する．ゴールの見直しを余儀なくされることもあるが，言語聴覚士は臨床家として客観的な判断を下すことが重要である．

4. 家族指導・カウンセリング

摂食嚥下障害のリハの中で中心となるのは患者本人と家族（介護者）である．生活背景や身体状況の異なる個々の患者に対して，言語聴覚士は常に患者中心の全人的な臨床を心がける必要がある．患者や家族が主体性をもてるようサポートし，本人の希望と家族の希望に乖離がある場合は，それぞれの気持ちをよく聞いて対応策を考える．

5. 訓練のリスクと限界

摂食嚥下障害の訓練は，誤嚥，窒息，肺炎発症のリスクを伴う他，感染にも留意が必要である．また，言語聴覚士による機能訓練だけで改善に至らない場合は，手術的治療も検討する．言語聴覚士の視点だけでなく，他職種の見解にも耳を傾け，患者にとって最良の対策を多面的に考えていく．

6. 手術的治療

摂食嚥下障害に対する保存的（非外科的）なアプローチで目標とする機能改善や食生活に到達できない場合には，外科的治療（手術）が選択肢となる．手術は，喉頭の発声機能を残しつつ嚥下機能の改善を図る「**嚥下機能改善術**」と，発声を犠牲にして誤嚥を確実に防止する「**誤嚥防止術**」の2つに大別できる．代表的な術式を表 12 に示す．言語聴覚士には，手術に関する知識の他，手術前後に生じる患者の身体や生活の変化を視野に入れ

表 13　代替栄養法の種類と特徴

代替栄養法			特徴
消化管が使えない場合	静脈栄養 (parental nutrition：PN) (非経腸／非経口栄養)	末梢静脈栄養法 (peripheral perenteral nutrition：PPN)	・長期実施困難 ・十分な栄養摂取不可
		中心静脈栄養法 (total perenteral nutrition：TPN)	・水分と栄養の管理容易 ・合併症（カテーテル敗血症）のリスク大 ・腸管の廃用性萎縮を生じさせる可能性あり ・高価
消化管機能が維持できている場合	経腸栄養 (enteral nutrition：EN)	経鼻胃経管栄養法 (nasogastric tube：NG)	・カテーテルを鼻腔から胃まで挿入して留置 ・自己抜去の危険性 ・チューブの違和感 ・胃液逆流や粘膜潰瘍 ・嚥下運動の妨げ
		間欠的経管栄養法 (intermittent tube feeding：ITF)	・注入時のみカテーテル挿入 ・下痢や胃食道逆流の減少 ・カテーテル挿入が嚥下訓練になる
		胃瘻・腸瘻 (percutaneous endoscopic gastrostomy：PEG)	・6 週間以上の代替栄養が必要な症例向き ・手術や瘻孔のケアが必要 ・交換が必要

た対応が求められる．

7. 代替栄養

経口で十分な栄養が摂取できない場合は，代替栄養を検討する．代替栄養法の種類と特徴を表 13 に示す．栄養摂取には可能な限り消化管を使うべきであり，消化管機能が維持されている症例では，経腸栄養を優先させる．

8. チームアプローチ

摂食嚥下障害のリハには，摂食嚥下機能のみならず，患者の全身状態や活動，認知機能，呼吸機能，口腔の衛生と管理，姿勢，栄養状態など多面的な介入が求められ，チームアプローチが不可欠である．臨床場面では，言語聴覚士，医師，歯科医師，看護師，歯科衛生士，管理栄養士，薬剤師，理学療法士，作業療法士，医療ソーシャルワーカー，介護福祉士，事務職員など多くの専門職が協働している．特に近年は，多職種連携型（interdisciplinary model）に留まらず，各職種が互いの垣根を越えて共有領域をもち，業務の補完や支援をする超職種型（transdisciplinary model）のチームアプローチが主流となっている．言語聴覚士は自らの専門性を高めるとともに他領域への関心や理解をもつことが望まれる．

9. 訓練実施上の留意点

（1）救急法の基礎知識

摂食嚥下障害患者に対する訓練では，呼吸困難や窒息を起こす危険性が高い．訓練時には，看護記録の確認，患者の顔色・声・呼吸・全身状態に注意を払い，SpO_2 モニター用にパルスオキシメーター装着を患者に促す．吸引器，ナースコール，救急カート，AED の位置確認をし，使用法も熟知しておく．誤嚥や窒息が起こった場合は，口腔内の食物のかき出し，吸引，背部叩打法，ハイムリッヒ（腹部突き上げ）法などによる対応が必要になるため，正しく実施できるよう事前に学んでおく．気道が完全に塞がれた場合は，顔面紅潮，発声不能，チョークサイン（自分の首を手でギュッとつかむ）といった危険なサインが認められる．これらのサインがみられたら，直ちに医師や看護師を呼んで救命処置を施してもらう．

（2）呼吸・姿勢保持，認知機能の障害と摂食嚥下機能の関連

①呼吸・姿勢

嚥下と呼吸は深く関わっており，訓練前後に呼吸のリズムや呼吸音を確認しておく．訓練時は，

無理な姿勢は身体の緊張を高めてしまうため，患者にとって安全かつ嚥下しやすい姿勢を選ぶ．安全のために咳を促す患者に対しては，咳をしやすい姿勢を考慮する．

②認知機能の障害と摂食嚥下機能

以下の高次脳機能障害は，嚥下に影響を及ぼす．

意識障害：随意的な嚥下を円滑に行えず，誤嚥や窒息のリスクが高まる．

注意障害：食事の中断，食物・食器の選択障害，食行動の切り替え困難，早食い，詰め込みなどがみられ，食事に集中できない．

記憶障害：食べたことを忘れる，食べ方の注意や指導内容を覚えられない，飲む薬を忘れる，不適切な組み合わせで食べる．

失行：拙劣な食具操作，食物の取りこぼし，手と開口の協調が困難となる．

失認・視空間認知障害：食物を認知できない，食べてもよい指示が理解できない．

社会的行動障害：不適切な食物を食べたり飲んだりする．

③認知症と嚥下

認知症は，自覚の欠如，症状の理解不十分のため，リハの導入が難しく，介護者に対応を依存することが多い．早食いや詰込みに対しては，声かけ，ペーシング，注意が散漫にならないような環境調整を心がける．覚醒の変動に対しては覚醒時間帯の食事設定，1回の食事摂取量の少なさに対しては食事回数の追加などを検討する．食事の時間がかかる人には，食事量の変更，食品の物性調整，手づかみで食べられる工夫を行う．場合によっては，薬剤の変更も検討する．

(3) 口腔・咽頭の衛生・管理

口腔や咽頭の衛生状態が悪いと，雑菌が繁殖して誤嚥性肺炎の危険性を高めるため，訓練実施前には，可能な範囲で口腔や咽頭の衛生状態を確認し，必要であれば**口腔ケア**や吸引を行う．口腔ケアにより誤嚥性肺炎，全身感染症，歯周疾患，口腔局所疾患，口腔機能維持回復，摂食嚥下機能の改善，全身の健康や社会性の回復を図ることができる．

(4) 患者の味覚・嗜好

個々の患者の食の楽しみを考えるためには，味覚や嗜好を考慮することが重要である．味覚は，甘味，酸味，塩味，苦味，うま味の5つの基本味で形成される．味覚閾値は加齢により上昇し，特に塩味や苦味で味覚低下を認めやすいといわれている．また，ミネラルの欠乏や全身疾患（糖尿病など），服用中の薬剤により**味覚障害**が生じることもある．さらに，食事の際に味覚とともに風味として感じる嗅覚も加齢や疾患の影響を受けて低下するといわれている．その他，**口腔乾燥**，義歯の不具合，口腔内の体感異常など口腔内の問題や認知症による食欲や嗜好の変化も嚥下障害に影響する．

5 | 気管切開患者への対応

気管切開例では，**気管カニューレ**のタイプを確認する．**カフ付きカニューレ**を装用している場合は，カフ圧を確認し，カフ上部に貯留物がある場合は，吸引ラインから吸引する．嚥下訓練時の気管吸引は，2010年4月より言語聴覚士も行えるようになったが，実施にあたっては，必要な教育や研修を受けることが求められている．気管吸引では，気管支粘膜の損傷，迷走神経刺激による徐脈や無呼吸，嘔吐，喉頭痙攣といった合併症が起こりうるため，緊急時に医師や看護師の対応が得られる体制を整えておく．

気管カニューレのカフは，本来は上気道と下気道を遮断して人工呼吸時の圧管理をすることを目的としている．その一方で，慢性的な誤嚥がある患者に対して，誤嚥防止目的でカフ付きカニューレを使用する場合があるが，カフと気管粘膜の間は密閉状態ではない（誤嚥は回避できない）ことを認識しなければならない．カフ付きカニューレは，嚥下時の喉頭挙上制限や頸部食道の圧迫を起こすといわれており，嚥下にはできるだけカフを脱気するか，カフなしカニューレへ変更することが望ましい．また，カニューレという異物の存在による気管や喉頭の感覚閾値の上昇（咳反射が起こりにくくなる），気管切開による嚥下時の声門下圧上昇困難などもマイナス要因とされ，嚥下機能の改善には，可能な限り早期に呼気を口腔に導くリハが欠かせない．状況に応じて気管孔を徒手的に閉鎖したり，カニューレに発声用の一方弁を装着したりして，発声，排痰，咳嗽，呼吸訓練に移行していくことが望ましい．

●文献

1） Logemann JA：Evaluation and Treatment of Swallowing Disorders, 2nd ed. Austin, Texas：Pro-ed, 1998（道　健一，道脇幸博監訳：Logemann 摂食・嚥下障害．医歯薬出版，2000）．
2） 才藤栄一，植田耕一郎監修：摂食嚥下リハビリテーション　第3版．医歯薬出版，2016．
3） 倉智雅子編：言語聴覚士のための摂食嚥下障害．医歯薬出版，2013．
4） 藤島一郎，谷口　洋編：脳卒中の摂食嚥下障害　第3版．医歯薬出版，2017．
5） 杉山庸一郎：咀嚼，嚥下，誤嚥性肺炎に関わる基礎知識．*JOHNS*，**38**（5）：485-489，2022．
6） 藤田郁代監修：標準言語聴覚障害学　摂食嚥下障害学．医学書院，2014．
7） 向井美惠編著：乳幼児の摂食指導－お母さんの疑問にこたえる．医歯薬出版，2000．
8） 一般社団法人日本サルコペニア・フレイル学会ホームページ：フレイルとは．https://www.jasf.jp/contents/flail.html（2024年1月閲覧）
9） Rosenbek JC, et al.：A Penetration-Aspiration Scale. *Dysphagia*, **11**：93-98, 1996.
10） 平野　実・他：誤嚥の臨床的分類とその意義－主として嚥下の動的障害について－．日気食会報，**31**（4）：285-290，1980．
11） 稲本陽子・他編：リハビリテーション医学に基づいた摂食嚥下障害の評価・対応．医歯薬出版，2019．
12） 日本摂食・嚥下リハビリテーション学会医療検討委員会：訓練法のまとめ（2014版）．日摂食嚥下リハ会誌，**18**（1）：55-89，2014．

（倉智雅子）

Column 「期」と「相」の違い

嚥下器官の生理学的な動きを表す「期」(stage) に対して，食塊の動きに注目した概念は「相」(phase) である．食塊が口腔内を咽頭に向かって移動する段階は「口腔相」で，咽頭に入ると同時に「咽頭相」に切り換わる．食塊が食道に入れば「食道相」が始まる．健常者の嚥下では，原則的に「期」と「相」は一致し，例えば，舌の食塊搬送運動（舌の前後運動や舌と口蓋の接触など）が起こる「口腔期」と，食塊が口腔を移動する「口腔相」は一致する．しかし，嚥下障害例では，「相」（食塊の流れ）と「期」（嚥下器官の運動）が必ずしも同じように進行せず，この「相」と「期」の時間軸上のズレが摂食嚥下障害の病態を表す指標となる．特に，「咽頭相」と「咽頭期」のズレは，嚥下反射惹起の遅れを示し，臨床上極めて重要である．

（倉智雅子）

X

地域言語聴覚療法学

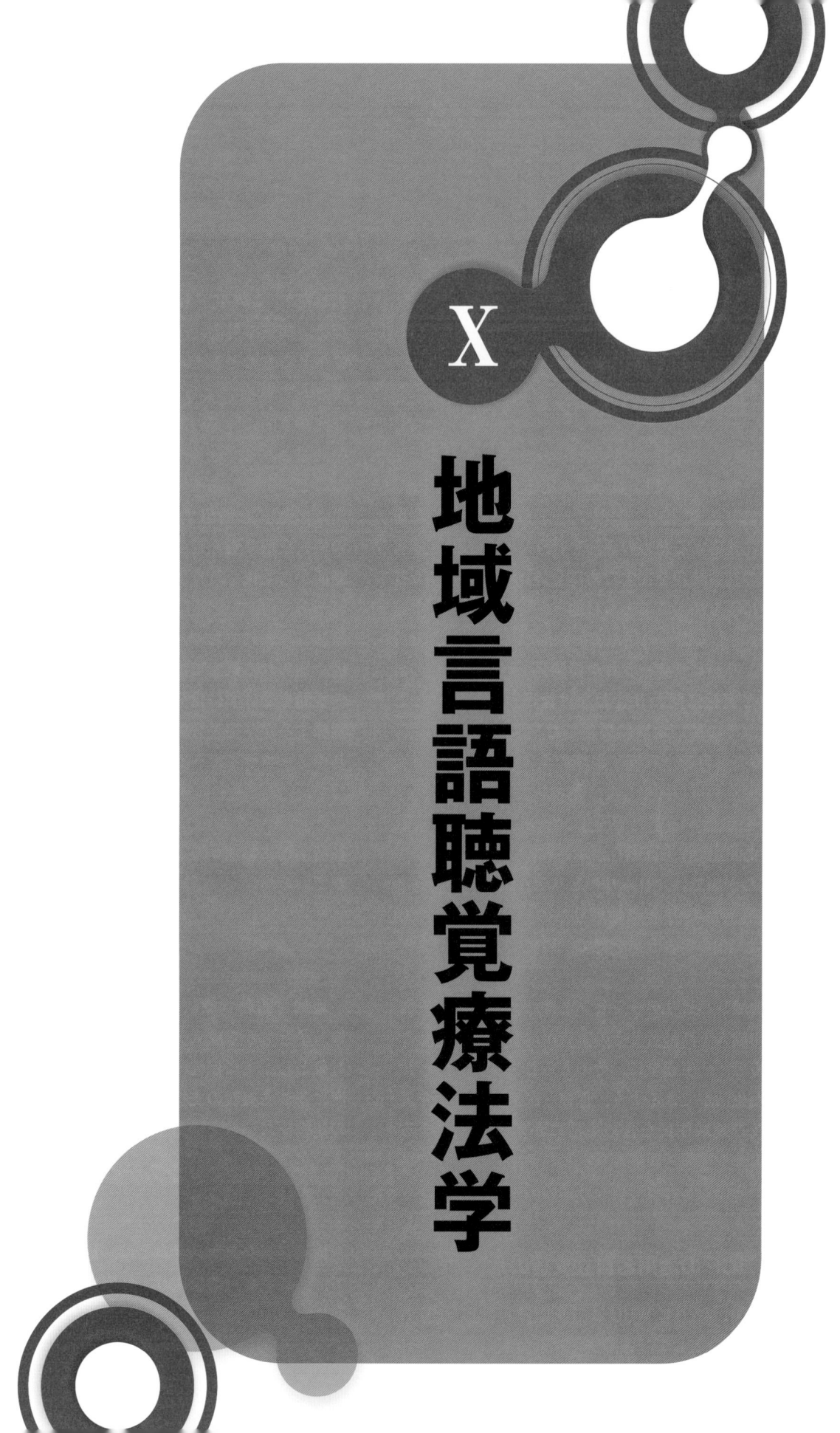

地域言語聴覚療法学

1 地域リハビリテーションの概念と意義

1. 地域リハビリテーションの流れ

1981年に国際保健機関（WHO）は，リハビリテーション（以下，リハ）の定義に初めて「地域」を盛り込み，「リハビリテーションは障害者が環境に適応するための訓練を行うだけでなく，障害者の社会統合を促すために全体としての環境や社会に手を加えることも目的とし，障害者自身，家族，そして彼らの住んでいる地域（communities）が，リハビリテーションに関係するサービスの計画と実行に関わり合わなければならない」とした．その後，地域に根差したリハの概念として，「障害者自身，家族，地域の全てを含む地域社会資源を利用し構築して，地域レベルでとられる手段を包括する」というCommunity based Rehabilitation（CBR）が示された[1]．

わが国では，日本リハビリテーション病院・施設協会が1991年に地域リハの定義を定め，2001年と2016年の改定を経て，現在の形となった[2]．

> 地域リハビリテーションとは，障害のある子供や成人・高齢者とその家族が，住み慣れたところで，一生安全に，その人らしくいきいきとした生活ができるよう，保健・医療・福祉・介護及び地域住民を含め生活にかかわるあらゆる人々や機関・組織がリハビリテーションの立場から協力し合って行なう活動のすべてを言う．

2. ICFの活用と自立支援の理念

2001年5月にWHOは，「国際障害分類（ICIDH）の改訂版として「**国際生活機能分類（ICF）**」を採択した[3]．このICFは，障害を個人の問題として捉え，病気や外傷，その他の健康状態から直接的に生じるものと考える「医学モデル」と，障害を主として社会によって作り出された問題をみなし，基本的に障害のある人の社会への完全な統合の問題とみる「社会モデル」の統合に基づいていることが特徴である[4]．

このICFを活用することで，対象者個人とその個人を取り巻く社会環境，両者の相互作用の各側面から支援を行う上で役立つ．

一方，「**自立支援**」は，障害者基本法や介護保険法に謳われており，介護，福祉の領域において広く知られる概念である．従来「自立」とは，「他の援助を受けずに自分の力で身を立てること」を意味するが，福祉分野における，人権意識の高まりやノーマライゼーションの思想の普及を背景として，「自己決定に基づいて主体的な生活を営むこと」「障害を持っていてもその能力を活用して社会活動に参加すること」の意味としても用いられている[5]．

2 地域言語聴覚療法を支えるシステムと制度

地域言語聴覚療法は，地域リハの理念に基づき，子どもから成人・高齢者まですべての世代を対象とし，主に保健・医療・福祉・介護などの制度に基づく複数の支援を円滑に行われるよう地域の連携システムを活用する．

1. 地域包括ケアシステムと介護サービス

地域包括ケアシステムとは，地域の実情に応じて，高齢者が可能な限り，住み慣れた地域でその有する能力に応じ自立した日常生活を営むことができるよう，医療，介護，介護予防，住まいおよ

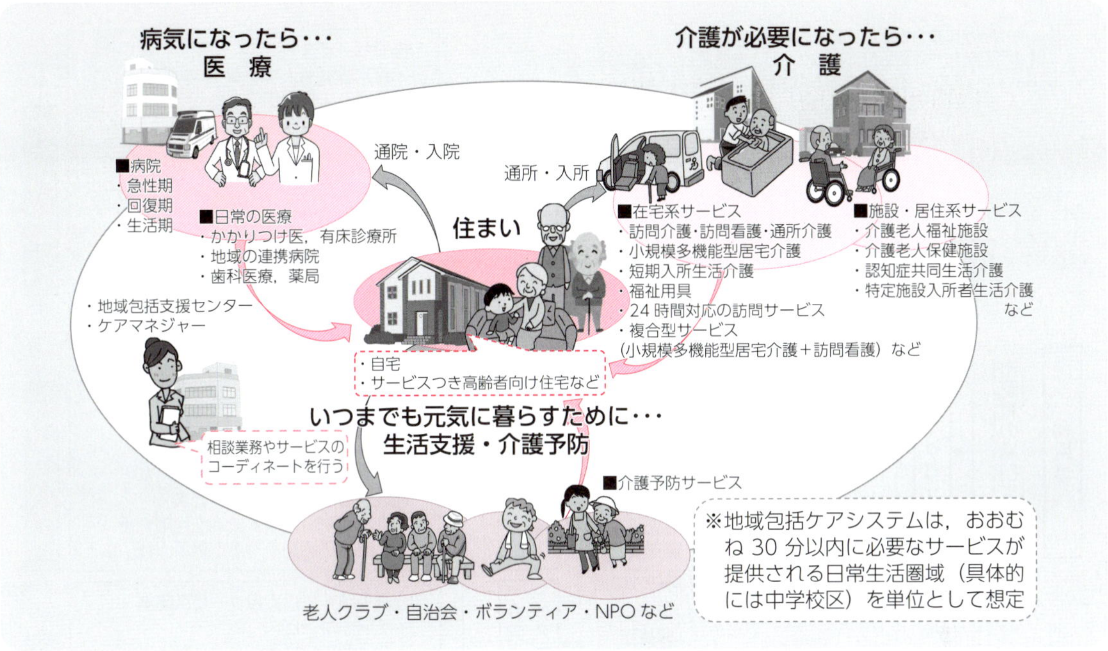

図 1　地域包括ケアシステムの姿[10)]

び自立した日常生活の支援が包括的に確保される体制をいう．

住まいを中心に，医療，介護，予防，生活支援のサービスがおおむね 30 分以内に提供される体制を日常生活圏域内に整備するもので，**地域包括支援センター**はその中心的な役割を担っている（図 1）．

地域包括ケアシステムの中核をなす介護サービスは，40 歳以上の者を対象とし，要介護認定による要介護区分に応じて利用する（図 2）．

要介護認定は，認定調査の結果をもとにコンピュータにより**一次判定**を行い，保健医療福祉の学識経験者などで構成される介護認定審査会が**二次判定**を行い，30 日程度で認定結果が交付される[6)]．

要介護者：介護給付により，施設に入所して利用する施設サービス，訪問系・通所系・短期入所系のサービスを含めた居宅サービス，地域密着型サービスが利用できる．

要支援者：予防給付により，地域密着型を含めた介護予防サービス，**介護予防・日常生活支援総合事業**（以下，総合事業）が利用できる．

非該当：**基本チェックリスト**によって要介護リスクが判定されると**サービス事業対象者**として総合事業が利用できるが，それ以外の高齢者は一般介護予防事業が利用できる．

2. 地域共生社会の実現に向けた包括的支援体制

地域共生社会とは，高齢者介護に加え，障害福祉，児童福祉，生活困窮者支援などの制度・分野の枠や，「支える側」と「支えられる側」という従来の関係を超えて，人と人，人と社会がつながり，一人ひとりが生きがいや役割をもち，助け合いながら暮らしていくことのできる包摂的な社会をいう[8)]．高齢者支援を中心とした地域包括ケアシステムから，すべての世代に関わる包括的支援体制の構築を目指している．

障害児の支援においては，障害児とその家族を中心に，医療，福祉，教育，その他関連機関が協働する支援ネットワークを構築し，ニーズに合わせて専門職の支援を行うだけでなく，すべての子どもが共に育つ**インクルージョン**を推進する（図 3）．一人ひとりの子どもの成長・発達を継続して支え，**ライフステージ**に応じた適時適切な支援を本人・家族の選択に基づき，柔軟に行う体制が望まれる．

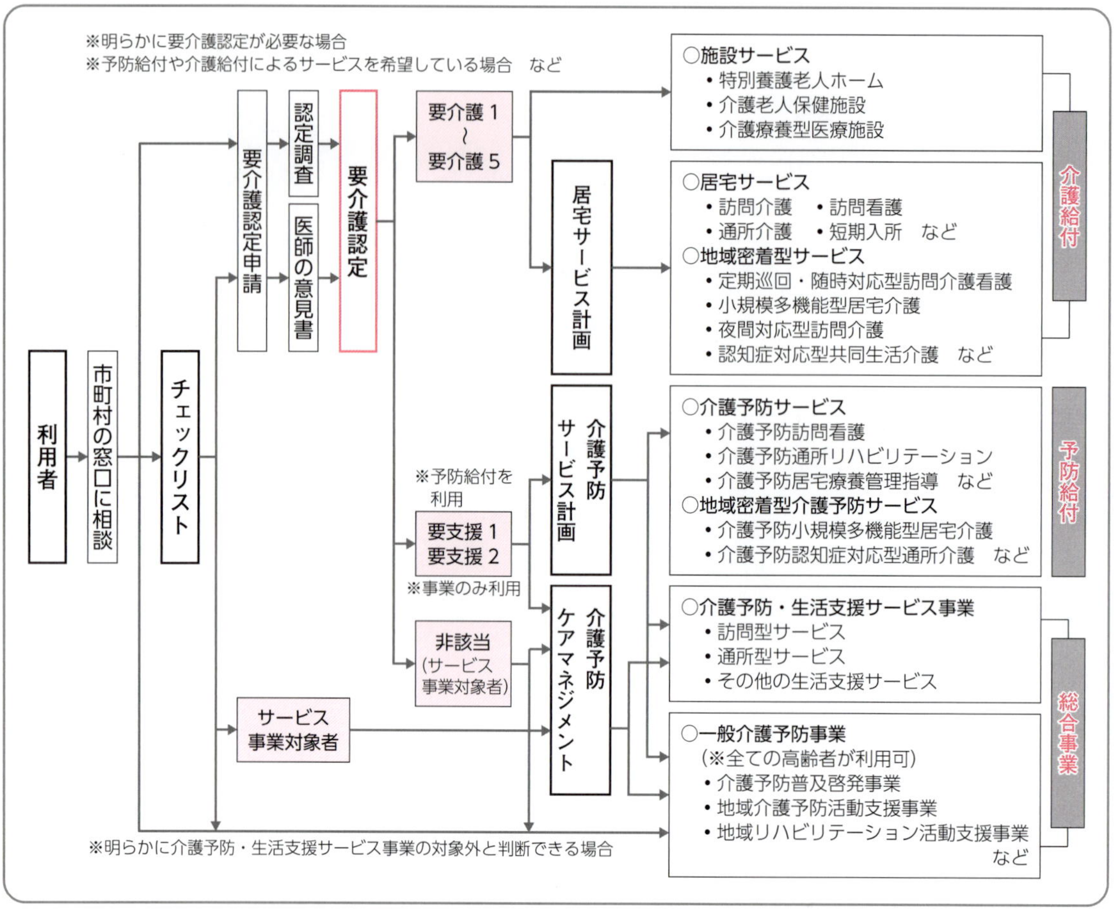

図2　介護サービスの利用手続きと高齢者の状態像に合わせた利用可能サービスの例[7)]

3 | 言語聴覚士の役割と施設間および職種間連携

地域言語聴覚療法の主な実践の場となる介護保険サービスや障害福祉サービスの説明と，施設間および職種間の連携についてまとめる．

1. 成人・高齢者を対象とした介護保険サービス

リハ医療は，急性期，回復期は主に医療が担い，生活期は主に介護が担う．退院は病院から自宅などへ生活の場が移るだけでなく，多くの場合，言語聴覚療法の場も病院から介護や福祉サービスへと移行するため，シームレスな連携が必要となる．

生活期リハには，訪問リハと通所リハ，入所リハがあり，原則多職種協働で行われる**リハマネジメント**に基づいて行われる．

訪問リハ：言語聴覚士などが居宅を訪問し，心身機能の維持回復を図り，日常生活の自立を助けるために行う．その中でコミュニケーションや食べる能力の向上を図るとともに，生活環境への適応，参加の促進を図る．

通所リハ：事業所に通い，心身の機能の維持回復を図り，日常生活の自立を助けるために行う．個別訓練と合わせて**ピアサポート**を踏まえた集団訓練，**対人交流**を図ることができる．

入所リハ：心身の機能の維持回復を図り，居宅における生活を営むことができるよう，看護，介護の職員とともに生活リハを行う．

一方，通所介護などで機能訓練指導員を中心に実施される機能訓練には，言語聴覚士など多職種が機能訓練指導員として従事している．なお，訪問看護の場合には，言語聴覚士の訪問も看護業務の一環として位置づけられ，実施される．

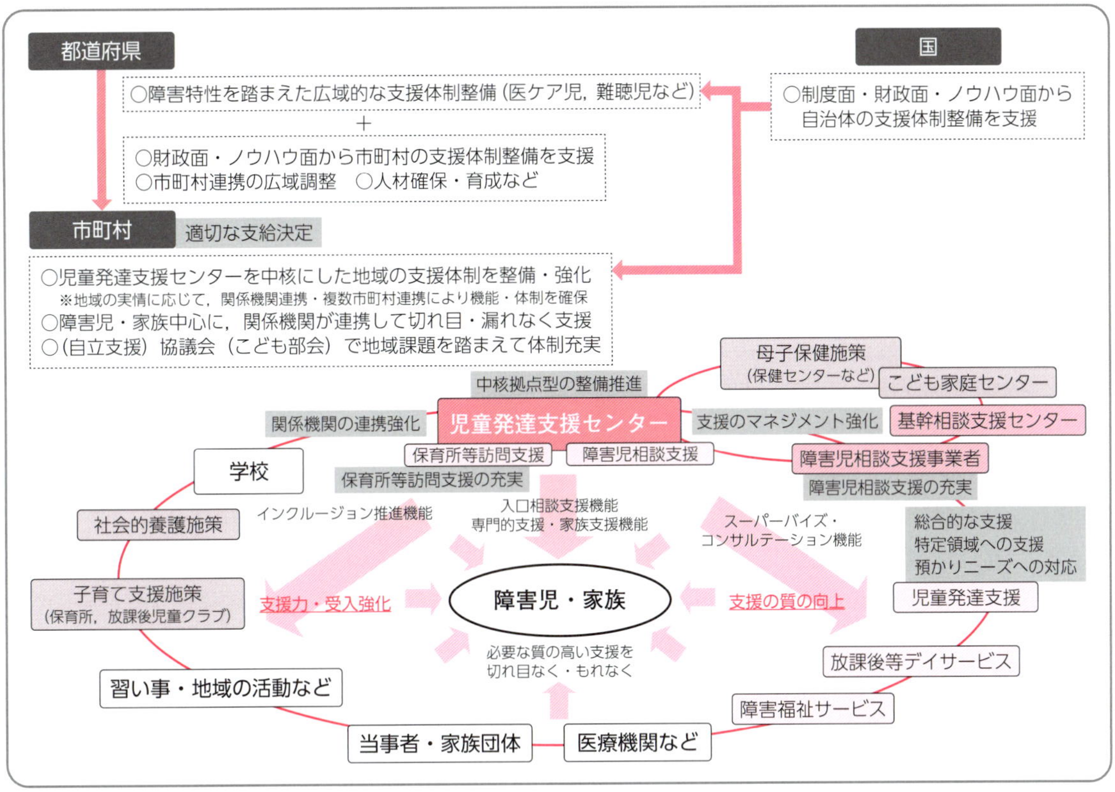

図 3　障害児支援の地域ネットワーク[9)]

2. 高齢者の介護予防を目的とした総合事業

総合事業で行う通所や訪問サービス，地域ケア会議，サービス担当者会議，住民主体の通いの場などにおいて自立支援に資する取り組みを推進し，**介護予防の機能強化**を図る目的で**地域リハビリテーション活動支援事業**が創設され，言語聴覚士，理学療法士，作業療法士の活用が広がっている．

総合事業で行う通所や訪問サービスは，利用者の口腔・嚥下機能や認知機能，聴力を含めたコミュニケーション能力を評価し，必要な支援内容を介護職員などへ助言することで自立支援に資するプログラム立案などを行う[6)]．

地域ケア会議は，自立支援を図るプロセスを会議参加者全員で共有し，個々人の介護予防ケアマネジメント力の向上を目指す中で，言語聴覚士などの専門職は専門的な視点から自立支援につながる助言および情報提供を行う．

住民主体の通いの場は，主体的に活動を展開する場であり，健康や介護予防に資する講話や口腔・嚥下体操の指導などを住民の意向に沿って行う．また多様な参加者が継続して通えるよう働きかける．

介護予防とは，「要介護状態の発生をできる限り防ぐ（遅らせる）こと，そして要介護状態にあってもその悪化をできる限り防ぐこと，さらには軽減を目指すこと」と定義される[12)]．介護予防は，**一次予防**，**二次予防**，**三次予防**に区分され，近年では**ゼロ次予防**という概念も取り上げられている．

一次予防：要介護状態となることを予防する．

二次予防：生活機能低下を早期発見し，早期対応することでできる限り遅らせる．

三次予防：要介護状態の改善を図り，重度化を予防する．

ゼロ次予防：環境を変えることで予防を促進する．

3. 障害者総合支援法に基づく給付と事業

18 歳以上の障害者を対象に，障害者総合支援法に基づいて**自立支援給付**と**地域生活支援事業**が行われている．

(1) 自立支援給付

介護給付，訓練等給付，相談支援，自立支援医療，補装具が含まれる．このうち，訓練等給付には自立訓練や就労支援が含まれる．

自立訓練には，通いなどで受ける機能訓練と，入所して受ける生活訓練があり，その施設基準には言語聴覚士の配置が定められている．

就労支援には，一般企業などへの就労を希望する人に一定期間の支援を行う就労移行支援，一般企業などへの就労が困難な人に就労機会の提供と必要な訓練を行う就労継続支援A型・B型，一般就労に移行した人の就労に伴う生活面の課題に対応するための支援を行う就労定着支援がある．

(2) 地域生活支援事業

人工喉頭や重度障害者用意思伝達装置などの**日常生活用具**の給付・貸与や，**意思疎通支援事業**（派遣・養成）に言語聴覚士は関与している．

意思疎通支援事業では，聴覚，言語機能，音声機能，視覚，盲ろう，失語，知的，発達，高次脳機能，重度の身体などの障害や難病のため，意思疎通を図ることに支障がある障害者などに，障害者などとその他の者の意思疎通を支援する手話通訳者，要約筆記者の派遣などを行い，意思疎通の円滑化を図る．2018年に失語症者向け意思疎通支援者養成事業が開始し，実施する自治体数は徐々に増加している．

4. 児童福祉法に基づく障害福祉サービス

18歳未満の障害児を対象とした障害福祉サービスには，障害児通所系，障害児訪問系，障害児入所系の3つがある．

(1) 障害児通所系

未就学児を対象とした**児童発達支援**と，就学児を対象とした**放課後等デイサービス**がある．

児童発達支援：専門性を有し，地域の障害児やその家族への相談，障害児を預かる施設への援助・助言を行うなど，地域の療育支援施設である児童発達支援センターとそれ以外の事業所のどちらかで行われる[11]．

主に未就学の障害のある子どもまたはその可能性のある子どもに対し，個々の障害の状態および発達の過程・特性などに応じた発達上の課題を達成させていく．主に「健康・生活」「運動・感覚」「認知・行動」「言語・コミュニケーション」「人間関係・社会性」の5つの領域を対象に発達支援を行うとともに，子どもの発達の基盤となる家族への支援を行う[13]．

放課後等デイサービス：就学期の子どもの発達過程や特性，適応行動の状況を理解した上で，コミュニケーション面で特に配慮が必要な課題なども理解し，一人ひとりの状態に即した放課後等デイサービス計画（**個別支援計画**）に沿って，自立支援と日常生活の充実のための活動や創作活動，地域交流の機会の提供，余暇の提供などを通して保育士などの職員と連携して発達支援を行う[14]．

(2) 障害児訪問系

保育所等訪問支援：保育所，学校・児童養護施設などを訪問し，障害児に対して，障害児以外の児童との集団生活への適応のための専門的な支援を行う．

5. 乳幼児健康診査

母子保健法において，市町村は1歳6か月児および3歳児に対して**健康診査**（以下，健診）を行う義務を定めており，2021年度の受診率は約95%と高い[15]．さらに乳幼児期から切れ目のない母子保健を提供するため，社会性発達の評価，発達障害などのスクリーニング，健康増進を目的とした5歳児健診を行う自治体が増えている．健診には，小児科医師や保健師の他，言語聴覚士も関わり，子どもの発達状態を把握し必要な支援につなげている．

6. 特別支援教育における外部専門家の活用

特別支援学校に言語聴覚士などを配置し，特別支援学校の専門性の向上を図るとともに，地域内の小・中学校に派遣する（**巡回相談**）など，外部専門家の活用が進んでいる．言語聴覚士は，障害のある児童生徒などに対し，医学・心理学の視点を踏まえて専門的な知識・技術を生かし，教員と協力して指導の改善を行うなど，校内研修における専門的な指導者としての役割を担っている[16)].

巡回相談では，児童生徒一人ひとりのニーズを把握し，児童生徒が必要とする支援の内容と方法を明らかにするために，担任，特別支援教育コーディネーター，保護者など児童生徒の支援を実施する者の相談を受け，支援の実施や評価などについて助言する．

7. 多職種連携とその実際

地域言語聴覚療法では，連携する施設や専門職は地域に点在している．在宅利用者では，複数の事業所，複数の専門職のサービスを組み合わせて支援が行われるため，互いに時間を割き，電話やメールなど伝達手段を駆使し，事前に利用者や家族の了承を得てから情報共有を行う．近年ではICTを活用し，効率化を図ることが推奨されている．

介護保険サービスや障害福祉サービスを利用する場合，介護支援専門員（**ケアマネジャー**）または相談支援専門員は，**サービス担当者会議**を開催し，サービス計画（**ケアプラン**）について，各サービスを提供する担当者と専門的な視点で検討・調整し，担当者同士で認識を共有する．この際，複数領域の専門職と利用者や家族で共通理解が得られるよう専門用語の使用や説明に配慮する．

この他に総合事業や地域生活支援事業は，事業計画の策定・施行および予算執行を行う地方自治体との連携が欠かせない．参画する際はあらかじめ所属施設などに了承を得る．

4 地域言語聴覚療法の展開とリスク管理

地域言語聴覚療法では，地域の支援ネットワークの中で，利用者個人に対する評価・訓練（直接的支援）だけでなく，利用者の家族や他の専門職，地域の人々に対して助言・指導，環境調整（間接的支援）を含め，幅広い支援を行う．

1. リハビリテーションマネジメントに基づく言語聴覚療法

リハマネジメントは，事業所の医師や言語聴覚士などが調査（Survey），計画（Plan），実行（Do），評価（Check），改善（Action）のサイクル（SPDCA サイクル）により，質の高いリハの提供を目指す[17)]（表1）.

言語聴覚士はこのプロセスを踏まえ，心身機能，活動・参加にバランス良くアプローチしているか継続的に管理し，他の専門職などと連携して支援を行う．失語症や運動障害性構音障害など言語コミュニケーション障害に対する訓練や摂食嚥下訓練などの機能訓練は，あくまでも生活上の課題解決・目標達成に向けて行う．また家族や他職種に情報提供や助言・指導を行い，環境調整を並行して行うことで生活場面での実行性を高める．

2. リスク管理

リスク管理は，リハ医療に関連する有害事象を予防し，有害事象が発生した際の影響を最小限と

表1 リハビリテーションマネジメントのプロセスと内容

調査（Survey）	利用者・家族の希望，全体のケアマネジメントの方針，利用者の健康状態，心身機能，活動（ADLやIADLなど），参加（家庭内での役割，余暇活動，社会地域活動など）についての状況，環境因子などの情報を把握するために，事業所医師の診療，運動機能検査，作業能力検査などの各種検査を行うとともに，居宅サービス計画の情報を入手し，本人・家族からの情報収集などを行う
計画（Plan）	リハビリテーションに関する目標の設定，解決すべき課題の把握（アセスメント）および，それをもとにした具体的な対応の決定を含めてリハビリテーション計画を作成する．その内容を利用者またはその家族に対して説明し同意を得るとともに，ケアマネジャーや主治医，その他サービス担当者などに情報提供を行う
実行（Do）	事業所の医師の指示およびリハビリテーション計画に基づき，実際にサービスを提供する．サービス提供時間内に行われる訓練だけでなく，環境調整や利用者・家族への助言および指導を併せて行う
評価（Check），改善（Action）	実際に行われたサービス提供の結果，利用者の心身機能，活動，参加の状態の変化や課題の解決および目標の達成状況について評価し，計画の見直しを行う

することで，リハによる効果を最大限にするものである[8]．

リスクには，**合併症**（血圧上昇・低下，呼吸困難，SpO_2 低下など），**医療事故**（転倒，窒息など），**医療関連感染**などが想定されるが，その対応は医療，介護，福祉の領域で本質的な違いはない．しかし，事故が起こる環境が異なるため，事前準備が必要となる．特に訪問では，生活の場に言語聴覚士が一人で赴くため，対象者の合併症などを把握して備えるとともに，開始前に情報収集し，バイタルサインの測定など体調確認を行う．事業所ではリスク管理の体制が整備されているため，言語聴覚士は事業所内のマニュアルなどを遵守する．

また，関係者間のコミュニケーションを行うことは，事故などを未然に防ぐ対応となる．例えば，利用者や家族に情報を提供することで，リスクに対する認識を共有する．また専門職同士では，統一した対応を行うために利用者の同意を得た上でその状態について情報交換を行う．苦情の解決においては，利用者一人ひとりの苦情や要望のすべてに応えていくことは現実的には難しいことを踏まえつつ，「なぜ，できないのか」を利用者に説明し，納得を得るプロセスが重要となる[19]．

3. 災害リハビリテーション

大災害が発生した場合，救命と減災が医療の担う役割であり，災害支援の主な活動内容として，避難所・仮設住宅などでの災害関連疾患やストレスによる精神疾患の予防・治療，嚥下障害や口腔ケアの支援，聴覚障害者への情報保障，災害弱者の保護・生活環境整備などが挙げられる．

言語聴覚士は，コミュニケーションに障害を抱えている被災者の孤立予防や情報保障，**災害関連死**の原因疾患となる肺炎などの予防を目的とした摂食嚥下機能評価などを行い，減災につながる予防的リハを行う．その支援は，「被災混乱期」「応急修復期」「復旧期」「復興期」の4つのフェーズに合わせて他職種と連携しながら活動する[20]．

2020年にJRAT（一般社団法人日本災害リハビリテーション支援協会，Japan Disaster Rehabilitation Assistance Team）が発足し，人材育成および災害支援などを行う体制が整備されている．

●文 献

1) 佐直信彦：地域リハビリテーションと専門職連携．リハビリテーション科学東北文化学院大学紀要，**6**(1)，2010．
2) 日本リハビリテーション病院・施設協会：地域リハビリテーション，1991/改 定：2001・2016．https://www.rehakyoh.jp/teigi.html（2024年2月23日閲覧）
3) 厚生労働省：「国際生活機能分類－国際障害分類改訂版－」（日本語版）の厚生労働省ホームページ掲載について．https://www.mhlw.go.jp/houdou/2002/08/h0805-1.html（2024年2月23日閲覧）
4) 厚生労働省：国際生活機能分類－国際障害分類改訂版－」（日本語版）の厚生労働省ホームページ掲載について．https://www.mhlw.go.jp/houdou/2002/08/h0805-1.html（2024年8月18日閲覧）
5) 厚生労働省：自立の概念等について．https://www.mhlw.go.jp/shingi/2004/04/s0420-6b2.html（2024年2月23日閲覧）
6) 厚生労働省：要介護認定はどのように行われるか．https://www.mhlw.go.jp/stf/seisakunitsuite/bunya/hukushi_kaigo/kaigo_koureisha/nintei/gaiyo2.html（2024年2月23日閲覧）
7) 厚生労働省：介護予防・日常生活支援総合事業 ガイドライン（概要）．https://www.mhlw.go.jp/file/06-Seisakujouhou-12300000-Roukenkyoku/0000088276.pdf（2024年8月19日閲覧）
8) 厚生労働省：地域包括ケアシステムのさらなる推進のための医療・介護・障害 サービスの連携．https://www.mhlw.go.jp/content/12404000/001072583.pdf（2024年2月23日閲覧）
9) 子ども家庭庁：障害児支援施策の動向について．https://www.mhlw.go.jp/content/11907000/001127397.pdf（2024年2月23日閲覧）
10) 厚生労働省：地域包括ケアシステムの構築，2015．https://www.mhlw.go.jp/file/05-Shingikai-12301000-Roukenkyoku-Soumuka/0000086353.pdf（2024年2月23日閲覧）
11) 厚生労働省：児童発達支援センターの位置づけについて．https://www.mhlw.go.jp/content/12401000/000791881.pdf（2024年8月18日閲覧）
12) 厚生労働省：序論．介護予防マニュアル　第4版．https://www.mhlw.go.jp/content/12300000/001238849.pdf（2024年8月19日閲覧）
13) 厚生労働省：児童発達支援ガイドライン（本文・セット版）．https://www.mhlw.go.jp/file/06-Seisakujouhou-12200000-Shakaiengokyokushougaihokenfukushibu/0000171670.pdf（2024年2月23日閲覧）
14) 厚生労働省：放課後等デイサービスガイドライン．https://www.mhlw.go.jp/file/05-Shingikai-12201000-Shakaiengokyokushougaihokenfukushibu-Kikakuka/0000082829.pdf（2024年2月23日閲覧）
15) 子ども家庭庁：【資料2】乳幼児健診について．https://www.cfa.go.jp/assets/contents/node/basic_page/field_ref_resources/ce28e632-7504-4f83-86e7-7e0706090e3f/5a476375/20231122_councils_shingikai_seiiku_iryou_tWs1V94m_07.pdf（2024年2月23日閲覧）
16) 文部科学省：特別支援教育について．第4部　専門家用．https://www.mext.go.jp/a_menu/shotou/tokubetu/material/1298170.htm（2024年2月23日閲覧）
17) 厚生労働省：リハビリテーション・個別機能訓練，栄養管理及び口腔管理の実施に関する 基本的な考え方並びに事務処理手順及び様式例の提示について．https://www.mhlw.go.jp/content/12404000/000755018.pdf（2024年2月23日閲覧）
18) 宮越浩一：リハビリテーション医療におけるリスクマネジメント．Jpn J Rehabil Med，57：167-173，2020．https://www.jstage.jst.go.jp/article/jjrmc/57/2/57_57.167/_pdf/-char/ja（2024年2月23日閲覧）
19) 厚生労働省：「福祉サービスにおける危機管理（リスクマネジメント）に関する取り組み指針 ～利用者の笑顔と満足を求めて～」について．https://www.mhlw.go.jp/houdou/2002/04/h0422-2.html（2024年2月23日閲覧）
20) 大規模災害リハビリテーション支援関連団体協議会：災害リハビリテーション標準テキスト　第2版，医歯薬出版，2023．

（黒羽真美）

XI

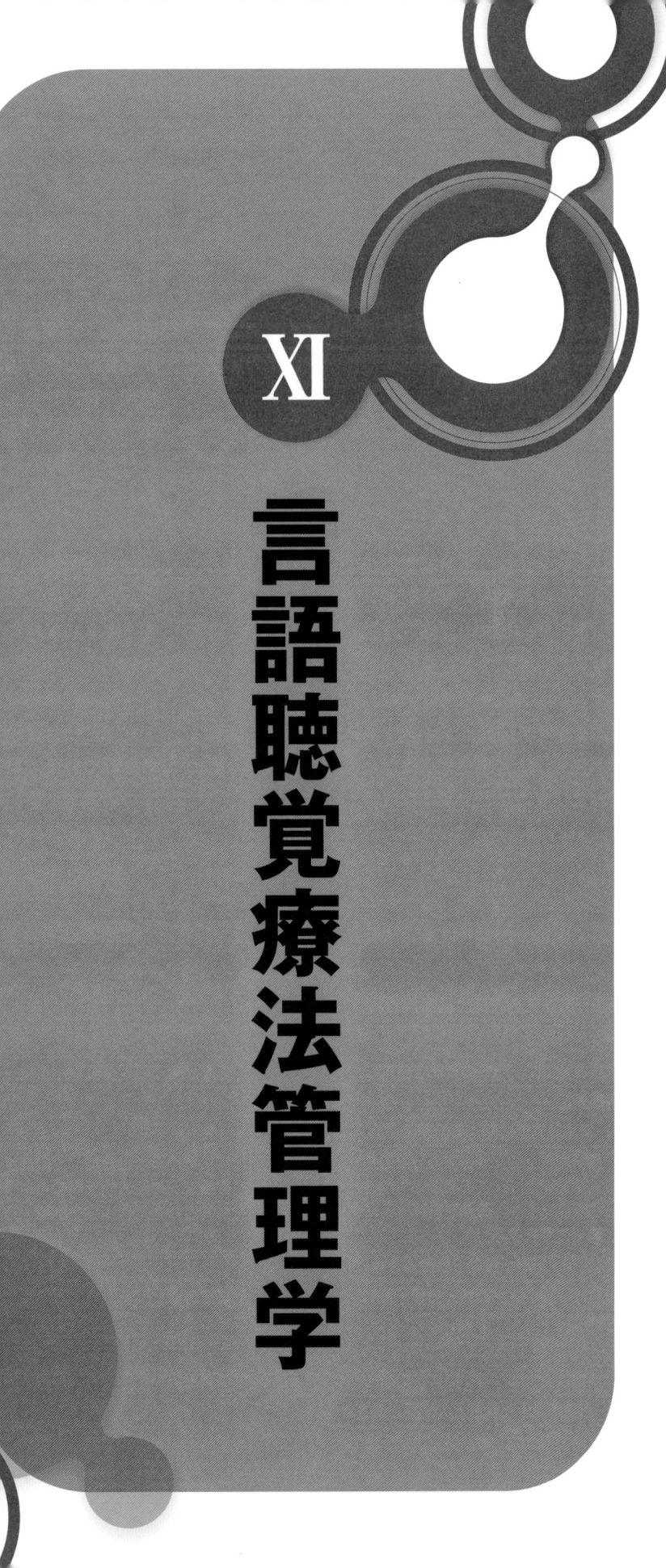

言語聴覚療法管理学

言語聴覚療法管理学

管理とは，目標達成に向けて，材料や人的資源を合理的，経済的，効率的に活用して仕事の成果を上げる過程を指す．

言語聴覚療法においては，対象者の可能性，潜在能力を最大限引き出すことを目標に，言語聴覚士の業務がより安全で効率的に遂行されるために，高度なマネジメントが求められる．言語聴覚療法管理学には，言語聴覚療法部門を含む組織のあり方，組織資源のマネジメント，リスクマネジメント，サービスの評価，言語聴覚士を含む医療福祉職，事務職を含む集団の協働・コミュニケーション，言語聴覚士個人の言語聴覚療法サービス，キャリア開発，タイムマネジメント，安全管理，さらには言語聴覚療法ならびに医療福祉の制度および政策など，多様な内容が含まれる．

1 | 言語聴覚士の職業倫理

言語聴覚士法における言語聴覚療法の対象と言語聴覚士の業務（261 頁参照）を受けて，日本言語聴覚士協会は**倫理綱領**を制定している．一般に倫理とは，社会生活上の善悪の判断をする際の根拠，人として守るべき規範を意味する．

日本言語聴覚士協会倫理綱領は，言語聴覚士自身が自らの専門職としての責任の範囲を社会に対し明示している[1]（表 1）．

倫理綱領では，対象者の利益が最優先される（倫理綱領③，④）．そのため，1）生涯学習（養成教育とキャリア教育，後進の育成）に努めること（倫理綱領①，②，⑤），2）同職種間，関連職種間で連携して言語聴覚療法を提供すること（倫理綱領⑤），3）社会貢献と法令遵守（倫理綱領⑥）が定められている．以下に記載する言語聴覚療法管理学の各事項を適切に推進することが，言語聴覚士としての倫理的行為を実現することにつながる．

1. 患者の権利

医療者は患者の権利と尊厳を守る必要がある．

表 1　日本言語聴覚士協会倫理綱領[1]

序文
言語聴覚士は，自らの責任を自覚し，人類愛の精神のもと，全ての人々に奉仕する
倫理規定
1. 言語聴覚士に関する倫理
①言語聴覚士は，関係する分野の知識と技術の習得に常に努めるとともに，その進歩・発展に尽くす ②言語聴覚士は，この職業の専門性と責任を自覚し，教養を深め，人格を高めるよう心掛ける ③言語聴覚士は，職務を実践するにあたって，営利を目的とせず，何よりも訓練・指導・援助等を受ける人々の有益性を第一に優先する
2. 訓練・指導・援助を受ける人々に関する倫理
④言語聴覚士は，訓練・指導・援助を受ける人々の人格を尊重し，真摯な態度で接するとともに，訓練・指導・援助等の内容について，適切に説明し，信頼が得られるよう努める
3. 同職種間・関連職種間の関係性に関する倫理
⑤言語聴覚士は，互いに尊敬の念を抱き，関連職種関係者と協力し，自らの責務を果たすとともに，後進の育成に尽くす
4. 言語聴覚士と社会との関係に関する倫理
⑥言語聴覚士は，言語聴覚士法に定める職務の実践を通して，社会の発展に尽くすとともに，法規範の遵守及び法秩序の構築に努める

患者の権利とは，適切な医療を受けることができる，病院や医師を自由に選ぶことができる，十分な説明を受けて検査・治療を自らの意思で選択・拒否することができる（インフォームド・コンセント），他の医師の意見を求めることができる（セカンドオピニオン），個人情報やプライバシーが保護されるなどが含まれる．

2. インフォームド・コンセント

インフォームド・コンセントとは，説明と同意を意味する．検査や治療について概要や目的，危険性などについて十分に説明し，患者がよく理解した上で，自由意志に基づいて合意することをいう．判断能力に問題のある，認知症や小児の場合には，家族や親権者からインフォームド・コンセントを得ることが認められている．

2 | 言語聴覚士の職場管理

言語聴覚療法部門の管理者は，対象者の生命・生活・尊厳を尊重するために，言語聴覚療法の質を組織として保証し，コンプライアンスを重視する．人材管理として，将来を見据えて職員を組織的に育成，支援する．リスクマネジメントとして，予測されるリスクを回避し，安全を確保する．

1. ヒトの管理

ヒトの管理にあたってはコンプライアンスが求められる．**コンプライアンス**とは「法令遵守」を意味し，倫理観，公序良俗などの社会的な規範に従い，公正・公平な業務を行っていく．職員が働きやすい職場環境を作るために，良好な人間関係を保ち，必要に応じて指導や配置転換などを進める．メンバー個々人の意向などをよく理解し，それぞれに合わせて適切に関与するとともに，**ハラスメント**に対応する．マネジメントを行う管理職は，組織やチームの団結力やモチベーションを維持し，目標達成に向けて組織を運営する．

人材管理として，職員が活躍できるように採用，教育，評価などを行う．職員が成長するための教育体制を整備する．部門の業務，自分の部下の職務遂行状況を把握し，日々の業務を調整する．また，対象者一人ひとりの状態を把握し，臨床業務を管理する．

（1）同職種間連携

同職種間の連携には，同一事業所内での連携と事業所を超えた連携がある．

部署内ではそれぞれの言語聴覚士の経験年数が異なり，また言語聴覚障害の種類による専門性の違いもある．事業所によって同一対象者を複数の言語聴覚士が担当したり，言語聴覚障害の種類に応じた担当領域を決めたりする．いずれの場合も個々の対象者に関する情報の共有が必要で，部署内のカンファレンスが行われることも多い．そこでは言語聴覚障害の評価，言語訓練および社会的支援に関して意見交換し，業務の水準を管理する．また，部署内では実習生の受け入れや施設内の各種委員会・プロジェクトチーム（広報，個人情報保護，感染管理，地域連携，リスクマネジメントなど）といった様々な業務を分担するとともに情報を共有する．

事業所を超えた同職種間では，対象者の地域移行に応じて**地域連携パス**，**患者情報提供書**（検査および訓練成績など），その他の方法で情報の共有を行う．国，県や市町村の行政により**介護予防**，**意思疎通支援者の養成**，**発達障害者支援**など言語聴覚士が参加する多くの**地域生活支援事業**が進められている．これらの事業には，所属する事業所や都道府県言語聴覚士会を通じて言語聴覚士が参加する．

（2）多職種連携

今日，医療福祉サービスは専門分化が進み，さらに，医学的治療モデルから生活障害のケアモデルへと枠組みが拡大し，多職種連携が必要になった．**チーム医療**は一人の対象者に複数の医療専門職が連携して，治療やケアにあたることである．

病院では，様々な職種の医療専門職が在籍し，連携・協働する．各職種それぞれが専門スキルを発揮し，対象者の生活の質（QOL）の維持・向上，患者の価値観を尊重したリハビリテーション（以下，リハ）の進行をサポートする．多職種連携では複数の専門職が各々の技術と役割をもとに，共通の目標をめざす．多職種連携を実施する上では，多職種の専門性を尊重し，協同して個々の対象者の治療や介護者の支援について計画，評価，実施する．また，入院期間の短縮および早期の家庭復帰・社会復帰が進められ，入院・在宅ともに多職種チームが関わることになった．その過程において，**ケアマネジメント**の手法が導入され，地域における多職種連携が展開されている．

(3) 自己研鑽

言語聴覚士は専門職であり，自己研鑽を行うことが職業倫理上求められている．組織としても体系的に人材育成を行う．人材育成には職場内外の訓練，自己啓発を通じて，組織目標に基づいて，職務遂行能力，対人能力，問題解決能力を高める．言語聴覚士としての専門的職務のみでなく，各種書類作成，他部署との連携，組織全体の運営など多くの能力が求められる．就職後初期の援助を要する時期から，自立し，管理職に至るキャリアルートに沿った人材育成を行う．

2. 物品の管理

診療報酬における疾患別リハビリテーション料に関する施設基準[2]のうち，脳血管疾患等リハビリテーションでは，Ⅰ～Ⅲのいずれの区分においても「言語聴覚療法を行う場合は，聴力検査機器，音声録音再生装置，ビデオ録画システム等を有すること」と規定されている．

その他，施設の診療内容に応じて補聴器特性測定装置，人工内耳マッピングシステム，音響分析装置，呼吸機能検査装置，各種人工喉頭など，多くの装置が必要になる．また，各種の言語・構音機能検査，発達・知能検査，言語訓練教材・遊具は極めて種類が多く，使用頻度の高い検査・教材は複数必要である．これらを適切に保管し，消耗品の補充や破損に注意する．新規開発された検査や訓練機器について情報収集し，充実に努める．

3. 情報の管理

(1) 記録・書類

対象者に言語聴覚療法を実施したことを証明するために，記録やデータを残す．地方厚生局による個別指導などにおいて，診療記録，言語聴覚療法の実施一覧表，日報，月報，業務日誌，カンファレンス記録，出勤簿などが必要となる．

言語聴覚士は個々の対象者に対して言語聴覚療法を実施する度に，単位数や時間，内容，診療報酬請求項目などを記載する．対象者ごとに初期評価記録，経過記録，退院時記録を記載する．初期評価記録には，カルテ番号，対象者氏名，年齢等の一般的情報，診断名，現病歴などの医学的情報，言語症状，検査結果，長期・短期目標，言語訓練プログラムなどの評価・訓練データを記載する．経過記録には，言語症状および検査成績の経過，言語訓練の目的と方法などを記載する．退院時記録には，最終評価・検査結果，初期評価からの改善・変化，退院時の指導内容，退院後の予定などを記載する．

言語聴覚療法部門の業務日誌には，1日の患者件数，実施単位数，新規患者数や退院の件数，カンファレンスなどの施設内業務，職員の勤務状況などを記載する．すべての記録には，日付や開始時間と終了時間を正確に記載する．**リハ総合実施計画書**に，音声・発話障害（構音障害，失語症），失行・失認，摂食機能障害，コミュニケーションの状態を評価し，言語聴覚療法の目標や方針を記載する．

(2) 個人情報保護

言語聴覚士法において守秘義務が規定されており，個人情報を厳正に管理する必要がある．個人情報には，氏名，生年月日などの基本的事項，マイナンバーなどの個人識別符号，家庭状況，経歴や身分，資産や経済，思想や信条に関する情報が含まれる．医療従事者は特に病名，病歴，症状，障害などの心身の状況に関する情報の管理に細心の注意が必要である．個人情報の漏洩は，対象者の情報を記載した書類の置き忘れ，電子カルテ閲覧中の離席，不特定多数の人々がいる状況での不用意な会話などで生じやすい．

4. 経済性

診療報酬，介護報酬による収入と，リハ部門の運営経費や職員の人件費などの支出との採算性が，職員数や給与の査定，施設の運営に影響する．

(1) 診療報酬

リハに関する診療報酬は，心大血管疾患，脳血管疾患等，廃用症候群，運動器，呼吸器の各リハビリテーション料に分かれる．言語聴覚療法部門の対象者には脳血管疾患等が多い．疾患別のリハビリテーション料[2]は，患者に対して1単位（20分）を個別に言語聴覚療法を実施した場合に算定される．1日に対象者1人に対して実施できる単位数は6単位（別に厚生労働大臣が定める患者については9単位）が上限であり，対象者1人あたりの実施単位数を適切に管理する．言語聴覚士1人あたりの実施単位数の上限は，1日24単位または週108単位で，出勤状況などを確認し，言語聴覚士1人の1日または1週間あたりの実施単位数を適切に管理する．

(2) 介護報酬

介護報酬では，訪問リハビリテーション料，通所リハビリテーション料，介護老人保健施設および介護医療院において短期集中リハビリテーション実施加算等が算定される．

3 | 言語聴覚療法業務のマネジメント

1. アクシデント・インシデントへの対応

医療安全活動では，安全を脅かしている脅威をなくし，リスク要因を管理・コントロール・評価し，安全対策を実施していく．

アクシデントとは，医療に関わる場所で医療の全過程において発生するすべての事故をいう．特に，医療事故の発生の原因に，医療機関・医療従事者の過失のあるものを医療過誤という．

インシデントとは，日常診療の場で誤った医療行為などが患者に実施される前に発見されたものや，誤った医療行為などが実施されたが，結果として患者に悪影響を及ぼすに至らなかったものをいう．後者は医療事故になる可能性のあったもので，「ヒヤリ・ハット」とも呼ばれる．インシデント報告は，インシデントの再発防止や，医療事故，医療過誤の発生を未然に防止することを目的に収集され，報告者の責任を問うものではない．些細なことでも何か問題点を見つけ，情報を共有し，今後の予防に役立てる．

2. 院内感染

院内感染とは，医療施設内で原疾患とは別に，医療行為，診療行為に伴って，新たな病原体の感染を受けることを意味する．これは，対象者だけでなく，医療従事者，訪問者なども含む．感染防御力の低下した対象者や新生児，高齢者などは，院内感染を起こしやすい．感染予防手技の不徹底により，薬剤耐性菌や病原体を複数の対象者に広げてしまうことを避ける．

言語聴覚療法実施に際して，感染症〔新型コロナウイルス感染症，インフルエンザ，B型肝炎ウイルス（HBV），メチシリン耐性黄色ブドウ球菌（MRSA）感染など〕の予防対策が重要である．感染症を有する患者には，原則として病棟で対応する．学生が病院などの施設で臨床実習をする際に，事前に感染症の原因となるインフルエンザ，風疹，麻疹，ムンプス，結核，B型肝炎ウイルス（HBV）などの抗体検査を受けておく．

(1) 標準予防策

標準予防策とは，感染症の有無にかかわらず，すべての対象者のケアに際して適用する，疾患非特異的な予防策である．対象者の血液や体液，分泌物，排泄物，傷のある皮膚・粘膜を，感染の可能性のある物質とみなして対応する．

手洗い（手指消毒）については，消毒薬または流水と石鹸で20秒以上強めにもみ洗いする．手袋，マスク，ガウンを着用し，ガウンは殺菌ロッカー内に置き毎日交換する．器具は消毒し，室内出入口には防塵マット・除菌粘着マットを敷く．病室には独立専用の空調設備を設置し，1時間あたり7～12回の十分な換気を行い，室内の湿度を60～70％に調節する．病室の床，壁，廊下，ドアノブ，ベッドサイド，テーブルを清掃し，トイレの排泄物を処理する．保護対象者の管理病室を集約し，対象者の手指の消毒を行う[3]．

新型コロナウイルス感染症やインフルエンザは高齢者や幼児の肺炎，脳症につながり，死亡することもあり，治療よりも予防が大切である．予防法は感染症全般に通じるが，使い捨てマスク（不織布マスク）の使用，手洗いの励行，アルコールによる手指消毒，うがい，十分な栄養補給と水分摂取，十分な睡眠，適度な運動を行う．

3. 急変時対応

言語聴覚療法あるいはリハ科で想定される急変には，意識消失，血圧低下，頻脈発作，不整脈の増悪，嘔吐，気分不快，脳血管障害，てんかん発作，骨折など多岐にわたる．患者急変時の対応では，安全確保と人員招集，病棟と主治医への連絡，バイタルサインのチェックとモニター監視，記録の順に進める．慌てずに対応するために，定期的なトレーニングが必要で，心肺停止または呼吸停止に対する**一時救命処置**（basic life support：BLS）トレーニングが行われる[4]．

4. ハラスメント

ハラスメントとは，相手に迷惑をかけること，嫌がらせ，不快にさせることを指す．数多くの種類があるが，同じ職場で働く者に対して，職務上の地位や人間関係などの職場内の優位性を背景に，業務の適正な範囲を超えて精神的・身体的苦痛を与える行為をパワーハラスメントという．また，性的嫌がらせであるセクシュアルハラスメントも多く発生する．ハラスメントにより被害を受けたスタッフの健康被害や離職による業務への影響に対応する．相談窓口を設置し，早期発見，早期対策のための仕組みをつくり，ハラスメント予防のための定期的なスタッフへの教育を行う．

臨床実習において，実習指導者から実習生へのハラスメントが発生することがある．実習生は実習の成績評価を受けることから，表面化させることをためらう．教員は実習生の立場に立って解決を図り，再発防止の対策を講じる．教員は，コミュニケーション能力などを養い，実習において対応できる能力を習得した実習生を育成したり，実習中に生じうる課題やトラブルについて予測される事項を実習生に周知したりする[5]．

5. 対象者・家族からのクレーム

言語聴覚療法の個人訓練では，一定期間，継続的に対象者と言語聴覚士が比較的親密に接することになり，言語聴覚士が不合理なクレームを受けることもある．クレームを受けた場合には，担当者だけではなく組織として誠実に対応し，解決していく．クレームを受けた者は即時に対応し，上司の謝罪などが必要であれば，すぐに対応してもらう．クレームの発生を防ぐためにサービス提供者としての自覚を高める．対象者に満足してもらえるリハサービスを提供し，家族や地域住民に対しても丁寧に対応する．また，誤解が生じないように，対象者および家族とコミュニケーションを図る．また，満足度調査やご意見箱，意見聴取などにより，クレームの掘り起こしを行う．

クレーム対応に関する流れと対応責任者を決めておく．クレームの基本対応について定期的に研修会を実施する．クレーム対応責任者は，内容により，関係する職員と連携し，申し立て者に対応する．同様のクレームが発生しないように再発防止とサービスの改善に努める[6]．

言語聴覚士は人の嫌がることを言わない，しないという基本的な人としての態度，節度ある態度を身につける．良好なコミュニケーションは，クレームを減らすだけでなく，質の高い成果をもたらす．

4 | キャリア教育と研究

1. キャリア教育

キャリア教育とは，一人ひとりの社会的・職業的自立に向け，必要な基盤となる能力や態度を育てることを通して，キャリア発達を促す教育を指す．社会的・職業的自立に必要な基盤となる能力や態度の育成を通して，自分らしい生き方の実現を促す教育である．

言語聴覚士の資質向上と学習の継続を目的とし，日本言語聴覚士協会は会員を対象に生涯教育を行っている．基礎プログラムと専門プログラムで構成され，それらを修了し，臨床経験6年目以上になると認定言語聴覚士講習会へ参加することができる．認定言語聴覚士制度は，6つの領域に関する高度な知識および熟練した技術を用いて高水準の業務を遂行できる言語聴覚士を養成する制度である[7]．また，日本言語聴覚学会や国内外の言語聴覚療法関連学会への学会発表や論文発表も，専門職としてのキャリア形成に重要な手段となっている．

2. 言語聴覚療法研究のマネジメント

研究のマネジメントでは，**研究倫理**と**利益相反**の管理が課題になる．研究には倫理的配慮が不可欠であり，文部科学省，厚生労働省の「人を対象とする医学系研究に関する倫理指針」において，特に被験者の保護や研究者の責務について記されている．被験者の情報については匿名化などの処理を行い，個人の情報が特定されないようにする．研究倫理委員会に申請し，被験者の人権の保護，研究の意義と信頼性に関する審査を受ける．特に，言語聴覚療法研究において，対象者に研究参加への同意を得る際に，通常の説明での理解や意思表明が困難な場合には，保護者や家族の承認を得て，研究対象者の判断能力に応じた適切な説明を行うことで，研究参加の決定に理解・賛意を表するインフォームド・アセントが求められる．

医療分野は産学連携の形態もあるため，研究の社会的責任と個人や企業・団体との利益が相反しないか（利益相反，Conflict of Interest：COI）を明らかにしておく必要がある．COI状態が生じること自体に問題があるわけではなく，施設・機関がそれらを適切にマネジメントし，偏りがある状況を是正し，研究者および施設・機関をいわれなき非難から守ることが重要である．透明性，信頼性，専門性をもって実施された研究結果が，特定の会社や団体との経済的な利益関係などによって公正かつ適正な判断が損なわれるのではないかとの懸念をもたれないように，利益相反の有無を表明する．

●文献

1) 日本言語聴覚士学会：日本言語聴覚士協会倫理綱領，2012．https://www.japanslht.or.jp/about/teikan.html（2024年4月6日閲覧）
2) 厚生労働省：第7部　リハビリテーション料．別表第一　以下診療点数表．https://www.mhlw.go.jp/content/12404000/000907834.pdf（2024年4月6日閲覧）
3) 村西壽詳，畑中良太：記録方法とデータ管理．理学療法管理学（中川法一，田中昌史編），南江堂，2018，pp45-53.
4) 橋元　隆：組織運営とマネジメント．理学療法管理学（奈良　勲編），医歯薬出版，2018，pp33-47.
5) 村永信吾，西潟　史：部門管理．理学療法管理学（中川法一，田中昌史編），南江堂，2018，pp1-8.
6) 金谷さとみ：苦情対応．リハビリテーション管理・運営実践ハンドブック（金谷さとみ，高橋仁美編），メジカルビュー社，2018，pp153-156.
7) 日本言語聴覚士協会：生涯学習プログラム．https://www.japanslht.or.jp/certification/（2024年4月6日閲覧）

（種村　純）

索引

き

せ

そ

■ た

■ ち

つ

て

と

な

ひ

ふ

わ

数字

A

B

C

D

E

F

G

H